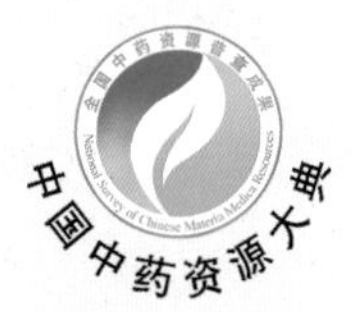

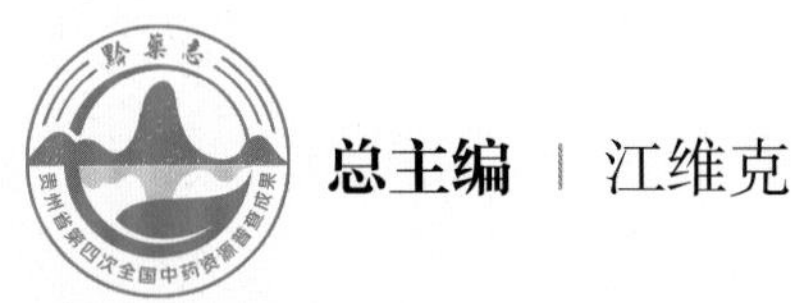

总主编 | 江维克

贵州乌蒙山中药资源图志

主　编 | 熊厚溪　丁　铃

上海科学技术出版社

图书在版编目（CIP）数据

贵州乌蒙山中药资源图志 / 熊厚溪，丁铃主编. 上海 : 上海科学技术出版社，2024. 9. -- (黔药志 / 江维克 总主编). -- ISBN 978-7-5478-6717-4

Ⅰ. R281.473

中国国家版本馆CIP数据核字第20244TZ177号

贵州乌蒙山中药资源图志

总主编｜江维克

主　编｜熊厚溪　丁　铃

上海世纪出版(集团)有限公司
上 海 科 学 技 术 出 版 社 出版、发行

(上海市闵行区号景路159弄A座9F-10F)

邮政编码 201101　www.sstp.cn

上海光扬印务有限公司印刷

开本 889×1194　1/16　印张 27.75

字数：600千字

2024年9月第1版　2024年9月第1次印刷

ISBN 978-7-5478-6717-4/R·3056

定价：358.00元

内容提要

本书由绪论、药用植物资源、药用动物资源、其他类药用资源四部分组成。本书基于第四次全国中药资源普查，在了解乌蒙山民族医药文化的同时，对普查到的贵州乌蒙山 470 种特色药用植物资源、8 种特色药用动物资源以及 7 种特色其他类药用资源进行了图文并茂的详细介绍，以期为乌蒙山民族医药的传承和发展贡献力量。本书作为第四次全国中药资源普查工作中乌蒙山地区的普查成果，对于传承乌蒙山民族医药文化，推动乌蒙山社会经济发展具有重要意义。

本书可供中药资源相关从业者及中医药学研究人员参考借鉴。

贵州省第四次全国中药资源普查成果

黔 药 志

编纂委员会

贵州乌蒙山中药资源图志

编纂委员会

主　编

熊厚溪　丁铃

副主编

王明川　杨昌贵　肖承鸿　张成刚　成小璐

编　委

（按姓氏笔画排序）

丁　铃（毕节医学高等专科学校）	万　静（毕节医学高等专科学校）
王明川（贵阳药用植物园）	王　绘（贵州农业职业学院）
韦德群（遵义医药高等专科学校）	石玉妹（贵州中医药大学）
龙登凯（贵州食品工程职业学院）	冯棋琴（海南医科大学）
成小璐（毕节医学高等专科学校）	毕昌云（毕节医学高等专科学校）
刘　义（毕节医学高等专科学校）	许　海（毕节医学高等专科学校）
杨昌贵（贵州中医药大学）	李　超（大方县人民医院）
肖承鸿（贵州中医药大学）	汪　露[国药集团同济堂（贵州）制药有限公司]
张成刚（贵州中医药大学）	张陆玉（赫章县人民医院）
张翔宇（毕节市中药研究所）	张耀丹（毕节医学高等专科学校）
周礼超（毕节医学高等专科学校）	郑　伟（贵州中医药大学）
赵　丹（贵州中医药大学）	赵春会（毕节医学高等专科学校）
查　钦（毕节医学高等专科学校）	钟媛媛（毕节医学高等专科学校）
顾　田（毕节医学高等专科学校）	黄　萱（贵州农业职业学院）
曹国琼（贵州中医药大学）	龚安慧（贵州健康职业学院）
梁　晴（遵义医药高等专科学校）	谌文元（毕节医学高等专科学校）
彭德龙（贵阳单宁科技有限公司）	曾　露（毕节市第二人民医院）
裴高升[国药集团同济堂（贵州）制药有限公司]	熊灿霞（毕节医学高等专科学校）
熊厚溪（毕节医学高等专科学校）	魏怡冰（贵州农业职业学院）

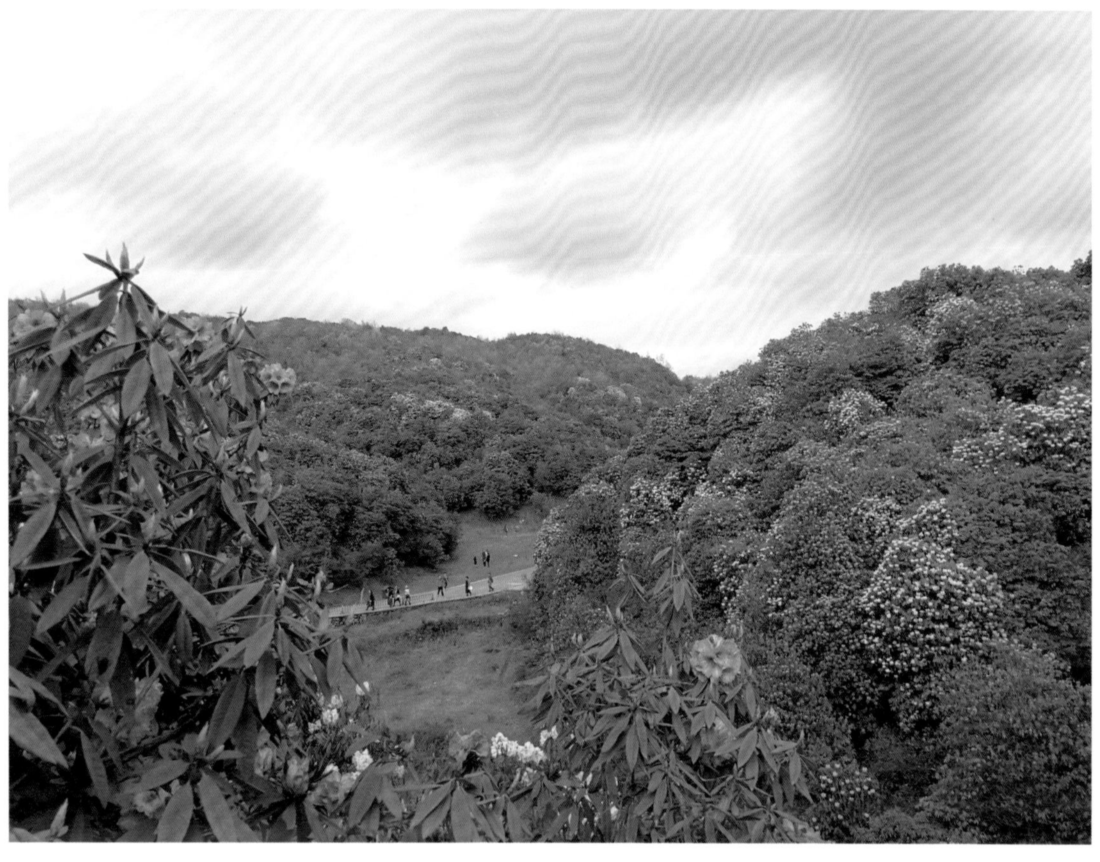

▲ 百里杜鹃

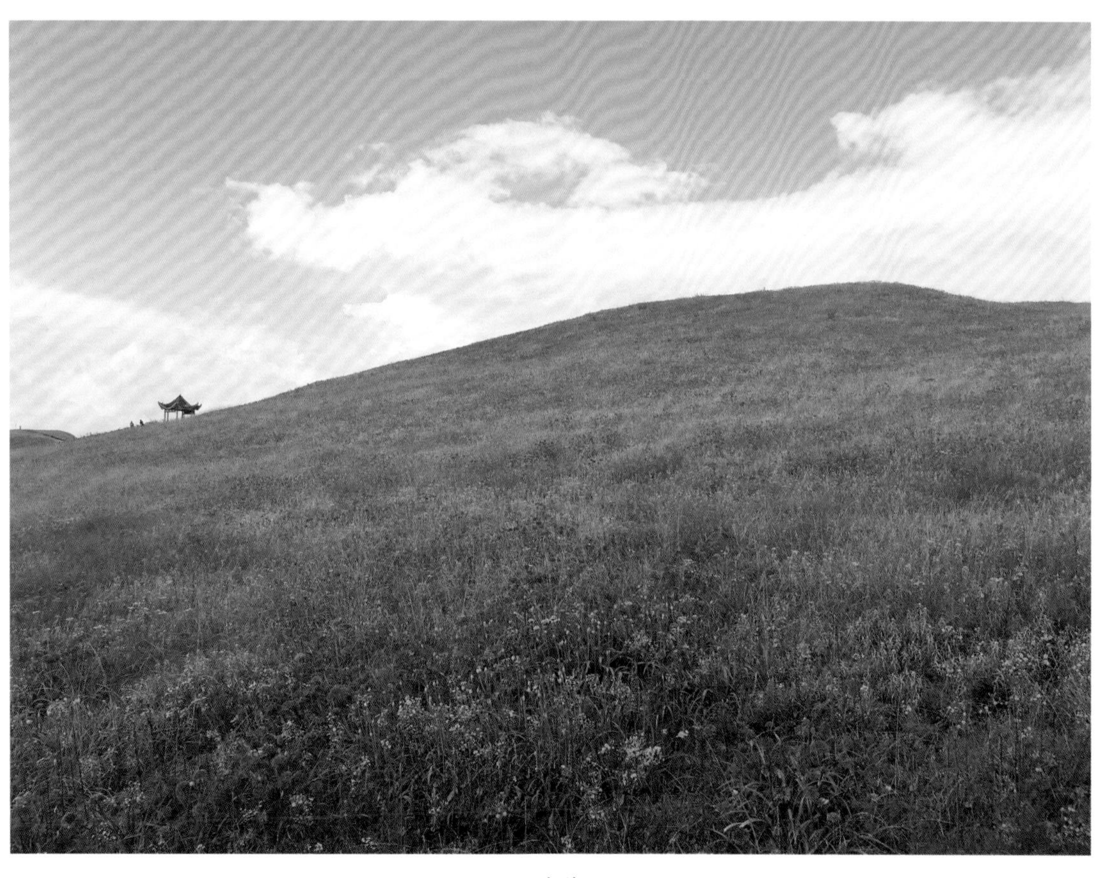

▲ 韭菜坪

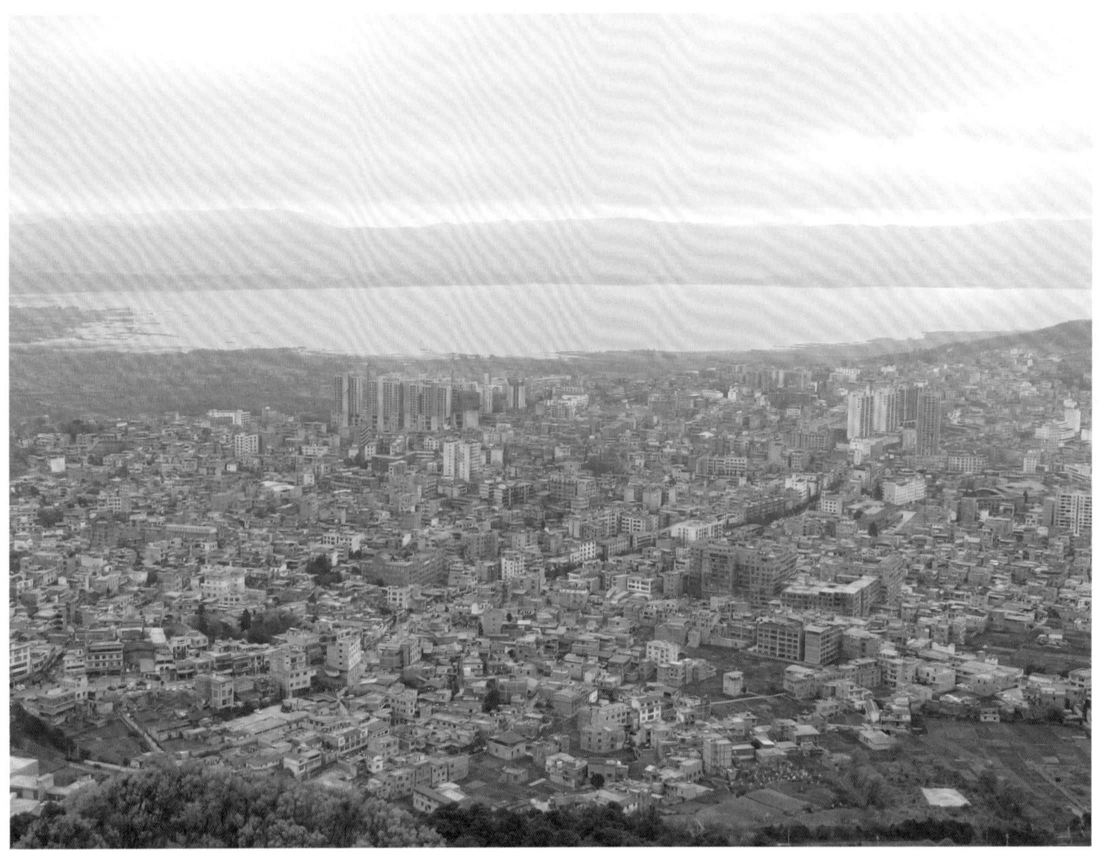

▲ 草海

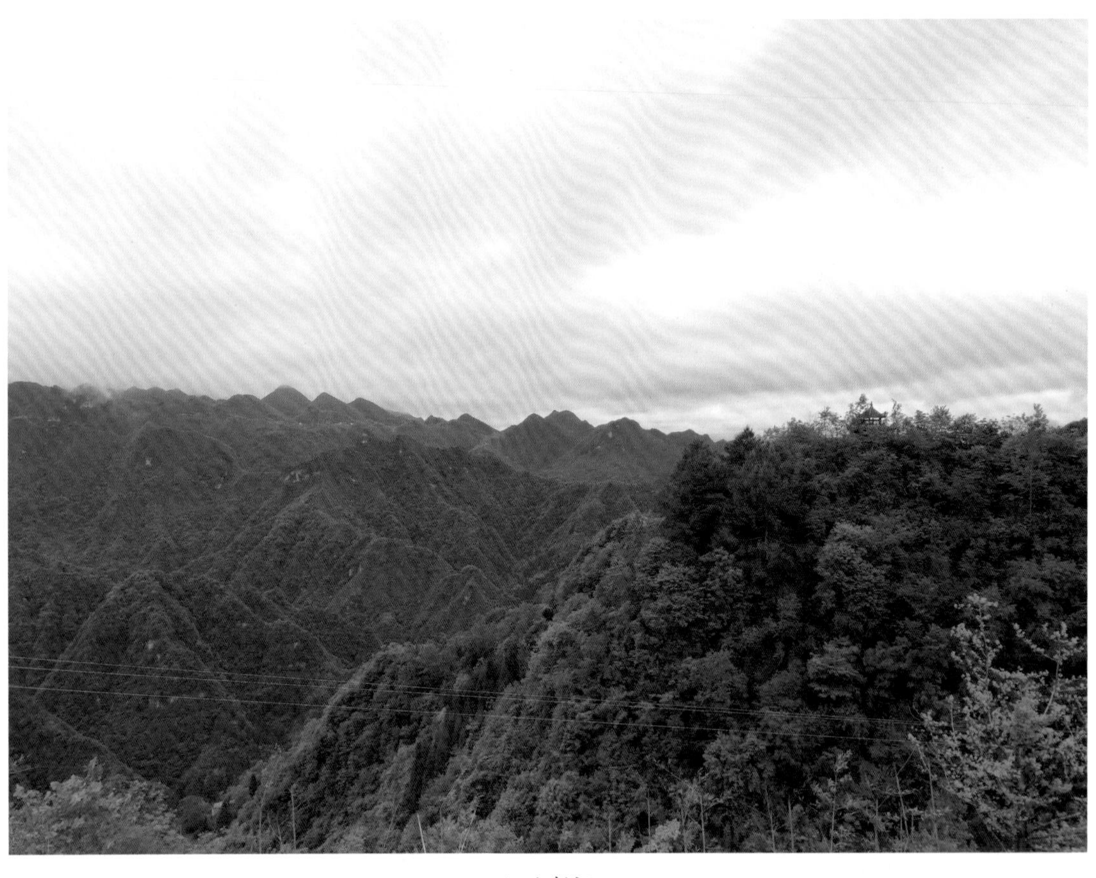

▲ 油杉河

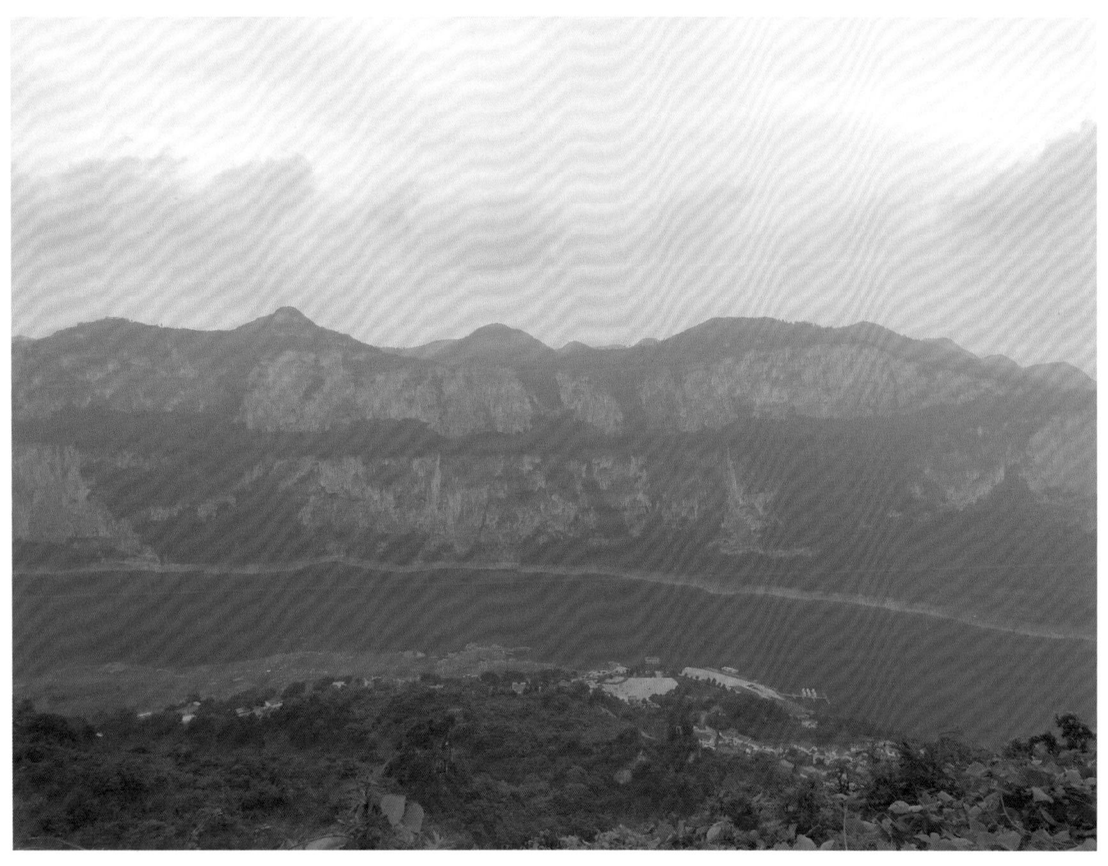

▲ 乌江源"百里画廊"

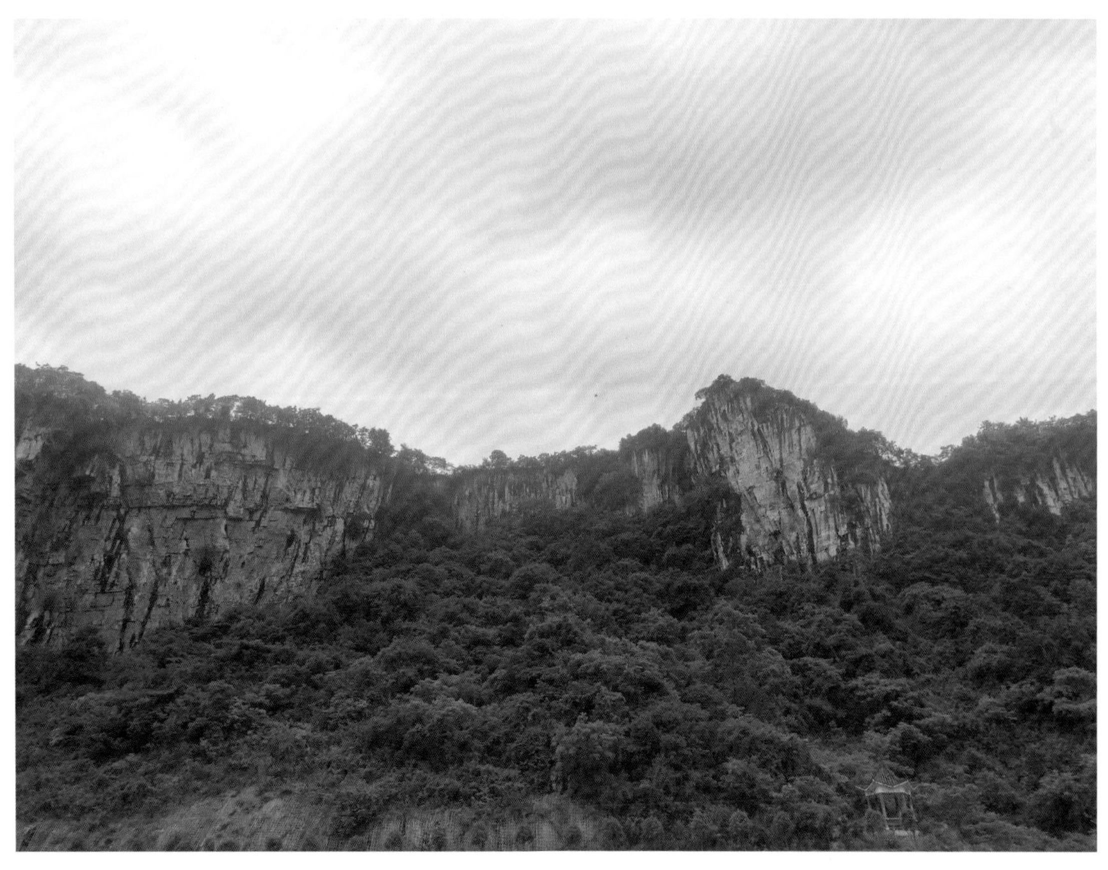

▲ 织金大峡谷

前 言

贵州乌蒙山是一个多民族聚居、历史文化灿烂、红星闪耀的区域，包括毕节市七星关区、黔西市、赫章县、纳雍县、织金县、大方县、威宁彝族回族苗族自治县，六盘水市钟山区大湾镇，遵义市赤水市、桐梓县、习水县。这里是古夜郎政治经济文化中心之一，中国南方古人类文化发祥地。贵州乌蒙山的自然环境十分优美，是乌江、北盘江、赤水河的发源地，因受到地理地质、太阳辐射和气候等多种因素的综合作用，形成了云贵高原特有的喀斯特生态系统，是中国南方少数民族地区重要的中药资源宝库。

在本书的编写过程中，我们多次深入贵州乌蒙山的韭菜坪、油杉河、草海、赤水河等地开展实地调查和标本采集工作，系统调查了七星关区、赫章、织金、大方等地的端午药市情况，力求客观、准确地记录和反映这些宝贵的中药资源。全书以图文并茂的形式收录 485 种中药资源。全书分为四个部分，第一部分为绪论，介绍了贵州乌蒙山概况、贵州乌蒙山民族医药概况、贵州乌蒙山中药资源概况、贵州乌蒙山中药资源保护与开发利用建议；第二部分至第四部分，分别介绍了贵州乌蒙山的 470 种特色药用植物资源、8 种特色药用动物资源以及 7 种特色其他类药用资源。植物类、动物类物种科内排序均按属名和种加词的首字母顺次排列，其他类药用资源按拉丁名首字母顺次排列，其中蕨类植物按照秦仁昌 1978 分类系统，裸子植物按照郑万均 1978 分类系统，被子植物按照恩格勒 1964 分类系统。

希望本书作为人们认识贵州乌蒙山片区中药资源的一扇窗，能够引起更多人对于中药传统医药知识和文化的关注和重视，为促进中药资源的保护和可持续利用提供参考和帮助。非常感谢贵州中医药大学江维克教授和周涛教授在本书编写过程中的大力支持和悉心指导，感谢毕节医学高等专科学校各级领导、教师和学生的帮助。在此，我们向所有提供帮助的各位老师、民族民间医生致以诚挚的谢意。

本书编写过程中难免存在疏漏和不足之处，恳请读者批评指正，以便我们不断改进和完善。

编 者

2024 年 8 月

目　录

绪论……001
一、贵州乌蒙山概况……001
（一）自然环境……001
（二）自然资源状况……001
二、贵州乌蒙山民族医药概况……002
（一）苗族医药文化……002
（二）彝族医药文化……003
（三）布依族医药文化……003
三、贵州乌蒙山中药资源概况……003
四、贵州乌蒙山中药资源保护与开发利用建议……004
（一）中药资源保护的意义……004
（二）中药资源开发利用建议……004

药用植物资源

羊肚菌 *Morchella esculenta*（L.）Pers.……008
香菇 *Lentinus edodes*（Berk.）Sing.……008
竹荪 *Dictyophora indusiata*（Vent. ex Pers）Fisch……009
赤芝 *Ganoderma lucidum*（Leyss. ex Fr.）Karst.……009
茯苓 *Poria cocos*（Schw.）Wolf……010
猪苓 *Polyporus umbellatus*（Pers.）Fries……010
泥炭藓 *Sphagnum palustre* L.……011
地钱 *Marchantia polymorpha* L.……012
蛇足石杉 *Huperzia serrata*（Thunb.）Trev.……012
扁枝石松 *Diphasiastrum complanatum*（L.）Holub……013
藤石松 *Lycopodiastrum casuarinoides*（Spring）Holub……014
石松 *Lycopodium japonicum* Thunb.……015
大叶卷柏 *Selaginella bodinieri* Hieron. ex Christ……016
深绿卷柏 *Selaginella doederleinii* Hieron.……016
兖州卷柏 *Selaginella involvens*（Sw.）Spring……017
江南卷柏 *Selaginella moellendorffii* Hieron.……018

伏地卷柏 *Selaginella nipponica* Franch. et Sav. ······ 019
垫状卷柏 *Selaginella pulvinata* (Hook. et grev.) Maxim. ······ 020
卷柏 *Selaginella tamariscina* (Beauv.) Spring ······ 021
翠云草 *Selaginella uncinata* (Desv.) Spring ······ 021
笔管草 *Hippochaete debilis* (Roxb. ex Vaucher) Holub ······ 022
节节草 *Hippochaete ramosissima* (Desf.) Böern. ······ 023
阴地蕨 *Scepteridium ternatum* (Thunb.) Lyon ······ 024
瓶尔小草 *Ophioglossum vulgatum* L. ······ 025
紫萁 *Os munda japonica* Thunb. ······ 026
芒萁 *Dicranopteris pedata* (Houttuyn) Nakaike ······ 027
里白 *Diplopterygium glaucum* (Thunberg ex Houttuyn) Nakai ······ 028
光里白 *Diplopterygium laevissimum* (Christ) Nakai ······ 029
海金沙 *Lygodium japonicum* (Thunb.) Sw. ······ 030
金毛狗 *Cibotium barometz* (L.) J. Smith. ······ 031
稀子蕨 *Monachosorum henryi* Christ ······ 032
乌蕨 *Odontosoria chinensis* J. S m. ······ 032
蕨 *Pteridium aquilinum* var. *latiusculum* (Desv.) Underw. ex Heller ······ 033
毛轴蕨 *Pteridiu mrevolutum* (Bl.) Nakai ······ 034
凤尾蕨 *Pteris cretica* L. ······ 034
狭叶凤尾蕨 *Pteris henryi* Christ ······ 035
井栏边草 *Pteris multifida* Poir. ······ 036
半边旗 *Pteris semipinnata* L. Sp. ······ 037
溪边凤尾蕨 *Pteris terminalis* Wallich ex J. Agardh ······ 037
蜈蚣草 *Pteris vittata* L. ······ 038
银粉背蕨 *Aleuritopteris argentea* (gmel.) Fée ······ 039
野鸡尾金粉蕨 *Onychium japonicum* (Thunb.) Ktze. ······ 040
铁线蕨 *Adiantum capillus-veneris* L. ······ 041
凤丫蕨 *Coniogramme japonica* (Thunb.) Diels ······ 042
书带蕨 *Vittaria flexuosa* Fée ······ 043
渐尖毛蕨 *Cyclosorus acuminatus* (Houtt.) Nakai ex H. Ito ······ 043
针毛蕨 *Macrothelypteris oligophlebia* (Bak.) Ching ······ 044
长根金星蕨 *Parathelypteris beddomei* (Bak.) Ching ······ 045
杨梅 *Myrica rubra* (Lour.) Sieb. et Zucc. ······ 045
胡桃 *Juglans regia* L. ······ 046
圆果化香树 *Platycarya longipes* Wu ······ 047
川榛 *Corylus heterophylla* var. *sutchuenensis* Franch. ······ 048
板栗 *Castanea mollissima* Bl. ······ 048
茅栗 *Castanea seguinii* Dode ······ 049
青冈 *Cyclobalanopsis glauca* (Thunb.) Oerst. ······ 050
杜仲 *Eucommia ulmoides* Oliv. ······ 050
构树 *Broussonetia papyrifera* (L.) L'Her. ex Vent. ······ 051
无花果 *Ficus carica* L. ······ 052

地果 *Ficus tikoua* Bur. 053
葎草 *Humulus scandens* (Lour.) Merr. 054
桑 *Morus alba* L. 055
鸡桑 *Morus australis* Poir. 055
水麻 *Debregeasia orientalis* C. J. Chen 056
糯米团 *Gonostegia hirta* (Bl.) Miq. 057
桑寄生 *Taxillus sutchuenensis* (Lecomte) Danser 058
蛇菰 *Balanophora harlandii* Hook. f. 059
金线草 *Antenoron filiforme* (Thunb.) Rob. et Vaut. 059
珠芽蓼 *Bistorta vivipara* (L.) Delarbre 060
金荞麦 *Fagopyrum dibotrys* (D. Don) Hara 061
杠板归 *Persicaria perfoliata* (L.) H. gross 061
萹蓄 *Polygonum aviculare* L. 062
头花蓼 *Polygonum capitatum* Buch.-Ham. ex D. Don 063
火炭母 *Polygonum chinense* L. 063
虎杖 *Polygonum cuspidatum* Sieb. et Zucc. 064
何首乌 *Polygonum multiflorum* Thunb. 065
尼泊尔蓼 *Polygonum nepalense* Meisn. 066
草血竭 *Polygonum paleaceum* Wall. ex Hook. f. 067
酸模 *Rumex acetosa* L. 067
齿果酸模 *Rumex dentatus* L. 068
商陆 *Phytolacca acinosa* Roxb. 069
垂序商陆 *Phytolacca americana* L. 070
紫茉莉 *Mirabilis jalapa* L. 070
马齿苋 *Portulaca oleracea* L. 071
狗筋蔓 *Silene baccifera* (L.) Roth 072
金铁锁 *Psammosilene tunicoides* W. C. Wu & C. Y. Wu 073
藜 *Chenopodium album* L. 074
土牛膝 *Achyranthes aspera* L. 074
莲子草 *Alternanthera sessilis* (L.) R. Br. ex DC. 075
鸡冠花 *Celosia cristata* L. 076
川牛膝 *Cyathula officinalis* K. C. Kuan 076
玉兰 *Magnolia denudata* Desr. 077
厚朴 *Magnolia officinalis* Rehd. et Wils. 078
凹叶厚朴 *Magnolia officinalis* subsp. *biloba* (Rehd. et Wils.) Law 079
翼梗五味子 *Schisandra henryi* Clarke. 079
华中五味子 *Schisandra sphenanthera* Rehd. et Wils. 080
蜡梅 *Chimonanthus praecox* (L.) Link 081
香叶树 *Lindera communis* Hemsl. 081
山鸡椒 *Litsea cubeba* (Lour.) Pers. 082
乌头 *Aconitum carmichaelii* Debeaux 083
打破碗花花 *Anemone hupehensis* (Lemoine) Lemoine 084

野棉花 *Anemone vitifolia* Buch.-Ham. ex DC. 084
粗齿铁线莲 *Clematis grandidentata* (Rehder & E. H. Wilson) W. T. Wang 085
单叶铁线莲 *Clematis henryi* Oliv. 086
芍药 *Paeonia lactiflora* Pall. 087
牡丹 *Paeonia suffruticosa* Andr. 087
毛茛 *Ranunculus japonicus* Thunb. 088
豪猪刺 *Berberis julianae* Schneid. 089
八角莲 *Dysosma versipellis* (Hance) M. Cheng ex Ying 089
粗毛淫羊藿 *Epimedium acuminatum* Franch. 090
阔叶十大功劳 *Mahonia bealei* (Fort.) Carr. 091
小果十大功劳 *Mahonia bodinieri* Gagnep. 092
南天竹 *Nandina domestica* Thunb. 092
三叶木通 *Akebia trifoliate* (Thunb.) Koidz. 093
白木通 *Akebia trifoliata* subsp. *australis* (Diels) T. Shimizu 094
猫儿屎 *Decaisnea insignis* (griff.) Hook. f. et Thoms. 094
大血藤 *Sargentodoxa cuneata* (Oliv.) Rehd. et Wils. 095
青牛胆 *Tinospora sagittata* (Oliv.) Gagnep. 096
漆姑草 *Sagina japonica* (Sw.) Ohwi 097
莲 *Nelumbo nucifera* Gaertn. 097
金鱼藻 *Ceratophyllum demersum* L. 099
马兜铃 *Aristolochia debilis* Sieb. et Zucc. 099
中华猕猴桃 *Actinidia chinensis* Planchon 100
茶 *Camellia sinensis* (L.) Kuntze 101
地耳草 *Hypericum japonicum* Thunberg 102
贵州金丝桃 *Hypericum kouytchense* H. Lév. 103
贯叶连翘 *Hypericum perforatum* L. 104
元宝草 *Hypericum sampsonii* Hance 105
紫堇 *Corydalis edulis* Maxim. 106
博落回 *Macleaya cordata* (Willd.) R. Br. 106
枫香树 *Liquidambar formosana* Hance 107
云南红景天 *Rhodiola yunnanensis* (Franch.) S. H. Fu 109
费菜 *Sedum aizoon* L. 110
凹叶景天 *Sedum emarginatum* Migo 110
垂盆草 *Sedum sarmentosum* Bunge 111
川溲疏 *Deutzia setchuenensis* Franch. 112
绣球 *Hydrangea macrophylla* (Thunb.) Seringe 112
虎耳草 *Saxifraga stolonifera* Curt. 113
龙芽草 *Agrimonia pilosa* Ledeb. 114
桃 *Amygdalus persica* L. 115
樱桃 *Cerasus pseudocerasus* (Lindl.) G. Don 116
蛇莓 *Duchesnea indica* (Andr.) Focke 117
枇杷 *Eriobotrya japonica* (Thunb.) Lindl. 118

草莓 *Fragaria ananassa* Duch. ······ 119
黄毛草莓 *Fragaria nilgerrensis* Schlecht. ex Gay ······ 119
柔毛路边青 *Geum japonicum* var. *chinense* F. Bolle ······ 121
棣棠花 *Kerria japonica*（L.）DC. ······ 122
中华绣线梅 *Neillia thyrsiflora* D. Don ······ 123
西南委陵菜 *Potentilla fulgens* Wall. ex Hook. ······ 124
蛇含委陵菜 *Potentilla kleiniana* Wight et Arn. ······ 125
扁核木 *Prinsepia utilis* Royle ······ 126
火棘 *Pyracantha fortuneana*（Maxim.）Li ······ 127
月季花 *Rosa chinensis* Jacq. ······ 128
小果蔷薇 *Rosa cymosa* Fratt. ······ 128
金樱子 *Rosa laevigata* Michx. ······ 129
缫丝花 *Rosa roxburghii* Tratt. ······ 130
玫瑰 *Rosa rugosa* Thunb. ······ 131
栽秧泡 *Rubus ellipticus* var. *obcordatus*（Franch.）Focke ······ 131
地榆 *Sanguisorba officinalis* L. ······ 132
合欢 *Albizia julibrissin* Durazz. ······ 133
落花生 *Arachis hypogaea* L. ······ 133
紫云英 *Astragalus sinicus* L. ······ 134
含羞草决明 *Cassia mimosoides* L. ······ 135
皂荚 *Gleditsia sinensis* Lam. ······ 136
马棘 *Indigofera pseudotinctoria* Matsum. ······ 137
鸡眼草 *Kummerowia striata*（Thunb.）Schindl. ······ 138
截叶铁扫帚 *Lespedeza cuneata*（Dum. -Cours.）G. Don ······ 138
百脉根 *Lotus corniculatus* L. ······ 139
天蓝苜蓿 *Medicago lupulina* L. ······ 140
香花崖豆藤 *Millettia dielsiana* Harms. ······ 141
含羞草 *Mimosa pudica* L. ······ 142
常春油麻藤 *Mucuna sempervirens* Hemsl. ······ 142
紫雀花 *Parochetus communis* Buch. -Ham. ex D. Don ······ 143
菜豆 *Phaseolus vulgaris* L. ······ 144
豌豆 *Pisum sativum* L. ······ 145
野葛 *Pueraria lobata*（Willd.）Ohwi. ······ 145
刺槐 *Robinia pseudoacacia* L. ······ 146
苦参 *Sophora flavescens* Ait. ······ 147
槐 *Sophora japonica* L. ······ 148
白车轴草 *Trifolium repens* L. ······ 149
野豌豆 *Vicia sepium* L. ······ 150
豇豆 *Vigna unguiculata*（L.）Walp. ······ 151
酢浆草 *Oxalis corniculata* L. ······ 152
红花酢浆草 *Oxalis corymbosa* DC. ······ 153
铁苋菜 *Acalypha australis* L. ······ 154

泽漆 *Euphorbia helioscopia* L. ······ 155
地锦草 *Euphorbia humifusa* Willd. ex Schlecht. ······ 156
续随子 *Euphorbia lathyris* L. ······ 156
算盘子 *Glochidion puberum* (L.) Hutch. ······ 157
乌桕 *Sapium sebiferum* (L.) Roxb. ······ 159
狼毒 *Stellera chamaejasme* L. ······ 160
柚 *Citrus maxima* (Burm.) Merr. ······ 160
吴茱萸 *Evodia rutaecarpa* (Juss.) Benth. ······ 162
臭常山 *Orixa japonica* Thunb. ······ 163
秃叶黄檗 *Phellodendron chinense* var. *glabriusculum* Schneid. ······ 163
飞龙掌血 *Toddalia asiatica* (L.) Lam. ······ 164
花椒 *Zanthoxylum bungeanum* Maxim. ······ 165
楝 *Melia azedarach* L. ······ 166
香椿 *Toona sinensis* (A. Juss.) Roem. ······ 167
瓜子金 *Polygala japonica* Houtt. ······ 168
马桑 *Coriaria sinica* Maxim. ······ 169
粉背黄栌 *Cotinus coggygria* var. *glaucophylla* C. Y. Wu ······ 171
盐肤木 *Rhus chinensis* Mill. ······ 171
青麸杨 *Rhus potaninii* Maxim. ······ 173
漆 *Toxicodendron vernicfuure* (Stokes) F. A. Barkl. ······ 173
冬青 *Ilex chinensis* Sims ······ 174
枸骨 *Ilex cornuta* Lindl. et Paxt. ······ 175
苦皮藤 *Celastrus angulatus* Maxim. ······ 176
南蛇藤 *Celastrus orbiculatus* Thunb. ······ 177
卫矛 *Euonymus alatus* (Thunb.) Sieb. ······ 178
野鸦椿 *Euscaphis japonica* (Thunb.) Dippel ······ 179
板凳果 *Pachysandra axillaris* Franch. ······ 180
野扇花 *Sarcococca ruscifolia* Stapf. ······ 181
马比木 *Nothapodytes pittosporoides* (Oliv.) Sleumer ······ 182
罗浮槭 *Acer fabri* Hance ······ 183
七叶树 *Aesculus chinensis* Bunge ······ 183
凤仙花 *Impatiens biepharosepala* Pritz. ex Diels ······ 184
勾儿茶 *Berchemia sinica* Schneid. ······ 185
云南勾儿茶 *Berchemia yunnanensis* Franch. ······ 185
枳椇 *Hovenia acerba* Lindl. ······ 186
薄叶鼠李 *Rhamnus leptophylla* Schneid. ······ 187
枣 *Ziziphus jujuba* Mill. ······ 188
乌蔹莓 *Cayratia japonica* (Thunb.) Gagnep. ······ 189
地锦 *Parthenocissus tricuspidata* (Sieb. et Zucc.) Planch. ······ 189
三叶崖爬藤 *Tetrastigma hemsleyanum* Diels et Gilg. ······ 190
葡萄 *Vitis vinifera* L. ······ 191
黄蜀葵 *Abelmoschus manihot* (L.) Medic. ······ 192

冬葵 *Malva crispa* L. ······ 193
梧桐 *Firmiana simplex* (L.) W. Wight ······ 194
胡颓子 *Elaeagnus pungens* Thunberg ······ 195
紫花地丁 *Viola philippica* Cavanilles ······ 196
心叶堇菜 *Viola yunnanfuensis* W. Becker ······ 197
中国旌节花 *Stachyurus chinensis* Franchet ······ 198
喜马拉雅旌节花 *Stachyurus himalaicus* J. D. Hooker & Thomson ex Bentham ······ 198
冬瓜 *Benincasa hispida* (Thunberg) Cogn. ······ 199
西瓜 *Citrullus lanatus* (Thunberg) Matsumura & Nakai Cat. ······ 200
南瓜 *Cucurbita moschata* (Duch. ex Lam.) Duch. ex Poiret ······ 201
绞股蓝 *Gynostemma pentaphyllum* (Thunberg) Makino ······ 202
雪胆 *Hemsleya chinensis* Cogniaux ex F. B. Forbes & Hemsley ······ 202
苦瓜 *Momordica charantia* L. Sp. Pl ······ 203
栝楼 *Trichosanthes kirilowii* Maxim. ······ 204
紫薇 *Lagerstroemia indica* L. ······ 205
千屈菜 *Lythrum salicaria* L. ······ 206
石榴 *Punica granatum* L. ······ 207
柳叶菜 *Epilobium hirsutum* L. ······ 208
喜树 *Camptotheca acuminata* Decaisne ······ 209
光叶珙桐 *Davidia involucrata* var. *vilmoriniana* (Dode) Wanger. ······ 210
八角枫 *Alangium chinense* (Loureiro) Harms ······ 210
灯台树 *Cornus controversa* Hemsley ······ 211
四照花 *Cornus kousa* subsp. *chinensis* (Osborn) Q. Y. Xiang ······ 212
楤木 *Aralia elata* (Miquel) Seemann ······ 213
细柱五加 *Eleutherococcus nodiflorus* (Dunn) S. Y. Hu ······ 214
白簕 *Eleutherococcus trifoliatus* (L.) S. Y. Hu ······ 215
异叶梁王茶 *Metapanax davidii* (Franchet) J. Wen & Frodin ······ 216
通脱木 *Tetrapanax papyrifer* (Hooker) K. Koch ······ 216
柴胡 *Bupleurum chinense* de Candolle ······ 217
积雪草 *Centella asiatica* (L.) Urban ······ 218
芫荽 *Coriandrum sativum* L. ······ 219
鸭儿芹 *Cryptotaenia japonica* Hasskarl ······ 220
野胡萝卜 *Daucus carota* L. ······ 221
胡萝卜 *Daucus carota* var. *sativa* Hoffmann ······ 222
茴香 *Foeniculum vulgare* (L.) Miller ······ 223
天胡荽 *Hydrocotyle sibthorpioides* Lamarck ······ 224
川芎 *Ligusticum chuanxiong* Hort. ······ 224
水芹 *Oenanthe javanica* (Blume) de Candolle ······ 225
白花前胡 *Peucedanum praeruptorum* Dunn ······ 226
防风 *Saposhnikovia divaricata* (Turczaninow) Schischkin ······ 227
滇白珠 *Gaultheria leucocarpa* var. *yunnanensis* (Franchet) T. Z. Hsu & R. C. Fang ······ 227
小果南烛 *Lyonia ovalifolia* var. *elliptica* (Siebold & Zuccarini) Hand. -Mazz. ······ 228

南烛 *Vaccinium bracteatum* Thunberg 229
杜鹃 *Rhododendron simsii* Planchon 230
朱砂根 *Ardisia crenata* Sims 231
百两金 *Ardisia crispa*（Thunberg）A. de Candolle 231
紫金牛 *Ardisia japonica*（Thunberg）Blume 232
铁仔 *Myrsine africana* L. 233
过路黄 *Lysimachia christiniae* Hance 234
珍珠菜 *Lysimachia clethroides* Duby 234
聚花过路黄 *Lysimachia congestiflora* Hemsley 235
狭叶落地梅 *Lysimachia paridiformis* var. *stenophylla* Franchet 236
柿 *Diospyros kaki* Thunb. 236
茉莉 *Jasminum sambac*（L.）Ait. 238
女贞 *Ligustrum lucidum* Ait. 239
小叶女贞 *Ligustrum quihoui* Carr. 240
木樨 *Osmanthus fragrans*（Thunb.）Lour. 240
醉鱼草 *Buddleja lindleyana* Fort. 241
红花龙胆 *Gentiana rhodantha* Franch. ex Hemsl. 242
滇龙胆草 *Gentiana rigescens* Franch. ex Hemsl. 242
椭圆叶花锚 *Halenia elliptica* D. Don 243
獐牙菜 *Swertia bimaculata*（Sieb. et Zucc.）Hook. f. et Thoms. ex C. B. Clarke 244
心叶双蝴蝶 *Tripterospermum cordatum*（Marq.）H. Smith i 245
夹竹桃 *Nerium indicum* Mill. 245
紫花络石 *Trachelospermum axillare* Hook. f. 246
白薇 *Cynanchum atratum* Bunge 247
牛皮消 *Cynanchum auriculatum* Royle ex Wight 248
白前 *Cynanchum glaucescens*（Decne.）Hand. -Mazz. 249
黑龙骨 *Periploca forrestii* Schltr. 249
猪殃殃 *Galium aparine* L. 250
栀子 *Gardenia jasminoides* J. Ellis Philos. Trans. 251
鸡矢藤 *Paederia foetida* L. 251
披针叶茜草 *Rubia alata* Roxb. 252
茜草 *Rubia cordifolia* L. 253
大叶茜草 *Rubia schumanniana* E. Pritzel Bot. Jahrb. 253
钩藤 *Uncaria rhynchophylla*（Miquel）Miquel ex Haviland J. L. 254
打碗花 *Calystegia hederacea* Wall. ex. Roxb. 255
菟丝子 *Cuscuta chinensis* Lam. 255
牵牛 *Pharbitis nil*（L.）Choisy 256
圆叶牵牛 *Pharbitis purpurea*（L.）Voisgt 257
飞蛾藤 *Porana racemosa* Roxb. 258
滇紫草 *Onosma paniculatum* Bur. et Franch. 258
紫珠 *Callicarpa bodinieri* Lévl. 259
老鸦糊 *Callicarpa giraldii* Hesse ex Rehd. 260

臭牡丹 *Clerodendrum bungei* Steud. 260
海州常山 *Clerodendrum trichotomum* Thunb. 261
马鞭草 *Verbena officinalis* L. 262
藿香 *Agastache rugosa*（Fisch. et Mey.）O. Ktze. 263
风轮菜 *Clinopodium chinense*（Benth.）O. Ktze. 264
野草香 *Elsholtzia cypriani*（Pavol.）S. Chow ex P. S. Hsu 265
活血丹 *glechoma longituba*（Nakai）Kupr. 265
益母草 *Leonurus japonicus* Houttuyn 266
地笋 *Lycopus lucidus* Turcz. 266
龙头草 *Meehania henryi*（Hemsl.）Sun ex C. Y. Wu 267
蜜蜂花 *Melissa axillaris*（Benth.）Bakh. F. 268
薄荷 *Mentha canadensis* L 268
留兰香 *Mentha spicata* L. 269
荆芥 *Nepeta cataria* L. 270
牛至 *Origanum vulgare* L. 270
紫苏 *Perilla frutescens*（L.）Britt. 271
夏枯草 *Prunella vulgaris* L. 272
丹参 *Salvia miltiorrhiza* Bunge 273
滇黄芩 *Scutellaria amoena* C. H. Wright 273
铁轴草 *Teucrium quadrifarium* Buch.-Ham. ex D. Don 274
辣椒 *Capsicum annuum* L. 275
白花曼陀罗 *Datura metel* L. 275
曼陀罗 *Datura stramonium* L. 276
单花红丝线 *Lycianthes lysimachioides*（Wallich）Bitter 277
枸杞 *Lycium chinense* Miller 278
番茄 *Lycopersicon esculentum* Miller 279
假酸浆 *Nicandra physalodes*（L.）Gaertner 279
挂金灯 *Physalis alkekengi* var. *franchetii*（Masters）Makino 280
千年不烂心 *Solanum cathayanum* C. Y. Wu et S. C. Huang 281
白英 *Solanum lyratum* Thunberg 282
茄 *Solanum melongena* L. 282
龙葵 *Solanum nigrum* L. 283
珊瑚豆 *Solanum pseudocapsicum* var. *diflorum*（Vellozo）Bitter 284
马铃薯 *Solanum tuberosum* L. 284
刺天茄 *Solanum violaceum* Ortega 285
鞭打绣球 *Hemiphragma heterophyllum* Wallich 286
阴行草 *Siphonostegia chinensis* Bentham 286
婆婆纳 *Veronica polita* Fries 287
楸 *Catalpa bungei* C. A. Meyer 288
梓 *Catalpa ovata* G. Don 288
两头毛 *Incarvillea arguta*（Royle）Royle 289
穿心莲 *Andrographis paniculata*（Burm. F.）Nees 290

白接骨 *Asystasia neesiana*（Wallich）Nees 290
九头狮子草 *Peristrophe japonica*（Thunb.）Bremek. 291
爵床 *Rostellularia procumbens*（L.）Ness 292
球花马蓝 *Strobilanthes dimorphotricha* Hance 293
牛耳朵 *Chirita eburnea* Hance 294
吊石苣苔 *Lysionotus pauciflorus* Maximowicz 294
车前 *Plantago asiatica* L. 295
大车前 *Plantago major* L. 296
黄褐毛忍冬 *Lonicera fulvotomentosa* Hsu et S. C. Cheng 297
忍冬 *Lonicera japonica* Thunberg in Murray Syst. 298
金银忍冬 *Lonicera maackii* f. *podocarpa* Franch. ex Rehd. 298
细毡毛忍冬 *Lonicera similis* Hemsley J. L. 299
接骨草 *Sambucus chinensis* Lindl. 300
接骨木 *Sambucus williamsii* Hance 301
珍珠荚蒾 *Viburnum foetidum* var. *ceanothoides*（C. H. Wright）Hand. -Mazz. 302
茶荚蒾 *Viburnum setigerum* Hance 303
烟管荚蒾 *Viburnum utile* Hemsley J. L. 303
败酱 *Patrinia scabiosifolia* Link 304
蜘蛛香 *Valeriana jatamansi* Jones Asiat. 305
川续断 *Dipsacus asperoides* C. Y. Cheng et T. M. Ai 306
轮叶沙参 *Adenophora tetraphylla*（Thunb.）Fisch. 307
大花金钱豹 *Campanumoea javanica* Blume. 308
长叶轮钟草 *Campanumoea lancifolia*（Roxb.）Merr. 309
党参 *Codonopsis pilosula*（Franch.）Nannf. 309
川党参 *Codonopsis pilosula* subsp. *tangshen*（Oliv.）D. Y. Hong. 310
管花党参 *Codonopsis tubulosa* Kom. 311
半边莲 *Lobelia chinensis* Lour. 312
西南山梗菜 *Lobelia seguinii* H. Lév. & Vaniot. 313
桔梗 *Platycodon grandiflorum*（Jacq.）A. DC. 314
铜锤玉带草 *Lobelia nummularia* Lam. 314
蓝花参 *Wahlenbergia marginata*（Thunb.）A. DC. 315
长穗兔儿风 *Ainsliaea henryi* Diels. 316
牛蒡 *Arctium lappa* L. 317
黄花蒿 *Artemisia annua* L. 318
马兰 *Aster indicus* L. 318
白术 *Atractylodes macrocephala* Koidz. 319
金盏银盘 *Bidens biternata*（Lour.）Merr. & Sherff 320
鬼针草 *Bidens pilosa* L. 321
天名精 *Carpesium abrotanoides* L. 321
烟管头草 *Carpesium cernuum* L. 322
野菊 *Chrysanthemum indicum* L. 323
菊 *Chrysanthemum morifolium* Ramat. 324

大蓟 *Cirsium japonicum* Fisch. ex DC. 324
刺儿菜 *Cirsium setosum*（Willd.）Kitam. 325
鱼眼草 *Dichrocephala integrifolia*（L. f.）Kuntze 326
一年蓬 *Erigeron annuus*（L.）Pers. 327
佩兰 *Eupatorium fortunei* Turcz. 328
菊三七 *Gynura japonica*（Thunb.）Juel 328
向日葵 *Helianthus annuus* L. 329
水朝阳 *Inula helianthus-aquatica* C. Y. Wu ex Ling 330
旋覆花 *Inula japonica* Thunb. 331
千里光 *Senecio scandens* Buch.-Ham. ex D. Don 332
豨莶 *Sigesbeckia orientalis* L. 333
一枝黄花 *Solidago decurrens* Lour. 333
万寿菊 *Tagetes erecta* L. 334
蒲公英 *Taraxacum mongolicum* Hand.-Mazz. 335
苍耳 *Xanthium sibiricum* L. 336
慈姑 *Sagittaria trifolia* subsp. *leucopetala*（Miquel）Q. F. Wang 337
粉条儿菜 *Aletris spicata*（Thunb.）Franch. 337
大蒜 *Allium sativum* L. 338
芦荟 *Aloe vera*（L.）Burm. f. 339
天冬 *Asparagus cochinchinensis*（Lour.）Merr. 340
大百合 *Cardiocrinum giganteum*（Wall.）Makino 340
吊兰 *Chlorophytum comosum*（Thunb.）Jacques 342
万寿竹 *Disporum cantoniense*（Lour.）Merr. 342
百合 *Lilium brownii* var. *viridulum* Baker 343
沿阶草 *Ophiopogon bodinieri* H. Lév. 344
麦冬 *Ophiopogon japonicus*（L. f.）Ker-Gawl. 345
七叶一枝花 *Paris polyphylla* Sm. 345
多花黄精 *Polygonatum cyrtonema* Hua 346
黄精 *Polygonatum sibiricum* Redouté 347
玉竹 *Polygonatum odoratum*（Mill.）Druce 348
菝葜 *Smilax china* L. 348
光叶菝葜 *Smilax corbularia* var. *woodii*（Merr.）T. Koyama 349
牛尾菜 *Smilax riparia* A. DC. 350
石蒜 *Lycoris radiata*（L'Hér.）Herb. 351
黄独 *Dioscorea bulbifera* L. 352
日本薯蓣 *Dioscorea japonica* Thunb. 353
高山薯蓣 *Dioscorea delavayi* Franch. 353
黑珠芽薯蓣 *Dioscorea melanophyma* Prain & Burkill 354
薯蓣 *Dioscorea polystachya* Turcz. 355
射干 *Belamcanda chinensis*（L.）Redouté 355
蝴蝶花 *Iris japonica* Thunb. 357
鸢尾 *Iris tectorum* Maxim. 358

水玉簪 *Burmannia disticha* L. 359
灯心草 *Juncus effusus* L. 359
鸭跖草 *Commelina communis* L. 360
竹叶吉祥草 *Spatholirion longifolium*（gagnep.）Dunn 361
谷精草 *Eriocaulon buergerianum* Körn. 361
荩草 *Arthraxon hispidus*（Thunb.）Makino 362
薏苡 *Coix lacryma-jobi* L. 363
白茅 *Imperata cylindrica*（L.）P. Beauv. 364
淡竹叶 *Lophatherum gracile* Brongn. 365
狼尾草 *Pennisetum alopecuroides*（L.）Spreng. 365
斑茅 *Saccharum arundinaceum* Retz. 366
狗尾草 *Setaria viridis*（L.）P. Beauv. 367
菖蒲 *Acorus calamus* L. 368
石菖蒲 *Acorus tatarinowii* Schott 369
魔芋 *Amorphophallus konjac* K. Koch 370
一把伞天南星 *Arisaema erubescens*（Wall.）Schott 371
异叶天南星 *Arisaema heterophyllum* Bl. 371
虎掌 *Pinellia pedatisecta* Schott 372
半夏 *Pinellia ternata*（Thunb.）Ten. ex Breitenb. 373
香蒲 *Typha orientalis* C. Presl 374
莎草 *Cyperus rotundus* L. 375
草果 *Amomum tsaoko* Crevost & Lem. 375
姜 *Zingiber officinale* Roscoe 376
蘘荷 *Zingiber mioga*（Thunb.）Rosc. 377
小白及 *Bletilla formosana*（Hayata）Schlt. 377
黄花白及 *Bletilla ochracea* Schltr. 378
白及 *Bletilla striata*（Thunb. ex A. Murray）Rchb. f. 379
虾脊兰 *Calanthe discolor* Lindl. 380
金兰 *Cephalanthera falcata*（Thunb. ex A. Murray）Blume 381
金钗石斛 *Dendrobium nobile* Lindl. 381
铁皮石斛 *Dendrobium officinale* Kimura & Migo 382
火烧兰 *Epipactis helleborine*（L.）Crantz 383
天麻 *Gastrodia elata* Bl. 384
羊耳蒜 *Liparis campylostalix* Rchb. f. 385

药用动物资源

蚂蟥 *Whitmania pigra* Whitman 388
少棘巨蜈蚣 *Scolopendra subspinipes* mutilans L. Koch 388
大刀螂 *Tenodera sinensis* Seussure 389
黑蚱 *Cryptotympana pustulata* Fabricius 389
南方大斑蝥 *Mylabris phalerata* Pallas 390

蛤蚧 *Gekko gecko* Linnaeus 390
鸡 *Gallus gallus domesticus* Brisson 391
穿山甲 *Manis pentadactyla* Linnaeus 391

其他类药用资源

朱砂 Cinnabaris 394
自然铜 Pyritum 394
赭石 Haematitum 395
龙骨 Os Dracouis 395
滑石 Talcum 396
石膏 Gypsum Fibrosum 396
芒硝 Natrii Sulfas 397

主要参考文献 398

索引 399
一、物种中文名称索引 399
二、物种拉丁学名索引 408

绪　论

一、贵州乌蒙山概况

乌蒙山是由东北向西南横亘在四川东部、贵州西北部、重庆西南部、云南东北部的长达五六百千米的巨大山脉，总国土面积 10.7 万 km^2，包括贵州、四川、云南的 38 个县(区、市)，是滇东高原最大的一列山地，区内有牛栏江、小江、普渡河、南盘江和北盘江等河流。

贵州境内乌蒙山主要位于贵州省的西北部，北纬 26°21′～28°54′，东经 103°36′～107°17′，包括毕节市的七星关区、黔西市、赫章县、纳雍县、织金县、大方县、威宁彝族回族苗族自治县，遵义市的赤水市、桐梓县、习水县和六盘水市钟山区的大湾镇，共 10 个县(市、区)和 1 个镇，总国土面积 3.24 万 km^2，占整个乌蒙山片区国土面积的 30.28%。片区内户籍总人口为 1065.34 万人，彝族、苗族、布依族等少数民族人口为 205.12 万人，占总人口的 19.25%。

(一) 自然环境

1. 地质地貌　乌蒙山地层出露较齐全，从元古界震旦系至新生界的第四系地层均有分布。地质构造复杂，褶皱断裂交错发育。岩溶地貌形态多样，片区内出露的岩石以沉积岩为主，沉积岩中以碳酸盐岩类居多。地势西高东低，山峦重叠，河流纵横，高原、山地、盆地、谷地、平坝、峰丛、槽谷、洼地、岩溶湖等交错其间。平均海拔 1500 m，最高处位于赫章县珠市彝族乡的小韭菜坪，海拔 2900.6 m。

2. 气候　贵州乌蒙山属亚热带季风气候区域，气候特别，夏无酷暑、冬无严寒，降雨量较为充沛，立体气候突出，具有明显高原气候特征。片区平均温度在 10～18.1 ℃，年日照时数在 1053～1769 h，无霜期 245～300 日，年均降水量在 800～1700 mm。海拔相对高差大，垂直气候变化尤为明显，山上山下冷暖不同，高原平地寒热各异，适宜多种动植物生长。

3. 土壤　贵州乌蒙山土壤以黄壤为主，另外还有黄棕壤、棕壤、水稻土、石灰土、紫色土等。黄壤是贵州乌蒙山常见的土壤类型，主要由石灰质黏土和少量的砂粒、质量较重的土壤有机质组成，通常呈黄色或棕黄色，具有保水、保肥、通气和透水性好的特点，适宜种植水稻、小麦、玉米等作物。黄棕壤主要分布威宁县、赫章县、纳雍县、桐梓县的山梁、山顶、高原地带，大部分地区被开垦为耕地，种植荞麦、燕麦、马铃薯、玉米等作物，也可以种植梨、苹果、核桃等经济作物。棕壤主要分布于威宁县、赫章县，多作为林牧业用地。水稻土则主要分布在七星关区、黔西县、桐梓县，适合于水稻生长。总体来说，贵州乌蒙山土壤类型丰富，条件较为优越，为当地的农业生产和生态环境的维护提供了有力的支持。

4. 水文　贵州乌蒙山的水资源主要是靠大气环流带来的雨、雪、冰、雾等各种形态的水分，通过热蒸发、湖贮留、田浇灌、地渗透、河流淌等方式，形成云贵高原喀斯特地形地貌特有的生态水环境。年降水总量 277.30 亿 m^3，每平方千米平均降水 85.14 万 m^3。

(二) 自然资源状况

1. 生物资源　片区内有苔类植物 150 余种，蕨类植物 170 余种，裸子植物 30 余种，被子植物 2000 余种，森林覆盖率达 37.9%；畜禽种类多，黔西马和可乐猪驰名全国；脊椎动物 400 余种，黑颈鹤、白鹤属国家珍稀保护鸟类。

2. 矿产资源　片区内有煤、铁、铅、锌、硫、黏土、高岭土、铝土、磷、硅石、重晶石、砂岩、石膏、稀土、彩石、白云岩、锑、镍、钴土、锰、铜、萤石、碧石、玛瑙等矿源，其中煤储量458.83亿吨。现已开发的矿产资源有煤、铁、硫、铅、锌、磷、锰、铜等30多种。

3. 旅游资源　片区内旅游资源丰富。国家级森林公园百里杜鹃，总面积125.8 km^2，杜鹃品种达60余种；国家级风景名胜区织金洞，为世界上开发供游览的最大最美溶洞，与黄果树、龙宫、红枫湖组成贵州西部的旅游黄金环线；国家级风景名胜区赤水，景观以瀑布、竹海、湖泊、森林、桫椤、丹霞地貌等为主要特色，兼有古代人文景观和红军长征遗迹，被中外专家誉为“千瀑之市”“丹霞之冠”“竹子之乡”“桫椤王国”“长征遗址”；国家自然保护区草海，是与滇池齐名的高原淡水湖之一，面积27.5 km^2，有鸟类155种，其中属国家一级保护的5种、二级保护的11种，被誉为云贵高原的“明珠”“鸟的乐园”；国家级风景区“九洞天”，7 km伏流连九洞，集古、奇、秀、险、幽于一体；贵州屋脊赫章韭菜坪风景名胜区，面积26.5 km^2，有贵州第一峰、千亩石林、万亩草场之称，自然景观秀美、奇险，更有浓郁的民族风情点缀，是第五批省级风景名胜区；赫章野马川、纳雍总溪河樱桃熟坠枝头，黔西金黄油菜花绽放时，更是人们踏青的去处；赫章可乐、威宁中水是古夜郎文明探幽寻秘之地；毕节市七星关城区的中华苏维埃人民共和国川滇黔省革命委员会旧址、毕节市林口镇“鸡鸣三省”等红色旅游景点，是进行爱国主义、革命传统教育的圣地。

二、贵州乌蒙山民族医药概况

贵州乌蒙山是一个多民族聚居的地区，苗族、彝族、回族、白族、布依族、蒙古族和仡佬族7个民族的人口总数超过130万人，其中彝族人口最多。根据第六次全国人口普查数据，有45个民族分布在贵州乌蒙山地区。此外，在贵州乌蒙山地区还有穿青人、蔡家人、亻革家人、龙家人等未定族称的共同体居住，共同构成了这个多元化的社区。在这个民族大熔炉中，各少数民族拥有自己独特的文化和传统生活方式。这些民族和宗教信仰相互交融，共同建立起了丰富多彩的历史和文化。

（一）苗族医药文化

自古以来，只要有苗族人民居住的地方，就有苗族医生。西汉的《说苑 · 辨物》记载古代的医生叫作苗父。苗族医生以救死扶伤、扶弱济困为行医准则，无论是富有的人还是仇人，只要有人生病前来求医，都会照常诊治，而且不会多收钱财。有的医生擅长治疗各种常见疾病。其中医术高明的医生，在某些疑难杂症的治疗上有着独特的见解。这些代代相传的医术，是中华医学宝库中不可或缺的重要组成部分。苗族医生将人与自然联系起来，认为人体与自然的关系协调，人体就会健康活跃。人体发生的发热、感冒和其他疾病与天气的冷暖、潮湿程度密切相关，人体与自然关系不协调，疾病就会由此产生。因此，他们要求患者要调整人体与自然的关系，以适应自然的冷暖变化，防止疾病的发生或加重。同时，他们认为人体产生疾病，例如患胃病、出水痘、流鼻血、身体虚弱等，都是由于人体内缺失某些物质所导致的。

苗医把药物分为冷药和热药两类，治疗冷病用热药，治疗热病用冷药是苗医用药原则。凡药味属甜、麻、辣、香的都属于热药，酸、苦、涩的属于冷药。苗医用药灵活，多数情况下使用1～3味，5～8味的不多。用药方剂中分主药和辅药，春夏用花、叶和嫩枝，秋冬用根与茎，四季常青的药则用花和叶。用药剂量根据功效确定，所用根数、长短、片剂数、磨水铺药都有严格标准。对有毒药物都要备有解药，例如草乌、天南星、生半夏等，必须根据患者主症和体质确定用药量，精心炮制后才能入药。

苗族医药在接骨、外伤、儿科和某些内科疾病方面，均具有独特功能。甚至有些家传秘方，对治疗疑难病有独到之处。民国以前麻疹对儿童威胁较大，病毒流行时期，护理不当，易发展为肺炎、肠炎等并发症，病死率高。苗医用吊干麻根皮加几片生姜煎服，疗效甚好，二日即可透疹，即使内陷，服后也可透疹。患红白痢疾和阿米巴痢疾，用独角莲、拳参、铁苋菜干品为佳，每日用温开水吞服2次。小孩酌减，有良好效果。发生骨折时，先正骨复位固定，之后用大血藤、小血藤、大小接骨丹根皮和鬼吹哨捶细包扎，再用青藤香、油脂条、野牡丹、野芍药、续断切细泡酒服，日服2次，十数日即愈。如伤处水肿，用独脚莲擦消肿。患风湿性关节病，用打猎所用弩药包扎。苗医在外治上还有一些独特之处，常见的如贴、刺、洗、蒸、枕、咂等。现在苗族人民医疗卫生条件得到很大改善，不少传统民间验方、秘方也被挖掘整理用于防病治病，以便传统苗族医药发挥更大的效用。

（二）彝族医药文化

彝族医药具有悠久的历史，早在很久以前就已有彝族医学典籍《启谷署》等问世。彝医的基础理论包括“阴阳五行说”和“天人合一说”，注重防病重于治病的理念。在彝文典籍中，有关人体五脏六腑功能及气血运行情况的信息被记录下来。武洛撮时期的医圣武奢哲，对人体五行（相生相克）、气血运行、胃肠功能、肝肺功能有着深入的理解，他根据病情“配伍成堆药，医治患病人”。彝医的诊断方式包括望诊、闻诊、问诊和触诊四种，这与中医的“望闻问切”诊断方法一脉相承。根据彝族文献记载和彝医口头传授，彝药共有 1 189 种，其中植物类彝药有 871 种，动物类彝药有 262 种，矿物质类药物有 56 种。彝医的治疗方法包括口服法、外敷法、火烧法、熏蒸法、洗浴法、切割法、放血法、推拿法、吸除法等。这些方法对类风湿、跌打损伤、妇科、儿科、男女不育等疾病有显著的效果。彝医采药时遵循的口诀是：“春采尖芽夏采花，秋采根茎一把抓，五月端阳采皮汁，逢冬灌木全株挖。”这是他们获取药材的独特方式。取药的口诀是：“鲜药植物取果汁，草本植物不放它，猪牛鹿马全身宝，虎豹蛇蝎顶呱呱，藤木空心治风湿，树叶木本祛邪斜，毛刺之功消红肿，多浆亮面败毒砂。”这是彝族人民利用各种动物和植物的经验和智慧的结晶。用药的口诀是：“补药味甘甜，止血用涩酸，芳香多开窍，消炎取苦寒。”这些彝医用药的独特原则，体现了他们在医疗实践中的智慧和经验。

（三）布依族医药文化

布依族在长期的生产和生活中积累了大量的宝贵医药单方。这些单方简便易用，疗效显著，对于风湿瘫痪、外伤骨折和一些疑难病症的诊治有显著效果。布依族草医多为业余，有患者请就帮助治病，无患者时就从事家务劳动。他们的医法简单易行，收费低廉或甚至不收费，深受群众的欢迎。草医使用的药物种类繁多，常以鲜药为主，现采现用，当场加工。他们尤其擅长接骨，其针刺接骨、扯斗接骨和外包接骨法独具民族特色，已经传授给了汉族和其他民族，为许多患者解除了病痛。许多布依族农户都会种植几种常见的能医治病症的药草，并知道如何使用。对于一般的常见病，他们可以自行寻找草药进行治疗。

三、贵州乌蒙山中药资源概况

贵州乌蒙山有得天独厚的自然条件，药物资源十分丰富，素有“天然药园”之称。《神农本草经》所载 365 种药物中，片区内所产品种就达 130 余种，占三分之一以上。《本草纲目》收载药物中，片区内所产品种达 300 多种。天麻、半夏、党参等 10 多种药材历史上曾是朝廷御医用药。许多道地药材在国内外享有很高声誉，如天麻、半夏、党参等药材在 20 世纪是国务院批准的免检出口品种。贵州省所产的吴茱萸、杜仲、党参、半夏、桔梗、黄连、天麻、茯苓、艾纳香、千张纸等十大名药材中，贵州乌蒙山就有吴茱萸、杜仲、党参、半夏、桔梗、黄连、天麻、茯苓、千张纸 9 种。

中药资源的生长发育受到土壤、气候等自然条件的影响。由于各种药用植物的生长特性不同，它们对自然条件和环境的要求也不同。因此，为了合理开发和利用中药资源，必须了解它们的特性和生长规律。实地调查结果如下。

1. 海拔 1 000 m 以下的地带　中药资源包括天冬、玄参、川楝、柴胡、瓶尔小草、金银花、苦丁茶等 600 多种。此外，这个地带还适宜种植白术、泽泻、川芎、吴茱萸等多种中药材。

2. 海拔 1 000～1 600 m 的地带　中药资源相当丰富，主要分布有杜仲、黄柏、厚朴、乌梅、五倍子、黄精、桔梗、天麻、云南勾儿茶、马缨杜鹃、山里红杜鹃、红果蔷薇以及刺梨等 600 多种。这个地带除了可以开发利用丰富的野生中药资源，还适宜种植杜仲、厚朴、黄柏、吴茱萸、半夏、龙胆、玄参、五倍子、桔梗等多种中药材。

3. 海拔 1 600～2 000 m 的地带　气温较低，阴雨较多，但中药资源仍然丰富，主要分布有前胡、独活、龙胆、鹿衔草、续断、何首乌、黄精、泡参、茯苓、猪苓、乌梅、粉葛、柴胡、枳椇子、穿心莲、大风藤、青藤香等 500 多种。这个地带适宜种植白术、党参、黄连、知母、杜仲、厚朴、黄柏、半夏、龙胆、乌梅、五倍子等品种。

4. 海拔 2 000 m 以上的地带　气候温凉，阴雨和山地较多，森林覆盖率较高，植被生态较好。该区域主要分布有独活、紫草、卷柏、半夏、龙胆、乌梅、厚朴、茯苓、秦艽、防风、陆英、续断、鹿衔草、山楂、黄精等800多种。这里适宜种植的中药材有党参、厚朴、乌梅等，由于土壤适宜、气候温凉，这些品种的产量高、质量上乘，在国内外享有崇高的声誉。

四、贵州乌蒙山中药资源保护与开发利用建议

中药资源是自然生态系统的一部分，人类在长期的生产生活实践中利用自然物质，不断发现和积累了利用植物、动物和矿物进行疾病防治的知识，并逐渐形成了独特的体系，记录在多部本草学著作中。然而，随着人口的不断增加，社会对中药资源的需求量也在日益增长，这导致了中药资源供求之间的矛盾日益突出。

（一）中药资源保护的意义

1. 是保障人民健康生活的要求　中医药在我国医疗保健体系中发挥着重要作用。近年来，贵州乌蒙山中医药产业稳步发展，为保障人民健康做出了积极贡献。中医药以其超越现代科学的身手，向中华子孙展示了祖先的智慧和中华文化的伟大。在此背景下，中药原料消费需求剧增与中药资源有限之间的矛盾逐渐凸显出来。为了解决这个矛盾，必须从中药资源保护入手，确保人民群众的用药安全。

2. 是实现中药产业可持续发展的重要保证　中药资源是中药的源头，虽然贵州乌蒙山已有许多品种开展了人工种植和养殖，但其规范化程度仍需提高。当前，其产量、质量、标准与国际市场的要求还存在一定差距，特别是对于野生珍稀濒危品种。同时，保健品、食品、化妆品等行业也在消耗大量的中药原料，中药产业的发展需要稳定的中药资源保障。这些因素加大了对中药资源的开发力度，野生中药资源的保护问题实际上已经在直接影响中药产业的发展，阻碍了中药产业进入国际市场参与国际竞争。因此，必须对中药资源进行保护，以确保中药产业的可持续发展。

3. 是中药现代化的重要任务之一　如何保护并合理利用中药资源，这就涉及现代科学技术，诸如组织培养、基因及转基因工程技术等的应用，因而中药资源的保护与合理利用也就成了中药现代化的重要组成部分。

（二）中药资源开发利用建议

1. 健全法制体系，加大执法力度　为了更有效地保护和可持续开发与永续利用中药资源，我们需要充分利用法律法规，并建立一套切实可行的保护野生中药资源的法律法规。此外，还需要健全实施保护工作的组织机构，加大执行力度，确保这些法律法规得到有效执行。同时，国家已经建立了相应的法规和对策，如《中华人民共和国野生动物保护法》《中华人民共和国森林法》《中华人民共和国渔业法》《野生药材资源保护管理条例》等，为保护野生中药资源提供了重要的法律保障。

2. 运用现代生物技术保护珍稀濒危药用动植物种质资源　现代生物技术在保护珍稀濒危药用动植物种质资源方面主要采用离体保护、组织培养与快速繁殖和克隆技术等策略。离体保护是通过采用先进技术，保存并研究携带全部遗传信息的片段，包括生物的部分器官、组织、细胞或原生质体等，以达到长期保留其种质基因，并巩固和发展中药资源的目的。目前，人参、西洋参等数十种药用植物的组织培养已经取得了成功。组织培养方法也被广泛应用于快速无性繁殖。据不完全统计，全球已有100个科约700种植物应用组织培养方法获得成功。克隆技术是一种无性繁殖技术通过将成年动物细胞与一个未受精卵结合，培养出与细胞提供者遗传特征相同的动物。此项技术可以用于优良动物的繁育，避免种性杂化，又可以用于濒危物种的繁育保存。

3. 加强中药深加工，重视多学科综合开发利用　由于传统中药多以饮片形式入药，造成严重浪费，因此剂型方面的改革已刻不容缓。例如，可以通过研究靶向制剂，使直达病灶的单位药物的使用量减少，并结合中药饮片、制剂生产进行改革，调整中药材作为原料药的投料方式。同时，应通过多种途径，利用中药材的根、茎、叶、花、果实、种子。将中药材转化为新药、保健食品、化妆品等，以形成中成药产品优势和经济优势。充分利用微量、快速与高通量以及生物芯片技术筛选药物，这一研究涉及药理学、化学、细胞生物学、分子生物学、计算机科学等领域，应朝着化学与药理相结合、复方与单药相结合、临床与基础相结合、中西医理论相结合的总目标而努力。此举将对创制新药尤其是从中药中开发新药起到重要的推动作用。

4. 加强道地药材生产基地建设　开展道地药材成因、产地适宜性研究，系统总结道地药材的传

统生产技术，结合优良新品种和无公害生产技术，通过合理区划和布局，建设一批道地药材生产基地，已基本形成全国药材生产的道地化。为了建设道地药材基地，应首先进行全国中药材生产区划，并在此基础上提出全国药材道地生产规划。政府可以通过税收或财政补贴等优惠政策来鼓励道地药材生产基地的发展，从而遏制非道地产区药材生产的发展，逐步形成全国药材生产的合理布局。

5. 加强野生变家种家养的研究　在强化自然资源保护的同时，我们还需大力推进野生变家种、家养的研究以及针对资源紧缺的大宗药物物种引种驯养技术的推广工作。通过研究生物学和生态学特性，积极开展驯化、引种、驯养的科学实验，并及时将研究成果进行推广。将野生转变为栽培、驯养，一旦栽培驯养成功，可以大大降低野生物种的濒危程度，是有效保护中药资源的措施之一。

6. 进一步提高药材市场监管能力　政府、卫生和工商等部门应联合引导并治理中药资源的合理开发和可持续利用，提高市场准入标准，坚决取缔无药品收购和生产许可的收购和加工点，打击假冒伪劣产品。同时，建立主要药材产量的年景预报系统，根据历年产供的递变关系与规律，建立产供销数据库和预测方法一体化的计算机预测系统，使药材的采挖、种植和养殖更具计划性。此外，为了避免药材市场的风险，可以采用订单生产等方式来发展药材期货市场。

总之，我们需要及时准确地了解中药资源的分布情况、蕴藏量以及变化趋势。通过综合运用以上几个方面的措施，形成合理、切实、有效的保护策略，以保护中药资源的生物多样性。同时，保护中药资源、保持生态平衡以及保护环境，有助于实现中药资源的可持续利用，从而为中医药的发展以及人民健康事业做出更大的贡献。

药用植物资源

羊肚菌 *Morchella esculenta* (L.) Pers.

别名 阳雀菌、美味羊肚菌。

药材名 羊肚菌(子实体)。

形态特征 菌盖近球形,高 4～10 cm,宽 3～6 cm,顶端钝圆,表面有似羊肚状的凹坑。凹坑不定形至近圆形,宽 4～12 mm,蛋壳色至淡黄褐色,棱纹色较浅,不规则的交叉。柄圆柱形,中空,上部平滑,基部膨大并有不规则的浅凹槽,长 5～7 cm。孢子囊圆筒形,孢子长椭圆形,无色。体轻,质酥脆。

生境与分布 从低海拔地区到海拔 2 900 m 都有生长,生于阔叶林或针阔混交林的腐殖质层上。七星关、织金、大方等地有分布。

采收加工 3～5 月或 8～9 月,除去菌盖上的孢子,烘干。

性味归经 甘,平。归肝、脾、肾经。

功能主治 消食和胃,化痰理气。用于消化不良,痰多咳嗽。

用法用量 内服:水煎,30～60 g。

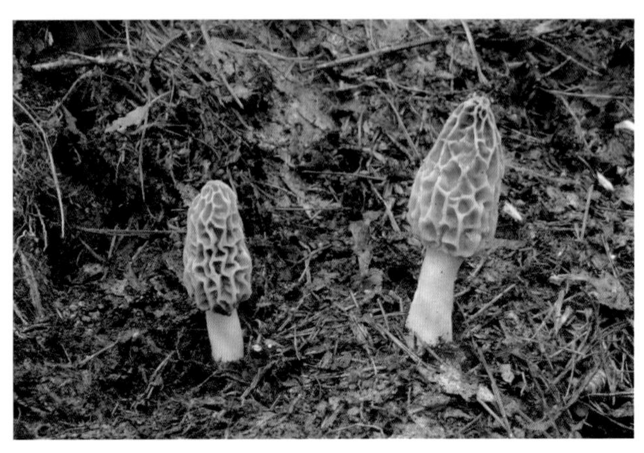

▲ 羊肚菌野生群落

香菇 *Lentinus edodes* (Berk.) Sing.

别名 香信、冬菇、菊花菇、香纹。

药材名 香菇(子实体)。

形态特征 菌盖半肉质,扁半球形,或平展,直径 4～12 cm。表面褐色或紫褐色,有淡褐色或褐色鳞片,具不规则裂纹。菌肉类白色或淡棕色。菌褶类白色或浅棕色。菌柄中生或偏生,近圆柱形或稍扁,弯生或直生,常有鳞片,上部白色,下部白色至褐色,内实。柄基部较膨大。气微香,味淡。

生境与分布 生于倒木上。贵州乌蒙山各县区均有种植。

采收加工 子实体长到七八分成熟,边缘仍向内卷曲,菌盖尚未全展开时采收,烘干或晒干。

性味归经 甘,平。归肝、胃经。

功能主治 扶正补虚,健脾开胃,祛风透疹,化痰理气,解毒,抗癌。用于正气衰弱,神倦乏力,消化不良,贫血,高血压,慢性肝炎,水肿,麻疹透发不畅,毒菇中毒,肿瘤。

用法用量 内服:水煎,6～9 g,鲜品 15～30 g。

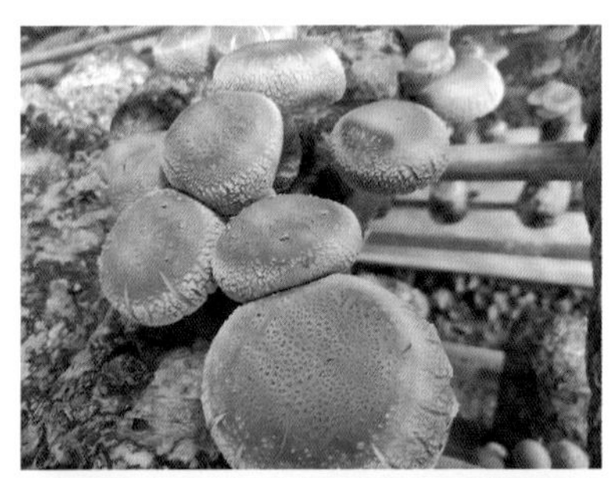

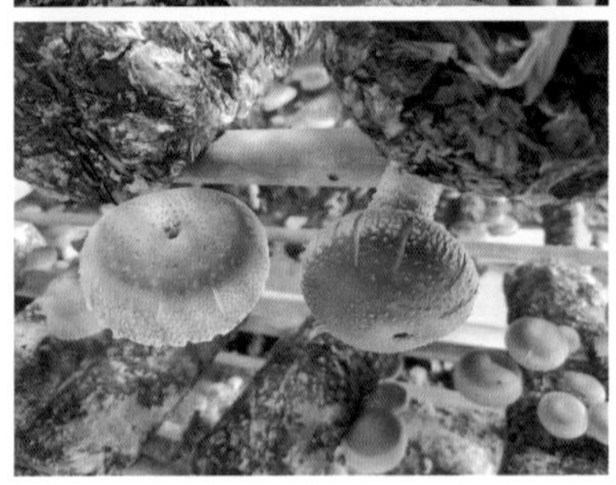

▲ 香菇子实体

竹荪 *Dictyophora indusiata*（Vent. ex Pers）Fisch

别名 竹笙、竹参。

药材名 竹荪（子实体）。

形态特征 竹荪幼担子果菌蕾呈圆球形，具三层包被，外包被薄，光滑，灰白色或淡褐红色；中层胶质；内包被坚韧肉质。成熟时包被裂开，菌柄将菌盖顶出，柄中空，高 15～20 cm，白色，外表由海绵状小孔组成；包被遗留于柄下部形成菌托；菌盖生于柄顶端呈钟形，盖表凹凸不平呈网格，凹部分密布担孢子；盖下有白色网状菌幕，下垂如裙，长达 8 cm 以上；孢子光滑，透明，椭圆形。

生境与分布 生于针阔混交林中地上。织金、黔西、七星关、纳雍等地有分布。

采收加工 子实体成熟时采收，晒干或烘干。

性味归经 甘，平。归肝、肺经。

功能主治 补气养阴，润肺止咳，清热利湿。用于肺虚热咳，喉炎，痢疾，高血压，高脂血症。

用法用量 内服：水煎，10～20 g。

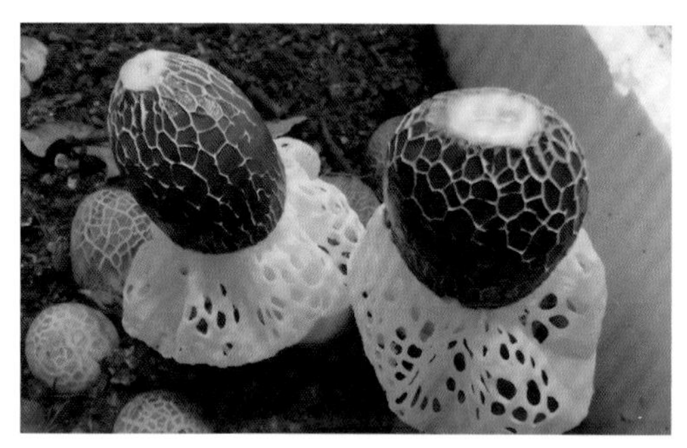

▲ 竹荪子实体

赤芝 *Ganoderma lucidum*（Leyss. ex Fr.）Karst.

别名 灵芝草、红芝。

药材名 灵芝（子实体）。

形态特征 外形呈伞状，菌盖肾形、半圆形或近圆形，直径 10～18 cm，厚 1～2 cm。皮壳坚硬，黄褐色至红褐色，有光泽，具环状棱纹和辐射状皱纹，边缘薄而平截，常稍内卷。菌肉白色至淡棕色。菌柄圆柱形，侧生，少偏生，长 7～15 cm，直径 1～3.5 cm，红褐色至紫褐色，光亮。孢子细小，黄褐色。气微香，味苦涩。

生境与分布 生于林下腐木上。贵州乌蒙山各地均有分布。

采收加工 全年可采收，除去杂质，剪除附有朽木、泥沙或培养基质的下端菌柄，阴干或在 40～50 ℃烘干。

性味归经 甘，平。归心、肺、肝、肾经。

功能主治 补气安神，止咳平喘。用于心神不宁，失眠心悸，肺虚咳喘，虚劳短气，不思饮食。

用法用量 内服：水煎，10～15 g；研末，2～6 g；或浸酒。

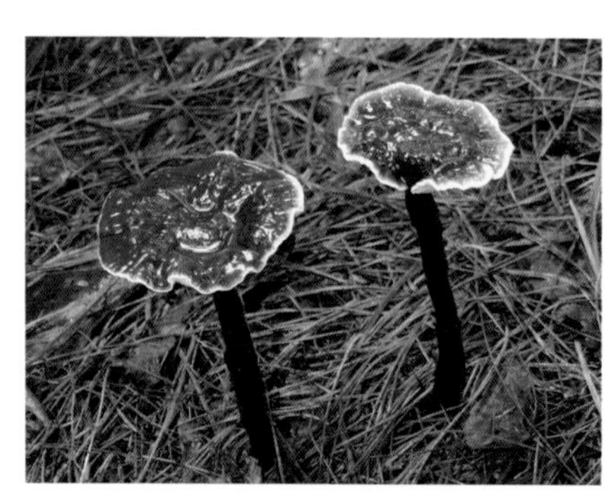

▲ 赤芝野生群落

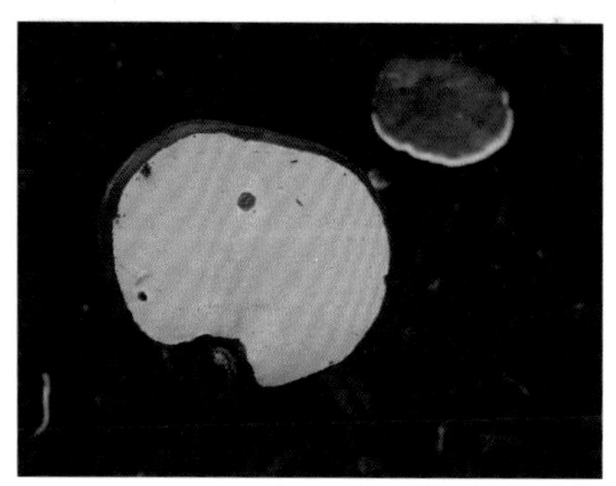

▲ 赤芝子实体

茯苓 *Poria cocos*（Schw.）Wolf

别名 茯苓个。

药材名 茯苓(菌核)。

形态特征 呈类球形、椭圆形、扁圆形或不规则团块,大小不一。外皮薄而粗糙,棕褐色至黑褐色,有明显的皱缩纹理。体重,质坚实,断面颗粒性,有的具裂隙,外层淡棕色,内部白色,少数淡红色,有的中间抱有松根。气微,味淡,嚼之黏牙。

生境与分布 生于松树根上。七星关、黔西等地有分布。

采收加工 7～9月采挖,挖出后除去泥沙,堆置“发汗”后,摊开晾至表面干燥,再“发汗”,反复数次至现皱纹、内部水分大部散失后,阴干,称为“茯苓个”;或将鲜茯苓按不同部位切制,阴干,分别称为“茯苓块”和“茯苓片”。

性味归经 甘、淡,平。归心、肺、脾、肾经。

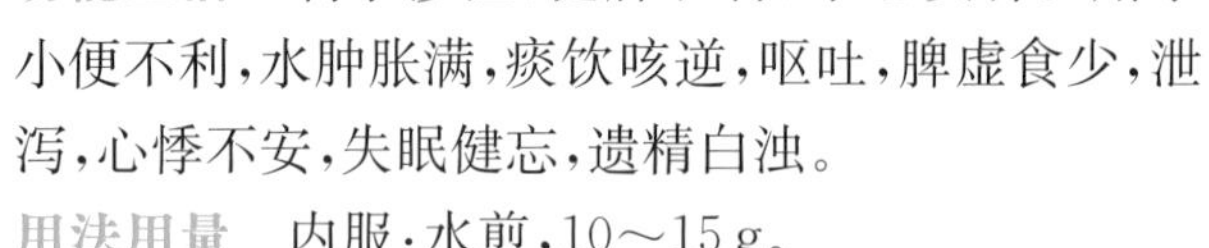

功能主治 利水渗湿,健脾和胃,宁心安神。用于小便不利,水肿胀满,痰饮咳逆,呕吐,脾虚食少,泄泻,心悸不安,失眠健忘,遗精白浊。

用法用量 内服:水煎,10～15 g。

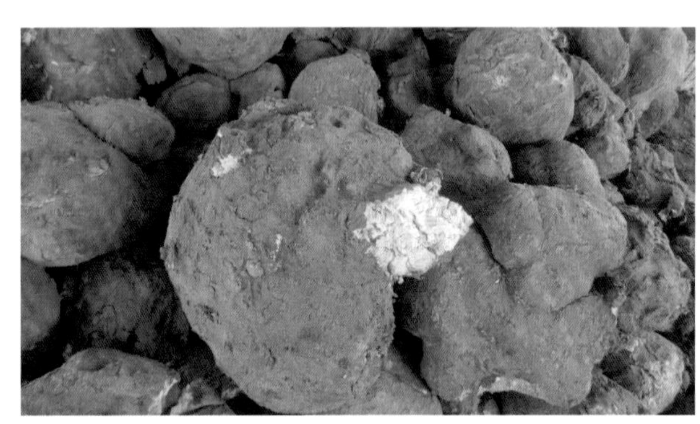

▲ 茯苓个

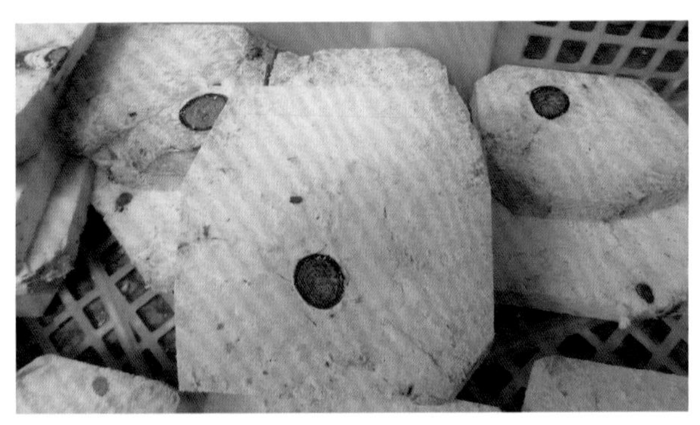

▲ 茯苓片

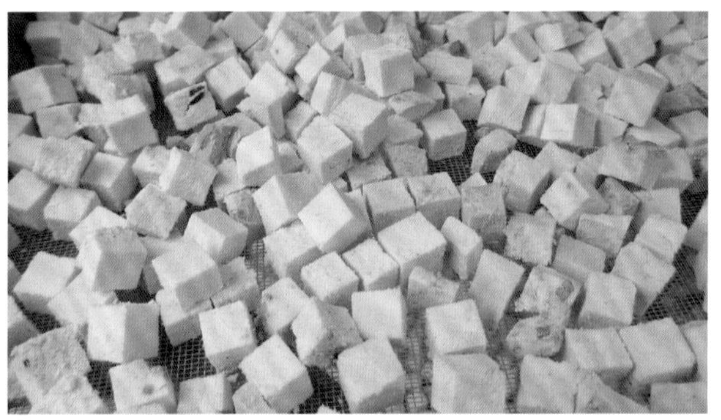

▲ 茯苓块

猪苓 *Polyporus umbellatus*（Pers.）Fries

别名 猪茯苓、野猪粪。

药材名 猪苓(子实体)。

形态特征 本品呈条形、类圆形或扁块状,有的有分枝,长 5～25 cm,直径 2～6 cm。表面黑色、灰黑色或棕黑色,皱缩或有瘤状突起。体轻,质硬,断面类白色或黄白色,略呈颗粒状。气微,味淡。

生境与分布 生于林下腐木上。贵州乌蒙山各地均有分布。

采收加工 采收色黑质硬的老苓,晒干或烘干,除净泥土。

性味归经 甘、淡，平。归肾、膀胱经。

功能主治 利水渗湿，抗肿瘤。用于小便不利，水肿胀满，泄泻，淋浊，带下。

用法用量 内服：水煎，6～12 g。

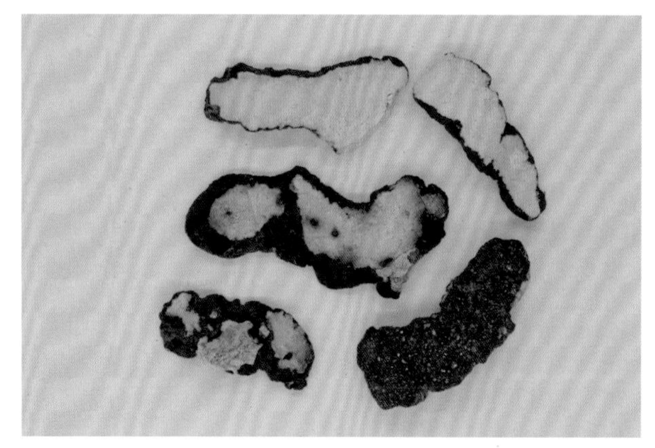

▲ 猪苓片

泥炭藓 *Sphagnum palustre* L.

别名 大泥炭藓。

药材名 泥炭藓(植物体)。

形态特征 植物体枝条纤长，黄绿色或黄白色，高 8～20 cm。茎及枝表皮细胞具多数螺纹及水孔。茎叶舌形，平展，长 1～2 mm，宽 0.8～0.9 mm，叶细胞无螺纹；枝叶阔卵圆形，内凹，先端兜状内卷，绿色，细胞在叶片横切面呈狭长三角形，偏于叶片腹面。雌雄异株。精子器球形，集生于雄株头状枝或短枝顶端，每一苞叶叶腋间生 1 个；颈卵器生于雌株头状枝丛的雌器苞内；孢蒴球形或卵形，成熟时棕栗色，具小蒴盖。

生境与分布 生于水湿环境。七星关、织金等地有分布。

采收加工 四季均可采收，洗净，鲜用或晒干。

性味归经 淡、甘，凉。

功能主治 清热明目，止痒。用于目生云翳，皮肤病。

用法用量 内服：水煎，9～12 g。

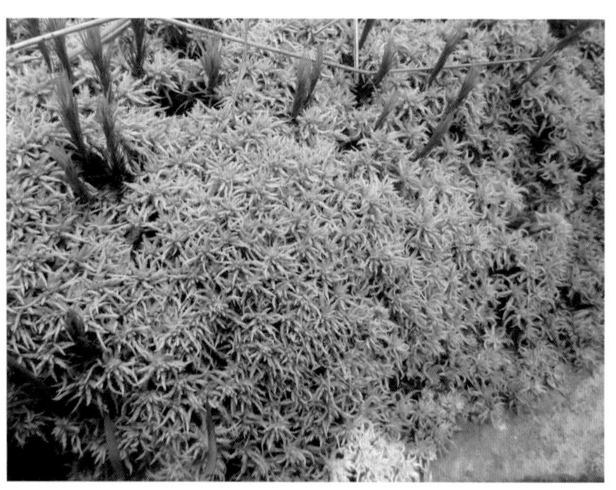

▲ 泥炭藓野生群落

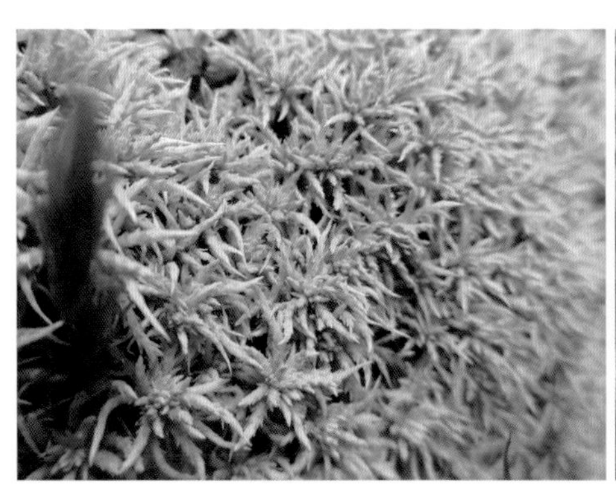

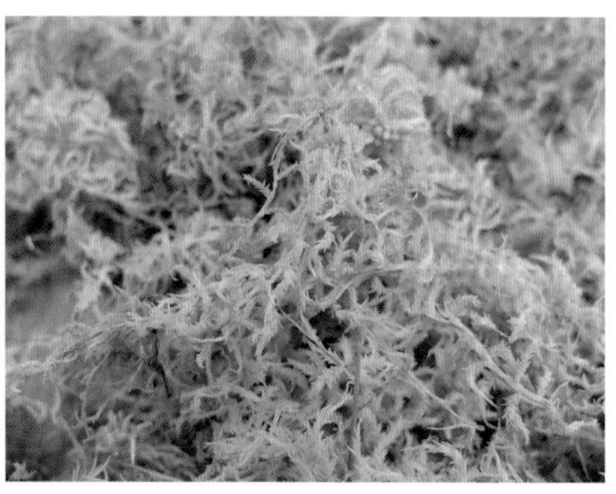

▲ 泥炭藓植物体

地钱 *Marchantia polymorpha* L.

别名 地梭罗。

药材名 地钱(全草)。

形态特征 叶状体暗绿色,宽带状,多回二歧分叉,长 5～10 cm,宽 1～2 cm,边缘呈波曲状,有裂瓣。背面具六角形,整齐排列的气室分隔;每室中央具 1 个烟囱型气孔,孔口边细胞 4 列,呈十字形排列。气室内具多数直立的营养丝。基本组织由 10～20 层细胞构成。鳞片紫色,4～6 列。假根平滑或带花纹。雌雄异株。雄托盘状,波状浅裂成 7～8 瓣;精子器生于托的背面,托柄长约 2 cm。雌托扁平,深裂成 9～11 个指状裂瓣;孢蒴着生于托的腹面,托柄长 6 cm,叶状体背面前端常生有杯状的无性芽孢杯。

生境与分布 生于阴湿的土坡和岩石上。贵州乌蒙山各地均有分布。

采收加工 夏、秋季采收,洗净,鲜用或晒干。

性味归经 淡,凉。归肝、胃经。

功能主治 生肌,拔毒,清热解毒。用于烫火伤,刀伤,骨折,毒蛇咬伤,疮痈肿毒,臁疮。

用法用量 内服:水煎,5～10 g。

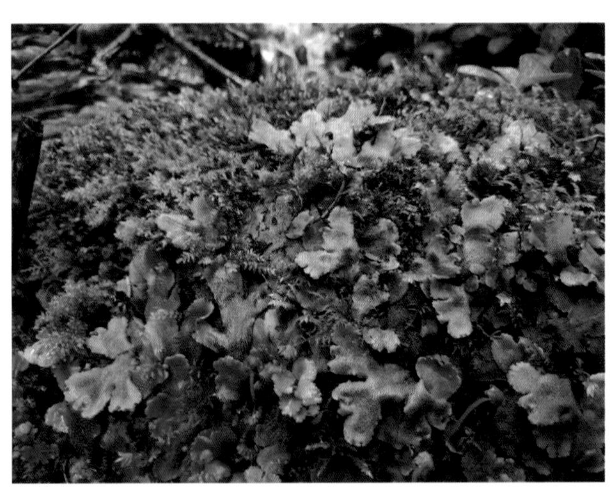

▲ 地钱野生群落

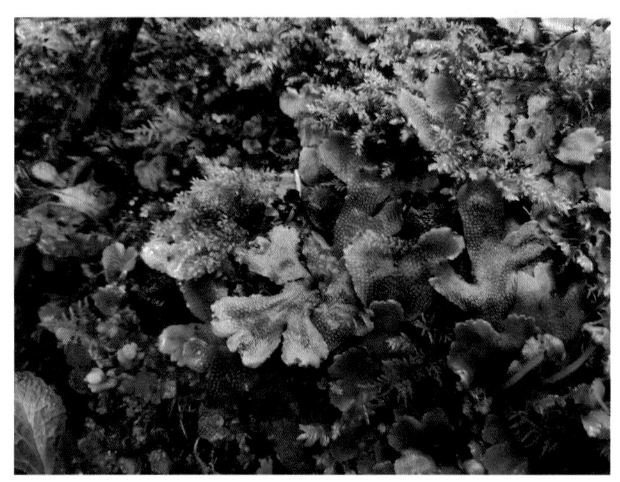

▲ 地钱叶状体

蛇足石杉 *Huperzia serrata*(Thunb.)Trev.

别名 千层塔。

药材名 蛇足石杉(全草)。

形态特征 多年生土生植物。茎直立或斜生,高 10～30 cm,中部直径 1.5～3.5 mm,枝连叶宽 1.5～4.0 cm,2～4 回二叉分枝,枝上部常有芽孢。叶螺旋状排列,疏生,平伸,狭椭圆形,向基部明显变狭,通直,长 1～3 cm,宽 1～8 mm,基部楔形,下延有柄,先端急尖或渐尖,边缘平直不皱曲,有粗大或略小而不整齐的尖齿,两面光滑,有光泽,中脉突出明显,薄革质。孢子叶与不育叶同形;孢子囊生于孢子叶的叶腋,两端露出,肾形,黄色。

生境与分布 生于海拔 300～2 700 m 的林下、灌丛下、路旁或沟谷岩石阴湿处。贵州乌蒙山各地均有分布。

采收加工 夏末、秋初采收,去泥土,晒干。

性味归经 苦、微甘,平。有小毒。归肺、肝、肾、大肠经。

功能主治 散瘀消肿，止血生肌，镇痛，消肿，杀虱。用于瘀血肿痛，跌打损伤，坐骨神经痛，神经性头痛，烧、烫伤。民间用以灭虱，灭臭虫，治疗蛇咬伤。

用法用量 内服：水煎，10～15 g。

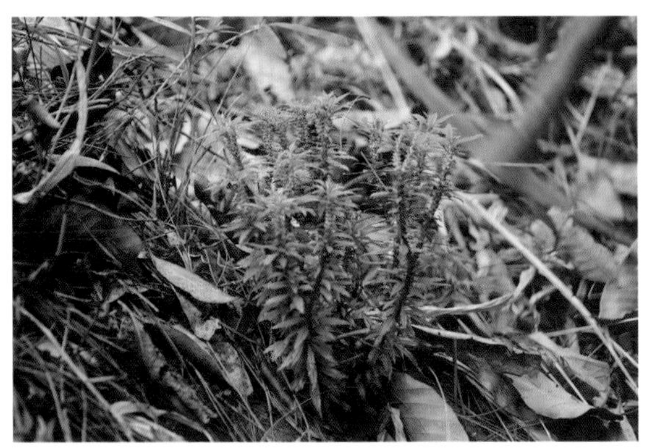

▲ 蛇足石杉野生群落

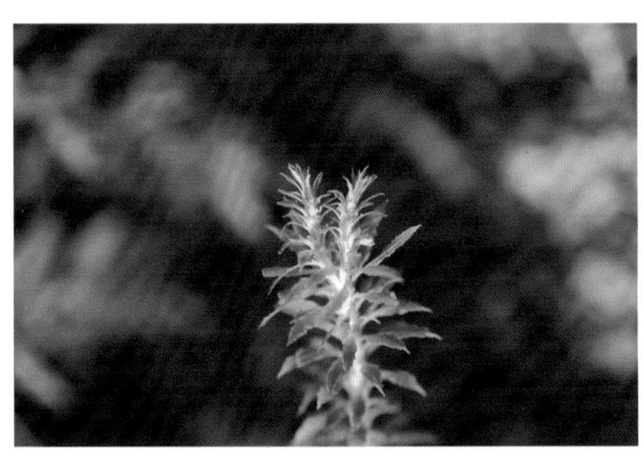

▲ 蛇足石杉叶

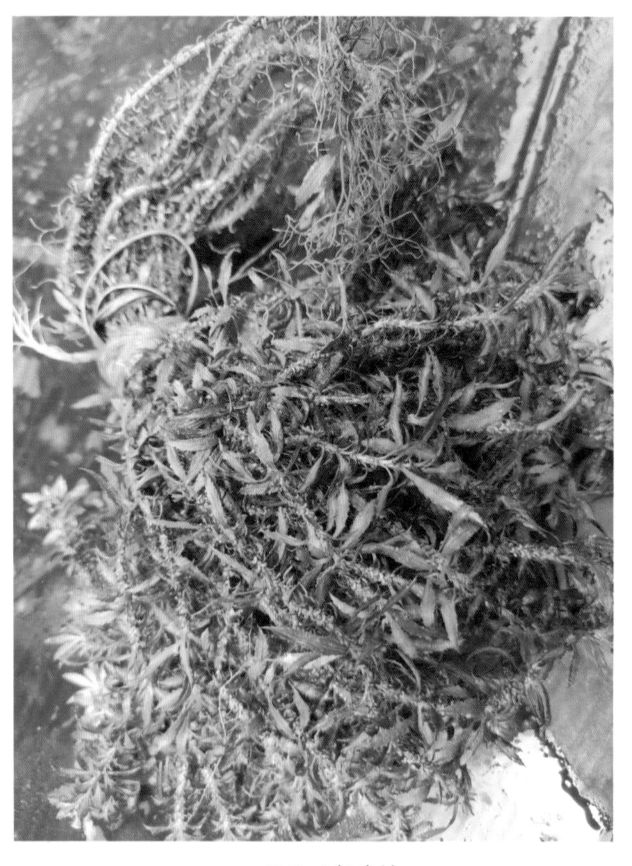

▲ 蛇足石杉药材

扁枝石松 *Diphasiastrum complanatum*（L.）Holub

别名 伸筋草、扁心草。

药材名 扁枝石松（全草）。

形态特征 小型至中型土生植物，主茎匍匐状，长达 1 m。侧枝近直立，高达 15 cm，多回不等位二叉分枝，小枝明显扁平状。叶 4 行排列，密集，三角形，长 1～2 mm，宽约 1 mm，基部贴生在枝上，无柄，先端尖锐，略内弯，边缘全缘，中脉不明显，草质。孢子囊穗生于孢子枝顶端，圆柱形，淡黄色；孢子叶宽卵形，覆瓦状排列，先端急尖，尾状，边缘膜质，具不规则锯齿。

生境与分布 生于海拔 800～2 800 m 的疏林下或阳性山坡草地。贵州乌蒙山各地均有分布。

采收加工 6～7 月采收，除去杂质，晒干或鲜用。

性味归经 辛，温。归肝、脾经。

功能主治 舒筋活血，祛风散寒，通经，消炎。用于风湿骨痛，月经不调，跌打损伤，烧、烫伤。

用法用量 内服：水煎，5～10 g。

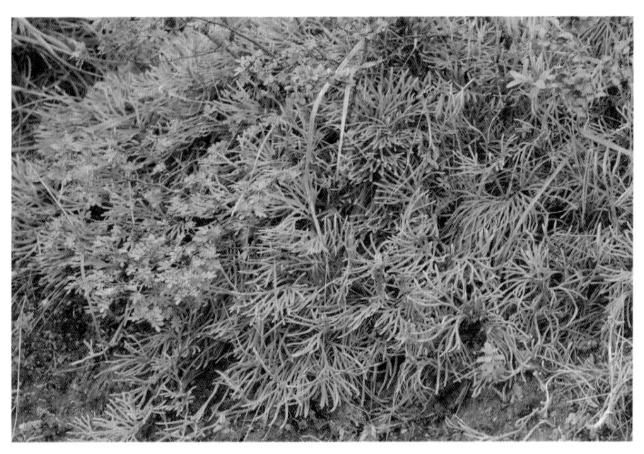

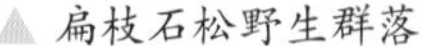

▲ 扁枝石松野生群落

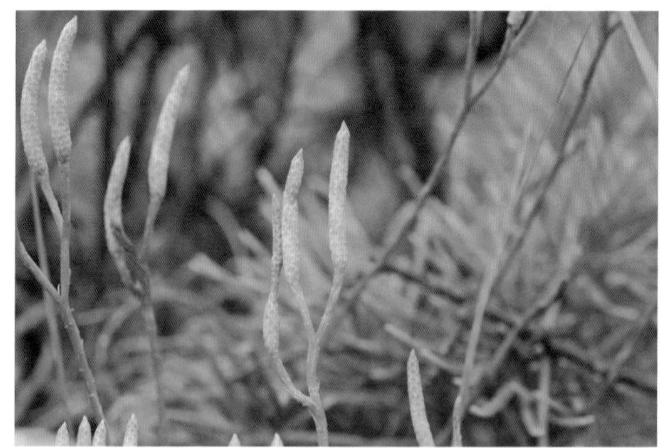

▲ 扁枝石松孢子囊穗

藤石松 *Lycopodiastrum casuarinoides* (Spring) Holub

别名 木麻黄、吊壁伸筋草。

药材名 藤石松(全草)。

形态特征 地下茎长而匍匐。地上主茎木质藤状，伸长攀援达数米，圆柱形，直径约2 mm，具疏叶；叶螺旋状排列，贴生，卵状披针形至钻形，长1.5～3.0 mm，宽约0.5 mm，基部突出，弧形，无柄，先端渐尖，具1膜质，长2～5 mm的长芒或芒脱落。不育枝柔软，黄绿色，圆柱状，枝连叶宽约4 mm，多回不等位二叉分枝；叶螺旋状排列，但叶基扭曲使小枝呈扁平状，密生，上斜，钻状，上弯，长2～3 mm，宽约0.5 mm，基部下延，无柄，先端渐尖，具长芒，边缘全缘，背部弧形，腹部有凹槽，无光泽，中脉不明显，草质。能育枝柔软，红棕色，小枝扁平，多回二叉分枝；叶螺旋状排列，稀疏，贴生，鳞片状，长约0.8 mm，宽约0.3 mm，基部下延，无柄，先端渐尖，具芒，边缘全缘；苞片形同主茎，仅略小；孢子囊穗每6～26个一组，生于多回二叉分枝的孢子枝顶端，排列成圆锥形，具直立的总柄和小柄，弯曲，长1～4 cm，直径2～3 mm，红棕色；孢子叶阔卵形，覆瓦状排列，长2～3 mm，宽约1.5 mm，先端急尖，具膜质长芒，边缘具不规则钝齿，厚膜质；孢子囊生于孢子叶腋，内藏，圆肾形，黄色。

生境与分布 生于海拔1 300 m以下的常绿阔叶林山地，仅见于酸性山地之林缘或灌丛。贵州乌蒙山各地均有分布。

采收加工 夏、秋季采收，鲜用或晒干。

性味归经 温，微甘。归肝、肾经。

功能主治 祛风活血，消肿镇痛。用于风湿关节痛，腰腿痛，跌打损伤，疮疡肿毒，烧、烫伤。

用法用量 内服：水煎，5～10 g。

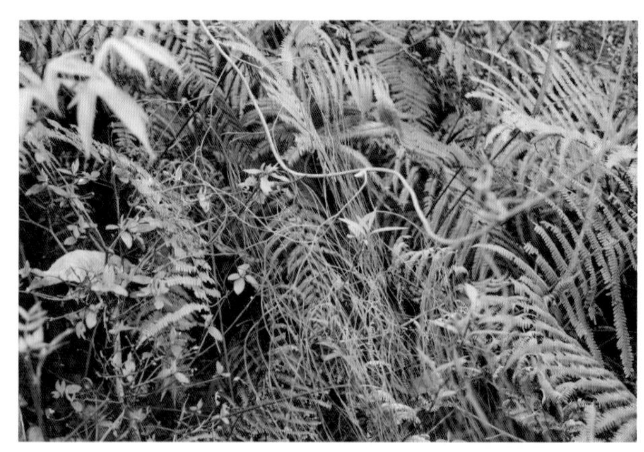

▲ 藤石松野生群落

石松 *Lycopodium japonicum* Thunb.

别名 伸筋草。

药材名 石松(全草)。

形态特征 多年生土生植物。匍匐茎地上生，细长横走，2～3 回分叉，绿色，被稀疏的叶；侧枝直立，高达 40 cm，多回二叉分枝，稀疏，压扁状，枝连叶直径 5～10 mm。叶螺旋状排列，密集，上斜，披针形或线状披针形，长 4～8 mm，宽 0.3～0.6 mm，基部楔形，下延，无柄，先端渐尖，具透明发丝，边缘全缘，草质，中脉不明显。孢子囊穗集生于长达 30 cm 的总柄，总柄上苞片螺旋状稀疏着生，薄草质，形状如叶片；孢子囊穗不等位着生，直立，圆柱形，长 2～8 cm，直径 5～6 mm，具 1～5 cm 的长小柄；孢子叶阔卵形，长 2.5～3.0 mm，宽约 2 mm，先端急尖，具芒状长尖头，边缘膜质，啮蚀状，纸质；孢子囊生于孢子叶腋，略外露，圆肾形，黄色。

生境与分布 生于海拔 300～2 300 m 的山坡灌丛或疏林下酸性土壤中。贵州乌蒙山各地均有分布。

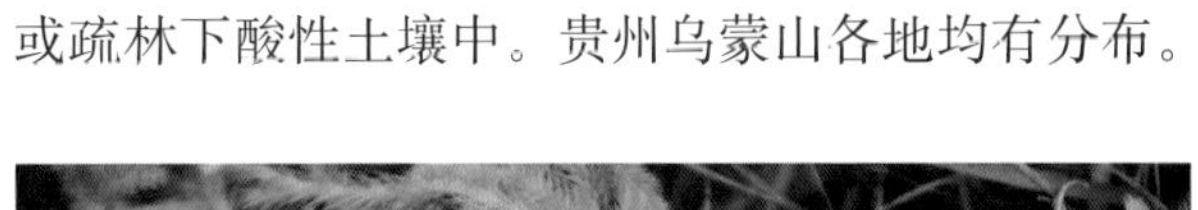

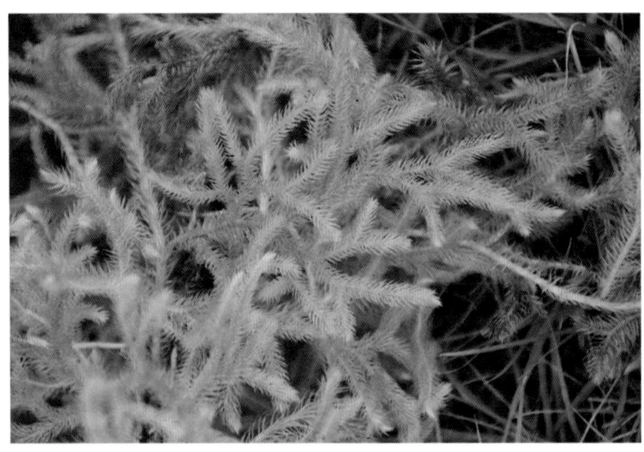

▲ 石松野生群落

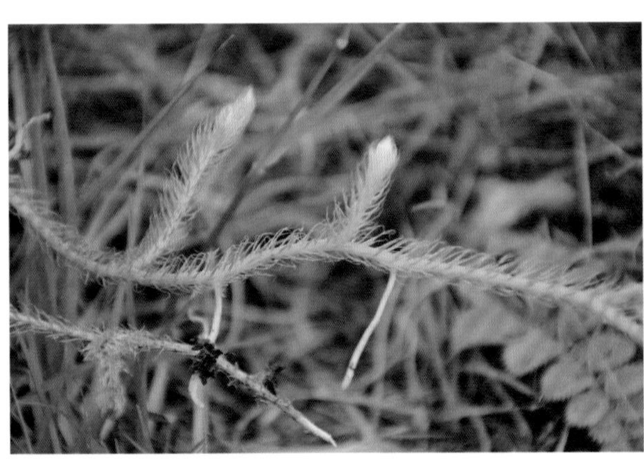

▲ 石松叶

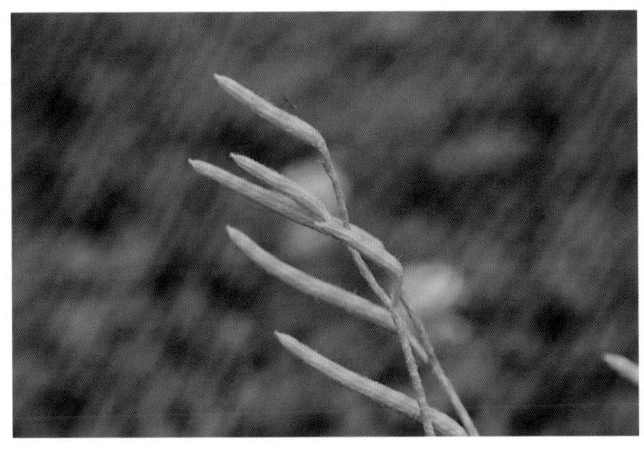

▲ 石松孢子囊穗

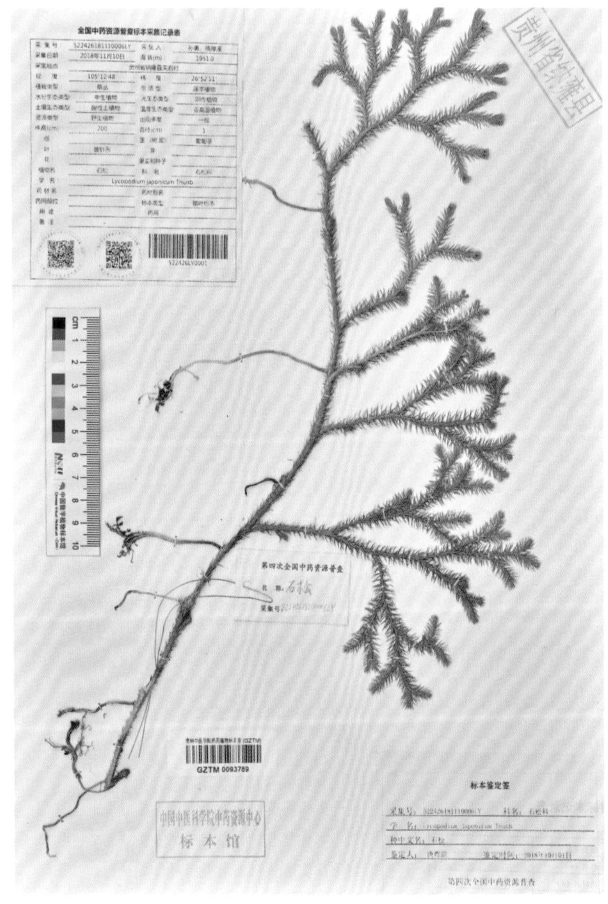

▲ 石松标本

采收加工　夏季采收，连根拔起，去净泥土，晒干。

性味归经　辛，温。归肝、脾、肾经。

功能主治　祛风活络，镇痛消肿，调经。用于风寒湿痹，四肢麻木，跌打损伤，月经不调，外伤出血。孢子：用于小儿湿疹。

用法用量　内服：水煎，5～10 g。

大叶卷柏 *Selaginella bodinieri* Hieron. ex Christ

别名　贵州卷柏。

药材名　大叶卷柏（全草）。

形态特征　土生或石生，直立或近直立，高 30～40 cm，具一横走的地下根状茎和游走茎。根托只生于茎的下部，多分叉，被毛。主茎自中下部羽状分枝，不呈"之"字形，无关节，禾秆色。叶全部交互排列，二形，表面光滑，边缘不为全缘，不具白边。分枝上的腋叶不对称，边缘具细齿；中叶、侧叶不对称，主茎上的明显大于侧枝上的，全缘。孢子叶二形或略二形或多少一形，倒置，不具白边，上侧的孢子叶宽卵圆形，边缘具短睫毛或具细齿，略龙骨状。

生境与分布　生于海拔 400～1 500 m 的林缘溪沟边阴湿地。贵州乌蒙山各地均有分布。

采收加工　全年均可采收，洗净，晒干或鲜用。

性味归经　甘、辛，平。归肝、胆、肺经。

功能主治　清热利湿，舒筋活络，抗癌。用于风热咳嗽，水肿，跌打损伤，癌肿。

用法用量　内服：水煎，10～15 g。

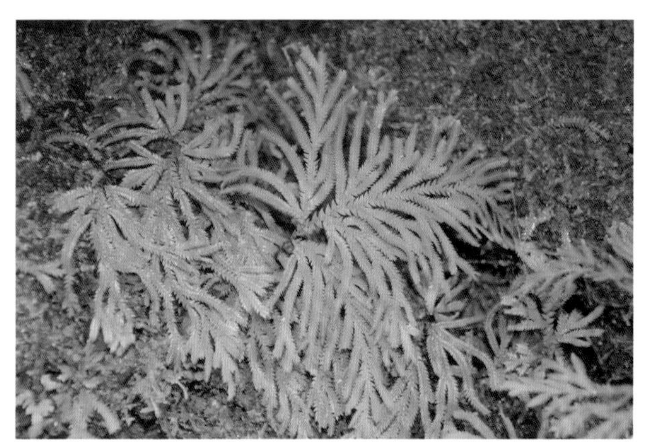

▲ 大叶卷柏植株

深绿卷柏 *Selaginella doederleinii* Hieron.

别名　梭罗草。

药材名　深绿卷柏（全草）。

形态特征　近直立，基部横卧，高可达 45 cm。根托达植株中部，根少分叉，茎卵圆形或近方形。叶全部交互排列，纸质，表面光滑，边缘不为全缘，卵状三角形，基部钝，中叶不对称或多少对称，边缘有细齿，覆瓦状排列，孢子叶穗紧密，四棱柱形，孢子叶卵状三角形，边缘有细齿。大孢子白色，小孢子橘黄色。

生境与分布　生于海拔 400～2 300 m 的林下湿地或溪沟边。织金、赤水等地有分布。

采收加工　全年均可采收，洗净，晒干或鲜用。

性味归经　甘、辛，平。归肝、胆、肺经。

功能主治　解毒，止血。用于蛇咬伤，外伤出血。

用法用量　内服：水煎，10～15 g。

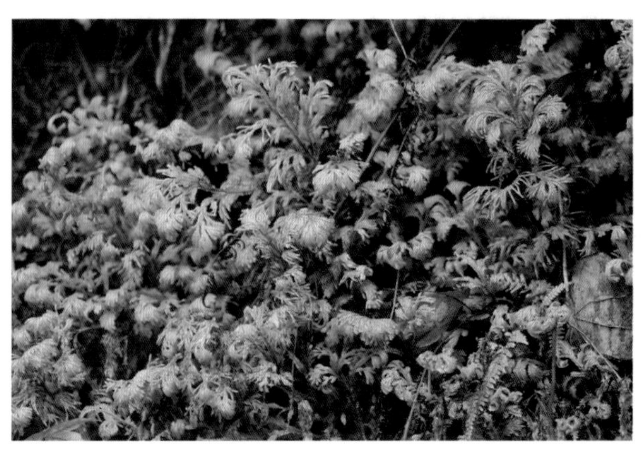

▲ 深绿卷柏野生群落

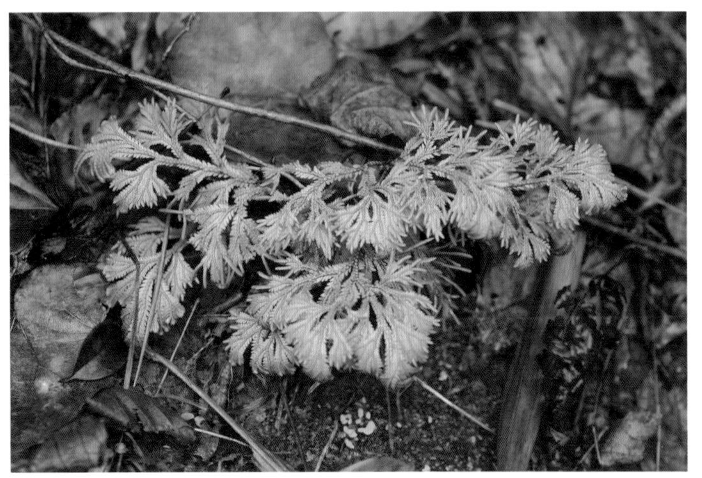

▲ 深绿卷柏植株

兖州卷柏 *Selaginella involvens* (Sw.) Spring

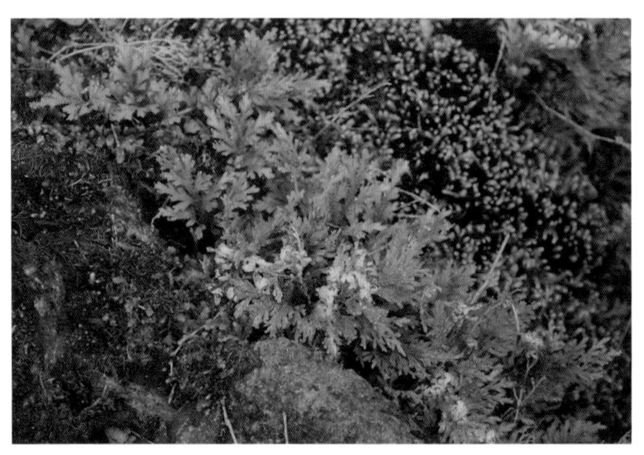

▲ 兖州卷柏野生群落

别名 卷筋草。

药材名 兖州卷柏(全草)。

形态特征 石生,旱生,直立,具一横走的地下根状茎和游走茎。根托只生于匍匐的根状茎和游走茎,根少分叉,被毛。主茎自中部向上羽状分枝,不呈"之"字形,无关节,禾秆色,不分枝的主茎高 5～25 cm,主茎下部直径 1～1.5 mm,茎圆柱状,不具纵沟,光滑无毛,内具维管束 1 条。茎从中部开始分枝,侧枝 7～12 对,2～3 回羽状分枝,小枝较密,排列规则,主茎上相邻分枝相距 1.5～4.5 cm,分枝

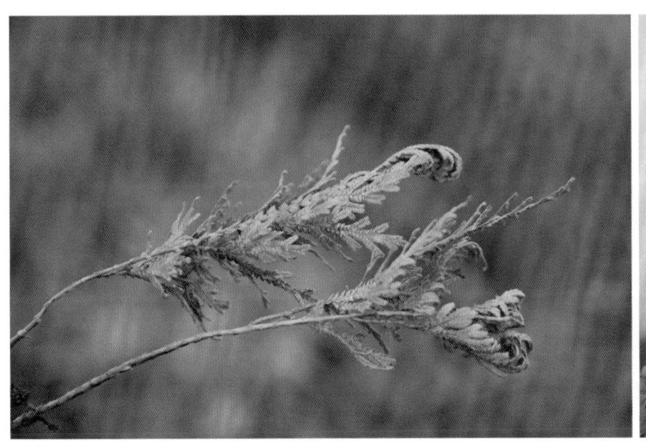

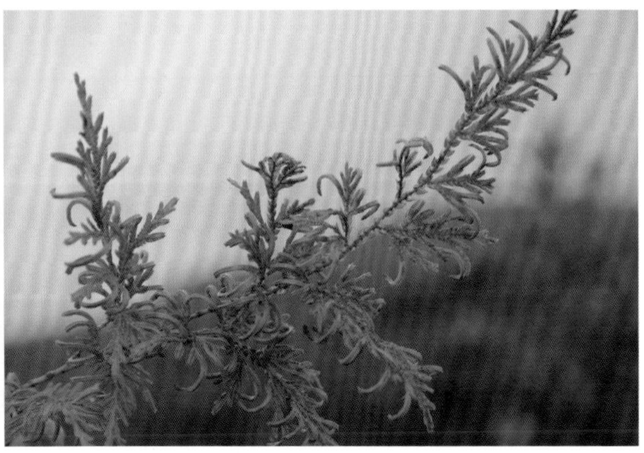

▲ 兖州卷柏叶

无毛，背腹压扁，主茎在分枝部分中部连叶宽 4～6 mm，末回分枝连叶宽 2～3 mm。叶交互排列，二形，表面光滑，不分枝主茎上的叶不大于分枝上的，长圆状卵形或卵形，鞘状，背部不呈龙骨状或略呈龙骨状，边缘有细齿。

生境与分布 生于海拔 450～3 100 m 的疏林下岩石边。贵州乌蒙山各地均有分布。

采收加工 全年均可采收，洗净，晒干或鲜用。

性味归经 淡，微苦，寒。归肝、胆、肺经。

功能主治 清热凉血，利水消肿，清肝利胆，化痰定喘，止血。用于急性黄疸，肝硬化腹水，咳嗽痰喘，风热咳喘，崩漏，疮痈，烧、烫伤，狂犬咬伤，外伤出血。

用法用量 内服：水煎，10～15 g。

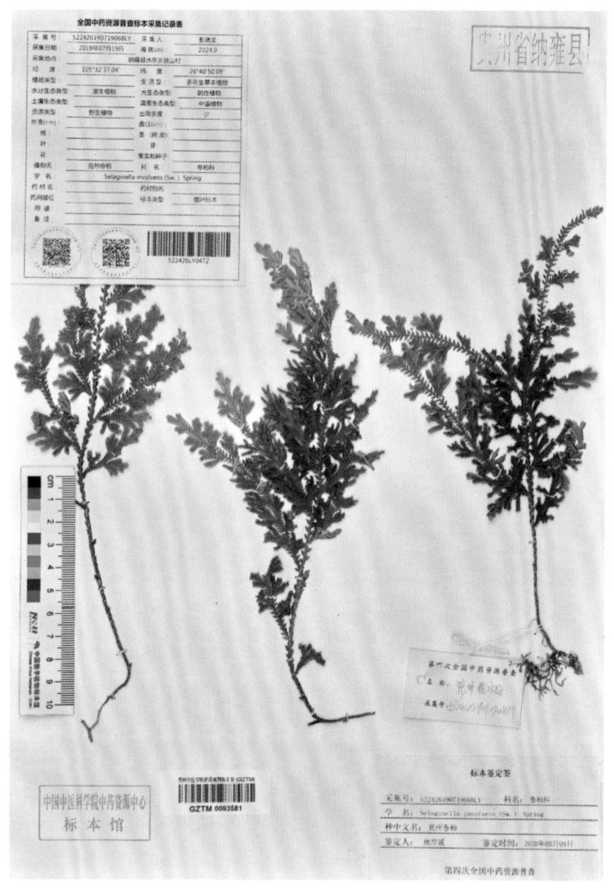

▲ 兖州卷柏标本

江南卷柏 *Selaginella moellendorffii* Hieron.

别名 石柏、岩柏草、黄疸卷柏。

药材名 江南卷柏(全草)。

形态特征 土生或石生，直立，高 20～55 cm，具一横走的地下根状茎和游走茎，其上生鳞片状淡绿色的叶。根托只生于茎的基部，长 0.5～2.0 cm，直径 0.4～1.0 mm，根多分叉，密被毛。主茎中上部羽状分枝，不呈“之”字形，无关节，禾秆色或红色。叶(除不分枝主茎上的外)交互排列，二形，草质或纸质，表面光滑，边缘不为全缘，具白边，不分枝主茎上的叶排列较疏，不大于分枝上的，一形，绿色，黄色或红色，三角形，鞘状或紧贴，边缘有细齿。主茎上的腋叶不明显大于分枝上的，卵形或阔卵形，平截，分枝上的腋叶对称，卵形，1.0～2.2 mm×0.4～1.0 mm，边缘有细齿。中叶不对称，小枝上的叶卵圆形，0.6～1.8 mm×0.3～0.8 mm，覆瓦状排列，背部不呈龙骨状或略呈龙骨状，先端与轴平行或顶端交叉，并具芒，基部斜，近心形，边缘有细齿。侧叶不对称，主茎上的较侧枝上的大，2～3 mm×1.2～1.8 mm，分枝上的侧叶卵状三角形，略向上，排列紧密，1.0～2.4 mm×0.5～1.8 mm，先端急尖，边缘有细齿，上侧边缘基部扩大，变宽，但不覆盖小枝，边缘有细齿，下侧边缘基部略膨大，近全缘(基部有细齿)。

生境与分布 生于海拔 300～1 700 m 的林下或溪边。贵州乌蒙山各地均有分布。

采收加工 7 月采收，洗净，晒干或鲜用。

性味归经 甘、辛、平。归肝、胆、肺经。

功能主治 清热解毒，利尿通淋，活血消肿，止血退热。用于急性黄疸，肝硬化腹水，淋证，跌打损伤，咯血，便血，刀伤出血，疮毒，烧、烫伤，毒蛇咬伤。

用法用量 内服：水煎，10～15 g。

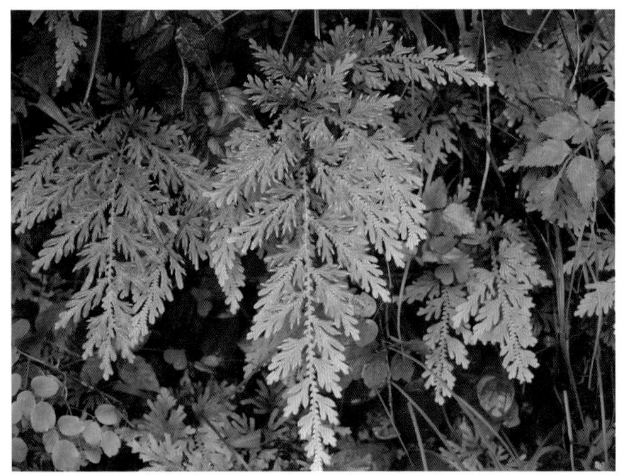

▲ 江南卷柏野生群落

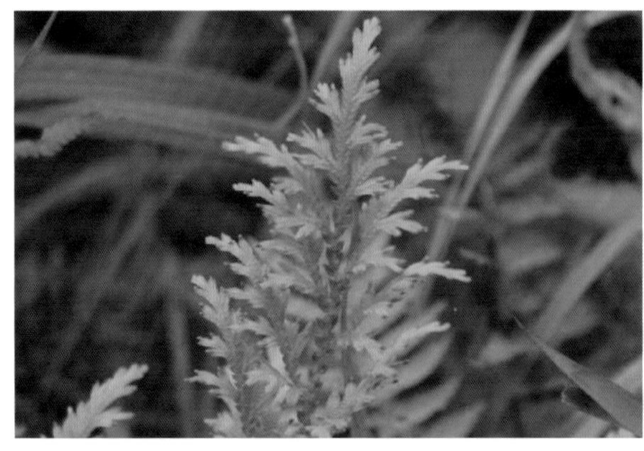

▲ 江南卷柏叶

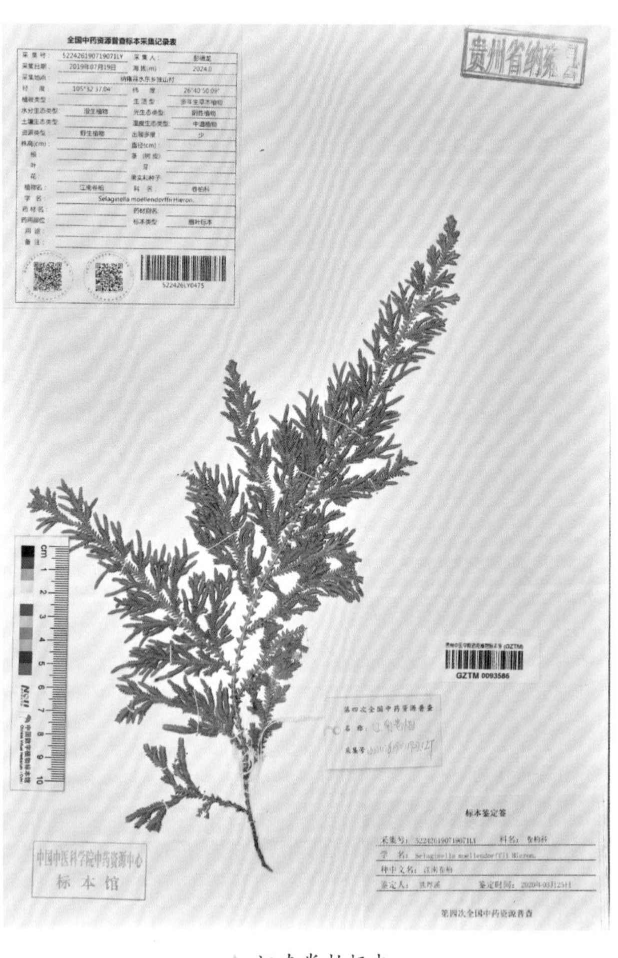

▲ 江南卷柏标本

伏地卷柏 *Selaginella nipponica* Franch. et Sav.

药材名 伏地卷柏（全草）。

形态特征 土生，匍匐，能育枝直立，高 5～12 cm，无游走茎。根托沿匍匐茎和枝断续生长，自茎分叉处下方生出，长 1～2.7 cm，纤细，直径 0.1 mm，根少分叉，无毛。茎自近基部开始分枝，不呈“之”字形，无关节，禾秆色，茎下部直径 0.2～0.4 mm，具沟槽，无毛，维管束 1 条；侧枝 3～4 对，不分叉或分叉或 1 回羽状分枝，分枝稀疏，茎上相邻分枝相距 1～2 cm，叶状分枝和茎无毛，背腹压扁，茎在分枝部分中部连叶宽 4.5～5.4 mm，末回分枝连叶宽 2.8～4.2 mm。叶全部交互排列，二形，草质，表面光滑，边缘非全缘，不具白边。分枝上的腋叶对称或不对称，1.5～1.8 mm×0.8～1.0 mm，边缘有细齿。

生境与分布 生于海拔 700～2 600 m 的山坡阔叶落叶林下、溪边湿地或岩石上。贵州乌蒙山各地均有分布。

采收加工 夏、秋季采收，晒干。

性味归经 甘、辛，平。归肝、胆、肺经。

功能主治 清热解毒，润肺止咳，舒筋活血，止血生肌。用于痰喘咳嗽，淋证，吐血，痔疮出血，外伤出血，扭伤，烧、烫伤。

用法用量 内服：水煎，10～15 g。

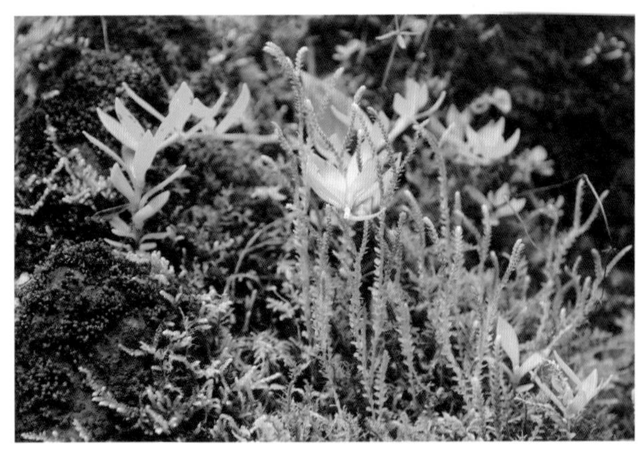

▲ 伏地卷柏野生群落

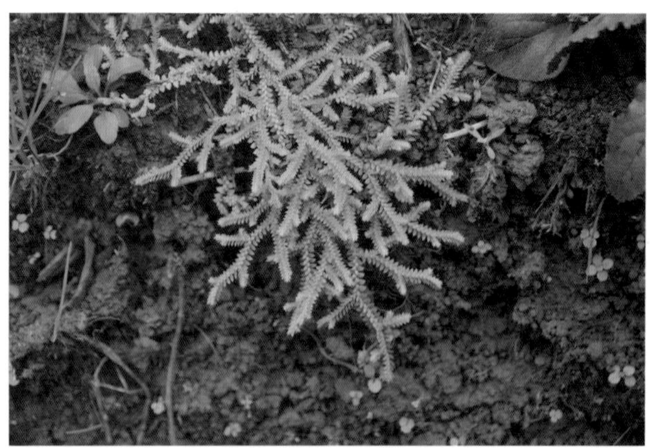

▲ 伏地卷柏叶

垫状卷柏 *Selaginella pulvinata* (Hook. et grev.) Maxim.

别名 还魂草。

药材名 卷柏(全草)。

形态特征 土生或石生，旱生复苏植物，呈垫状，无匍匐根状茎或游走茎。根托只生于茎的基部，长2～4 cm，直径0.2～0.4 mm，根多分叉，密被毛，和茎及分枝密集形成树状主干，高数厘米。主茎自近基部羽状分枝，不呈"之"字形，禾秆色或棕色，主茎下部直径1 mm，不具沟槽，光滑，维管束1条；侧枝4～7对，2～3回羽状分枝，小枝排列紧密，主茎上相邻分枝相距约1 cm，分枝无毛，背腹压扁，主茎在分枝部分中部连叶宽2.2～2.4 mm，末回分枝连叶宽1.2～1.6 mm。

生境与分布 生于海拔500～2 400 m的林下、灌丛下、荒破石隙间或岩洞石壁上。威宁、赫章、大方、黔西等地有分布。

采收加工 全年均可采收，晒干。

性味归经 甘、辛，平。归肝、胆、肺经。

功能主治 通经散血，止血生肌，活血祛瘀，消炎退热。用于闭经，子宫出血，胃肠出血，尿血，外伤出血，跌打损伤，骨折，小儿高热惊风。

用法用量 内服：水煎，10～15 g。

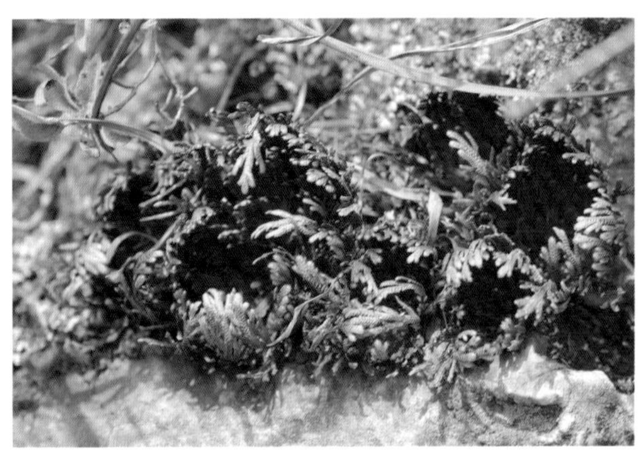

▲ 垫状卷柏野生群落

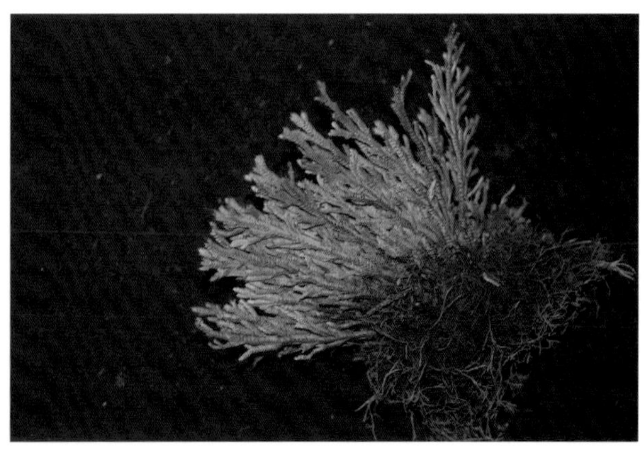

▲ 垫状卷柏叶

卷柏 *Selaginella tamariscina*（Beauv.）Spring

别名 九死还魂草、回阳草。

药材名 卷柏（全草）。

形态特征 根托只生于茎的基部，长 0.5～3 cm，直径 0.3～1.8 mm，根多分叉，密被毛，和茎及分枝密集形成树状主干，有时高达数十厘米。主茎自中部开始羽状分枝或不等二叉分枝，不呈"之"字形，无关节，禾秆色或棕色，不分枝的主茎高 10～20（～35）cm，茎卵圆柱状，不具沟槽，光滑，维管束 1 条；侧枝 2～5 对，2～3 回羽状分枝，小枝稀疏，规则，分枝无毛，背腹压扁，末回分枝连叶宽 1.4～3.3 mm。叶全部交互排列，二形，叶质厚，表面光滑，边缘不为全缘，具白边，主茎上的叶较小枝上的略大，覆瓦状排列，绿色或棕色，边缘有细齿。

生境与分布 生于海拔 1 100 m 左右的河谷石上。七星关、桐梓有分布。

采收加工 全年均可采收，去根洗净，晒干。

性味归经 甘、辛，平。归肝、胆、肺经。

功能主治 生用：活血通经。用于经闭，癥瘕，跌打损伤。炒炭用：化瘀止血。用于吐血，衄血，便血，尿血。

用法用量 内服：水煎，10～15 g。

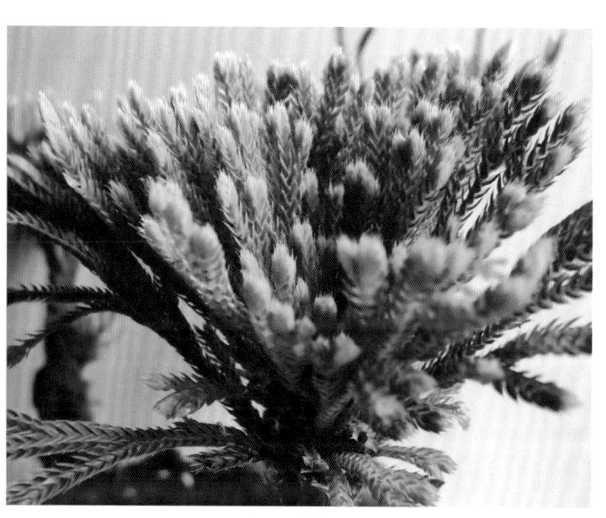

▲ 卷柏叶

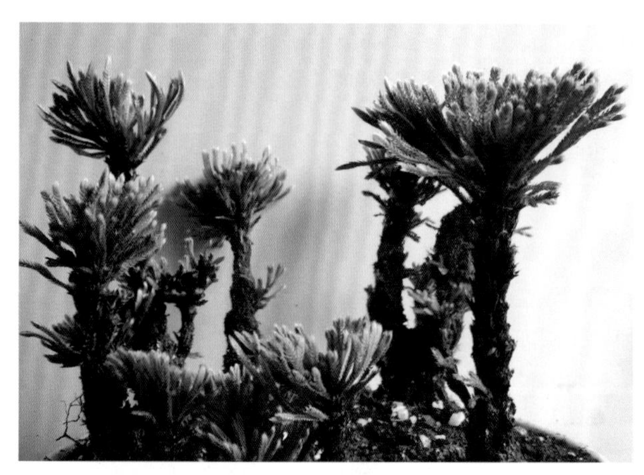

▲ 卷柏植株

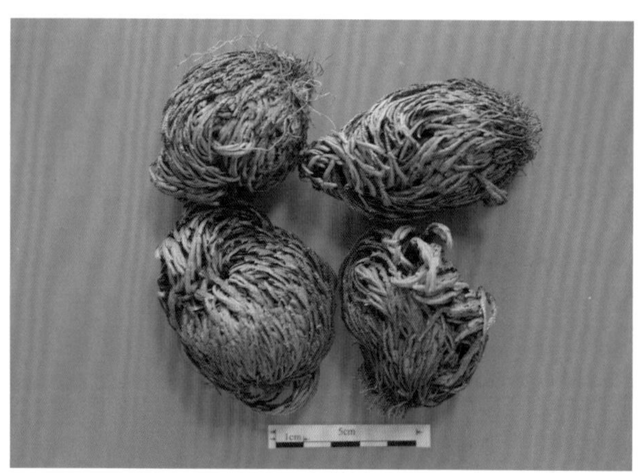

▲ 卷柏药材

翠云草 *Selaginella uncinata*（Desv.）Spring

别名 生扯拢、蜂药。

药材名 翠云草（全草）。

形态特征 土生，主茎先直立而后攀援状，长 50～100 cm 或更长，无横走地下茎。根托只生于主茎的下部或沿主茎断续着生，自主茎分叉处下方生出，长 3～10 cm，直径 0.1～0.5 mm，根少分叉，被毛。主茎自近基部羽状分枝，不呈“之”字形，无关节，禾秆色，主茎下部直径 1.0～1.5 mm，茎圆柱状，具沟槽，无毛，维管束 1 条，主茎顶端不呈黑褐色，主茎先端鞭形，侧枝 5～8 对，2 回羽状分枝，小枝排列紧密，主茎上相邻分枝相距 5～8 cm，分枝无毛，背腹压扁，末回分枝连叶宽 3.8～6.0 mm。

生境与分布　生于海拔 150～1 100 m 的山坡、林缘或溪边。贵州乌蒙山各地均有分布。

采收加工　全年均可采收，洗净，鲜用或晒干。

性味归经　甘、淡，凉。归肺、肝、大肠经。

功能主治　清热解毒，利湿通络，化痰止咳，止血。用于黄疸，痢疾，高热惊厥，胆囊炎，水肿，泄泻，吐血，便血，风湿关节痛，乳痈，烧、烫伤。

用法用量　内服：水煎，10～15 g。

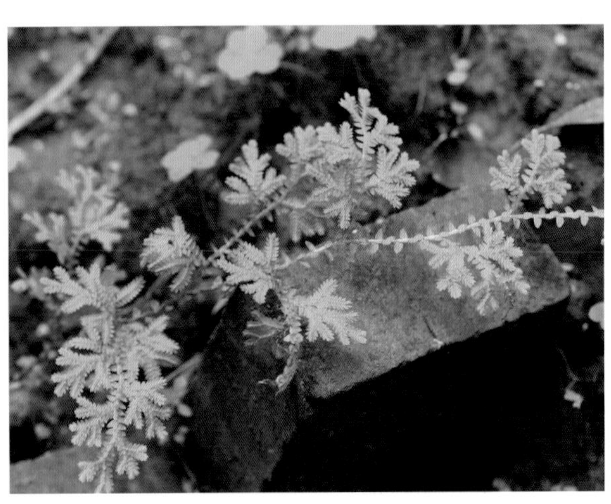

▲ 翠云草植株

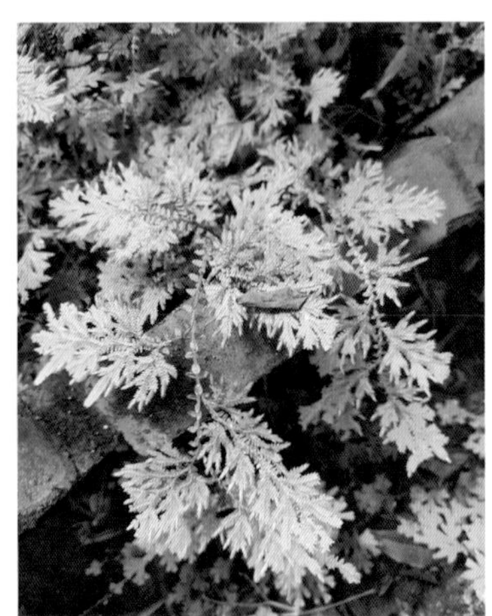

▲ 翠云草叶

笔管草 *Hippochaete debilis* (Roxb. ex Vaucher) Holub

别名　笔筒草。

药材名　笔管草（全草）。

形态特征　地上枝多年生。枝一型。高可达 60 cm 或更多，中部直径 3～7 mm，节间长 3～10 cm，绿色，成熟主枝有分枝，但分枝常不多。主枝有脊 10～20 条，脊的背部弧形，有一行小瘤或有浅色小横纹。鞘筒短，下部绿色，顶部略为黑棕色。鞘齿 10～22 枚，狭三角形，上部淡棕色，膜质，早落或有时宿存，下部黑棕色革质，扁平，两侧有明显的棱角，齿上气孔带明显或不明显。孢子囊穗短棒状或椭圆形，长 1～2.5 cm，中部直径 0.4～0.7 cm，顶端有小尖突，无柄。

生境与分布　生于海拔 350～1 800 m 的河边或溪沟边。贵州乌蒙山各地均有分布。

采收加工　秋季选择身老体大者采挖，洗净，鲜用或晒干。

性味归经　苦，寒。归肝经。

功能主治　清热明目，利尿通淋，退翳。用于感冒，目翳，尿血，便血，石淋，痢疾，水肿。

用法用量　内服：水煎，10～15 g。

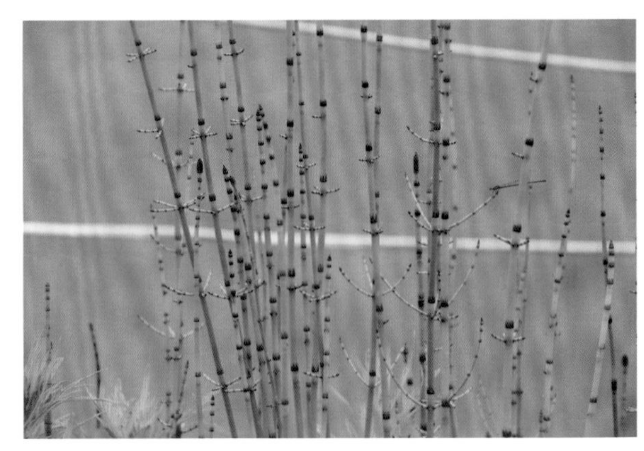

▲ 笔管草植株

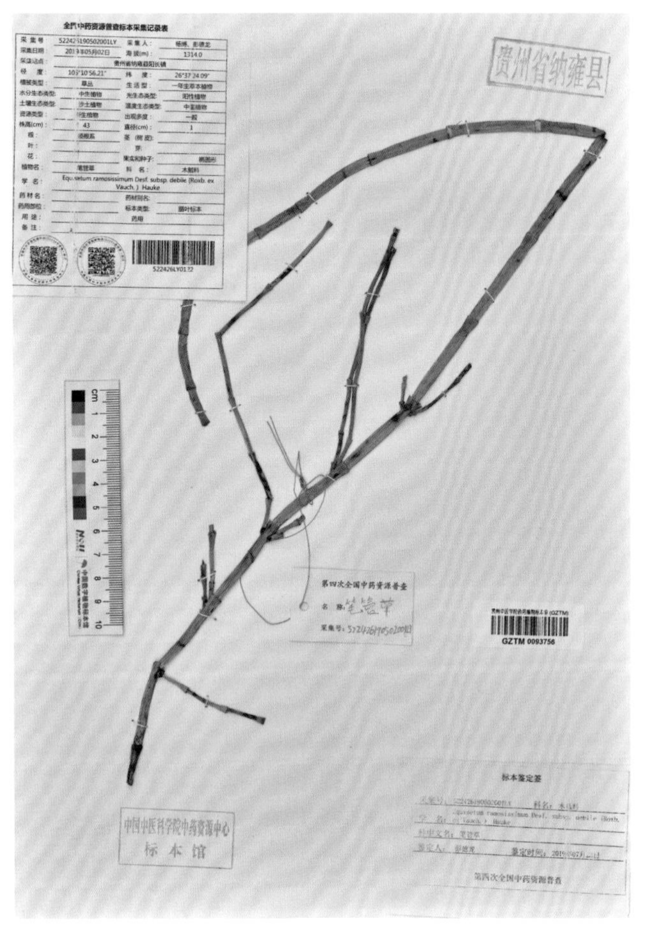

▲ 笔管草标本

节节草 *Hippochaete ramosissima*（Desf.）Böern.

药材名 节节草(全草)。

形态特征 地上枝多年生。枝一型，高 20～60 cm，中部直径 1～3 mm，节间长 2～6 cm，绿色。主枝多在下部分枝，常形成簇生状，幼枝的轮生分枝明显或不明显，主枝有脊 5～14 条，脊的背部弧形，有一行小瘤或有浅色小横纹。鞘筒狭长达 1 cm，下部灰绿色，上部灰棕色。鞘齿 5～12 枚，三角形，灰白色、黑棕色或淡棕色，边缘(有时上部)为膜质，基部扁平或弧形，早落或宿存，齿上气孔带明显或不明显。孢子囊穗短棒状或椭圆形，长 0.5～2.5 cm，中部直径 0.4～0.7 cm，顶端有小尖突，无柄。

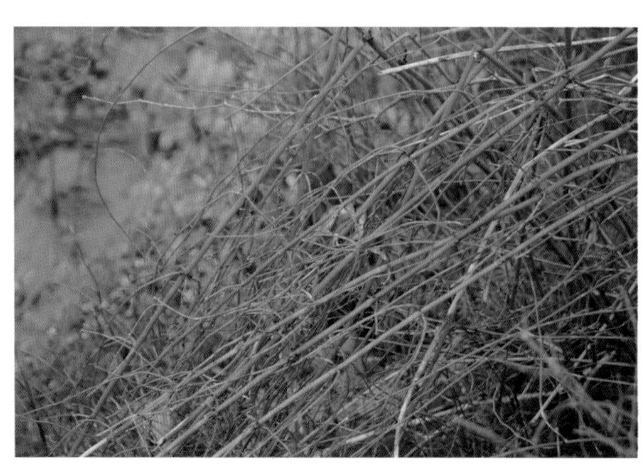

▲ 节节草植株

生境与分布 生于海拔 2 300 m 以下的潮湿路旁、

沙地、荒原或溪沟边。贵州乌蒙山各地均有分布。

采收加工　夏、秋季采挖，洗净，鲜用或晾通风处阴干。

性味归经　苦，寒。归肝经。

功能主治　清热明目，祛风除湿，止咳平喘，利尿，退翳。用于目赤肿痛，感冒咳喘，水肿，淋证，肝炎，骨折。

用法用量　内服：水煎，10～15 g。

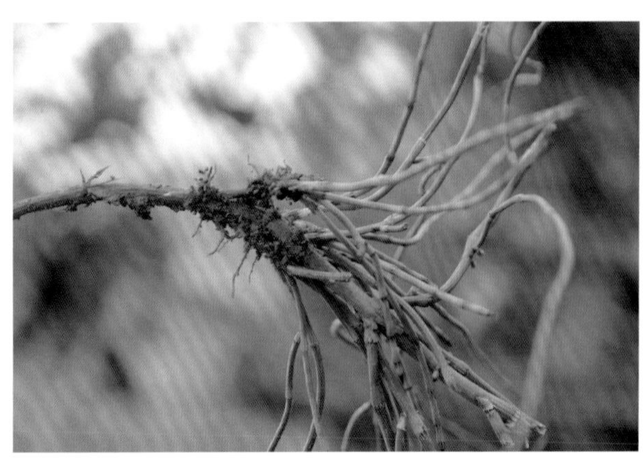

▲ 节节草枝

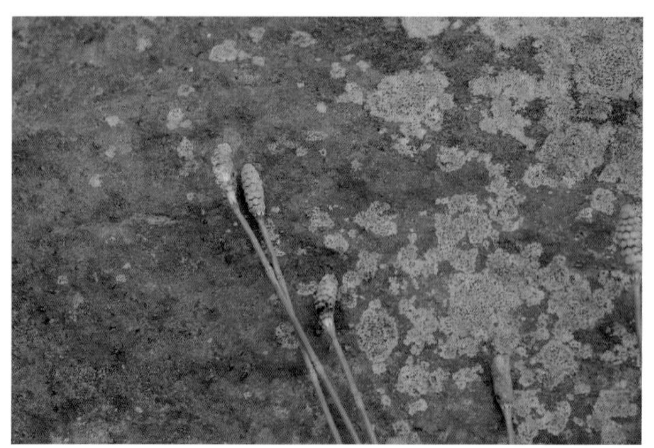

▲ 节节草孢子囊穗

阴地蕨 *Scepteridium ternatum*（Thunb.）Lyon

别名　一朵云。

药材名　阴地蕨(全草)。

形态特征　根状茎短而直立，有一簇粗健肉质的根。总叶柄短，长仅 2～4 cm，细瘦，淡白色，干后扁平，宽约 2 mm。营养叶片的柄细长达 3～8 cm，有时更长，宽 2～3 mm，光滑无毛。叶片为阔三角形，长通常 8～10 cm，宽 10～12 cm，短尖头，三回羽状分裂。侧生羽片 3～4 对，几对生或近互生，有柄，下部两对相距不及 2 cm，略张开，基部一对最大，几与中部等大，柄长达 2 cm，羽片长宽各约 5 cm，阔三角形，短尖头，二回羽状。一回小羽片 3～4 对，有柄，几对生，基部下方一片较大，稍下先出，柄长约 1 cm，一回羽状。末回小羽片为长卵形至卵形，基部下方一片较大，长 1～1.2 cm，略浅裂，有短柄，其余较小，长 4～6 mm，边缘有不整齐的细而尖的锯齿密生。

生境与分布　生于海拔 2 000 m 以下的灌丛阴处。贵州乌蒙山各地均有分布。

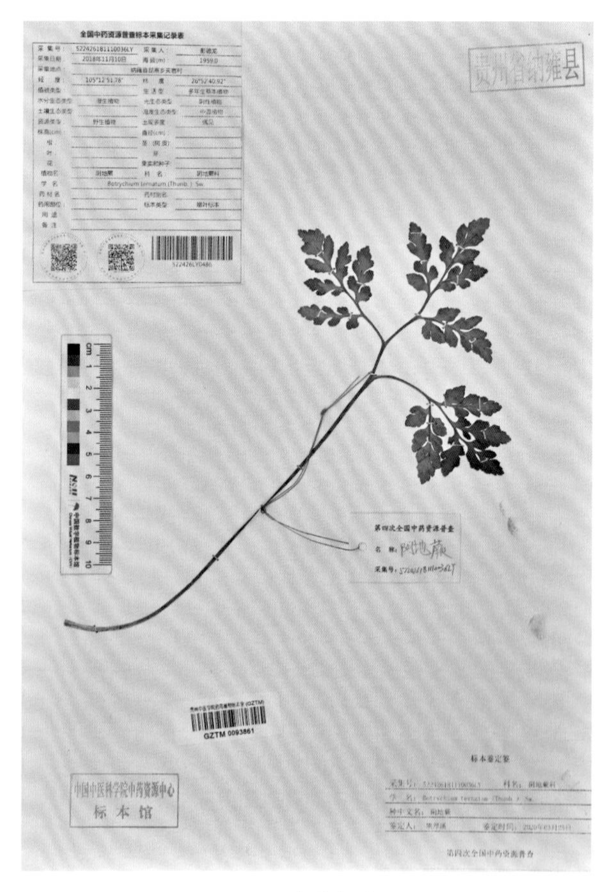

▲ 阴地蕨标本

采收加工 秋季至次春季连根采收，洗净，鲜用或晒干。

性味归经 甘、淡，微寒。归肺、肝经。

功能主治 清热解毒，平肝散结，润肺止咳。用于小儿惊风，疳积，肺热咳嗽，瘰疬，痈肿疮毒，毒蛇咬伤。

用法用量 内服：水煎，10～15 g。

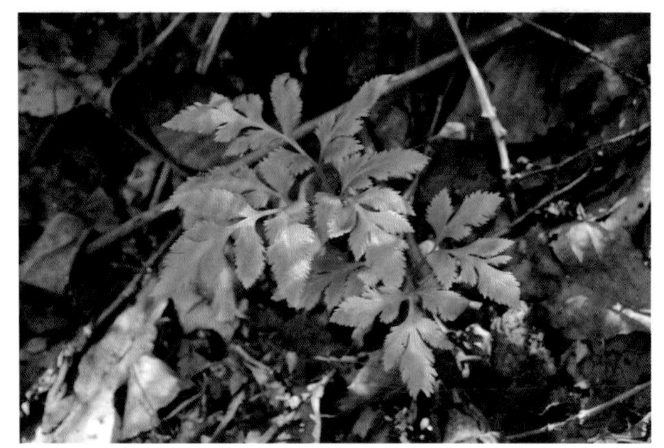

▲ 阴地蕨植株

瓶尔小草 *Ophioglossum vulgatum* L.

别名 一支枪、独叶一支枪、一支箭。

药材名 瓶尔小草（全草）。

形态特征 多年生小草本。根茎短而直立，具一簇肉质粗根，横走，生出新植株。叶常单生，总叶柄长6～9 cm，深埋土中，下半部灰白色，较粗大。不育叶卵状长圆形或窄卵形，长4～6 cm，宽1.5～2.4 cm，圆钝头或尖头，基部骤窄稍下延，无柄，微肉质或草质，全缘，网状叶脉明显。孢子叶长9～18 cm或更长，自不育叶基部生出，孢子囊穗长2.5～3.5 cm，宽约2 mm，渐尖头，高出不育叶之上。

生境与分布 生于海拔500～2 000 m的溪边、田坎、草坡、灌丛旁。赫章有分布。

采收加工 夏、秋季采收，晒干或鲜用。

性味归经 凉，微甘、酸。归肺、胃经。

功能主治 清热解毒，止咳。用于毒蛇咬伤，疔疮肿毒，感冒发热，肺炎，胃痛。

用法用量 内服：水煎，10～15 g。外用：适量，捣烂敷患处。

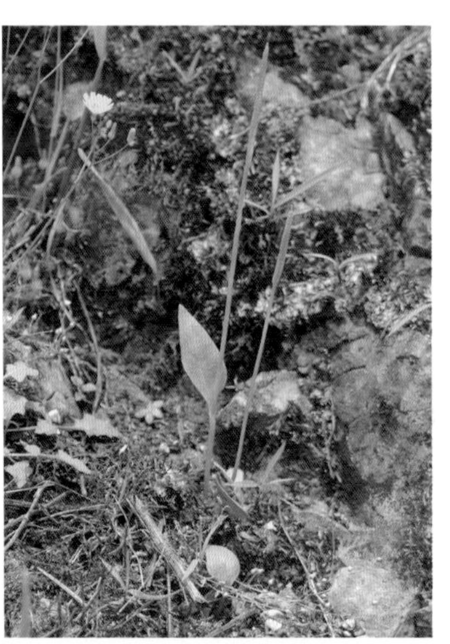

▲ 瓶尔小草植株

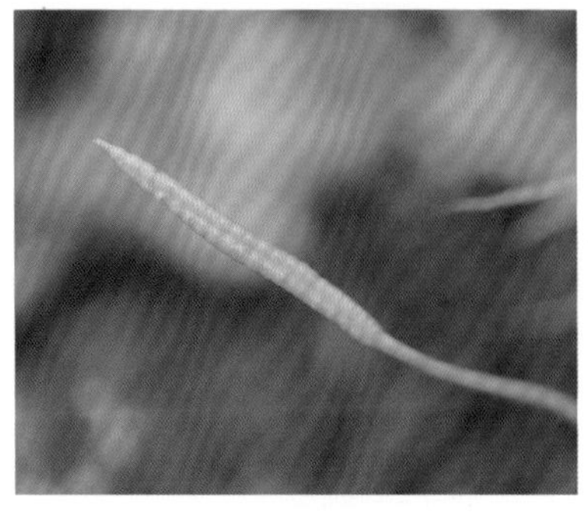

▲ 瓶尔小草孢子囊穗

紫萁 *Osmunda japonica* Thunb.

别名　紫萁贯众、高脚贯众、老虎台。

药材名　紫萁(根状茎)。

形态特征　中大型陆生蕨类，植株高 50～80 cm 或更高。根状茎短粗，或成短树干状而稍弯。叶簇生，直立，柄长 20～30 cm，禾秆色，幼时被密绒毛，不久脱落。叶片为三角广卵形，长 30～50 cm，宽 25～40 cm，顶部一回羽状，其下为二回羽状。羽片 3～5 对，对生，长圆形，长 15～25 cm，基部宽 8～11 cm，基部一对稍大，有柄(柄长 1～1.5 cm)，斜向上，奇数羽状。小羽片 5～9 对，对生或近对生，无柄，分离，长 4～7 cm，宽 1.5～1.8 cm，长圆形或长圆披针形，先端稍钝或急尖，向基部稍宽，圆形，或近截形，相距 1.5～2.0 cm，向上部稍小，顶生的同形，有柄，基部往往有 1～2 片的合生圆裂片，或阔披形的短裂片，边缘有均匀的细锯齿。叶脉两面明显，自中肋斜向上，二回分歧，小脉平行，达于锯齿；叶纸质，成长后光滑无毛，干后为棕绿色。孢子叶(能育叶)同营养叶等高，或经常稍高，羽片和小羽片均短缩，小羽片变成线形，长 1.5～2.0 cm，沿中肋两侧背面密生孢子囊。

生境与分布　生于海拔 2 500 m 以下的酸性沙地。贵州乌蒙山各地均有分布。

采收加工　春秋采根状茎，洗净晒干。

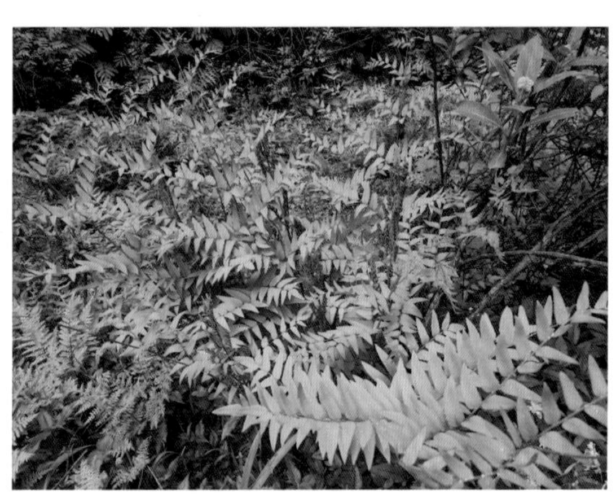

▲ 紫萁植株

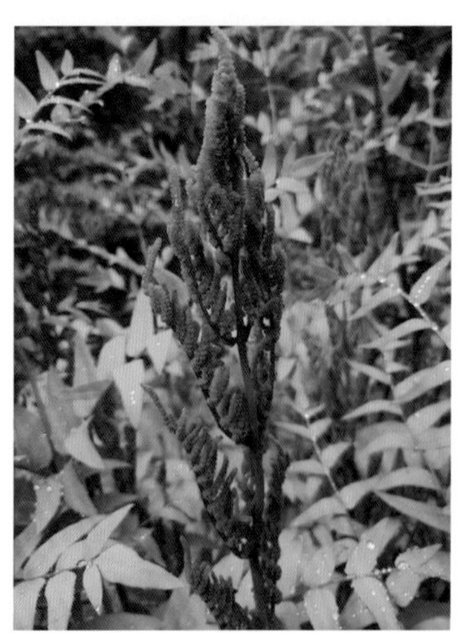

▲ 紫萁孢子叶

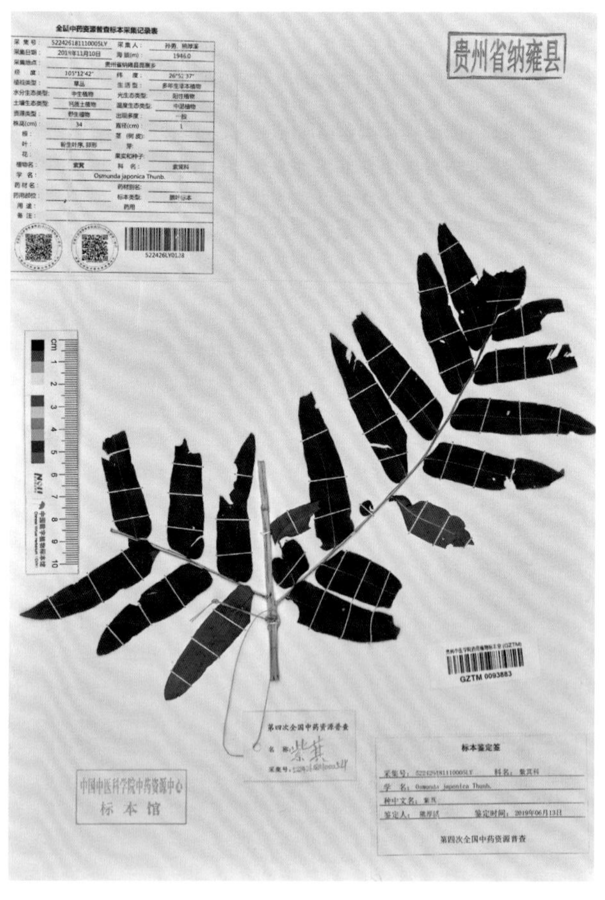

▲ 紫萁标本

性味归经 苦，微寒。归肺、肝、膀胱经。

功能主治 清热解毒，止血。用于痢疾，崩漏等。幼叶上的绵毛外用于创伤出血。

用法用量 内服：15～50 g。绵毛外用：适量，研粉敷患处。

芒萁 *Dicranopteris pedata*（Houttuyn）Nakaike

别名 蕨萁、芒萁骨、路萁、狼萁、小黑白。

药材名 芒萁(根状茎、全草)。

形态特征 大型陆生蕨类植物，植株高达 3～5 m，蔓延生长。根状茎横走，粗约 3 mm，深棕色，被锈毛。叶远生，深棕色，幼时基部被棕色毛，后变光滑。叶轴 5～8 回两叉分枝，各回腋芽卵形，密被锈色毛，苞片卵形，边缘具三角形裂片，叶轴第一回分叉处无侧生托叶状羽片，其余各回分叉处两侧均有一对托叶状羽片，斜向下；末回羽片形似托叶状的羽片，长 5.5～15 cm，宽 2.5～4.0 cm，篦齿状深裂几达羽轴；裂片平展，15～40 对，披针形或线状披针形，顶端钝，微凹，基部上侧的数对极小，三角形，全缘。叶坚纸质，上面绿色，下面灰白色，无毛。孢子囊群圆形，细小，一列，着生于基部上侧小脉的弯弓处，由 5～7 个孢子囊组成。

生境与分布 生于海拔 150～2 000 m 的酸性山地的林下、林缘、荒坡，常为马尾松林下的优势草本群落。贵州乌蒙山各地均有分布。

采收加工 四季可采，鲜用或晒干。

性味归经 苦、涩，平。归肝、膀胱经。

功能主治 清热利尿，化瘀，止血。用于鼻衄，肺热咳血，尿道炎，膀胱炎，小便不利，水肿，月经过多，血崩等。外用于创伤出血，跌打损伤，烧烫伤，骨折，蜈蚣咬伤。

用法用量 内服：根状茎 15～30 g，全草 30～60 g；幼叶或叶柄水煎，9～15 g。外用：适量，研末敷；或鲜品捣敷。

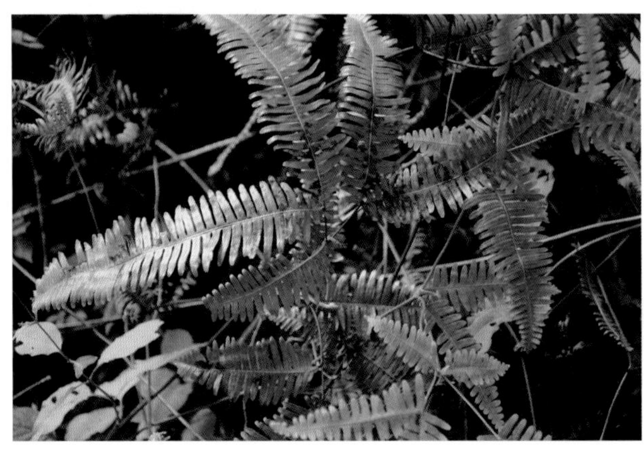

▲ 芒萁植株

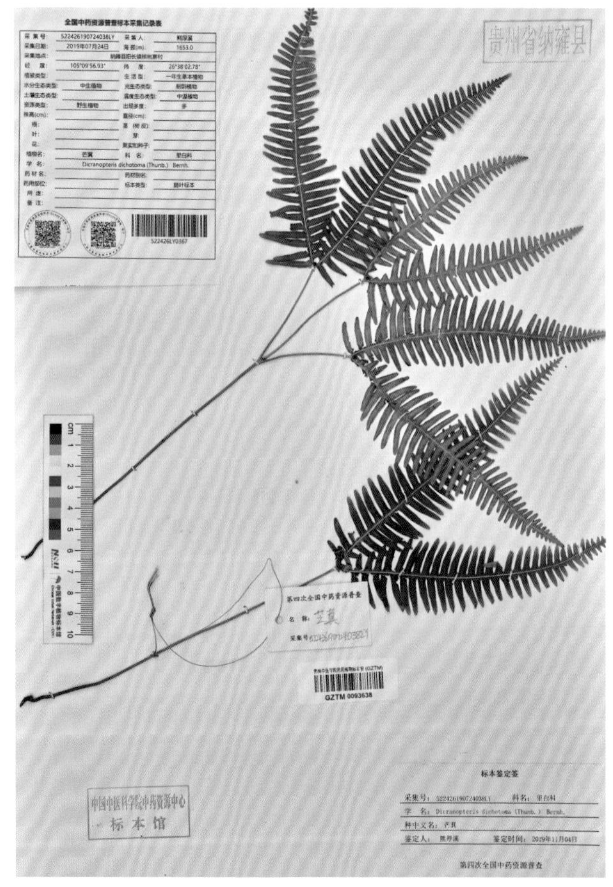

▲ 芒萁标本

里白 *Diplopterygium glaucum*（Thunberg ex Houttuyn）Nakai

别名　大蕨萁。

药材名　里白（根茎）。

形态特征　大型陆生蕨类植物，植株高 1～3 m。根状茎横走，被宽披针形鳞片。叶远生，叶柄长 50～100 cm，腹面扁平。顶芽密被棕色披针形鳞片，羽片坚纸质，背面粉白色，幼时背面及边缘有星状毛，后脱落；对生，近平展，椭圆形，长 60～90 cm，宽 20～30 cm，二回羽状深裂，具有 1 对羽裂的叶状苞

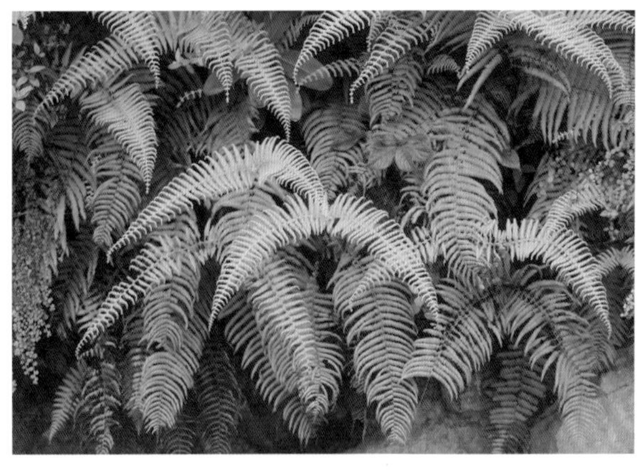

▲ 里白植株

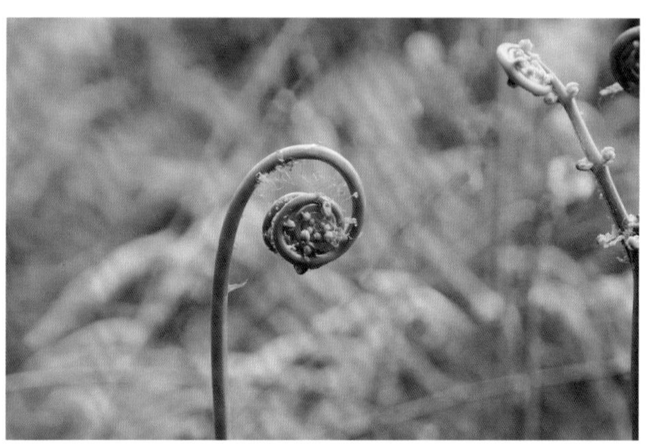

▲ 里白顶芽

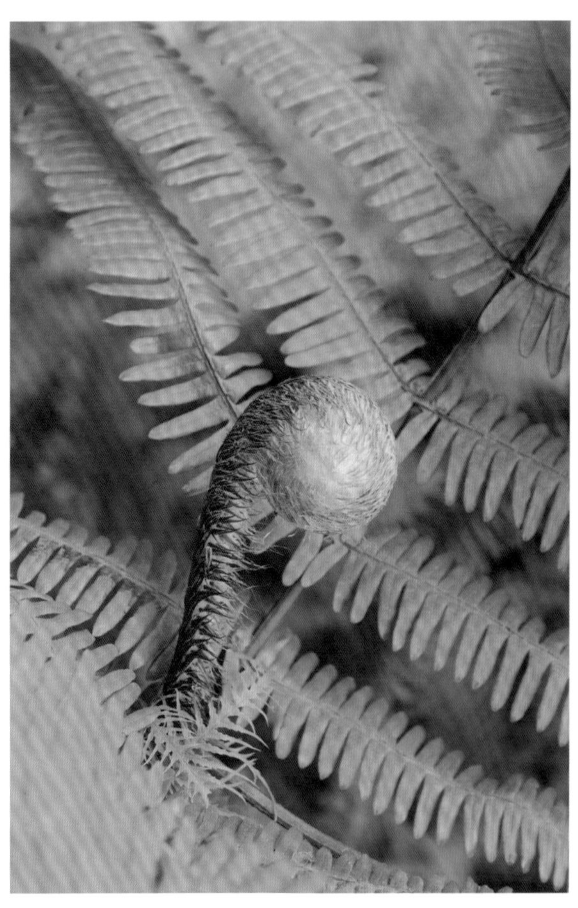

▲ 里白叶

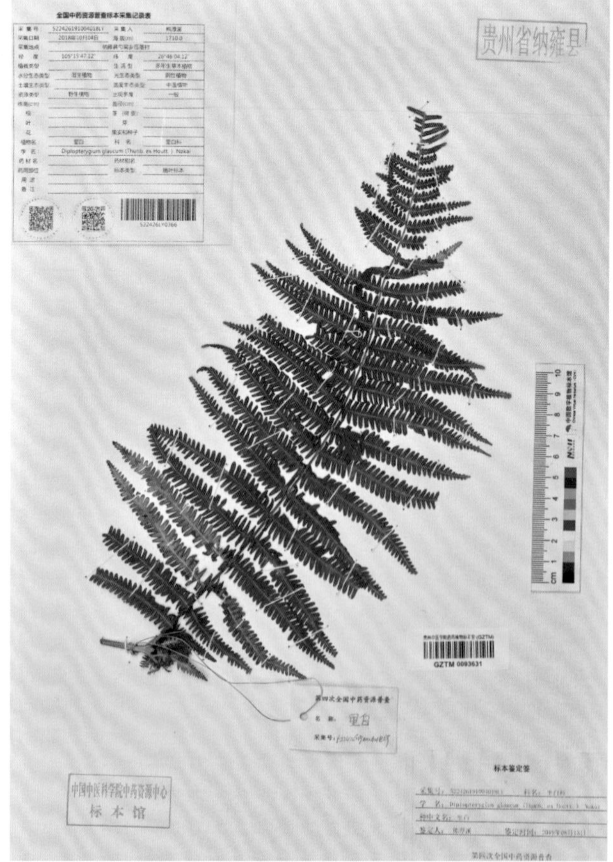

▲ 里白标本

片；二回羽片 30～40 对，近对生，线状披针形，羽状深裂。长 10～17 cm，宽 1.5～2.5 cm，裂片 25～35 对，互生，狭长圆形或线状披针形，长 1～1.4 cm，宽 2～3 mm，第 1 对裂片有时具有 1 小裂片。侧脉单一或二叉分枝。孢子囊群圆形，由 3～4 个孢子囊组成，生于羽片背面侧脉的中部，在主脉两侧各排成 1 行。

生境与分布 生于海拔 700～2 000 m 的酸性山地、溪边、林缘、阳坡。贵州乌蒙山各地均有分布。

采收加工 秋、冬季采收，洗净，晒干。

性味归经 苦、涩，凉。归肝经。

功能主治 行气止血，化瘀接骨。用于胃脘痛，鼻衄，跌打损伤，骨折。

用法用量 内服：水煎，9～15 g。外用：适量，研末，塞鼻；或调敷。

光里白 *Diplopterygium laevissimum* (Christ) Nakai

药材名 光里白（根茎）。

形态特征 中型陆生蕨类植物，植株高 1.0～1.5 m。根状茎横走，圆柱形，被鳞片，暗棕色。叶柄绿色或暗棕色，下面圆，上面平，有沟，基部以上粗 4～5 mm，基部被鳞片或疣状突起，其他部分光滑。一回羽片对生，具短柄（长 2～5 mm），卵状长圆形，长 38～60 cm，中部宽可达 26 cm，顶渐尖，基部稍变狭或不变狭。小羽片 20～30 对，互生，几无柄，相距 2.0～2.8 cm，显然斜向上，中部的最长，达 20.5 cm，狭披针形，向顶端长渐尖，基部下侧显然变狭，羽状全裂。裂片 25～40 对，互生，向上斜展，长 7～13 mm，宽约 2 mm，基部下侧裂片长约 5 mm，披针形，顶锐尖，基部分离，缺刻尖，边缘全缘，干后内卷。中脉上面平，下面凸起，侧脉两面明显，两叉，斜展，直达叶缘，叶坚纸质，无毛，上面绿色，下面灰绿色或淡绿色；叶轴干后缘禾秆色，背面圆，腹面平，有边，光滑。孢子囊群圆形，位于中脉及叶缘之间，着生于上方小脉上，由 4～5 个孢子囊组成。

生境与分布 生于海拔 700～1 410 m 的山坡、林缘、路边。贵州乌蒙山各地均有分布。

采收加工 秋、冬季采收，洗净，去须根及叶柄，晒干。

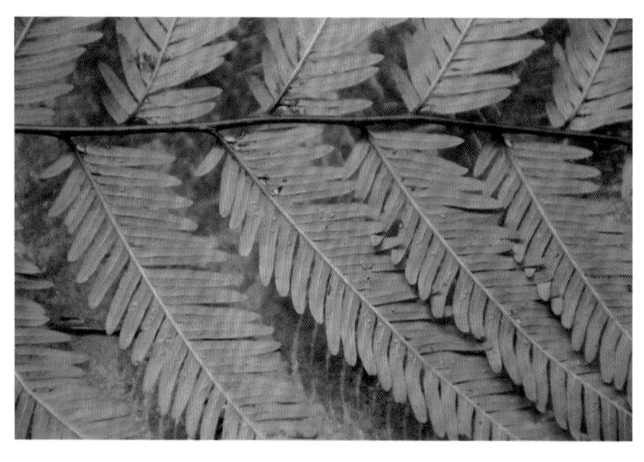
▲ 光里白孢子

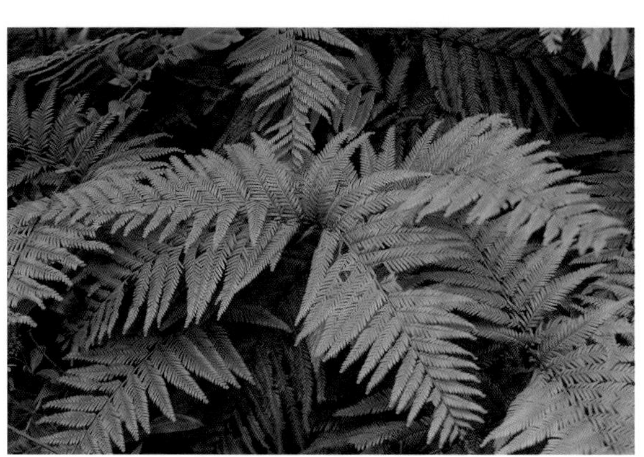
▲ 光里白植株

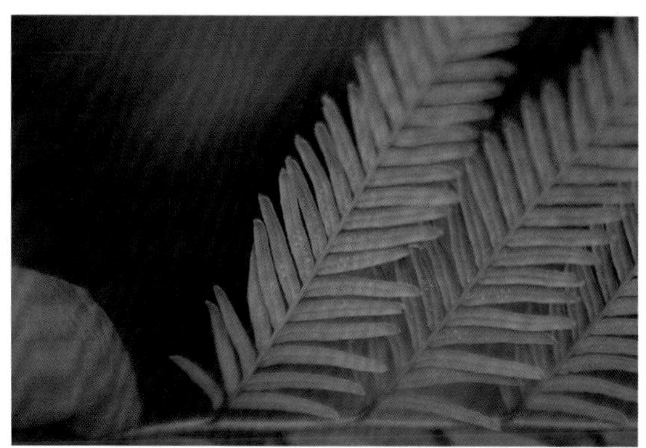
▲ 光里白叶

性味归经　苦、涩，凉。归肝经。

功能主治　行气止血，化瘀接骨。用于胃脘痛，鼻衄，跌打损伤，骨折。

用法用量　内服：水煎，9～15 g。外用：适量，研末，塞鼻；或调敷。

海金沙　*Lygodium japonicum* (Thunb.) Sw.

别名　左转藤灰、金沙粉、海金砂。

药材名　海金沙(孢子)。

形态特征　中型陆生蕨类植物，植株高攀达 1～4 m。叶轴上面有二条狭边，羽片多数，相距 9～11 cm，对生于叶轴上的短距两侧，平展。距长达 3 mm。端有一丛黄色柔毛覆盖腋芽。叶纸质，干后绿褐色。不育羽片尖三角形，长宽几相等，10～12 cm 或较狭，柄长 1.5～1.8 cm，同羽轴一样，多少被短灰毛，两侧并有狭边，二回羽状。一回羽片 2～4 对，互生，柄长 4～8 mm，和小羽轴都有狭翅及短毛，基部一对卵圆形，长 4～8 cm，宽 3～6 cm，一回羽状。二回小羽片 2～3 对，卵状三角形，具短柄或无柄，互生，掌状三裂。末回裂片短阔，中央一条长 2～3 cm，宽 6～8 mm，基部楔形或心脏形，先端钝，顶端的二回羽片长 2.5～3.5 cm，宽 8～10 mm，波状浅裂。向上的一回小羽片近掌状分裂或不分裂，较短，叶缘有不规则的浅圆锯齿。主脉明显，侧脉纤细，从主脉斜上，1～2 回二叉分歧，直达锯齿。两面沿中肋及脉上略有短毛；能育羽片卵状三角形，长宽几相等，12～20 cm，或长稍过于宽，二回羽状。一回小羽片 4～5 对，互生，相距 2～3 cm，长圆披针形，长 5～10 cm，基部宽 4～6 cm，一回羽状，二回小羽片 3～4 对。卵状三角形，羽状深裂。孢子囊穗长 2～4 mm，往往长远超过小羽片的中央不育部分，排列稀疏，暗褐色，无毛。

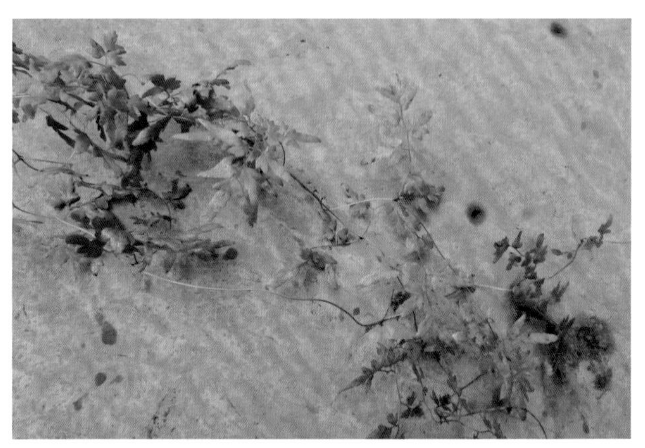

▲ 海金沙植株

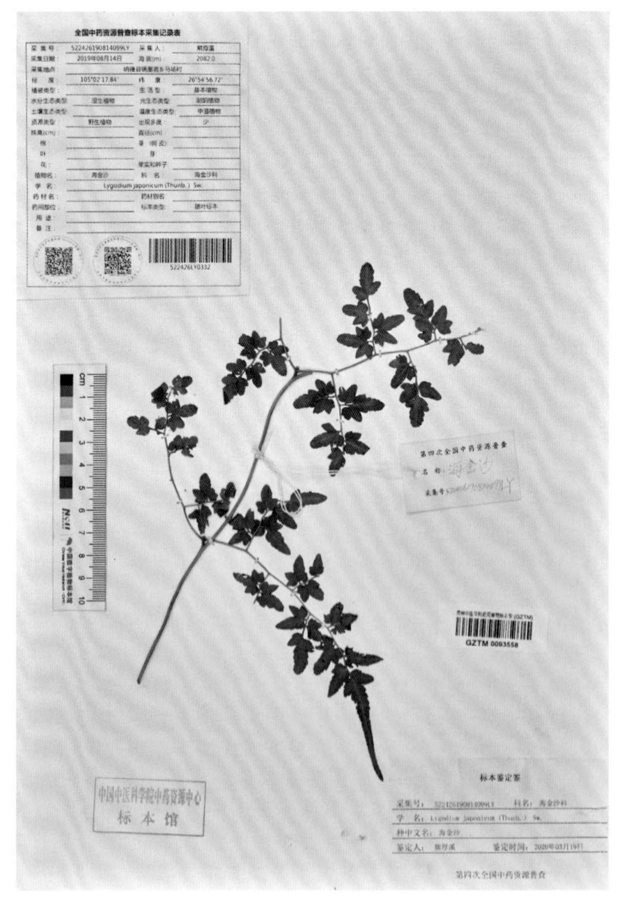

▲ 海金沙标本

生境与分布　生于海拔 1 500 m 以下的山坡、路边、河谷、疏林下及林缘。贵州乌蒙山各地均有分布。

采收加工　秋季孢子未脱落时采割藤叶，晒干，搓揉或打下孢子，除去藤叶。

性味归经　甘、咸，寒。归膀胱、小肠经。

功能主治　清利湿热，通淋止痛。用于热淋，石淋，血淋，膏淋，尿道涩痛。

用法用量　内服：6～15 g，入煎剂宜包煎。

金毛狗 *Cibotium barometz* (L.) J. Smith.

别名 金毛狗脊、金毛狗、金狗脊、金毛狮子、猴毛头、黄狗头。

药材名 狗脊(根茎)。

形态特征 蕨类植物。根状茎卧生,粗大。叶几为革质或厚纸质,干后上面褐色,有光泽,下面为灰白或灰蓝色,两面光滑,或小羽轴上下两面略有短褐毛疏生。顶端生出一丛大叶,柄长达120 cm,粗2～3 cm,棕褐色,基部被有一大丛垫状的金黄色茸毛,长逾10 cm,有光泽,上部光滑。叶片长达180 cm,宽约相等,广卵状三角形,三回羽状分裂。下部羽片为长圆形,长达80 cm,宽20～30 cm,有柄(长3～4 cm),互生,远离。一回小羽片长约15 cm,宽2.5 cm,互生,开展,接近,有小柄(长2～3 mm),线状披针形,长渐尖,基部圆截形,羽状深裂几达小羽轴。末回裂片线形略呈镰刀形,长1～1.4 cm,宽3 mm,尖头,开展,上部的向上斜出,边缘有浅锯齿,向先端较尖,中脉两面凸出,侧脉两面隆起,斜出,单一,但在不育羽片上分为二叉。孢子囊群在每一末回能育裂片1～5对,生于下部的小脉顶端,囊群盖坚硬,棕褐色,横长圆形,两瓣状,内瓣较外瓣小,成熟时张开如蚌壳,露出孢子囊群。孢子为三角状的四面形,透明。

生境与分布 生于海拔600 m以下的酸性山地、溪边、林下、林缘。大方、赤水有分布。

采收加工 秋、冬二季采挖,除去泥沙,干燥。去硬根、叶柄及金黄色绒毛,切厚片,干燥,为"生狗脊片";蒸后晒至六、七成干,切厚片,干燥,为"熟狗脊片"。

性味归经 苦、甘,温。归肝、肾经。

功能主治 祛风湿,补肝肾,强腰膝。用于风湿痹痛,腰膝酸软,下肢无力。

用法用量 内服:水煎,6～12 g。

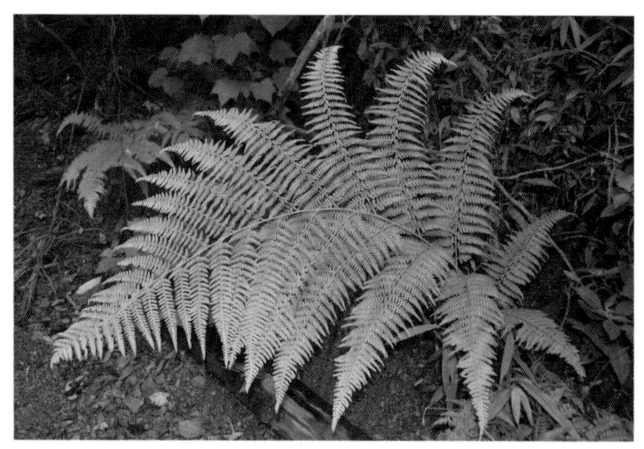

▲ 金毛狗植株

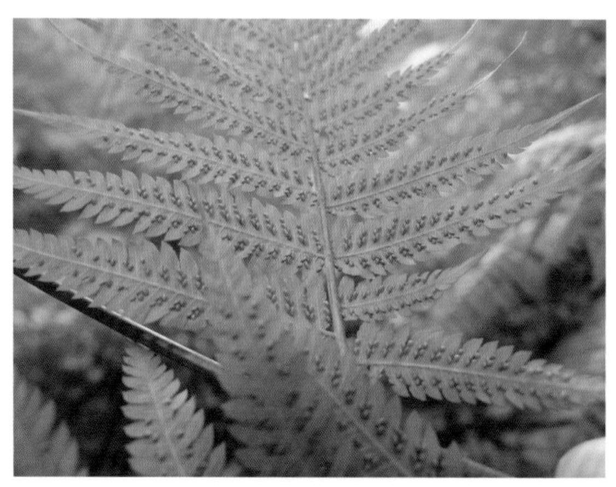

▲ 金毛狗孢子

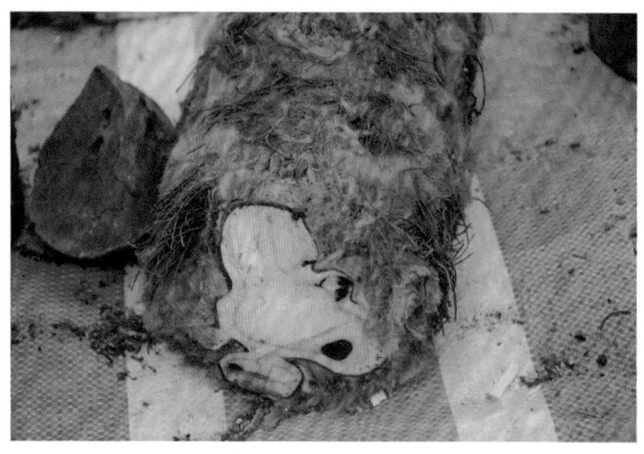

▲ 金毛狗根状茎

稀子蕨 *Monachosorum henryi* Christ

别名 观音莲、海草。

药材名 稀子蕨(全草)。

形态特征 大中型陆生蕨类。根状茎粗而短。叶簇生,直立,柄长30～50 cm,粗约3.5 mm,草质,密被锈色贴生的腺状毛,基部近截形,对称,每片有小脉一条,不明显。叶轴及羽轴有锈色腺毛密生,叶轴中部常有一枚珠芽生于腋间。孢子囊群而小,每小裂片一个,近顶生于小脉上,位于裂片的中央。

生境与分布 生于海拔600～1 500 m的阴湿河谷或密林下。贵州乌蒙山各地均有分布。

采收加工 全年可采,鲜用或晒干。

性味归经 微苦,平。归肝经。

功能主治 祛风,活血。用于风湿骨痛。

用法用量 内服:水煎,9～15 g。

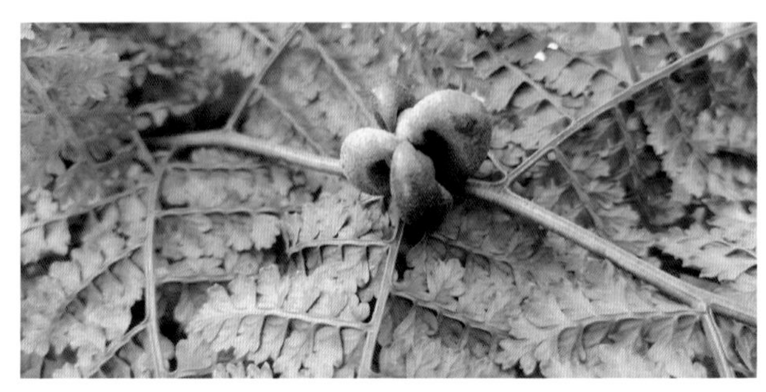

▲ 稀子蕨珠芽

乌蕨 *Odontosoria chinensis* J.S m.

别名 乌韭、雉鸡尾、孔雀尾、金花草、小叶野鸡尾。

药材名 乌蕨(全草)。

形态特征 蕨类植物,植株高达65 cm。根状茎短而横走,粗壮,密被赤褐色的钻状鳞片。叶近生,叶柄长达25 cm,禾秆色至褐禾秆色,有光泽,直径2 mm,除基部外,通体光滑。叶片披针形,长20～40 cm,宽5～12 cm,先端渐尖。叶脉上面不显,下面明显,在小裂片上为二叉分枝。叶坚草质,干后棕褐色,通体光滑。孢子囊群边缘着生,每裂片上一枚或二枚,顶生1～2条细脉上。囊群盖灰棕色,革质,半杯形,宽,与叶缘等长,宿存。

生境与分布 生于海拔200～1 900 m的林下或灌丛中阴湿地。贵州乌蒙山各地均有分布。

采收加工 四季可采,夏秋较佳。洗净,晒干或鲜用。

性味归经 苦,寒。归肝、肺、大肠经。

功能主治 清热解毒,利湿。用于扁桃体炎,腮腺炎,痢疾,肝炎,食物中毒,农药中毒等。外用于烧烫伤,皮肤湿疹。

用法用量 内服:水煎,15～30 g;解食物中毒,用鲜叶绞汁服。外用:适量,鲜草煎水洗患处。

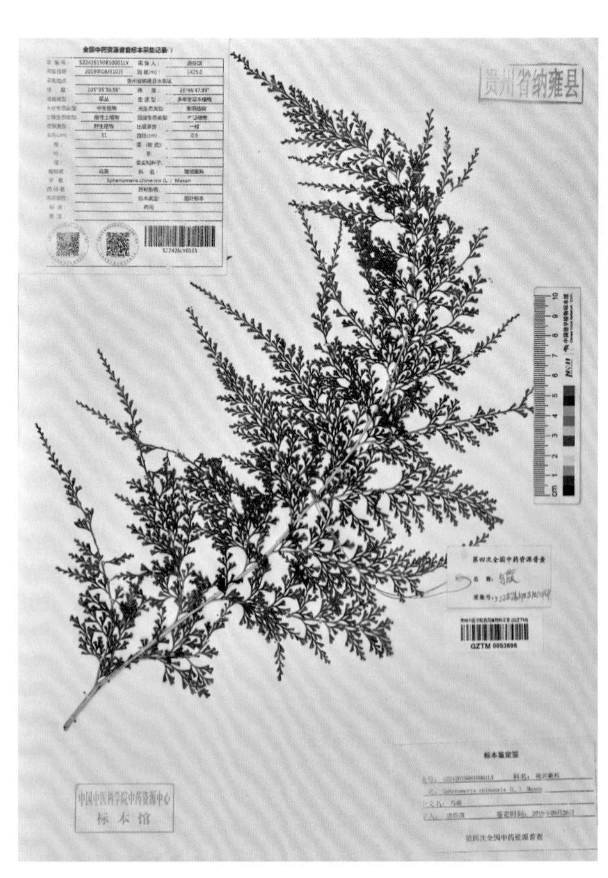

▲ 乌蕨标本

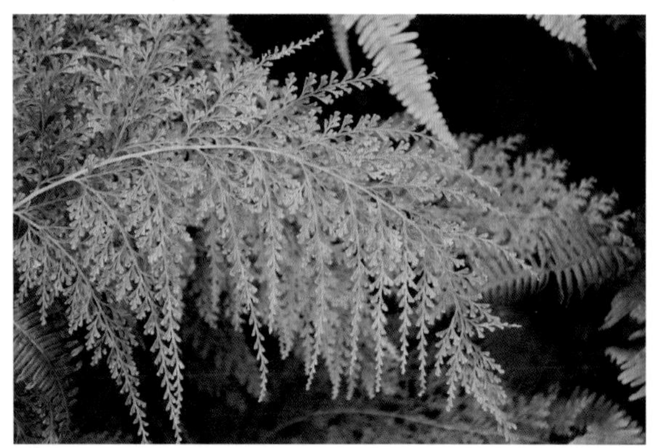

▲ 乌蕨植株

蕨 *Pteridium aquilinum* var. *latiusculum* (Desv.) Underw. ex Heller

别名 蕨鸡根、蕨粉。

药材名 蕨(根状茎)。

形态特征 大型陆生蕨类,植株高可达 1 m。根状茎长而横走,密被锈黄色柔毛。叶远生,柄长 20～80 cm,光滑,上面有浅纵沟 1 条。叶片阔三角形或长圆三角形,长 30～60 cm,宽 20～45 cm,先端渐尖,基部圆楔形,三回羽状。叶脉稠密,仅下面明显。叶干后近革质或革质,暗绿色,上面无毛,下面在裂片主脉上多少被棕色或灰白色的疏毛或近无毛。叶轴及羽轴均光滑,小羽轴上面光滑,下面被疏毛,少有密毛,各回羽轴上面均有深纵沟 1 条,沟内无毛。

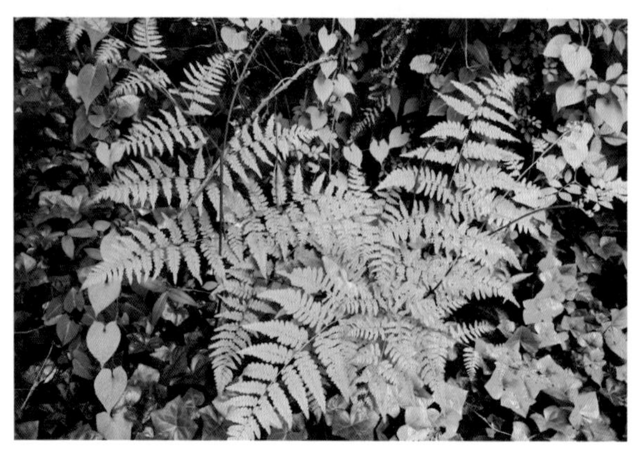

▲ 蕨植株

生境与分布 生于 2 500 m 以下的酸性山地的路边、疏林下、矿地、荒坡。贵州乌蒙山各地均有分布。

采收加工 秋、冬季采收,洗净,鲜用或晒干。

性味归经 甘,寒。归肝、胃、脾、大肠经。

功能主治 清热解毒,驱风除湿,降气化痰,利水安神。用于痢疾,黄疸,高血压,风湿腰痛,带下病,脱肛。

用法用量 内服:水煎,9～15 g。外用:适量,研粉或炙灰调敷。

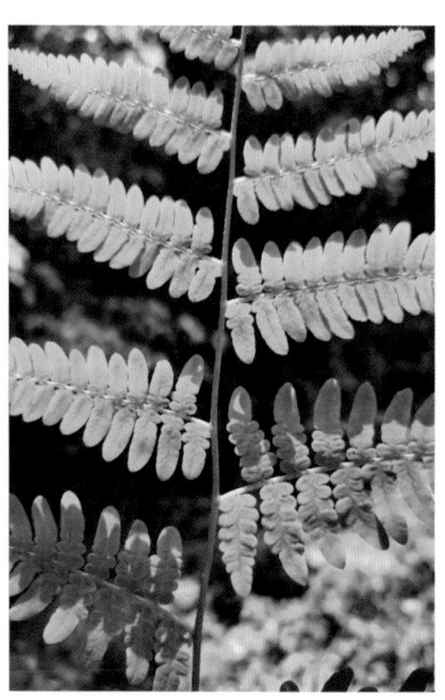

▲ 蕨叶

毛轴蕨 *Pteridiu mrevolutum* (Bl.) Nakai

别名 毛蕨、饭蕨。

药材名 毛轴蕨(根状茎)。

形态特征 大型陆生蕨类,植株高达 1 m 以上。根状茎横走。叶远生,柄长 35～50 cm,基部粗 5～8 mm,禾秆色或棕禾秆色,上面有纵沟 1 条,幼时密被灰白色柔毛,老则脱落而渐变光滑。叶片阔三角形或卵状三角形,渐尖头,长 30～80 cm,宽 30～50 cm,三回羽状。叶片的顶部为二回羽状,羽片披针形。裂片下面被灰白色或浅棕色密毛,干后近革质,边缘常反卷。叶脉上面凹陷,下面隆起,叶轴、羽轴及小羽轴的下面和上面的纵沟内均密被灰白色或浅棕色柔毛,老时渐稀疏。

生境与分布 生于石灰岩山地。贵州乌蒙山各地均有分布。

采收加工 夏、秋季采挖,洗净,鲜用或晒干。

性味归经 微涩、甘,凉。归肝、胃、脾、大肠经。

功能主治 清热解毒,祛风除湿,利水通淋,驱虫。用于热毒疮疡,烫伤,脱肛,风湿痹痛,小便淋痛。

用法用量 内服:水煎,6～15 g;或泡酒。外用:适量,捣敷;或研末调敷。

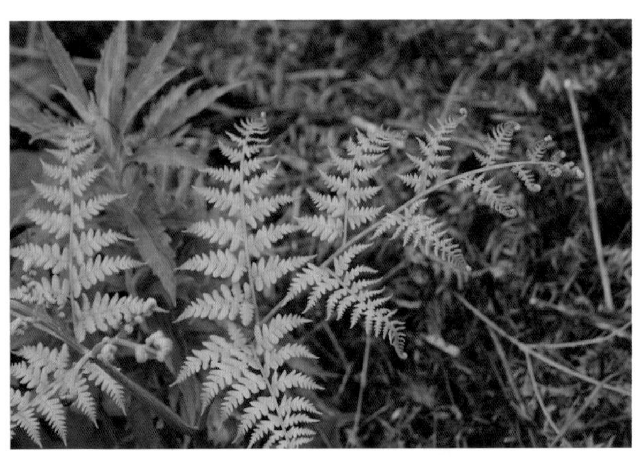

▲ 毛轴蕨植株

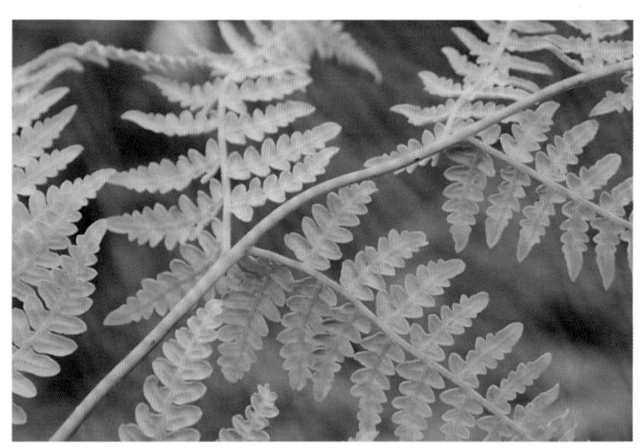

▲ 毛轴蕨叶

凤尾蕨 *Pteris cretica* L.

别名 井口边草、鸡脚草、金鸡尾、井边凤尾。

药材名 凤尾蕨(全草)。

形态特征 蕨类植物。植株高 60～70 cm,根状茎直立,有条状披针形鳞片。叶二型,簇生,纸质,无毛;叶柄禾秆色,光滑;能育叶卵圆形,长 25～30 cm,宽 15～20 cm,一回羽状,但中部以下的羽片通常分叉,有时基部一对还有 1～2 片分离小羽片;羽片或小羽片长 15～25 cm,宽 6～8 mm,条状披针形,其不育的顶部有锐锯齿;不育叶同形,但羽片或小羽片宽 1～1.5 cm,边缘有锐尖锯齿。孢子囊群

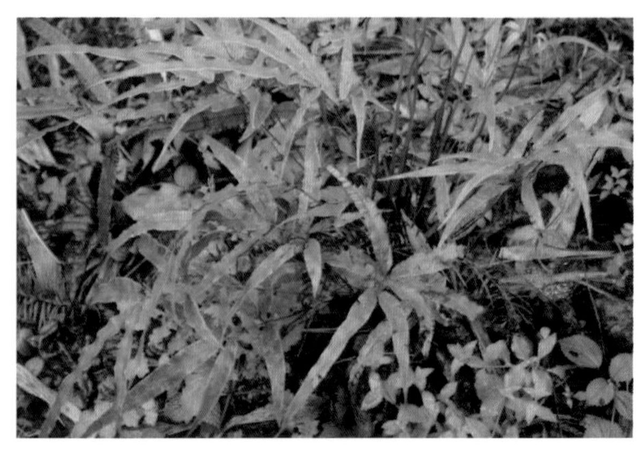

▲ 凤尾蕨植株

沿羽片顶部以下的叶缘连续分布；囊群盖狭条形。

生境与分布 生于海拔 400～2 500 m 的林下或石灰岩缝中。贵州乌蒙山各地均有分布。

采收加工 全年可采，鲜用，或洗净，切段晒干。

性味归经 淡，凉。归脾、胃、肠经。

功能主治 清热利湿，活血止痛。用于跌打损伤，瘀血腹痛，黄疸，乳蛾，痢疾，水肿，犬、蛇咬伤。

用法用量 内服：水煎，15～30 g。外用：适量，鲜全草捣烂敷患处。

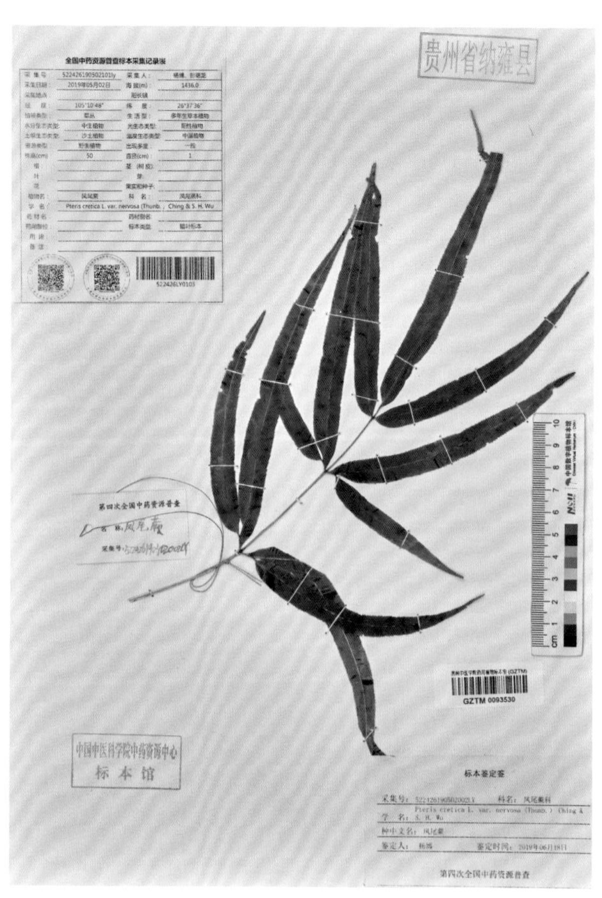

▲ 凤尾蕨标本

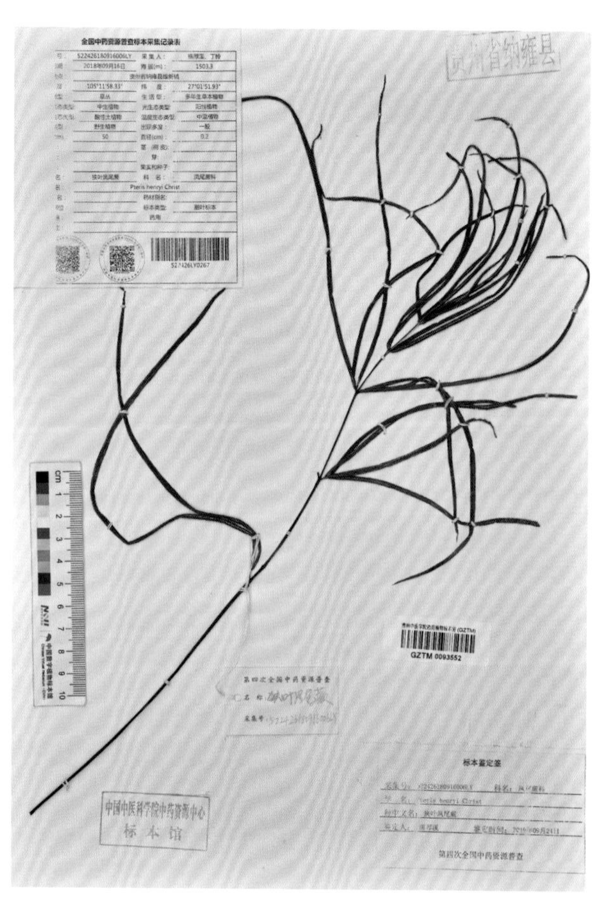

▲ 狭叶凤尾蕨标本

狭叶凤尾蕨 *Pteris henryi* Christ

别名 骗鸡尾草、锯锯草、小凤尾草、片鸡尾草。

药材名 狭叶凤尾蕨（全草）。

形态特征 蕨类植物。植株高 30～50 cm。根状茎短，先端被黑褐色鳞片。叶簇生，不育叶短于能育叶，柄长 15～20 cm 无毛，有四棱。叶片长圆状卵形，长 20～30 cm，宽 10～15 cm，一回羽状。顶生羽片 2～3 叉，偶为单一而具短柄，能育边缘全缘，不育边缘有浅锐锯齿。主脉两面均隆起，浅禾秆色，侧脉两面均明显，单一或分叉。叶干后纸质，灰绿色，两面光滑。孢子囊群狭线形，沿能育羽片的叶缘延伸，近基部及有锯齿的先端不育。囊群盖线形，棕色，膜质，全缘。

生境与分布 生于海拔 600～2 000 m 的石灰岩缝或旧墙上。贵州乌蒙山各地均有分布。

采收加工　全年均可采收，洗净，鲜用或晒干。

性味归经　苦、涩，凉。

功能主治　清热解毒，利尿，生肌。用于烧、烫伤，刀伤，狂犬咬伤，淋证，带下病。

用法用量　内服：水煎，3～6 g。外用：适量，捣敷；或研末调敷。

井栏边草　*Pteris multifida* Poir.

别名　鸡脚草、井口边草、井边凤尾。

药材名　井栏边草（根或全草）。

形态特征　蕨类植物。植株高 30～70 cm。地下茎粗壮，密被线状披针形的黑褐色鳞片。叶丛生，叶柄长 5～23 cm，无毛。孢子叶二回羽状分裂，中轴具宽翅，对生或近对生，上部的羽片无柄，不分裂，全缘，下部的羽片有柄，羽状分裂或基部具 1～2 裂片。叶脉明显，单一或二叉分枝，直达边缘。营养叶片较小，二回小羽片较宽，线形或卵圆形，边缘均有锯齿。孢子囊群线形，沿孢子叶羽片边缘着生，孢子囊群盖稍超出叶缘，膜质。

生境与分布　生于海拔 1 700 m 以下的阴湿墙缝、井边、路旁或石灰岩上。黔西、纳雍、桐梓、赤水有分布。

采收加工　全年可采，洗净，鲜用或晒干。

性味归经　淡、微苦，寒。归大肠、心、肝经。

功能主治　清热解毒，消炎止血。用于痢疾，黄疸，乳痈，崩漏，烧、烫伤，外伤出血。

用法用量　内服：水煎，9～15 g，鲜品 30～60 g；或捣汁。外用：适量，捣敷。

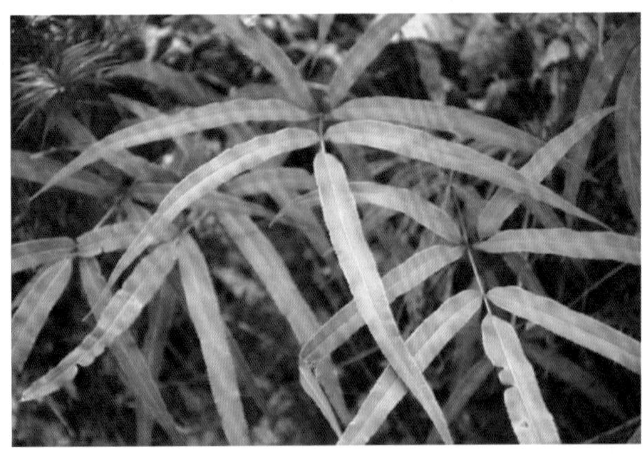

▲ 井栏边草植株

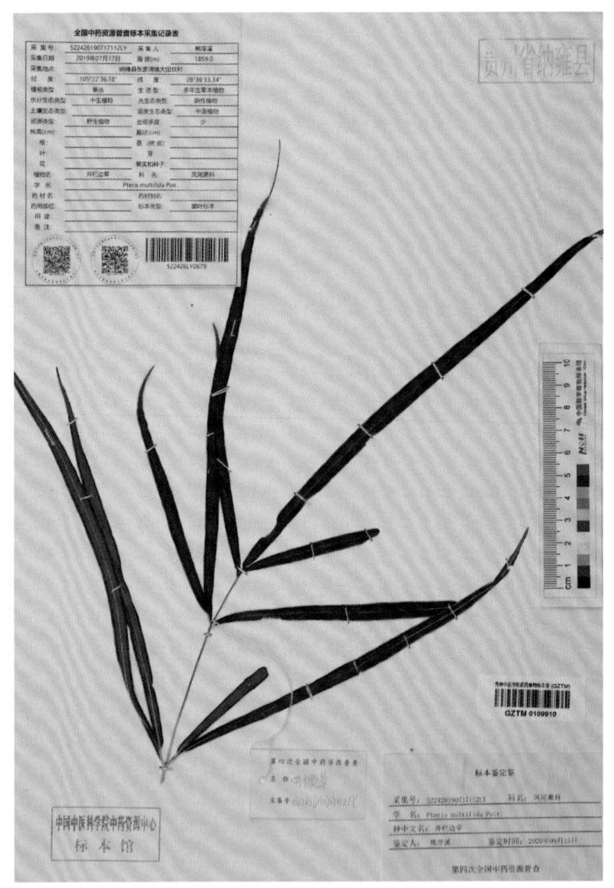

▲ 井栏边草标本

半边旗 *Pteris semipinnata* L. Sp.

别名 半边蕨、半边牙、半边梳、半边风药。

药材名 半边旗(全草)。

形态特征 蕨类植物。植株高 35～80 cm。根状茎长而横走,先端及叶柄基部被褐色鳞片。叶簇生,叶柄长 15～55 cm,连同叶轴均为栗红,有光泽,光滑。叶片长圆披针形,顶生羽片阔披针形至长三角形,先端尾状。侧生羽片 4～7 对,半三角形而略呈镰刀状。不育裂片有尖锯齿,能育裂片仅顶端有一尖刺或具 2～3 个尖锯齿。羽轴下面隆起,下部栗色,向上禾秆色,上面有纵沟。侧脉明显,斜上,小脉通常伸达锯齿的基部。叶干后草质,灰绿色,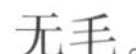无毛。

生境与分布 生于海拔 850 m 下疏林下阴处、溪边或岩石旁的酸性土壤上。黔西、织金等地有分布。

采收加工 四季可采,洗净鲜用或晒干。

性味归经 苦、辛,凉。归肝、大肠经。

功能主治 清热解毒,消肿止痛。用于细菌性痢疾,急性肠炎,黄疸性肝炎,结膜炎等。外用于跌打损伤,外伤出血,疮疡疖肿,湿疹,毒蛇咬伤。

用法用量 内服:水煎,9～15 g。外用:适量,捣敷;研末撒;或煎水熏洗。

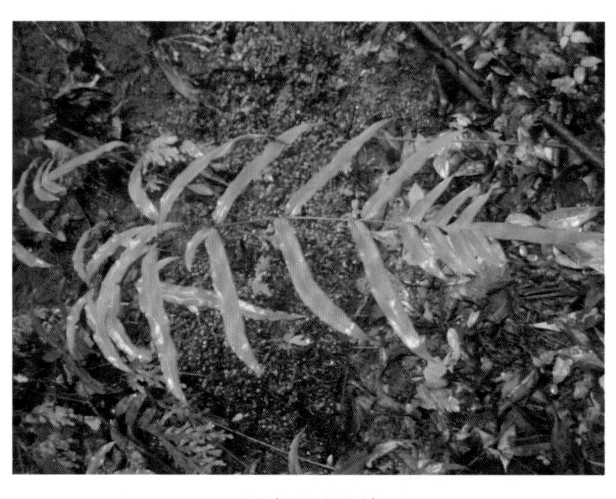

▲ 半边旗植株

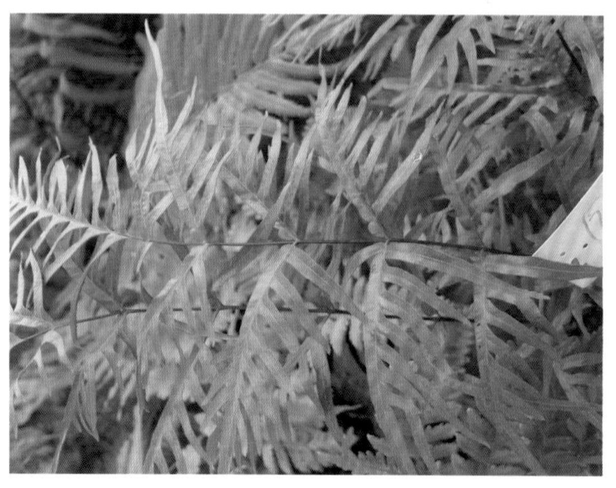

▲ 半边旗叶

溪边凤尾蕨 *Pteris terminalis* Wallich ex J. Agardh

别名 老蕨基菜、溪边凤尾蕨、狭叶凤尾蕨、溪凤尾蕨。

药材名 溪边凤尾蕨(全草)。

形态特征 蕨类植物。植株高 0.9～1.8 m。根茎粗短直立或横卧,被黑褐色鳞片。叶簇生,叶柄暗褐色,柄长 70～90 cm,坚硬,粗健,基部粗 6～10 mm,暗褐色,向上为禾秆色,稍有光泽,无毛。叶片阔三角形,二回深羽裂。顶生羽片长圆状披针形,尾状头,篦齿状深羽裂几达羽轴,羽轴下面隆起,禾秆色,上面有浅纵沟,纵沟两侧具粗刺。叶干后草质,通常暗褐色。

生境与分布 生于海拔 600～2 700 m 的溪边疏林下或灌丛中。贵州乌蒙山各地均有分布。

采收加工 全年均可采收,洗净,鲜用或晒干。

性味归经 淡,凉。

功能主治 清热解毒。用于淋证,烧、烫伤,狂犬咬伤。

用法用量 内服：15～30 g。外用：适量，鲜全草捣烂敷患处。

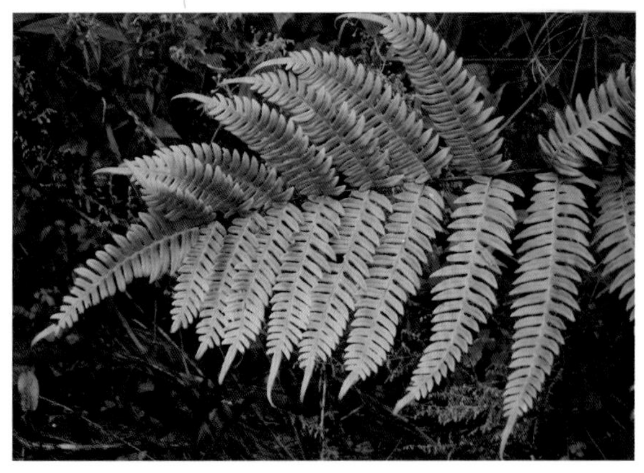

▲ 溪边凤尾蕨植株

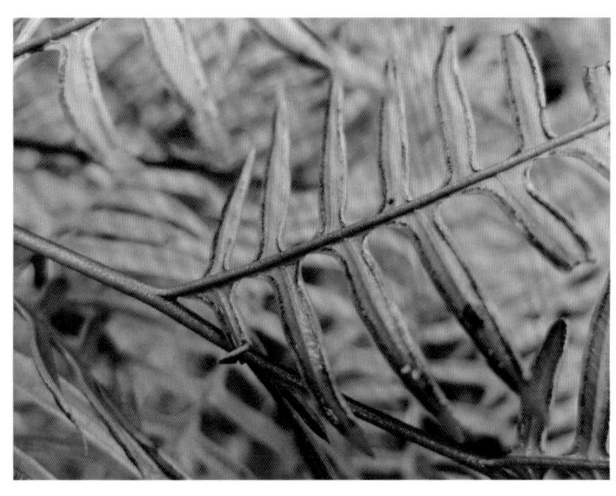

▲ 溪边凤尾蕨叶

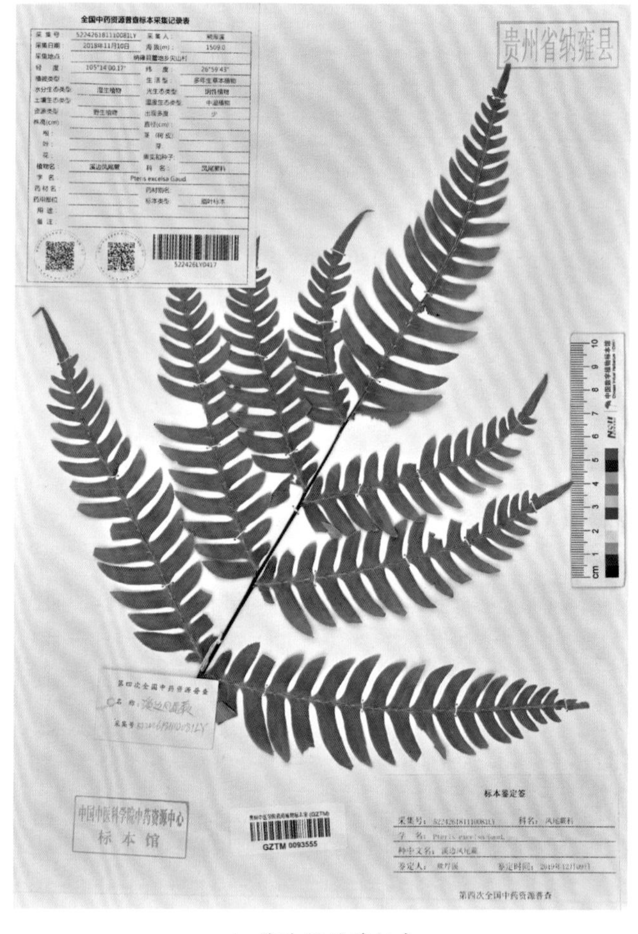

▲ 溪边凤尾蕨标本

蜈蚣草 *Pteris vittata* L.

别名 蜈蚣蕨、长叶甘草蕨、舒筋草、牛肋巴。

药材名 蜈蚣草(全草)。

形态特征 蕨类植物。植株高 0.3～2.0 m。根状茎短，被线状披针形、黄棕色鳞片。叶丛生。叶柄长 10～30 cm，直立，叶柄、叶轴及羽轴均被线形鳞片。叶片矩圆形至披针形，长 10～100 cm，宽 5～30 cm。羽片无柄，线形，长 4～20 cm，宽 0.5～1.0 cm，中部羽片先端渐尖，边缘有锐锯齿，基部截形，心形，有时稍呈耳状，下部各羽片渐缩短。叶亚革质，两面无毛。孢子囊群线形，囊群盖狭线形，膜质，黄褐色。

生境与分布 生于海拔 2 000 m 以下的路旁、桥边石缝中或石灰岩山地上。贵州乌蒙山各地均有分布。

采收加工 全年可采，洗净，鲜用或晒干。

性味归经 淡、苦，凉。归肝、大肠、膀胱经。

功能主治 祛风除湿，清热解毒。用于痢疾，风湿疼痛，跌打损伤，蛇虫咬伤，疥疮。

用法用量 内服：水煎，6～12 g。外用：适量，捣敷；或煎水熏洗。

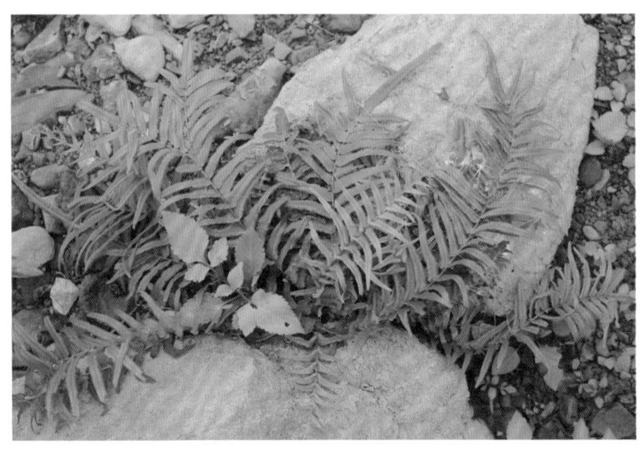

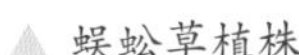
▲ 蜈蚣草植株

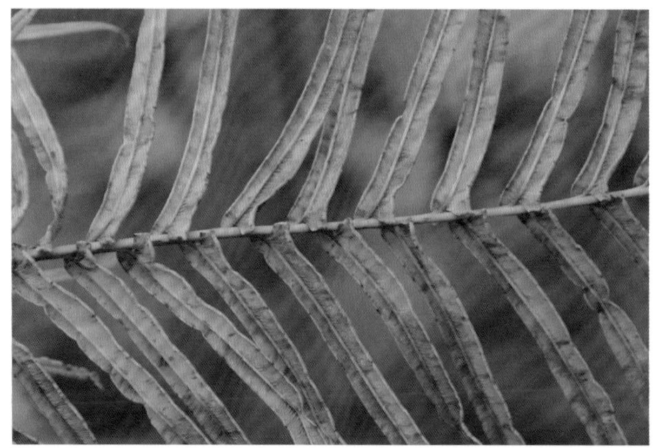

▲ 蜈蚣草叶

银粉背蕨 *Aleuritopteris argentea*（gmel.）Fée

别名 通经草、金丝草、铜丝草、金牛草。

药材名 银粉背蕨(全草)。

形态特征 蕨类植物。植株高 15～30 cm。根茎先端被披针形、棕色、有光泽鳞片。叶簇生，叶柄长 10～20 cm，基部疏被鳞片。叶片五角形，长、宽 5～7 cm，羽片 3～5 对，基部三回羽裂，中部二回羽裂，上部一回羽裂。孢子囊群圆形，由多数孢子囊组成，成熟后彼此汇合成线形。囊群盖连续，狭，棕色，全缘。孢子三角状圆球形，周壁具较细的颗粒状纹饰。

生境与分布 生于海拔 2 600 m 以下的石灰岩缝中或山坡岩石上。大方、威宁、赫章、习水有分布。

采收加工 夏、秋季采收，除净泥土，捆成小把，晒干。

性味归经 淡、微涩，温。归肺、肝经。

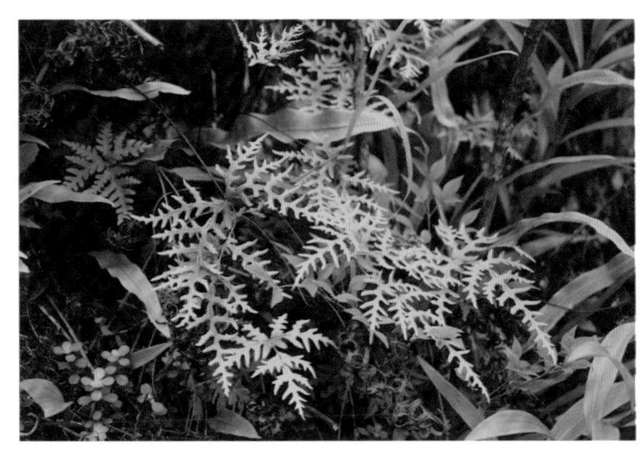

▲ 银粉背蕨植株

功能主治 活血调经，补虚止咳。用于月经不调，闭经腹痛，肺结核咳嗽，咯血。

用法用量 内服：水煎，9～15 g。

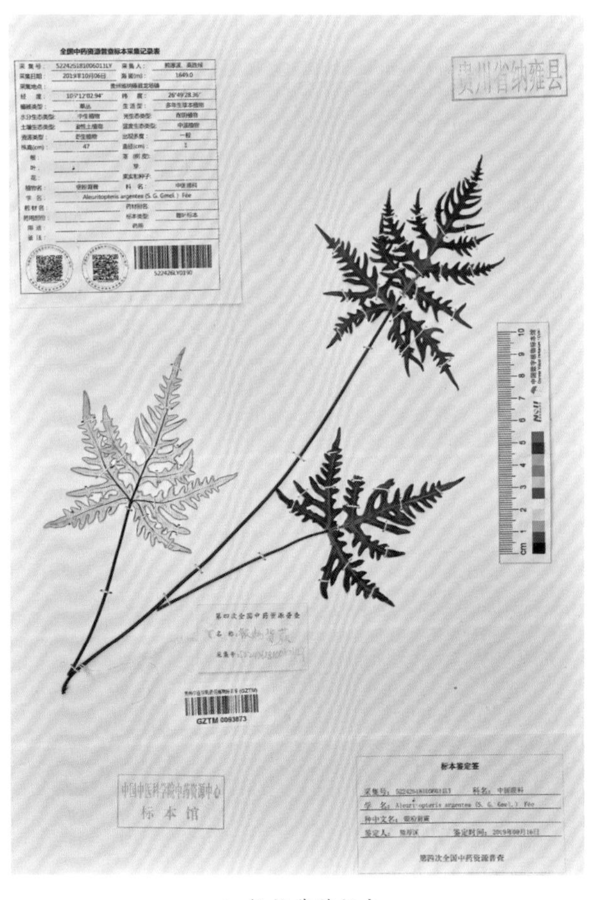

▲ 银粉背蕨标本

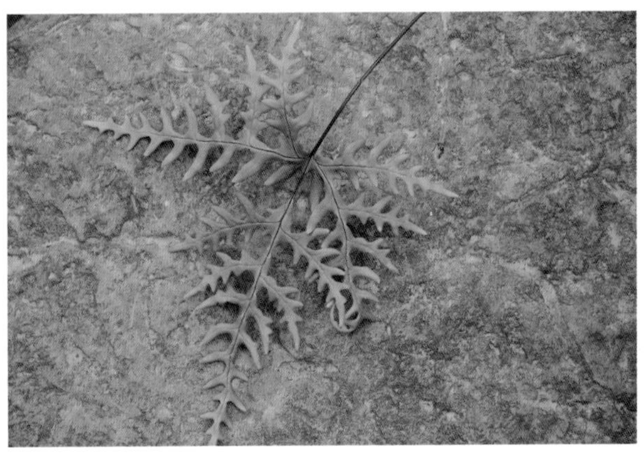

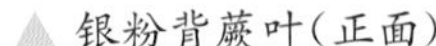

▲ 银粉背蕨叶(正面)

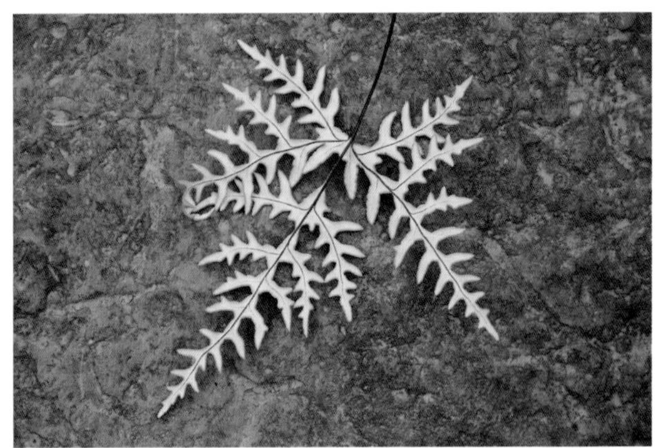

▲ 银粉背蕨叶(背面)

野鸡尾金粉蕨 *Onychium japonicum*(Thunb.)Ktze.

别名 小野鸡尾、黑鸡尾金粉蕨、野雉尾金粉蕨。

药材名 野鸡尾金粉蕨(根状茎)。

形态特征 蕨类植物。植株高 60～100 cm。根状茎长而横走,质硬,密被暗褐色鳞毛。叶远生,叶柄长 15～30 cm,禾秆色或基部褐棕色,无毛。叶片卵圆状披针形或三角状披针形,长 10～30 cm,宽 6～15 cm,三至五回羽状分裂。小羽片及裂片多数,先端有短尖。孢子囊群长圆形,着生于末回羽片背面的边缘,浅棕色,与中脉平行。囊群盖膜质,全缘。

生境与分布 生于海拔 250～1 900 m 的沟边或灌木丛阴处。贵州乌蒙山各地均有分布。

采收加工 夏、秋季采收,鲜用或晒干。

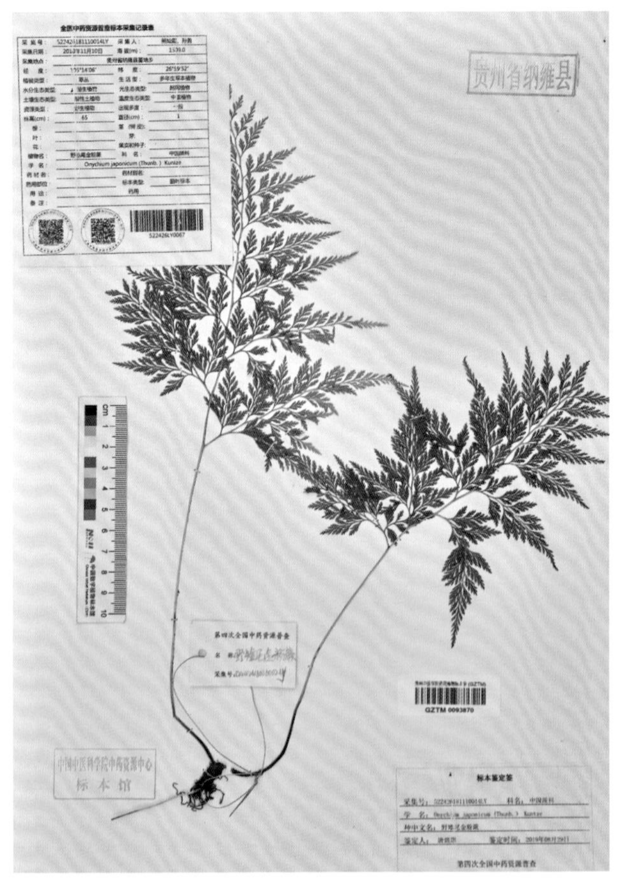

▲ 野鸡尾金粉蕨标本

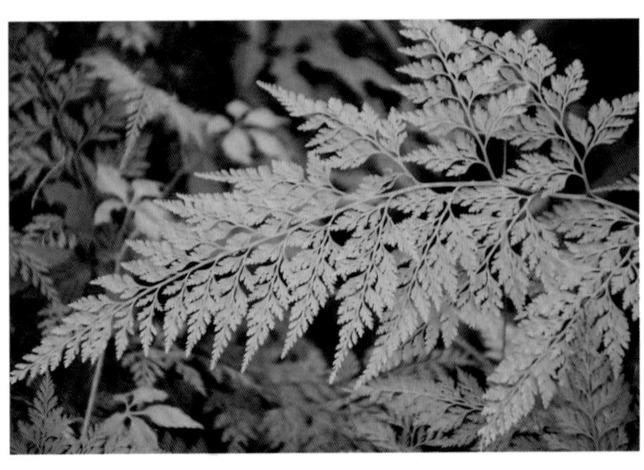

▲ 野鸡尾金粉蕨叶

性味归经 苦,寒。归心、肝、肺、胃经。

功能主治 清热,凉血,止血。用于外感风热,咽喉痛,吐血,便血。

用法用量 内服:水煎,15～30 g;鲜品用量加倍。外用:适量,研末调敷;或鲜品捣敷。

铁线蕨 *Adiantum capillus-veneris* L.

别名 铁线草、猪毛七、铁丝草。

药材名 铁线蕨(全草)。

形态特征 蕨类植物。植株高15～40 cm。根状茎细长横走,密被棕色披针形鳞片。叶柄长5～20 cm,有光泽,基部被鳞片。叶片卵状三角形,基部楔形,中部以下多为二回羽状,中部以上为一回奇数羽状。叶脉多回二歧分叉,直达边缘,两面均明显。叶干后薄草质,两面均无毛。孢子囊群每羽片3～10枚,横生于能育的末回小羽片的上缘。囊群盖长形、长肾形成圆肾形,膜质,全缘,宿存。孢子周壁具粗颗粒状纹饰。

生境与分布 生于海拔2 800 m以下的溪边岩缝或村舍旁墙基。贵州乌蒙山各地均有分布。

采收加工 秋季采收,洗净,晒干或鲜用。

性味归经 淡,凉。归肝、肾经。

功能主治 清热解毒,利水通淋。用于肺热咳嗽,湿热泄泻,痢疾,淋浊,带下,乳痈,瘰疬,疔毒,烫伤,毒蛇咬伤。

用法用量 内服:水煎,15～30 g;或浸酒。外用:适量,煎水洗;或研末调敷。

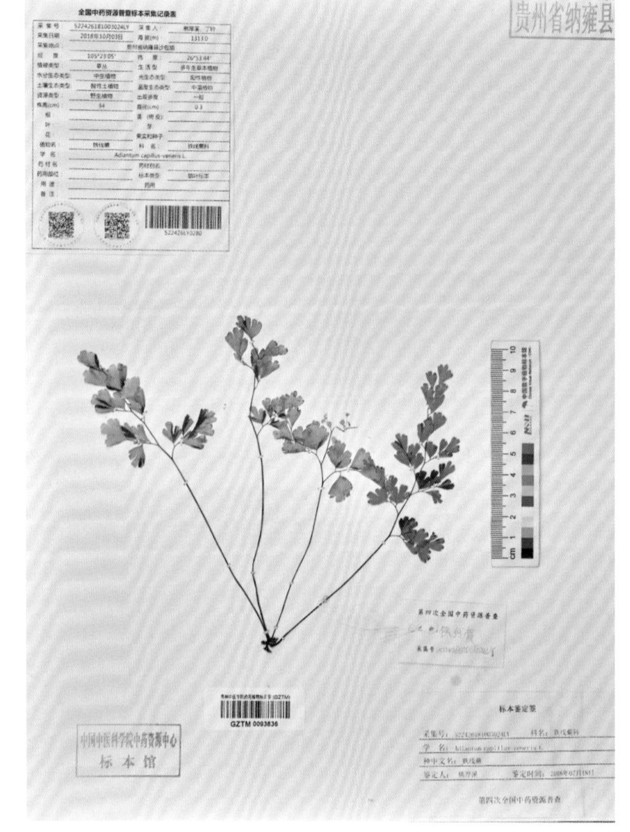

▲ 铁线蕨标本

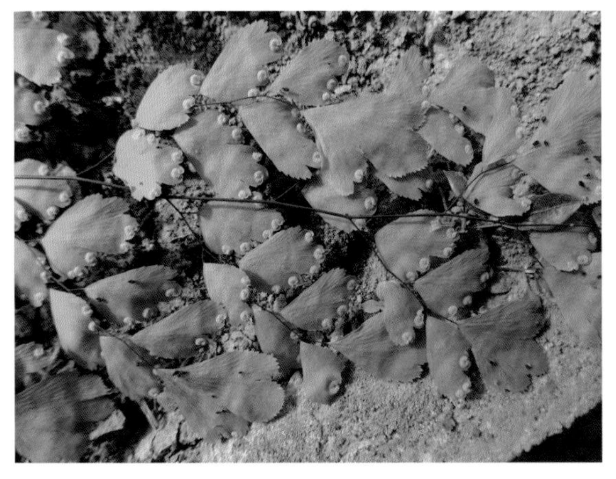

▲ 铁线蕨孢子囊群

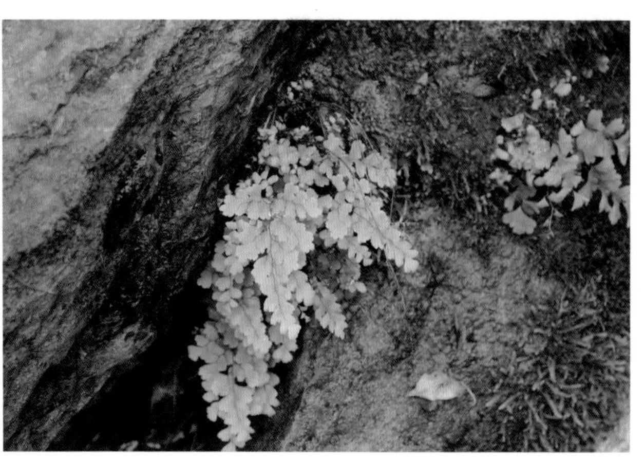

▲ 铁线蕨植株

凤丫蕨 *Coniogramme japonica* (Thunb.) Diels

别名　眉风草。

药材名　凤丫蕨(根状茎)。

形态特征　蕨类植物。植株高 60～120 cm。叶柄长 30～50 cm,基部以上光滑。叶片和叶柄等长或稍长,宽 20～30 cm,长圆三角形,二回羽状。羽片和小羽片边缘有向前伸的疏矮齿。叶脉网状,在羽轴两侧形成 2～3 行狭长网眼,网眼外的小脉分离,小脉顶端有纺锤形水囊,不到锯齿基部。叶干后纸质,上面暗绿色,下面淡绿色,两面无毛。孢子囊群沿叶脉分布,几达叶边。

生境与分布　生于海拔 1 800 m 以下的湿润林下或山谷阴湿处。贵州乌蒙山各地均有分布。

采收加工　四季可采,洗净,鲜用或晒干。

性味归经　辛、苦,凉。归肝经。

功能主治　祛风除湿,活血止痛,清热解毒。用于风湿筋骨痛,跌打损伤,瘀血腹痛,闭经,面赤肿痛,肿毒初起,乳腺炎。

用法用量　内服:15～30 g,水煎或泡酒服。

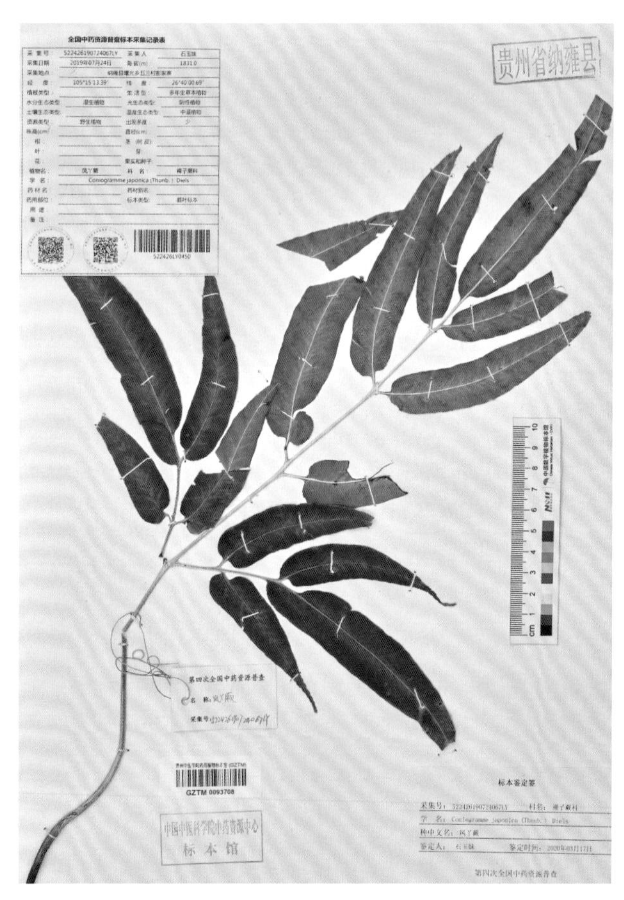

▲ 凤丫蕨标本

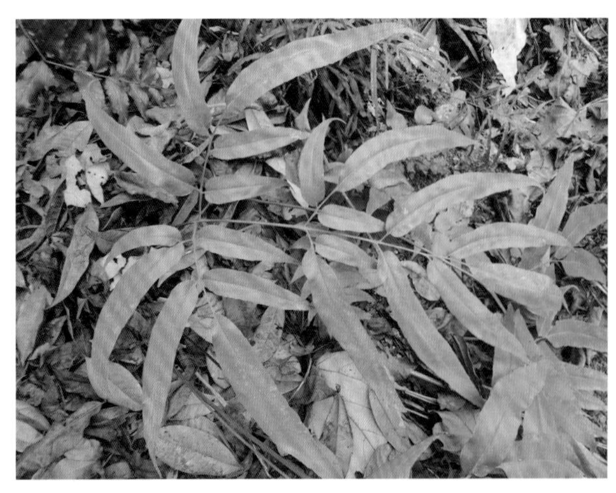

▲ 凤丫蕨植株

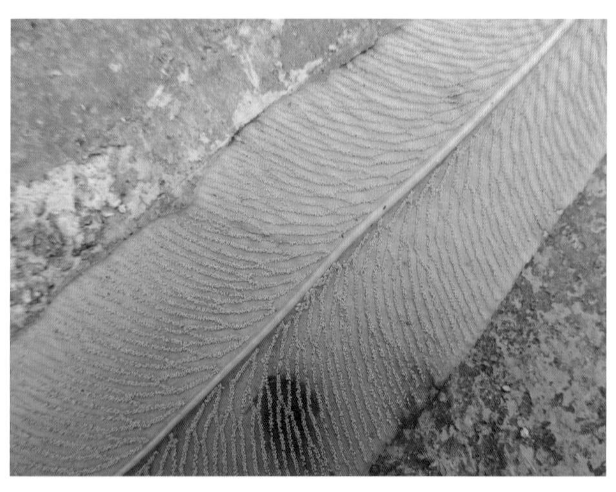

▲ 凤丫蕨孢子

书带蕨 *Vittaria flexuosa* Fée

别名 晒不死。

药材名 书带蕨(全草)。

形态特征 蕨类植物。根状茎横走,密被钻状披针形鳞片,先端纤毛状,边缘具睫毛状齿。叶近生,常密集成丛。叶柄短,基部被纤细的小鳞片。叶片线形,长 15～40 cm,宽 4～6 mm。叶薄草质,叶边反卷,遮盖孢子囊群。孢子囊群线形,位于浅沟槽中。沟槽内侧略隆起或扁平,孢子囊群线与中肋之间有阔的不育带,或在狭窄的叶片上为成熟的孢子囊群线充满。叶片下部和先端不育,隔丝多数,先端倒圆锥形。孢子长椭圆形,无色透明,单裂缝,表面具模糊的颗粒状纹饰。

生境与分布 生于海拔 500～2 300 m 的树干或密林下岩石上。赫章有分布。

采收加工 全年或夏、秋季采收,洗净,鲜用或晒干。

性味归经 淡、涩,凉。归心、肝经。

功能主治 疏风清热,舒筋止痛,健脾消疳,止血。用于小儿急惊风,目翳,跌打损伤,风湿痹痛,小儿疳积,妇女干血痨,咯血,吐血。

用法用量 内服:水煎,9～30 g,鲜品可用至 60～90 g;研末或泡酒。

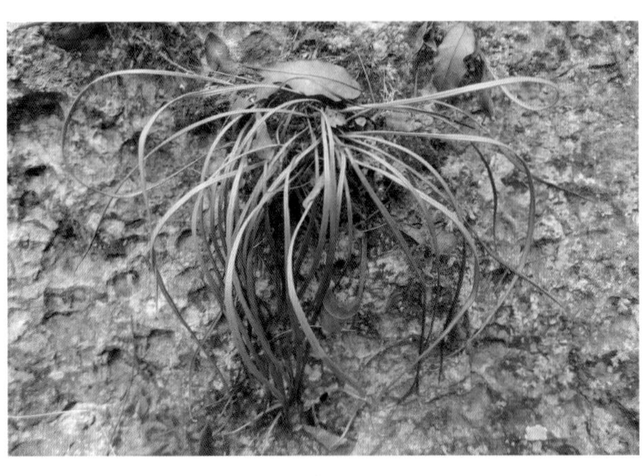

▲ 书带蕨植株

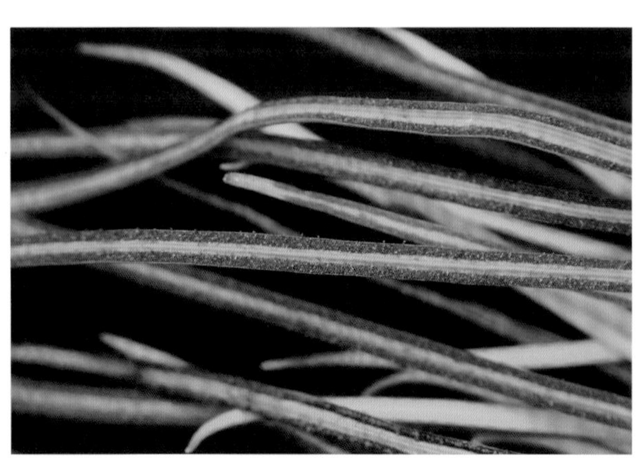

▲ 书带蕨孢子

渐尖毛蕨 *Cyclosorus acuminatus* (Houtt.) Nakai ex H. Ito

别名 金星草。

药材名 渐尖毛蕨(根茎)。

形态特征 蕨类植物。高 70～80 cm。根状茎长而横走,先端密被棕色披针形鳞片。叶远生,叶片长圆状披针形,先端尾状渐尖并羽裂,基部不变狭,二回羽裂。叶脉下面隆起,清晰,侧脉斜上。叶坚纸质,干后灰绿色,除羽轴下面疏被针状毛外,羽片上面被极短的糙毛。孢子囊群圆形,生于侧脉中部以上,每裂片 5～8 对。囊群盖大,深棕色或棕色,密生短柔毛,宿存。

生境与分布 生于海拔 1 900 m 以下的田边、路旁或林下山谷中。贵州乌蒙山各地均有分布。

采收加工 夏、秋季采收,晒干。

性味归经 淡、苦,凉。归肝、大肠、膀胱经。

功能主治 祛风除湿，舒筋活络，解毒杀虫。用于风湿筋骨疼痛，腰痛，肢麻屈伸不利，半身不遂，跌打损伤，乳痈，疮毒，疥疮。

用法用量 内服：水煎，6～12 g。外用：适量，捣敷；或煎水熏洗。

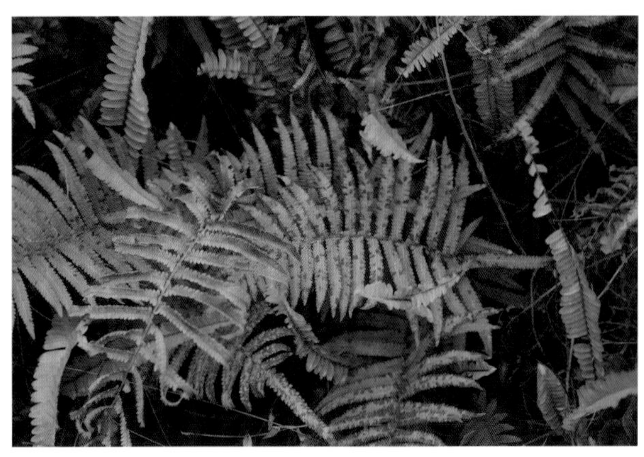

▲ 渐尖毛蕨植株

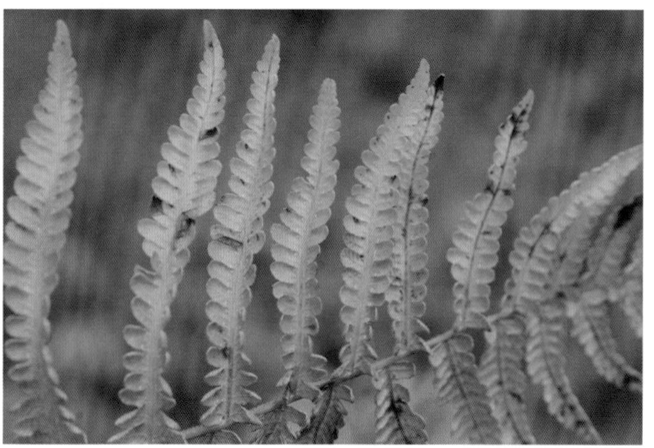

▲ 渐尖毛蕨叶

针毛蕨 *Macrothelypteris oligophlebia* (Bak.) Ching

别名 光叶金星蕨、金鸡尾巴草。

药材名 针毛蕨(根茎)。

形态特征 蕨类植物。高 60～150 cm。根状茎短而斜升，连同叶柄基部被深棕色的披针形、边缘具疏毛的鳞片。叶簇生，叶柄长 30～70 cm。叶片几与叶柄等长，角状卵形，三回羽裂。叶草质，干后黄绿色，下面有橙黄色、透明的头状腺毛，或沿小羽轴及主脉的近顶端偶有少数单细胞的针状毛，上面沿羽轴及小羽轴被灰白色的短针毛，羽轴常具浅紫红色斑。孢子囊群小，圆形，生于侧脉的近顶部。囊群盖小，圆肾形，成熟时脱落或隐没于囊群中。孢子圆肾形，周壁表面形成不规则的小疣块状，有时连接成拟网状或网状。

生境与分布 生于海拔 400～1 500 m 的山谷路边、林缘或灌丛旁。七星关有分布。

采收加工 夏、秋季采收，晒干或鲜用。

性味归经 微苦，平。归心、膀胱经。

功能主治 利水消肿，清热解毒，止血，杀虫。用于水肿，疮疖，烫火伤，外伤出血，蛔虫症。

用法用量 内服：水煎，15～30 g。外用：适量，研末或捣敷。

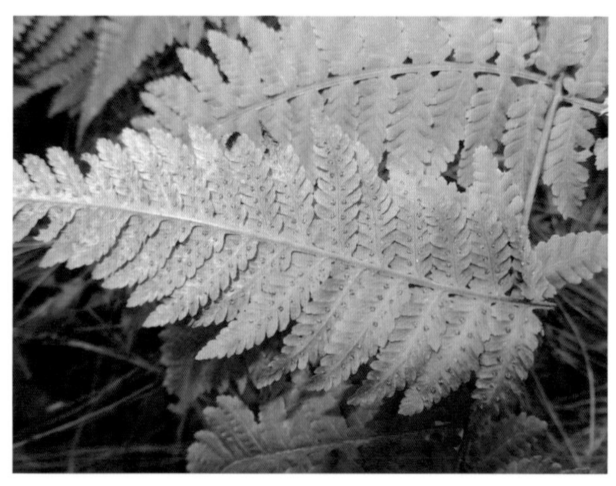

▲ 针毛蕨叶

长根金星蕨 *Parathelypteris beddomei* (Bak.) Ching

药材名 长根金星蕨(全草、叶)。

形态特征 蕨类植物。植株高 20～40 cm。根状茎极长,横走,疏被卵形小鳞片。叶远生或近生,叶柄纤细,长 4～10 cm。叶片长 15～30 cm,二回羽状深裂,羽片互生。叶脉两面可见,侧脉羽状分离。叶草质,干后黄褐色,下面除有少数橙黄色的圆球形腺体外,沿羽轴和叶被较多细长毛,上面沿羽轴和叶脉被单细胞的短针毛。孢子囊群小,每裂片 2～3 对,生于侧脉的近顶部。囊群盖圆肾形,小,棕色,厚膜质,无毛,宿存。

生境与分布 生于海拔 500～2 500 m 的路边、山坡林缘、疏林下或湿地。贵州乌蒙山各地均有分布。

采收加工 夏季采收,晒干。

性味归经 淡、苦,凉。

功能主治 消炎止血。用于外伤出血。

用法用量 内服:水煎,15～30 g。外用:适量,研末或捣敷。

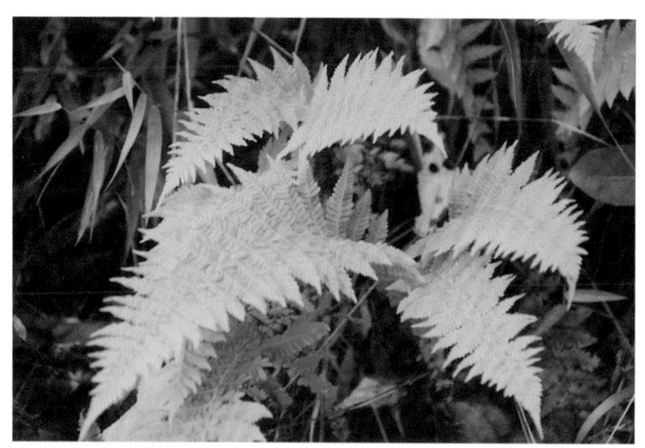

▲ 长根金星蕨植株

杨梅 *Myrica rubra* (Lour.) Sieb. et Zucc.

别名 树梅、珠红。

药材名 杨梅(果实)、杨梅核仁(核仁)。

形态特征 常绿乔木,高达 15 m 以上。叶革质,无毛,生于萌发条上者为长椭圆状或楔状披针形,生于孕性枝上者为楔状倒卵形或长椭圆状倒卵形;叶柄长 2～10 mm。花雌雄异株。雄花序单独或数条丛生于叶腋;雄花具 2～4 枚卵形小苞片及 4～6 枚雄蕊。雌花通常具 4 枚卵形小苞片;子房卵形,极小,无毛,顶端极短的花柱及 2 鲜红色细长的柱头;每一雌花序仅上端 1(稀 2)雌花能发育成果实。核果球状,味酸甜,成熟时深红色或紫红色;核常为阔椭圆形或圆卵形。4 月开花,6～7 月果实成熟。

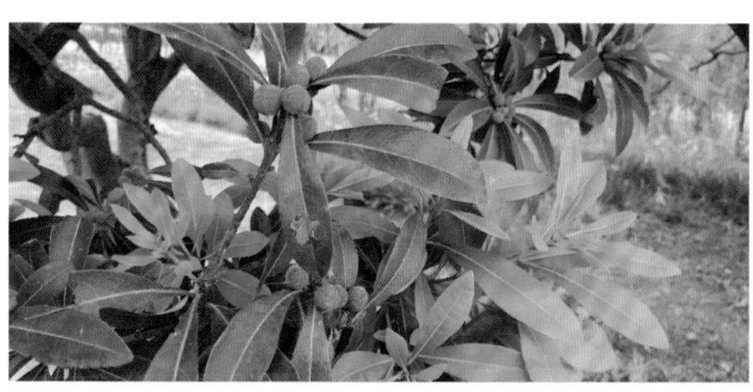

▲ 杨梅果实

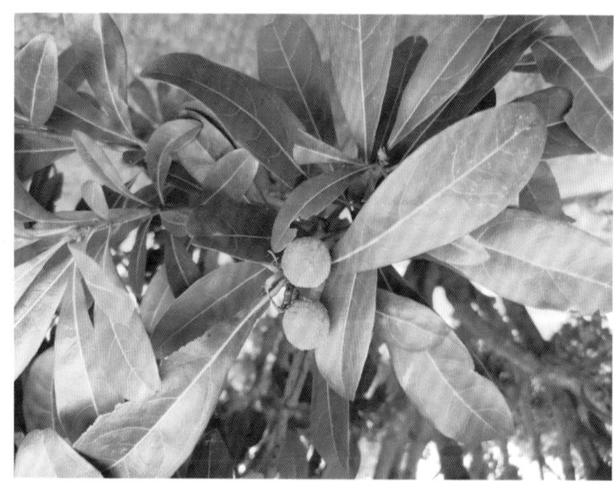

▲ 杨梅叶

生境与分布 生于山坡杂木林中，或栽培。贵州乌蒙山各地均有分布。

采收加工 1. 杨梅。夏季采收，鲜用、干用或盐渍。

2. 杨梅核仁。夏季采收，去除果实，留下种仁，鲜用或晒干。

性味归经 1. 杨梅。酸、甘，温。归脾、胃、肝经。

2. 杨梅核仁。辛、苦，微温。归肺、脾经。

功能主治 1. 杨梅。生津止渴。用于口干，食欲不振。

2. 杨梅核仁。利水消肿，敛疮。用于脚气，牙疳。

用法用量 1. 杨梅。内服：水煎，15～30 g，烧灰或盐藏。

2. 杨梅核仁。内服：水煎，6～9 g，烧灰敷之。

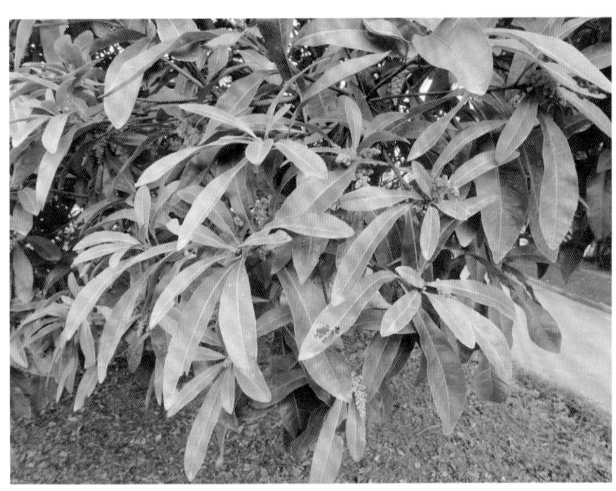

▲ 杨梅植株

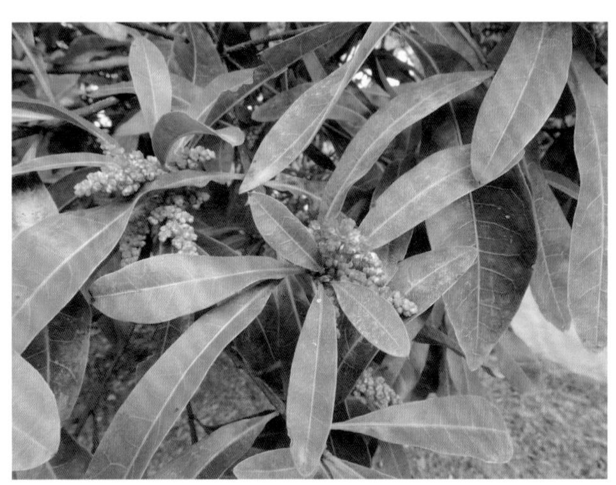

▲ 杨梅花

胡桃 *Juglans regia* L.

别名 核桃。

药材名 胡桃（胡桃仁）、胡桃壳（壳）、胡桃根（根）。

形态特征 乔木，高达 20～25 m，树干较别的种类矮。小枝无毛，具光泽，被盾状着生的腺体。奇数羽状复叶长 25～30 cm，叶柄及叶轴幼时被有极短腺毛及腺体。雄性葇荑花序下垂。雄花的苞片、小苞片及花被片均被腺毛，雄蕊 6～30 枚。雌花总苞被极短腺毛，柱头浅绿色。果序短，具 1～3 果实，果实近于球状，果核稍具皱曲，内果皮壁内具不规则的空隙或无空隙而仅具皱曲。花期 5 月，果期 10 月。

生境与分布 生于山地或丘陵地带，多为栽培。贵州乌蒙山各地均有分布。

采收加工 1. 胡桃。秋季果实成熟时采收，除去肉质果皮，晒干，再除去核壳和木质隔膜。

2. 胡桃壳。采收胡桃仁时，收集核壳（木质内果皮），除去杂质，晒干。

3. 胡桃根。全年均可采收，挖取根，洗净，切片。或剥取根皮，切片，鲜用。

性味归经 1. 胡桃。甘，温。归肾、肺、大肠经。

2. 胡桃壳。苦、涩，平。归脾、肺、肾经。

3. 胡桃根。苦、涩，平。

功能主治 1. 胡桃。补肾，温肺，润肠。用于肾阳不足，腰膝酸软，阳痿遗精，虚寒喘咳，肠燥便秘。

2. 胡桃壳。止血，止痢，散结消痈，杀虫止痒。用于妇女崩漏，久痢，乳痈，疥癣。

3. 胡桃根。止泻，止痛，乌须发。用于腹泻，牙痛，须发早白。

用法用量 1. 胡桃。内服：水煎，6～9 g。

2. 胡桃壳。内服：水煎，9～15 g；煅存性研末，3～6 g。外用：煎水洗，适量。

3. 胡桃根。内服：水煎，9～15 g。外用：煎水洗，适量。

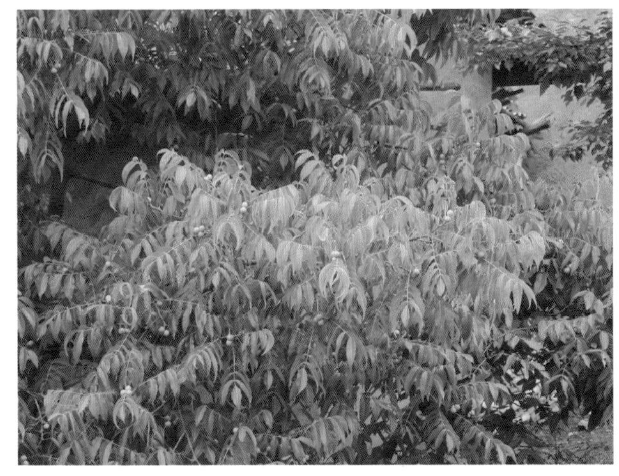

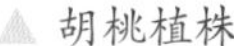

▲ 胡桃植株

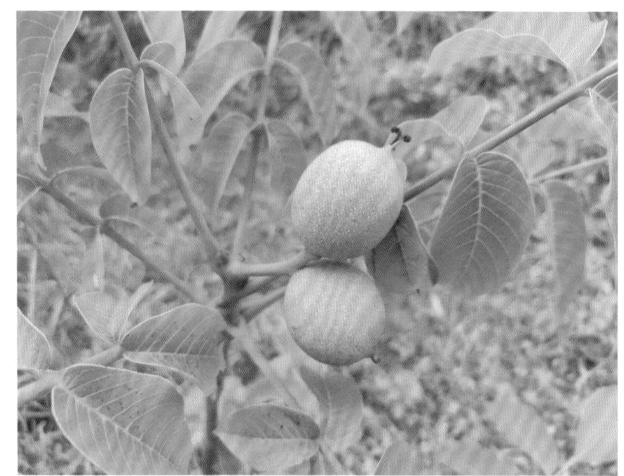

▲ 胡桃果实

圆果化香树 *Platycarya longipes* Wu

别名 小化香、水化香。

药材名 圆果化香树(叶)。

形态特征 落叶小乔木,高可达 10 m。树皮灰褐色,枝条暗褐色。奇数羽状复叶,互生,卵状披针形至长椭圆状披针形,薄革质。花单性或两性,雌雄同株,两性花序和雄花序着生于小枝顶端或叶腋,排列成伞房状花序束,位于两性花序的四周为雄花序,有雄蕊 6～8;雌花序球状卵形或长圆形,雌花苞片卵状披针形,有花被片 2,贴生于子房两侧,与子房一起增大。果序球状,卵状椭圆形至长椭圆状圆柱形,褐色。小坚果扁平。种子卵形,种皮膜质。花期 5 月,果期 6～7 月。

生境与分布 生于石灰岩山地。七星关有分布。

采收加工 夏、秋季采收,晒干或鲜用。

性味归经 辛,温。

功能主治 清热解毒,杀虫止痒。用于疔疮,疮痈肿毒,骨痈流脓,顽癣。

用法用量 外用:捣烂敷,或浸水洗,适量。

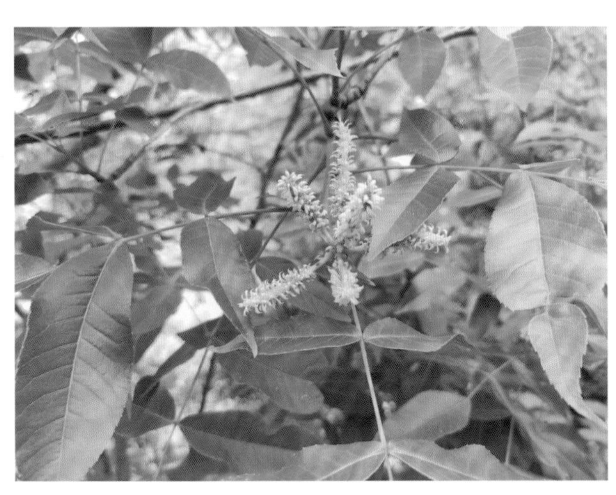

▲ 圆果化香树花

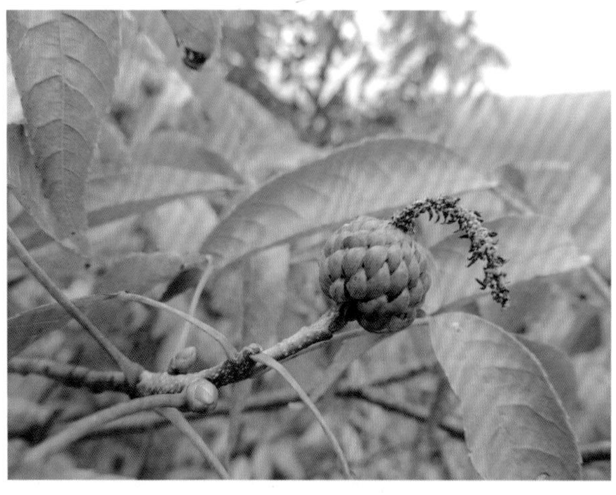

▲ 圆果化香树果实

川榛 *Corylus heterophylla* var. *sutchuenensis* Franch.

别名 凤凰木、榛子。

药材名 川榛(种仁、雄花)。

形态特征 落叶灌木或小乔木,高达 7 m。小枝黄褐色,密被短柔毛,老枝无毛。叶长圆形至宽卵形,长 4～15 cm,宽 4～8 cm,先端圆,叶柄长 1～2 cm,被短柔毛。果 1～6 个簇生。花期 3～4 月,果期 9～10 月。

生境与分布 生于海拔 600～1 200 m 的山坡灌丛或树木中。贵州乌蒙山各地均有分布。

采收加工 1. 种仁。秋季果实成熟时采收,晒干,除去杂质,取出种仁。

2. 雄花。清明前后采收,晾干或加工成粉。

性味归经 甘,平。归脾、胃经。

功能主治 1. 种仁。健脾和胃,润肺止咳。用于病后体弱,脾虚泄泻,食欲不振,咳嗽。

2. 雄花。止血,消肿,敛疮。用于外伤出血,冻伤,疮疖。

用法用量 内服:水煎,30～60 g;或研末。

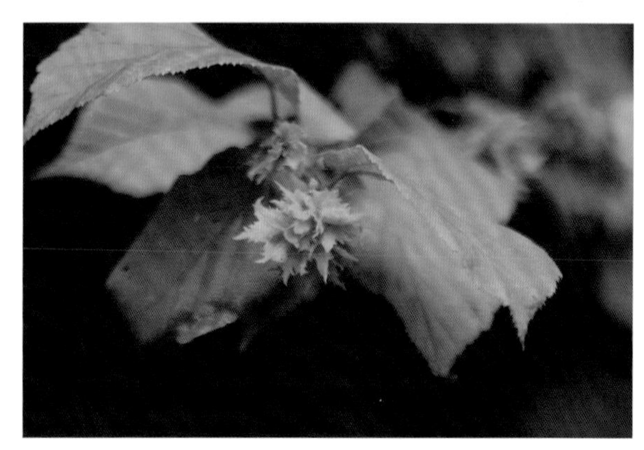

▲ 川榛果实

板栗 *Castanea mollissima* Bl.

别名 栗、茅栗子。

药材名 板栗(种仁)。

形态特征 落叶乔木,高达 25 m。树皮灰褐色,交错纵深裂,小枝有灰色绒毛。叶椭圆形至长圆状披针形,长 9～22 cm,宽 5～9 cm,下面密被白色绒毛,叶柄长 1～2 cm。雌雄花同序,花序长 9～20 cm,雄花生花序中上部,雌花生于基部,2～3 花生于总苞内。壳斗连刺径 4～6.5 cm,密被灰白色星状毛,刺

▲ 板栗植株

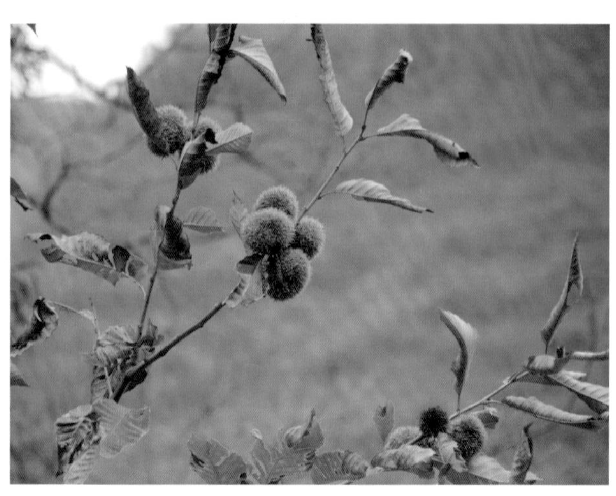

▲ 板栗果实

长而密，每壳斗有坚果 2～3。坚果扁圆形，径 1.6～3 cm，暗褐色，顶部有绒毛。花期 4～6 月，果期 9～10 月。

生境与分布 生于向阳干燥的河沙土，或栽培。贵州乌蒙山各地均有分布。

采收加工 总苞由青色转黄色，微裂时采收，剥取种仁，晒干。

性味归经 甘，温。归脾、胃、肾经。

功能主治 养胃健脾，补肾强筋，活血止血。用于反胃，泄泻，腰脚软弱，吐、衄、便血，金疮、折伤肿痛，瘰疬。

用法用量 内服：水煎或煅存性为末，5～7 个。

茅栗 *Castanea seguinii* Dode

别名 毛板栗、毛栗。

药材名 茅栗根（根）、茅栗（种仁）。

形态特征 小乔木或灌木状，通常高 2～5 m。叶倒卵状椭圆形或兼有长圆形的叶，基部对称至一侧偏斜，叶背有黄或灰白色鳞腺，幼嫩时沿叶背脉两侧有疏单毛，叶柄长 5～15 mm。雄花序长 5～12 cm，雄花簇有花 3～5 朵；雌花单生或生于混合花序的花序轴下部，通常 1～3 朵发育结实。壳斗外壁密生锐刺，成熟壳斗连刺径 3～5 cm，刺长 6～10 mm。坚果无毛或顶部有疏伏毛。花期 5～7 月，果期 9～11 月。

生境与分布 与马尾松、槲栎、白栎、杜鹃等混生。贵州乌蒙山各地均有分布。

采收加工 1. 茅栗根。全年可采，晒干。

2. 茅栗。秋季总苞由青转黄，微裂时采收，剥取种仁，晒干。

性味归经 苦，寒。归心、肺经。

功能主治 1. 茅栗根。清热解毒，消食。用于肺炎，肺结核，消化不良。

2. 茅栗。安神。用于失眠。

用法用量 内服：15～30 g。外用：适量，煎水洗。

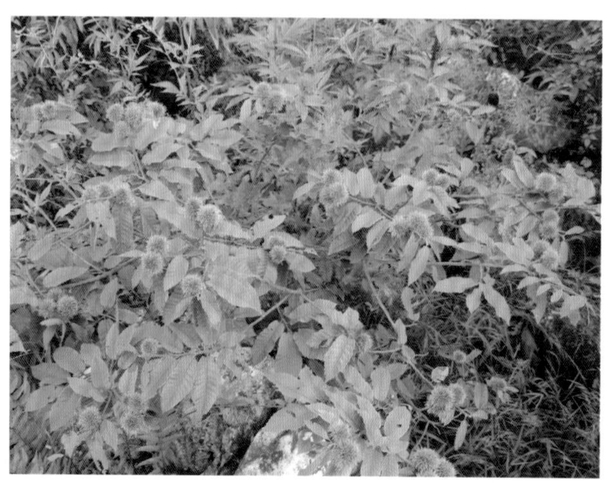

▲ 茅栗植株

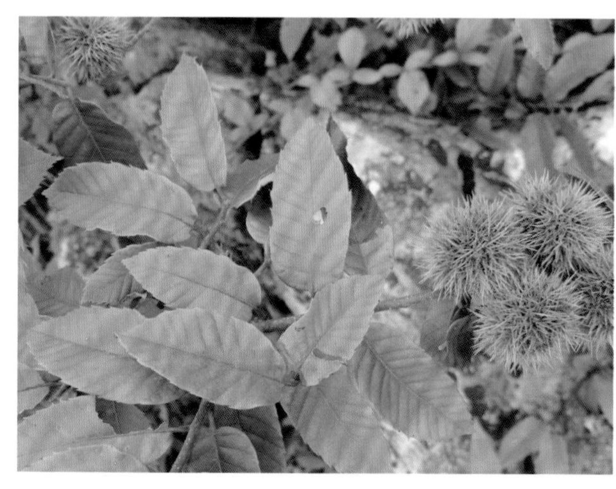

▲ 茅栗叶

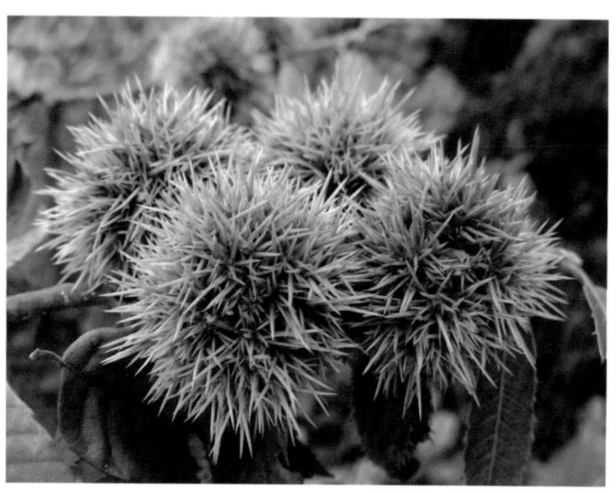

▲ 茅栗果实

青冈 *Cyclobalanopsis glauca* (Thunb.) Oerst.

别名 青冈栎。

药材名 青冈(树皮、叶及种仁)。

形态特征 常绿乔木,高达20 m。小枝无毛。叶片革质,倒卵状椭圆形或长椭圆形,长6～13 cm,宽2.0～5.5 cm,顶端渐尖或短尾状,基部圆形或宽楔形,叶缘中部以上有疏锯齿,侧脉每边9～13条,叶背支脉明显,叶面无毛,叶背有整齐平伏白色单毛,老时渐脱落,常有白色鳞秕;叶柄长1～3 cm。雄花序长5～6 cm,花序轴被苍色绒毛。果序长1.5～3.0 cm,着生果2～3个。壳斗碗形,包着坚果1/3～1/2,直径0.9～1.4 cm,高0.6～0.8 cm,被薄毛;小苞片合生成5～6条同心环带,环带全缘或有细缺刻,排列紧密。坚果卵形、长卵形或椭圆形,直径0.9～1.4 cm,高1.0～1.6 cm,无毛或被薄毛,果脐平坦或微凸起。花期4～5月,果期10月。

生境与分布 生于石灰岩山地或酸性土壤的低山杂林中。贵州乌蒙山各地均有分布。

采收加工 全年均可采收,鲜用或晒干。

性味归经 甘、苦、涩,平。归胃、大肠经。

功能主治 涩肠止泻,生津止渴。用于泄泻痢疾,津伤口渴,伤酒。

用法用量 内服:水煎,10～15 g。外用:嫩叶贴敷。

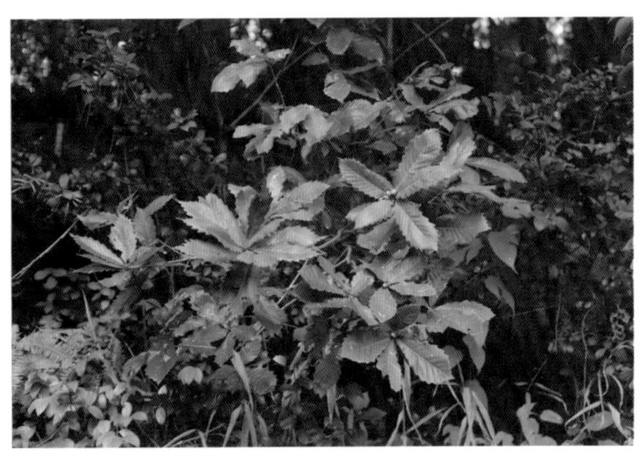

▲ 青冈植株

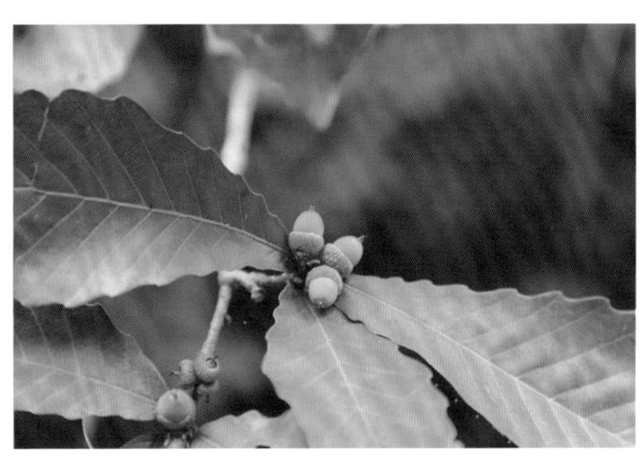

▲ 青冈果实

杜仲 *Eucommia ulmoides* Oliv.

别名 丝绵皮、扯丝皮。

药材名 杜仲(树皮)。

形态特征 落叶乔木,高达15～20 m,枝条斜向上伸,树皮为灰色,小枝光滑,黄褐色。叶椭圆形,边缘有锯齿,下面脉上有毛。花单性,雌雄异株,无花被,常先叶开放,生于小枝基部;雄花具短梗,花药条形,花丝极短;雌蕊具短梗,子房狭长,顶端有叉状柱头,1室,胚珠2。翅果狭椭圆形。早春开花,秋后果实成熟。

生境与分布 贵州乌蒙山各县区均有栽培。

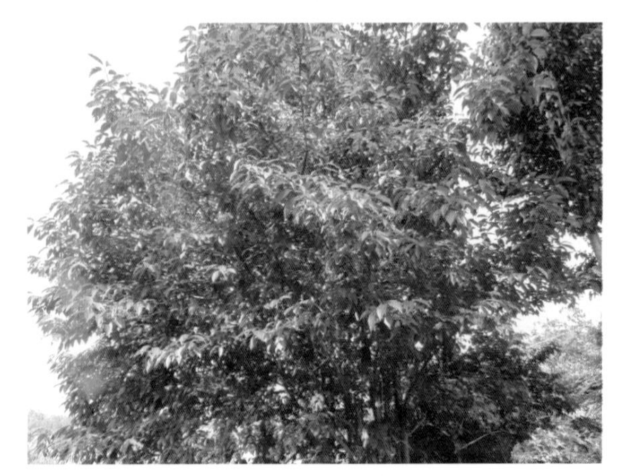

▲ 杜仲植株

采收加工　4～6 月剥取，刮去粗皮，堆置“发汗”至内皮呈紫褐色，晒干。

性味归经　甘，温。归肝、肾经。

功能主治　补肝肾，强筋骨，安胎。用于肝肾不足，腰膝酸痛，筋骨无力，头晕目眩，妊娠漏血，胎动不安。

用法用量　内服：水煎，6～10 g。

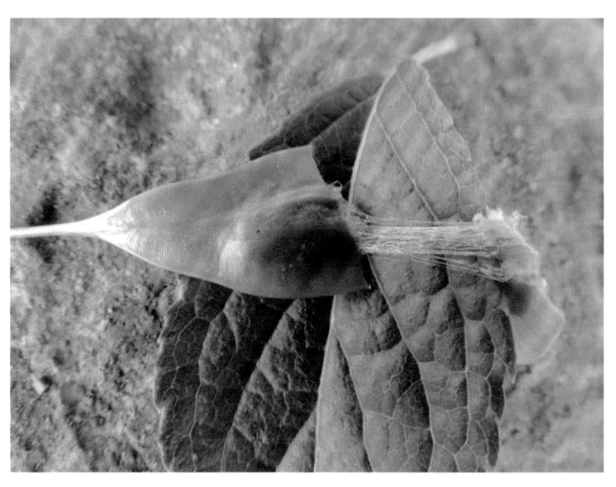

▲ 杜仲叶

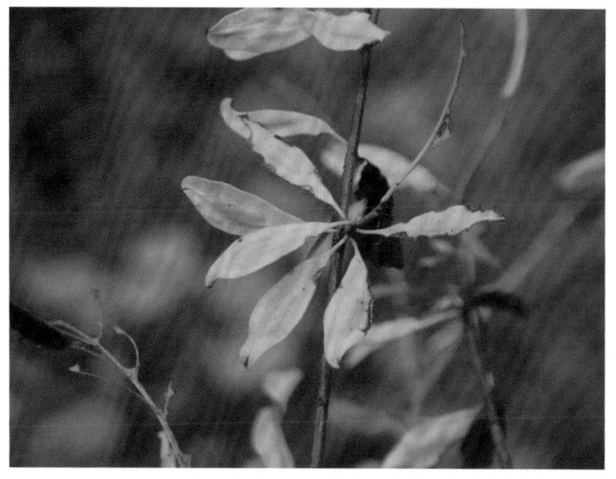

▲ 杜仲果实

构树　*Broussonetia papyrifera*（L.）L'Her. ex Vent.

别名　楮实子、楮桃。

药材名　构树(果实)。

形态特征　落叶乔木，高达 16 m。树冠开张，卵形至广卵形。树皮平滑，浅灰色或灰褐色，不易裂，全株含乳汁。单叶互生，有时近对生，叶卵圆至阔卵形，长 8～20 cm，宽 6～15 cm，顶端锐尖，基部圆形或近心形，边缘有粗齿，3～5 深裂(幼枝上的叶更为明显)，两面有厚柔毛；叶柄长 3～5 cm，密生绒毛；托叶卵状长圆形，早落。椹果球形，熟时橙红色或鲜红色。花期 4～5 月，果期 7～9 月。

生境与分布　生于向阳山坡、灌丛、林缘或村寨道旁。贵州乌蒙山各地均有分布。

采收加工　秋季变红时采摘，除去灰白色膜状宿萼与杂质，晒干。

性味归经　甘，寒。归肝、脾、肾经。

功能主治　滋胃益阴，清肝明目，健脾利水。用于肾虚腰膝酸软，阳痿，眼目昏花，水肿。

用法用量　内服：15～25 g。外用：割伤树皮取鲜浆汁外擦。

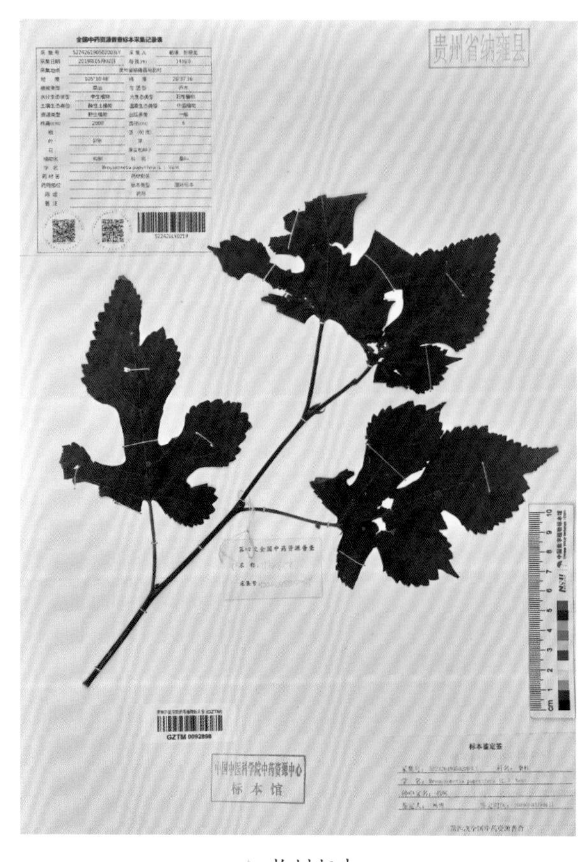

▲ 构树标本

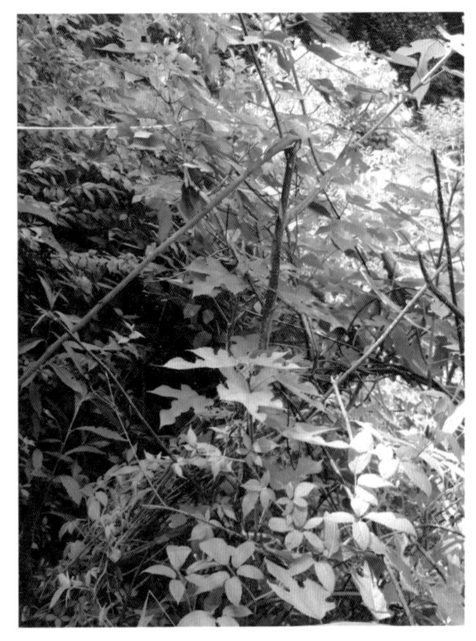

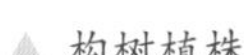

▲ 构树植株

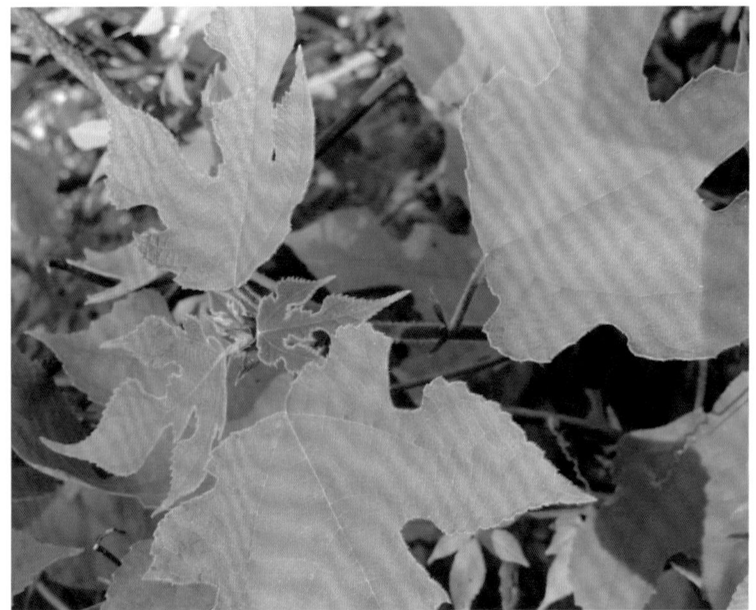

▲ 构树叶

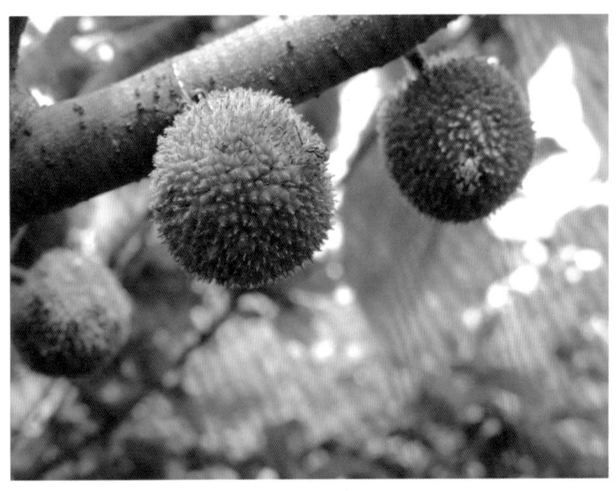

▲ 构树未成熟果实

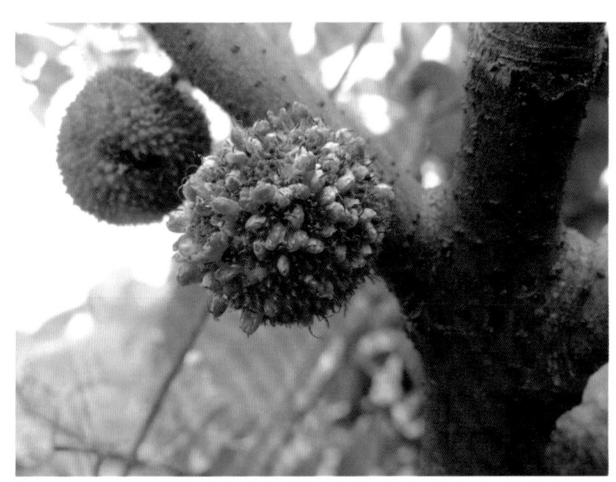

▲ 构树成熟果实

无花果 *Ficus carica* L.

别名 奶浆果。

药材名 无花果(果实)。

形态特征 落叶灌木,高3～10 m,多分枝。树皮灰褐色,皮孔明显。小枝直立,粗壮。叶互生,厚纸质,广卵圆形,长宽近相等,10～20 cm,通常3～5裂,小裂片卵形,边缘具不规则钝齿,表面粗糙,背面密生细小钟乳体及灰色短柔毛,基部浅心形,基生侧脉3～5条,侧脉5～7对。叶柄长2～5 cm,粗壮。托叶卵状披针形,长约1 cm,红色。雌雄异株,雄花和瘿花同生于一榕果内壁,雄花生内壁口部,花被片4～5,雄蕊3,有时1或5,瘿花花柱侧生,短;雌花花被与雄花同,子房卵圆形,光滑,花柱侧生，柱头 2 裂，线形。榕果单生叶腋，大而梨形，直径 3～5 cm，顶部下陷，成熟时紫红色或黄色，基生苞片 3，卵形；瘦果透镜状。花果期 5～7 月。

生境与分布 栽培。贵州乌蒙山各地均有分布。

采收加工 7～10 月果实呈绿色时分批采摘，用沸水烫后捞取，晒干。

性味归经 甘，平。归心、脾、胃经。

功能主治 清热生津，解毒消胀。用于咽喉肿痛，乳汁稀少，食欲不振，痈肿。

用法用量 内服：25～50 g。

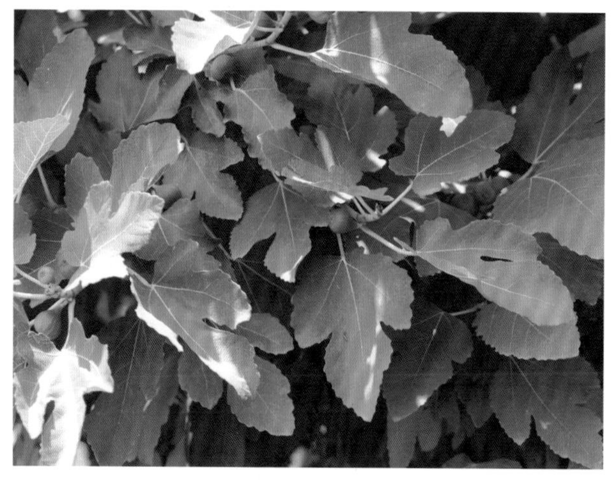

▲ 无花果叶

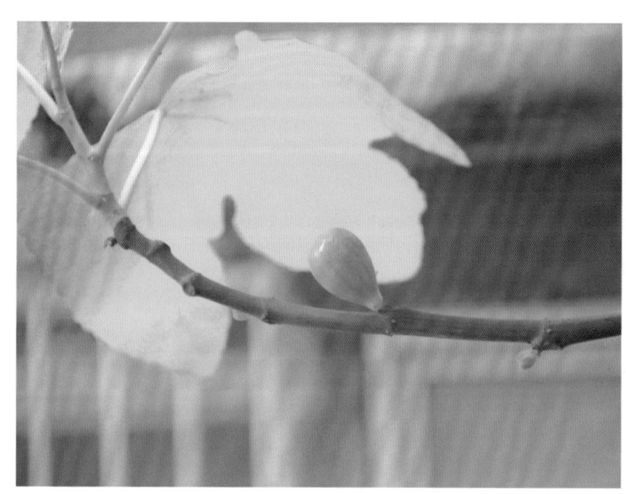

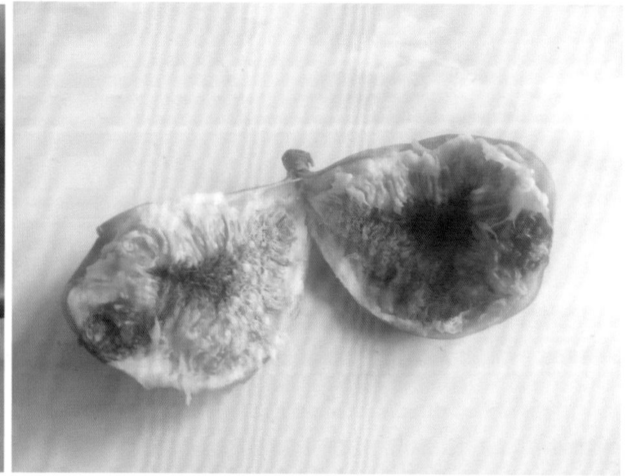

▲ 无花果果实

地果 *Ficus tikoua* Bur.

别名 地瓜、过山龙。

药材名 地果(全株)。

形态特征 落叶匍匐木质藤本，含白色乳汁。茎棕褐色，节略膨大，触地生细长的不定根。叶硬纸质，倒卵状椭圆形，长 1.5～6.0 mm，宽 1～4 mm，先端锐尖，基部圆形或浅心形，边缘有波状锯齿，上面被短刺毛，下面沿脉被短毛。叶柄长 1～2 cm。花序托具短梗，簇生于无叶的短枝上，埋于土中，球形或卵球形，成熟时红褐色；花单性，雄花生于花序托的口部，花被片 2～6，雄蕊 1～3，雌花生于另一花序托内。

生境与分布 生于沟边潮湿地。贵州乌蒙山各地均有分布。

采收加工 9～10 月采收，洗净，晒干。

性味归经 苦，微甘、平。

功能主治 清热利湿，活血通络，解毒消肿。用于肺热咳嗽，痢疾，水肿，黄疸，风湿疼痛，经闭，带下，跌打损伤，无名肿毒。

用法用量 内服：水煎，25～50 g。

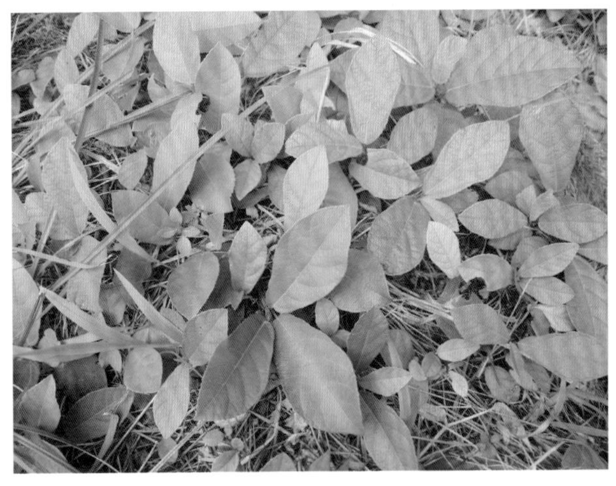

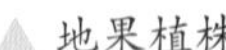

▲ 地果植株

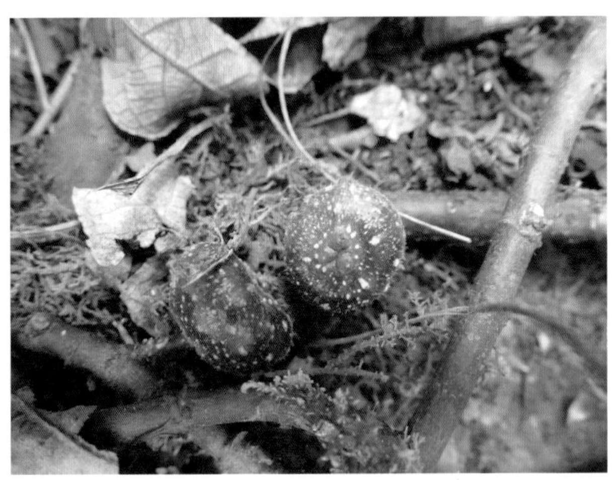

▲ 地果果实

葎草 *Humulus scandens*（Lour.）Merr.

别名 勒草、拉拉秧、拉拉藤。

药材名 葎草（全草）。

形态特征 一年生或多年生缠绕草本。茎枝和叶柄有倒钩刺。叶肘生，具长柄。叶片近肾状五角形，直径 7～10 cm，掌状深裂，裂片(3)5～7，边缘有粗锯齿，两面均有粗糙刺毛，下面有黄色小腺点。单性花，雌雄异株，雄花序圆锥状，雄花花被片和雄蕊各 5，黄绿色；雌花序穗状，通常 10 余朵花相集而下垂，每 2 朵花有 1 卵形苞片，有白刺毛和黄色小腺点，花被退化为 1 全缘的膜质片。瘦果淡黄色，扁圆形。花期 7～8 月，果期 8～9 月。

生境与分布 生于海拔 300～1 300 m 的土坎、路旁、沟边湿地或林缘灌丛。贵州乌蒙山各地均有分布。

采收加工 秋季采收，除去杂质，晒干。

性味归经 甘、苦，寒。归肺、肾经。

功能主治 清热解毒，利尿通淋。用于肺热咳嗽，肺痈，虚热烦渴，热淋，水肿，小便不利，湿热泻痢，热毒疮疡，皮肤瘙痒。

用法用量 内服：15～25 g。外用：适量，鲜品捣烂外敷，蛇咬伤则敷伤口周围。

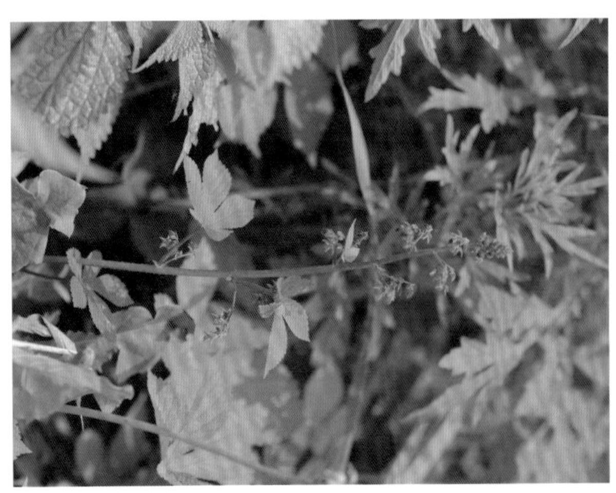

▲ 葎草植株

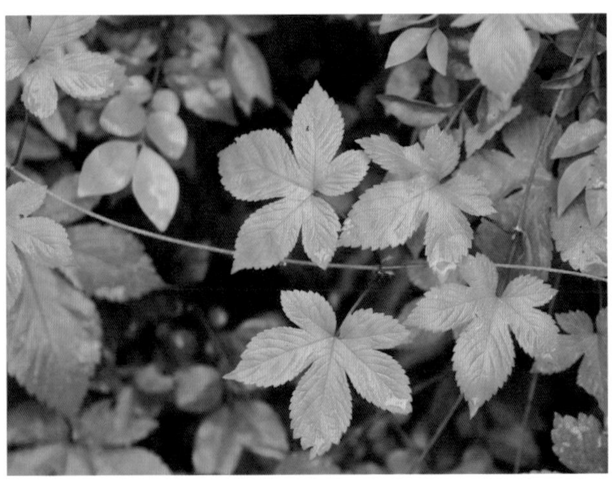

▲ 葎草叶

桑 *Morus alba* L.

别名 蚕桑、桑树。

药材名 桑叶(叶)、桑白皮(根皮)、桑枝(嫩枝)、桑葚(果穗)。

形态特征 乔木或为灌木,高 3~10 m,树皮厚,灰色,具不规则浅纵裂。冬芽红褐色,卵形,芽鳞覆瓦状排列,灰褐色,有细毛。小枝有细毛。叶卵形或广卵形,长 5~15 cm,宽 5~12 cm,先端急尖、渐尖或圆钝,基部圆形至浅心形,边缘锯齿粗钝,有时叶各种分裂,表面鲜绿色,无毛,背面沿脉有疏毛,脉腋有簇毛。叶柄长 1.5~5.5 cm,具柔毛。托叶披针形,早落,外面密被细硬毛。花单性,与叶同时生出。雄花序下垂,密被白色柔毛,雄花花被片宽椭圆形,淡绿色。花丝在芽时内折,花药 2 室,球形至肾形,纵裂。雌花序被长毛,总花梗长 5~10 mm,被柔毛,雌花无梗,花被片倒卵形,顶端圆钝,外面和边缘被毛,两侧紧抱子房,无花柱,柱头 2 裂,内面有乳头状突起。聚花果卵状椭圆形,长 1.0~2.5 cm,成熟时红色或暗紫色。花期 4~5 月,果期 5~8 月。

生境与分布 栽培。贵州乌蒙山各地均有分布。

采收加工 1. 桑叶。初霜后采收,除去杂质,晒干。

2. 桑白皮。秋末叶落时至次春发芽前采挖根部,刮去黄棕色粗皮,纵向剖开,剥取根皮,晒干。

3. 桑枝。春末夏初采收,去叶,晒干,或趁鲜切片,晒干。

4. 桑葚。4~6 月果实变红时采收,晒干,或略蒸后晒干。

性味归经 1. 桑叶。甘、苦,寒。归肺、肝经。

2. 桑白皮。甘,寒。归肺经。

3. 桑枝。微苦,平。归肝经。

4. 桑葚。甘、酸,寒。归心、肝、肾经。

功能主治 1. 桑叶。疏散风热,清肺润燥,清肝明目。用于风热感冒,肺热燥咳,头晕头痛,目赤昏花。

2. 桑白皮。泻肺平喘,利水消肿。用于肺热喘咳,水肿胀满尿少,面目肌肤浮肿。

3. 桑枝。祛风湿,利关节。用于风湿痹病,肩臂、关节酸痛麻木。

4. 桑葚。滋阴补血,生津润燥。用于肝肾阴虚,眩晕耳鸣,心悸失眠,须发早白,津伤口渴,内热消渴,肠燥便秘。

用法用量 内服:水煎,桑叶 5~10 g;桑白皮 6~12 g;桑枝、桑葚 9~15 g。

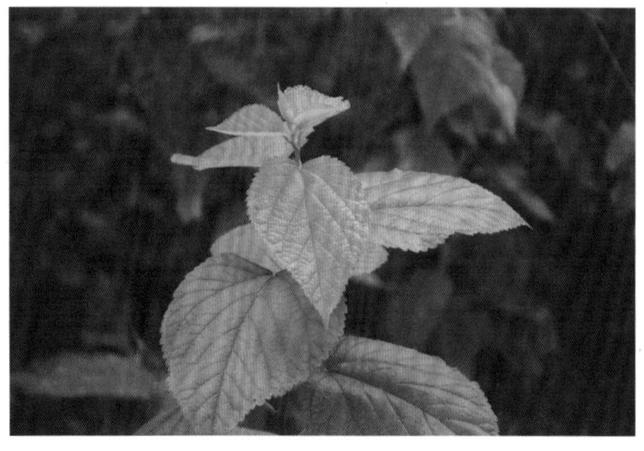

▲ 桑叶

鸡桑 *Morus australis* Poir.

别名 小叶桑。

药材名 鸡桑根(根)、鸡桑叶(叶)。

形态特征 灌木或小乔木,树皮灰褐色,冬芽大,圆锥状卵圆形。叶卵形,长 5~14 cm,宽 3.5~12.0 cm,先端急尖或尾状,基部楔形或心形,边缘具粗锯齿,不分裂或 3~5 裂,表面粗糙,密生短刺毛，背面疏被粗毛。叶柄长 1.0～1.5 cm，被毛，托叶线状披针形，早落。雄花序长 1.0～1.5 cm，被柔毛，雄花绿色，具短梗，花被片卵形，花药黄色。雌花序球形，长约 1 cm，密被白色柔毛，雌花花被片长圆形，暗绿色，花柱很长，柱头 2 裂，内面被柔毛。聚花果短椭圆形，直径约 1 cm，成熟时红色或暗紫色。花期 3～4 月，果期 4～5 月。

生境与分布　生于石灰岩的悬岩上或山坡上。贵州乌蒙山各地均有分布。

采收加工　1. 鸡桑根。秋、冬季采挖，趁鲜时刮去栓皮，洗净，或剥取白皮，晒干。

2. 鸡桑叶。夏季采收，鲜用或晒干。

性味归经　1. 鸡桑根。甘、辛，寒。归肺、肾经。

2. 鸡桑叶。甘、辛，寒。归肺经。

功能主治　清肺，凉血，利湿。用于肺热咳嗽，鼻衄，水肿，腹泻，黄疸。

用法用量　内服：水煎，叶 3～9 g；根皮 6～15 g。

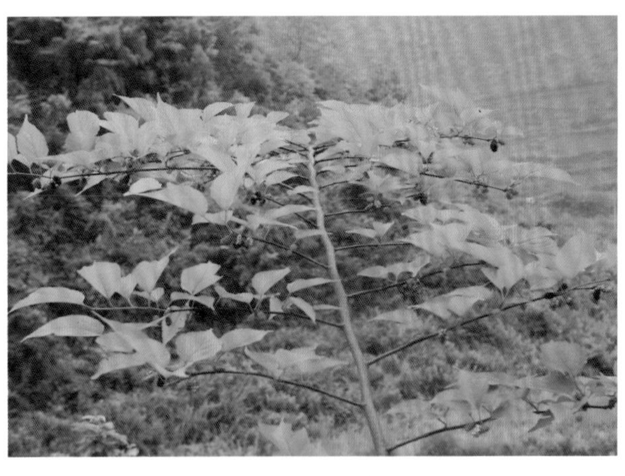

▲ 鸡桑植株

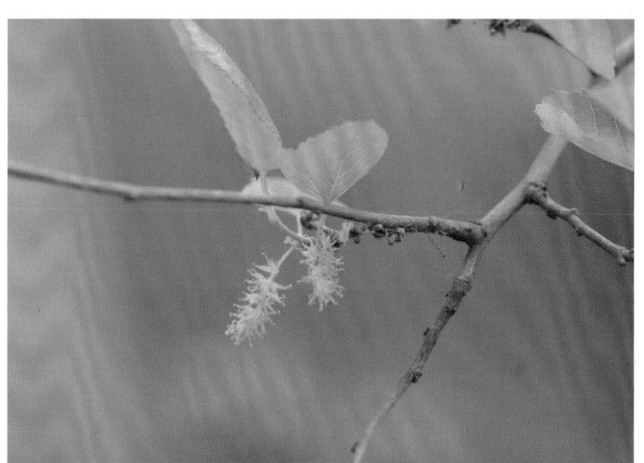

▲ 鸡桑花

水麻 *Debregeasia orientalis* C.J.Chen

别名　水细麻、水玄麻。

药材名　水麻（枝叶）。

形态特征　灌木，高达 1～4 m，小枝纤细，暗红色，常被贴生的白色短柔毛，以后渐变无毛。叶纸质或薄纸质，长圆状狭披针形或条状披针形，边缘有不等的细锯齿或细牙齿，上面暗绿色，常有泡状隆起，疏生短糙毛，钟乳体点状，背面被白色或灰绿色毡毛，在脉上疏生短柔毛。叶柄短，长 3～10 mm。托叶披针形，背面纵肋上疏生短柔毛。花序雌雄异株，稀同株，每分枝的顶端各生一球状团伞花簇，雄花簇直径 4～6 mm，雌花簇直径 3～5 mm。苞片宽倒卵形。雄花在芽时扁球形，花被片 4，在下部合生；雄蕊 4，退化雌蕊倒卵形，在基部密生雪白色绵毛。雌花几无梗，倒卵形，花被薄膜质紧贴于子房，倒卵形，外面近无毛；柱头画笔头状，从一小圆锥体上生出一束柱头毛。瘦果小浆果状，倒卵形宿存花

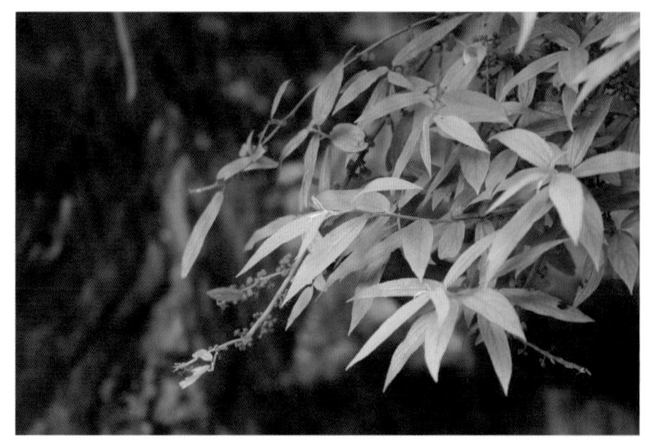

▲ 水麻植株

被肉质紧贴生于果实。花期 3～4 月，果期 5～7 月。

生境与分布 生于海拔 400～1 200 m 的溪边、林缘空地或石灰岩石地区。贵州乌蒙山各地均有分布。

采收加工 夏、秋季采收，鲜用或晒干。

性味归经 微苦，平。

功能主治 疏风止咳，清热透疹，化瘀止血。用于外感咳嗽咳血，小儿急惊风，麻疹不透，跌打伤肿，妇女腹中包块，外伤出血。

用法用量 内服：水煎，9～15 g。外用：适量，捣敷；或煎水洗。

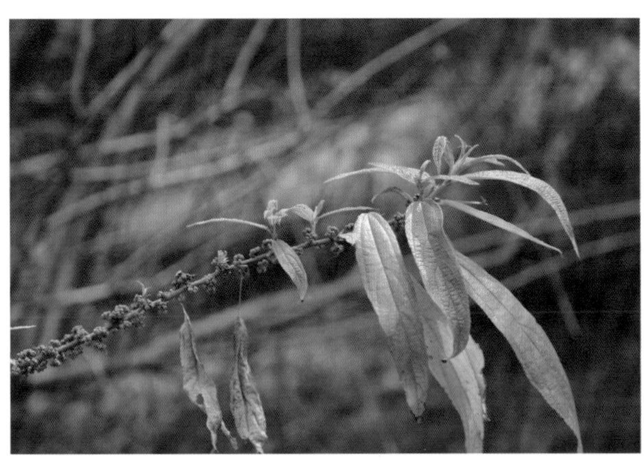

▲ 水麻叶

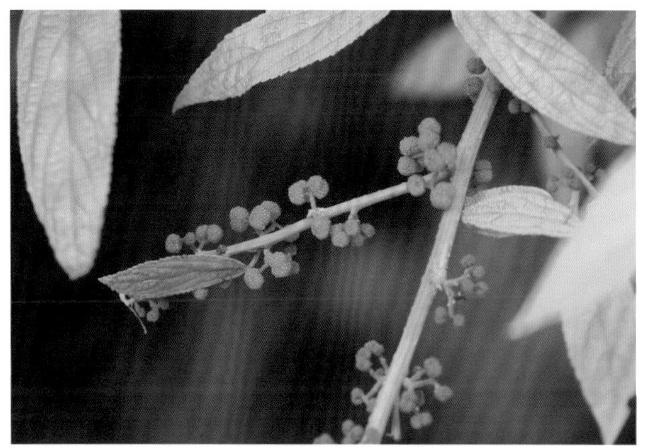

▲ 水麻果实

糯米团 *Gonostegia hirta*（Bl.）Miq.

别名 捆仙绳、糯米莱、糯米草。

药材名 糯米团（带根全株）。

形态特征 多年生草本，有时茎基部变木质，茎蔓生、铺地或渐升，上部带四棱形，有短柔毛。叶对生，叶片草质或纸质，宽披针形至狭披针形、狭卵形、稀卵形或椭圆形，顶端长渐尖至短渐尖，基部浅心形或圆形，边缘全缘，上面稍粗糙，有稀疏短伏毛或近无毛，下面沿脉有疏毛或近无毛，基出脉 3～5 条。叶柄长 1～4 mm，托叶钻形。团伞花序腋生，通常两性，有时单性，雌雄异株。苞片三角形。雄花

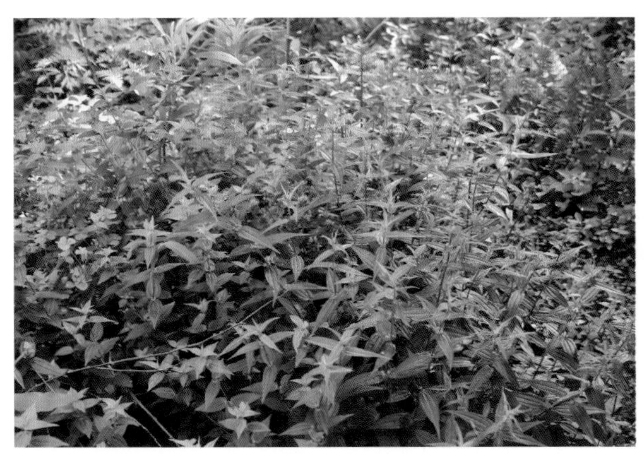

▲ 糯米团植株

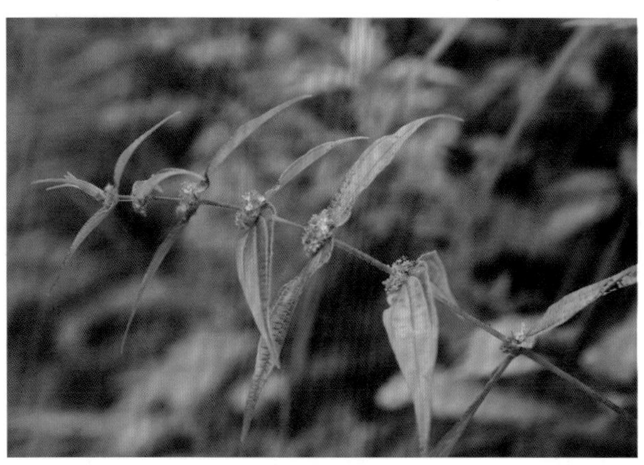

▲ 糯米团叶

在内折线上有稀疏长柔毛，花被片5，分生，倒披针形，长2.0～2.5 mm，雄蕊5，花丝条形，长2.0～2.5 mm，花药长约1 mm。退化雌蕊极小，圆锥状，雌花花被菱状狭卵形，有疏毛，果期呈卵形，有10条纵肋；柱头长约3 mm，有密毛。瘦果卵球形，长约1.5 mm，白色或黑色，有光泽。花期5～9月。

生境与分布　生于海拔500～1 200 m的山沟、山坡或草地的向阳处。贵州乌蒙山各地均有分布。

采收加工　全年均可采收，鲜用或晒干。

性味归经　淡，平。

功能主治　健脾消积，清热解毒，利湿消肿，散瘀止血。用于乳痈，肿毒，痢疾，消化不良，食积腹痛，疳积，带下水肿，小便不利，痛经，跌打损伤，咳血，吐血，外伤出血。

用法用量　内服：水煎，10～30 g，鲜品加倍。外用：适量，捣敷。

桑寄生 *Taxillus sutchuenensis*（Lecomte）Danser

别名　寄生、桑上寄生。

药材名　桑寄生（枝叶）。

形态特征　灌木，高达1 m。嫩枝、叶密被褐或红褐色星状毛，有时具散生叠生星状毛。小枝黑色，无毛。叶近对生或互生，革质，卵形、长卵形或椭圆形，长5～8 cm，先端圆钝，基部近圆，上面无毛，下面被褐或红褐色绒毛，侧脉4～5对，叶柄无毛。总状花序生于小枝落叶腋部或叶腋，花密集呈伞形，花序和花均密被褐色星状毛。花梗长2～3 mm，苞片卵状三角形，花红色，花托椭圆状。副萼环状，具4齿。花冠花蕾时筒状，稍弯，下部膨胀，顶部椭圆状，裂片4，披针形，反折，花后毛稀疏；花丝长约2 mm，花药长3～4 mm，药室常具横隔；柱头圆锥状。果椭圆状，长6～7 mm，黄绿色，果皮具颗粒状体，被疏毛。花期6～8月。

生境与分布　寄生于山地多种宽叶树上。贵州乌蒙山各地均有分布。

采收加工　冬季至次春采割，除去粗茎，切段，干燥，或蒸后干燥。

性味归经　苦、甘，平。归肝、肾经。

功能主治　补肝肾，强筋骨，祛风湿，安胎。用于肾虚腰痛，腰膝酸软，筋骨无力，风湿痹痛，妊娠漏血，胎动不安，高血压。

用法用量　内服：水煎，9～15 g。

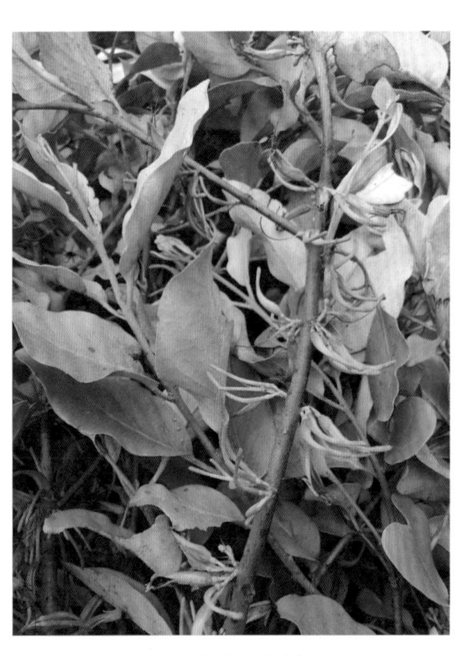

▲ 桑寄生植株

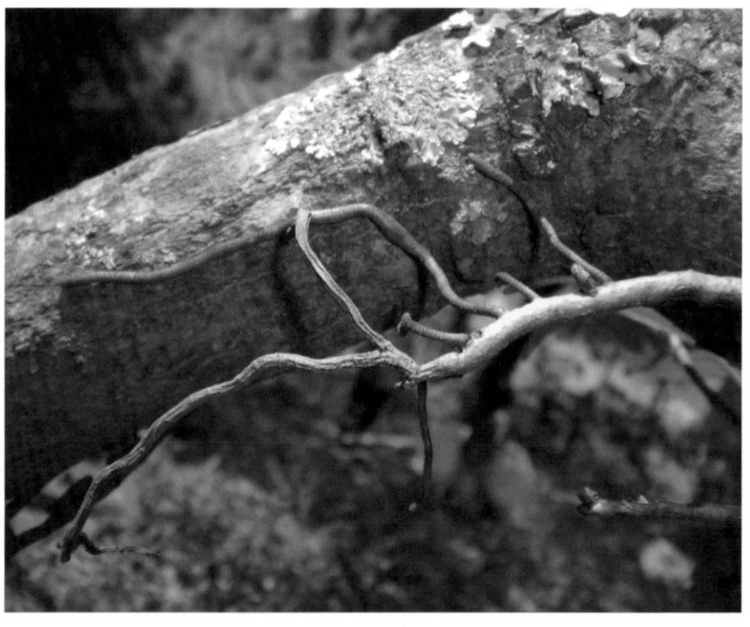

▲ 桑寄生枝

蛇菰 *Balanopphora harlandii* Hook.f.

别名 蛇菇、红冬蛇菰。

药材名 蛇菰(全株)。

形态特征 草本,高 2.5～9.0 cm。根茎苍褐色,扁球形或近球形,干时脆壳质,直径 2.5～5.0 cm,分枝或不分枝,表面粗糙,密被小斑点,呈脑状皱褶。花茎长 2.0～5.5 cm,淡红色;鳞苞片 5～10 枚,多少肉质,聚生于花茎基部,呈总苞状。花雌雄异株(序),花序近球形或卵圆状椭圆形。雄花序轴有凹陷的蜂窠状洼穴,雄花 3 数,直径 1.5～3.0 mm,花被裂片 3,阔三角形;雌花的子房黄色,卵形,通常无子房柄,着生于附属体基部或花序轴表面上,附属体暗褐色,倒圆锥形或倒卵形,顶端截形或中部凸起,无柄或有极短的柄。花期 9～11 月。

生境与分布 生于海拔 800～1 500 m 的山地阔叶林下或灌木丛下阴湿处。贵州乌蒙山各地均有分布。

采收加工 秋、冬季采收,除去杂质,鲜用或晒干。

性味归经 苦、涩,寒。

功能主治 清热解毒,凉血止血。用于咳嗽,咯血,肠风下血,痔疮肿痛,梅毒,疔疮,小儿阴茎肿。

用法用量 内服:水煎,9～15 g。外用:适量,捣烂敷患处。

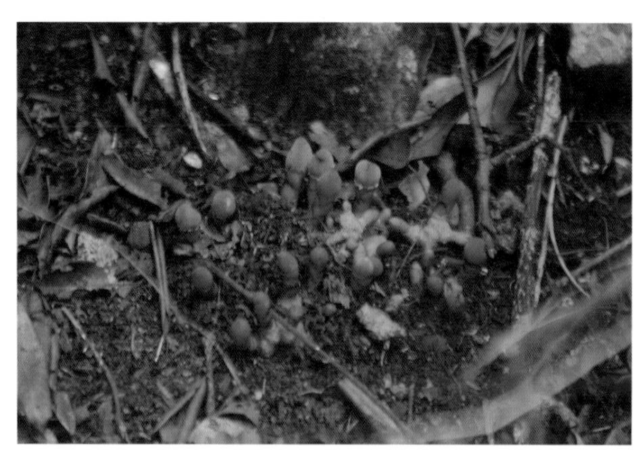

▲ 蛇菰野生群落

金线草 *Antenoron filiforme* (Thunb.) Rob. et Vaut.

别名 毛蓼、山蓼。

药材名 金线草(全草)。

形态特征 叶椭圆形或长椭圆形,长 6～15 cm,宽 4～8 cm,顶端短渐尖或急尖,基部楔形,全缘,两面均具糙伏毛;叶柄具糙伏毛;托叶鞘筒状,膜质,褐色,具短缘毛。总状花序呈穗状,通常数个,顶生或腋生,花序轴延伸,花排列稀疏;花梗长 3～4 mm;苞片漏斗状,绿色,边缘膜质,具缘毛;花被 4 深裂,红色,花被片卵形,果时稍增大;雄蕊 5;花柱 2,果时伸长,硬化,顶端呈钩状,宿存,伸出花被之外。瘦果卵形,双凸镜状,褐色,有光泽,包于宿存花被内。花期 7～8 月,果期 9～10 月。

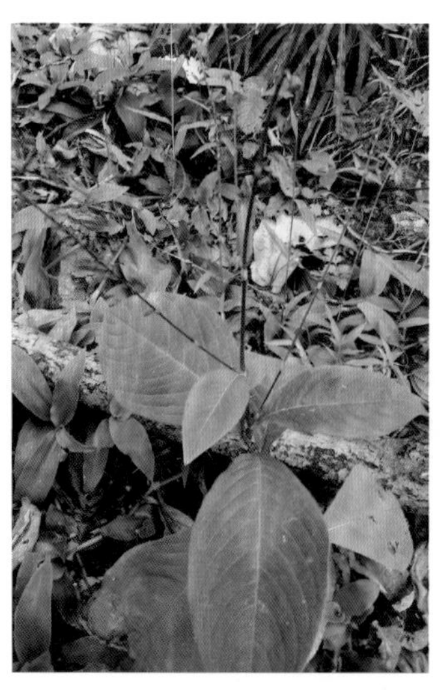

▲ 金线草植株

生境与分布 生于湿润的山谷、溪边林下、路旁或草地。贵州乌蒙山各地均有分布。

采收加工 夏、秋季采收，晒干或鲜用。

性味归经 辛，凉。小毒。归肺、肝、脾、胃经。

功能主治 凉血止血，清热利湿，散瘀止痛。用于咳血，吐血，便血，崩漏，泄泻，痢疾，胃痛，经期腹痛，产后血瘀腹痛，跌打损伤。

用法用量 内服：水煎，2.5～5.0 g。

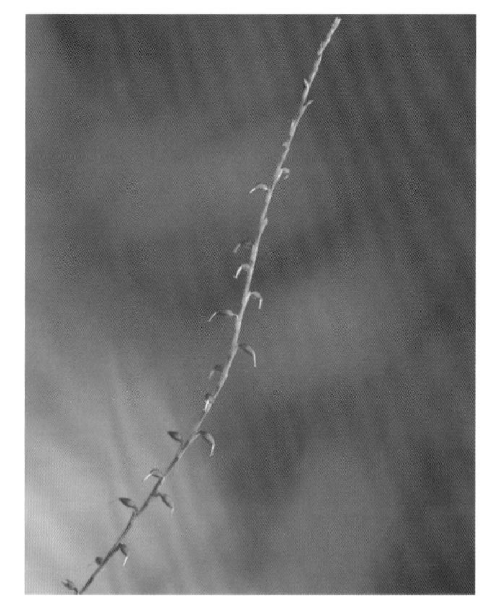

▲ 金线草果实

珠芽蓼 *Bistorta vivipara*（L.）Delarbre

别名 渊头鸡、山谷子、珠芽拳参、珠芽蓼。

药材名 珠芽蓼(根茎)。

形态特征 多年生草本。根状茎粗壮，弯曲，黑褐色，直径 1～2 cm。茎直立，高 15～60 cm，不分枝，通常 2～4 条自根状茎发出。基生叶长圆形或卵状披针形，长 3～10 cm，宽 0.5～3.0 cm，顶端尖或渐尖，基部圆形、近心形或楔形，两面无毛，边缘脉端增厚，外卷，具长叶柄。茎生叶较小披针形，近无柄。托叶鞘筒状，膜质，下部绿色，上部褐色，偏斜，开裂，无缘毛。总状花序呈穗状，顶生，紧密，下部生珠芽。苞片卵形，膜质，每苞内具 1～2 花，花梗细弱。花被 5 深裂，白色或淡红色。花被片椭圆形，雄蕊 8，花丝不等长。花柱 3，下部合生，柱头头状。瘦果卵形，具 3 棱，深褐色，有光泽，长约 2 mm，包于宿存花被内。花期 5～7 月，果期 7～9 月。

生境与分布 生于山坡林下、高山或亚高山草甸区。贵州乌蒙山各地均有分布。

采收加工 秋季采挖，除去茎叶、细根、泥沙，晒干。

性味归经 苦、涩、微甘，温。

功能主治 止泻，健胃，调经。用于胃病，消化不良，腹泻，月经不调、崩漏。

用法用量 内服：冲服或水煎服，9 g。

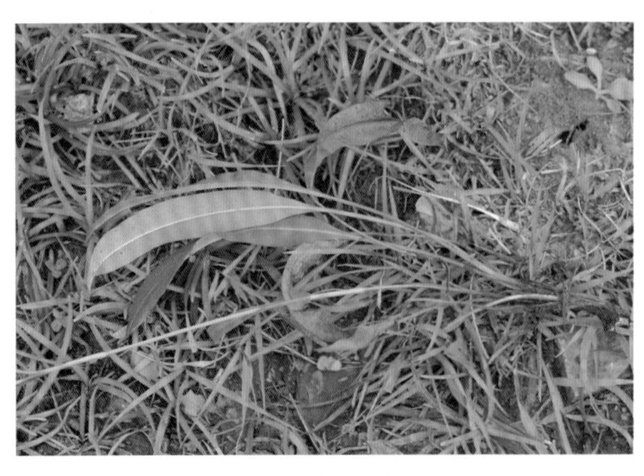

▲ 珠芽蓼植株

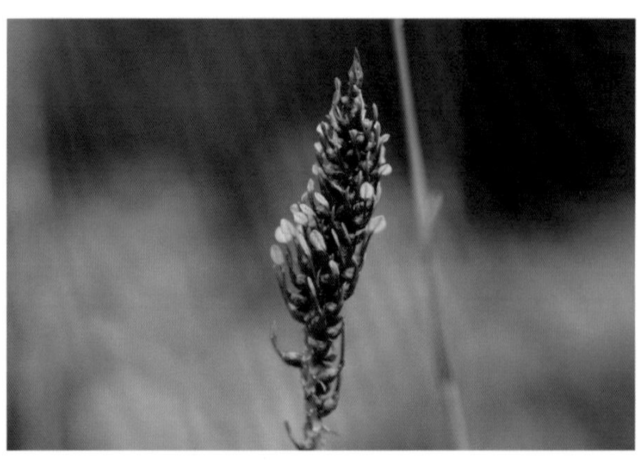

▲ 珠芽蓼珠芽

金荞麦 *Fagopyrum dibotrys*（D. Don）Hara

别名 天荞麦、赤地利。

药材名 金荞麦(根)。

形态特征 多年生草本。根状茎木质化,黑褐色。茎直立,高 50～100 cm,分枝,具纵棱,无毛。有时一侧沿棱被柔毛。叶三角形,顶端渐尖,基部近戟形,边缘全缘,两面具乳头状突起或被柔毛,叶柄长可达 10 cm。托叶鞘筒状,膜质,褐色,偏斜,顶端截形,无缘毛。花序伞房状,顶生或腋生;苞片卵状披针形,顶端尖,边缘膜质,每苞内具 2～4 花;花梗中部具关节,与苞片近等长;花被 5 深裂,白色,花被片长椭圆形,雄蕊 8,比花被短,花柱 3,柱头头状。瘦果宽卵形,具 3 锐棱,黑褐色,无光泽,超出宿存花被 2～3 倍。花期 7～9 月,果期 8～10 月。

生境与分布 生于山野或荒坡,或栽培。贵州乌蒙山各地均有分布。

采收加工 冬季采挖,除去茎和须根,洗净,晒干。

性味归经 微辛、涩,凉。归肺经。

功能主治 清热解毒,活血消瘀,祛风除湿。用于肺痈,肺热咳喘,咽喉肿痛,痢疾,风湿痹证,跌打损伤。

用法用量 内服:用水或黄酒隔水密闭炖服,15～45 g。

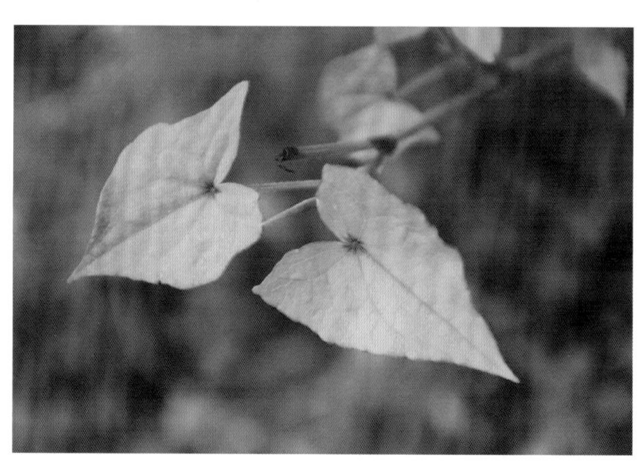
▲ 金荞麦叶

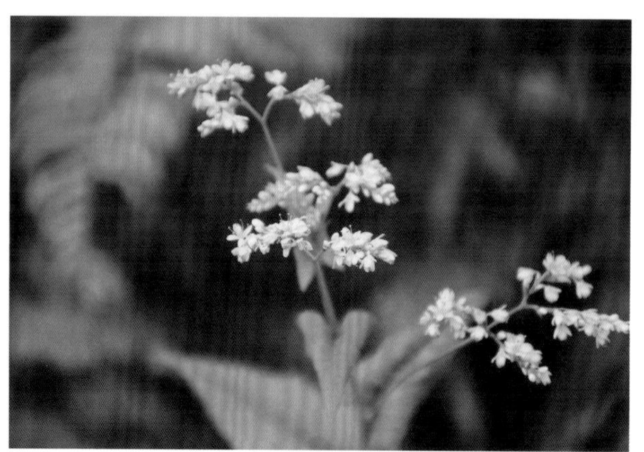
▲ 金荞麦花

杠板归 *Persicaria perfoliata*（L.）H. gross

别名 蛇倒退、贯叶蓼、刺犁头、蛇不过。

药材名 杠板归(地上部分)。

形态特征 一年生草本。茎攀援,略呈方柱形,有棱角,多分枝,具纵棱,沿棱疏生倒刺。叶三角形,顶端钝或微尖,基部截形或微心形,薄纸质,上面无毛,下面沿叶脉疏生皮刺;叶柄与叶片近等长,具倒生皮刺,盾状着生于叶片的近基部;托叶鞘叶状,草质,绿色,圆形或近圆形,穿叶。总状花序呈短穗状,不分枝,顶生或腋生,长 1～3 cm;苞片卵圆形,每苞片内具花 2～4 朵;花被 5 深裂,白色或淡红色,花被片椭圆形,长约 3 mm,果时增大,呈肉质,深蓝色;雄蕊 8,略短于花被;花柱 3,中上部合生;柱头头状。瘦果球形,直径 3～4 mm,黑色,有光泽,包于宿存花被内。花期 6～8 月,果期 7～

10月。

生境与分布 生于田边、路旁、山谷湿地。贵州乌蒙山各地均有分布。

采收加工 夏季开花时采割，晒干。

性味归经 酸，微寒。归肺、膀胱经。

功能主治 清热解毒，利水消肿，止咳。用于咽喉肿痛，肺热咳嗽，小儿顿咳，水肿尿少，湿热泻痢，湿疹，疖肿，蛇虫咬伤。

用法用量 内服：水煎，15～30 g。外用：适量，水煎熏洗。

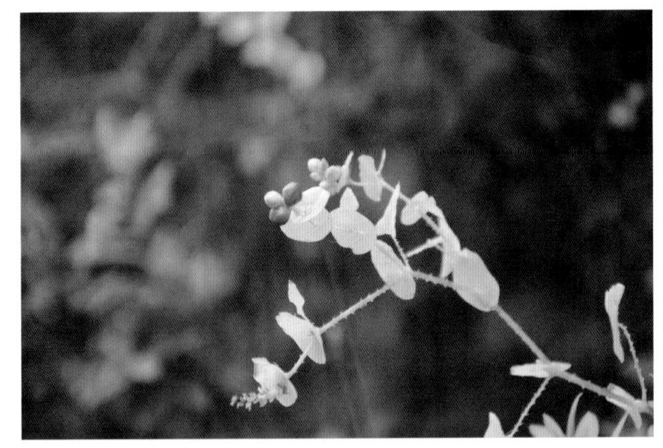

▲ 杠板归植株

萹蓄 *Polygonum aviculare* L.

别名 猪牙草、白辣蓼。

药材名 萹蓄（全草）。

形态特征 一年生草本。茎平卧、上升或直立，高10～40 cm，自基部多分枝，具纵棱。叶椭圆形，狭椭圆形或披针形，顶端钝圆或急尖，基部楔形，边缘全缘，两面无毛，下面侧脉明显；叶柄短或近无柄，基部具关节；托叶鞘膜质，撕裂脉明显。花单生或数朵簇生于叶腋，遍布于植株；苞片薄膜质；花梗细，顶部具关节；花被5深裂，花被片椭圆形；雄蕊8，花丝基部扩展；花柱3，柱头头状。瘦果卵形，具3棱，黑褐色，密被由小点组成的细条纹，无光泽，与宿存花被近等长或稍超过。花期5～7月，果期6～8月。

生境与分布 生于山坡或路旁等地。贵州乌蒙山各地均有分布。

采收加工 夏、秋季生长最旺盛时采收，晒干或阴干，亦可鲜用。

性味归经 苦，微寒。归膀胱经。

功能主治 利尿通淋，杀虫止痒。用于淋证，小便不利，黄疸，泻痢，蛔虫病，蛲虫病，钩虫病，妇女阴蚀，皮肤湿疮。

用法用量 内服：水煎，10～30 g，鲜品加倍。外用：适量。

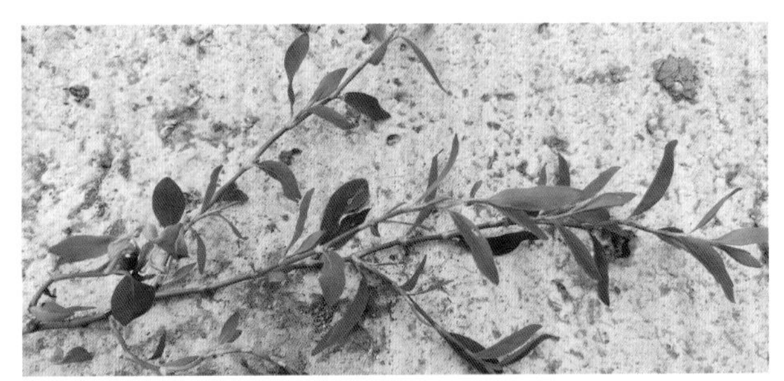

▲ 萹蓄植株

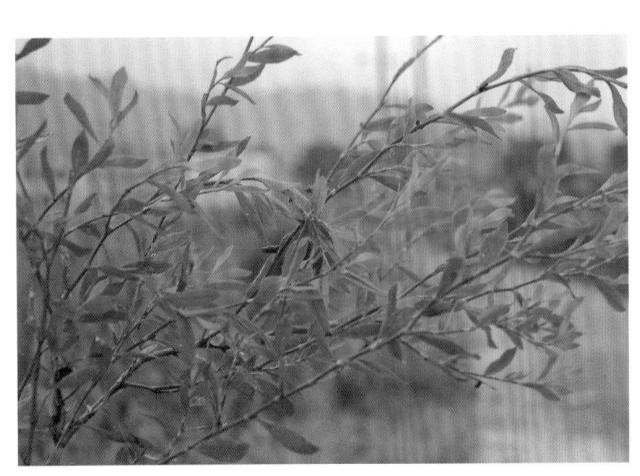

▲ 萹蓄叶

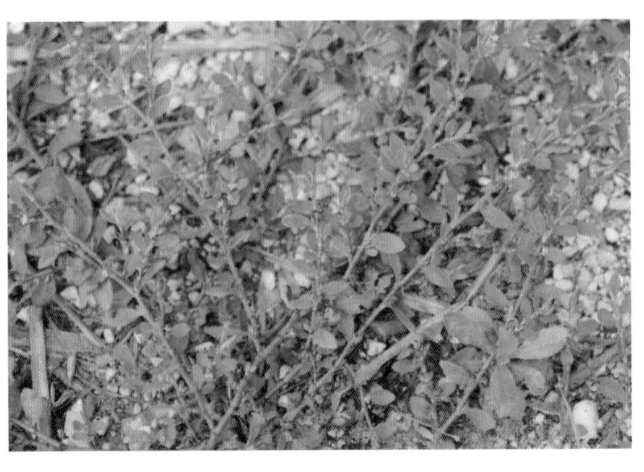

▲ 萹蓄茎

头花蓼 *Polygonum capitatum* Buch.-Ham. ex D. Don

别名 石莽草。

药材名 头花蓼(全草)。

形态特征 多年生草本。茎匍匐,丛生,基部木质化,节部生根,节间比叶片短,多分枝,疏生腺毛或近无毛,一年生枝近直立,具纵棱,疏生腺毛。叶卵形或椭圆形,顶端尖,基部楔形,全缘,边缘具腺毛,两面疏生腺毛,上面有时具黑褐色新月形斑点;叶柄基部有时具叶耳;托叶鞘筒状,膜质,松散,具腺毛,顶端截形,有缘毛。花序头状,单生或成对,顶生;花序梗具腺毛;苞片长卵形,膜质;花梗极短;花被5深裂,淡红色,花被片椭圆形;雄蕊8,比花被短;花柱3,中下部合生,与花被近等长;柱头头状。瘦果长卵形,具3棱,黑褐色,密生小点,微有光泽,包于宿存花被内。花期6～9月,果期8～10月。

生境与分布 生于山坡岩石上、阴湿地、草地、水沟边、田边或岩石缝中。贵州乌蒙山各地均有分布。

采收加工 全年均可,但以夏、秋季生长最旺盛时采收为好,除去杂质,晒干或阴干,亦可鲜用。

性味归经 苦、辛,凉。归肾、膀胱经。

功能主治 清热利湿,活血止痛。用于痢疾,肾盂肾炎,膀胱炎,尿路结石,风湿痛,跌打损伤,痄腮,疮疡,湿疹。

用法用量 内服:水煎,15～30 g。外用:适量,捣烂敷或煎水洗。

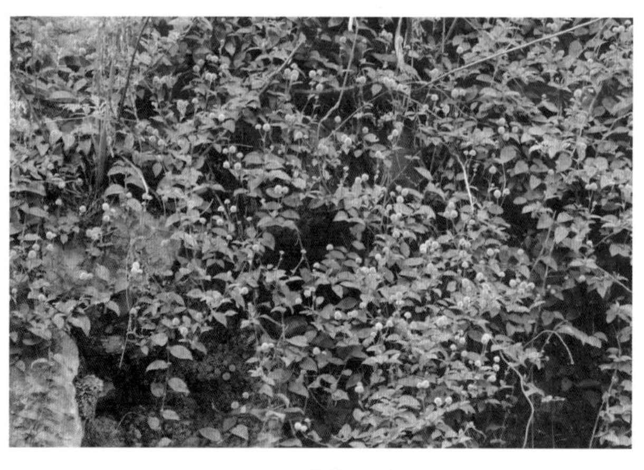

▲ 头花蓼植株

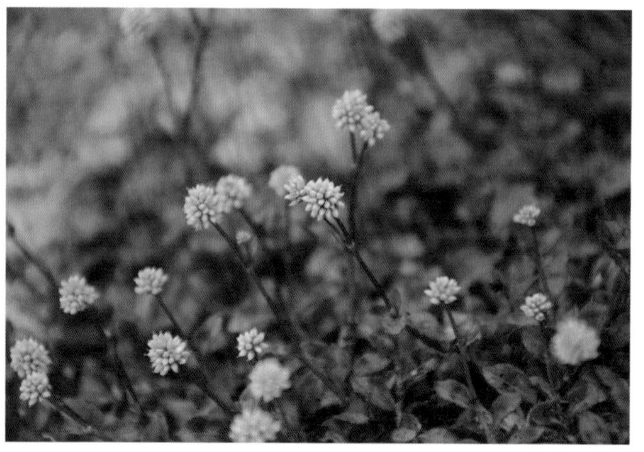

▲ 头花蓼花

火炭母 *Polygonum chinense* L.

别名 野辣蓼。

药材名 火炭母(茎叶)。

形态特征 多年生草本,基部近木质。根状茎粗壮。茎直立,高70～100 cm,通常无毛,具纵棱,多分枝,斜上。叶卵形或长卵形,顶端短渐尖,基部截形或宽心形,边缘全缘,两面无毛,有时下面沿叶脉疏生短柔毛,下部叶具叶柄,叶柄基部具叶耳,上部叶近无柄或抱茎;托叶鞘膜质,无毛,具脉纹,顶端偏斜,无缘毛。花序头状,通常数个排成圆锥状,顶生或腋生,花序梗被腺毛;苞片宽卵形,每苞内具1～3花;花被5深裂,白色或淡红色,裂片卵形,果时增大,呈肉质,蓝黑色;雄蕊8,比花被短;花柱3,中下部合生。瘦果宽卵形,具3棱,长3～4 mm,黑色,无光泽,包于宿存的花被。花期7～9月,果期8～10月。

生境与分布 生于山谷、水边或湿地。贵州乌蒙山各地均有分布。

采收加工 夏季生长最旺盛时采收，晒干或阴干，亦可鲜用。

性味归经 辛、苦，凉。有毒。归肺、胃、脾经。

功能主治 清热利湿，凉血解毒，平肝明目，补益脾肾，活血舒筋。用于痢疾，泄泻，肺热咳嗽，百日咳，肝炎，耳鸣耳聋，中耳炎，体虚乏力，跌打损伤。

用法用量 内服：水煎，9～15 g，鲜品 30～60 g。外用：适量，捣敷或煎水洗。

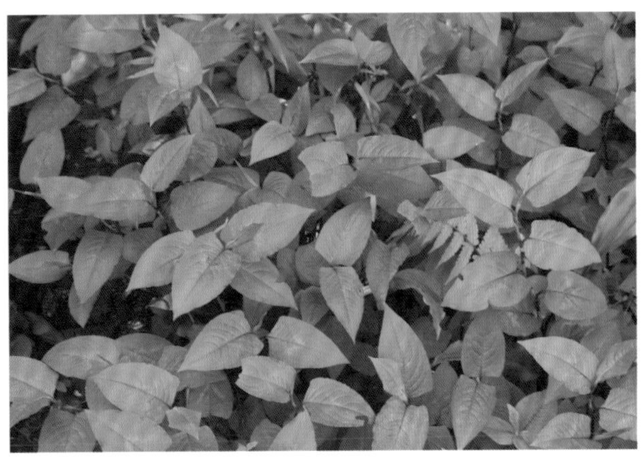

▲ 火炭母植株

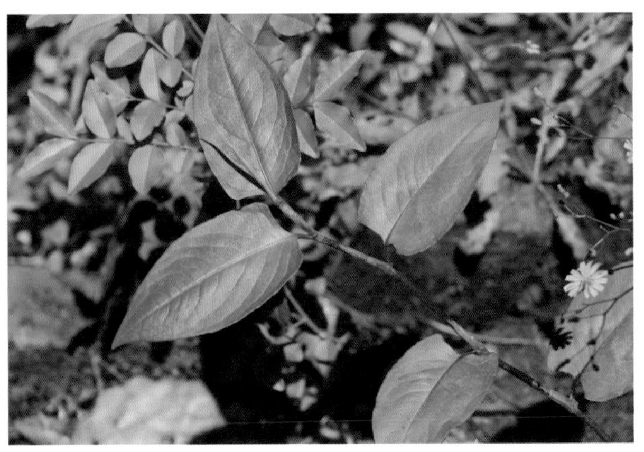

▲ 火炭母叶

虎杖 *Polygonum cuspidatum* Sieb. et Zucc.

别名 酸汤杆。

药材名 虎杖（根及根茎）。

形态特征 多年生草本。根状茎粗壮，横走。茎直立，高 1～2 m，空心，具明显的纵棱，具小突起，无毛，散生红色或紫红斑点。叶近革质，宽卵形或卵状椭圆形，长 5～12 cm，宽 4～9 cm，两面无毛，沿叶脉具小突起；叶柄长 1～2 cm，具小突起；托叶鞘膜质，长 3～5 mm，褐色，具纵脉，无毛，常破裂，早落。花单性，雌雄异株，花序圆锥状，长 3～8 cm，腋生；苞片漏斗状，长 1.5～2.0 mm，每苞内具 2～4 花；花梗长 2～4 mm，中下部具关节；花被 5 深裂，淡绿色，雄花花被片具绿色中脉，无翅，雄蕊 8，比花被长；雌花花被片外面 3 片背部具翅，果时增大，翅扩展下延，花柱 3，柱头流苏状。瘦果卵形，具 3 棱，长 4～5 mm，黑褐色，有光泽，包于宿存花被内。花期 8～9 月，果期 9～10 月。

生境与分布 生于山谷、溪边、草丛或阴湿处。贵州乌蒙山各地均有分布。

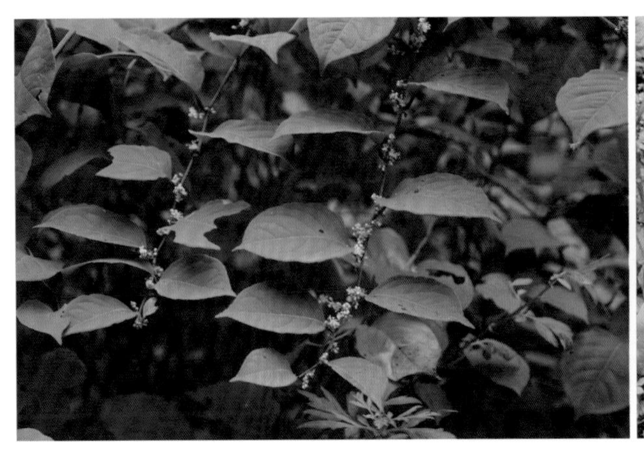

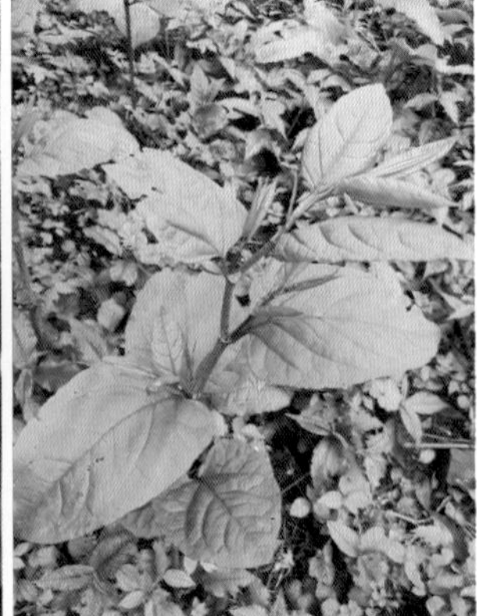

▲ 虎杖植株

采收加工 春、秋季采挖，洗净，晒干。

性味归经 苦、酸，微寒。归肝、胆、肺经。

功能主治 活血散瘀，祛风通络，清热利湿，解毒。用于妇女经闭，痛经，产后恶露不下，跌打损伤，风湿痹痛，黄疸，淋浊，蛇咬伤，漆疮。

用法用量 内服：水煎，10～15 g；或浸酒；或入丸、散。外用：适量，研末调敷；或煎浓汁湿敷；或熬膏涂擦。

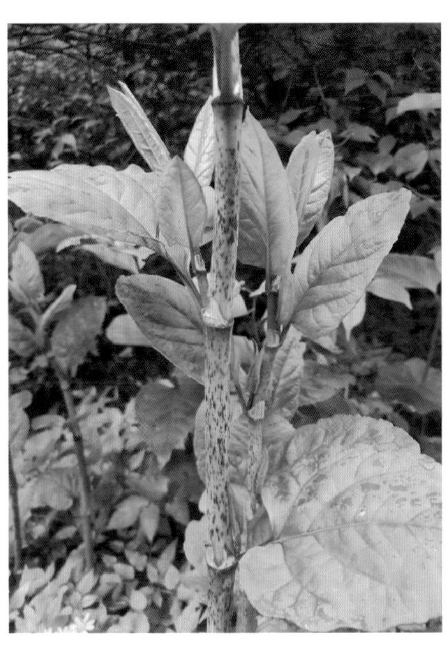

▲ 虎杖茎

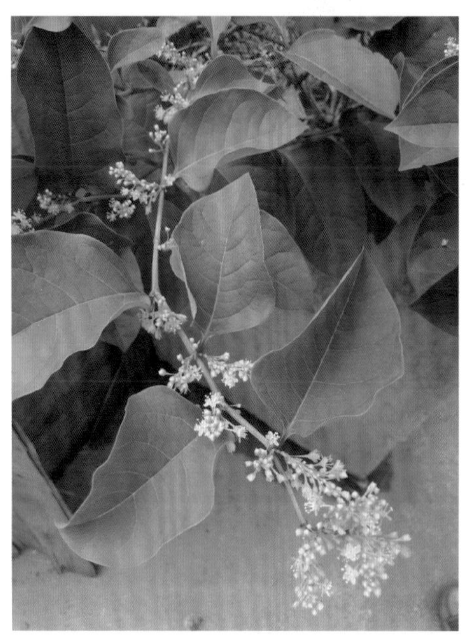

▲ 虎杖花

何首乌 *Polygonum multiflorum* Thunb.

别名 夜交藤。

药材名 何首乌（块根）。

形态特征 多年生草本。块根肥厚，长椭圆形，黑褐色。茎缠绕，长 2～4 m，多分枝，具纵棱，无毛。叶卵形或长卵形，长 3～7 cm，宽 2～5 cm，顶端渐尖，基部心形或近心形，两面粗糙；叶柄长 1.5～3.0 cm；托叶鞘膜质，无毛。花序圆锥状，顶生或腋生，长 10～20 cm，具细纵棱，沿棱密被小突起；苞片三角状卵形，具小突起，每苞内具 2～4 花；花梗细弱，下部具关节，果时延长；花被 5 深裂，白色或淡绿色，花被片椭圆形，大小不相等，外面 3 片较大，背部具翅，果时增大，花被果时外形近圆形；雄蕊 8，花丝下部较宽；花柱 3，极短，柱头头状。瘦果卵形，具 3 棱，黑褐色，有光泽，包于宿存花被内。花期 8～9 月，果期 9～10 月。

生境与分布 生于山坡、土坎或灌丛中。贵州乌蒙山各地均有分布。

采收加工 秋季或早春萌发前采挖，洗净，切片晒干或烘干。

性味归经 苦、甘、涩，微温。归肝、心、肾经。

功能主治 养血滋阴，润肠通便，截疟，祛风，解毒。

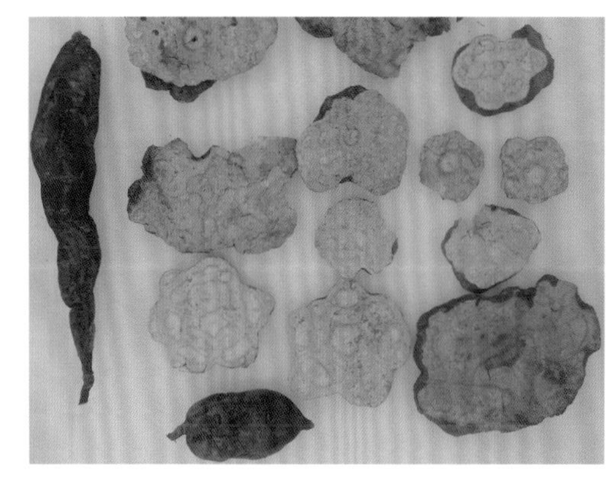

▲ 何首乌块根

用于血虚，头昏目眩，心悸，肝肾阴虚之腰膝酸软，须发早白，遗精，便秘，久疟体虚。

用法用量　内服：水煎，10～20 g；熬膏、浸酒或入丸、散。外用：煎水洗、研末撒或调涂。

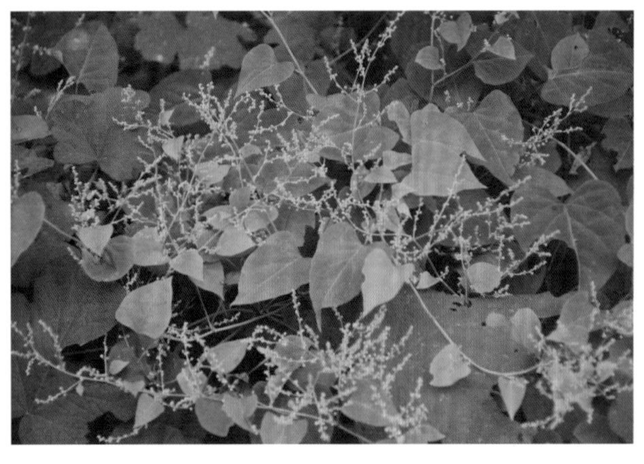
▲ 何首乌植株

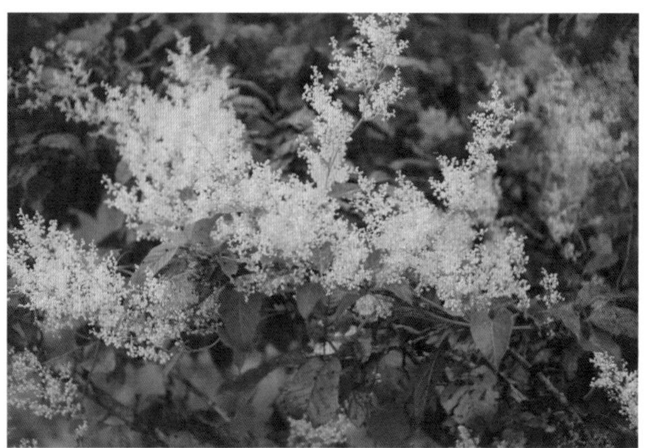
▲ 何首乌花

尼泊尔蓼 *Polygonum nepalense* Meisn.

别名　野荞麦、猫儿眼睛。

药材名　尼泊尔蓼（全草）。

形态特征　一年生草本。茎高 20～40 cm，自基部多分枝，无毛或在节部疏生腺毛。茎下部叶，卵形或三角状卵形，两面无毛或疏被刺毛，疏生黄色透明腺点，长 3～5 cm，宽 2～4 cm；叶柄长 1～3 cm，或近无柄，抱茎；托叶鞘，筒状，膜质，无缘毛，基部具刺毛。花序头状，顶生或腋生，基部常具 1 叶状总苞片；苞片，卵状椭圆形，通常无毛，边缘膜质，每苞内具 1 花；花梗比苞片短；花被通常 4 裂，淡紫红色或白色，花被片长圆形，长 2～3 mm；雄蕊 5～6，与花被近等长，花药暗紫色；花柱 2，下部合生，柱头头状。瘦果宽卵形，双凸镜状，长 2.0～2.5 mm，黑色，密生洼点。花期 5～8 月，果期 7～10 月。

生境与分布　生于湿润、向阳的沟边或路旁。贵州乌蒙山各地均有分布。

采收加工　夏、秋季采收，洗净泥土，晾干。

性味归经　苦、酸，寒。

功能主治　清热解毒，除湿通络。用于咽喉肿痛，目赤，牙龈肿痛，赤白痢疾，风湿痹痛。

用法用量　内服：水煎，9～12 g。

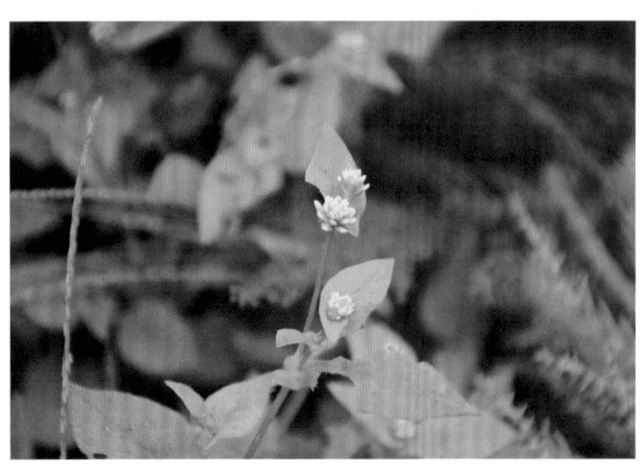
▲ 尼泊尔蓼植株

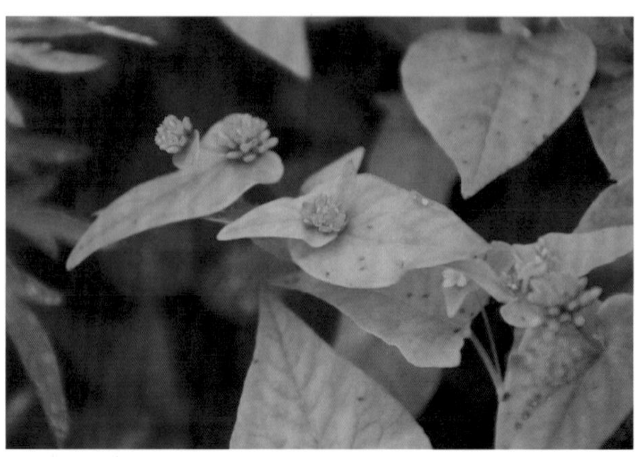
▲ 尼泊尔蓼花

草血竭 *Polygonum paleaceum* Wall. ex Hook. f.

别名 春播参。

药材名 草血竭(根茎)。

形态特征 多年生草本。根茎肥厚,弯曲,直径2~3 cm,黑褐色。茎直立,高40~60 cm,不分枝,无毛,具细条棱。基生叶革质,狭长圆形或披针形,上面绿色,下面灰绿色,两面无毛,顶急尖或微渐尖;茎生叶披针形,较小,具短柄;托叶鞘筒状膜质,下部绿色,上部褐色,开裂,无缘毛。总状花序,穗状,紧密;苞片膜质,卵状披针形,顶端长渐尖;花梗细弱,开展,长4~5 cm,比苞片长;花被5深裂;淡红色或白色,花被片椭圆形;雄蕊8;花柱3,柱头头状。瘦果卵形,具3锐棱,有光泽,长约2.5 cm,包于宿存花被内。花期7~8月,果期9~10月。

生境与分布 生于草坡、荒地。贵州乌蒙山各地均有分布。

采收加工 秋季采挖,除去杂质,晒干。

性味归经 苦、辛、微涩,微温。归脾、胃经。

功能主治 散瘀止血,下气消积,解毒,利湿。用于跌打损伤,外伤出血,吐血,咯血,衄血,经闭,崩漏,慢性胃炎,胃十二指肠溃疡,食积,痢疾,疮毒。

用法用量 内服:水煎,10~15 g;或研末入散剂或浸酒,1.5~3.0 g,吞服。外用:适量,研末调敷。

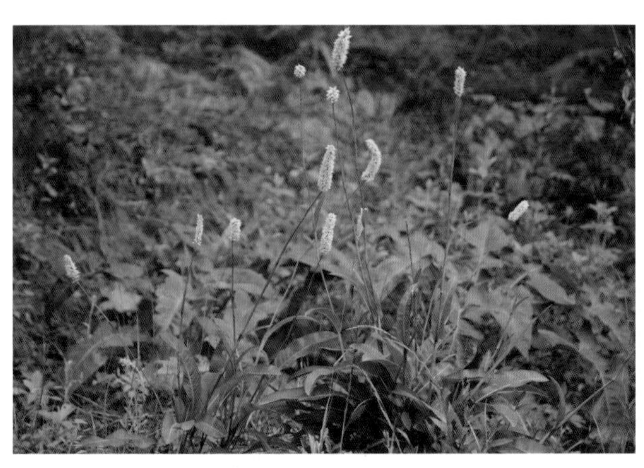

▲ 草血竭植株

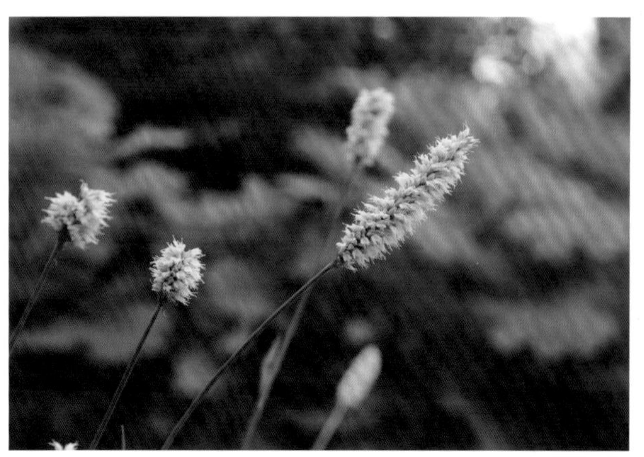

▲ 草血竭花

酸模 *Rumex acetosa* L.

别名 牛耳大黄、酸汤菜、黄根根、山羊蹄、酸母。

药材名 酸模(根)、酸模叶(叶)。

形态特征 多年生草本。根为须根。茎直立,高40~100 cm,具深沟槽,通常不分枝。基生叶和茎下部叶箭形,长3~12 cm,宽2~4 cm,顶端急尖或圆钝,基部裂片急尖,全缘或微波状,叶柄长2~10 cm;茎上部叶较小,具短叶柄或无柄;托叶鞘膜质,易破裂。花序狭圆锥状,顶生,分枝稀疏;花单性,雌雄异株;花梗中部具关节;花被片6,成2轮,雄花内花被片椭圆形,长约3 mm,外花被片较小,雄蕊6;雌花的外轮花被反折向下紧贴花梗,内轮花被直立,花后增大包被果实,近圆形,直径3.5~4.0 mm,全缘,基部心形,网脉明显,基部具极小的小瘤。瘦果椭圆形,具3锐棱,黑褐色,有光泽。花期5～7月，果期6～8月。

生境与分布 生于路边、山坡及湿地。贵州乌蒙山各地均有分布。

采收加工 1. 酸模。夏、秋季采收，晒干。

2. 酸模叶。夏季采收，洗净，鲜用或晒干。

性味归经 1. 酸模。酸，寒。归肝、大肠经。

2. 酸模叶。酸、微苦，寒。归胃、脾经。

功能主治 1. 酸模。清热，利尿，凉血，杀虫。用于热痢，淋病，小便不通，吐血，恶疮，疥癣。

2. 酸模叶。泄热通秘，利尿，凉血止血，解毒。用于便秘，小便不利，内痔出血，疮疡，丹毒，疥癣，湿疹，烫伤。

用法用量 1. 酸模。内服：水煎，9～15 g；或捣汁。外用：适量，捣敷。

2. 酸模叶。内服：水煎，15～30 g。外用：适量，捣敷；或研末调涂。

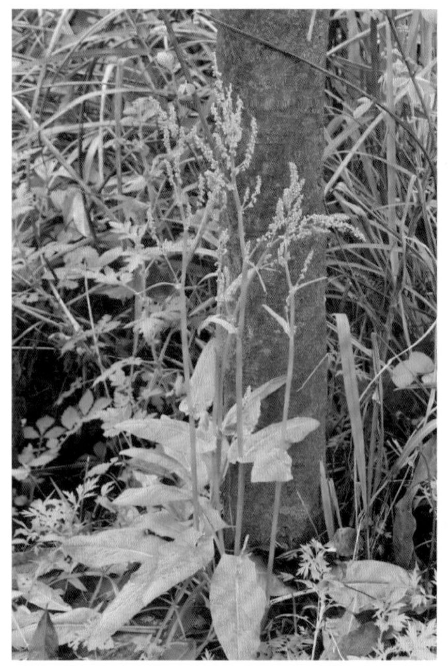

▲ 酸模植株

齿果酸模 *Rumex dentatus* L.

别名 羊蹄、齿果羊蹄、羊蹄大黄、土大黄。

药材名 牛舌草(叶)。

形态特征 一年生草本。茎直立，高30～70 cm，自基部分枝，枝斜上，具浅沟槽。茎下部叶长圆形或长椭圆形，长4～12 cm，宽1.5～3.0 cm，顶端圆钝或急尖，基部圆形或近心形，边缘浅波状，茎生叶较小；叶柄长1.5～5.0 cm。花序总状，顶生和腋生，具叶由数个再组成圆锥状花序，长达35 cm，多花，轮状排列，花轮间断；花梗中下部具关节；外花被片椭圆形，长约2 mm；内花被片三角状卵形，长3.5～4.0 mm，宽2.0～2.5 mm，顶端急尖，基部近圆形，网纹明显，全部具小瘤，小瘤长1.5～2.0 mm，边缘每侧具2～4个刺状齿，齿长1.5～2.0 mm。瘦果卵形，具3锐棱，长2.0～2.5 mm，两端尖，黄褐色，有光泽。花期5～6月，果期6～7月。

生境与分布 生于沟边湿地、山坡路旁。贵州乌蒙

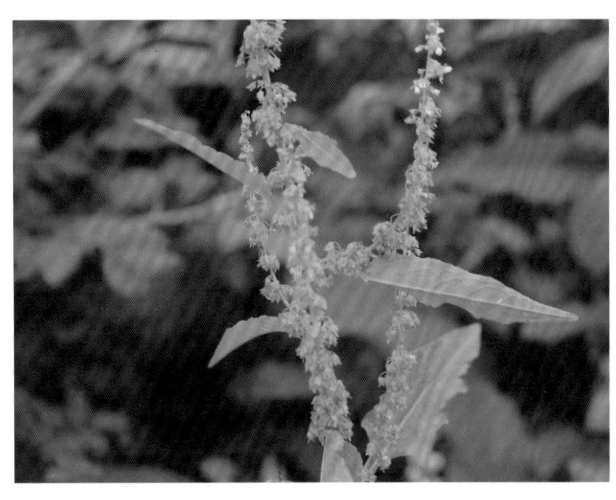

▲ 齿果酸模植株

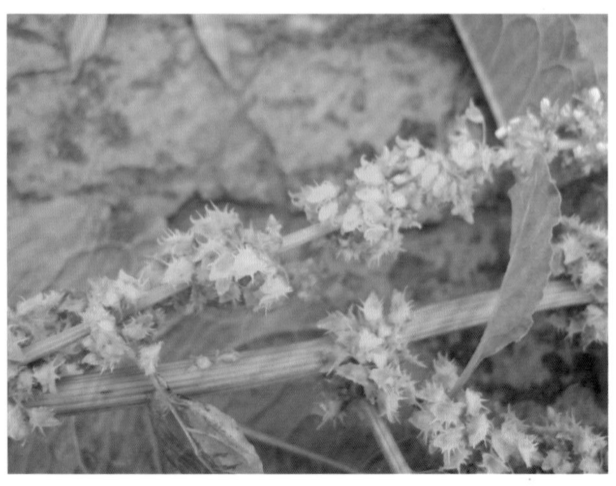

▲ 齿果酸模果实

山各地均有分布。

采收加工 4～5月采叶，鲜用或晒干。

性味归经 苦，寒。归心、肝、大肠经。

功能主治 清热解毒，杀虫止痒。用于乳痈，疮疡肿毒，疥癣。

用法用量 内服：水煎，3～10 g。外用：适量，捣敷。

商陆 *Phytolacca acinosa* Roxb.

别名 山萝卜、见肿消、花商陆。

药材名 商陆(根)、商陆花(花)。

形态特征 多年生草本。根肥大，肉质，倒圆锥形。茎直立，圆柱形，有纵沟，肉质，绿色或红紫色，多分枝。叶片薄纸质，椭圆形、长椭圆形或披针状椭圆形，顶端急尖或渐尖，基部楔形，渐狭，两面散生细小白色斑点(针晶体)，背面中脉凸起；叶柄长1.5～3.0 cm，上面有槽，下面半圆形。总状花序顶生或与叶对生，圆柱状，直立，通常比叶短，密生多花；花序梗长1～4 cm；花梗基部的苞片线形，上部2枚小苞片线状披针形，均膜质；花梗细，基部变粗；花两性，直径约8 mm；花被片5，白色、黄绿色，椭圆形、卵形或长圆形，花后常反折；雄蕊8～10，花药椭圆形，粉红色；心皮通常为8，有时少至5或多至10，分离；花柱短，直立，顶端下弯，柱头不明显。果序直立；浆果扁球形，熟时黑色；种子肾形，黑色，具3棱。花期5～8月，果期6～10月。

生境与分布 生于沟谷、山坡林下、林缘路旁，也栽植于房前屋后及园地中，多生于湿润肥沃地，喜生垃圾堆上。贵州乌蒙山各地均有分布。

采收加工 1. 商陆。秋季至次春采挖，除去须根和泥沙，切成块或片，晒干或阴干。

2. 商陆花。7～8月花期采集，去杂质，晒干或阴干。

性味归经 1. 商陆。苦，寒。有毒。归肺、脾、肾、大肠经。

2. 商陆花。微苦、甘，平。归心、肾经。

功能主治 1. 商陆。逐水消肿，通利二便，外用解毒散结。用于水肿胀满，二便不通；外用于痈肿疮毒。

2. 商陆花。化痰开窍。用于痰湿上蒙，健忘，嗜睡，耳目不聪。

用法用量 1. 商陆。内服：3～9 g。外用：适量，水煎熏洗。

2. 商陆花。内服：研末，1～3 g。

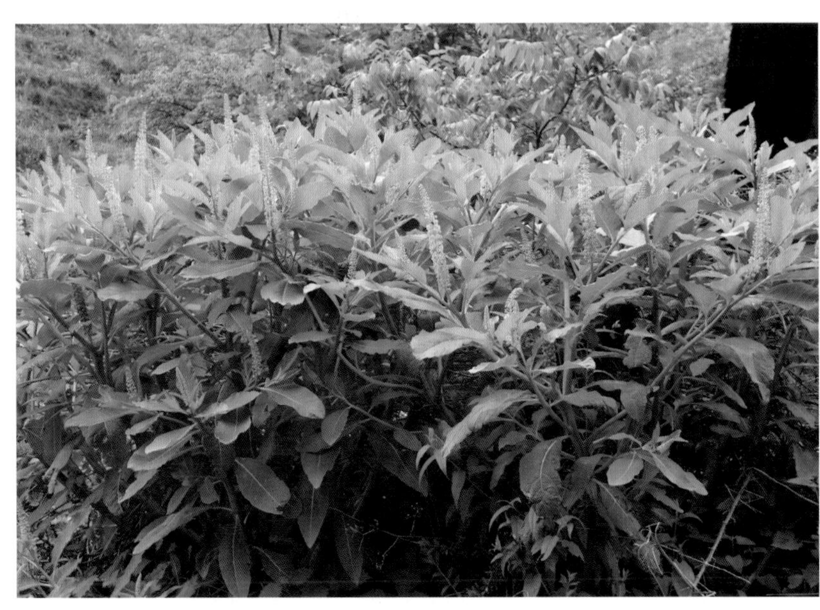

▲ 商陆植株

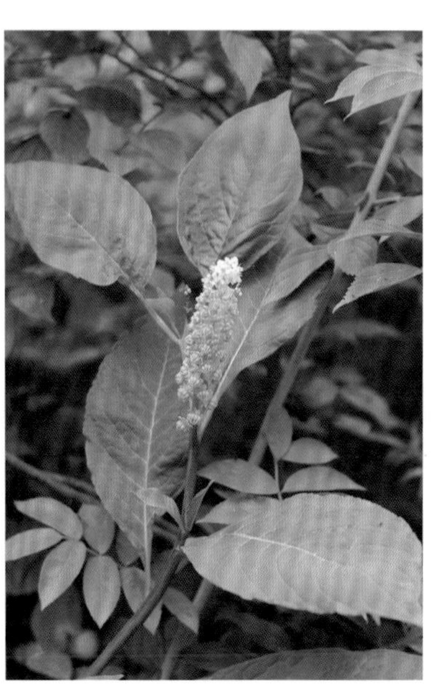

▲ 商陆花

垂序商陆 *Phytolacca americana* L.

别名 见肿消、红籽、美商陆、美洲商陆、美国商陆。

药材名 商陆(根)、美商陆叶(叶)。

形态特征 多年生草本。根粗壮,肥大,倒圆锥形。茎直立,圆柱形,有时带紫红色。叶片椭圆状卵形或卵状披针形,长 9～18 cm,宽 5～10 cm,顶端急尖,基部楔形;叶柄长 1～4 cm。总状花序顶生或侧生,长 5～20 cm;花梗长 6～8 mm;花白色,微带红晕,直径约 6 mm;花被片 5,雄蕊、心皮及花柱通常均为 10,心皮合生。果序下垂;浆果扁球形,熟时紫黑色;种子肾圆形,直径约 3 mm。花期 6～8 月,果期 8～10 月。

生境与分布 生于路旁疏林下、路边及宅旁阴湿处或栽培于庭园。贵州乌蒙山各地均有分布。

采收加工 1. 商陆。秋季至次春采挖,除去须根及泥沙,切成块或片,晒干或阴干。

2. 美商陆叶。叶茂盛花未开时采收,除去杂质,干燥。

性味归经 1. 商陆。苦,寒。有毒。归肺、脾、肾、大肠经。

2. 美商陆叶。微苦,凉。归脾经。

功能主治 1. 商陆。逐水消肿,通利二便。外用解毒散结。用于水肿胀满,二便不通;外用于痈肿疮毒。

2. 美商陆叶。清热。用于脚气。

用法用量 1. 商陆。内服:水煎,3～9 g。外用:适量,水煎熏洗。

2. 美商陆叶。内服:水煎,3～6 g。

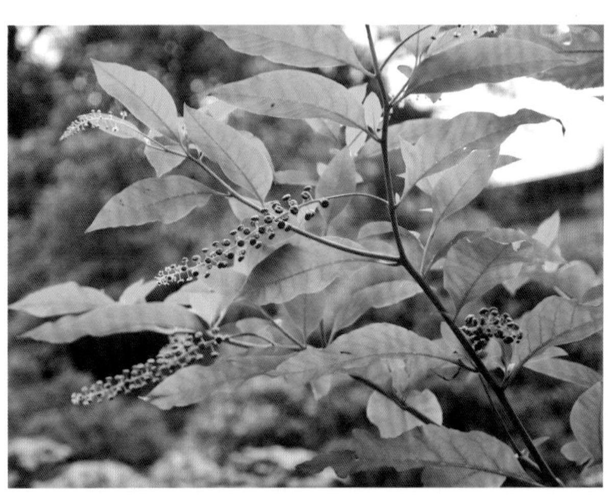

▲ 垂序商陆植株

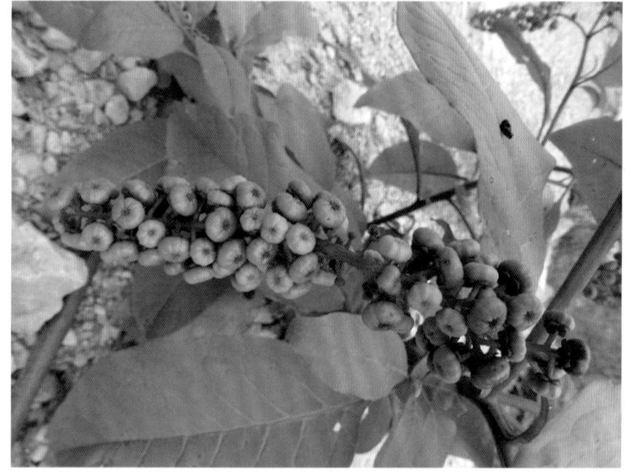

▲ 垂序商陆果实

紫茉莉 *Mirabilis jalapa* L.

别名 胭脂花、晚饭花、晚晚花、野丁香、苦丁香。

药材名 紫茉莉根(根)、紫茉莉叶(叶)、紫茉莉子(种子)。

形态特征 一年生草本,高可达 1 m。根倒圆锥形,黑色或黑褐色。茎直立,圆柱形,多分枝,节稍膨大。叶片卵形或卵状三角形,顶端渐尖,基部截形或心形，全缘，脉隆起；叶柄长1～4 cm，上部叶几无柄。花常数朵簇生枝端；花梗长1～2 mm；总苞钟形，5裂，裂片三角状卵形，顶端渐尖，具脉纹，果时宿存；花被紫红色、黄色、白色或杂色，高脚碟状，筒部长2～6 cm，檐部直径2.5～3.0 cm，5浅裂；雄蕊5，花药球形；花柱单生，柱头头状。瘦果球形，革质，黑色，表面具皱纹；种子胚乳白粉质。花期6～10月，果期8～11月。

生境与分布 贵州乌蒙山各县区均有栽培。

采收加工 1. 紫茉莉根。秋、冬挖取块根，洗净泥沙，晒干。

2. 紫茉莉叶。叶生长茂盛花未开时采摘，洗净，鲜用。

3. 紫茉莉子。9～10月果实成熟时采收，除去杂质，晒干。

性味归经 1. 紫茉莉根。甘、苦，平。归肺、胃、肾经。

2. 紫茉莉叶。甘、淡，微寒。归肺、胃经。

3. 紫茉莉子。甘，微寒。归肺、胃经。

功能主治 1. 紫茉莉根。利尿，泻热，活血散瘀。用于淋浊，带下，肺痨吐血，痈疽发背，急性关节炎。

2. 紫茉莉叶。清热解毒，祛风渗湿，活血。用于痈肿疮毒，疥癣，跌打损伤。

3. 紫茉莉子。清热化斑，利湿解毒。磨粉外用去面上斑痣粉刺。

用法用量 1. 紫茉莉根。内服：水煎，15～30 g，鲜品30～60 g。外用：适量，鲜品捣敷。

2. 紫茉莉叶。外用：适量，鲜品捣敷或取汁外搽。

3. 紫茉莉子。外用：适量，去外壳研末搽；或煎水洗。

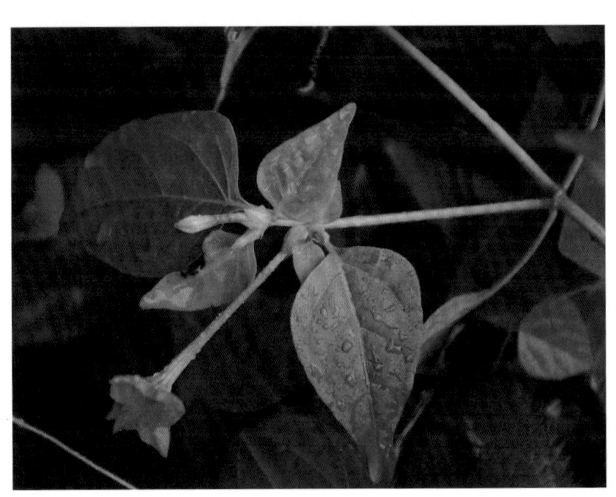

▲ 紫茉莉花

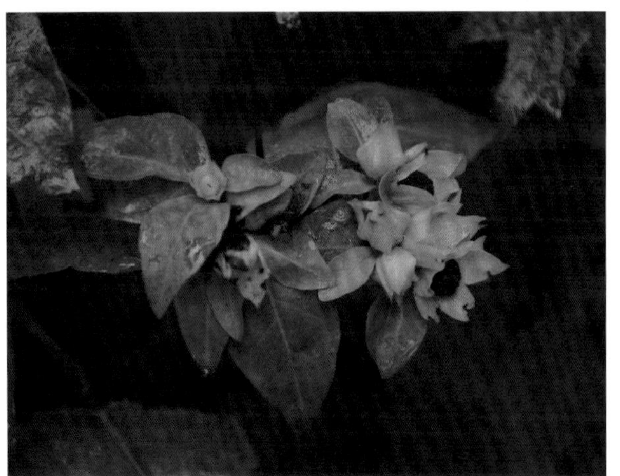

▲ 紫茉莉果实

马齿苋 *Portulaca oleracea* L.

别名 马齿菜、马苋菜、猪母菜、瓜子菜、长寿菜。

药材名 马齿苋(全草)、马齿苋子(种子)。

形态特征 一年生草本。茎平卧或斜倚，伏地铺散，多分枝，圆柱形，长10～15 cm，淡绿色或带暗红色。叶互生，有时近对生，叶片扁平，肥厚，倒卵形，似马齿状，顶端圆钝或平截，有时微凹，基部楔形，全缘；叶柄粗短。花无梗，直径4～5 mm，常3～5朵簇生枝端；苞片2～6，叶状，膜质，近轮生；萼片2，对生，绿色，盔形，基部合生；花瓣5，稀4，黄色，倒卵形，顶端微凹，基部合生；雄蕊通常8，或更多；花药黄色；子房无毛，花柱比雄蕊稍长，柱头4～6裂，线形。蒴果卵球形，盖裂；种子细小，多数，偏斜球形，黑褐色，有光泽，具小疣状凸起。花期5～8月，果期6～9月。

生境与分布 生于田野、荒芜地及路旁。贵州乌蒙山各地均有分布。

采收加工 1. 马齿苋。夏、秋二季采收，除去残根和杂质，洗净，略蒸或烫后晒干。

2. 马齿苋子。夏、秋季果实成熟时，割取地上部分，收集种子，除去泥沙杂质，干燥。

性味归经 1. 马齿苋。酸，寒。归肝、大肠经。

2. 马齿苋子。甘，寒。归肝、大肠经。

功能主治 1. 马齿苋。清热解毒，凉血止血，止痢。用于热毒血痢，痈肿疔疮，湿疹，丹毒，蛇虫咬伤，便血，痔血，崩漏下血。

2. 马齿苋子。清肝，化湿，明目。用于青盲白翳，泪囊炎。

用法用量 1. 马齿苋。内服：9～15 g。外用：适量，捣敷患处。

2. 马齿苋子。内服：水煎，9～15 g。外用：适量，水煎熏洗。

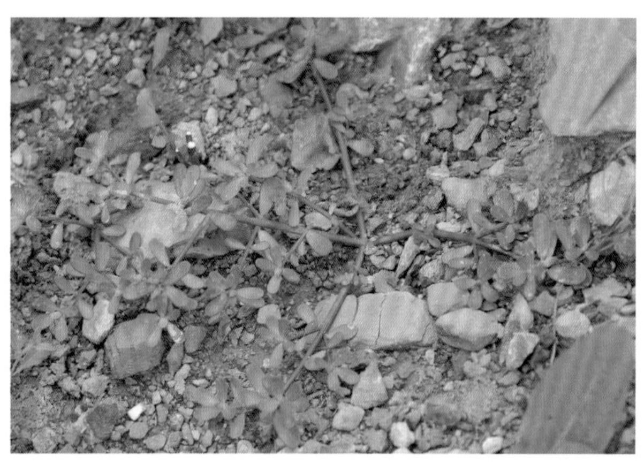

▲ 马齿苋植株

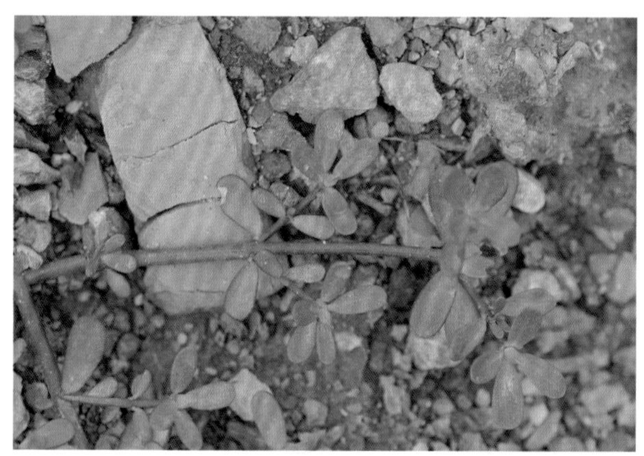

▲ 马齿苋叶

狗筋蔓 *Silene baccifera* (L.) Roth

别名 大种鹅儿肠、抽筋草、筋骨草、白牛膝。

药材名 狗筋蔓（带根全草）。

形态特征 多年生草本。根簇生，长纺锤形，稍肉质。茎铺散，俯仰，长 50～150 cm，多分枝。叶片卵形、卵状披针形或长椭圆形，基部渐狭成柄状，顶端急尖，边缘具短缘毛，两面沿脉被毛。圆锥花序疏松；花梗细，具 1 对叶状苞片；花萼宽钟形，长 9～11 mm，后期膨大呈半圆球形，沿纵脉多少被短毛，萼齿卵状三角形，与萼筒近等长，边缘膜质，果期反折；雌雄蕊柄长约 1.5 mm，无毛；花瓣白色，轮廓倒披针形，长约 15 mm，宽约 2.5 mm，瓣片叉状浅 2 裂；雄蕊不外露，花丝无毛；花柱细长，不外露。蒴果圆球形，呈浆果状，直径 6～8 mm，成熟时薄壳质，黑色，具光泽，不规则开裂；种子圆肾形，肥厚，长约 1.5 mm，黑色，平滑，有光泽。花期 6～8 月，果期 7～9 月。

生境与分布 生于森林灌丛间、湿地及河边。贵州乌蒙山各地均有分布。

采收加工 秋末冬初采挖，洗净泥沙，晒干或鲜用。

性味归经 甘、苦，温。归肝、膀胱经。

功能主治 活血定痛，接骨生肌。用于跌打损伤，骨折，风湿骨痛，月经不调，瘰疬，痈疽。

用法用量 内服：水煎，9～15 g；或泡酒服。外用：适量，鲜品捣敷。

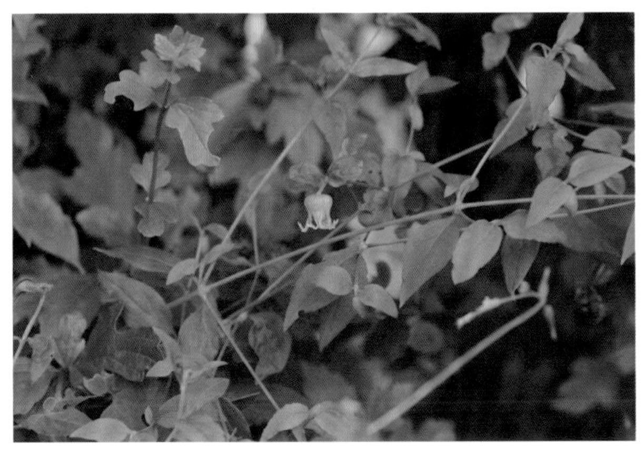

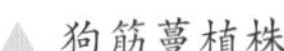

▲ 狗筋蔓植株

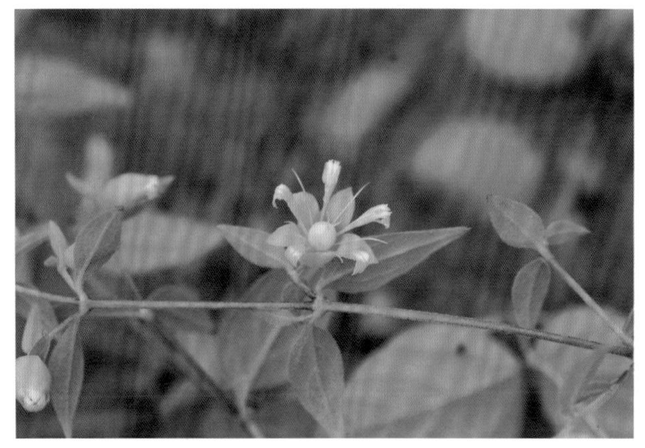

▲ 狗筋蔓花

金铁锁 *Psammosilene tunicoides* W.C. Wu & C.Y. Wu

别名 独钉子、独定子、昆明沙参、金丝矮陀陀、对叶七。

药材名 金铁锁(根)。

形态特征 多年生草本。根长倒圆锥形,棕黄色,肉质。茎铺散,平卧,长达35 cm,二叉状分枝,常带紫绿色,被柔毛。叶片卵形,基部宽楔形或圆形,顶端急尖,上面被疏柔毛,下面沿中脉被柔毛。三歧聚伞花序密被腺毛;花直径3～5 mm;花梗短或近无;花萼筒状钟形,密被腺毛,纵脉凸起,绿色,直达齿端,萼齿三角状卵形,顶端钝或急尖,边缘膜质;花瓣紫红色,狭匙形,全缘;雄蕊明显外露,花丝无毛,花药黄色;子房狭倒卵形;花柱长约3 mm。蒴果棒状;种子狭倒卵形,褐色。花期6～9月,果期7～10月。

生境与分布 生于松林、山野荒地、山坡。威宁、赫章有分布。

采收加工 秋季采挖,除去外皮和杂质,晒干。

性味归经 苦、辛,温。有小毒。归肝经。

功能主治 祛风除湿,散瘀止痛,解毒消肿。用于风湿痹痛,胃脘冷痛,跌打损伤,外伤出血;外用于疔疮,蛇虫咬伤。

用法用量 内服:0.1～0.3 g,多入丸散服。外用:适量。

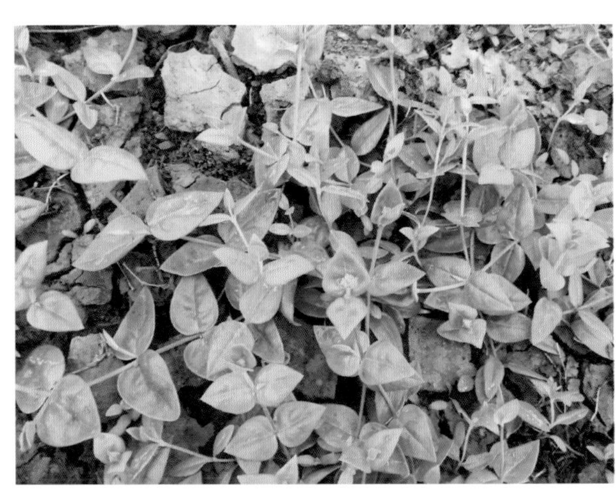

▲ 金铁锁植株

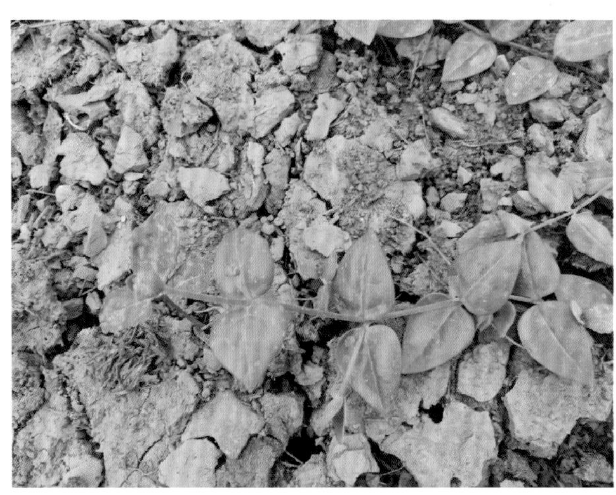

▲ 金铁锁叶

藜 *Chenopodium album* L.

别名 灰灰菜、灰菜、灰条菜、灰藋。

药材名 藜(幼嫩全草)、藜实(果实)。

形态特征 一年生草本。茎直立,粗壮,具条棱及绿色或紫红色色条,多分枝;枝条斜升或开展。叶片菱状卵形至宽披针形,长 3~6 cm,宽 2.5~5.0 cm,先端急尖或微钝,基部楔形至宽楔形,上面通常无粉,有时嫩叶的上面有紫红色粉,下面多少有粉,边缘具不整齐锯齿;叶柄与叶片近等长,或为叶片长度的 1/2。花两性,花簇于枝上部排列成或大或小的穗状、圆锥状或圆锥状花序;花被裂片 5,宽卵形至椭圆形,背面具纵隆脊,有粉,先端或微凹,边缘膜质;雄蕊 5,花药伸出花被,柱头 2。果皮与种子贴生。种子横生,双凸镜状,直径 1.2~1.5 mm,边缘钝,黑色,有光泽,表面具浅沟纹。花果期 5~10 月。

生境与分布 生于路旁、荒地及田间。贵州乌蒙山各地均有分布。

采收加工 1. 藜。6~7 月采收,鲜用或晒干。

2. 藜实。秋季果实成熟时,割取全草,打下果实和种子,除去杂质,晒干或鲜用。

性味归经 1. 藜。甘,平。微毒。归肺、肝经。

2. 藜实。苦、微甘,寒。有小毒。

功能主治 1. 藜。清热,利湿,杀虫。用于痢疾,腹泻,湿疮痒疹,毒虫咬伤。

2. 藜实。清热祛湿,杀虫止痒。用于小便不利,水肿,皮肤湿疮,头疮,耳聋。

用法用量 1. 藜。内服:水煎,15~30 g。外用:煎水漱口或熏洗;或捣涂。

2. 藜实。内服:水煎,10~15 g。外用:适量,水煎洗;或烧灰调敷。

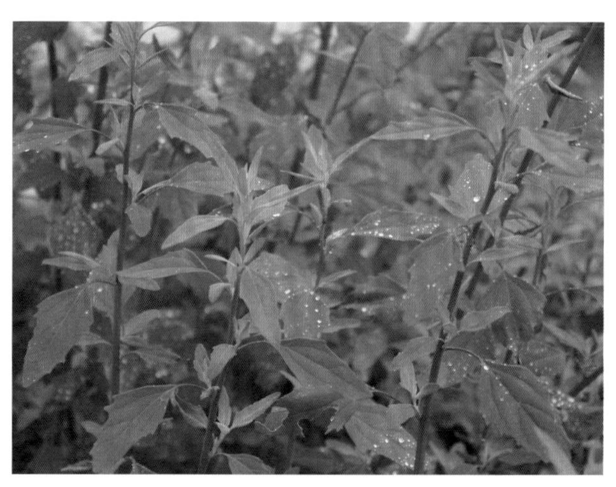

▲ 藜植株

土牛膝 *Achyranthes aspera* L.

别名 粗毛牛膝、倒梗草、倒钩草、倒扣草。

药材名 土牛膝(根)。

形态特征 多年生草本。根细长,直径 3~5 mm,土黄色。茎四棱形,有柔毛,节部稍膨大,分枝对生。叶片纸质,宽卵状倒卵形或椭圆状矩圆形,长 1.5~7.0 cm,宽 0.4~4.0 cm。穗状花序顶生,直立,长 10~30 cm,花期后反折;总花梗具棱角,粗壮,坚硬,密生白色伏贴或开展柔毛;花长 3~4 mm,疏生;苞片披针形,长 3~4 mm,小苞片刺状,长 2.5~4.5 mm,基部两侧各有 1 个薄膜质翅;花被片披针形,长 3.5~5.0 mm,花后变硬且锐尖,具 1 脉;雄蕊长 2.5~3.5 mm;退化雄蕊顶端截状或细圆齿状,有具分枝流苏状长缘毛。胞果卵形,长 2.5~3.0 mm。种子卵形,长约 2 mm,棕色。花期 6~8 月,果期 10 月。

生境与分布 生于海拔 500~1 300 m 的山脚或路旁草地较阴湿处。贵州乌蒙山各地均有分布。

采收加工 夏、秋采收,除去茎叶,晒干。

性味归经 微苦，凉。归肝、肾经。

功能主治 清热，解毒，利尿。用于感冒发热，扁桃体炎，白喉，流行性腮腺炎，疟疾，风湿性关节炎，泌尿系统结石，肾炎水肿。

用法用量 内服：水煎，9～15 g(鲜品 30～60 g)。外用：适量，捣敷；或捣汁滴耳；或研末吹喉。

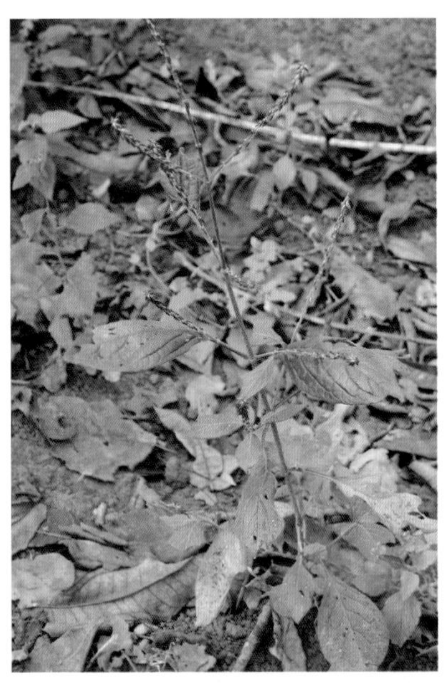

▲ 土牛膝植株

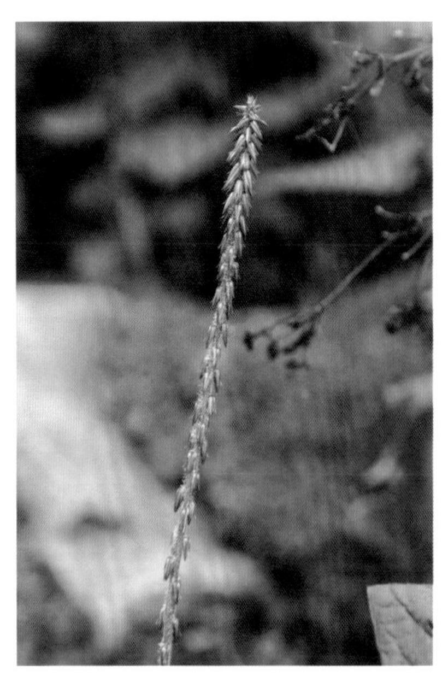

▲ 土牛膝花

莲子草 *Alternanthera sessilis* (L.) R. Br. ex DC.

别名 地扭子、飞疗草、节节花、白花仔。

药材名 节节花(全草)。

形态特征 多年生草本。圆锥根粗，直径可达 3 mm。茎上升或匍匐，绿色或稍带紫色，有条纹及纵沟，沟内有柔毛，在节处有一行横生柔毛。叶片条状披针形、矩圆形、倒卵形、卵状矩圆形，长 1～8 cm，宽 2～20 mm，顶端急尖、圆形或圆钝，基部渐狭，全缘或有不明显锯齿，两面无毛或疏生柔毛；叶柄长 1～4 mm。头状花序 1～4 个，腋生，无总花梗，初为球形，后渐成圆柱形，直径 3～6 mm；花密生，花轴密生白色柔毛；苞片及小苞片白色，顶端短渐尖，无毛；苞片卵状披针形，长约 1 mm；花被片卵形，长 2～3 mm，白色，顶端渐尖或急尖，无毛，具 1 脉；雄蕊 3，花丝长约 0.7 mm，基部连合成杯状，花药矩圆形；退化雄蕊三角状钻形；花柱极短，柱头短裂。胞果倒心形，长 2.0～2.5 mm，侧扁，翅状，深棕色，包在宿存花被片内。种子卵球形。花期 5～7 月，果期 7～9 月。

生境与分布 生于水边、田边等潮湿地。贵州乌蒙山各地均有分布。

采收加工 夏季采收，晒干。

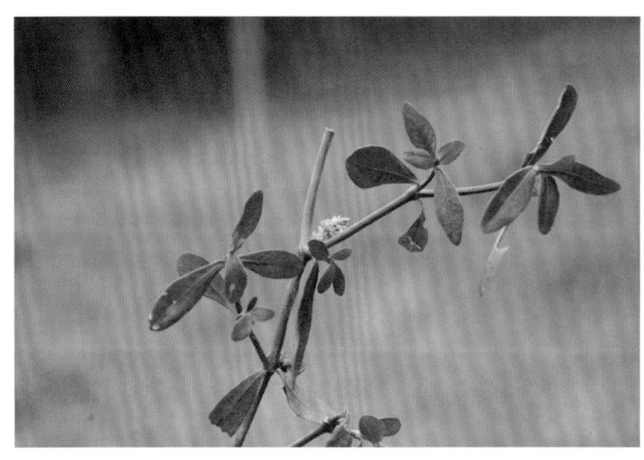

▲ 莲子草植株

性味归经 苦，凉。归心、小肠经。

功能主治 清热，利尿，解毒。用于咳嗽吐血，痢疾，肠风下血，淋证，痈疽肿毒，湿疹。

用法用量 内服：水煎，10～15 g（鲜品 30～60 g）。外用：捣敷或煎水洗。

鸡冠花 *Celosia cristata* L.

别名 鸡公花、鸡髻花、鸡冠头。

药材名 鸡冠花（花序）、鸡冠子（种子）。

形态特征 一年生草本。茎直立，粗壮。单叶互生；长椭圆形至卵状披针形，长 5～12 cm，宽 3.5～6.5 cm，先端渐尖，全缘，基部渐狭而成叶柄。穗状花序多变异，生于茎的先端或分枝的末端，常呈鸡冠状，色有紫、红、淡红、黄或杂色；花密生，每花有 3 苞片；花被 5，广披针形，长 5～8 mm，干膜质，透明；雄蕊 5，花丝下部合生成环状；雌蕊 1，柱头 2 浅裂。胞果成熟时横裂，内有黑色细小种子 2 至数粒。花期 7～9 月，果期 9～10 月。

生境与分布 全国大部地区有栽培，为观赏植物。贵州乌蒙山各地均有分布。

采收加工 1. 鸡冠花。8～10 月花序充分长大，并有部分果实成熟时，剪下花序，晒干。
2. 鸡冠子。9～10 月果实成熟时采收。割取地上部分，晒干，搓出种子，拣去杂质。

性味归经 1. 鸡冠花。甘、涩，凉。归肝、大肠经。
2. 鸡冠子。甘，凉。归足厥阴肝经。

功能主治 1. 鸡冠花。收敛止血，止带，止痢。用于吐血，崩漏，便血，痔血，赤白带下，久痢不止。
2. 鸡冠子。凉血，止血。用于肠风便血，赤白痢疾，崩漏带下，淋浊。

用法用量 1. 鸡冠花。内服：水煎，6～12 g。
2. 鸡冠子。内服：水煎，4.5～9 g；或入丸、散。

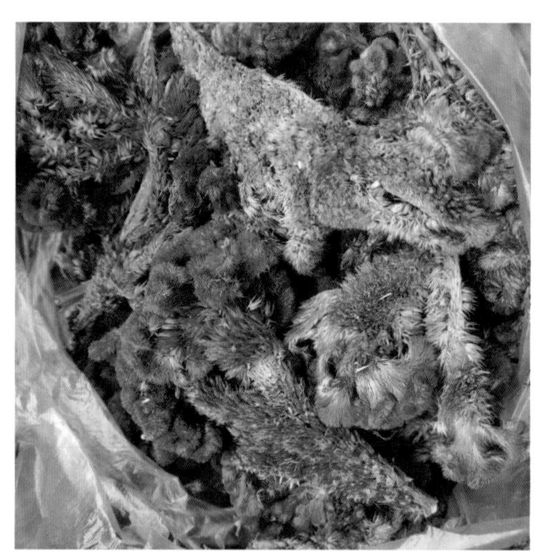

▲ 鸡冠花药材

川牛膝 *Cyathula officinalis* K.C. Kuan

别名 拐牛膝、牛膝、天全牛膝、都牛膝。

药材名 川牛膝（根）。

形态特征 多年生草本。根圆柱形。茎直立，稍四棱形，多分枝，疏生长糙毛。叶片椭圆形或窄椭圆形，少数倒卵形，顶端渐尖或尾尖，基部楔形或宽楔形，全缘，上面有贴生长糙毛，下面毛较密；叶柄长 5～15 mm，密生长糙毛。花丛为 3～6 次二歧聚伞花序，密集成花球团，花球团直径 1.0～1.5 cm，淡绿色，干时近白色，多数在花序轴上交互对生，在枝顶端成穗状排列，密集或相距 2～3 cm；苞片长 4～5 mm，光亮，顶端刺芒状或钩状；不育花的花被片常为 4，变成具钩的坚硬芒刺；两性花长 3～5 mm，花被片披针形，顶端刺尖头，内侧 3 片较窄；雄蕊花丝基部密生节状束毛；退化雄蕊长方形；子房圆筒形或倒卵形，花柱长约 1.5 mm。胞果椭圆形或倒卵形，淡黄色。种子椭圆形，透镜状，带红色，光亮。

花期6～7月，果期8～9月。

生境与分布 生于野生于林缘、草丛中或栽培。七星关、纳雍等地有分布。

采收加工 秋、冬二季采挖，除去芦头、须根及泥沙，烘或晒至半干，堆放回润，再烘干或晒干。

性味归经 甘、微苦，平。归肝、肾经。

功能主治 逐瘀通经，通利关节，利尿通淋。用于经闭癥瘕，胞衣不下，跌扑损伤，风湿痹痛，足痿痉挛，尿血血淋。

用法用量 内服：水煎，6～10 g；或入丸、散；或泡酒。

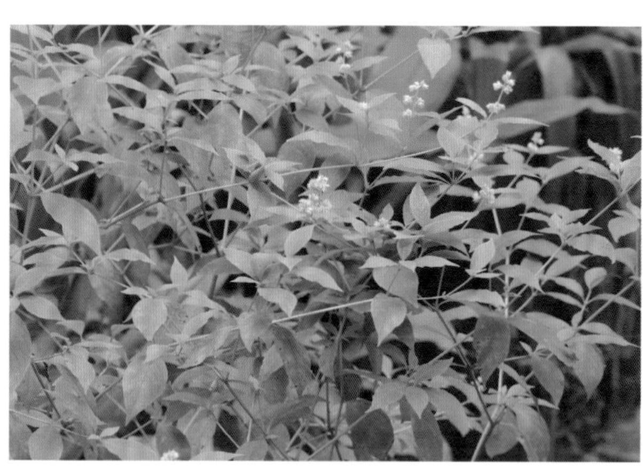

▲ 川牛膝植株

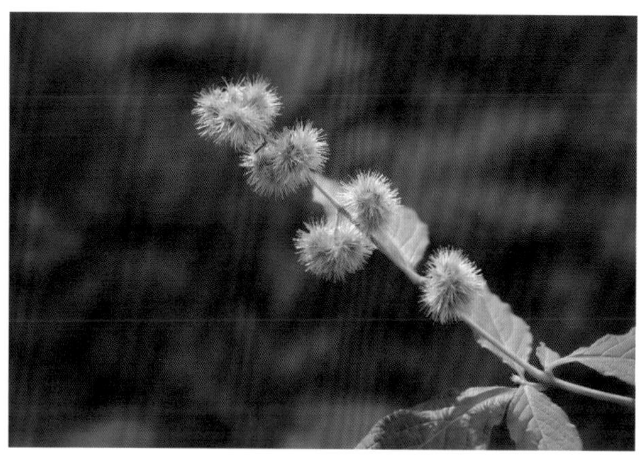

▲ 川牛膝花

玉兰 *Magnolia denudata* Desr.

别名 玉兰花。

药材名 辛夷（花蕾）。

形态特征 落叶乔木，高达25 m，胸径1 m，枝广展形成宽阔的树冠；树皮深灰色，粗糙开裂；小枝稍粗壮，灰褐色；冬芽及花梗密被淡灰黄色长绢毛。叶纸质，倒卵形、宽倒卵形或倒卵状椭圆形，基部徒长，枝叶椭圆形，先端宽圆、平截或稍凹，具短突尖，嫩时被柔毛，后仅中脉及侧脉留有柔毛，沿脉上被柔毛，侧脉每边8～10条，网脉明显；叶柄被柔毛。花蕾卵圆形，花先叶开放，直立；花梗显著膨大，密被淡黄色长绢毛；花被片9片，白色，基部常带粉红色，近相似，长圆状倒卵形；雄蕊长7～12 mm，花药

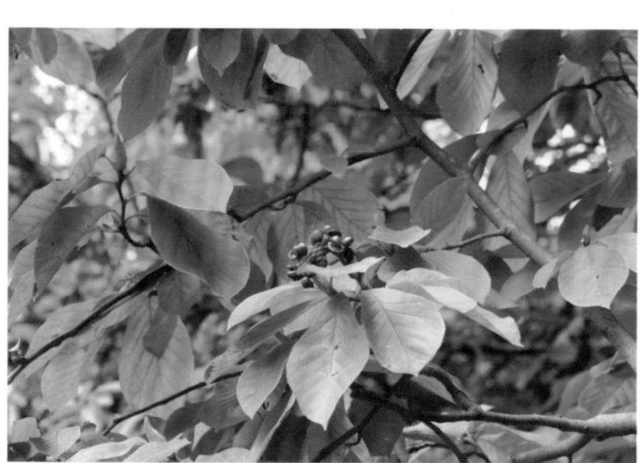

▲ 玉兰植株

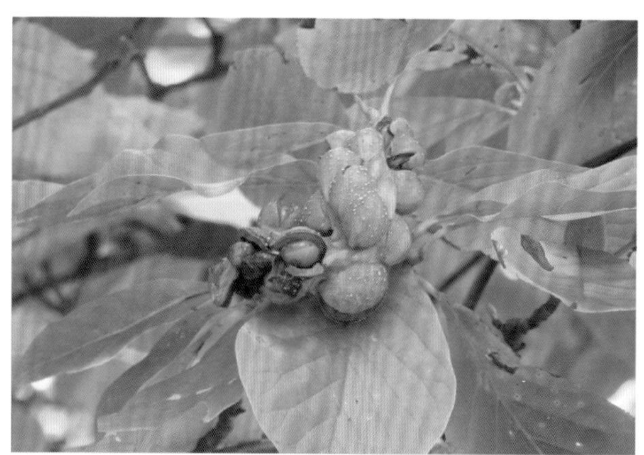

▲ 玉兰果实

长 6～7 mm，侧向开裂；雌蕊群淡绿色，无毛，圆柱形；雌蕊狭卵形，具长 4 mm 的锥尖花柱。聚合果圆柱形（在庭园栽培种常因部分心皮不育而弯曲）；蓇葖厚木质，褐色，具白色皮孔；种子心形，侧扁，外种皮红色，内种皮黑色。花期 2～3 月（亦常于 7～9 月再开一次花），果期 8～9 月。

生境与分布 贵州乌蒙山各地均有栽培。

采收加工 1～3 月花未开放时剪下花蕾，晒干。

性味归经 辛，温。归肺、胃经。

功能主治 散风寒，通鼻窍。用于鼻渊，风寒感冒之头痛，鼻塞，流涕。

用法用量 内服：包煎，3～10 g。外用：适量。

厚朴 *Magnolia officinalis* Rehd. et Wils.

别名 厚皮、重皮、赤朴、烈朴、川朴、紫油厚朴。

药材名 厚朴（树皮、根皮、枝皮）、厚朴花（花蕾）、厚朴子（果实）。

形态特征 落叶乔木，高达 20 m；树皮厚，褐色，不开裂；小枝粗壮，淡黄色或灰黄色，幼时有绢毛；顶芽大，狭卵状圆锥形，无毛。叶大，近革质，聚生于枝端，长圆状倒卵形，先端具短急尖或圆钝，基部楔形，全缘而微波状，下面灰绿色，被灰色柔毛，有白粉；叶柄粗壮。花白色；花梗粗短，被长柔毛，花被片厚肉质，外轮 3 片淡绿色，长圆状倒卵形，盛开时常向外反卷，内两轮白色，倒卵状匙形，基部具爪，花盛开时中内轮直立；雄蕊约 72 枚，花药内向开裂，花丝红色；雌蕊群椭圆状卵圆形。聚合果长圆状卵圆形；蓇葖具长 3～4 mm 的喙；种子三角状倒卵形。花期 5～6 月，果期 8～10 月。

生境与分布 生于海拔 800～1 500 m 的疏林中，或栽培。威宁、织金、赫章有分布。

采收加工 1. 厚朴。定植 20 年以上，于 4～8 月生长盛期剥取，卷筒，晒干。

2. 厚朴花。春季花未开放时采摘，置蒸笼中蒸至上气后 10 分钟取出，晒干或文火烘干。

3. 厚朴子。9～10 月采摘果实，晒干。

性味归经 1. 厚朴。苦、辛，温。归脾、胃、肺、大肠经。

2. 厚朴花。苦，微温。归脾、胃经。

3. 厚朴子。甘，温。归脾、胃经。

功能主治 1. 厚朴。行气消积，燥湿除满，降逆平喘。用于食积气滞，食欲不振，便秘，脘痞吐泻，胸满喘咳。

2. 厚朴花。芳香化湿，理气宽中。用于脾胃湿阻气滞，胸腹痞闷胀满，纳谷不香。

3. 厚朴子。理气，温中，消食。用于胃胀。

用法用量 1. 厚朴。内服：水煎，3～10 g。

2. 厚朴花。内服：水煎，3～9 g。

3. 厚朴子。内服：水煎，1.5～5.0 g。

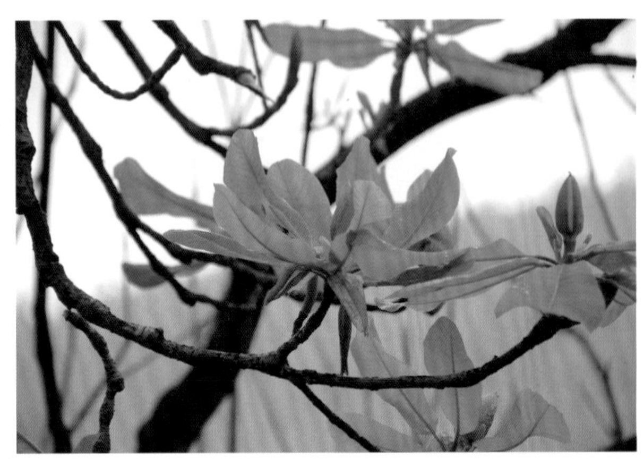
▲ 厚朴植株

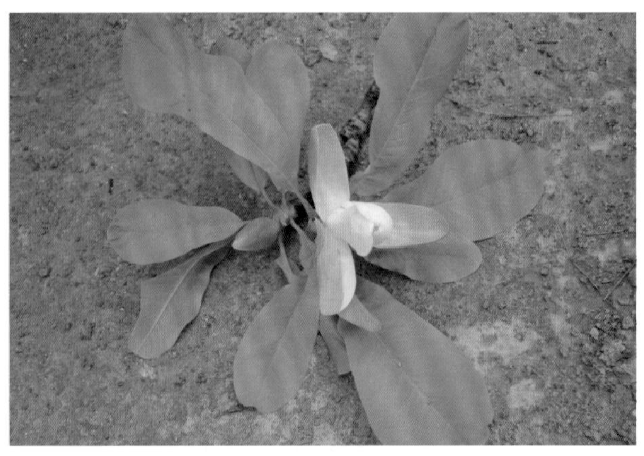
▲ 厚朴花

凹叶厚朴 *Magnolia officinalis* subsp. *biloba* (Rehd. et Wils.) Law

别名 厚皮、重皮、赤朴、烈朴、川朴、紫油厚朴。

药材名 厚朴(树皮)、厚朴花(花蕾)。

形态特征 凹叶厚朴与原亚种不同之处在于叶先端凹缺,成2钝圆的浅裂片,但幼苗之叶先端钝圆,并不凹缺;聚合果基部较窄。花期4~5月,果期10月。

生境与分布 赫章有栽培。

采收加工 1. 厚朴。春、夏季采剥树皮、枝皮及未开花的花蕾。皮剥后置沸水中烫软,再埋置阴湿处发汗,待横断面变成紫褐色或柠褐色,有油润光泽,晒干。

2. 厚朴花。置于蒸笼中蒸至上气后10分钟取出,晒干或文火烘干。

性味归经 参见"厚朴"条目。

功能主治 参见"厚朴"条目。

用法用量 参见"厚朴"条目。

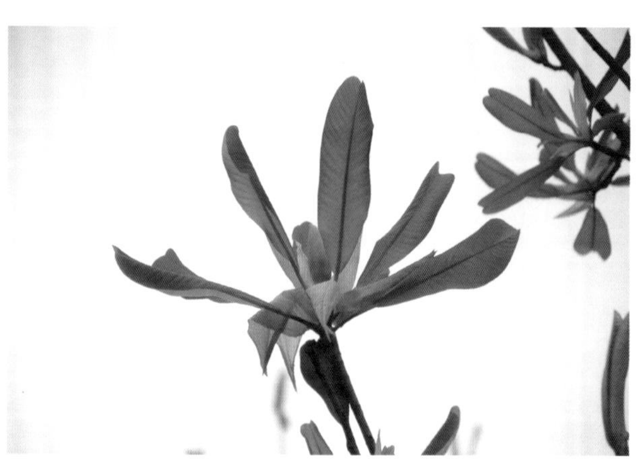

▲ 凹叶厚朴植株

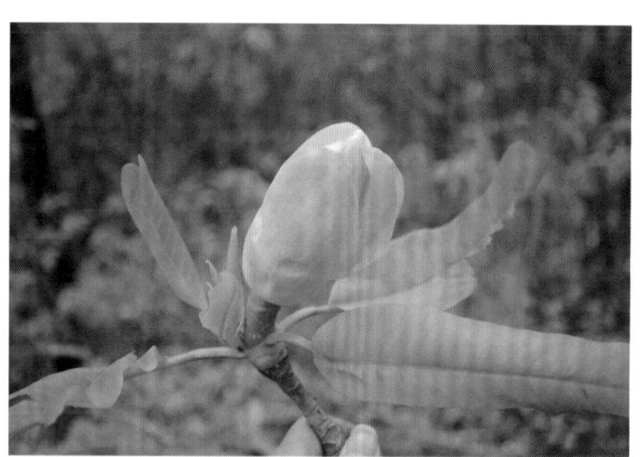

▲ 凹叶厚朴花蕾

翼梗五味子 *Schisandra henryi* Clarke.

别名 北五味子、黄皮血藤。

药材名 血藤(藤茎及根)。

形态特征 落叶木质藤本,当年生枝淡绿色,小枝紫褐色,具宽近1.0~2.5 mm的翅棱,被白粉。叶宽卵形、长圆状卵形,或近圆形,先端短渐尖或短急尖,基部阔楔形或近圆形,侧脉和网脉在两面稍凸起;叶柄红色,具叶基下延的薄翅。雄花:花柄长4~6 cm,花被片黄色,近圆形,雄蕊群倒卵圆形;花托圆柱形,顶端具近圆形的盾状附属物;雄蕊30~40枚,花药长1.0~2.5 mm,药隔倒卵形或椭圆形,具凹入的腺点,顶端平或圆,稍长于花药,近基部雄蕊的花丝长1~2 mm,贴生于盾状附属的雄蕊无花丝;雌花:花梗长7~8 cm,花被片与雄花的相似;雌蕊群长圆状卵圆形,具雌蕊约50枚,子房狭椭圆形,花柱长0.3~0.5 mm。小浆果红色,球形,具果柄,顶端的花柱附属物白色,种子褐黄色,扁球形,或扁长圆形,种皮淡褐色,具乳头状凸起或皱凸起,以背面极明显,种脐斜"V"形。花期5~7月,果期8~9月。

生境与分布 生于海拔450~2 100 m的山地林下。大方、纳雍、七星关、桐梓有分布。

采收加工 秋季采收,切片晒干。

性味归经 酸、甘，温。归肺、心、肾经。

功能主治 祛风除湿，行气止痛，活血止血。用于风湿痹痛，心胃气痛，吐血，月经不调，疮疖肿毒。

用法用量 内服：水煎，15～30 g。

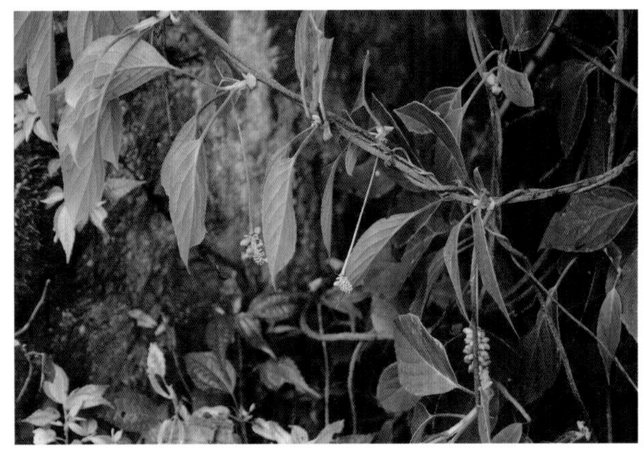

▲ 翼梗五味子植株

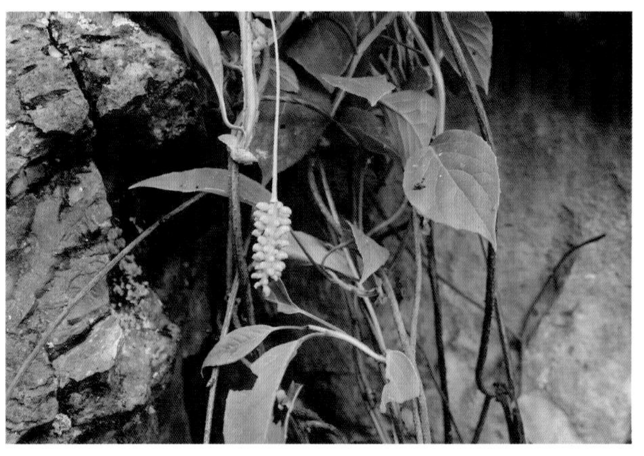

▲ 翼梗五味子果实

华中五味子 *Schisandra sphenanthera* Rehd. et Wils.

别名 五香血藤、小血藤。

药材名 五味子(藤茎及根)。

形态特征 多年生草本，植株高 40～150 cm。根状茎粗壮，横生，多须根；茎直立，不分枝，无毛，淡绿色。茎生叶 2 枚，薄纸质，互生，盾状，近圆形，4～9 掌状浅裂，裂片阔三角形，卵形或卵状长圆形，先端锐尖，不分裂，上面无毛，背面被柔毛，叶脉明显隆起，边缘具细齿；下部叶柄长 12～25 cm，上部叶柄长 1～3 cm。花梗纤细、下弯、被柔毛；花深红色，簇生于离叶基部不远处，下垂；萼片 6，长圆状椭圆形，先端急尖，外面被短柔毛，内面无毛；花瓣 6，勺状倒卵形，无毛；雄蕊 6，花丝短于花药，药隔先端急尖，无毛；子房椭圆形，无毛，花柱短，柱头盾状。浆果椭圆形。种子多数。花期 3～6 月，果期 5～9 月。

生境与分布 生于海拔 700～1 300 m 的密林中或溪沟边。七星关、大方、习水有分布。

采收加工 春、秋季采挖，洗净，晒干。

性味归经 酸、甘，温。归肺、心、肾经。

功能主治 舒筋活血，理气止痛，健脾消食，敛肺生津。用于跌打损伤，胃痛，食积。

用法用量 内服：水煎，2～6 g。

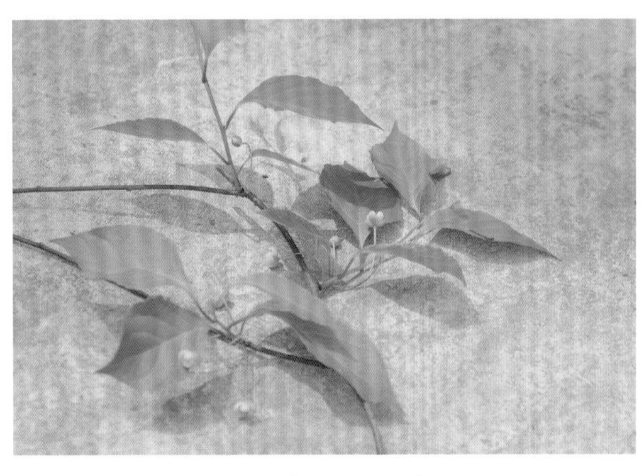

▲ 华中五味子植株

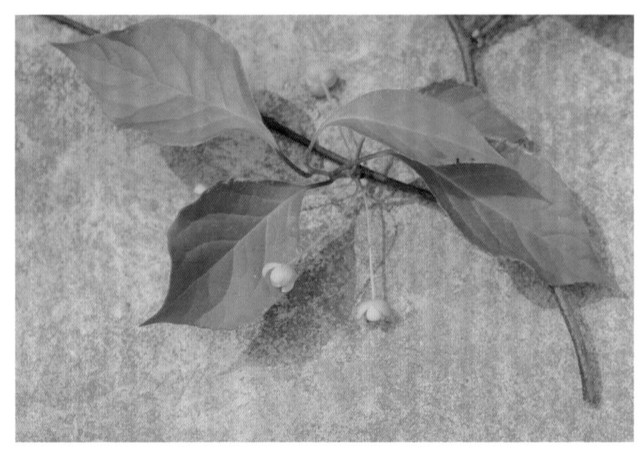

▲ 华中五味子花

蜡梅 *Chimonanthus praecox* (L.) Link

别名 铁筷子、雪里花。

药材名 铁筷子(根)。

形态特征 落叶灌木,高达 4 m;幼枝四方形,老枝近圆柱形,灰褐色,无毛或被疏微毛,有皮孔;鳞芽通常着生于第二年生的枝条叶腋内,芽鳞片近圆形,覆瓦状排列,外面被短柔毛。叶纸质至近革质,卵圆形、椭圆形、宽椭圆形至卵状椭圆形,有时长圆状披针形,顶端急尖至渐尖,有时具尾尖,基部急尖至圆形,除叶背脉上被疏微毛外无毛。花着生于第二年生枝条叶腋内,先花后叶;花被片圆形、长圆形、倒卵形、椭圆形或匙形,无毛,内部花被片比外部花被片短,基部有爪;雄蕊长 4 mm,花丝比花药长或等长,花药向内弯,无毛,药隔顶端短尖,退化雄蕊长 3 mm;心皮基部被疏硬毛,花柱长达子房 3 倍,基部被毛。果托近木质化,坛状或倒卵状椭圆形,口部收缩,并具有钻状披针形的被毛附生物。花期 11 月至翌年 3 月,果期 4～11 月。

生境与分布 七星关区有栽培。

采收加工 四季均可采挖,洗净,鲜用或烘干。

性味归经 辛,温。有毒。归肝、肺经。

功能主治 祛风止痛,理气活血,止咳平喘。用于风湿痹痛,风寒感冒,跌打损伤,哮喘。

用法用量 内服:水煎,6～9 g;研末,0.5 g;或浸酒。外用:适量,研末敷。

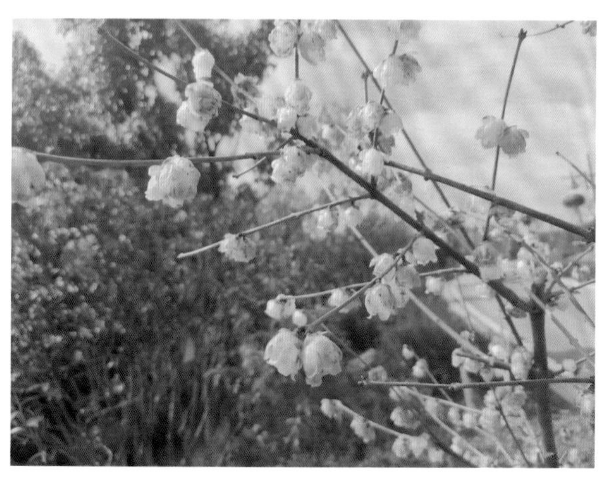

▲ 蜡梅植株

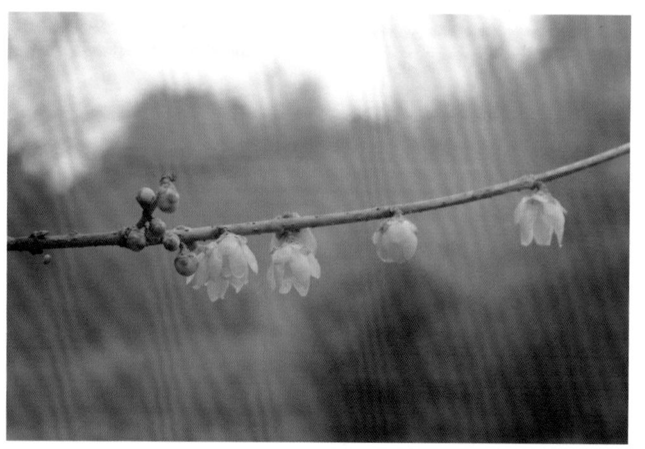

▲ 蜡梅花

香叶树 *Lindera communis* Hemsl.

别名 万年青、香叶子、千年树、土冬青、香油果。

药材名 香叶树(叶及茎皮)。

形态特征 常绿灌木或小乔木,高 3～4 m,树皮淡褐色。当年生枝条纤细,平滑,具纵条纹,绿色,干时棕褐色,或疏或密被黄白色短柔毛,基部有密集芽鳞痕,一年生枝条粗壮,无毛,皮层不规则纵裂。顶芽卵形。叶互生,通常披针形、卵形或椭圆形,先端渐尖、急尖、骤尖或有时近尾尖,基部宽楔形或近圆形;薄革质至厚革质;下面灰绿或浅黄色,被黄褐色柔毛,后渐脱落成疏柔毛或无毛,边缘内卷;羽状脉,下面突起,被黄褐色微柔毛或近无毛;叶柄被黄褐色微柔毛或近无毛。伞形花序单生或两个同生于叶腋,总梗极短;总苞片 4,早落。雄花黄色,花梗略被金黄色微柔毛;花被片 6,卵形,近等大,先端圆形,外面略被金黄色微柔毛或近无毛；雄蕊 9，花丝略被微柔毛或无毛，与花药等长，第三轮基部有 2 具角突宽肾形腺体；退化雌蕊的子房卵形，无毛；花柱、柱头不分，成一短凸尖。雌花黄色或黄白色；花被片 6，卵形，外面被微柔毛；退化雄蕊 9，条形，第三轮有 2 个腺体；子房椭圆形，无毛，花柱柱头盾形，具乳突。果卵形，也有时略小而近球形，无毛，成熟时红色；果梗被黄褐色微柔毛。花期 3～4 月，果期 9～10 月。

生境与分布 生于山底的疏林中。黔西、七星关、赫章、纳雍、织金等地有分布。

采收加工 全年均可采收，树皮应刮去粗皮，晒干。

性味归经 微辛、涩，微寒。归肺、肾经。

功能主治 解毒消肿，散瘀止痛。用于跌打肿痛，外伤出血，疮痈疖肿。

用法用量 内服：水煎，或开水泡服，3～9 g。外用：鲜叶适量，捣烂敷；或干叶研末撒敷。

▲ 香叶树植株

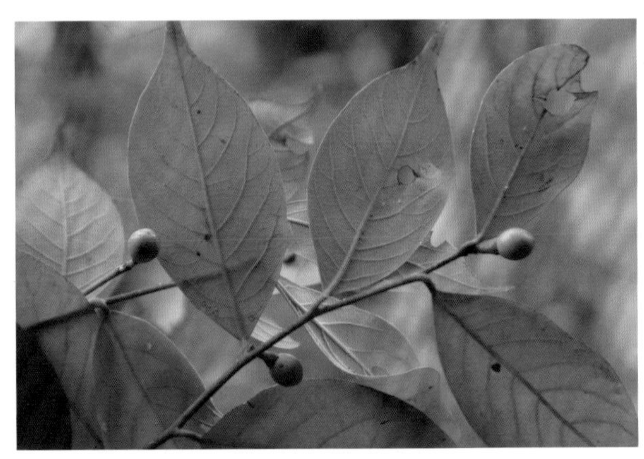

▲ 香叶树叶

山鸡椒 *Litsea cubeba*（Lour.）Pers.

别名 山苍子、荜澄茄。

药材名 荜澄茄（成熟果实）、山苍子叶（叶）、豆豉姜（根）。

形态特征 落叶灌木或小乔木，高达 8～10 m；幼树树皮黄绿色，光滑，老树树皮灰褐色。小枝细长，绿色，无毛，枝、叶具芳香味。顶芽圆锥形，外面具柔毛。叶互生，披针形或长圆形，先端渐尖，基部楔形，纸质，上面深绿色，下面粉绿色，两面均无毛，羽状脉，中脉、侧脉在两面均突起；叶柄纤细，无毛。伞形花序单生或簇生，总梗长 6～10 mm；苞片边缘有睫毛；每一花序有花 4～6 朵，先叶开放或与叶同时开放，花被裂片 6，宽卵形；能育雄蕊 9，花丝中下部有毛，第 3 轮基部的腺体具短柄；退化雌蕊无毛；雌花中退化雄蕊中下部具柔毛；子房卵形，花柱短，柱头头状。果近球形，无毛，幼时绿色，成熟时黑色，果梗先端稍增粗。花期 2～3 月，果期 7～8 月。

生境与分布 生于向阳山坡、丘陵、林缘灌丛或疏林中。贵州乌蒙山各地均有分布。

采收加工 果实于 7 月中下旬至 8 月中旬，当果实青色布有白色斑点，并有强烈生姜味时采收，晒干。

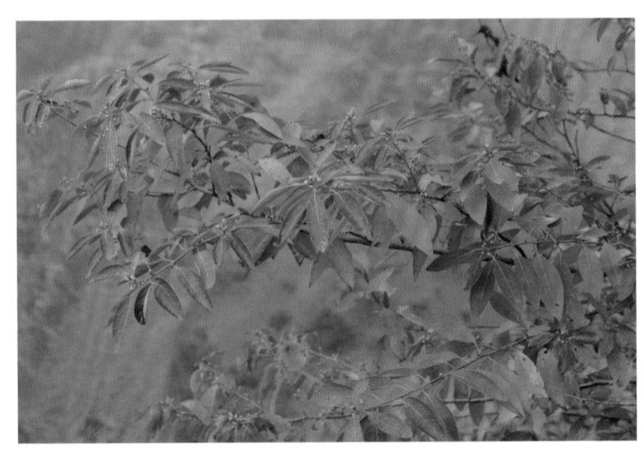

▲ 山鸡椒植株

叶于夏、秋季采收，除去杂质，鲜用或晒干。

性味归经 1. 荜澄茄。辛、温。归脾、胃、肾、膀胱经。

2. 山苍子叶。辛、微苦，温。

3. 豆豉姜。辛、温。归肝、脾、胃经。

功能主治 1. 荜澄茄。温中止痛，行气活血，平喘，利尿。用于脘腹冷痛，食积气胀，呕吐，泻痢，哮喘，小便不利，寒湿痹痛等症。

2. 山苍子叶。理气散结，解毒消肿，止血。用于痈疽肿痛，乳痈，蛇虫咬伤，外伤出血，脚肿，慢性气管炎。

3. 豆豉姜。祛风除湿，理气止痛。用于风湿痹痛，胃痛，脚气。

用法用量 1. 荜澄茄。内服：水煎，1～5 g。

2. 山苍子叶。外用：适量，鲜叶捣敷；或水煎温洗全身。

3. 豆豉姜。内服：水煎，10～25 g(鲜者 25～100 g)，或研末。外用：煎水洗。

乌头 *Aconitum carmichaelii* Debeaux

别名 铁花、鹅儿花、川乌、乌药、草乌。

药材名 川乌(母根)、附子(子根)。

形态特征 块根倒圆锥形。茎高 60～150 cm，中部之上疏被反曲的短柔毛，等距离生叶，分枝。茎下部叶在开花时枯萎。茎中部叶有长柄；叶片薄革质或纸质，五角形；叶柄疏被短柔毛。顶生总状花序；轴及花梗多少密被反曲而紧贴的短柔毛；下部苞片三裂，其他的狭卵形至披针形；小苞片生花梗中部或下部；萼片蓝紫色，外面被短柔毛，上萼片高盔形，高 2.0～2.6 cm，侧萼片长 1.5～2.0 cm；花瓣无毛，瓣片长约 1.1 cm，唇长约 6 mm，微凹，通常拳卷；雄蕊无毛或疏被短毛，花丝有 2 小齿或全缘；心皮 3～5，子房疏或密被短柔毛。蓇葖果；种子三棱形，只在二面密生横膜翅。花期 9～10 月。

生境与分布 生于山地草坡或灌木丛中。贵州乌蒙山各地均有分布。

采收加工 1. 川乌。6 月下旬至 8 月上旬采挖，除去子根、须根及泥沙，晒干。

2. 附子。6 月下旬至 8 月上旬采挖，除去母根、须根及泥沙，习称“泥附子”。

性味归经 1. 川乌。辛、苦，热。有大毒。归心、肝、肾、脾经。

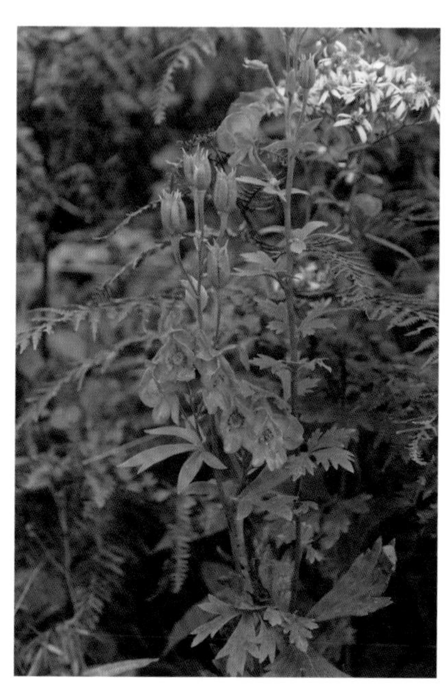

▲ 乌头植株

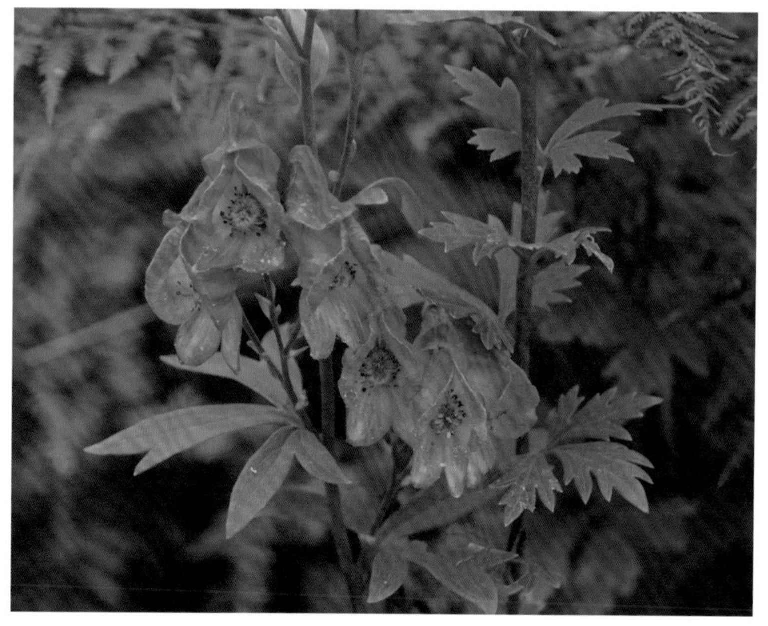

▲ 乌头花

2. 附子。辛、甘，大热，有毒。归心、肾、脾经。

功能主治 1. 川乌。祛风除湿，温经止痛。用于风寒湿痹，关节疼痛，心腹冷痛，寒疝作痛及麻醉止痛。

2. 附子。回阳救逆，补火助阳，散寒止痛。用于亡阳虚脱，肢冷脉微，心阳不足，胸痹心痛，虚寒吐泻，脘腹冷痛，肾阳虚衰，阳痿宫冷，阴寒水肿，阳虚外感，寒湿痹痛。

用法用量 1. 川乌。内服：1.5～3 g，先煎、久煎。

2. 附子。内服：3～15 g，先煎、久煎。

打破碗花花 *Anemone hupehensis* (Lemoine) Lemoine

别名 野棉花、山棉花。

药材名 打破碗花花(根)。

形态特征 多年生高大草本。根状茎斜或垂直，长约10 cm，粗4～7 mm。基生叶3～5，具长柄；三出复叶，有时1～2枚或为单叶；顶生小叶具长柄，卵形或宽卵形，不裂或3～5浅裂，具锯齿，两面疏被糙毛，侧生小叶较小。花莛直立，疏被柔毛；聚伞花序2～3回分枝，有较多花，偶尔不分枝，只有3花；苞片3，有柄，稍不等大，为三出复叶，似基生叶；花梗有密或疏柔毛；萼片5，紫红色或粉红色，倒卵形，外面有短绒毛；花药黄色，椭圆形；柱头长方形。聚合果球形；瘦果长约3.5 mm，有细柄，密被绵毛。花期7～10月。

生境与分布 生于低山或丘陵区的山坡、沟边及路旁。纳雍、大方、桐梓等地有分布。

采收加工 春季或秋季采挖，洗净、切片，晒干。

性味归经 苦、辛，凉。有毒。归肺、脾经。

功能主治 杀虫，化积，消肿，散瘀。用于顽癣、秃疮，疟疾，小儿疳积，痢疾，痈疖疮肿，瘰疬，跌打损伤。

用法用量 内服：水煎，3～9 g；或研末。外用：适量，煎水洗；或捣敷。

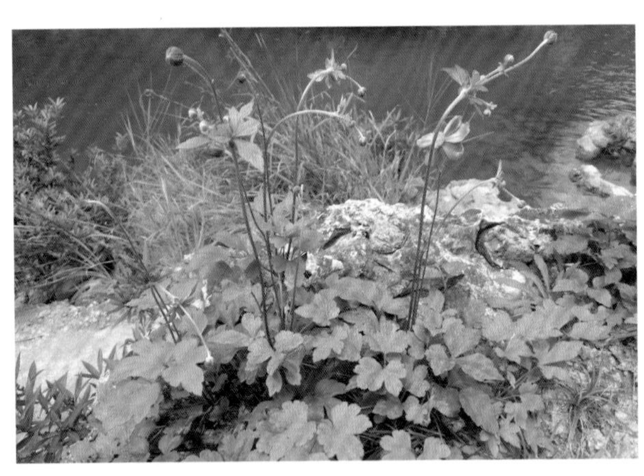

▲ 打破碗花花植株

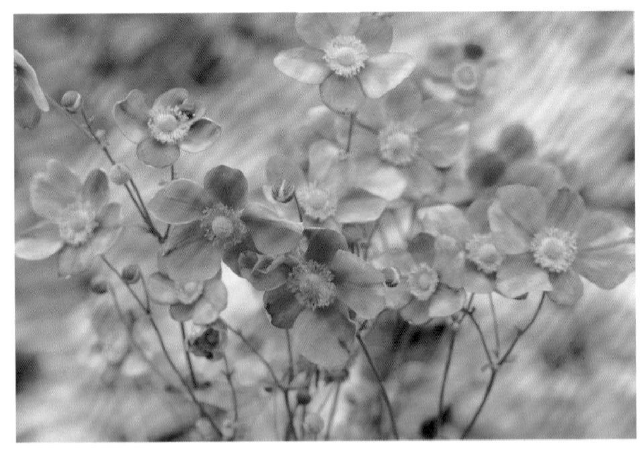

▲ 打破碗花花花

野棉花 *Anemone vitifolia* Buch.-Ham. ex DC.

别名 满天星、清水胆、铁蒿、打破碗花花、土白头翁。

药材名 野棉花(根)。

形态特征 植株高60～100 cm。根状茎斜，木质，粗0.8～1.5cm。基生叶2～5，有长柄；叶片心状卵形或心状宽卵形，顶端急尖，3～5浅裂，边缘有小牙齿，表面疏被短糙毛，背面密被白色短绒毛；叶柄有柔毛。花葶粗壮，有密或疏的柔毛；聚伞花序2～4回分枝；苞片3，形状似基生叶，但较小，有柄；花梗密被短绒毛；萼片5，白色或带粉红色，倒卵形，外面有白色绒毛；雄蕊长约为萼片长度的1/4，花丝丝形；子房密被绵毛。聚合果球形；瘦果有细柄，密被绵毛。花期7～10月。

生境与分布 生于山地草坡、疏林中或沟边地带。贵州乌蒙山各地均有分布。

采收加工 全年均可采，洗净切片，晒干。

性味归经 苦、辛。有毒。归肺、肝、胆经。

功能主治 清湿热，解毒杀虫，理气散瘀。用于泄泻，痢疾，黄疸，疟疾，蛔虫病，蛲虫病，小儿疳积，脚气肿痛，风湿骨痛，跌打损伤，痈疽肿毒，蜈蚣咬伤。

用法用量 内服：水煎，6～12g；或入丸、散。外用：适量，捣敷。

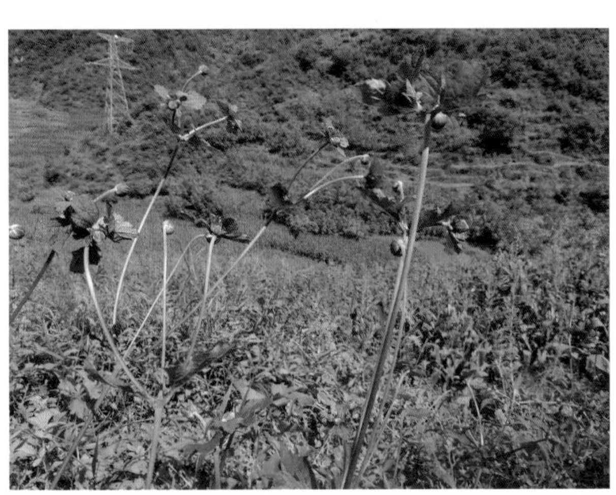

▲ 野棉花植株

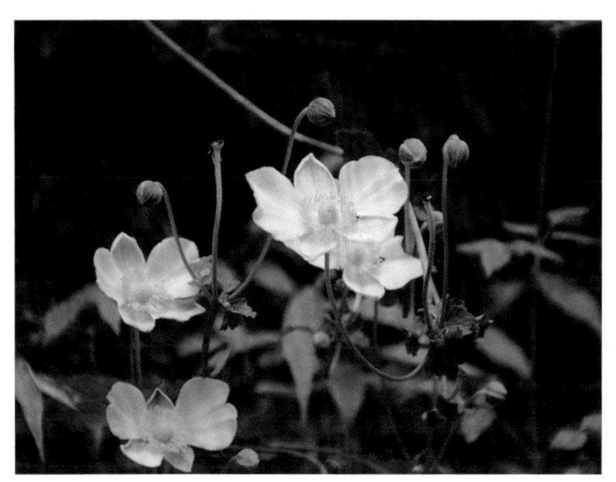

▲ 野棉花花

粗齿铁线莲 *Clematis grandidentata* (Rehder & E. H. Wilson) W. T. Wang

别名 线木通、小木通、白头公公、大蓑衣藤、银叶铁线莲。

药材名 大蓑衣藤根（根）、毛木通（茎叶）。

形态特征 落叶藤本。小枝密生白色短柔毛，老时外皮剥落。一回羽状复叶，有5小叶，有时茎端为三出叶；小叶片卵形或椭圆状卵形，顶端渐尖，基部圆形、宽楔形或微心形，常有不明显3裂，边缘有粗大锯齿状牙齿，上面疏生短柔毛，下面密生白色短柔毛至较疏，或近无毛。腋生聚伞花序常有3～7花，或成顶生圆锥状聚伞花序，多花，较叶短；花直径2.0～3.5cm；萼片4，开展，白色，近长圆形，顶端钝，两面有短柔毛，内面较疏至近无毛；雄蕊无毛。瘦果扁卵圆形，长约4mm，有柔毛，宿存花柱长达3cm。花期5～7月，果期7～10月。

生境与分布 生于山坡、山谷、溪边、沟旁灌丛中或疏林中。大方有分布。

采收加工 1. 大蓑衣藤根。全年可采。
2. 毛木通。全年可采。

性味归经 1. 大蓑衣藤根。辛，温。归肺、脾经。
2. 毛木通。涩，平。归肺、肝经。

功能主治 1. 大蓑衣藤根。行气活血，祛风湿，止痛。用于跌打损伤，瘀血疼痛，风湿性筋骨痛，肢体麻木。
2. 毛木通。杀虫解毒。用于失音声嘶，杨梅疮毒，虫疮久烂及难产横生。

用法用量 1. 大蓑衣藤根。内服：水煎，9～12g。
2. 毛木通。内服：水煎，9～18g。外用：捣敷。

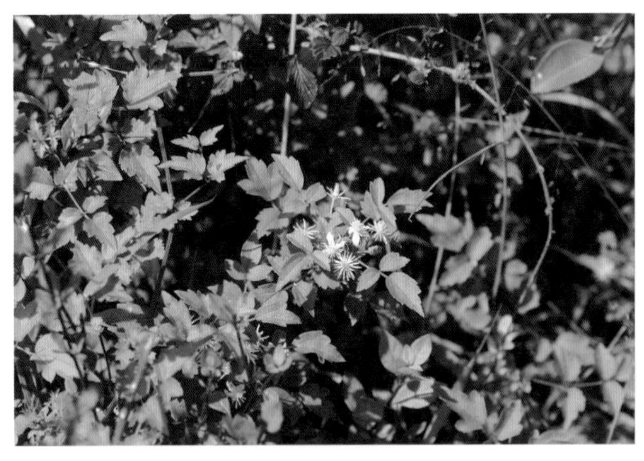

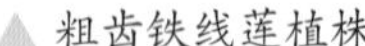

▲ 粗齿铁线莲植株

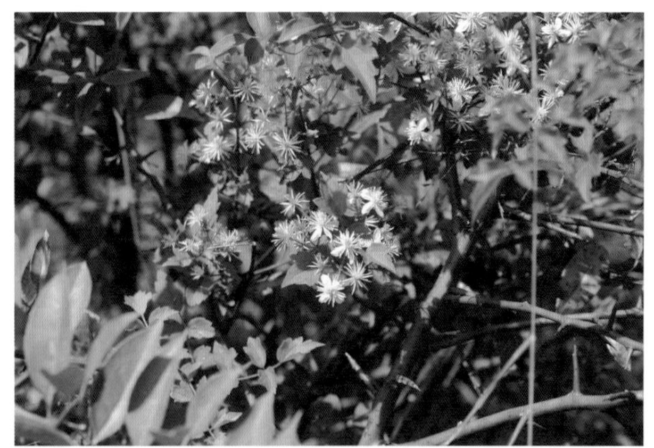

▲ 粗齿铁线莲花

单叶铁线莲 *Clematis henryi* Oliv.

别名 雪里开、地里根、拐子药。

药材名 单叶铁线莲(根)。

形态特征 木质藤本。主根下部膨大成瘤状或地瓜状。单叶;叶片卵状披针形,顶端渐尖,基部浅心形,边缘具刺头状的浅齿,两面无毛或背面仅叶脉上幼时被紧贴的绒毛;叶柄幼时被毛,后脱落。聚伞花序腋生,常只有1花,稀有2～5花,花序梗细瘦,下部有2～4对线状苞片,交叉对生;花钟状;萼片4枚,白色或淡黄色,卵圆形或长方卵圆形,顶端钝尖,外面疏生紧贴的绒毛,边缘具白色绒毛;雄蕊长1～1.2 cm,花药长椭圆形,花丝线形,具1脉,两边有长柔毛,长过花药;心皮被短柔毛,花柱被绢状毛。瘦果狭卵形,被短柔毛,宿存花柱长达4.5 cm。花期11～12月,果期翌年3～4月。

生境与分布 生于溪边、山谷、阴湿的坡地、林下及灌丛中,缠绕于树上。大方有分布。

采收加工 秋、冬采收,洗净晒干。

性味归经 辛、苦,凉。归心、肺、胃经。

功能主治 行气止痛,活血消肿。用于胃痛,腹痛,跌打损伤,跌仆晕厥,支气管炎。外用于腮腺炎。

用法用量 内服:1.5～6 g。外用:适量,磨汁涂患处。

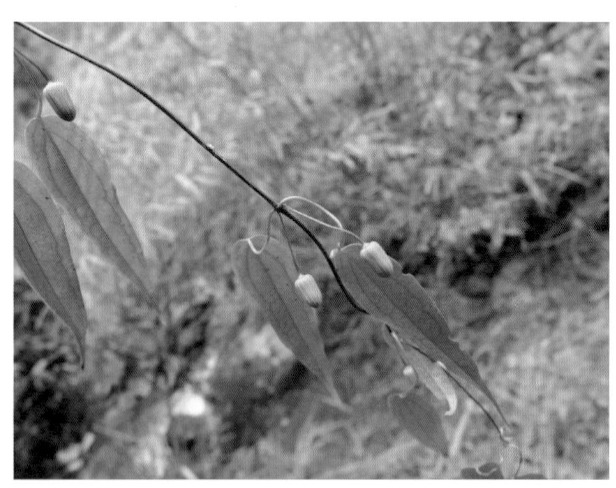

▲ 单叶铁线莲植株

芍药 *Paeonia lactiflora* Pall.

别名 野芍药、土白芍、芍药花、山芍药、山赤芍。

药材名 白芍(根)。

形态特征 多年生草本。根粗壮,分枝黑褐色。茎高 40～70 cm,无毛。下部茎生叶为二回三出复叶,上部茎生叶为三出复叶;小叶狭卵形、椭圆形或披针形,顶端渐尖,基部楔形或偏斜,边缘具白色骨质细齿,两面无毛,背面沿叶脉疏生短柔毛。花数朵,生茎顶和叶腋,有时仅顶端一朵开放;苞片 4～5,披针形,大小不等;萼片 4,宽卵形或近圆形;花瓣 9～13,倒卵形,白色,有时基部具深紫色斑块;花丝长 0.7～1.2 cm,黄色;花盘浅杯状,包裹心皮基部,顶端裂片钝圆;心皮 4～5,无毛。蓇葖长 2.5～3.0 cm,顶端具喙。花期 5～6 月,果期 8 月。

生境与分布 七星关、习水有栽培。

采收加工 夏、秋二季采挖,洗净,除去头尾和细根,置沸水中煮后除去外皮或去皮后再煮,晒干。

性味归经 苦、酸,微寒。归肝、脾经。

功能主治 养血调经,敛阴止汗,柔肝止痛,平抑肝阳。用于血虚萎黄,月经不调,自汗,盗汗,胁痛,腹痛,四肢挛痛,头痛眩晕。

用法用量 内服:水煎,6～15 g。

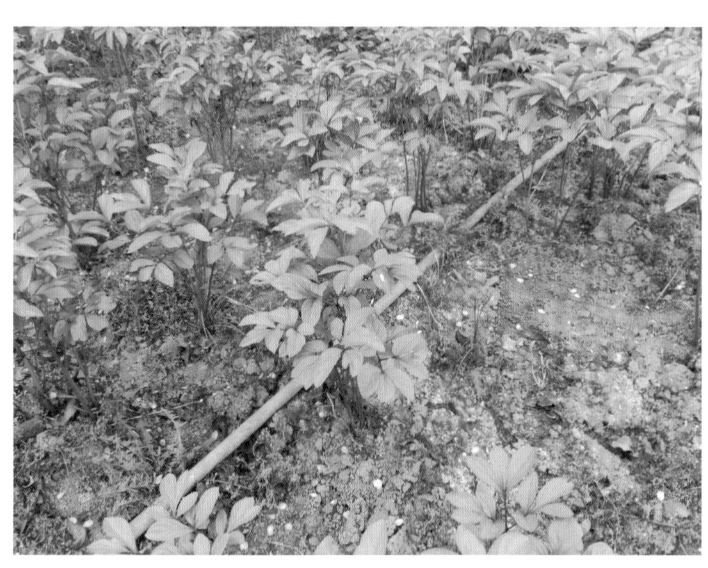

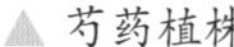

▲ 芍药植株

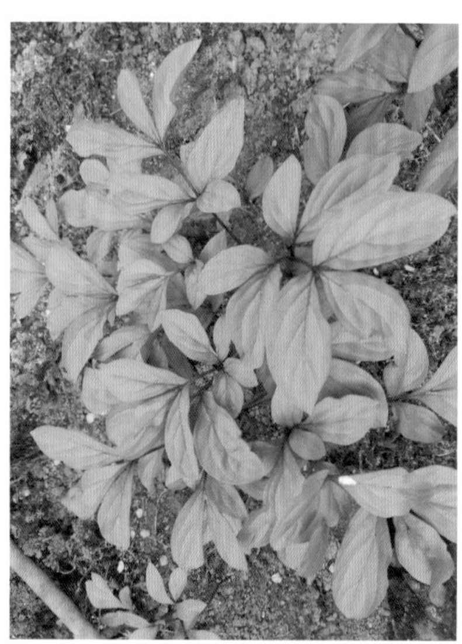

▲ 芍药叶

牡丹 *Paeonia suffruticosa* Andr.

别名 木芍药、百雨金、洛阳花、富贵花。

药材名 牡丹皮(根皮)。

形态特征 落叶灌木。茎高达 2 m;分枝短而粗。叶通常为二回三出复叶,偶尔近枝顶的叶为 3 小叶;顶生小叶宽卵形,3 裂至中部,裂片不裂或 2～3 浅裂,表面绿色,无毛,背面淡绿色,有时具白粉,沿叶脉疏生短柔毛或近无毛,小叶柄长 1.2～3.0 cm;侧生小叶狭卵形或长圆状卵形,不等 2 裂至 3 浅裂或不裂,近无柄;叶柄和叶轴均无毛。花单生枝顶;苞片 5,长椭圆形;萼片 5,宽卵形;花瓣 5,或为重瓣,玫瑰色、红紫色、粉红色至白色,通常变异很大,倒卵形;雄蕊长 1.0～1.7 cm,花丝紫红色、粉红色,上部白色,花药长圆形;花盘革质,杯状;心皮 5,稀更多,密生柔毛。蓇葖长圆形,密生黄褐色硬毛。花期 5 月,果期 6 月。

生境与分布　生于向阳及土壤肥沃的地方,常栽培于庭园。多为栽培,威宁有野生。

采收加工　秋季采挖根部,除去细根和泥沙,剥取根皮,晒干;或刮去粗皮,除去木心,晒干。前者习称"连丹皮",后者习称"刮丹皮"。

性味归经　苦、辛,微寒。归心、肝、肾经。

功能主治　清热凉血,活血化瘀。用于热入营血,温毒发斑,吐血衄血,夜热早凉,无汗骨蒸,经闭痛经,跌扑伤痛,痈肿疮毒。

用法用量　内服:水煎,6～12 g。

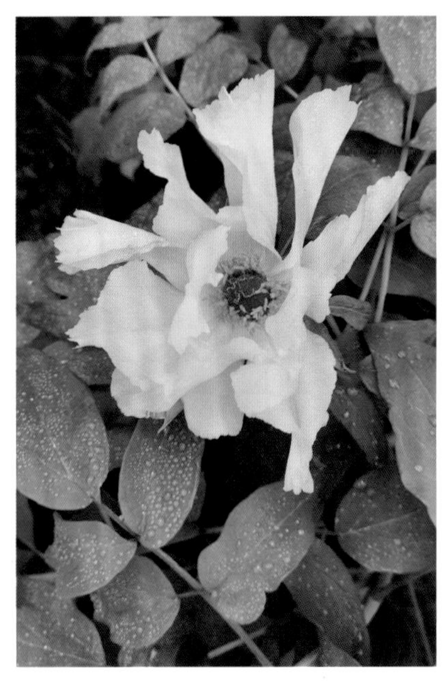

▲ 牡丹花

毛茛 *Ranunculus japonicus* Thunb.

别名　水茛、野芹菜、鱼疔草、鸭脚板。

药材名　毛茛(带根全草)。

形态特征　多年生草本。须根多数簇生。茎直立,高 30～70 cm,中空,有槽,具分枝,生开展或贴伏的柔毛。基生叶多数;叶片圆心形或五角形,长及宽为 3～10 cm,基部心形或截形,通常 3 深裂不达基部,中裂片倒卵状楔形或宽卵圆形或菱形,3 浅裂,边缘有粗齿或缺刻,侧裂片不等的 2 裂,两面贴生柔毛,下面或幼时的毛较密;叶柄长达 15 cm,生开展柔毛,茎生叶渐小。聚伞花序有多数花,疏散;萼片椭圆形,生白柔毛;花瓣 5,倒卵状圆形,基部有长约 0.5 mm 的爪,蜜槽鳞片长 1～2 mm;花药长约 1.5 mm;花托短小,无毛。聚合果近球形;瘦果扁平,斜宽倒卵圆形,具窄边。花果期 4～9 月。

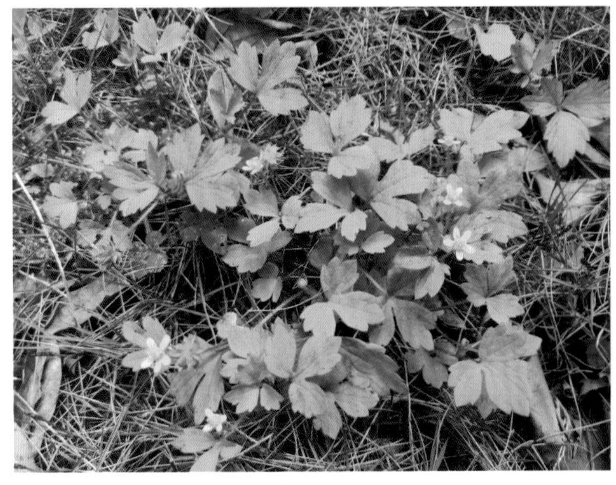

▲ 毛茛植株

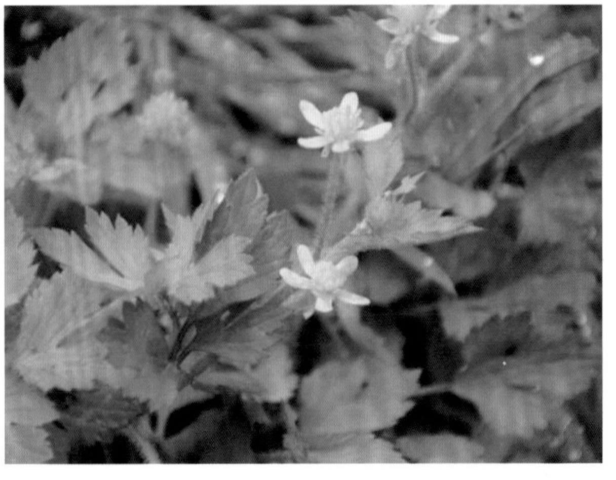

▲ 毛茛花

生境与分布　生于河沟、池沼、水堤旁及阴湿的草丛中。大方、七星关、威宁、赤水等地有分布。

采收加工　夏、秋采取。一般鲜用。

性味归经　辛，温。有毒。归肝、胆、心、胃经。

功能主治　利湿，消肿，止痛，退翳，截疟，杀虫。用于疟疾，黄疸，偏头痛，胃痛，风湿关节痛，鹤膝风，痈肿，恶疮，疥癣，牙痛，火眼。

用法用量　外用：捣敷或煎水洗。

豪猪刺　*Berberis julianae* Schneid.

别名　三颗针。

药材名　小檗(根、茎)。

形态特征　常绿灌木，高1～3 m。老枝黄褐色或灰褐色，幼枝淡黄色，具条棱和稀疏黑色疣点；茎刺粗壮，三分叉，腹面具槽。叶革质，椭圆形、披针形或倒披针形，先端渐尖，基部楔形，两面网脉不显，不被白粉，叶缘平展，每边具10～20刺齿；叶柄长1～4 mm。花簇生；花梗长8～15 mm；小苞片卵形；萼片2轮；花瓣长圆状椭圆形，先端缺裂，基部缢缩呈爪，具2枚长圆形腺体；胚珠单生。浆果长圆形，蓝黑色，顶端具明显宿存花柱，被白粉。花期3月，果期5～11月。

生境与分布　生于向阳杂木林中。威宁、黔西有分布。

采收加工　秋季采挖，茎可鲜用或晒干，根切片晒干。

性味归经　苦，寒。归肺、肝、脾经。

功能主治　清热利湿，泻火解毒。用于湿热泻痢，热淋，目赤肿痛，牙龈红肿，咽喉肿痛，丹毒，湿疹，热毒疮疡。

用法用量　内服：水煎，5～15 g，或炖肉服。外用：煎水滴眼，或研末撒，亦可煎水热敷。

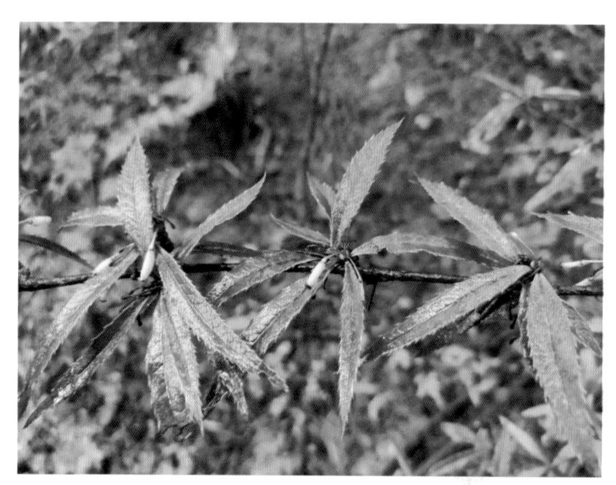

▲ 豪猪刺植株

八角莲　*Dysosma versipellis* (Hance) M. Cheng ex Ying

别名　独脚莲、一把伞、六角莲、独叶一枝花。

药材名　八角莲(根、根茎)。

形态特征　多年生草本，植株高40～150 cm。根状茎粗壮，横生，多须根；茎直立，不分枝，无毛，淡绿色。茎生叶2枚，薄纸质，互生，盾状，近圆形，裂片阔三角形，卵形或卵状长圆形，先端锐尖，不分裂，上面无毛，背面被柔毛，叶脉明显隆起，边缘具细齿。花梗纤细、下弯、被柔毛；花深红色，簇生于离叶基部不远处，下垂；萼片先端急尖，外面被短柔毛，内面无毛；花瓣6，勺状倒卵形；雄蕊6，花丝短于花药，药隔先端急尖，无毛；子房椭圆形，无毛，花柱短，柱头盾状。浆果椭圆形。种子多数。花期3～6月，果期5～9月。

生境与分布　生于海拔450～2 100 m的山地林下。大方、桐梓有分布。

采收加工　春、秋季采挖，洗净，晒干。

性味归经　苦、辛，凉。有毒。归肺、肝经。

功能主治　化痰散结，祛瘀止痛，清热解毒。用于咳嗽，咽喉肿痛，瘰疬，瘿瘤，疔疮，毒蛇咬伤，跌打损伤。

用法用量 内服：水煎，3～12 g；磨汁，或入丸、散。外用：适量，磨汁或浸醋、酒涂搽；捣烂敷或研末调敷。孕妇禁服，体质虚弱者慎服。

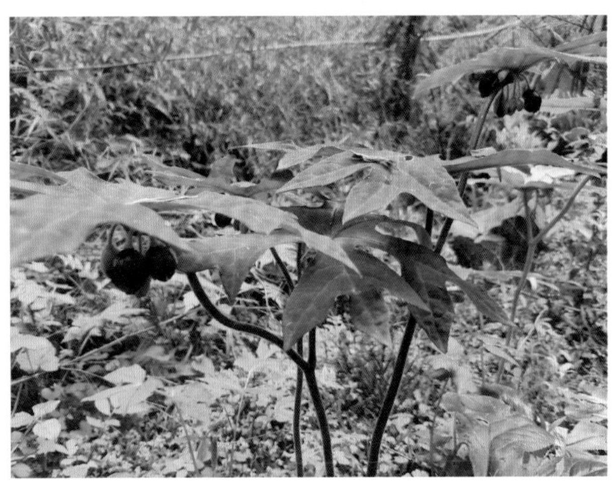

▲ 八角莲植株

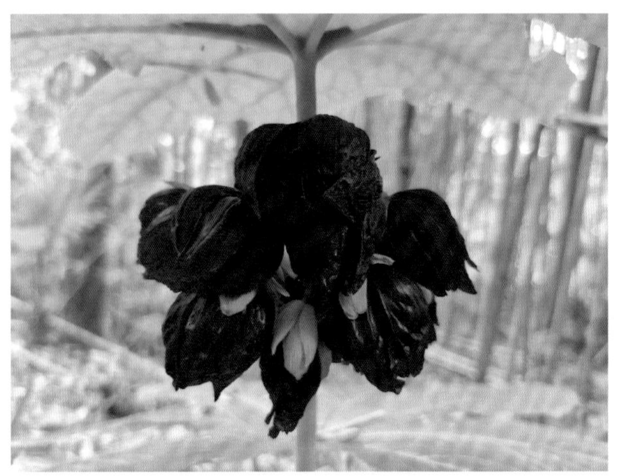

▲ 八角莲花

粗毛淫羊藿 *Epimedium acuminatum* Franch.

别名 羊藿叶、仙灵脾、仙灵毗、羊角风。

药材名 粗毛淫羊藿（地上部分）。

形态特征 多年生草本，植株高 30～50 cm。根状茎有时横走，多须根。一回三出复叶基生和茎生，小叶 3 枚，薄革质，狭卵形或披针形，基部心形，顶生小叶基部裂片圆形，近相等，侧生小叶基部裂片极度偏斜，上面深绿色，无毛，背面灰绿色或灰白色，网脉显著，叶缘具细密刺齿；花茎具 2 枚对生叶，有时 3 枚轮生。圆锥花序无总梗，序轴被腺毛；花梗密被腺毛；花色变异大，黄色、白色、紫红色或淡青色；花瓣远较内轮萼片长，呈角状距，向外弯曲，基部无瓣片；雄蕊长 3～4 mm，花药长 2.5 mm，瓣裂，外卷；子房圆柱形，顶端具长花柱。蓇果，宿存花柱长缘状；种子多数。花期 4～5 月，果期 5～7 月。

生境与分布 生于山林下阴湿处。贵州乌蒙山各地均有分布。

采收加工 夏、秋季采收，晒干。

性味归经 辛、甘，温。归肝、肾经。

功能主治 补肾壮阳，祛风镇痛，止咳。用于阳痿，肾虚劳咳，腰痛，风湿痹痛，头晕目眩。

用法用量 内服：水煎，6～10 g。

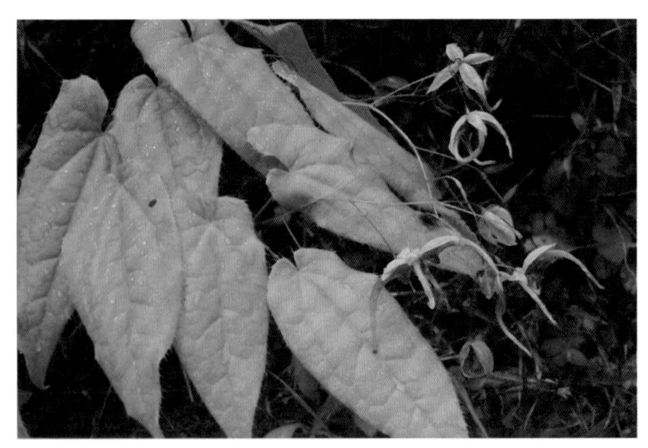

▲ 粗毛淫羊藿叶

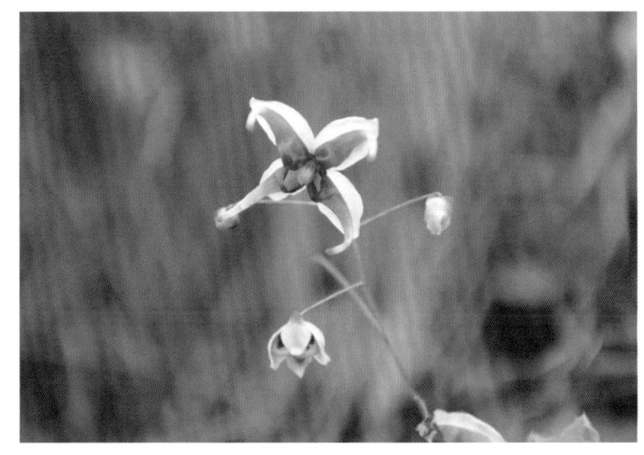

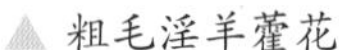
▲ 粗毛淫羊藿花

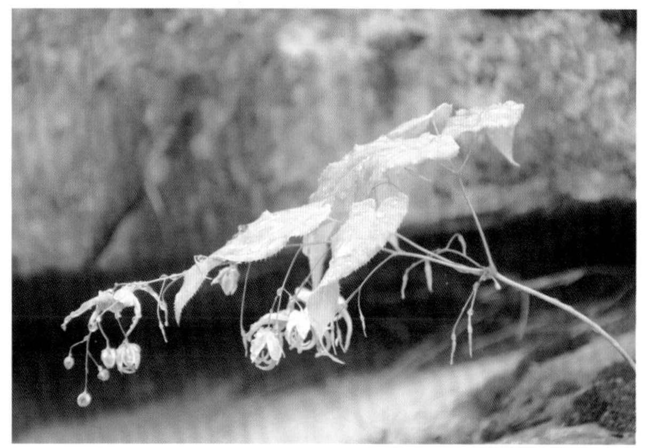
▲ 粗毛淫羊藿植株

阔叶十大功劳 *Mahonia bealei*（Fort.）Carr.

别名　功劳叶、刺黄檗、大叶黄柏、黄柏树、老鼠刺。

药材名　十大功劳(茎、茎皮)。

形态特征　灌木或小乔木，高 0.5～4.0 m。叶狭倒卵形至长圆形，具 4～10 对小叶，厚革质，硬直，自叶下部往上，小叶渐次变长而狭，最下一对小叶卵形，往上小叶近圆形至卵形或长圆形，基部阔楔形或圆形，偏斜，有时心形，边缘每边具 2～6 粗锯齿，先端具硬尖，顶生小叶较大，具柄。总状花序直立，簇生；芽鳞卵形至卵状披针形；花梗长 4～6 mm；苞片阔卵形或卵状披针形，先端钝；花黄色；外萼片卵形；花瓣倒卵状椭圆形，基部腺体明显，先端微缺；雄蕊长 3.2～4.5 mm，药隔不延伸，顶端圆形至截形；子房长圆状卵形，花柱短，胚珠 3～4 枚。浆果卵形，深蓝色，被白粉。花期 9 月至翌年 1 月，果期 3～5 月。

生境与分布　生于海拔 700～2 100 m 的山坡林下、林缘、草坡、路旁或灌丛中。威宁、纳雍、习水有分布。

采收加工　全年均可采收，晒干。

性味归经　苦，寒。归肝、胃、肺、大肠经。

功能主治　清热，燥湿，解毒。用于肺热咳嗽，黄疸，泄泻痢疾，目赤，肿痛，疮疡，湿疹，烫伤。

用法用量　内服：水煎，6～9 g。外用：适量，研末调敷。

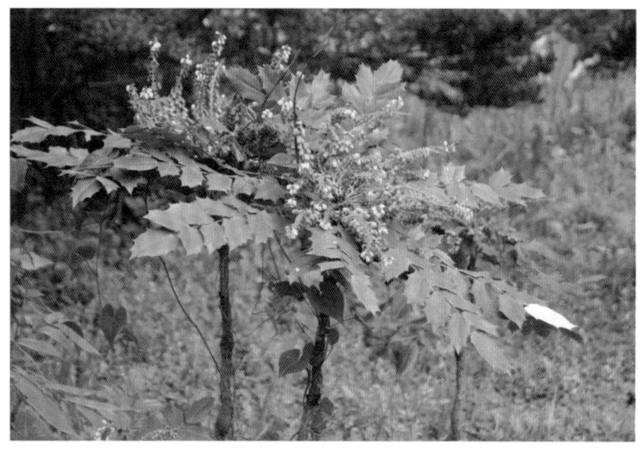
▲ 阔叶十大功劳植株

小果十大功劳 *Mahonia bodinieri* Gagnep.

别名 刺黄檗、大叶黄柏、黄柏树、老鼠刺。

药材名 十大功劳(根)。

形态特征 灌木或小乔木,高 0.5~4.0 m。叶倒卵状长圆形,具小叶 8~13 对,最下一对小叶生于叶柄基部,网脉微隆起,叶轴粗壮;侧生小叶无叶柄,顶生小叶具柄,最下一对小叶近圆形,以上小叶长圆形至阔披针形,基部偏斜、平截至楔形,顶生小叶具小叶柄,叶缘每边具 3~10 粗大刺锯齿。花序为总状花序簇生;芽鳞披针形;花梗长 1.5~5.0 mm;苞片狭卵形;花黄色;花瓣长圆形,基部腺体不明显,先端缺裂或微凹;雄蕊顶端平截,偶具 3 细牙齿,药隔不延伸;子房长约 2 mm,花柱不显,胚珠 2 枚。浆果球形,有时梨形,紫黑色,被白霜。花期 6~9 月,果期 8~12 月。

生境与分布 生于海拔 350~1 800 m 的山坡林下、林缘、灌丛、路旁或草地。黔西、纳雍、赤水、习水有分布。

采收加工 全年均可采收,晒干。

性味归经 苦,寒。归肝、胃、肺、大肠经。

功能主治 清热解毒,活血消肿。用于肠炎,痢疾,跌打损伤。

用法用量 内服:水煎,6~9 g。外用:适量,研末调敷。

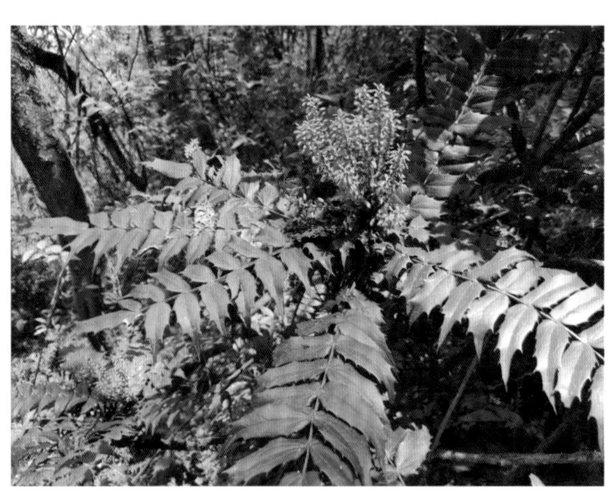

▲ 小果十大功劳植株

南天竹 *Nandina domestica* Thunb.

别名 白天竹、天竹子、天竹、南天烛、山黄芩。

药材名 南天竹(叶)、南天竹梗(茎)、南天竹子(果实)。

形态特征 常绿小灌木。茎常丛生而少分枝,高 1~3 m,光滑无毛,幼枝常为红色,老后呈灰色。叶互生,集生于茎的上部,三回羽状复叶;小叶薄革质,椭圆形或椭圆状披针形,顶端渐尖,基部楔形,全缘,上面深绿色,冬季变红色,背面叶脉隆起,两面无毛;近无柄。圆锥花序直立;花小,白色,具芳香;萼片多轮,外轮萼片卵状三角形;花瓣长圆形,先端圆钝;雄蕊 6,花丝短,花药纵裂,药隔延伸;子房 1 室,具 1~3 枚胚珠。果柄长 4~8 mm;浆果球形,熟时鲜红色,稀橙红色。种子扁圆形。花期 3~6 月,果期 5~11 月。

生境与分布 生于海拔 600~1 200 m 的疏林或灌木丛中。贵州乌蒙山各地均有分布。

采收加工 1. 南天竹叶和梗。四季均可采收,洗净,晒干或茎枝切段晒干。

2. 南天竹子。秋季成熟时至次年春季采摘,晒干。

性味归经 1. 南天竹叶和梗。苦,寒。归肺、膀胱经。

2. 南天竹子。苦,平。小毒。归肺、肝经。

功能主治 1. 南天竹。清热利湿,泻火,解毒。用于肺热咳嗽,百日咳,热淋,尿血,目赤肿痛,疮痈,瘰疬。

2. 南天竹梗。清湿热,降逆气。用于湿热黄疸,泻痢,目赤肿痛,食积。

3. 南天竹子。敛肺止咳，平喘。用于久咳，气喘，百日咳。

用法用量　1. 南天竹。内服：水煎，9～15 g。外用：适量，捣烂涂敷。

2. 南天竹梗。内服：水煎，10～15 g。

3. 南天竹子。内服：水煎，6～15 g；或烧存性研末。外用：捣敷或烧存性研末调涂。

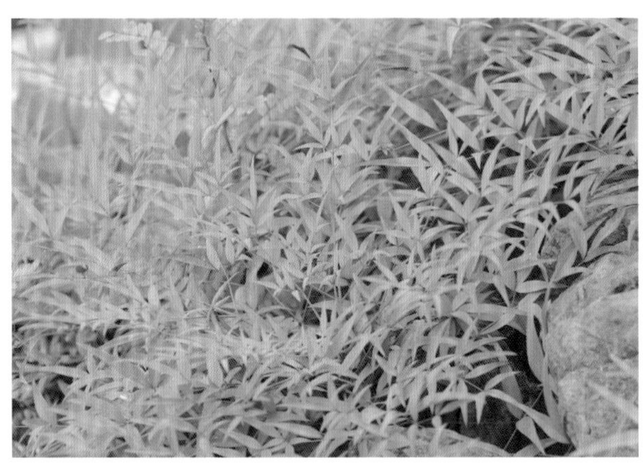

▲ 南天竹植株

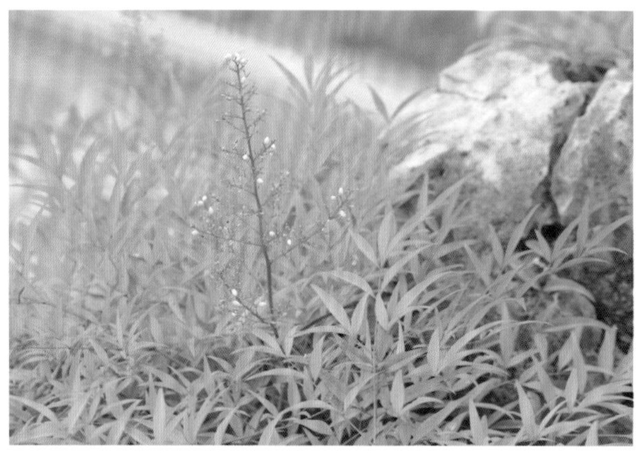

▲ 南天竹花

三叶木通 *Akebia trifoliate* (Thunb.) Koidz.

别名　八月瓜、八月札。

药材名　木通(藤茎)、木通果(果实)、木通根(根)。

形态特征　落叶或半常绿藤本，全体无毛。小枝灰褐色，有稀疏皮孔。三出复叶，叶柄长 4～8 cm，小叶卵形或阔卵形，先端微凹，顶生小叶柄长 15～30 mm，侧生小叶柄长 8～11 mm。花序由短枝的叶丛中抽出。雄花多数，生长在花序上部，花被片淡紫色。雄蕊 6 枚，花药长约 2 mm。雌花生长在花序下部，花被片暗紫色。果实长圆形，成熟时开裂。种子卵形，黑色。花期 5 月，果期 8～9 月。

生境与分布　生于海拔 250～2 000 m 的山地沟谷边疏林或丘陵灌丛中。贵州乌蒙山各地均有分布。

采收加工　1. 木通。秋、冬季割取，除去杂质，晒干。

2. 木通果。8～9 月果实成熟时采收，晒干。

3. 木通根。除去杂质，晒干。

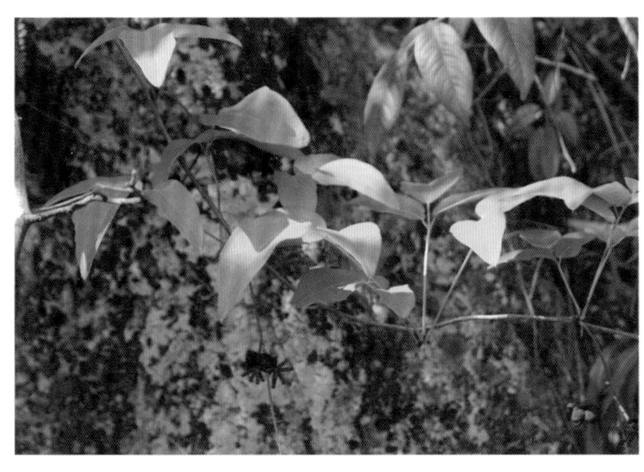

▲ 三叶木通植株

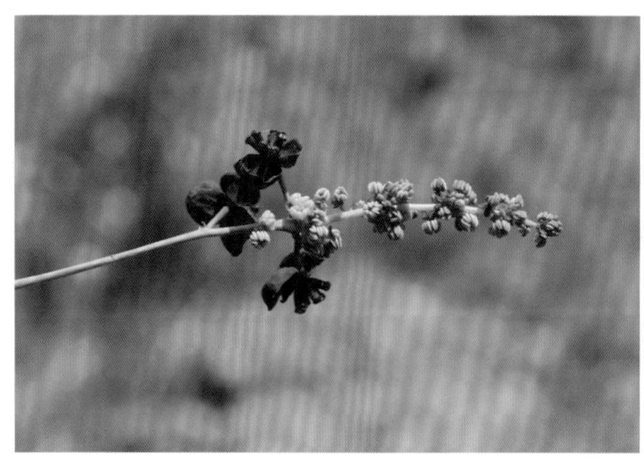

▲ 三叶木通花

性味归经 1. 木通。苦，寒。归心、小肠、膀胱经。2. 木通果。苦，寒。归胃、肝、小肠、膀胱经。3. 木通根。苦，平。归胃、膀胱经。

功能主治 1. 木通。清热利尿，活血通淋。用于小便短赤，淋浊，水肿，风湿痹痛，乳汁不通，经闭。2. 木通果。疏肝和胃，活血止痛，软坚散结，利小便。用于肝胃气滞，食积，疝气疼痛，恶性肿瘤。3. 木通根。祛风，利尿，行气，活血。用于风湿关节痛，小便不利，胃肠气胀，疝气，经闭，跌打损伤。

用法用量 1. 木通。内服：水煎，3～6 g。2. 木通根。内服：水煎，15～25 g，磨汁或浸酒。外用：捣敷患处。

白木通 *Akebia trifoliata* subsp. *australis* (Diels) T. Shimizu

别名 八月瓜、八月札。

药材名 木通（藤茎）、木通果（果实）、木通根（根）。

形态特征 落叶或半常绿藤本，小叶革质，卵状长圆形或卵形，先端狭圆，顶微凹入而具小凸尖，基部圆、阔楔形、截平或心形，边通常全缘；有时略具少数不规则的浅缺刻。总状花序长 7～9 cm，腋生或生于短枝上。雄花萼片长 2～3 mm，紫色；雄蕊 6，离生，长约 2.5 mm，红色或紫红色，干后褐色或淡褐色。雌花萼片长 9～12 mm，宽 7～10 mm，暗紫色；心皮 5～7，紫色。果长圆形，熟时黄褐色；种子卵形，黑褐色。花期 4～5 月，果期 6～9 月。

生境与分布 生于海拔 300～2 100 m 的山坡灌丛或沟谷疏林中。七星关、大方有分布。

采收加工 参见“三叶木通”条目。

性味归经 参见“三叶木通”条目。

功能主治 参见“三叶木通”条目。

用法用量 参见“三叶木通”条目。

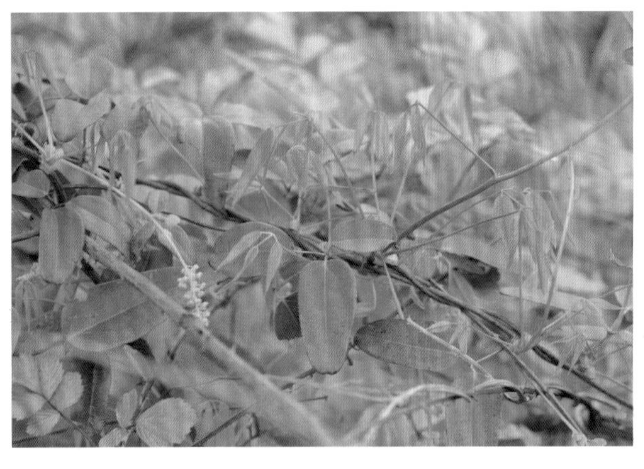

▲ 白木通植株

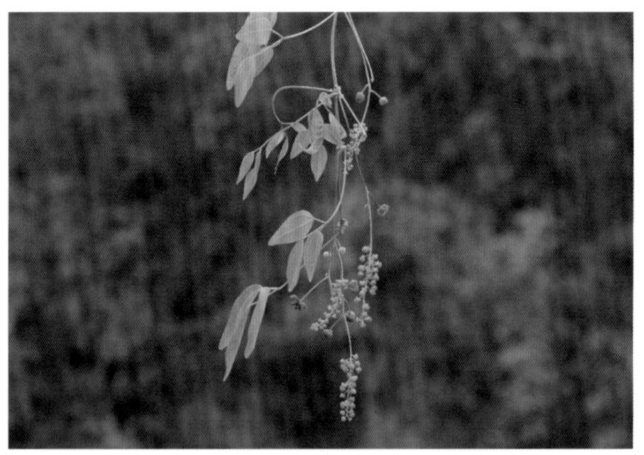

▲ 白木通花

猫儿屎 *Decaisnea insignis* (griff.) Hook. f. et Thoms.

别名 水冬瓜、都哥杆（苗语）、猫屎瓜。

药材名 猫儿屎（根）、猫儿屎果（果实）。

形态特征 直立灌木，高 5 m。茎有圆形或椭圆形的皮孔；枝粗而脆，易断，渐变黄色，有粗大的髓部。羽状复叶；叶柄长 10～20 cm；小叶膜质，卵形至卵状长圆形，先端渐尖或尾状渐尖，基部圆或阔楔形，初时被粉末状短柔毛，渐变无毛。总状花序腋生，或数个再复合为疏松、下垂顶生的圆锥花序；花梗长 1～2 cm；小苞片狭线形；萼片卵状披针形至狭披针形。雄蕊长 8～10 mm，花丝合生呈细长管状，花药离生，药隔伸出于花药之上，成阔而扁平、长 2.0～2.5 mm 的角状附属体，退化心皮小，通常长约为花丝管之半或稍超过，极少与花丝管等长。退化雄蕊花丝短，合生呈盘状，花药离生；心皮 3，圆锥形，柱头稍大，马蹄形，偏斜。果下垂，圆柱形，蓝色，顶端截平但腹缝先端延伸为圆锥形凸头，具小疣凸，果皮表面有环状缢纹或无；种子倒卵形，黑色，扁平。花期 4～6 月，果期 7～8 月。

生境与分布　生于阴坡、灌丛、林下或沟边阴湿处。贵州乌蒙山各地均有分布。

采收加工　1. 猫儿屎。全年均可采挖，洗净，晒干。2. 猫儿屎果。秋季采收，晒干。

性味归经　1. 猫儿屎。甘、辛，平。归肺、肝经。2. 猫儿屎果。甘、辛，平。

功能主治　1. 猫儿屎。祛风除湿，清肺止咳。用于风湿痹痛，肛门湿烂，阴痒，肺痨咳嗽。2. 猫儿屎果。润燥。用于皮肤皲裂。

用法用量　1. 猫儿屎。内服：根或果 25～50 g，水煎或泡酒服。外用：适量，煎水洗或取浓汁外搽患处。
2. 猫儿屎果。内服：水煎，50～100 g。外用：煎水洗或煎取浓汁搽。

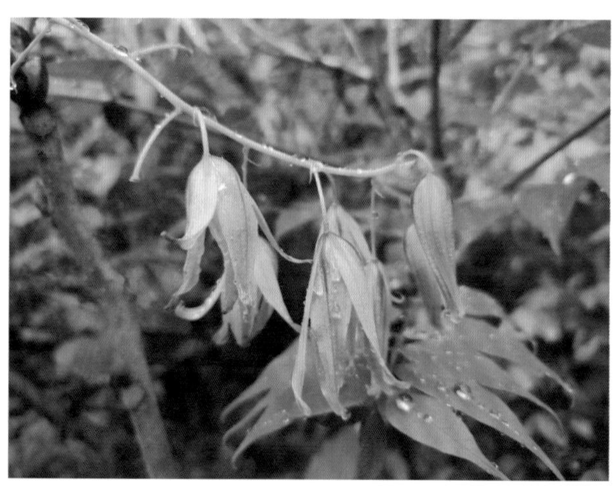
▲ 猫儿屎花

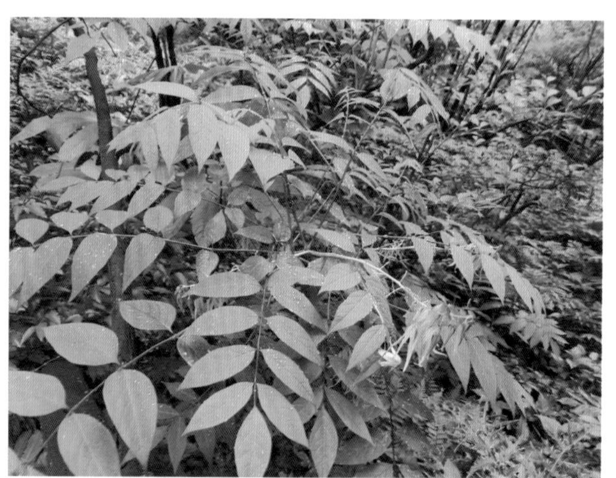
▲ 猫儿屎植株

大血藤 *Sargentodoxa cuneata* (Oliv.) Rehd. et Wils.

别名　水红藤、五花血藤。

药材名　大血藤(藤茎)。

形态特征　直立灌木，高 5 m。茎有圆形或椭圆形的皮孔；枝粗而脆，易断，渐变黄色，有粗大的髓部；冬芽卵形，顶端尖，鳞片外面密布小疣凸。羽状复叶；小叶膜质，卵形至卵状长圆形，先端渐尖或尾状渐尖，基部圆或阔楔形，上面无毛，下面青白色，初时被粉末状短柔毛，渐变无毛。总状花序腋生；小苞片狭线形。雄蕊长 8～10 mm，花丝合生呈细长管状，花药离生，药隔伸出于花药之上成阔而扁平、长 2～2.5 mm 的角状附属体，退化心皮小，通常长约为花丝管之半或稍超过，极少与花丝管等长。退化雄蕊花丝短，合生呈盘状，花药离生；心皮 3，柱头稍大，马蹄形，偏斜。果下垂，圆柱形，蓝色，顶端截平但腹缝先端延伸为圆锥形凸头，具小疣凸，果皮表面有环状缢纹或无；种子倒卵形，黑色，扁平。花期 4～6 月，果期 7～8 月。

生境与分布　生于深山疏林或大山沟畔肥沃土壤的灌木丛中。威宁、大方、黔西等地有分布。

采收加工　8～9 月采收，洗净，切段或切片晒干。

性味归经 苦，平。归大肠、肝经。

功能主治 解毒消痈，活血止痛，祛风除湿，杀虫。用于肠痈，痢疾，乳痈，痛经，跌打损伤，风湿痹痛，虫积腹痛。

用法用量 内服：水煎，6～15 g。

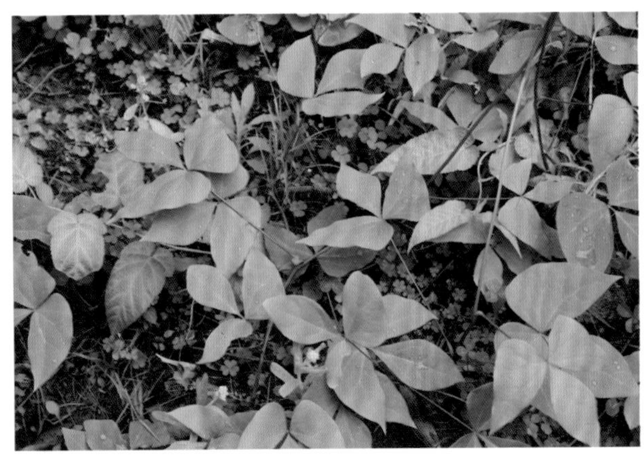

▲ 大血藤植株

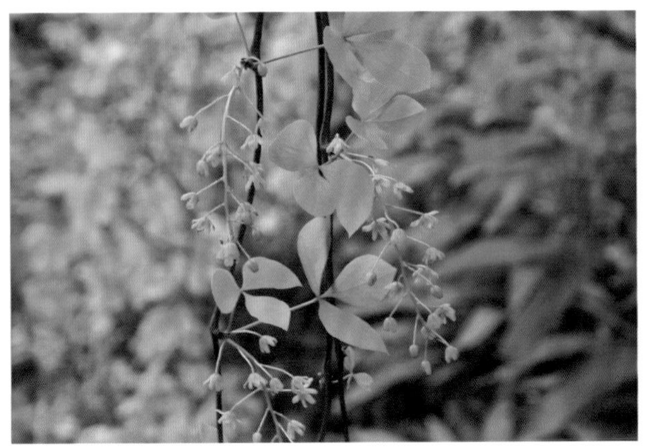

▲ 大血藤花

青牛胆 *Tinospora sagittata* (Oliv.) Gagnep.

别名 地苦胆、山慈姑、金果榄。

药材名 青牛胆(块根)。

形态特征 草质藤本，具连珠状块根，膨大部分常为不规则球形，黄色。枝纤细，有条纹，常被柔毛。叶纸质至薄革质，披针状箭形或有时披针状戟形，很少卵状或椭圆状箭形；掌状脉5条，连同网脉均在下面凸起；叶柄长2.5～5 cm或稍长，有条纹，被柔毛或近无毛。花序腋生，常数个或多个簇生，聚伞花序或分枝成疏花的圆锥状花序，总梗、分枝和花梗均丝状；小苞紧贴花萼；萼片6；花瓣6，肉质，常有爪，瓣片近圆形或阔倒卵形，基部边缘常反折；雄蕊6，与花瓣近等长或稍长。雌花萼片与雄花相似；花瓣楔形；退化雄蕊6，常棒状或其中3个稍阔而扁；心皮3，近无毛。核果红色，近球形；果核近半球形。花期4月，果期秋季。

生境与分布 生于山谷溪边疏林下或石缝间。贵州乌蒙山各地均有分布。

采收加工 9～11月采挖，洗净，切片烘干或晒干。

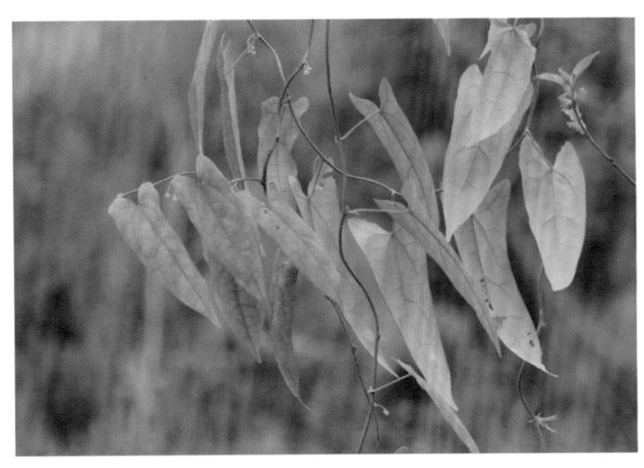

▲ 青牛胆叶

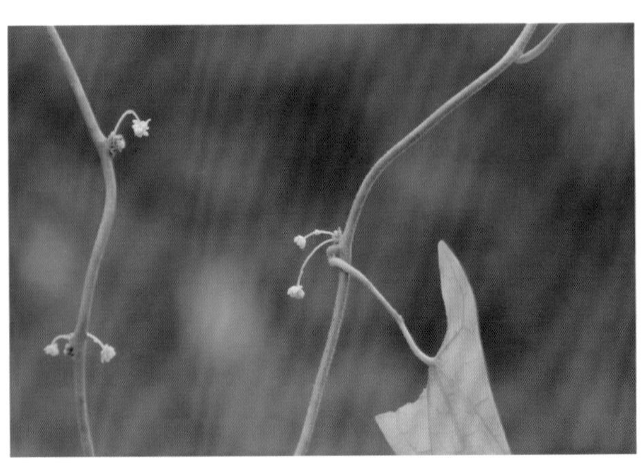

▲ 青牛胆花

性味归经 苦,寒。归脾、肾经。

功能主治 清热解毒,消肿止痛。用于咽喉肿痛,口舌糜烂,白喉,脘腹疼痛,泻痢,痈疽疔毒,毒蛇咬伤。

用法用量 内服:水煎,3～9 g;研末,每次 1～2 g。外用:适量,捣敷或研末吹喉。

漆姑草 *Sagina japonica* (Sw.) Ohwi

别名 地松、匿鼻药、大龙叶、星宿草、珍珠草。

药材名 漆姑草(全草)。

形态特征 一年生小草本,高 5～20 cm。茎丛生,稍铺散。叶片线形,长 5～20 mm,宽 0.8～1.5 mm,顶端急尖,无毛。花小形,单生枝端;花梗细,被稀疏短柔毛;萼片 5,卵状椭圆形,长约 2 mm,顶端尖或钝,外面疏生短腺柔毛,边缘膜质;花瓣 5,狭卵形,稍短于萼片,白色,顶端圆钝,全缘;雄蕊 5,短于花瓣;子房卵圆形,花柱 5,线形。蒴果卵圆形,微长于宿存萼,5 瓣裂;种子细,圆肾形,微扁,褐色,表面具尖瘤状凸起。花期 3～5 月,果期 5～6 月。

生境与分布 生于山野、庭园、路旁等阴湿处。贵州乌蒙山各地均有分布。

采收加工 4～5 月采,晒干或鲜用。

性味归经 苦、辛,凉。归肝、胃经。

功能主治 凉血解毒,杀虫止痒。用于漆疮,秃疮,湿疹,丹毒,瘰疬,无名肿毒,毒蛇咬伤,鼻渊,龋齿痛,跌打内伤。

用法用量 内服:水煎,10～30 g;研末或绞汁。外用:适量,捣敷;或绞汁涂。

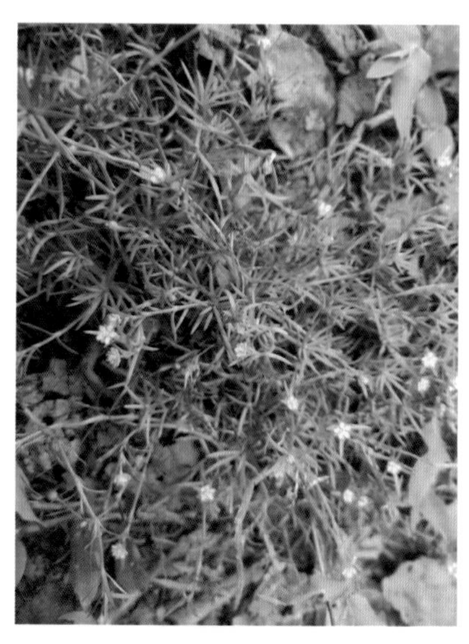

▲ 漆姑草植株

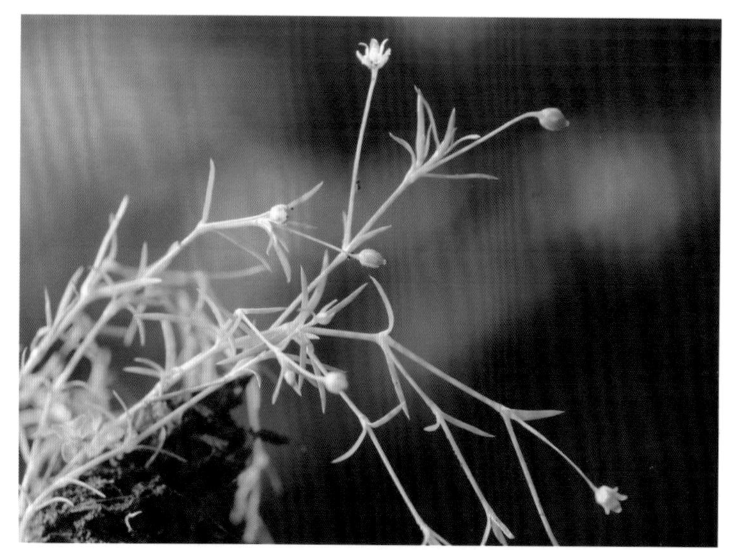

▲ 漆姑草花

莲 *Nelumbo nucifera* Gaertn.

别名 荷花、芙蓉、芙蕖、莲花、碗莲。

药材名 莲子(种子)、莲子心(成熟种子中的干燥幼叶及胚根)、莲房(花托)、莲须(雄蕊)。

形态特征 多年生水生草本。根状茎横生,肥厚,节间膨大，内有多数纵行通气孔道，节部缢缩，上生黑色鳞叶，下生须状不定根。叶圆形，盾状，全缘稍呈波状，上面光滑，具白粉，下面叶脉从中央射出，有1～2次叉状分枝；叶柄粗壮，圆柱形，中空，外面散生小刺。花梗和叶柄等长或稍长，也散生小刺；花瓣红色、粉红色或白色，矩圆状椭圆形至倒卵形，由外向内渐小，有时变成雄蕊，先端圆钝或微尖；花药条形，花丝细长，着生在花托之下；花柱极短，柱头顶生；花托（莲房）直径5～10 cm。坚果椭圆形或卵形，长1.8～2.5 cm，果皮革质，坚硬，熟时黑褐色；种子（莲子）卵形或椭圆形，种皮红色或白色。花期6～8月，果期8～10月。

生境与分布　生于水泽、池塘、湖沼或水田内，野生或栽培。贵州乌蒙山各地均有分布。

采收加工　1. 莲子。秋季果实成熟时采割莲房，取出果实，除去果皮，干燥，或除去莲子心后干燥。

2. 莲子心。秋季果实成熟时采割莲房，取出，晒干。

3. 莲房。秋季果实成熟时采收，除去果实，晒干。

4. 莲须。夏季花开时选晴天采收，盖纸晒干或阴干。

性味归经　1. 莲子。甘、涩，平。归脾、肾、心经。

2. 莲子心。苦，寒。归心、肾经。

3. 莲房。苦、涩，温。归肝经。

4. 莲须。甘、涩，平。归心、肾经。

功能主治　1. 莲子。补脾止泻，止带，益肾涩精，养心安神。用于脾虚泄泻，带下，遗精，心悸失眠。

2. 莲子心。清心安神，交通心肾，涩精止血。用于热入心包，神昏谵语，心肾不交，失眠遗精，血热吐血。

3. 莲房。化瘀止血。用于崩漏，尿血，痔疮出血，产后瘀阻，恶露不尽。

4. 莲须。固肾涩精。用于遗精滑精，带下，尿频。

用法用量　1. 莲子。内服：水煎，6～15 g。

2. 莲子心。内服：水煎，2～5 g。

3. 莲房。内服：水煎，5～10 g。

4. 莲须。内服：水煎，3～5 g。

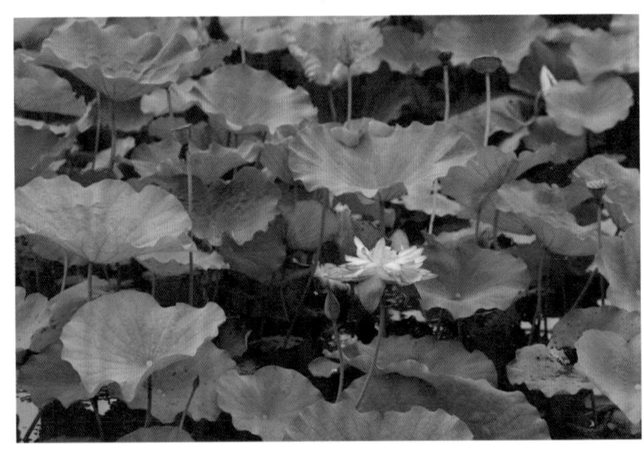

▲ 莲植株

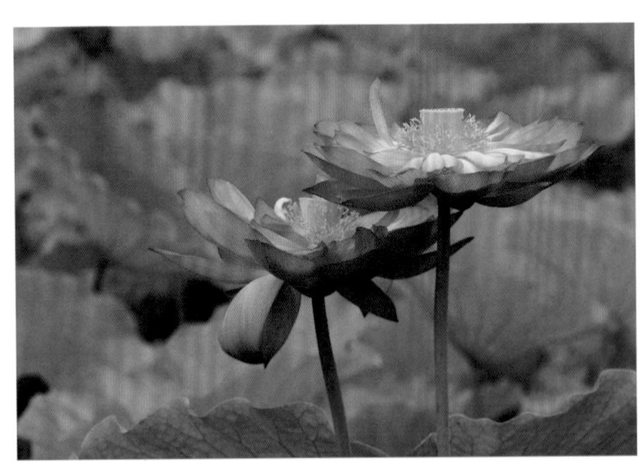

▲ 莲花

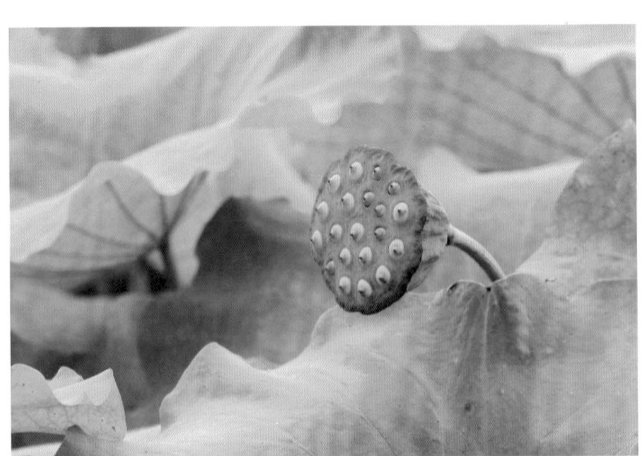

▲ 莲果实

金鱼藻 *Ceratophyllum demersum* L.

别名 松藻、细草、软草、鱼草。

药材名 金鱼藻(全草)。

形态特征 多年生沉水草本。茎长40～150 cm,平滑,具分枝。叶4～12轮生,1～2次二叉状分歧,裂片丝状,或丝状条形,长1.5～2.0 cm,宽0.1～0.5 mm,先端带白色软骨质,边缘仅一侧有数细齿。花直径约2 mm;苞片9～12,条形,长1.5～2.0 mm,浅绿色,透明,先端有3齿及带紫色毛;雄蕊10～16,微密集;子房卵形,花柱钻状。坚果宽椭圆形,长4～5 mm,宽约2 mm,黑色,平滑,边缘无翅,有3刺,顶生刺(宿存花柱)长8～10 mm,先端具钩,基部2刺向下斜伸,长4～7 mm,先端渐细成刺状。花期6～7月,果期8～10月。

生境与分布 生于1～3 m深淡水池、沼泽、湖泊及河沟中,形成密集的水下群落。贵州乌蒙山各地均有分布。

采收加工 四季可采,洗净,晒干。

性味归经 甘、淡,凉。

功能主治 凉血止血,清热利水。用于血热吐血,咳血,热淋涩痛。

用法用量 内服:水煎,3～6 g;或入散剂。

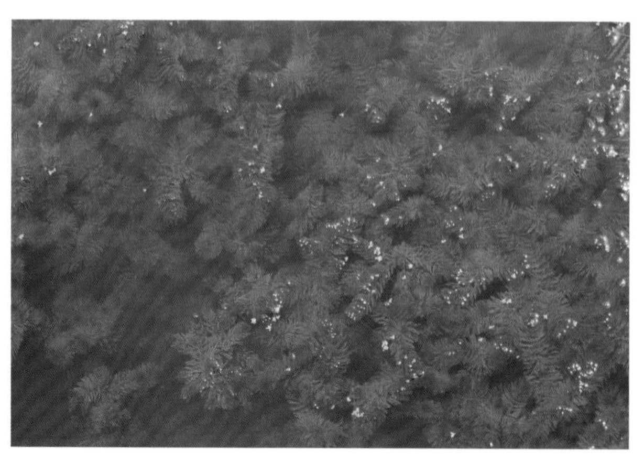

▲ 金鱼藻植株

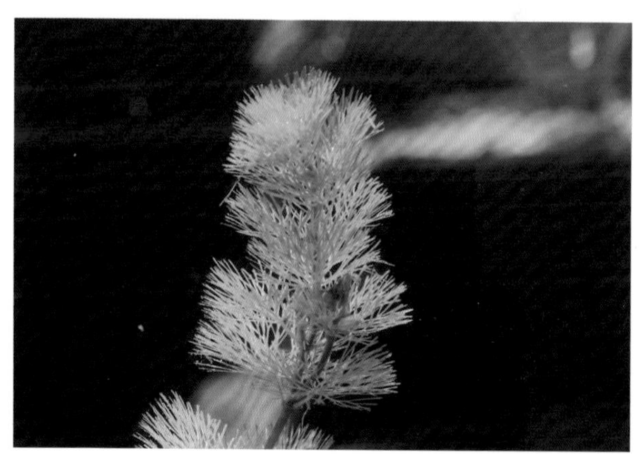

▲ 金鱼藻叶

马兜铃 *Aristolochia debilis* Sieb. et Zucc.

别名 青木香、天仙藤。

药材名 马兜铃(块根、茎叶、果实)。

形态特征 草质藤本。根圆柱形,外皮黄褐色;茎柔弱,无毛,暗紫色或绿色,有腐肉味。叶纸质,卵状三角形,长圆状卵形或戟形,顶端钝圆或短渐尖,基部心形,两侧裂片圆形,下垂或稍扩展;叶柄长1～2 cm,柔弱。花单生或2朵聚生于叶腋;花梗开花后期近顶端常稍弯,基部具小苞片;小苞片三角形,易脱落;花被基部膨大呈球形,与子房连接处具关节,向上收狭成一长管,管口扩大呈漏斗状,黄绿色,口部有紫斑,外面无毛,内面有腺体状毛;檐部一侧极短,另一侧渐延伸成舌片;舌片卵状披针形,向上渐狭,顶端钝;花药卵形,贴生于合蕊柱近基部,并单个与其裂片对生;子房圆柱形,6棱。蒴果近球形,顶端圆形而微凹,成熟时黄绿色,由基部向上沿室间6瓣开裂;果梗长2.5～5.0 cm,常撕裂成

6条；种子扁平，钝三角形，边缘具白色膜质宽翅。花期7～8月，果期9～10月。

生境与分布　生于山谷、沟边阴湿处或山坡灌丛中。贵州乌蒙山各地均有分布。

采收加工　秋季果实由绿变黄时采收，干燥。

性味归经　苦，微寒。归肺、大肠经。

功能主治　清肺降气，止咳平喘，清肠消痔。用于肺热喘咳，痰中带血，肠热痔血，痔疮肿痛。

用法用量　内服：水煎，3～9 g。

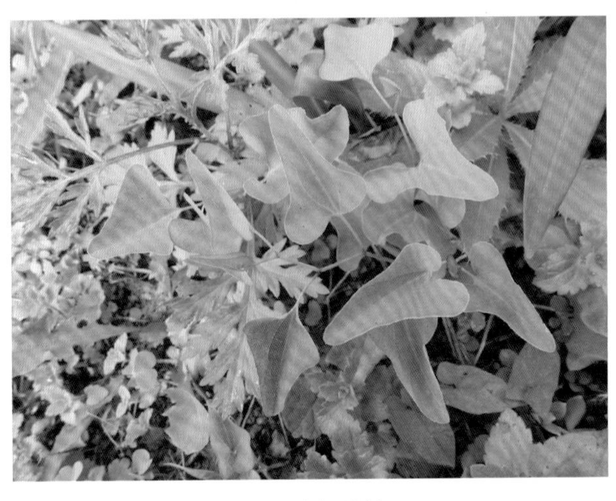

▲ 马兜铃植株

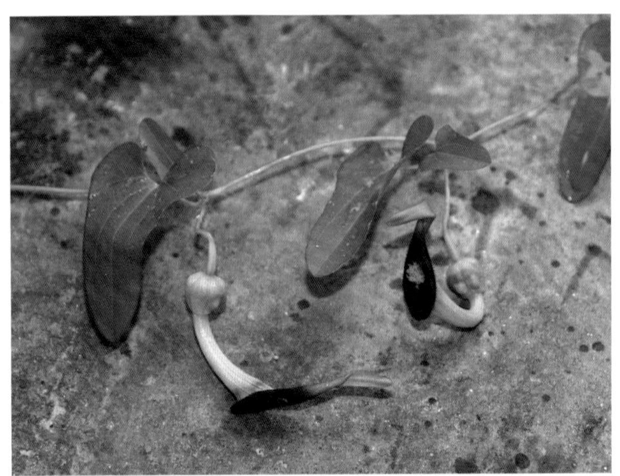

▲ 马兜铃花

中华猕猴桃 *Actinidia chinensis* Planchon

别名　山洋桃、大红袍。

药材名　猕猴桃（果实）、猕猴桃根（根）、猕猴桃藤（藤或藤中汁液）、猕猴桃枝叶（枝叶）。

形态特征　木质藤本，长可达8 m。具长圆形的淡白色皮孔，幼枝具灰褐色绒毛；髓大，隔片状，淡黄白色。叶纸质，圆形至广椭圆形或倒卵形，长8～14 cm，宽7～13 cm，先端短急尖，圆形或平截至微凹，基部圆形或近心形，背面被灰褐色星状绒毛，边缘具纤毛状细锯齿；叶柄长3～7 cm，密被灰褐色绒毛。花乳白色，后变成黄色，单生或数朵聚生叶腋；花梗长1～2 cm；萼片卵状长圆形，长8～10 mm；花瓣广倒卵形，长14～15 mm；花药黄色，子房密被淡褐色丝状长绒毛。果实卵形至近球形，长3～5 cm，外被棕色毛，熟时味甜可食，有香蕉气味。花期6月，果期8～10月。

生境与分布　生于山地林中，林缘或灌丛，常缠绕于他物上。分布于贵州乌蒙山各地。

采收加工　1. 猕猴桃。9月中下旬至10月上旬采摘成熟果实，鲜用或晒干用。
2. 猕猴桃根。全年均可采，洗净，切段，晒干或鲜用。宜在栽种10年后轮流适量采挖。
3. 猕猴桃藤。全年均可采，洗净，鲜用或晒干，或鲜品捣汁。
4. 猕猴桃枝叶。夏季采收，鲜用或晒干。

性味归经　1. 猕猴桃。酸、甘，寒。归胃、肝、肾经。
2. 猕猴桃根。微甘、涩，凉。
3. 猕猴桃藤。甘，寒。
4. 猕猴桃枝叶。微苦、涩，凉。

功能主治　1. 猕猴桃。解热，止渴，健胃，通淋。用于烦热，消渴，肺热干咳，消化不良，湿热黄疸，石淋，痔疮。
2. 猕猴桃根。清热解毒，祛风利湿，活血消肿。用于肝炎，痢疾，消化不良，淋浊，带下，风湿关节痛，水肿，跌打损伤，疮疖，瘰疬结核，胃肠道肿瘤及乳腺癌。
3. 猕猴桃藤。和中开胃，清热利湿。用于消化不良，反胃呕吐，黄疸，石淋。

4. 猕猴桃枝叶。清热解毒，散瘀，止血。用于痈疮肿毒，烫伤，风湿关节痛，外伤出血。

用法用量 1. 猕猴桃。内服：水煎，30～60 g，或生食，或榨汁饮。

2. 猕猴桃根。内服：水煎，30～60 g。外用：适量，捣敷。

3. 猕猴桃藤。内服：水煎，15～30 g，或捣取汁饮。

4. 猕猴桃枝叶。外用：适量，研末或捣敷。

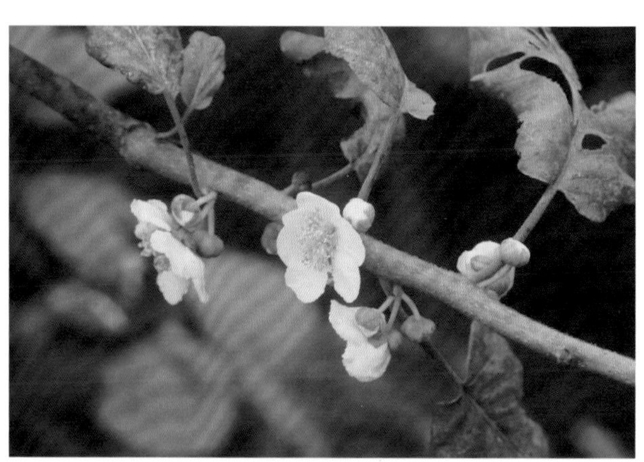

▲ 中华猕猴桃花

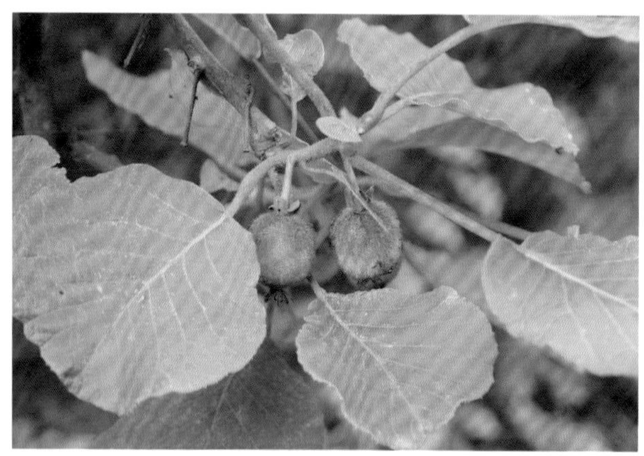

▲ 中华猕猴桃果实

茶 *Camellia sinensis* (L.) Kuntze

别名 茶树。

药材名 茶叶(嫩叶或嫩芽)、茶树根(根)、茶膏(嫩叶加工品)、茶花(花)、茶子(果实)。

形态特征 灌木或小乔木，高可达 5 m。嫩枝无毛，干时褐色，老枝灰褐色。叶革质，椭圆状披针形或倒卵状椭圆形，边缘有锯齿，长 4～7 cm，宽 1.8～3.2 cm，先端钝或尖锐，基部楔形或阔楔形；表面无毛，发亮，背面幼时被柔毛，老时无毛，叶脉两面隆起，侧脉 5～7 对；叶柄长 3～4 mm，无毛。花单生或 2～4 朵腋生，白色，花梗长 6～10 mm；苞片 2 片，早落；萼片 5 片，阔卵形至圆形，长 3～4 mm，无毛，宿存；花瓣 5～6 片，阔卵形，长 1～1.6 cm，基部略连合，背面无毛，有时有短柔毛；雄蕊长 8～13 mm，基部连生 1～2 mm；子房密生白毛，3 室；花柱无毛，先端 3 裂，裂片长 2～4 mm。蒴果 3 球形或 1～2 球形，直径 1.2～1.8 cm，种子 1～3 颗。花期 10 月至翌年 2 月。

生境与分布 生于海拔 1 000～1 200 m 的山坡黄壤上。贵州乌蒙山各地多有栽培。

采收加工 1. 茶叶。培养 3 年即可采叶，4～6 月采春茶及夏茶。

2. 茶树根。全年均可采挖，鲜用或晒干。

3. 茶膏。4～6 月采收，干燥后浸泡，加甘草、贝母、橘皮、丁香、桂枝等煎制成膏。

4. 茶花。夏、秋季开花时采摘，鲜用或晒干。

5. 茶子。秋季果实成熟时采收。

性味归经 1. 茶叶。苦、甘，凉。归心、肺、胃、肾经。

2. 茶树根。苦，凉。归心、肝、肺经。

3. 茶膏。苦、甘，凉。归心、胃、肺经。

4. 茶花。微苦，凉。归肺、肝经。

5. 茶子。苦，寒。有小毒。归肺经。

功能主治 1. 茶叶。清头目，除烦渴，消食，化痰，利尿，解毒。用于头痛，目昏，目赤，多睡善寐，感冒，心烦口渴，食积，口臭，痰喘，癫痫，小便不利，泻痢，喉肿，疮痈疖肿，水火烫伤。

2. 茶树根。强心利尿，活血调经，清热解毒。用于心脏病，水肿，肝炎，痛经，疮疡肿毒，口疮，汤火灼伤，带状疱疹，牛皮癣。
3. 茶膏。清热生津，宽胸开胃，醒酒怡神。用于烦热口渴，舌糜，口臭，喉痹。
4. 茶花。清肺平肺。用于鼻疳，高血压。
5. 茶子。降火，消痰，平喘。用于痰热喘嗽，头脑鸣响。
用法用量 1. 茶叶。内服：水煎，3～10 g，或入丸、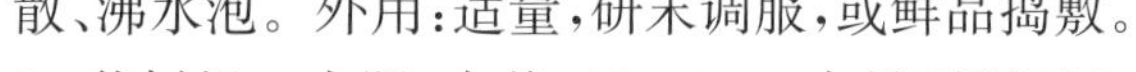散、沸水泡。外用：适量，研末调服，或鲜品捣敷。
2. 茶树根。内服：水煎，15～30 g，大量可用至 60 g。外用：适量，水煎熏洗，或磨醋涂患处。
3. 茶膏。内服：水煎，3～10 g，或沸水泡服。
4. 茶花。内服：水煎，6～15 g。
5. 茶子。内服：0.5～1.5 g，或入丸、散。外用：适量，研末吹鼻。

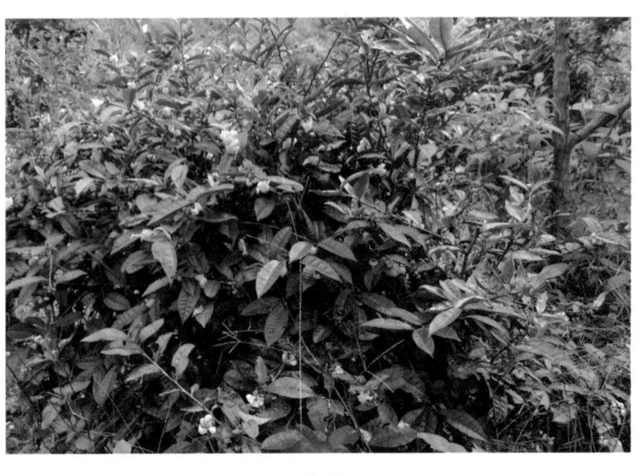
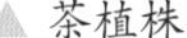
▲ 茶植株

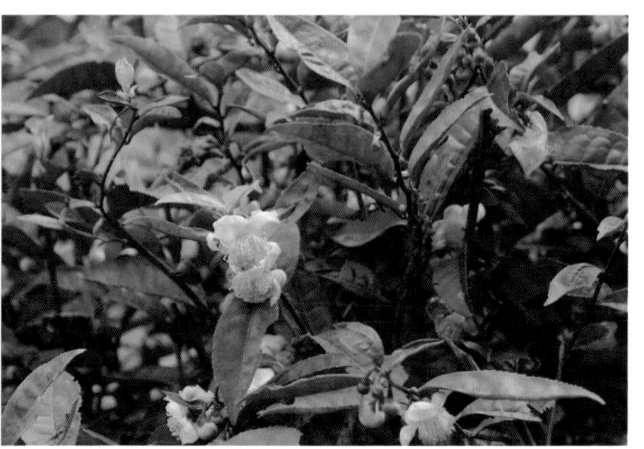
▲ 茶花

地耳草 *Hypericum japonicum* Thunberg

别名 田基黄。
药材名 田基黄(全草)。
形态特征 一年生或多年生草本，高 2～45 cm。茎单一或多少簇生，具 4 纵浅棱，直立或外倾或匍地而在基部生根，散布淡色腺点。叶无柄，基部抱茎，卵形或卵状三角形至长圆形或椭圆形，全缘，坚纸质，长 2～18 mm，宽 1～10 mm，先端近锐尖至圆形，基部心形至截形；上面绿色，下面淡绿色或带苍白色，全面散布透明腺点。聚伞花序顶生，疏散；苞片及小苞片线形、披针形至叶状，长 1～4 mm；花直径 4～8 mm，花梗线状，长 2～5 mm；萼片狭长圆形或披针形至椭圆形，长 2.0～5.5 mm，宽 0.5～2.0 mm，先端锐尖至钝形，全缘，具透明腺点或腺条纹；花瓣 5，白色、淡黄至橙黄色，椭圆形或长圆形，长 2～5 mm，宽 0.8～1.8 mm，先端钝形，无腺点，宿存；雄蕊 5～30 枚，不成束，长约 2 mm，宿存，花药黄色，具松脂状腺体。子房 1 室，长 1.5～2.0 mm；花柱(2～)3，长 0.4～1.0 mm，自基部离生。蒴果短圆柱形至圆球形，长 2.5～6.0 mm，宽 1.3～2.8 mm，无腺条纹。种子淡黄色，圆柱形，长约 0.5 mm，两端锐尖，无龙骨状突起和顶端的附属物。花期 3～9 月，果期 6～10 月。
生境与分布 生于海拔 300～2 900 m 的田野湿润处或草地、林下。贵州乌蒙山各地均有分布。
采收加工 春、夏季开花时采收全草，晒干或鲜用。
性味归经 甘、微苦，凉。归肝、胆、大肠经。
功能主治 清热利湿，解毒，散瘀消肿，止痛。用于湿热黄疸，泄泻，痢疾，肠痈，肺痈，痈疖肿毒，乳蛾，口疮，目赤肿痛，毒蛇咬伤，跌打损伤。
用法用量 内服：水煎，15～30 g，鲜品 30～60 g，大剂量可用至 90～120 g，或捣汁。外用：适量，捣烂外敷，或煎水洗。

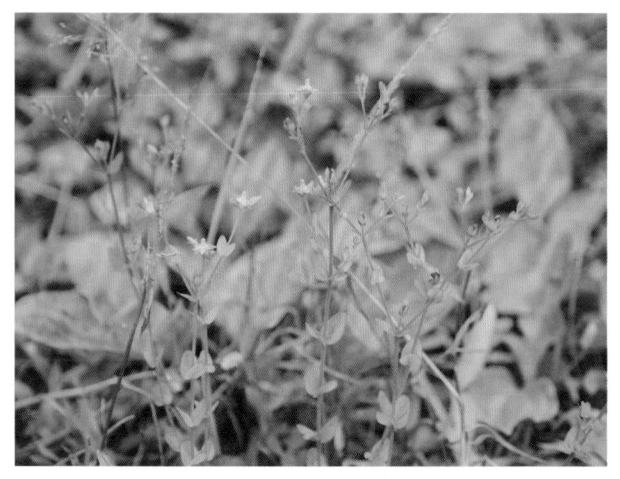

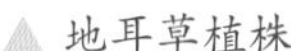

▲ 地耳草植株

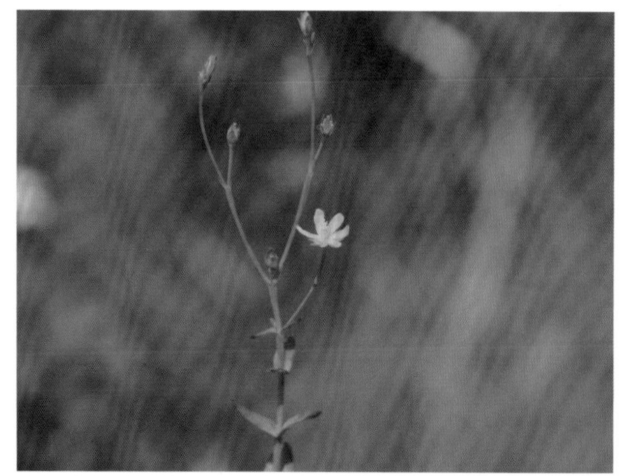

▲ 地耳草花

贵州金丝桃 *Hypericum kouytchense* H. Lév.

别名 水香柴、香花条、上天梯、刘寄奴、过路黄。

药材名 水香柴(根、种子)。

形态特征 灌木,高 1.0～1.8 m。茎红色,幼时具 4 纵浅棱,渐变成具 2 纵浅棱,最后呈圆柱形。叶具柄,叶柄长 0.5～1.5 mm;叶片椭圆形或披针形至卵形或三角状卵形,坚纸质,长 2.0～5.8 cm,宽 0.6～3.0 cm,先端锐尖至钝形或偶为圆形而具小尖突,基部楔形或近狭形至圆形,上面绿色,下面淡绿色。花序近伞房状,花梗长 0.5～1 cm;苞片披针形至狭披针形,凋落。花直径 4.0～6.5 cm,星状;花蕾狭卵珠形,先端锐尖至近渐尖;萼片离生,覆瓦状排列,在花蕾及结果时多少开张,狭卵形至披针形,长 0.7～1.5 cm,宽 0.3～0.7 cm,先端锐尖至锐渐尖,全缘,中脉明显,小脉不显著,线形。花瓣亮金黄色,无红晕,开张或下弯,倒卵状长圆形至倒卵形,长 2.4～4.0 cm,宽 1.6～2.5 cm,长约为萼片的 3 倍左右,边缘向顶端有细的具腺小齿,有近顶生的小尖突,小尖突先端锐尖。雄蕊 5 束,每束有雄蕊 35～50 枚,最长者长 1.8～2.9 cm,长约为花瓣 7/10～4/5,花药金黄色。子房卵珠状角锥形至狭卵珠形,长 6～8 mm,宽 4～6 mm;花柱长 8～10 mm,离生,直立,先端略外弯;柱头小。蒴果略呈狭卵珠状角锥形至卵珠形,长 1.7～2.0 cm,宽 0.8～1.0 cm,成熟时红色。种子深紫褐色,狭圆柱形,长 2.0～3.2 mm,有狭翅,近于平滑。花期 5～7 月,果期 8～9 月。

生境与分布 生于海拔 2 300 m 以下的山野路旁或山地草丛中。贵州乌蒙山各地均有分布。

采收加工 夏、秋季采收,晒干或鲜用。

性味归经 辛、甘,寒。

功能主治 清热利湿,活血止痛。用于黄疸,痢疾,妇女月经不调,小儿疳积,跌打损伤。

用法用量 内服:水煎,3～30 g。

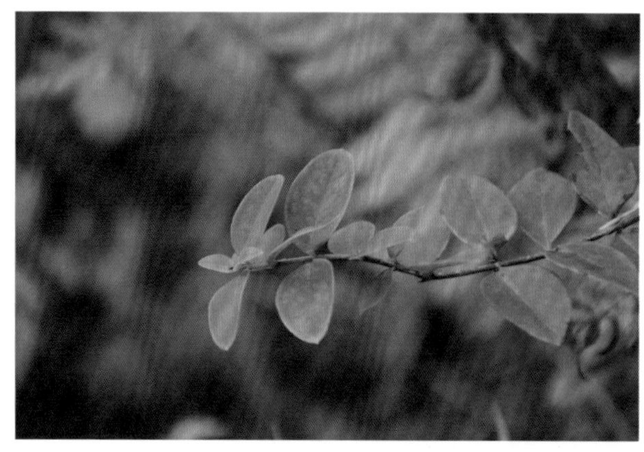

▲ 贵州金丝桃叶

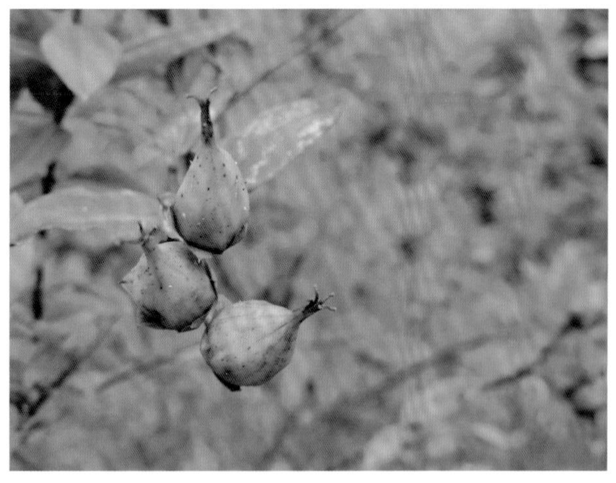

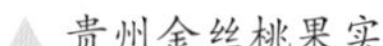

▲ 贵州金丝桃果实

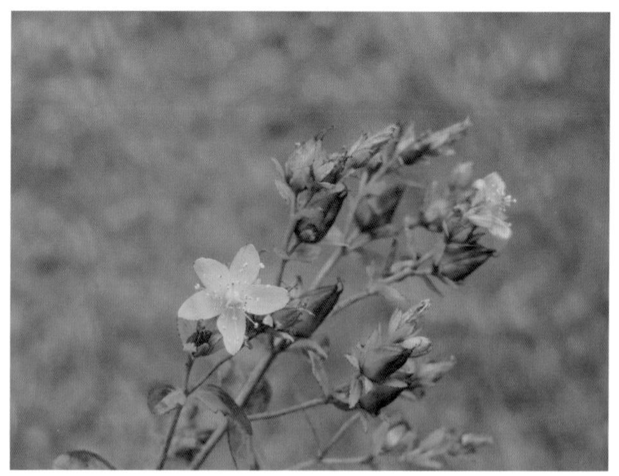

▲ 贵州金丝桃花

贯叶连翘 *Hypericum perforatum* L.

别名 小种黄、小过路黄、小对月草、小对叶草。

药材名 贯叶连翘(全草)。

形态特征 多年生草本,高 20～60 cm,全体无毛。茎直立,多分枝,茎及分枝两侧各有 1 纵浅棱。叶无柄,彼此靠近密集,椭圆形至线形,长 1～2 cm,宽 0.3～0.7 cm,先端钝形,基部近心形而抱茎,边缘全缘,背卷,坚纸质,上面绿色,下面白绿色,全面散布淡色但有时黑色腺点,侧脉每边约 2 条,自中脉基部 1/3 以下生出,斜升,至叶缘连结,与中脉两面明显,脉网稀疏,不明显。花序为 5～7 二歧状的聚伞花序,生于茎及分枝顶端,多个再组成顶生圆锥花序;苞片及小苞片线形,长达 4 mm。萼片长圆形或披针形,长 3～4 mm,宽 1.0～1.2 mm,先端渐尖至锐尖,边缘有黑色腺点,全面有 2 行腺条和腺斑,果时直立,略增大,长达 4.5 mm。花瓣黄色,长圆形或长圆状椭圆形,两侧不相等,长约 1.2 mm,宽 0.5 mm,边缘及上部常有黑色腺点。雄蕊多数,3 束,每束有雄蕊约 15 枚,花丝长短不一,长达 8 mm,花药黄色,具黑腺点。子房卵珠形,长 3 mm,花柱 3,自基部极少开,长 4.5 mm。蒴果长圆状卵

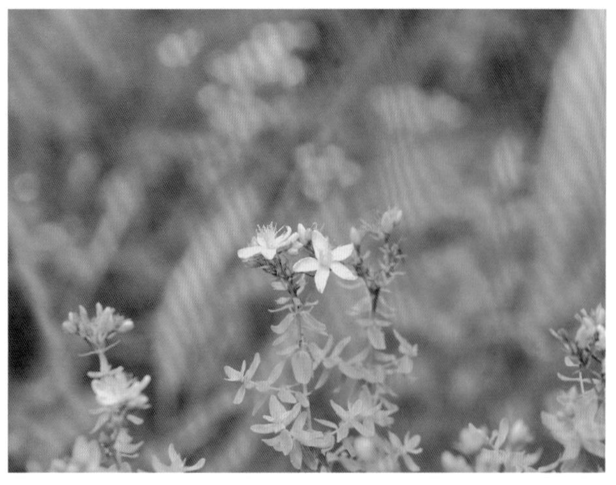

▲ 贯叶连翘植株

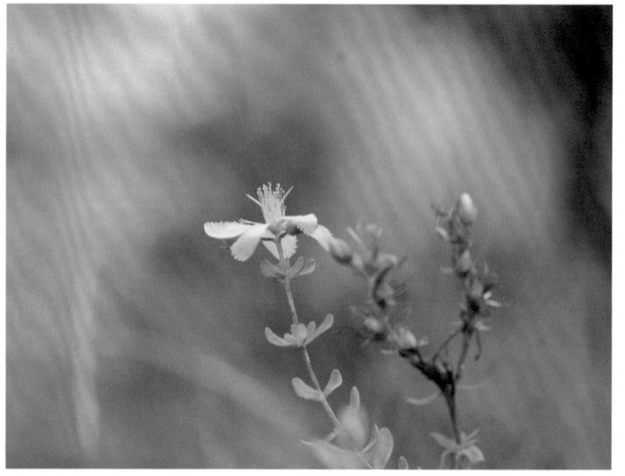

▲ 贯叶连翘花

珠形，长约5 mm，宽3 mm，具背生腺条及侧生黄褐色囊状腺体。种子黑褐色，圆柱形，长约1 mm，具纵向条棱，两侧无龙骨状突起，表面有细蜂窝纹。花期7～8月，果期9～10月。

生境与分布 生于海拔500～2 000 m的山坡路旁或杂草丛中。七星关、大方、黔西等地有分布。

采收加工 7～10月采收全草，洗净，晒干。

性味归经 苦、涩，平。归肝经。

功能主治 收敛止血，调经通乳，清热解毒，利湿。用于咯血，吐血，肠风下血，崩漏，外伤出血，月经不调，乳汁不下，黄疸，咽喉肿痛，目赤肿痛，尿路感染，口鼻生疮，痈疖肿毒，烫火伤。

用法用量 内服：水煎，9～15 g。外用：适量，鲜品捣敷，或揉绒塞鼻，或干品研末敷。

元宝草 *Hypericum sampsonii* Hance

别名 对叶草、对月莲。

药材名 元宝草（全草）。

形态特征 多年生草本，高0.2～0.8 m，全体无毛。茎单一或少数，圆柱形，无腺点，上部分枝。叶对生，无柄，基部合生，长2～7 cm，宽0.7～3.5 cm，先端钝形或圆形，基部较宽，全缘，坚纸质，上面绿色，下面淡绿色，边缘密生有黑色腺点，全面散生透明或间有黑色腺点，中脉直贯叶端，侧脉4对。花序顶生，伞房状，连同其下方常多达6个腋生花枝，形成圆锥花序；苞片及小苞片线状披针形或线形，长4 mm，先端渐尖。花直径6～15 mm，近扁平，基部为盃状；花蕾卵珠形，先端钝形；花梗长2～3 mm；萼片长圆形或长圆状匙形或长圆状线形，长3～10 mm，宽1～3 mm，全缘，边缘疏生黑腺点，全面散布淡色稀为黑色腺点及腺斑，果时直伸。花瓣淡黄色，椭圆状长圆形，长4～13 mm，宽1.5～7.0 mm，宿存，边缘有无柄或近无柄的黑腺体，全面散布淡色或稀为黑色腺点和腺条纹。雄蕊3束，宿存，每束具雄蕊10～14枚，花药淡黄色，具黑腺点。子房卵珠形至狭圆锥形，长约3 mm，3室；花柱3，长约2 mm，自基部分离。蒴果宽卵珠形至卵珠状圆锥形，

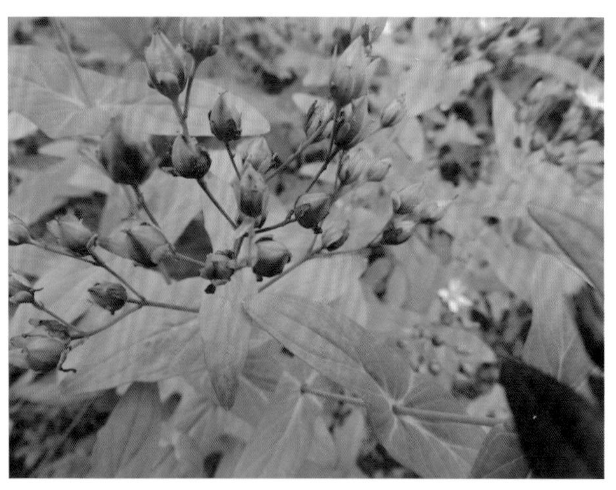

▲ 元宝草花蕾

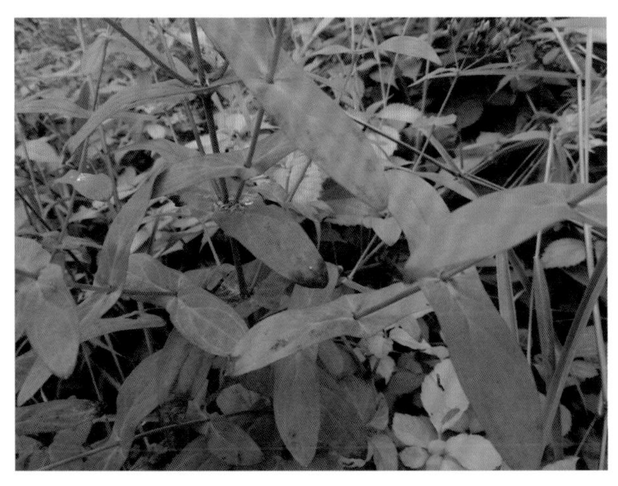

▲ 元宝草叶

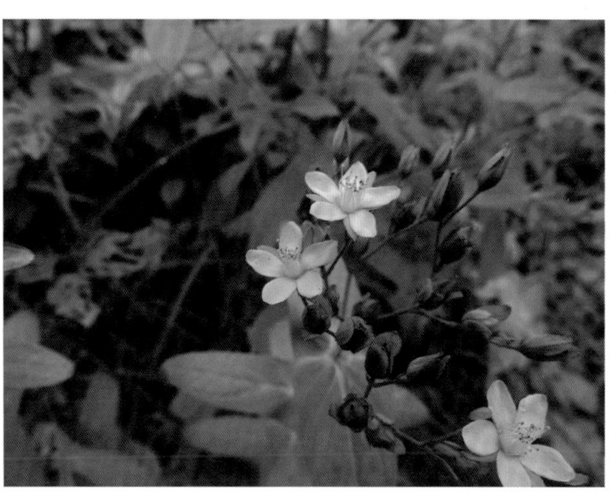

▲ 元宝草花

长 6～9 mm，宽 4～5 mm，被黄褐色囊状腺体；种子黄褐色，长卵柱形，长约 1 mm，两侧无龙骨状突起，顶端无附属物，表面有明显的细蜂窝纹。花期 5～6 月，果期 7～8 月。

生境与分布　生于海拔 1 200 m 以下的山坡草丛中、旷野路旁或沟边湿处。七星关、习水有分布。

采收加工　夏、秋季采收，洗净，晒干或鲜用。

性味归经　苦、辛，寒。归肝、脾经。

功能主治　凉血止血，清热解毒，活血调经，祛风通络。用于吐血，咯血，衄血，血淋，创伤出血，肠炎，痢疾，乳痈，痈肿疔毒，烫伤，蛇咬伤，月经不调，痛经，跌打损伤，风湿痹痛，腰腿痛。外用于头癣，口疮，目翳。

用法用量　内服：水煎，9～15 g，鲜品 30～60 g。外用：适量，鲜品洗净捣敷，或干品研末外敷。

紫堇 *Corydalis edulis* Maxim.

别名　野花生、断肠草、闷头花、水黄连、羊不吃。

药材名　紫堇（全草）。

形态特征　一年生灰绿色草本，高 20～50 cm，具主根。茎分枝，具叶；花枝花葶状，常与叶对生。基生叶具长柄，叶片近三角形，上面绿色，下面苍白色；茎生叶与基生叶同形。总状花序疏具 3～10 花。苞片狭卵圆形至披针形，渐尖，全缘，有时下部的疏具齿，约与花梗等长或稍长。花梗长约 5 mm。萼片小，近圆形，具齿。花粉红色至紫红色，平展。外花瓣较宽展，顶端微凹，无鸡冠状突起。上花瓣长 1.5～2.0 cm；距圆筒形，基部稍下弯，约占花瓣全长的 1/3；蜜腺体长，近伸达距末端，大部分与距贴生，末端不变狭。下花瓣近基部渐狭。内花瓣具鸡冠状突起；爪纤细，稍长于瓣片。柱头横向纺锤形，两端各具 1 乳突，上面具沟槽，槽内具极细小的乳突。蒴果线形，下垂，具 1 列种子。种子密生环状小凹点；种阜小，紧贴种子。花期 3～4 月，果期 4～5 月。

生境与分布　生于海拔 400～1 200 m 的丘陵林下、沟边或多砾石处。贵州乌蒙山各地均有分布。

采收加工　春、夏季采收，除去杂质，洗净，晒干。

性味归经　苦、涩，凉，有毒。归肺、肾、脾经。

功能主治　清热解毒，杀虫止痒。用于疮疡肿毒，耳流脓水，咽喉疼痛，顽癣，秃疮，毒蛇咬伤。

用法用量　内服：水煎，4～10 g。外用：适量，捣敷研末调敷或煎水外洗。

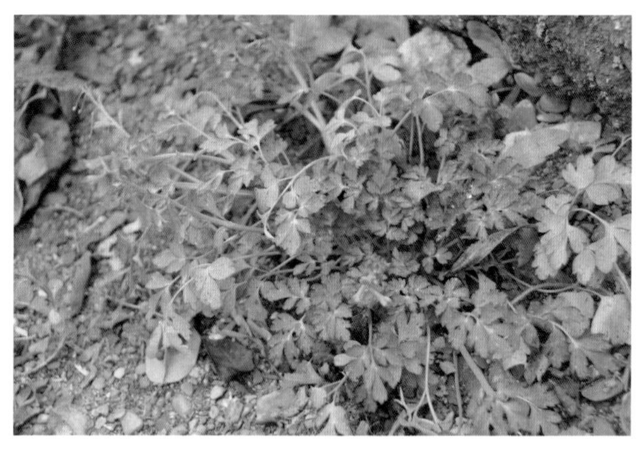

▲ 紫堇植株

博落回 *Macleaya cordata* (Willd.) R. Br.

别名　落回、勃勒回、号筒杆、滚地龙、山号筒。

药材名　博落回（全草）。

形态特征　直立草本，基部木质化，具乳黄色浆汁。茎高 1～4 m，光滑，多白粉，中空，上部多分枝。叶片宽卵形或近圆形，先端急尖、渐尖、钝或圆形，通常 7 或 9 深裂或浅裂，裂片半圆形、方形、三角形或其他，边缘波状、缺刻状、粗齿或多细齿，表面绿色，无毛，背面多白粉，被易脱落的细绒毛，基出脉通常

5,侧脉2对,稀3对,细脉网状,常呈淡红色;叶柄上面具浅沟槽。大型圆锥花序多花,顶生和腋生;花梗长2~7 mm;苞片狭披针形。花芽棒状,近白色;萼片倒卵状长圆形,舟状,黄白色;花瓣无;雄蕊24~30,花丝丝状,花药条形,与花丝等长;子房倒卵形至狭倒卵形,先端圆,基部渐狭,花柱长约1 mm,柱头2裂,下延于花柱上。蒴果狭倒卵形或倒披针形,先端圆或钝,基部渐狭,无毛。种子卵珠形,生于缝线两侧,无柄,种皮具排成行的整齐的蜂窝状孔穴,有狭的种阜。花果期6~11月。

生境与分布 生于海拔800~1 400 m的山坡草丛、丘陵或低山灌丛中。黔西有分布。

采收加工 秋季采收,晒干。

性味归经 辛、苦,寒。有大毒。归心、肝、胃经。

功能主治 散瘀,祛风,解毒,止痛,杀虫。用于痈疮疔肿,痔疮,湿疹,蛇虫咬伤,顽癣,滴虫性阴道炎,酒糟鼻。

用法用量 外用:适量,捣敷;或煎水熏洗;或研末调敷。

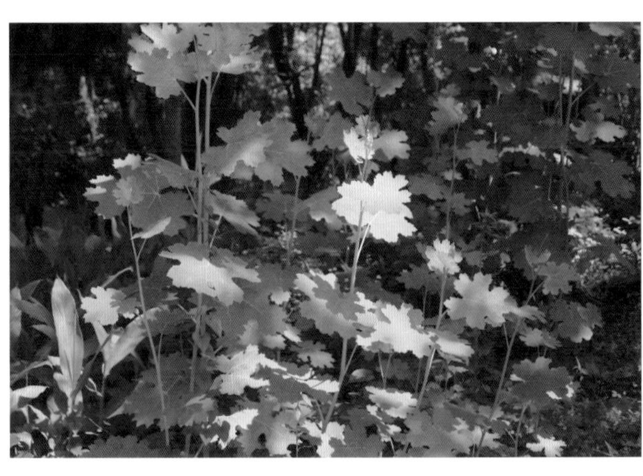

▲ 博落回植株

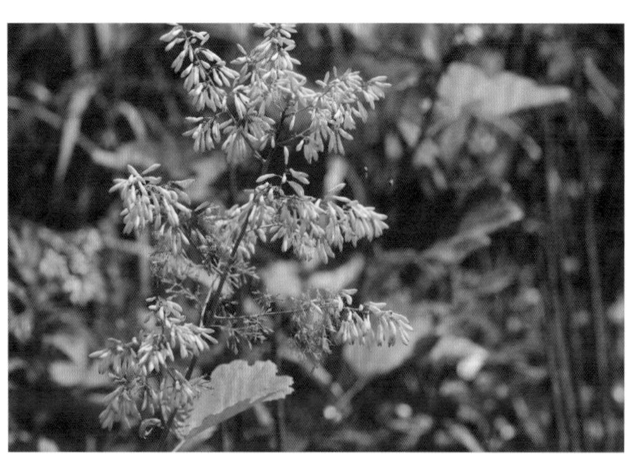

▲ 博落回花

枫香树 *Liquidambar formosana* Hance

别名 枫树、路路通。

药材名 枫香树(树皮、根、叶)、路路通(果实)、枫香脂(白胶香)。

形态特征 落叶乔木,高达30 m,胸径最大可达1 m,树皮灰褐色,方块状剥落;芽体卵形,长约1 cm,略被微毛,鳞状苞片敷有树脂,干后棕黑色,有光泽。叶薄革质,阔卵形,掌状3裂;基部心形;上面绿色,干后灰绿色,不发亮;下面有短柔毛,或变秃净仅在脉腋间有毛;掌状脉3~5条,在上下两面均显著,网脉明显可见;边缘有锯齿,齿尖有腺状突;叶柄长达11 cm,常有短柔毛;托叶线形,游离,或略与叶柄连生,长11.4 cm,红褐色,被毛,早落。雄性短穗状花序常多个排成总状,雄蕊多数,花丝不等长,花药比花丝略短。雌性头状花序有花24~43朵,花序柄长36 cm,偶有皮孔,无腺体。头状果序圆球形,木质,直径3~4 cm;蒴果下半部藏于花序轴内,有宿存花柱及针刺状萼齿。种子多数,褐色,多角形或有窄翅。花期3~4月,果期9~10月。

生境与分布 生于山坡或杂树林中。贵州乌蒙山各地均有分布。

采收加工 1. 枫香树皮。四季均可剥去树皮,洗净,晒干或烘干。

2. 枫香树根。秋季采挖,洗净,去粗皮,晒干。

3. 枫香树叶。春、夏季采摘,洗净,鲜用或晒干。

4. 路路通。冬季采摘,除去杂质,洗净晒干。

5. 枫香脂(白胶香)。7、8月间割裂树干,使树脂流出,10月至翌年4月采收,阴干。

性味归经　1. 枫香树皮。辛，微平。归肾、大肠经。

2. 枫香树根。辛、苦，平。归脾、肾、肝。

3. 枫香树叶。辛、苦，平。归脾、肾、肝经。

4. 路路通。苦，平。通行十二经。

5. 枫香脂(白胶香)。辛、微苦，平。归肺、脾经。

功能主治　1. 枫香树皮。除湿止泻，祛风止痒。用于泄泻，痢疾，大风癞疮。

2. 枫香树根。解毒消肿，祛风止痛。用于痈疽，疔疮，风湿关节痛。

3. 枫香树叶。行气止痛，解毒，止血。用于急性胃肠炎，痢疾，产后风，小儿脐风，痈肿发背。

4. 路路通。祛风活络，利水通经。用于乳汁不通，月经不调，风湿关节痛，腰腿痛，小便不利，荨麻疹。

5. 枫香脂(白胶香)。活血止痛，解毒，生肌，凉血。用于外伤出血，跌打疼痛。

用法用量　1. 枫香树皮。内服：水煎，50～100 g。外用：煎水洗或研末调敷。

2. 枫香树根。内服：水煎，25～50 g；或捣汁。外用：捣敷。

3. 枫香树叶。内服：水煎，15～30 g；或鲜品捣汁。外用：适量，捣烂敷。

4. 路路通。内服：水煎，5～10 g；或煅存性研末。外用：煅存性研末调敷或烧烟闻嗅。

5. 枫香脂(白胶香)。内服：1～3 g，宜入丸散服。外用：适量。

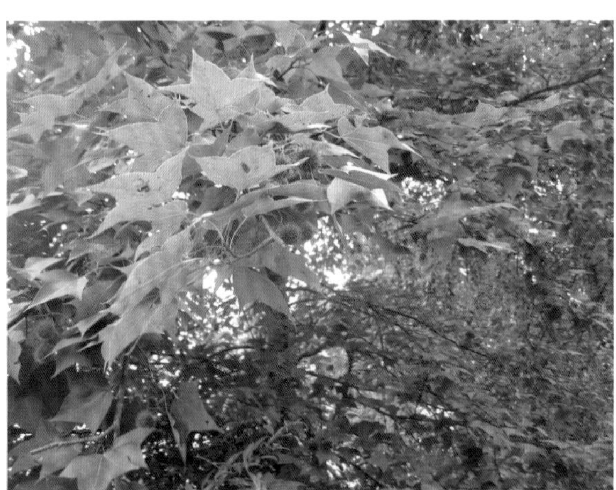

▲ 枫香树植株

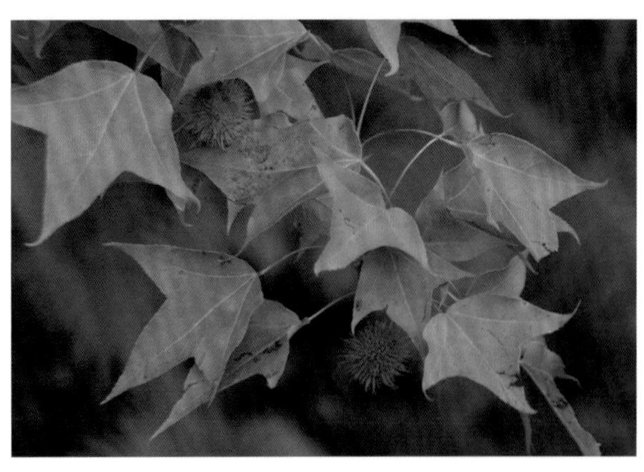

▲ 枫香树叶

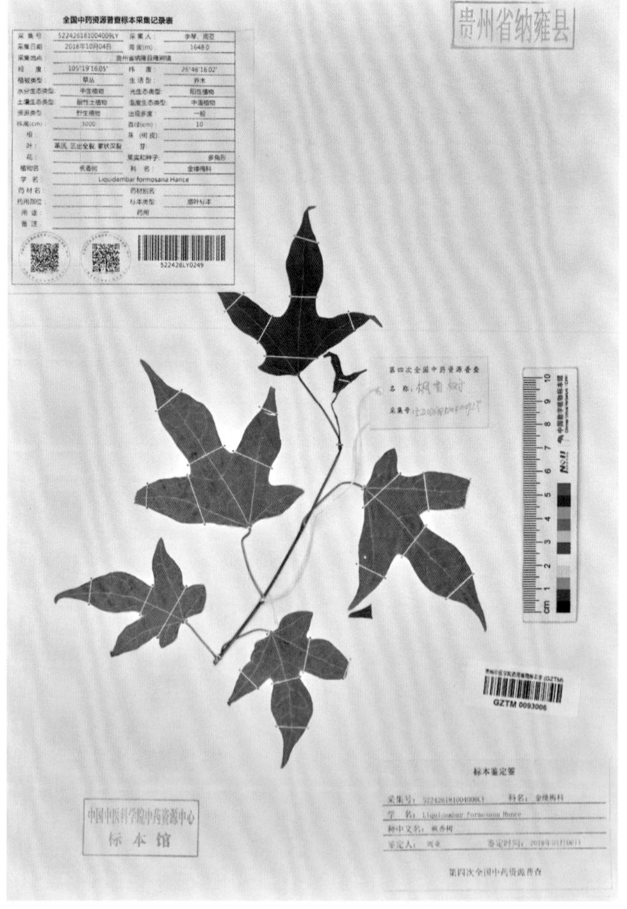

▲ 枫香树标本

云南红景天 *Rhodiola yunnanensis* (Franch.) S. H. Fu

别名 肿果红景天、圆叶红景天、菱叶红景天。

药材名 红景天(全草)。

形态特征 多年生草本。根茎粗，长，不分枝或少分枝，先端被卵状三角形鳞片。花茎单生或少数着生，无毛，直立，圆。3叶轮生，稀对生，卵状披针形、椭圆形、卵状长圆形至宽卵形，先端钝，基部圆楔形，边缘多少有疏锯齿，稀近全缘，下面苍白绿色，无柄。聚伞圆锥花序，多次三叉分枝；雌雄异株，稀两性花；雄花小，多，萼片4，披针形；花瓣4，黄绿色，匙形；雄蕊8，较花瓣短；鳞片4，楔状四方形；心皮4，小；雌花萼片、花瓣各4，绿色或紫色，线形，鳞片4，近半圆形；心皮4，卵形，叉开，基部合生。蓇葖星芒状排列，长3.0～3.2 mm，基部1 mm合生，喙长1 mm。花期5～7月，果期7～8月。

生境与分布 生于海拔1 800～2 600 m的疏林潮湿的山坡草地。赫章、威宁有分布。

采收加工 夏、秋季采收，晒干。

性味归经 甘、涩，寒。归肺、肾经。

功能主治 补肺益肾，清热止咳，散瘀止血。用于虚劳咳嗽，肾虚腰痛，咽喉疼痛，跌打肿痛，外伤出血。

用法用量 内服：水煎，3～9 g。外用：适量，捣敷；或研末调敷。

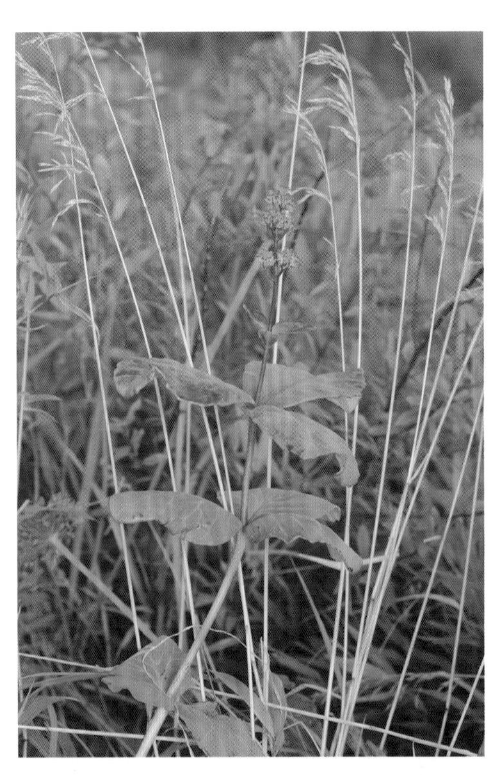

▲ 云南红景天植株

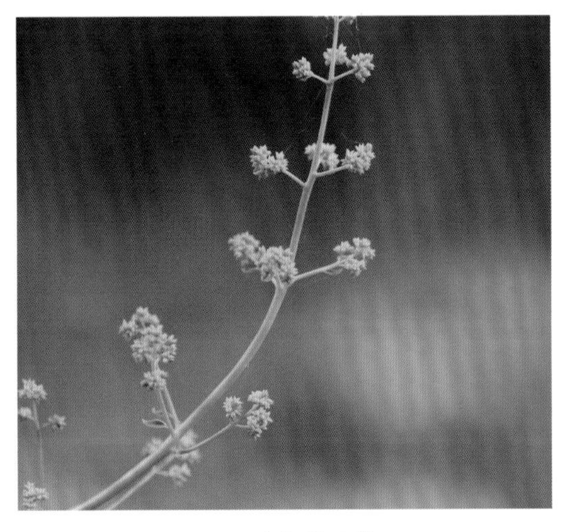

▲ 云南红景天花

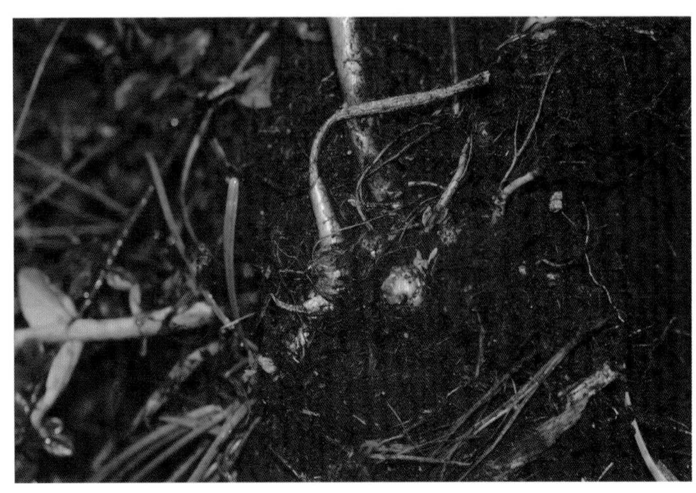

▲ 云南红景天根

费菜 *Sedum aizoon* L.

别名 养心草、倒山黑豆、马三七、白三七、胡椒七。

药材名 费菜(全草)。

形态特征 多年生草本。根状茎短,粗茎高 20~50 cm,有 1~3 条茎,直立,无毛,不分枝。叶互生,狭披针形、椭圆状披针形至卵状倒披针形,长 3.5~8.0 cm,宽 1.2~2.0 cm,先端渐尖,基部楔形,边缘有不整齐的锯齿;叶坚实,近革质。聚伞花序有多花,水平分枝,平展,下托以苞叶。萼片 5,线形,肉质,不等长,长 3~5 mm,先端钝;花瓣 5,黄色,长圆形至椭圆状披针形,长 6~10 mm,有短尖;雄蕊 10,较花瓣短;鳞片 5,近正方形,长 0.3 mm,心皮 5,卵状长圆形,基部合生,腹面凸出,花柱长钻形。蓇葖星芒状排列,长 7 mm;种子椭圆形,长约 1 mm。花期 6~7 月,果期 8~9 月。

生境与分布 生于海拔 800~2 600 m 的山坡多岩石的薄土上。威宁、赫章等地有分布。

采收加工 四季均可采,多为鲜用。

性味归经 酸,平。归心、肝、脾经。

功能主治 散瘀,止血,宁心安神,解毒。用于吐血,衄血,咯血,便血,尿血,崩漏,心悸失眠,跌打损伤,水火烫伤。

用法用量 内服:水煎,7.5~15 g(鲜者 50~100 g)。外用:捣敷。

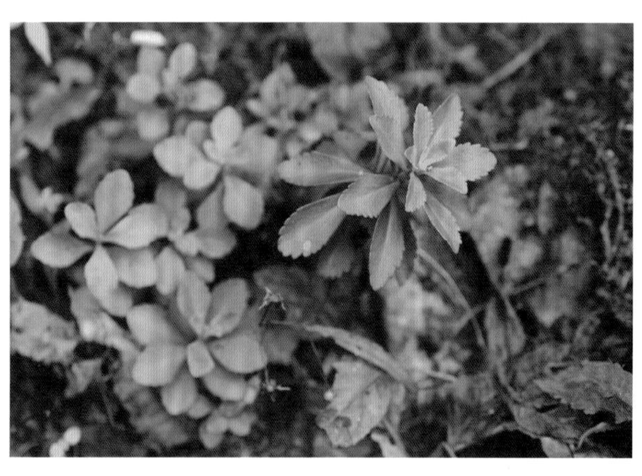

▲ 费菜植株

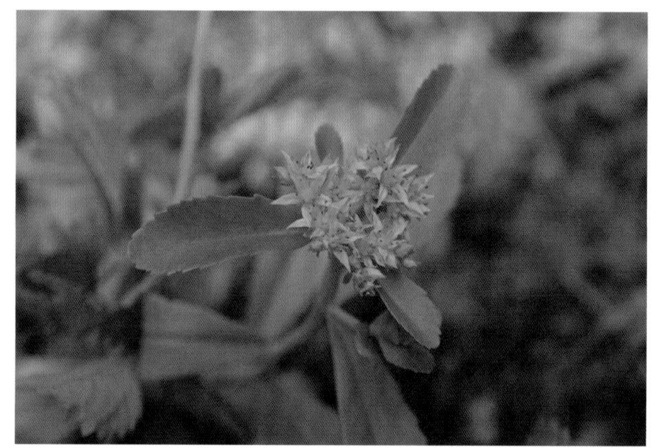

▲ 费菜花

凹叶景天 *Sedum emarginatum* Migo

别名 马牙半支、石板菜。

药材名 凹叶景天(全草)。

形态特征 多年生草本。茎细弱,高 10~15 cm。叶对生,匙状倒卵形至宽卵形,长 1~2 cm,宽 5~10 mm,先端圆,有微缺,基部渐狭,有短距。聚伞状花序,顶生,宽 36 mm,常有 3 个分枝,有多花;花无梗;萼片 5,披针形至狭长圆形,长 2~5 mm,宽 0.7~2.0 mm,先端钝;基部有短距;花瓣 5,黄色,线状披针形至披针形,长 6~8 mm,宽 1.5~2.0 mm;鳞片 5,长圆形,长 0.6 mm,钝圆;心皮 5,长圆形,长 4~5 mm,基部合生。蓇葖略叉开,腹面有浅囊状隆起;种子细小,褐色。花期 5~6 月,果期 6 月。

生境与分布 生于低山的谷林下阴湿处。贵州乌蒙山各地均有分布。

采收加工 夏、秋季采收，洗净，鲜用或用沸水稍烫晒干。

性味归经 苦、微酸，凉。归心、肝、大肠经。

功能主治 清热解毒，凉血，止血，利湿。用于蛇咬伤，疔疽，风痹，黄疸，汗斑。

用法用量 内服：15～30 g。外用：鲜品捣烂敷患处。

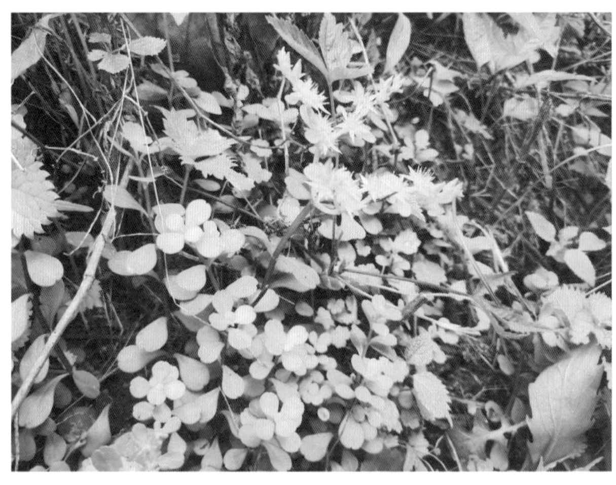

▲ 凹叶景天植株

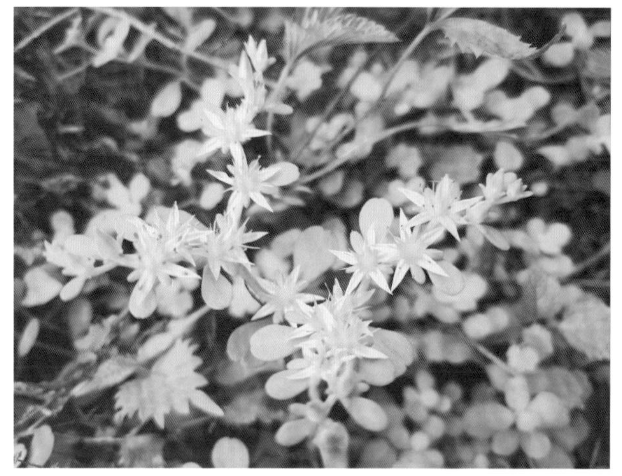

▲ 凹叶景天花

垂盆草 *Sedum sarmentosum* Bunge

别名 太阳花、石指甲。

药材名 垂盆草（全草）。

形态特征 多年生草本。不育枝及花茎细，匍匐而节上生根，直到花序之下，长 10～25 cm。3 叶轮生，叶倒披针形至长圆形，长 15～28 mm，宽 3～7 mm，先端近急尖，基部急狭，有距。聚伞状花序，有 3～5 分枝，花少，宽 5～6 cm；花无梗；萼片 5，披针形至长圆形，长 3.5～5 mm，先端钝，基部无距；花瓣 5，黄色，披针形至长圆形，长 5～8 mm，先端有稍长的短尖；雄蕊 10，较花瓣短；鳞片 10，楔状四方形，长 0.5 mm，先端稍有微缺；心皮 5，长圆形，长 5～6 mm，略叉开，有长花柱。种子卵形，长 0.5 mm。花期 5～7 月，果期 8 月。

生境与分布 生于山坡倾斜处或岩石上。贵州乌蒙

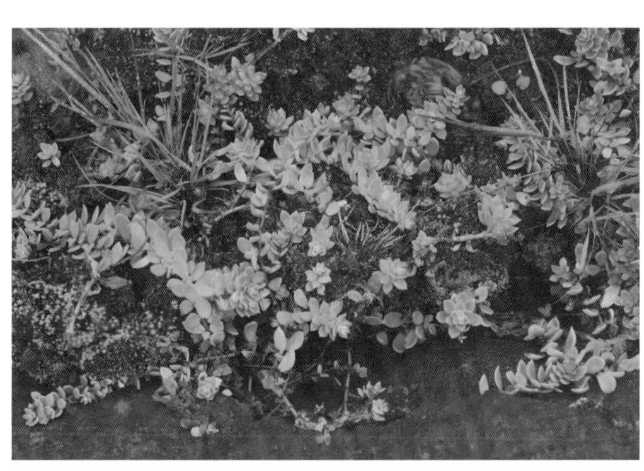

▲ 垂盆草植株

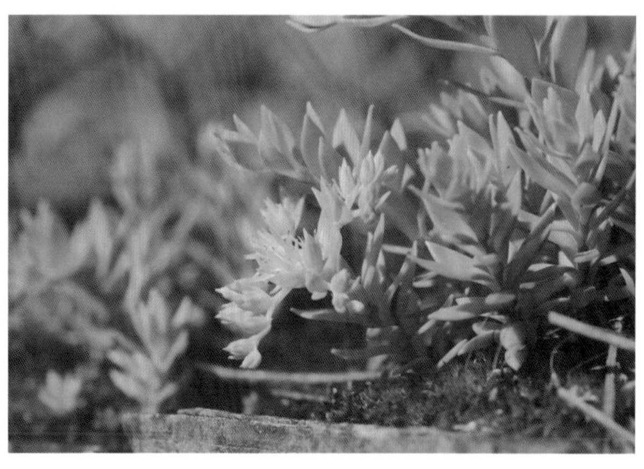

▲ 垂盆草花

山各地均有分布。

采收加工 夏、秋二季采收，除去杂质，干燥。

性味归经 甘、淡，凉。归肝、胆、小肠经。

功能主治 利湿退黄，清热解毒。用于湿热黄疸，小便不利，痈肿疮疡。

用法用量 内服：水煎，15～30 g。

川溲疏 *Deutzia setchuenensis* Franch.

别名 四川溲疏、鹅毛通。

药材名 川溲疏（枝叶，果实）。

形态特征 灌木，高约 2 m。圆柱形，直径 1～5 mm，褐色，小枝上疏生紧贴的星状毛。叶对生，多皱缩破碎，完整叶片呈狭卵形或卵形，长 2.0～7.5 cm，宽 1.0～2.4 cm，先端渐尖或尾状渐尖，基部圆形，边缘有小齿，两面褐色，均有星状毛。有时可见聚伞花序，花梗疏生星状毛；花萼密生白色星状毛；萼筒长约 1.2 mm，裂片 5，正三角形；花瓣 5，白色。有时可见果实，近球形，直径约 4 mm，黑红色。花期 4～7 月，果期 6～9 月。

生境与分布 生于 300～2 000 m 山地灌丛中。七星关有分布。

采收加工 夏、秋季采收，切段，晒干。

性味归经 苦，气微。

功能主治 清热除烦，利尿消积。用于外感暑热，身热烦渴，热淋涩痛，小儿疳积，风湿痹证，湿热疮毒，毒蛇咬伤。

用法用量 内服：水煎，3～9 g。

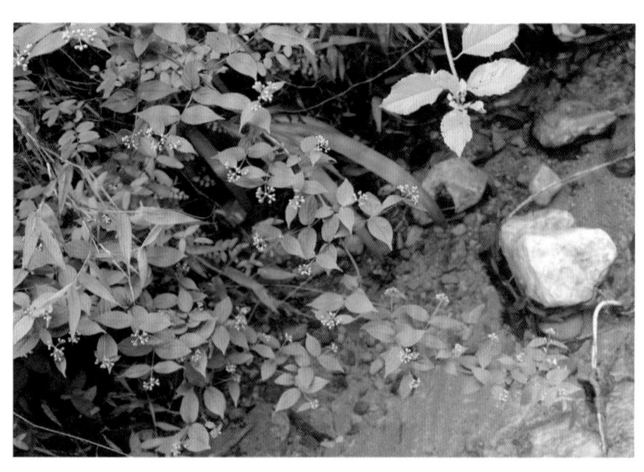

▲ 川溲疏植株

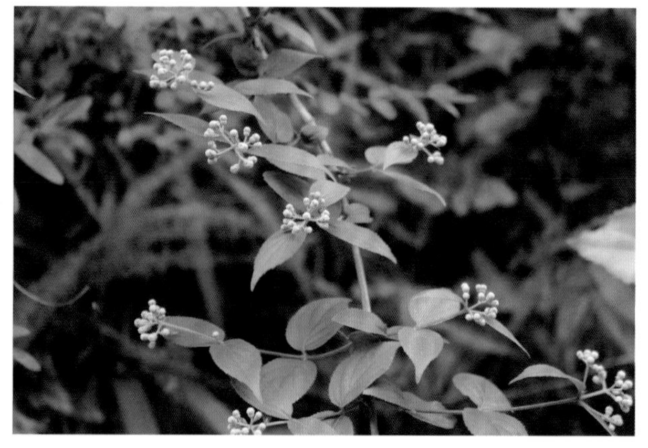

▲ 川溲疏花

绣球 *Hydrangea macrophylla* (Thunb.) Seringe

别名 八仙花、紫阳花。

药材名 绣球（根、叶、花）。

形态特征 灌木，高 1～4 m；茎常于基部发出多数放射枝而形成圆形灌丛。叶纸质或近革质，倒卵形或阔椭圆形，长 6～15 cm，宽 4.0～11.5 cm，先端骤尖，具短尖头，基部钝圆或阔楔形，边缘于基部以上具粗齿，两面无毛或仅下面中脉两侧被稀疏卷曲短柔毛；叶柄粗壮，长 1.0～3.5 cm，无毛。伞房状聚伞花序近球形，直径 8～20 cm，具短的总花梗，分枝粗壮，近等长，密被紧贴短柔毛，花密集，多数不育；

花瓣长圆形，长 3.0～3.5 mm；雄蕊 10 枚，近等长，不突出或稍突出，花药长圆形，长约 1 mm。蒴果未成熟，长陀螺状；种子未熟。花期 6～8 月。

生境与分布　贵州乌蒙山各地均有栽培。

采收加工　秋季采挖根，切片，晒干；夏季采收叶，晒干。

性味归经　微苦、辛，寒。归心经。

功能主治　抗疟，清热，解毒，杀虫。用于疟疾，心热惊悸，烦躁，喉痹，阴囊湿疹，疥癞。

用法用量　内服：水煎，15～20 g。

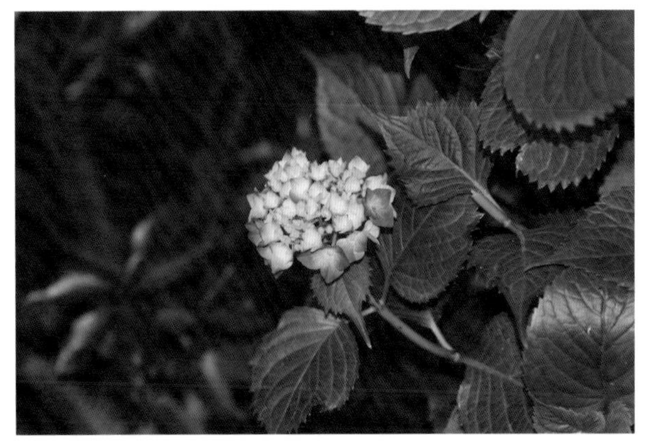

▲ 绣球花

虎耳草 *Saxifraga stolonifera* Curt.

别名　金线吊芙蓉、烂耳草、石荷叶、金丝荷叶、耳朵草。

药材名　虎耳草（全草）。

形态特征　多年生草本，高 8～45 cm。鞭匐枝细长，密被卷曲长腺毛，具鳞片状叶。茎被长腺毛，具 14 枚苞片状叶。基生叶具长柄，叶片近心形、肾形至扁圆形，长 1.5～7.5 cm，宽 2～12 cm，先端钝或急尖，基部近截形、圆形至心形，腹面绿色，被腺毛，背面通常红紫色，被腺毛，有斑点，具掌状达缘脉序，叶柄长 1.5～21.0 cm，被长腺毛；茎生叶披针形，长约 6 mm，宽约 2 mm。聚伞花序圆锥状，长 7.3～26.0 cm；花序分枝长 2.5～8.0 cm，被腺毛；花梗长 0.5～1.6 cm，细弱，被腺毛；花两侧对称；萼片在花期开展至反曲，卵形，长 1.5～3.5 mm，宽 1.0～1.8 mm，先端急尖，边缘具腺睫毛，腹面无毛，背面被褐色腺毛，3 脉于先端汇合成 1 疣点；花瓣白色，中上部具紫红色斑点，基部具黄色斑点，5 枚，其中 3 枚，较短，卵形，羽状脉序；雄蕊长 4.0～5.2 mm，花丝棒状；花盘半环状，围绕于子房一侧，边缘具瘤突；2 心皮下部合生，长 3.8～6.0 mm；子房卵球形，花柱 2，叉开。花果期 4～11 月。

生境与分布　生于林下或灌丛阴湿处。七星关、赫章、大方、织金、纳雍、习水、赤水等地有分布。

采收加工　全年均可采收，洗净，晒干。

性味归经　微苦，性寒。归肺、胃经。

功能主治　祛风，清热，清血解毒。用于风疹，湿疹，中耳炎，丹毒，咳嗽吐血，肺痈，崩漏，痔疾。

用法用量　内服：水煎，10～15 g。外用：适量，煎水洗；鲜用捣敷或绞汁滴耳及涂搽。

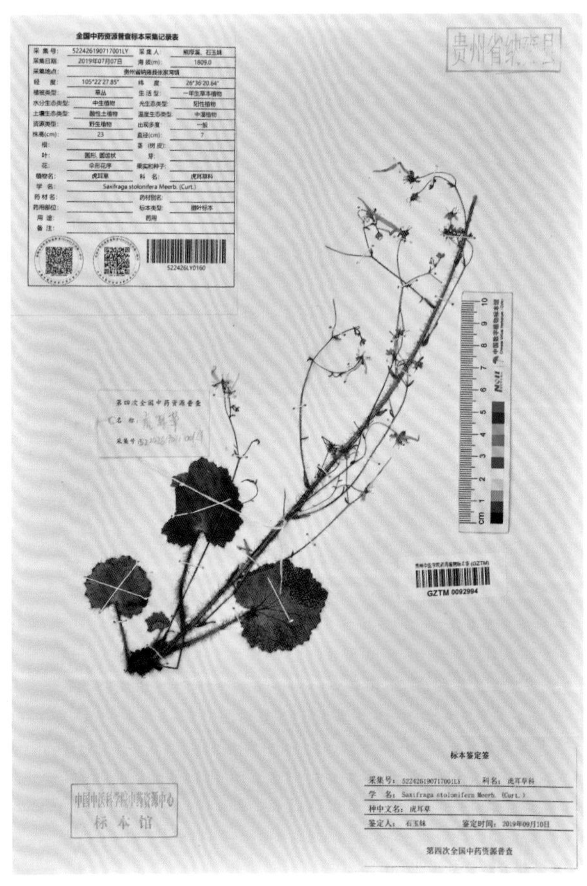

▲ 虎耳草标本

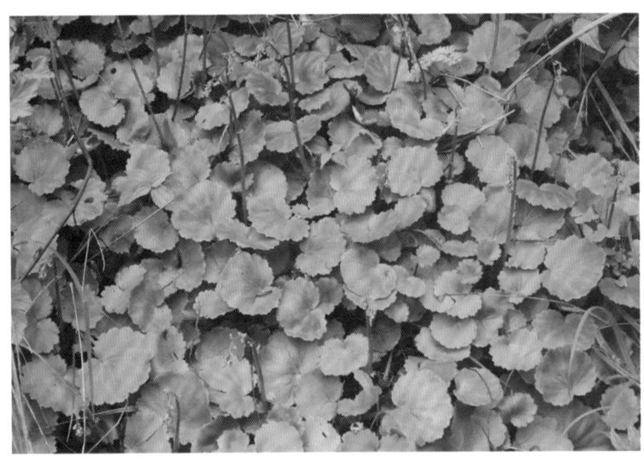

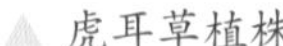
▲ 虎耳草植株

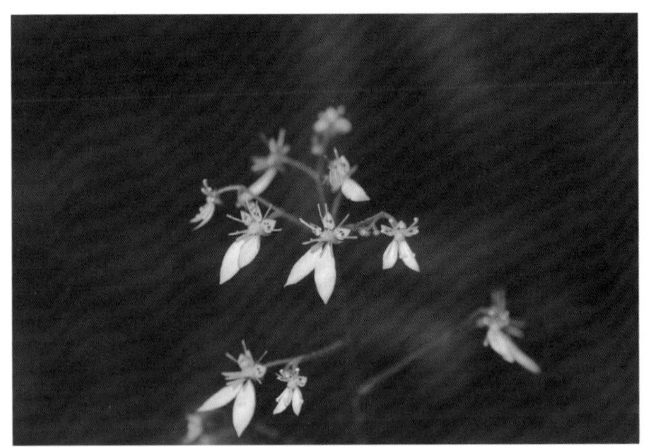

▲ 虎耳草花

龙芽草 *Agrimonia pilosa* Ledeb.

别名 仙鹤草、脱力草、石打穿、狼牙草。

药材名 龙芽草(全草)。

形态特征 多年生草本。茎高 30～120 cm，被疏柔毛及短柔毛，稀下部被稀疏长硬毛。单数羽状复叶互生，黯绿色，皱缩卷曲；叶片有大小 2 种，相间生于叶轴上，顶端小叶较大，完整小叶片展平后呈卵

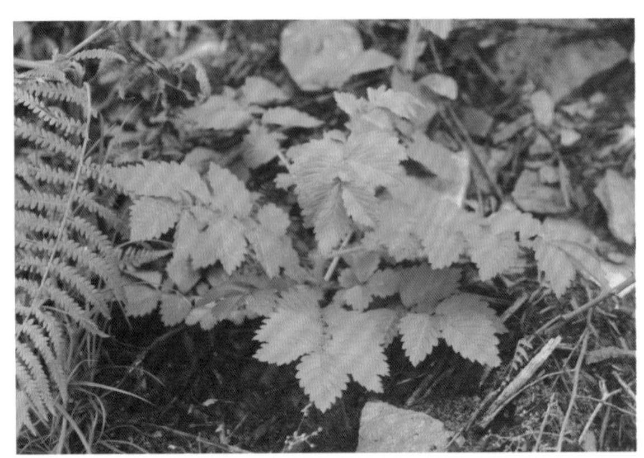

▲ 龙芽草植株

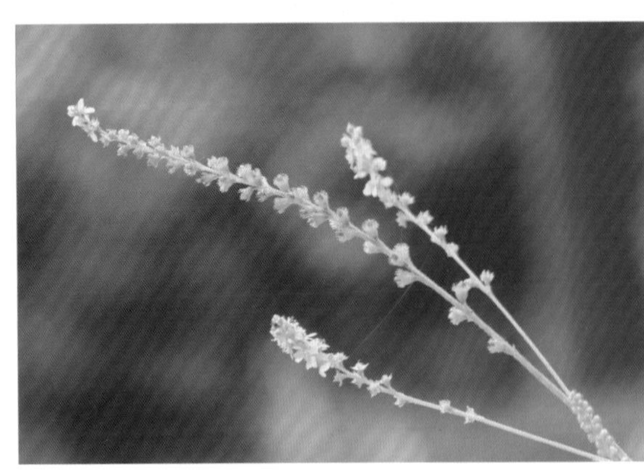

▲ 龙芽草花

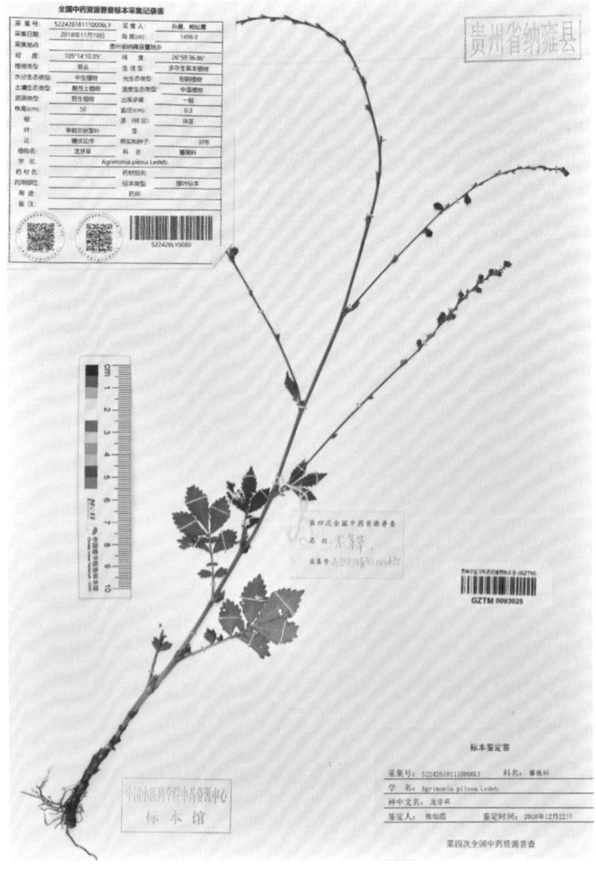

▲ 龙芽草标本

形或长椭圆形，先端尖，基部楔形，边缘有锯齿；托叶2，抱茎，斜卵形。总状花序细长，花萼下部呈筒状，萼筒上部有钩刺，先端5裂，花瓣黄色，长圆形；雄蕊5～8枚；花柱2，丝状，柱头头状。果实倒卵圆锥形，花果期5～12月。

生境与分布 生于山坡草丛、路旁或溪边等地。贵州乌蒙山各地均有分布。

采收加工 开花前采收，晒干。

性味归经 苦、涩，平。归心、肝经。

功能主治 收敛止血，止痢，杀虫。用于咯血，吐血，尿血，便血，外伤出血，腹泻，痢疾，脱力劳伤，疟疾，滴虫性阴道炎。

用法用量 内服：6～12 g。外用：适量。

桃 *Amygdalus persica* L.

别名 毛桃。

药材名 桃(种子)。

形态特征 乔木，高3～8 m。树冠宽广而平展；树皮暗红褐色，老时粗糙呈鳞片状；小枝细长，无/有毛，有光泽，绿色，向阳处转变成红色，具大量小皮孔；冬芽圆锥形，顶端钝，外被短柔毛，常2～3个簇生，中间为叶芽，两侧为花芽。叶片长圆披针形、椭圆披针形或倒卵状披针形，先端渐尖，基部宽楔形，上面无毛，下面在脉腋间具少数短柔毛或无毛，叶边具细锯齿或粗锯齿；叶柄粗壮。花单生，先于叶开放；花梗极短或几无梗；萼筒钟形，被短柔毛，稀几无毛，绿色而具红色斑点；萼片卵形至长圆形，顶端圆钝，外被短柔毛；花瓣长圆状椭圆形至宽倒卵形，粉红色，罕为白色；雄蕊20～30，花药绯红色；花柱几与雄蕊等长或稍短；子房被短柔毛。果实形状和大小均有变异，卵形、宽椭圆形或刷圆形，色泽变化由淡绿白色至橙黄色，常在向阳面具红晕，外面密被短柔毛，稀无毛，腹缝明显，果梗短而深入果洼；果肉白色、浅绿白色、橙黄色或红色，多汁有香味，甜或酸甜；核大，离核或黏核，椭圆形或近圆形，两侧扁干顶端渐尖，表面具纵、横沟纹和孔穴；种仁味苦，稀味甜。花期3～4月，果实成熟期因种而异，通常为8～9月。

生境与分布 生于向阳山坡。贵州乌蒙山各地均有分布。

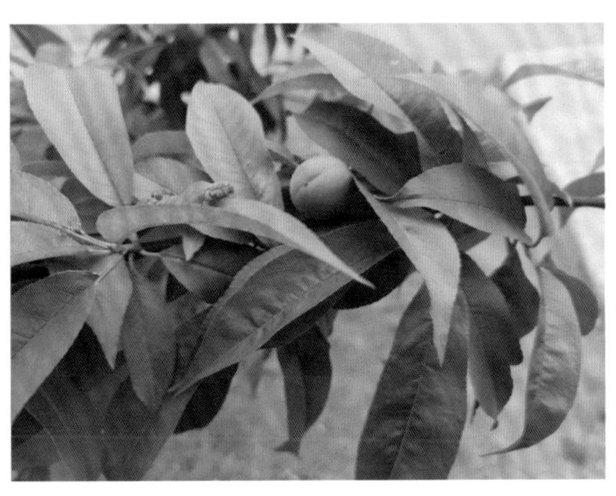

▲ 桃植株

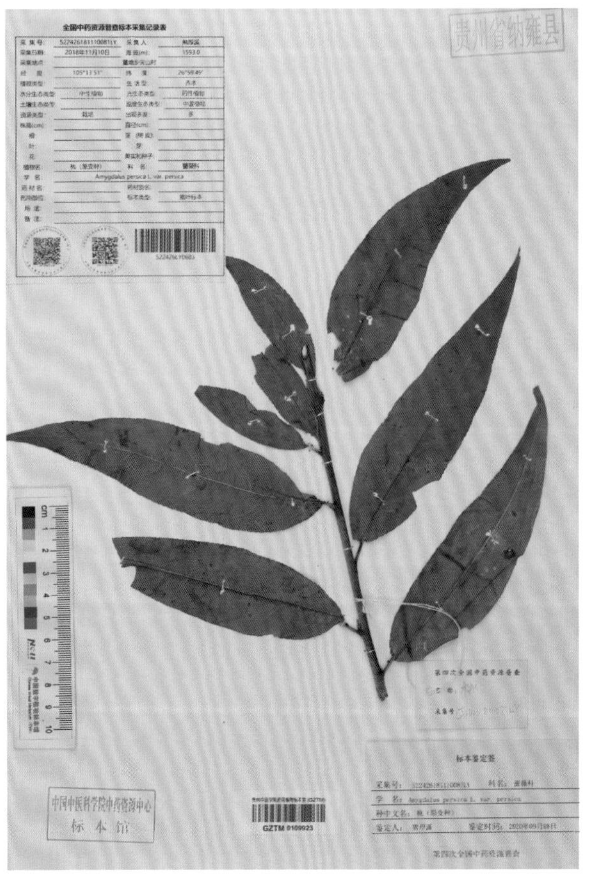

▲ 桃标本

采收加工 果实成熟后采收，除去果肉及核壳，取出种子，晒干。

性味归经 苦、甘，平。归心、肝、大肠经。

功能主治 活血祛瘀，润肠通便。用于痛经，血瘀经闭，产后瘀滞腹痛，跌打损伤，瘀血肿痛，肺痈，肠痈，肠燥便秘。

用法用量 内服：水煎，5～10 g。

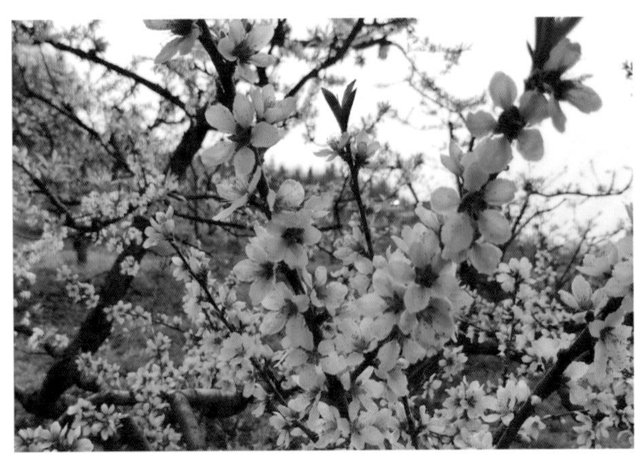

▲ 桃花

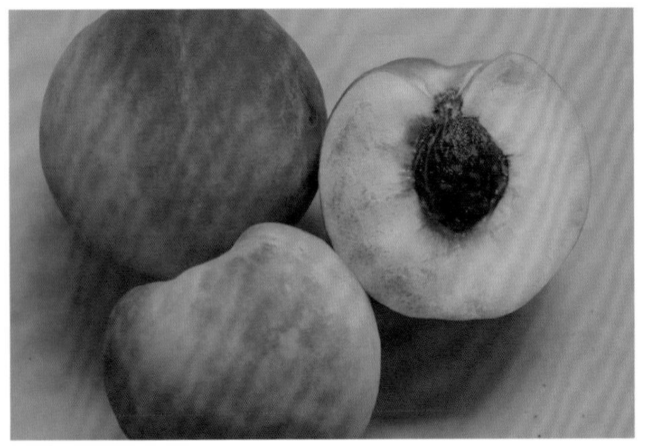

▲ 桃果实

樱桃 *Cerasus pseudocerasus* (Lindl.) G. Don

别名 樱珠。

药材名 樱桃（果实）。

形态特征 乔木，高 2～6 m，树皮灰白色。小枝灰褐色，嫩枝绿色，无毛或被疏柔毛。冬芽卵形，无毛。叶片卵形或长圆状卵形，先端渐尖或尾状渐尖，基部圆形，边有尖锐重锯齿，齿端有小腺体，上面暗绿色，近无毛，下面淡绿色，沿脉或脉间有稀疏柔毛；叶柄被疏柔毛，先端有 1 或 2 个大腺体；托叶早落，披针形，有羽裂腺齿。花序伞房状或近伞形，花先叶开放；总苞倒卵状椭圆形，褐色，边有腺齿；花梗长 0.8～1.9 cm，被疏柔毛；萼筒钟状，外面被疏柔毛，萼片三角卵圆形或卵状长圆形，先端急尖或钝，边缘全缘，长为萼筒的一半或过半；花瓣白色，卵圆形，先端下凹或二裂；雄蕊 30～35 枚，栽培

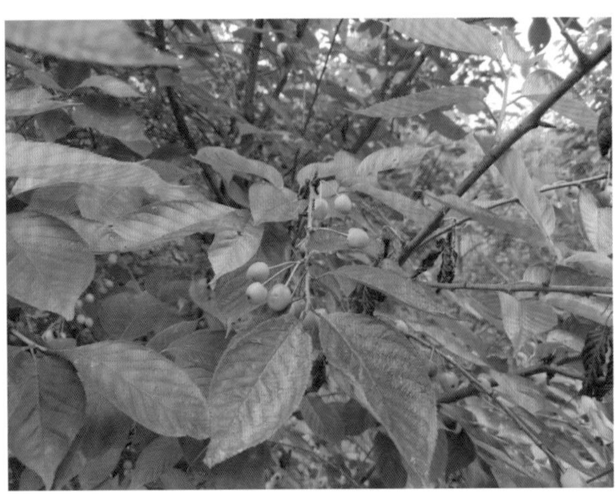

▲ 樱桃植株

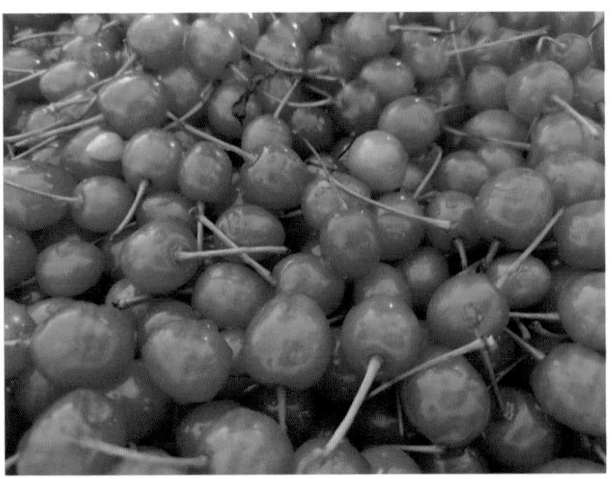

▲ 樱桃果实

者可达50枚；花柱与雄蕊近等长，无毛。核果近球形，红色。花期3～4月，果期5～6月。

生境与分布 贵州乌蒙山各地均有栽培。

采收加工 初夏果实成熟时采收。

性味归经 甘，温。归脾、胃、肾经。

功能主治 补脾益肾。用于脾虚泄泻，肾虚遗精，腰腿疼痛，四肢不仁，瘫痪。

用法用量 内服：水煎，30～150 g；或浸酒。外用：浸酒涂擦或捣敷。

蛇莓 *Duchesnea indica*（Andr.）Focke

别名 蛇泡草、蛇盘草、蛇果草、龙吐珠。

药材名 蛇莓（全草）。

形态特征 多年生草本。根茎粗壮。有多数长而纤细的匍匐枝。掌状复叶具长柄，疏离；托叶叶状，与叶柄分离；小叶通常3枚，罕有5枚，膜质，无柄或具短柄，倒卵形，长1.5～4 cm，宽1～3 cm，两侧小叶较小而基部偏斜，边缘有钝齿或锯齿，基部楔尖而全缘，上面近秃净，下面被疏长毛。花单生于叶腋，直径12～15 mm；花柄通常长于叶柄，柔弱，被疏长毛；萼片卵形或披针形，与小苞片同被疏长毛；小苞片阔，通常长于萼片，三角状倒卵圆形，3～5裂，很少全缘；花瓣黄色，倒卵形。花托球形或长椭圆形，鲜红色，覆以无数红色的小瘦果，并为宿萼所围绕。花期4月，果期5月。

生境与分布 生于海拔1 800 m以下的山坡、草地或路旁潮湿处。贵州乌蒙山各地均有分布。

采收加工 6～11月均可采收，洗净，晒干。

性味归经 甘、酸，寒。归肺、肝、大肠经。

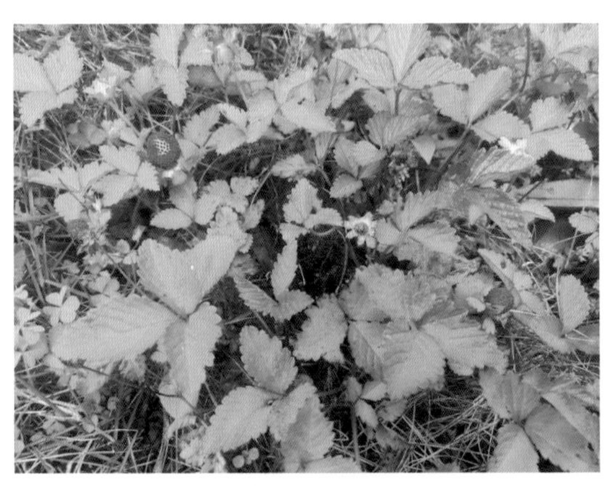

▲ 蛇莓植株

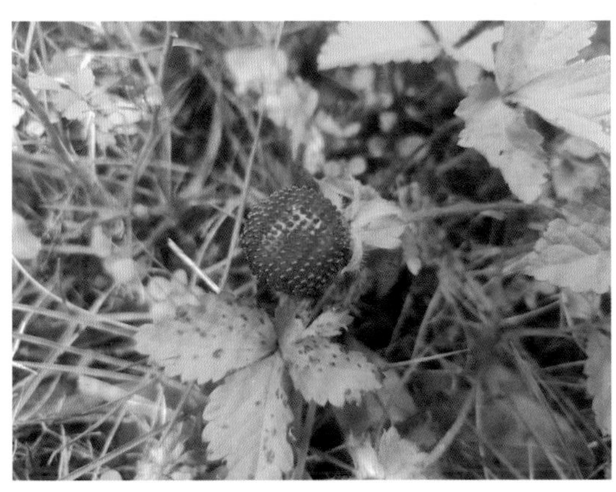

▲ 蛇莓果实

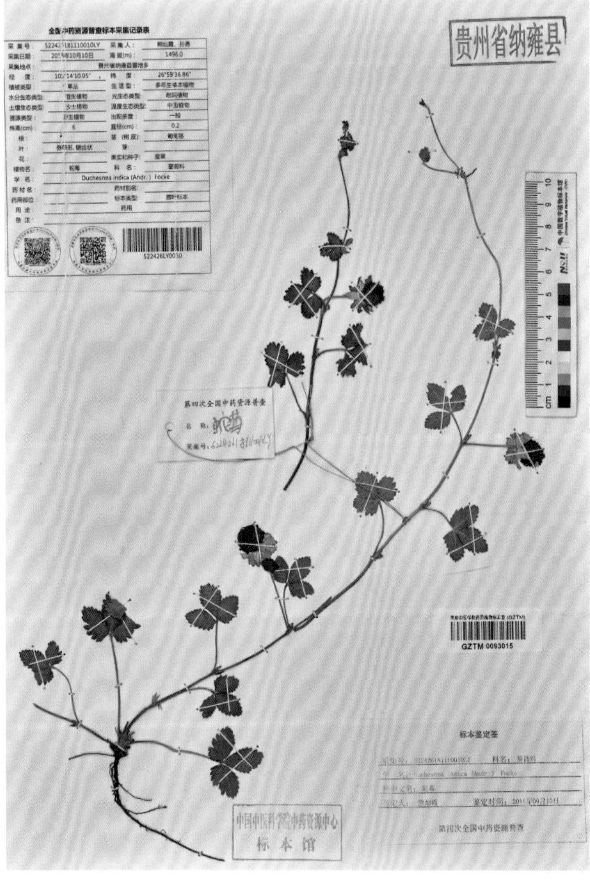

▲ 蛇莓标本

功能主治 清热解毒，凉血止血，散瘀消肿。用于热病，惊痫，感冒，痢疾，黄疸，目赤，口疮，咽痛，疖肿，毒蛇咬伤，吐血，崩漏，月经不调，烫火伤，跌打肿痛。

用法用量 内服：水煎，9～15 g，鲜者 30～60 g；或捣汁。外用：适量，捣敷或研末撒。

枇杷 *Eriobotrya japonica*（Thunb.）Lindl.

别名 枇杷树。

药材名 枇杷（果实）、枇杷叶（叶）。

形态特征 常绿小乔木，高可达 10 m。小枝粗壮，黄褐色，密生锈色或灰棕色绒毛。叶片革质，披针形、倒披针形、倒卵形或椭圆长圆形，先端急尖或渐尖，基部楔形或渐狭成叶柄，上部边缘有疏锯齿，基部全缘，上面光亮，多皱下密生灰棕色绒毛；叶柄短或几无柄；托叶钻形，先端急尖，有毛。圆锥花序顶生，具多花；总花梗和花梗密生锈色绒毛；花梗长 2～8 mm；苞片钻形，密生锈色绒毛；花直径 12～20 mm；萼筒浅杯状，萼片三角卵形，先端急尖，萼筒及萼片外面有锈色绒毛；花瓣白色，长圆形或卵形，基部具爪，有锈色绒毛；雄蕊 20，远短于花瓣，花丝基部扩展；花柱 5，离生，柱头头状，无毛，子房顶端有锈色柔毛，5 室，每室有 2 胚珠。果实球形或长圆形，黄色或橘黄色，外有锈色柔毛，不久脱落；种子 1～5，球形或扁球形，褐色，光亮，种皮纸质。花期 10～12 月，果期 5～6 月。

生境与分布 贵州乌蒙山各地均有栽培。

采收加工 1. 枇杷。枇杷果实因成熟不一致，宜分次采收，采黄留青，采熟留生。

2. 枇杷叶。全年均可采收，晒至七、八成干时，扎成

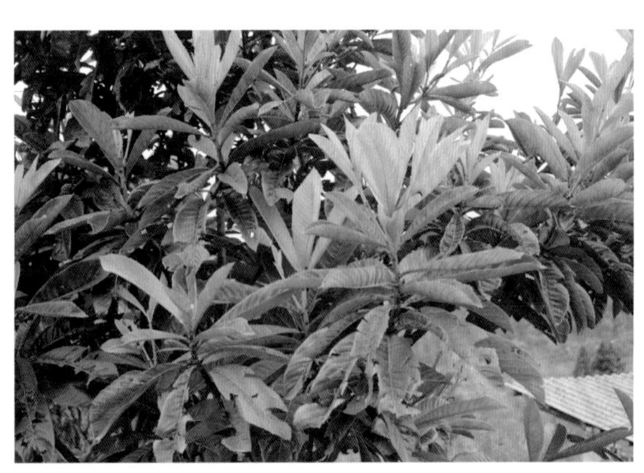

▲ 枇杷植株

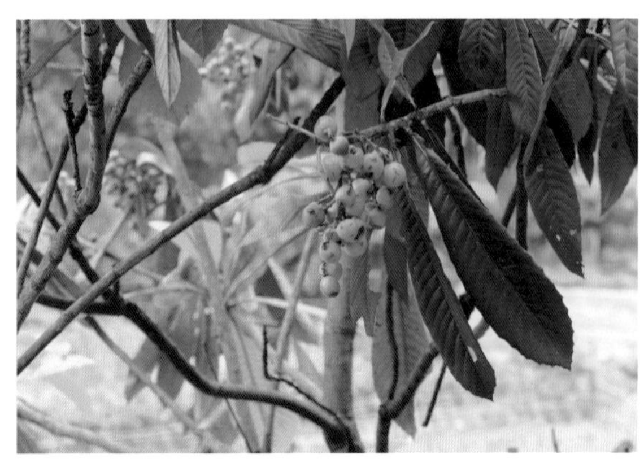

▲ 枇杷果实

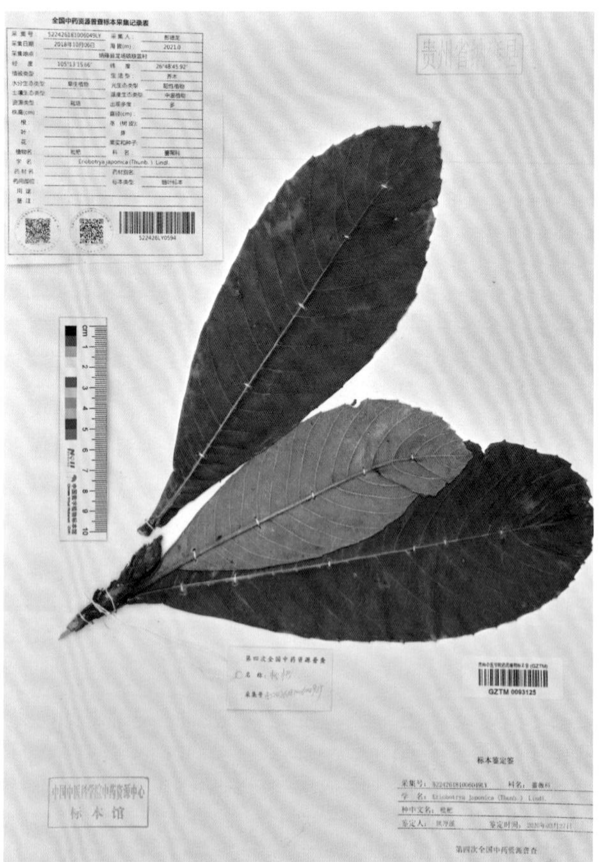

▲ 枇杷标本

小把，再晒干。

性味归经 1. 枇杷。甘、酸，凉。归脾、肺经，兼入肝经。

2. 枇杷叶。苦，微寒。归肺、胃经。

功能主治 1. 枇杷。润肺下气，止渴。用于肺热咳喘，吐逆，烦渴。

2. 枇杷叶。清肺止咳，降逆止呕。用于肺热咳嗽，气逆喘急，胃热呕逆，烦热口渴。

用法用量 1. 枇杷。内服：生食或水煎，30～60 g。

2. 枇杷叶。内服：水煎，6～10 g。

草莓 *Fragaria ananassa* Duch.

别名 洋莓、地莓。

药材名 草莓(果实)。

形态特征 多年生草本植物。高 10～40 cm，茎低于叶或近相等，密被开展黄色柔毛。叶三出，小叶具短柄，质地较厚，倒卵形或菱形，上面深绿色，几无毛，下面淡白绿色，疏生毛，沿脉较密；叶柄密被开展黄色柔毛。聚伞花序，花序下面具一短柄的小叶；花两性；萼片卵形，比副萼片稍长；花瓣白色，近圆形或倒卵椭圆形。聚合果大，宿存萼片直立，紧贴于果实；瘦果尖卵形，光滑。花期 4～5 月，果期 6～7 月。

生境与分布 贵州乌蒙山各地均有栽培。

采收加工 果实成熟时采摘，一般鲜用。

性味归经 甘、微酸，凉。归肺、胃经。

功能主治 清凉止渴，健胃消食。用于口渴，食欲不振，消化不良。

用法用量 内服：适量。

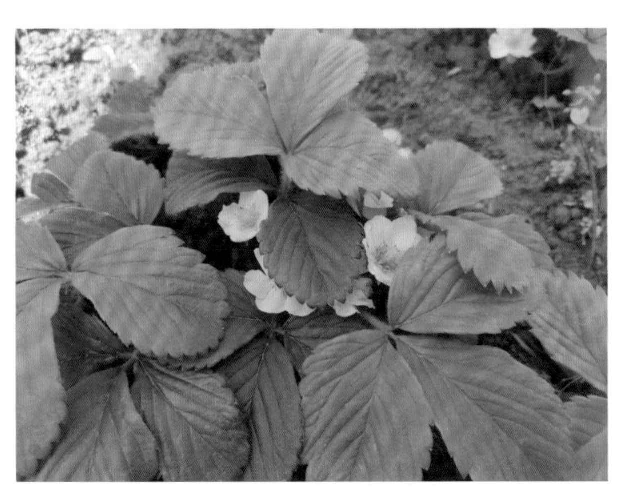

▲ 草莓植株

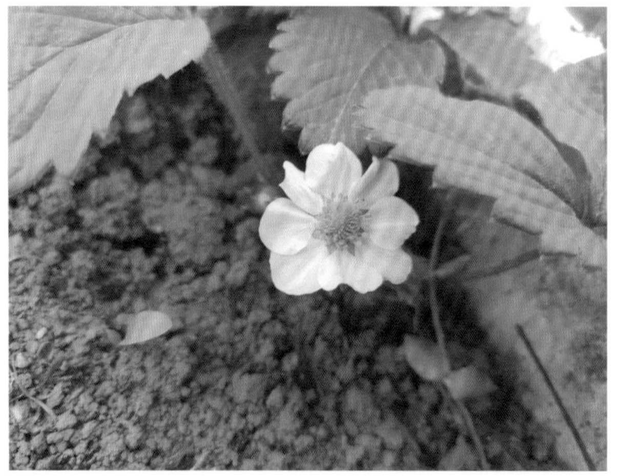

▲ 草莓花

黄毛草莓 *Fragaria nilgerrensis* Schlecht. ex Gay

别名 白泡儿、白地莓、三匹风。

药材名 白草莓(全草)。

形态特征 多年生草本，粗壮，密集成丛，高 5～25 cm，茎密被黄棕色绢状柔毛，几与叶等长；叶三出，小叶具短柄，质地较厚，小叶片倒卵形或椭圆形，顶端圆钝，顶生小叶基部楔形，侧生小叶基部偏斜，边缘具缺刻状锯齿，锯齿顶端急尖或圆钝，上面深绿色，被疏柔毛，下面淡绿色，被黄棕色绢状柔毛，沿叶脉上毛长而密；叶柄密被黄棕色绢状柔毛。聚伞花序，花序下部具一或三出有柄的小叶；花两性；萼片卵状披针形，比副萼片宽或近相等，副萼片披针形，全缘或 2 裂，果时增大；花瓣白色，圆形，基部有短爪；雄蕊 20 枚，不等长。聚合果圆形，白色、淡白黄色或红色，宿存萼片直立，紧贴果实；瘦果卵形，光滑。花期 4～7 月，果期 6～8 月。

生境与分布　生于海拔 900～2 600 m 的山坡林草地的向阳处或路旁。贵州乌蒙山各地均有分布。

采收加工　夏季采收，洗净，晒干。

性味归经　甘、苦，凉。归肺、肝、肾经。

功能主治　清肺止咳，解毒消肿。用于肺热咳喘，百日咳，口舌生疮，痢疾，小便淋痛，疮疡肿痛，毒蛇咬伤。

用法用量　内服：水煎，15～30 g。外用：适量，捣敷。

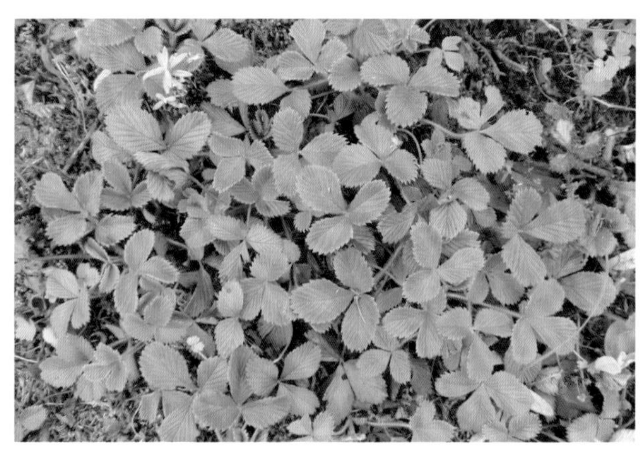

▲ 黄毛草莓植株

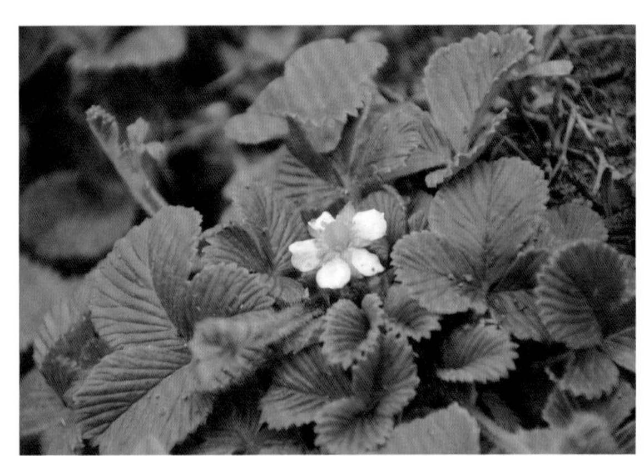

▲ 黄毛草莓花

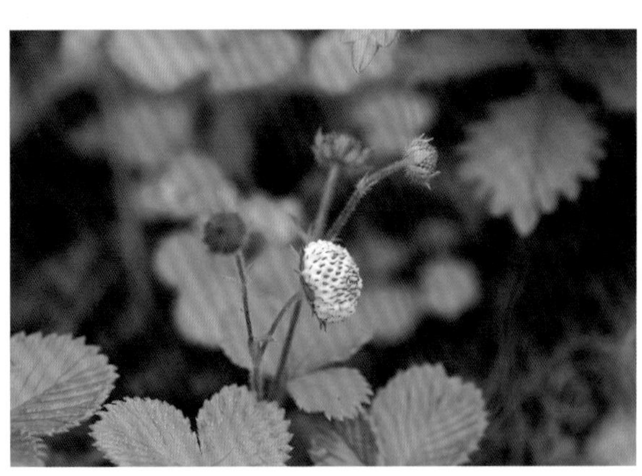

▲ 黄毛草莓果实

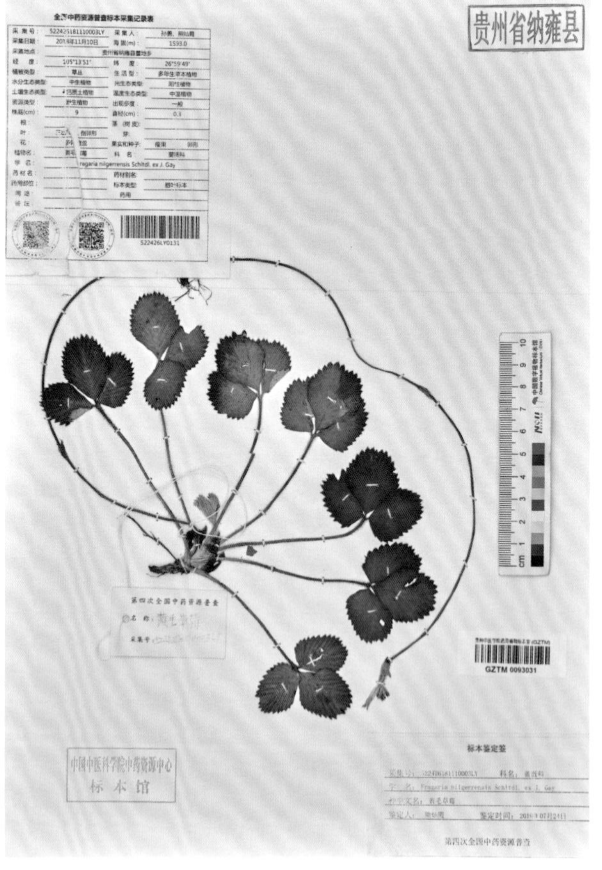

▲ 黄毛草莓标本

柔毛路边青 *Geum japonicum* var. *chinense* F. Bolle

别名　头晕药、水杨梅、蓝布正、路边香。

药材名　柔毛路边青(全草)。

形态特征　多年生草本。须根，簇生。茎直立，高25～60 cm，被黄色短柔毛及粗硬毛。基生叶为大头羽状复叶，通常有小叶1～2对，其余侧生小叶呈附片状，连叶柄长5～20 cm，叶柄被粗硬毛及短柔毛，顶生小叶最大，卵形或广卵形，浅裂或不裂，顶端圆钝，基部阔心形或宽楔形，边缘有粗大圆钝或急尖锯齿，两面绿色，被稀疏糙伏毛，下部茎生叶3小叶，上部茎生叶单叶，3浅裂，裂片圆钝或急尖；茎生叶托叶草质，绿色，边缘有不规则粗大锯齿。花序疏散，顶生数朵，花梗密被粗硬毛及短柔毛；花直径1.5～1.8 cm；萼片三角卵形，顶端渐尖，副萼片狭小，椭圆披针形，顶端急尖，比萼片短1倍多，外面被短柔毛；花瓣黄色，几圆形，比萼片长；花柱顶生。聚合果卵球形或椭球形，瘦果被长硬毛，花柱宿存部分光滑，顶端有小钩。花果期5～10月。

生境与分布　生于海拔200～2 300 m的山坡草地、田边、河边、灌丛及疏林下等地。贵州乌蒙山各地均有分布。

采收加工　夏、秋季采收，洗净，晒干。

性味归经　苦、辛，寒。归脾、肾、肝经。

功能主治　补肾平肝，活血消肿。用于头晕目眩，小儿惊风，阳痿，遗精，虚劳咳嗽，风湿痹痛，月经不调，疮疡肿痛，跌打损伤。

用法用量　内服：水煎，9～15 g。外用：适量，捣敷。

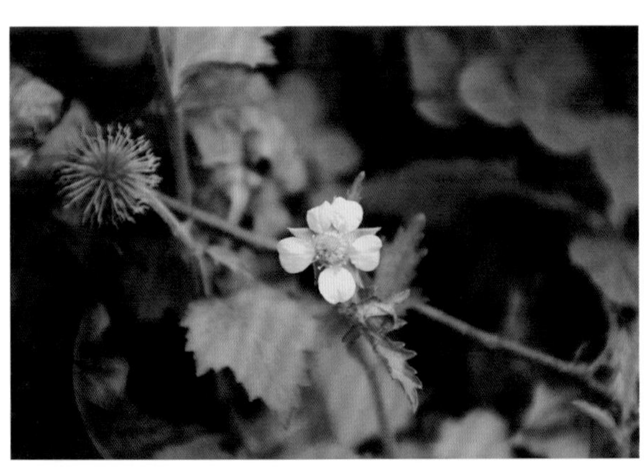

▲ 柔毛路边青花

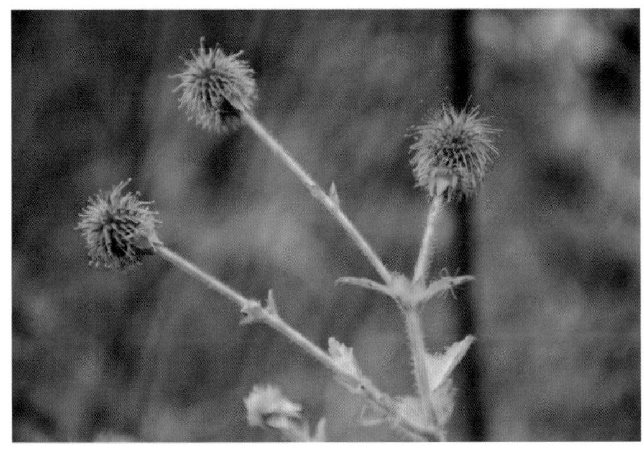

▲ 柔毛路边青果实

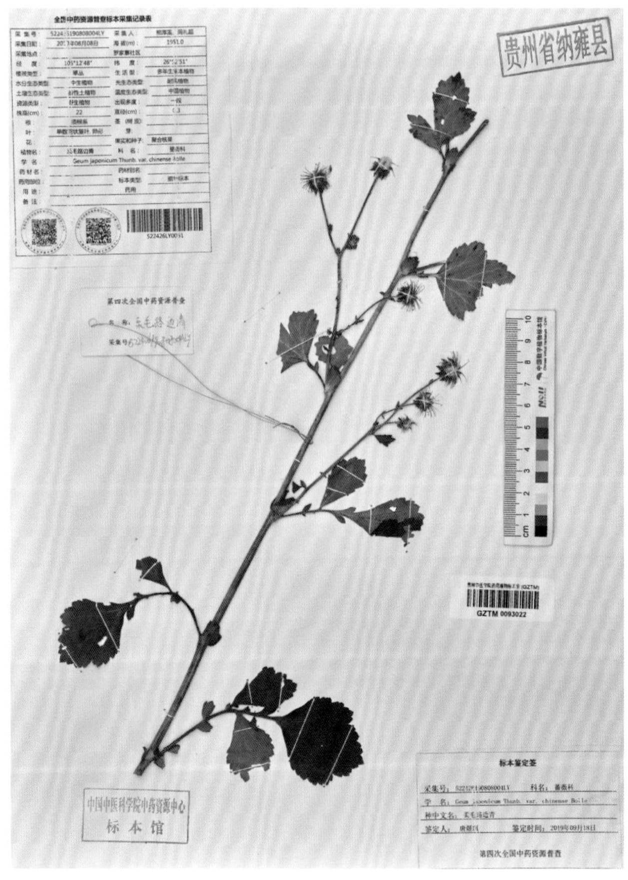

▲ 柔毛路边青标本

棣棠花 *Kerria japonica*（L.）DC.

别名 地棠、黄度梅、金棣棠、黄榆叶梅、麻叶棣棠。

药材名 棣棠花(花)。

形态特征 落叶灌木,高1～2 m,稀达3 m。小枝绿色,圆柱形,无毛,常拱垂,嫩枝有棱角,枝条折断后可见白色的髓。叶互生;叶柄长5～10 mm,无毛;托叶膜质,带状披针形,有缘毛,早落;叶片三角状卵形或卵圆形,先端长渐尖,基部圆形、截形或微心形,边缘有尖锐重锯齿,上面无毛或有稀疏柔毛,下面沿脉或脉腋有柔毛。花两性,大而单生,着生在当年生侧枝顶端,花梗无毛;花直径2.5～6.0 cm;萼片5,覆瓦状排列,卵状椭圆形,先端急尖,有小尖头,全缘,无毛,果时宿存;花瓣5。宽椭圆形,先端下凹,比萼片长1～4倍,黄色,具短爪。雄蕊多数,排列成数组,疏被柔毛;雌蕊5～8,分离,生于萼筒内;花柱直立。瘦果倒卵形至半球形,褐色或黑褐色,表面无毛,有皱褶。花期4～6月,果期6～8月。

生境与分布 生于海拔600～1 200 m的河边、沟谷林中或灌木丛中,或栽培。贵州乌蒙山各地均有栽培。

采收加工 4～5月开花时采收,晒干。

性味归经 苦、涩,平。归肺、胃、脾经。

功能主治 化痰止咳,利湿消肿,解毒。用于咳嗽,风湿痹痛,产后劳伤痛,水肿,小便不利,消化不良,痈疽肿毒,湿疹,荨麻疹。

用法用量 内服:水煎,6～15 g。外用:适量,煎水洗。

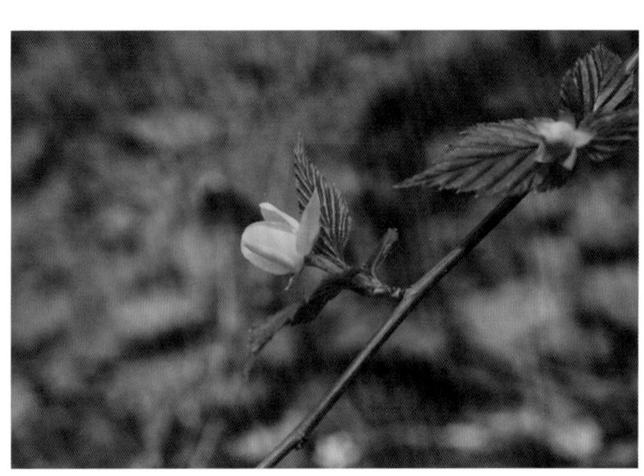

▲ 棣棠花植株

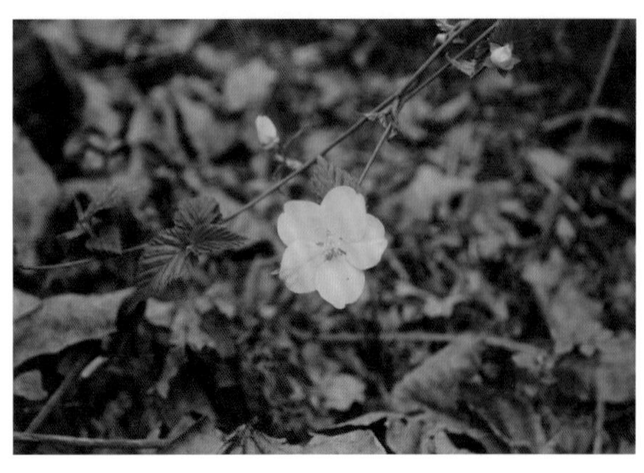

▲ 棣棠花花

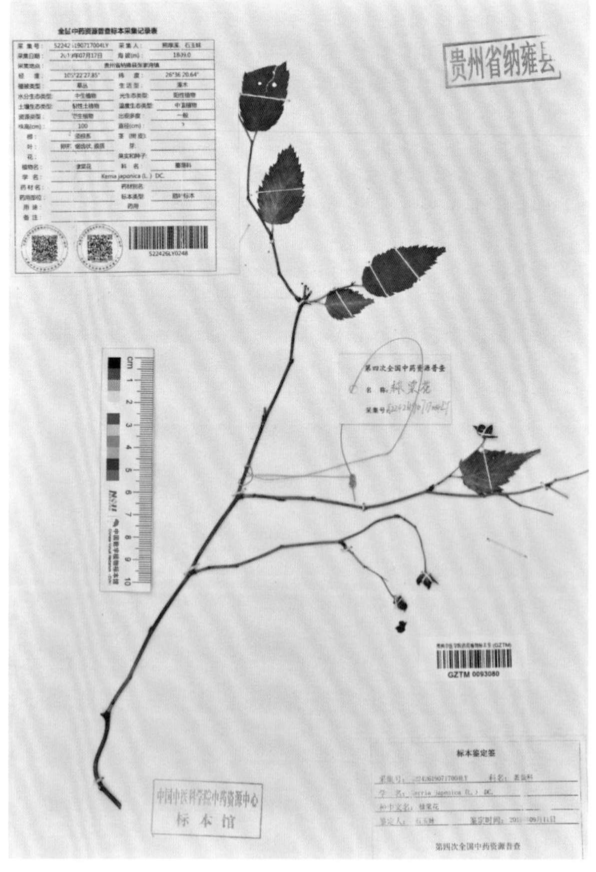

▲ 棣棠花标本

中华绣线梅 *Neillia thyrsiflora* D. Don

别名 地棠、黄度梅、金棣棠、黄榆叶梅、麻叶棣棠。

药材名 中华绣线梅(根)。

形态特征 灌木,高达 2 m。小枝圆柱形,无毛,幼时紫褐色,老时暗灰褐色;冬芽卵形,先端钝,微被短柔毛或近于无毛,红褐色。叶片卵形至卵状长椭圆形,先端长渐尖,基部圆形或近心形,稀宽楔形,边缘有重锯齿,常不规则分裂,稀不裂,两面无毛或在下面脉腋有柔毛;叶柄长 7～15 mm,微被毛或近于无毛;托叶线状披针形或卵状披针形,先端渐尖或急尖,全缘,早落。顶生总状花序,花梗长 3～10 mm,无毛;花直径 6～8 mm;萼筒筒状,外面无毛,内面被短柔毛;弯片三角形,先端尾尖,全缘;花瓣倒卵形,先端圆钝,淡粉色;雄蕊 10～15,花丝不等长,着生于萼筒边缘;子房顶端有毛,花柱直立,内含 4～5 胚珠。蓇葖果长椭圆形,萼筒宿存,外被疏生长腺毛。花期 5～6 月,果期 8～9 月。

生境与分布 生于海拔 800～2 350 m 的山坡、山谷、河边、路旁或灌丛中。威宁、七星关、大方等地有分布。

采收加工 夏、秋季采挖,除去茎叶,洗净,晒干。

性味归经 辛,平。归肺、膀胱、脾经。

功能主治 利水消肿,清热止血。用于水肿,咳血。

用法用量 内服:水煎,30～60 g。

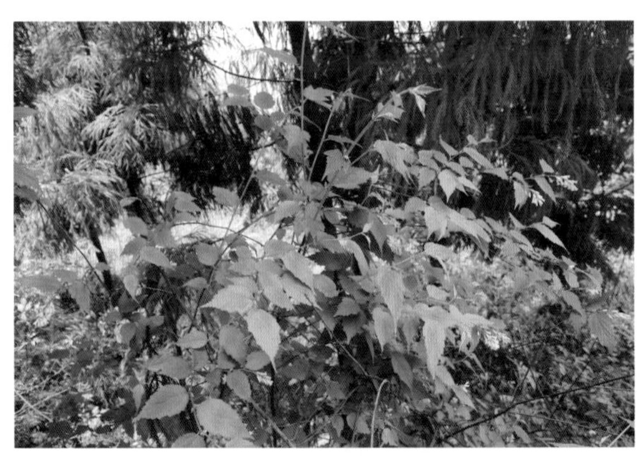

▲ 中华绣线梅植株

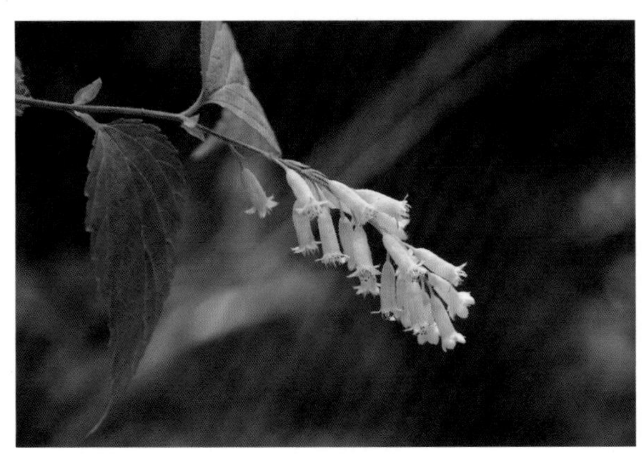

▲ 中华绣线梅花

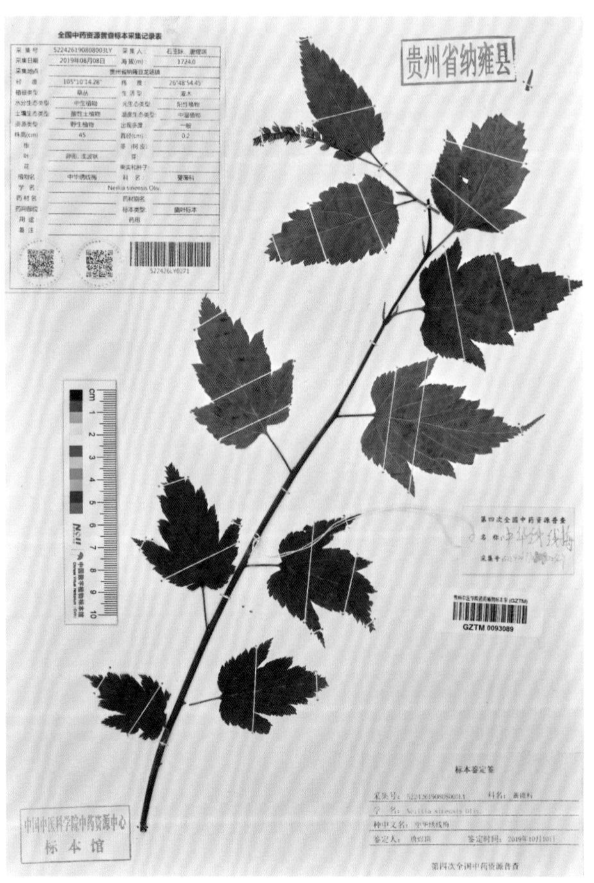

▲ 中华绣线梅标本

西南委陵菜 *Potentilla fulgens* Wall. ex Hook.

别名 管仲、地槟榔、银毛委陵菜、翻背白草、地管子。

药材名 西南委陵菜(根或带根全草)。

形态特征 多年生草本。根粗壮,圆柱形。花茎直立或上升,密被开展长柔毛及短柔毛。基生叶为间断羽状复叶,有小叶,连叶柄长 6～30 cm,叶柄密被开展长柔毛及短柔毛,小叶片无柄或有时顶生小叶片有柄,倒卵长圆形或倒卵椭圆形,顶端圆钝。基部楔形或宽楔形,边缘有多数尖锐锯齿,上面绿色或暗绿色,伏生疏柔毛,下面密被白色绢毛及绒毛;茎生叶与基生叶相似,唯上部小叶对数逐渐减少;基生叶托叶膜质,褐色,外被长柔毛;茎生叶托叶草质,下面被白色绢毛,上面绿色,被长柔毛,边缘有锐锯齿。伞房状聚伞花序顶生;花直径 1.2～1.5 cm;萼片三角卵圆形,顶端急尖,外面绿色,被长柔毛,副萼片椭圆形,顶端急尖,全缘,稀有齿,外面密生白色绢毛,与萼片近等长;花瓣黄色,顶端圆钝,比萼片稍长;花柱近基生,两端渐狭,中间粗,子房无毛。瘦果光滑。花果期 6～10 月。

生境与分布 生于海拔 1 700～2 260 m 的山坡草地、灌木丛或林缘。七星关、威宁有分布。

采收加工 夏、秋季采收,洗净,晒干。

性味归经 苦、涩,寒。归脾、大肠经。

功能主治 清热解毒,涩肠止泻,凉血止血。用于赤白下痢,肠炎腹泻,肠风下血,肺痨咯血,吐血,外伤出血,烫伤。

用法用量 内服:水煎,15～30 g;研末,1～1.5 g;或浸酒。外用:适量,捣敷;或研末撒。

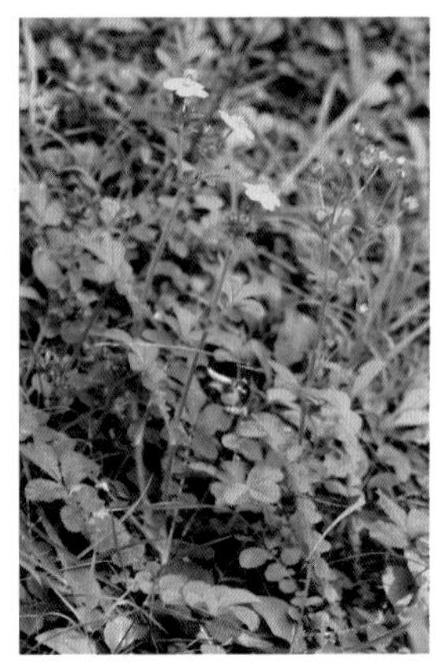

▲ 西南委陵菜植株

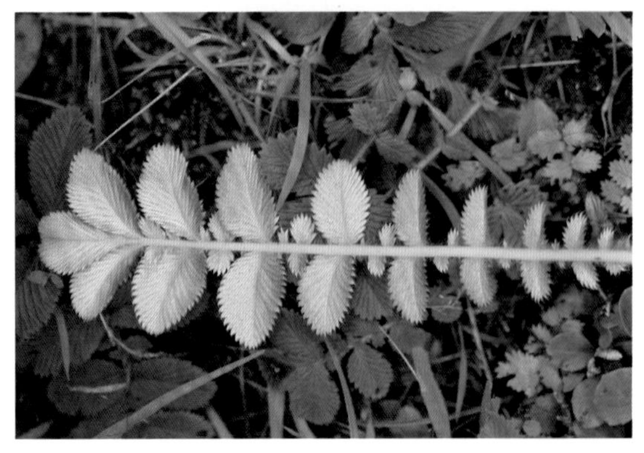

▲ 西南委陵菜叶背面

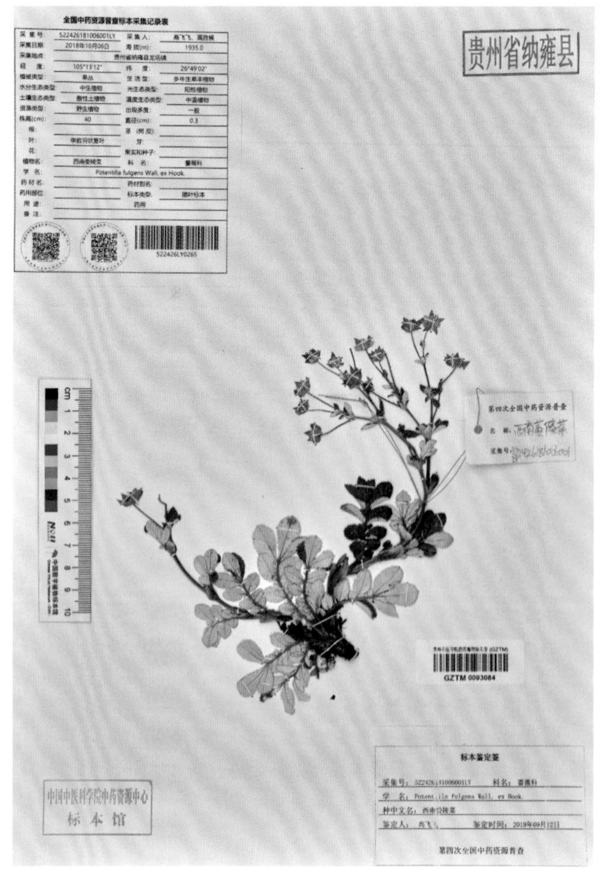

▲ 西南委陵菜标本

蛇含委陵菜 *Potentilla kleiniana* Wight et Arn.

别名 蛇含草、蛇包五披风、五匹风、五皮风。

药材名 蛇含委陵菜(带根全草)。

形态特征 一年生二年生或多年生宿根草本。多须根。花茎上升或匍匐,常于节处生根并有发出新植株,被疏柔毛或开展长柔毛。基生叶为近于鸟足状5小叶,叶柄被疏柔毛或开展长柔毛;小叶几无柄,稀有短柄,小叶片倒卵形或长圆倒卵形,顶端圆钝,基部楔形,边缘有多数急尖或圆钝锯齿,两面绿色,被疏柔毛,下部茎生叶有5小叶,上部茎生叶有3小叶,小叶与基生小叶相似,唯叶柄较短;基生叶托叶膜质,淡褐色,外面被疏柔毛或脱落几无毛,茎生叶托叶草质,绿色,卵形至卵状披针形,全缘,稀有1～2齿,顶端急尖或渐尖,外被稀疏长柔毛。聚伞花序密集生于枝顶如假伞形,花梗密被开展长柔毛,下有茎生叶如苞片状;花直径0.8～1.0 cm;萼片三角状卵圆形,顶端急尖或渐尖,副萼片披针形或椭圆披针形,顶端急尖或渐尖,花时比萼片短,果时略长或近等长,外被稀疏长柔毛;花瓣黄色,倒卵形,顶端微凹,长于萼片;花柱近顶生,圆锥形,基部膨大,柱头扩大。瘦果近圆形,一面稍平,直径约0.5 mm,具皱纹。花果期4～9月。

生境与分布 生于海拔400～2 000 m的田边、水旁、草甸或山坡草地。贵州乌蒙山各地均有分布。

采收加工 秋季采收,洗净,晒干。

性味归经 苦,寒。归肝、肺经。

功能主治 祛风止咳,清热解毒,收敛镇静,止血。用于狂犬咬伤,小儿惊风,肺热咳嗽,乳腺炎,百日咳,流感,肺痨,风湿性关节炎。

用法用量 内服:水煎,9～15 g,鲜品倍量。外用:适量,煎水洗或捣敷;或捣汁涂;或煎水含漱。

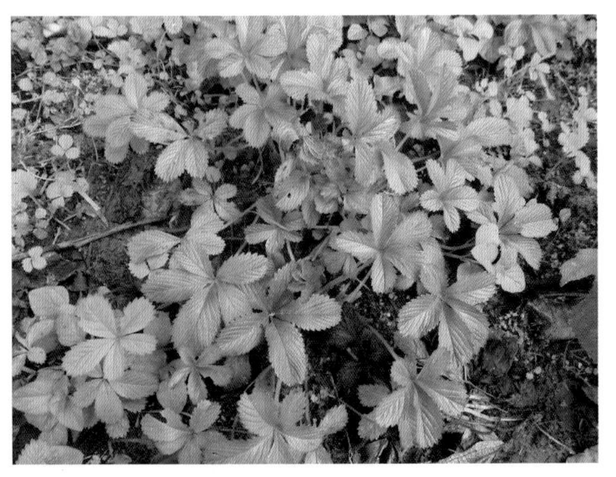

▲ 蛇含委陵菜植株

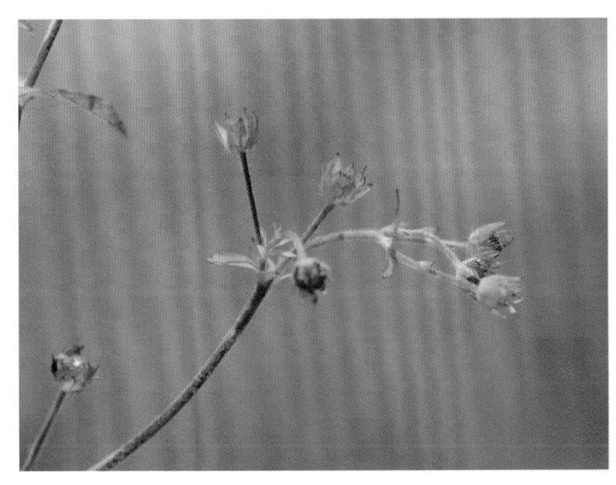

▲ 蛇含委陵菜果实

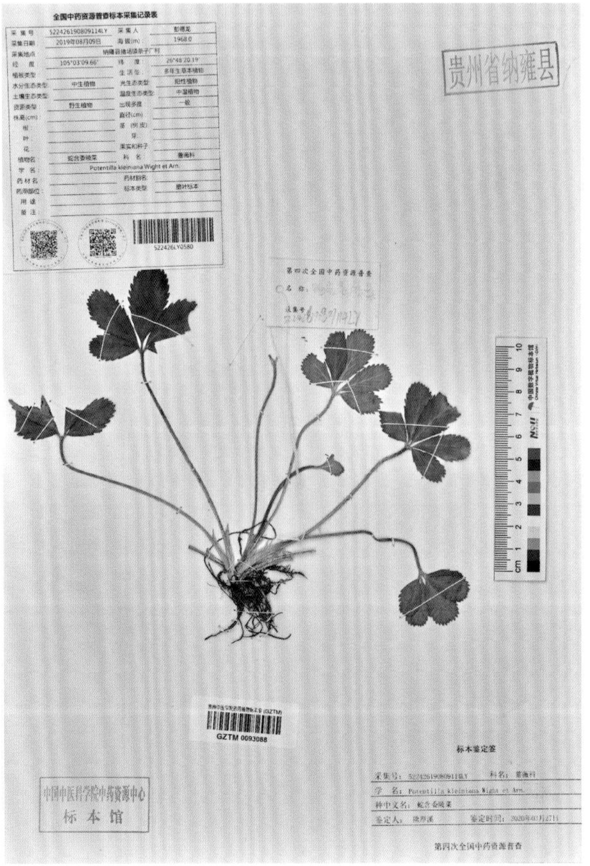

▲ 蛇含委陵菜标本

扁核木 *Prinsepia utilis* Royle

别名　青刺尖、枪刺果、打油果、鸡蛋果。

药材名　梅花刺根(根)、梅花刺果(果实)。

形态特征　灌木，高1～5 m。老枝粗壮，灰绿色，小枝圆柱形，绿色或带灰绿色，有棱条，被褐色短柔毛或近于无毛；枝刺长可达3.5 cm，刺上生叶，近无毛；冬芽小，卵圆形或长圆形，近无毛。叶片长圆形或卵状披针形，先端急尖或渐尖，基部宽楔形或近圆形，全缘或有浅锯齿，两面均无毛，上面中脉下陷，下面中脉和侧脉突起；叶柄无毛。花多数成总状花序，生于叶腋或生于枝刺顶端；总花梗和花梗有褐色短柔毛，逐渐脱落；小苞片披针形，被褐色柔毛，脱落；花直径约1 cm，萼筒杯状，外面被褐色短柔毛，萼片半圆形或宽卵形，边缘有齿，比萼筒稍长，幼时内外两面有褐色柔毛，边缘较密，以后脱落；花瓣白色，宽倒卵形，先端啮蚀状，基部有短爪；雄蕊多数，轮着生在花盘上，花盘圆盘状，紫红色；心皮1，无毛，花柱短，侧生，柱头头状。核果长圆形或倒卵长圆形，紫褐色或黑紫色，平滑无毛，被白粉；果梗无毛；萼片宿存；核平滑，紫红色。花期4～5月，果期8～9月。

生境与分布　生于海拔1100～2160 m的山坡溪边或灌木丛中。威宁、七星关、织金等地有分布。

采收加工　1. 梅花刺根。全年可采。

2. 梅花刺果。夏、秋季采摘果实，晒干。

性味归经　1. 梅花刺根。酸、苦，温。归肺、肝、胃经。

2. 梅花刺果。苦、酸，凉。归肝经。

功能主治　1. 梅花刺根。清热解毒，活血止痛，止咳消积。用于疮疡肿痛，风湿痹痛，月经不调，跌打损伤，风热咳嗽，食积停滞。

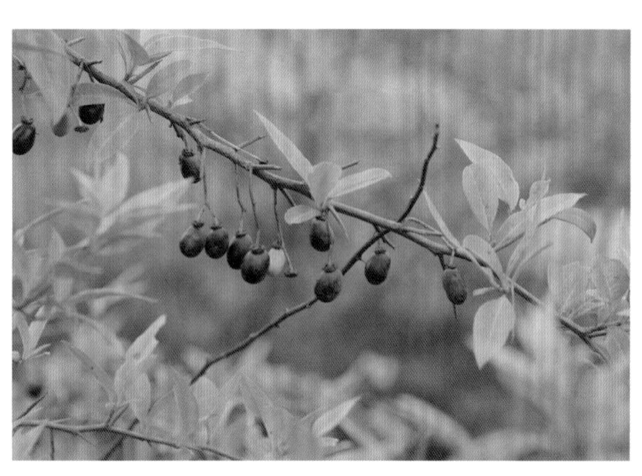

▲ 扁核木果实

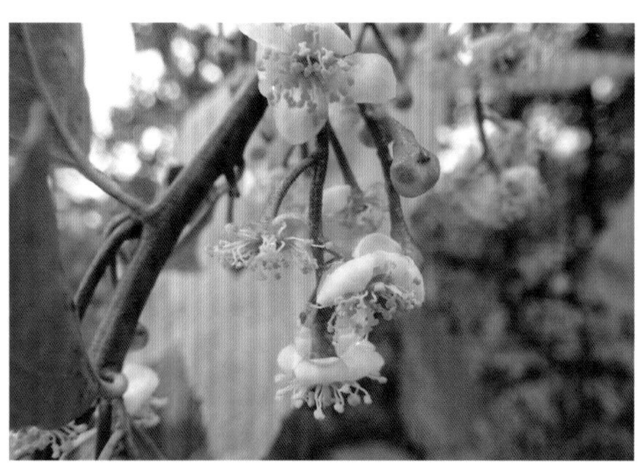

▲ 扁核木花

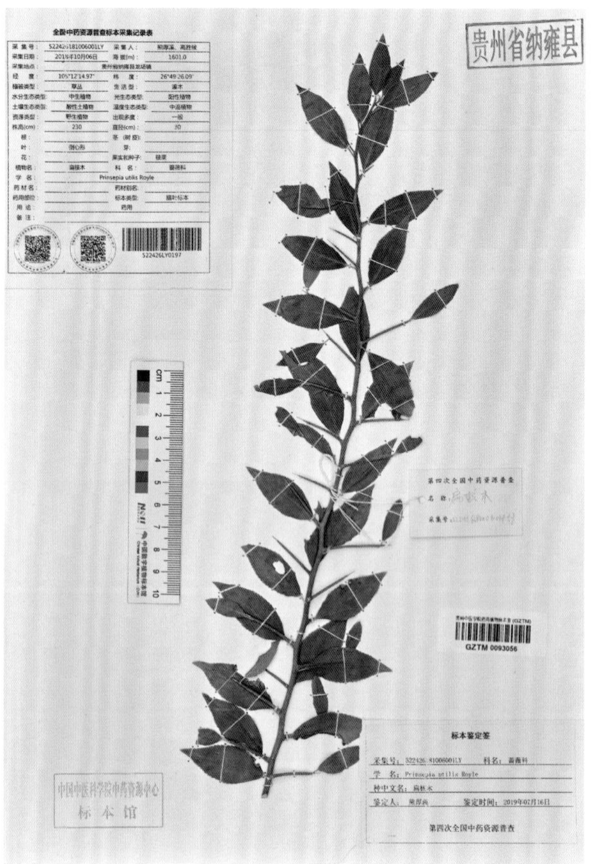

▲ 扁核木标本

2. 梅花刺果。健胃消食，明目退翳，解毒。用于食积不化，目翳多泪，疮毒痈疽。

用法用量 1. 梅花刺根。内服：水煎，15～30 g，鲜品加倍；或泡酒。

2. 梅花刺果。内服：水煎，15～30 g；或浸酒。

火棘 *Pyracantha fortuneana*（Maxim.）Li

别名 火把果、救军粮、救兵粮、救命粮。

药材名 火棘（果实）。

形态特征 常绿灌木，高达 3 m。侧枝短，先端成刺状，嫩枝外被锈色短柔毛，老枝暗褐色，无毛；芽小，外被短柔毛。叶片倒卵形或倒卵状长圆形，先端圆钝或微凹，有时具短尖头，基部楔形，下延连于叶柄，边缘有钝锯齿，齿尖向内弯，近基部全缘，两面皆无毛；叶柄短，无毛或嫩时有柔毛。花集成复伞房花序，花梗和总花梗近于无毛，花梗长约 1 cm；花直径约 1 cm；萼筒钟状，无毛；萼片三角卵形，先端钝；花瓣白色，近圆形，长约 4 mm，宽约 3 mm；雌蕊 20，花丝长 3～4 mm，药黄色；花柱 5，离生，与雄蕊等长，子房上部密生白色柔毛。果实近球形，直径约 5 mm，橘红色或深红色。花期 3～5 月，果期 8～11 月。

生境与分布 生于海拔 600～1 400 m 的山地、草丛、灌丛或路旁。贵州乌蒙山各地均有分布。

采收加工 秋季果实成熟时采收，晒干。

性味归经 甘、酸，平。归肝、脾、胃经。

功能主治 健脾消食，收涩止痢，止痛。用于食积停滞，脘腹胀满，痢疾，泄泻，崩漏，带下，跌打损伤。

用法用量 内服：50 g，浸酒。

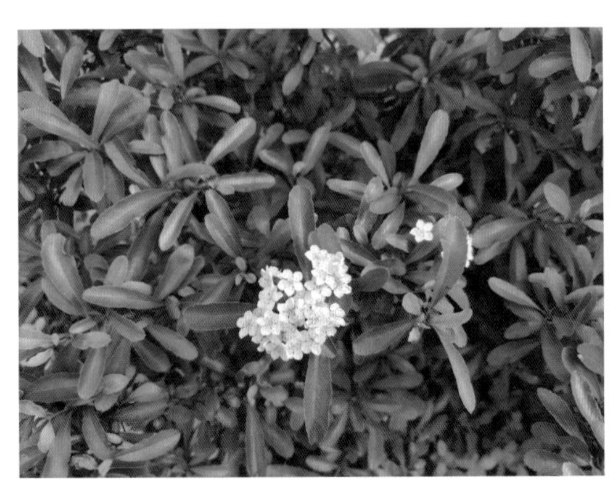

▲ 火棘花

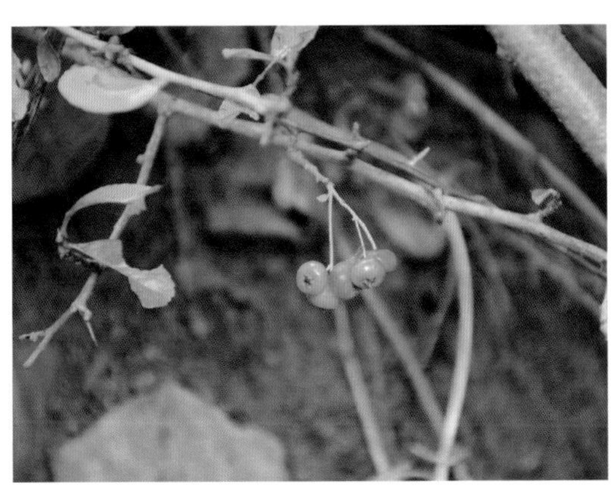

▲ 火棘果实

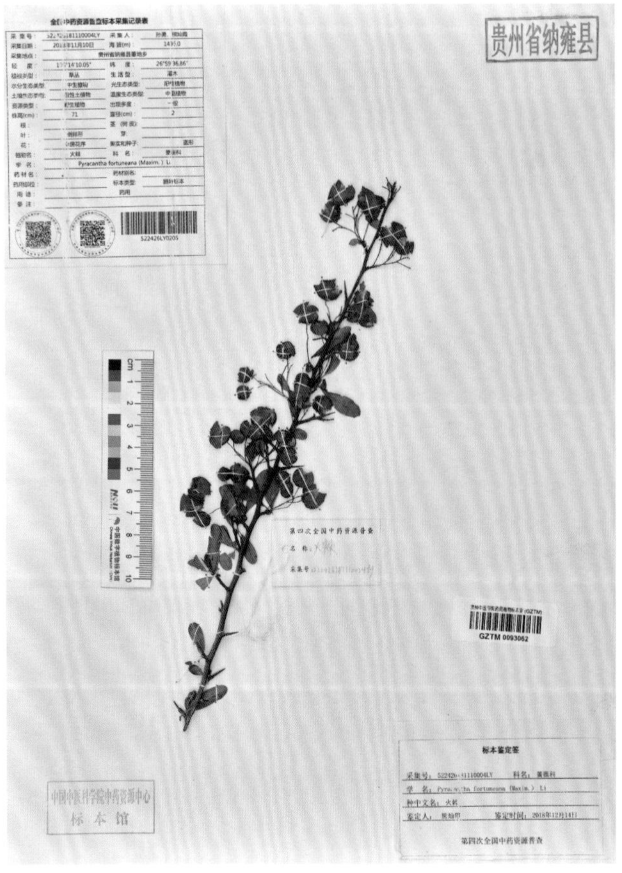

▲ 火棘标本

月季花 *Rosa chinensis* Jacq.

别名 四季花、月月红、胜春、斗雪红、月贵花。

药材名 月季花(花)。

形态特征 直立灌木,高1～2 m。小枝粗壮,圆柱形,近无毛,有短粗的钩状皮刺或无刺。小叶3～5,稀7,小叶片宽卵形至卵状长圆形,先端长渐尖或渐尖,基部近圆形或宽楔形,边缘有锐锯齿,两面近无毛,上面暗绿色,常带光泽,下面颜色较浅,顶生小叶片有柄,侧生小叶片近无柄,总叶柄较长,有散生皮刺和腺毛;托叶大部贴生于叶柄,仅顶端分离,部分成耳状,边缘常有腺毛。花几朵集生,稀单生;花梗长2.5～6.0 cm,近无毛或有腺毛,萼片卵形,先端尾状渐尖,有时呈叶状,边缘常有羽状裂片,稀全缘,外面无毛,内面密被长柔毛;花瓣重瓣至半重瓣,红色、粉红色至白色,倒卵形,先端有凹缺,基部楔形;花柱离生,伸出萼筒口外,约与雄蕊等长。果实卵球形或梨形,红色,萼片脱落。花期4～9月,果期6～11月。

生境与分布 生于海拔1 000 m左右的山坡向阳处、灌丛或多石的山上。贵州乌蒙山各地均有栽培。

采收加工 春、夏季开花时采摘,晒干或微火烘干。

性味归经 甘,温。归肝、肾经。

功能主治 清暑化湿,顺气和胃。用于暑热胸闷,口渴,呕吐,口疮,烫伤。

用法用量 内服:水煎或开水泡服,3～6 g,鲜品9～15 g。外用:适量,鲜品捣敷患处,或干品研末调搽患处。

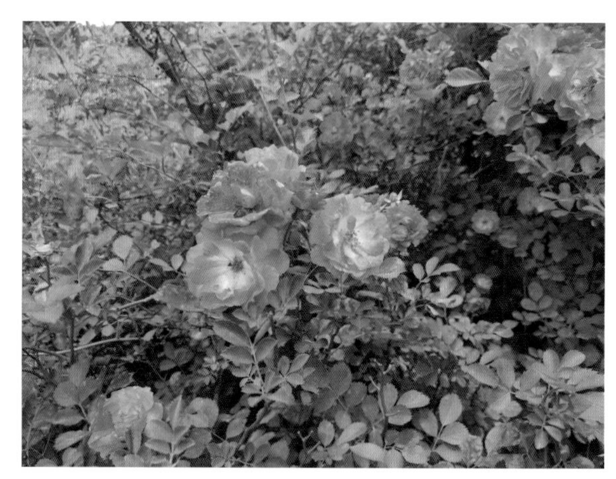

▲ 月季花植株

小果蔷薇 *Rosa cymosa* Fratt.

别名 倒钩竻、红荆藤、山木香。

药材名 小果蔷薇(根)。

形态特征 攀援灌木,高2～5 m。小枝圆柱形,无毛或稍有柔毛,有钩状皮刺。小叶3～5,稀7;小叶片卵状披针形或椭圆形,稀长圆披针形,先端渐尖,基部近圆形,边缘有紧贴或尖锐细锯齿,两面均无毛,上面亮绿色,下面颜色较淡,中脉突起,沿脉有稀疏长柔毛;小叶柄和叶轴无毛或有柔毛,有稀疏皮刺和腺毛;托叶膜质,离生,线形,早落。花多朵成复伞房花序;花直径2.0～2.5 cm,花梗长约1.5 cm,幼时密被长柔毛,老时逐渐脱落近于无毛;萼片卵形,先端渐尖,常有羽状裂片,外面近无毛,稀有刺毛,内面被稀疏白色绒毛,沿边缘较密;花瓣白色,倒卵形,先端凹,基部楔形;花柱离生,稍伸出花托口外,与雄蕊近等长,密被白色柔毛。果球形,红色至黑褐色,萼片脱落。花期5～6月,果期7～11月。

生境与分布 生于海拔500～1 200 m的向阳山坡、河谷或灌丛中。贵州乌蒙山各地均有分布。

采收加工 全年均可采收,洗净,切片,晒干。

性味归经 苦、酸,微温。归肺、肝、大肠经。

功能主治 散瘀,止血,消肿解毒。用于跌打损伤,外伤出血，月经不调，子宫脱垂，痔疮，风湿疼痛，腹泻，痢疾。

用法用量　内服：水煎，25～100 g；或浸酒。外用：捣敷。

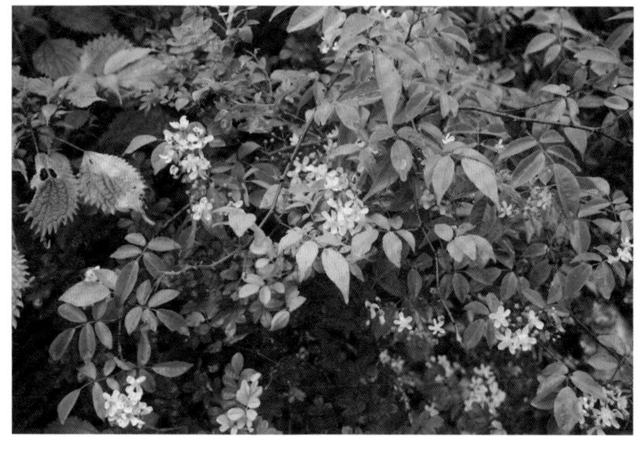

▲ 小果蔷薇植株

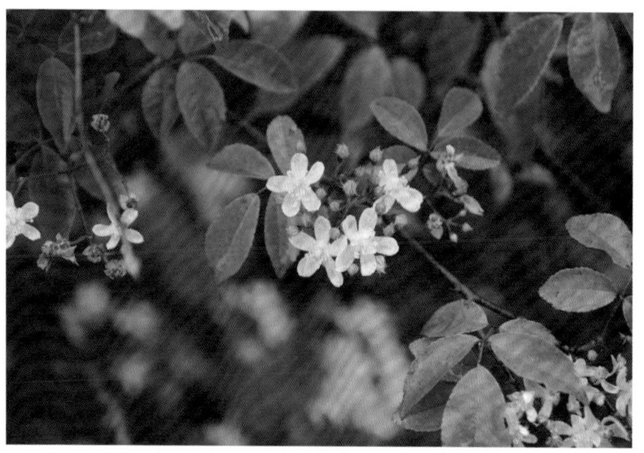

▲ 小果蔷薇花

金樱子　*Rosa laevigata* Michx.

别名　糖罐子、刺头、倒挂金钩、黄茶瓶。

药材名　金樱子（果实）。

形态特征　常绿攀援灌木，高可达 5 m。小枝粗壮，散生扁弯皮刺，无毛，幼时被腺毛，老时逐渐脱落减少。小叶革质，通常 3，稀 5；小叶片椭圆状卵形、倒卵形或披针状卵形，先端急尖或圆钝，稀尾状渐尖，边缘有锐锯齿，上面亮绿色，无毛，下面黄绿色，幼时沿中肋有腺毛，老时逐渐脱落无毛；小叶柄和叶轴有皮刺和腺毛；托叶离生或基部与叶柄合生，披针形，边缘有细齿，齿尖有腺体，早落。花单生于叶腋；花梗和萼筒密被腺毛，随果实成长变为针刺；萼片卵状披针形，先端呈叶状，边缘羽状浅裂或全缘，常有刺毛和腺毛，内面密被柔毛，比花瓣稍短；花瓣白色，宽倒卵形，先端微凹；雄蕊多数；心皮多数，花柱离生，有毛，比雄蕊短很多。果梨形、倒卵形，稀近球形，紫褐色，外面密被刺毛，果梗长约 3 cm，萼片宿存。花期 4～6 月，果期 7～11 月。

生境与分布　生于向阳的山坡、灌丛或草坡。贵州乌蒙山各地均有分布。

采收加工　秋季果实成熟时采摘，晒干。

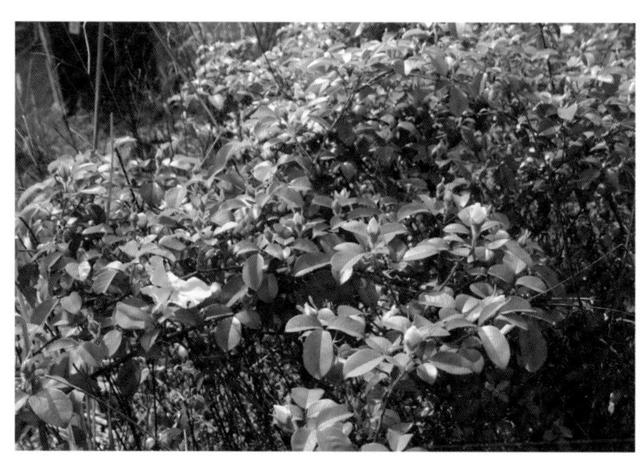

▲ 金樱子植株

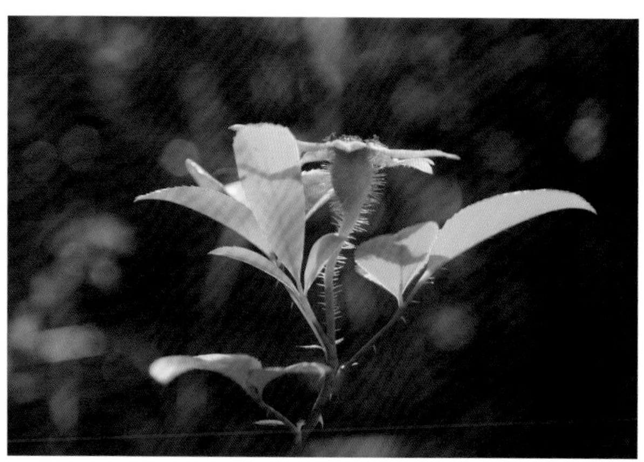

▲ 金樱子果实

性味归经 酸、甘、涩，平。归肾、膀胱、大肠经。

功能主治 固精，缩尿，涩肠，止带。用于遗精，滑精，遗尿，尿频，久泻，久痢，白浊，崩漏，脱肛，子宫下垂。

用法用量 内服：水煎，6～12 g。

缫丝花 *Rosa roxburghii* Tratt.

别名 刺梨、文光果。

药材名 刺梨根（根）、刺梨子（果实）。

形态特征 灌木，高 1～2.5 cm；树皮灰褐色，成片状剥落；小枝常有成对皮刺。羽状复叶；小叶 9～15，连叶柄长 5～11 cm，叶柄和叶轴疏生小皮刺，托叶大部贴生于叶柄；小叶片椭圆形或长圆形，先端急尖或钝，基部宽楔形，边缘有细锐锯齿，两面无毛。花两性；1～3 朵生于短枝顶端；萼裂片 5，通常宽卵形，两面有绒毛，密生针刺；花直径 5～6 cm；重瓣至半重瓣，外轮花瓣大，内轮较小，淡红色或粉红色，微芳香；雄蕊多数，着生在杯状萼筒边缘；心皮多数，花柱离生。果扁球形，直径 3～4 cm，绿色，外面密生针刺，宿存的萼裂片直立。花期 5～7 月，果期 8～10 月。

生境与分布 生于中山及低山地区的沟旁、路边或灌木林旁。贵州乌蒙山各地均有分布。

采收加工 1. 刺梨根。7～8 月采，晒干或鲜用。2. 刺梨子。秋、冬季采果实，晒干。

性味归经 1. 刺梨根。甘、酸，平。归脾、胃、肝、肾经。2. 刺梨子。甘、酸涩。归脾、肾、胃经。

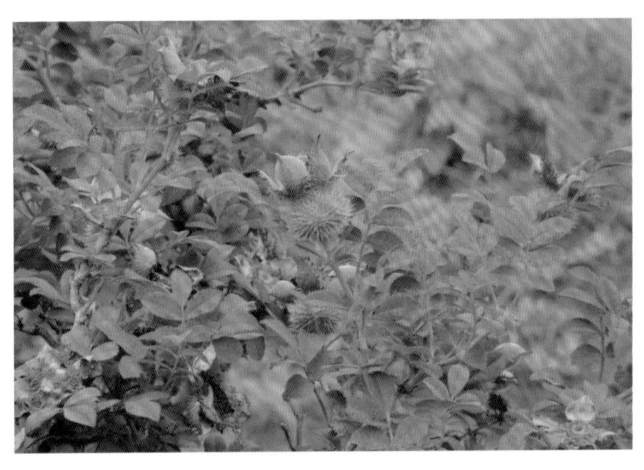

▲ 缫丝花植株

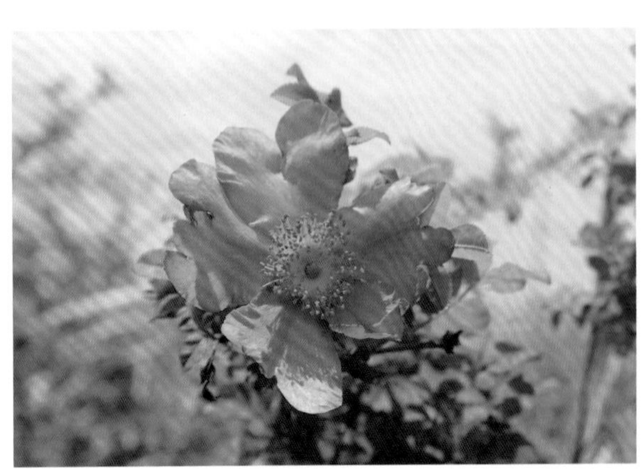

▲ 缫丝花花

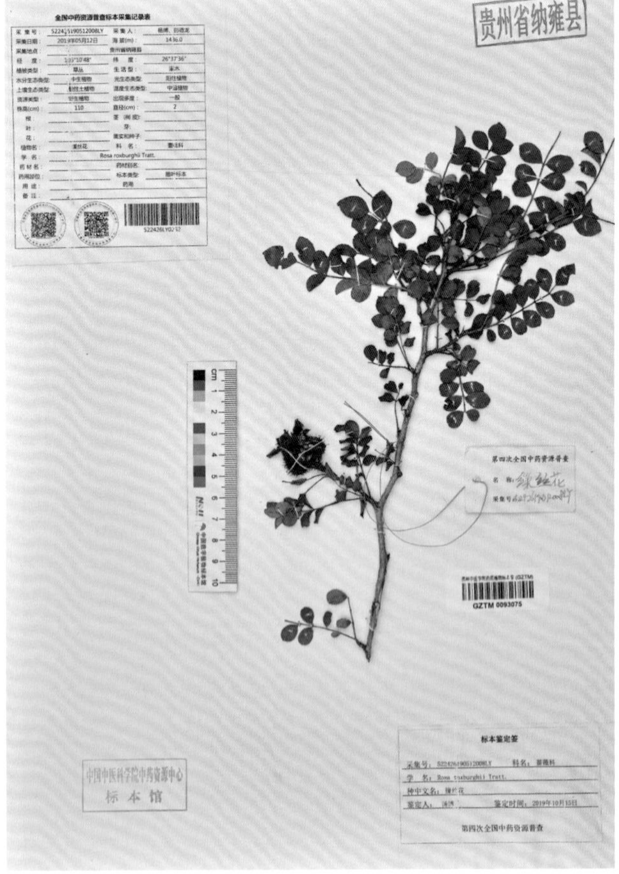

▲ 缫丝花标本

功能主治　1. 刺梨根。健胃消食，止痛，收涩，止血。用于胃脘胀满疼痛，牙痛，喉痛，久咳，泻痢，遗精，带下，崩漏，痔疮。
2. 刺梨子。健胃、消食、止泻。用于食积饱胀、肠炎腹泻。

用法用量　1. 刺梨根。内服：水煎，9～15 g，或研末，每次 0.15 g。
2. 刺梨子。内服：水煎，9～15 g，或生食。

玫瑰 *Rosa rugosa* Thunb.

别名　玫花、徘徊花。

药材名　玫瑰花(花蕾)。

形态特征　直立灌木。高达 2 m。干粗壮，枝丛生，密生绒毛、腺毛及刺。单数羽状复叶互生，小叶 5～9 片，椭圆形至椭圆状倒卵形，先端尖或钝，基部圆形或阔楔形，边缘有细锯齿，上面暗绿色，无毛而起皱，下面苍白色，被柔毛；叶柄生柔毛及刺；托叶附着于总叶柄，无锯齿，边缘有腺点。花单生或数朵簇生，直径 6～8 cm，单瓣或重瓣，紫色或白色；花梗短，有绒毛、腺毛及刺；花托及花萼具腺毛；萼片 5，具长尾状尖，直立，内面及边缘有线状毛；花瓣 5；雄蕊多数，着生在萼筒边缘的长盘上；雌蕊多数，包于壶状花托底部。瘦果骨质，扁球形，暗橙红色，直径 2.0～2.5 cm。花期 5～6 月，果期 8～9 月。

生境与分布　生于低山丛林中。贵州乌蒙山各地均有栽培。

采收加工　5～6 月花盛开前，采摘花蕾，文火烘干或阴干。

性味归经　甘、微苦，温。归肝、脾经。

功能主治　理气解郁，和血散瘀。用于肝胃气痛，新久风痹，吐血咯血，月经不调，赤白带下，痢疾，乳痈，肿毒。

用法用量　内服：水煎，5～10 g；浸酒或熬膏。

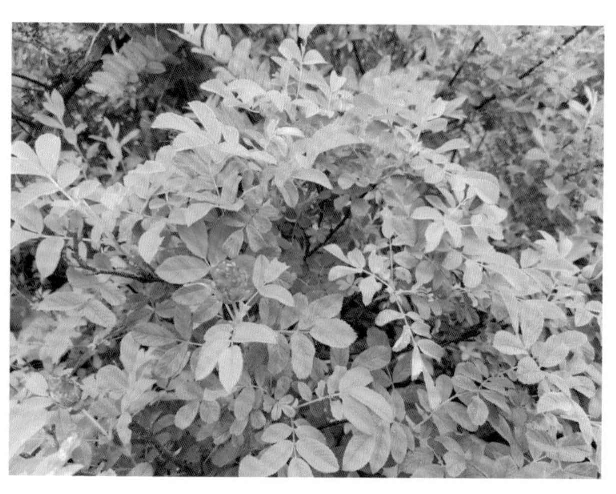
▲ 玫瑰植株

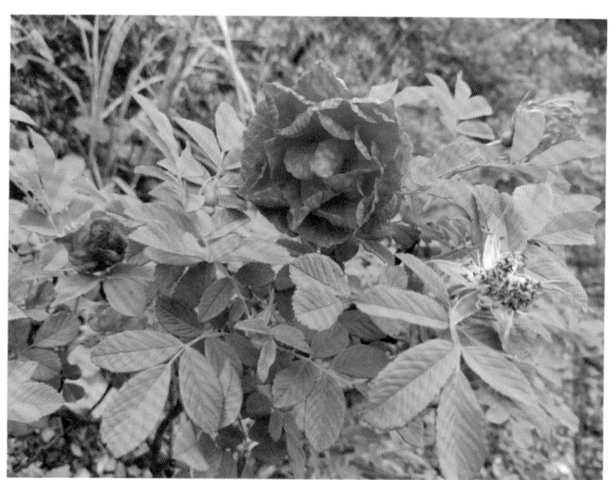
▲ 玫瑰花

栽秧泡 *Rubus ellipticus* var. *obcordatus* (Franch.) Focke

别名　黄锁梅、钻地风。

药材名　黄锁梅根(根)、黄锁梅叶(叶)。

形态特征　灌木，高 1.5～3.0 m。茎、叶柄和叶轴均被红棕色柔毛，并有倒钩刺和较密的褐色刚毛。

小叶3枚，小叶片阔倒卵形或倒心形，中央小叶较大，先端通常凹入，基部宽楔形，边缘有锯齿，上面绿色，沿叶脉具细柔毛，下面粉绿色，密被白色细绒毛；总叶柄长1.6～2.5 cm；托叶针形，长约3 mm。顶生短总状花序，或腋生成束，稀单生，白色或淡红色；花梗和花萼上几无刺毛；萼片5，花瓣5；雄蕊多数，分离；雌蕊多数。聚合果核果球形，橘黄色。花期3～4月，果期4～5月。

生境与分布 生于山坡、路旁灌丛中或林缘。贵州乌蒙山各地均有分布。

采收加工 1. 黄锁梅根。秋季挖根，洗净切片，晒干或研粉贮藏。

2. 黄锁梅叶。夏秋采叶，晒干。

性味归经 1. 黄锁梅根。酸、苦，平。归肝、大肠经。

2. 黄锁梅叶。苦、涩，平。归肝、脾经。

功能主治 1. 黄锁梅根。舒筋活络，清热利湿，消肿解毒。用于筋骨疼痛，肢体痿软麻木，赤白外痢，黄疸性肝炎，扁桃体炎，无名肿毒。

2. 黄锁梅叶。止血，敛疮。用于外伤出血，湿疹，黄水疮。

用法用量 1. 黄锁梅根。内服：水煎，10～15 g；或浸酒。

2. 黄锁梅叶。外用：研末撒；或调敷。

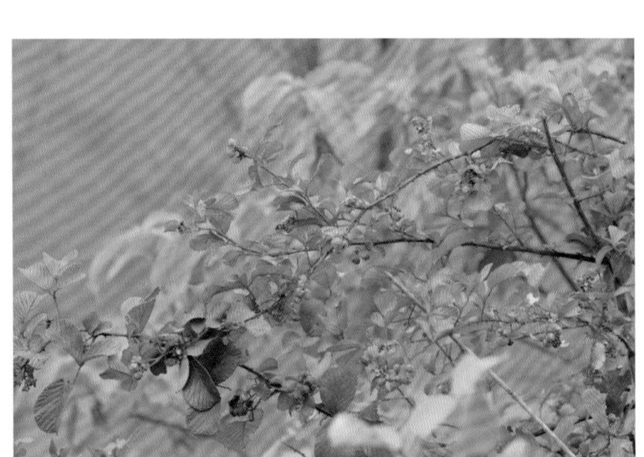

▲ 栽秧泡植株

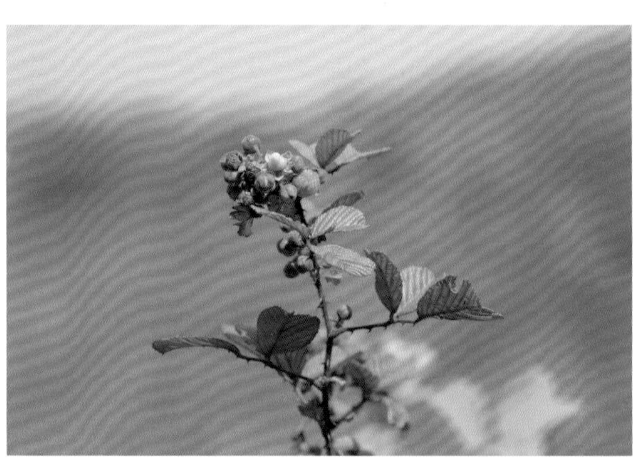

▲ 栽秧泡果实

地榆 *Sanguisorba officinalis* L.

别名 黄瓜香、玉札、山枣子。

药材名 地榆（根）。

形态特征 多年生草本。根粗壮，表面棕褐色或紫褐色，横切面黄白或紫红色。茎直立，有棱。基生叶为羽状复叶，小叶4～6对，无毛；茎生叶较少，长圆形至长圆披针形；基生叶托叶膜质，褐色；茎生叶托叶大，外侧边缘有尖锐锯齿。穗状花序椭圆形，圆柱形或卵球形；苞片披针形，背面及边缘有柔毛；萼片4枚，紫红色；雄蕊4枚，与萼片近等长或稍短；柱头顶端扩大，盘形，边缘具流苏状乳头。果实包藏在宿存萼筒内，外面有4棱。花果期7～10月。

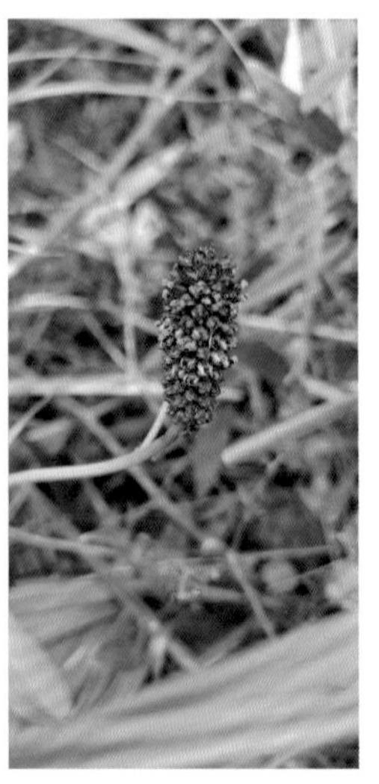

▲ 地榆花

生境与分布 生于山地的灌木丛、草原、山坡或田岸边。赤水、习水有分布，七星关有栽培。

采收加工 播种2、3年后春、秋季即可采收，于春季发芽前、秋季枯萎前后挖出，除去地上茎叶，洗净晒干，或趁鲜切片干燥。

性味归经 苦、酸，寒。归肝、大肠经。

功能主治 凉血止血，清热解毒。用于吐血，衄血，血痢，崩漏，肠风，痔漏，痈肿，湿疹，金疮，烧伤。

用法用量 内服：水煎，10～15 g；或入丸、散。外用：捣汁或研末掺。

合欢 *Albizia julibrissin* Durazz.

别名 夜合欢、绒花树、夜门关、刺拐棒。

药材名 合欢皮(树皮)、合欢花(花)。

形态特征 落叶乔木，高可达16 m。树皮灰褐色，小枝带棱角。二回羽状复叶互生，羽片4～12对(栽培的可达20对)，小叶10～30对。头状花序于枝顶排成圆锥花序；花粉红色；花萼管状，长3 mm；花冠长8 mm，裂片三角形，长1.5 mm，花萼、花冠外均被短柔毛；花丝长2.5 cm。荚果带状，长9～15 cm，宽1.5～2.5 cm，嫩荚有柔毛，老荚无毛。花期6～7月，果期8～10月。

生境与分布 生于低山河边、沟旁、山谷或山坡林中。七星关有栽培。

采收加工 1. 合欢皮。夏季采收，剥取树皮，晒干。

2. 合欢花。夏季花开放时择晴天采收，称“合欢花”；或花蕾形成时采收，称“合欢米”。

性味归经 1. 合欢皮。甘，平。归心、肝、肺经。

2. 合欢花。甘，平。归心、肝经。

功能主治 1. 合欢皮。解郁安神，活血消肿。用于心神不安，抑郁失眠，肺痈，疮肿，跌扑伤痛。

2. 合欢花。解郁安神。用于心神不安，抑郁失眠。

用法用量 1. 合欢皮。内服：6～12 g。外用：适量，研末调敷。

2. 合欢花。内服：5～10 g。

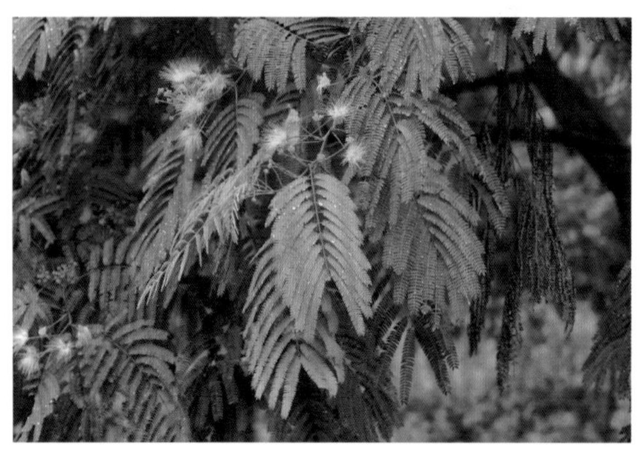

▲ 合欢植株

落花生 *Arachis hypogaea* L.

别名 花生、落花参、番豆、长生果、地果。

药材名 落花生(种子)。

形态特征 一年生草本。根部具丰富的根瘤。茎直立或匍匐。羽状复叶有小叶2对；托叶长2～4 cm，被毛；叶柄基部抱茎；小叶卵状长圆形至倒卵形，长2～4 cm，全缘，两面被毛，边缘具睫毛；侧脉每边约10条。花长约8 mm；苞片2，披针形；小苞片被柔毛；花冠黄色或金黄色，旗瓣近圆形，开展，翼瓣长圆形或斜卵形，细长；龙骨瓣长卵圆形，内弯，先端渐狭成喙状，较翼瓣短；花柱伸出萼管外，柱头顶生，疏被柔毛。荚果长2～5 cm，宽1.0～1.3 cm，膨胀，荚厚。花果期6～8月。

生境与分布 生于气候温暖、雨量适中的沙质土地区。贵州乌蒙山各地均有栽培。

采收加工 秋末挖取果实，剥去果壳，取种子晒干，俗称“花生米”。

性味归经 甘,平。归脾、肺经。

功能主治 健脾养胃,润肺化痰。用于脾虚不运,反胃不舒,乳妇奶少,脚气,肺燥咳嗽,大便燥结。

用法用量 内服:水煎,30～100 g;生研冲汤,每次10～15 g;炒熟或煮熟食,30～60 g。

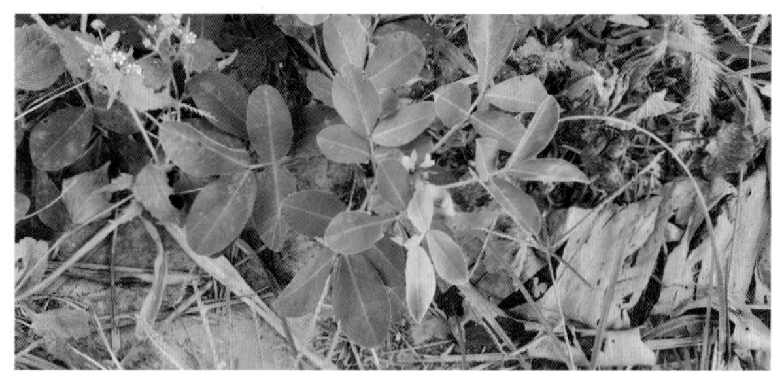

▲ 落花生植株

紫云英 *Astragalus sinicus* L.

别名 苕子菜、沙蒺藜、红花草、翘摇。

药材名 红花菜(全草)、紫云英子(种子)。

形态特征 二年生草本。茎多分枝,匍匐。奇数羽状复叶,具7～13片小叶,长5～15 cm;叶柄较叶轴短;托叶离生,卵形,长3～6 mm,先端尖,基部互相多少合生,具缘毛;小叶倒卵形或椭圆形,长10～15 mm,宽4～10 mm,先端钝圆或微凹,基部宽楔形,上面近无毛,下面散生白色柔毛,具短柄。总状花序生5～10花;总花梗腋生,较叶长;苞片三角状卵形,长约0.5 mm;花梗短;花萼钟状,长约4 mm,被白色柔毛,萼齿披针形,长约为萼筒的1/2;花冠紫红色或橙黄色,旗瓣倒卵形,长10～11 mm,先端微凹,基部渐狭成瓣柄,翼瓣较旗瓣短,长约8 mm,瓣片长圆形,基部具短耳,瓣柄长约为瓣片的1/2,龙骨瓣与旗瓣近等长,瓣片半圆形,瓣柄长约等于瓣片的1/3;子房无毛或疏被白色短柔毛,具短柄。荚果线状长圆形,稍弯曲,长12～20 mm,宽约4 mm,具短喙,黑色,具隆起的网纹;种子肾形,栗褐色,长约3 mm。花期2～6月,果期3～7月。

生境与分布 生于海拔400～3 000 m的山坡、溪边及潮湿处。贵州乌蒙山各地均有栽培。

采收加工 1. 红花菜。春、夏季采收,洗净,鲜用或晒干。

2. 紫云英子。春、夏季果实成熟时,割下全草,打下种子,晒干。

性味归经 1. 红花菜。甘、辛,平。归心、肝、肺经。

2. 紫云英子。辛,凉。归肝经。

功能主治 1. 红花菜。清热解毒,祛风明目,凉血止血。用于咽喉痛,风痰咳嗽,目赤肿痛,疔疮,带状疱疹,疥癣,痔疮,齿衄,外伤出血,月经不调,带下,血小板减少性紫癜。

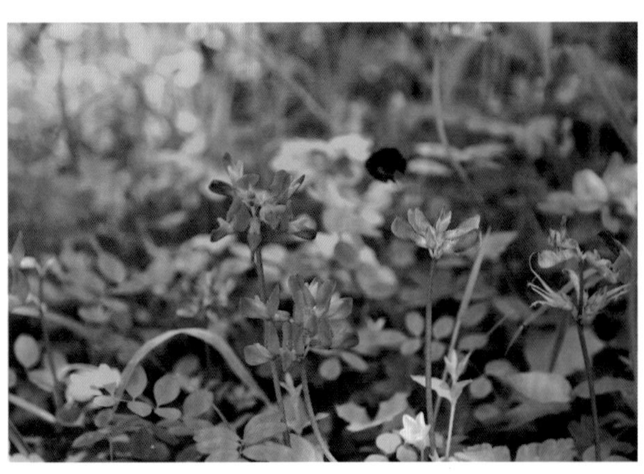

▲ 紫云英植株

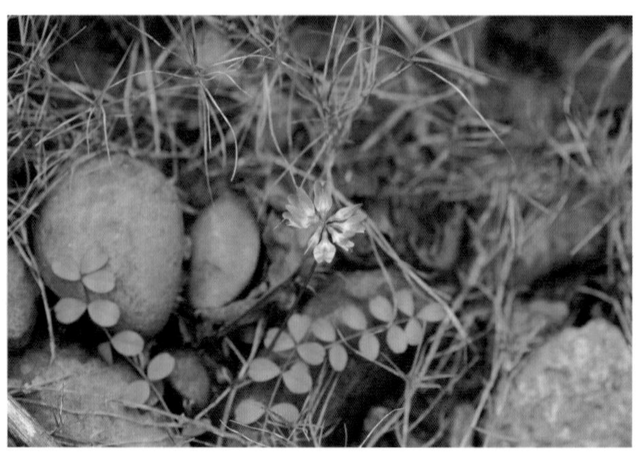

▲ 紫云英花

2. 紫云英子。祛风明目。用于目赤肿痛。

用法用量 1. 红花菜。内服:水煎,15～30 g;或捣汁。外用:适量,鲜品捣敷;或研末调敷。

2. 紫云英子。内服:水煎,6～9 g;或研末。

含羞草决明 *Cassia mimosoides* L.

别名 假牛甘、细杠木、水皂角、黄瓜香、鸡毛箭。

药材名 山扁豆(全草)。

形态特征 一年生或多年生亚灌木状草本。多分枝,通常被毛。叶互生,偶数羽状复叶,长 4～8 cm;在叶柄的上端、最下 1 对小叶的下方有圆盘状腺体 1 枚;小叶 20～50 对;托叶线状锥形,长 4～7 mm,有明显肋脉,宿存;叶片线状镰形,长 3～4 mm,宽约 1 mm,先端急尖,中脉靠近叶的上缘,两侧不对称,干时呈红褐色。花腋生,单朵或数朵排成总状;总花梗顶端有 2 个苞片,长约 3 mm;萼长 6～8 mm,筒短,裂片 5,披针形,被黄色疏毛;花黄色,花瓣 5,有等大,具短柄;雄蕊 8～10,不等大,5 长 5 短相间而生;子房线形,有毛。荚果镰形,扁平,长 2.5～5.0 cm,宽约 4 mm,被毛,果柄长 1.5～2.0 cm。种子 10～16 颗。花、果期 8～10 月。

生境与分布 生于山坡或空旷地的灌木丛或草丛中。纳雍有分布。

采收加工 夏、秋季采收全草,扎成把,晒干。

性味归经 甘、苦,平。归肝、肾、脾、胃经。

功能主治 清热解毒,健脾利湿,通便。用于黄疸,暑热吐泻,小儿疳积,水肿,小便不利,习惯性便秘,疔疮痈肿,毒蛇咬伤。

用法用量 内服:水煎,9～18 g。外用:研末,调敷。

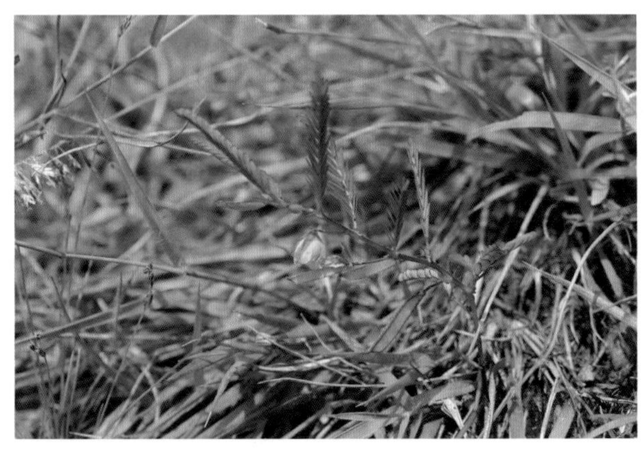

▲ 含羞草决明植株

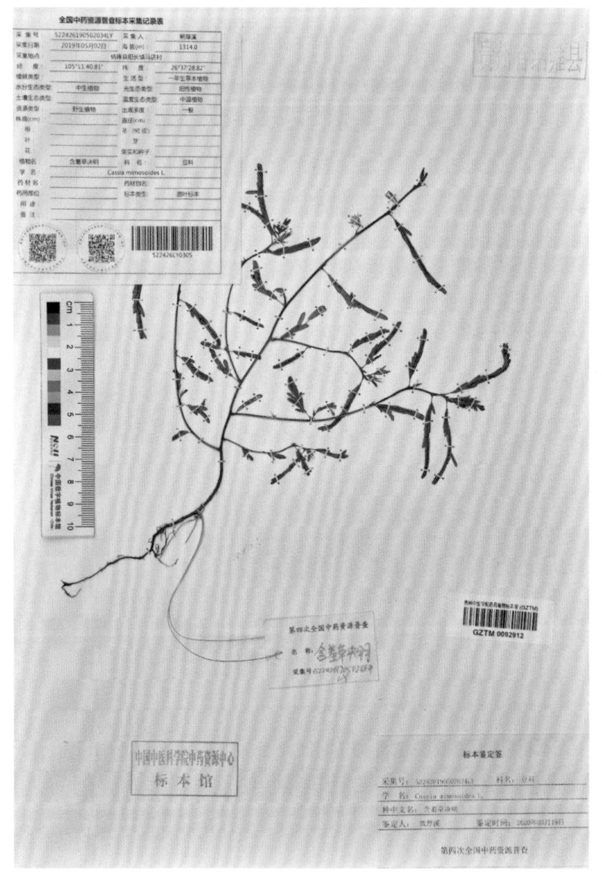

▲ 含羞草决明标本

皂荚 *Gleditsia sinensis* Lam.

别名 皂角、皂荚树、牙皂、刀皂。

药材名 大皂角(果实)、皂角刺(棘刺)。

形态特征 落叶乔木或小乔木。枝灰色至深褐色;刺粗壮,常分枝,多呈圆锥状,长达 16 cm。一回羽状复叶,纸质,卵状披针形至长圆形;网脉明显,在两面凸起;小叶柄被短柔毛。花杂性,黄白色,组成总状花序;雄花深棕色,外面被柔毛;萼片 4,三角状披针形;花瓣 4,长圆形,被微柔毛;雄蕊 8(6),雌蕊退化。两性花的萼、花瓣与雄花的相似;雄蕊 8;子房缝线上及基部被毛,柱头浅 2 裂;胚珠多数。荚果带状,劲直或扭曲,果肉稍厚,两面鼓起,弯曲作新月形,通常称猪牙皂,内无种子;果瓣革质,褐棕色或红褐色,常被白色粉霜;种子多颗,长圆形或椭圆形,棕色,光亮。花期 3~5 月,果期 5~12 月。

生境与分布 生于山坡林中或谷地、路旁。贵州乌蒙山各地均有分布。

采收加工 1. 大皂角。秋季果实成熟时采摘,晒干。

2. 皂角刺。全年均可采收,但以秋季至翌年春季采收为佳,切片,晒干。

性味归经 1. 大皂角。辛、咸,温。有小毒。归肺、大肠经。

2. 皂角刺。辛,温。归肝、胃经。

功能主治 1. 大皂角。祛痰开窍,散结消肿。用于中风口噤,昏迷不醒,癫痫痰盛,关窍不通,喉痹痰阻,顽痰喘咳,咳痰不爽,大便燥结;外用于痈肿。

2. 皂角刺。消肿托毒,排脓,杀虫。用于痈疽初起或脓成不溃;外用于疥癣麻风。

用法用量 1. 大皂角。内服:1~1.5 g,多入丸散用。外用:适量,研末吹鼻取嚏或研末调敷患处。

2. 皂角刺。内服:3~10 g。外用:适量,醋蒸取汁涂患处。

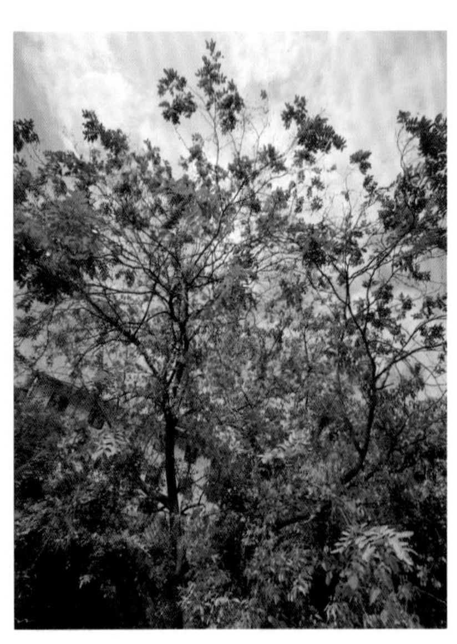

▲ 皂荚植株

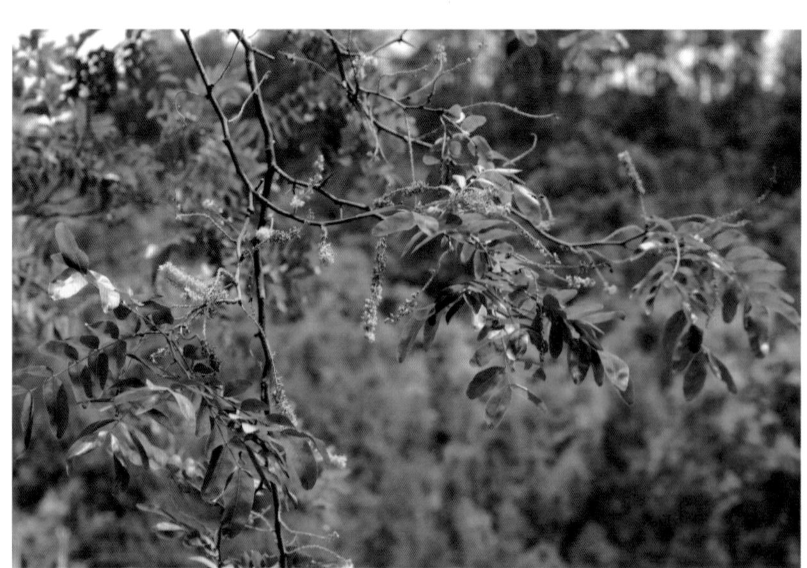

▲ 皂荚花

马棘 *Indigofera pseudotinctoria* Matsum.

别名 野槐树、山皂角、铁皂角、山绿豆、紫花地料梢。

药材名 一味药(地上部分)、一味药根(根)。

形态特征 小灌木,多分枝。枝细长,幼枝灰褐色,明显有棱,被丁字毛。羽状复叶,被平贴丁字毛;小叶对生,先端圆或微凹,有小尖头,基部阔楔形或近圆形,两面有白色丁字毛。总状花序,腋生;萼小,钟状,绿色,具毛;花冠蝶形,淡红色或紫红色,旗瓣倒阔卵形,翼瓣基部有耳状附属物,龙骨瓣基部具耳;雄蕊10,二体;雌蕊单1,子房上位,扁长形。荚果圆柱形,褐色,幼时密生短丁字毛,种子间有横膈,仅在横隔上有紫红色斑点;种子椭圆形。花期5～8月,果期9～10月。

生境与分布 生于海拔100～1 300 m的山坡、林缘或灌木丛中。贵州乌蒙山各地均有分布。

采收加工 1. 一味药。秋季采收,选晴天,离地10 cm处,割地上部分,晒干即可。

2. 一味药根。全年可采,秋后采收质佳,切片晒干,或鲜用。

性味归经 1. 一味药。苦、涩,平。归脾、胃经。

2. 一味药根。苦、涩,温。归心、肝经。

功能主治 1. 一味药。清热解毒,消肿散结。用于风热感冒,肺热咳嗽,烧烫伤,疔疮,毒蛇咬伤,瘰疬,跌打损伤,食积腹胀。

2. 一味药根。活血祛瘀,解毒。用于咳喘,喉蛾,疔疮,瘰疬,痔疮,跌打损伤。

用法用量 1. 一味药。内服:水煎,20～30 g。外用:适量,鲜品捣敷;干品或炒炭存性研末,调敷。

2. 一味药根。内服:水煎;或浸酒。外用:捣敷。

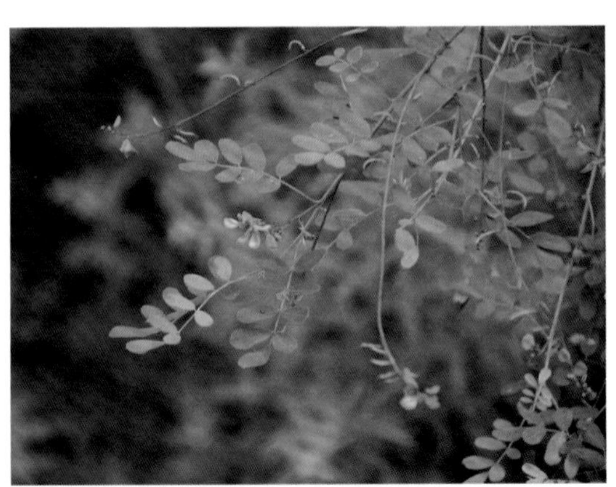

▲ 马棘植株

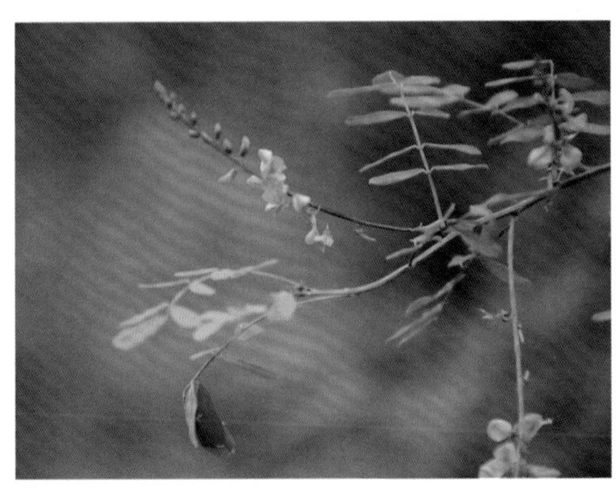

▲ 马棘花

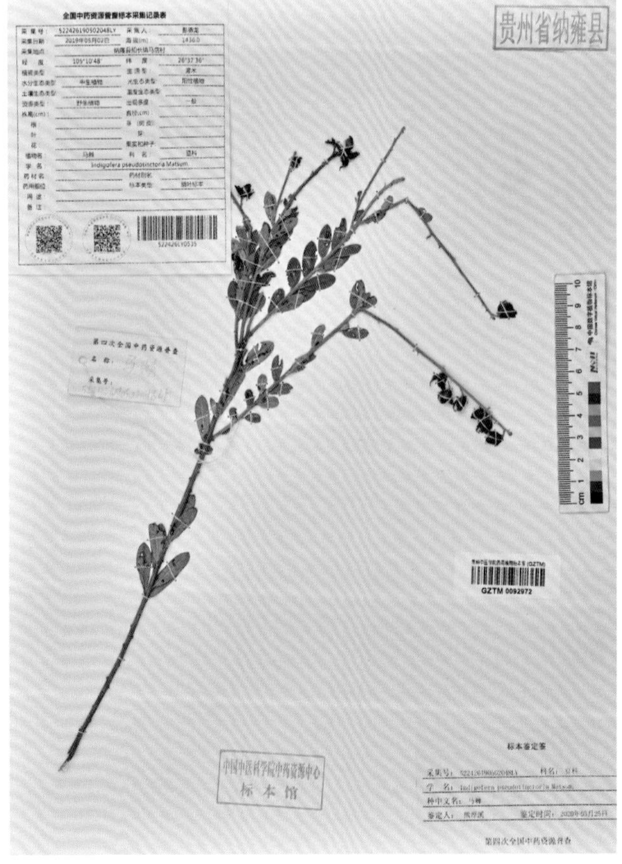

▲ 马棘标本

鸡眼草 *Kummerowia striata*（Thunb.）Schindl.

别名 土文花、满路金鸡、细花草、掐不齐、人字草。

药材名 鸡眼草（全草）。

形态特征 一年生草本。披散或平卧，多分枝，茎和枝上被倒生的白色细毛。三出羽状复叶；托叶大，膜质，卵状长圆形；叶柄极短；小叶纸质。花小，单生或2～3朵簇生于叶腋；花梗下端具2枚大小不等的苞片，萼基部具4枚小苞片，其中1枚极小，位于花梗关节处，小苞片常具5～7条纵脉；花萼钟状，带紫色，5裂，裂片宽卵形，具网状脉，外面及边缘具白毛；花冠粉红色或紫色，旗瓣椭圆形，下部渐狭成瓣柄，具耳，龙骨瓣比旗瓣稍长或近等长。荚果圆形或倒卵形，稍侧扁，长3.5～5.0 mm，先端短尖，被小柔毛。花期7～9月，果期8～10月。

生境与分布 生于海拔500～1 400 m的林下、田边或路旁。七星关区、习水有分布。

采收加工 7～8月采取，晒干或鲜用。

性味归经 甘、辛、微苦，平。归肝、脾、肺、肾经。

功能主治 清热解毒，健脾利湿，活血止血。用于感冒发热，暑湿吐泻，黄疸，痈疖疮，痢疾，疳积，血淋，咯血，衄血，跌打损伤，赤白带下。

用法用量 内服：水煎，9～30 g，鲜品30～60 g；捣汁或研末。外用：适量，捣敷。

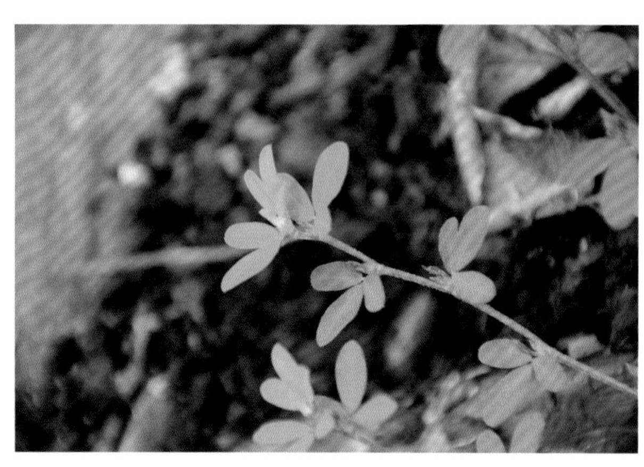

▲ 鸡眼草植株

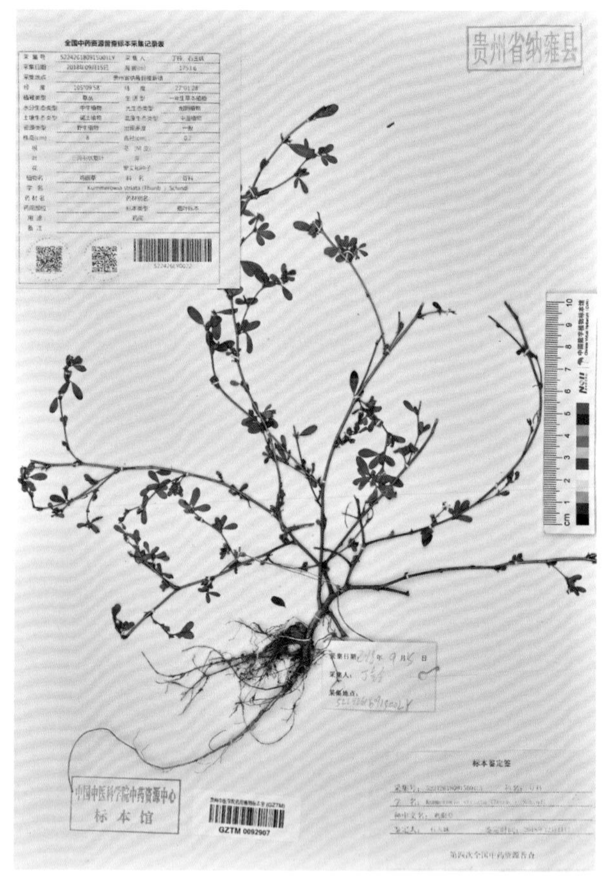

▲ 鸡眼草标本

截叶铁扫帚 *Lespedeza cuneata*（Dum.-Cours.）G. Don

别名 小种夜关门、蛇退草、退烧草、一支箭。

药材名 夜关门（全草）。

形态特征 小灌木，高达1 m。茎直立或斜升，被毛，上部分枝。叶密集，柄短；小叶楔形或线状楔形，先端截形成近截形，具小刺尖，基部楔形，上面近无毛，下面密被伏毛。总状花序腋生，具2～4朵花；总花梗极短；小苞片卵形或狭卵形，长 1.0～1.5 mm，先端渐尖，背面被白色伏毛，边缘具毛；花萼狭钟形，密被伏毛，5 深裂，裂片披针形；花冠淡黄色或白色，旗瓣基部有紫斑，有时龙骨瓣先端带紫色，翼瓣与旗瓣近等长；闭锁花簇生于叶腋。荚果宽卵形或近球形，被伏毛。种子肾形，黄绿色，光滑。花期 7～8 月，果期 9～10 月。

生境与分布　生于山坡、荒地、路旁或灌木丛中。威宁、赤水有分布。

采收加工　夏秋挖根及全株，洗净切碎，晒干。

性味归经　微苦、辛，平。归肺、肝、肾经。

功能主治　补肝肾，益肺阴，散瘀消肿。用于遗精，遗尿，白浊，哮喘，胃痛，劳伤，小儿疳积，泻痢，跌打损伤，视力减退，目赤，乳痈。

用法用量　内服：水煎，15～30 g，鲜者 30～60 g；或炖肉。外用：煎水熏洗或捣敷。

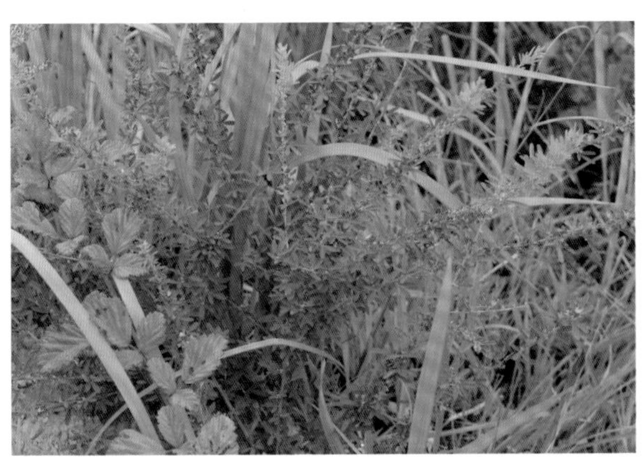

▲ 截叶铁扫帚植株

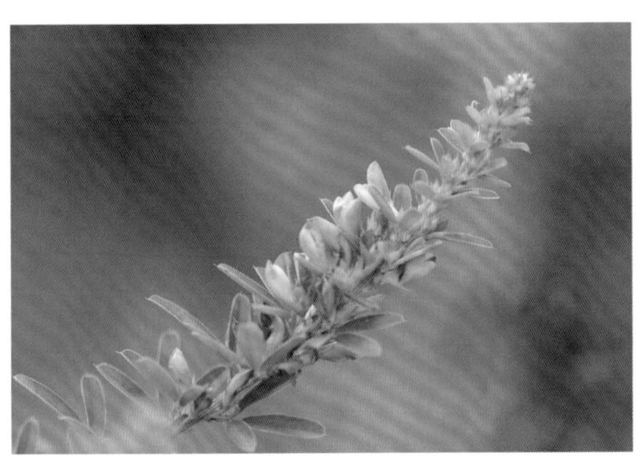

▲ 截叶铁扫帚花

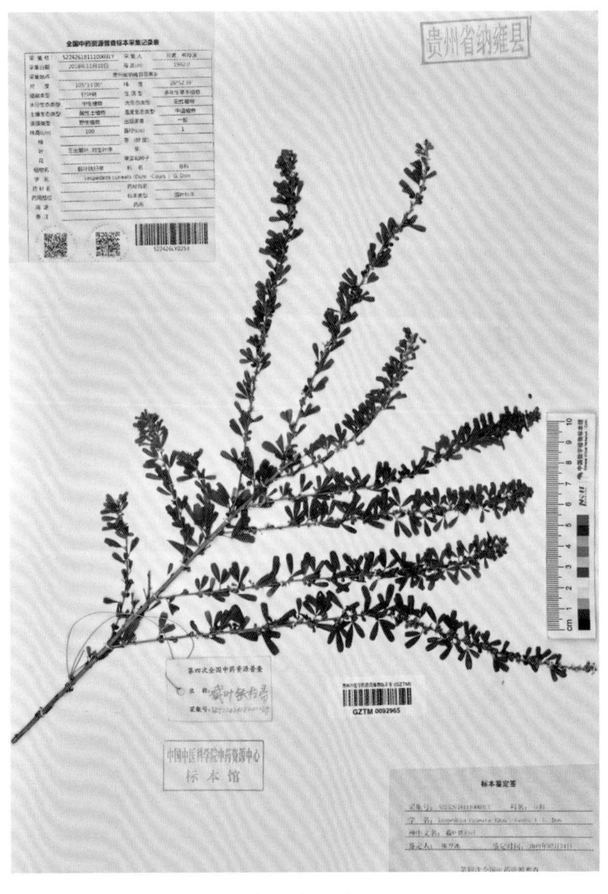

▲ 截叶铁扫帚标本

百脉根 *Lotus corniculatus* L.

别名　牛角花、五叶草、黄金花、鸟距草、柏脉根。

药材名　百脉根（根）。

形态特征　多年生草本，全株散生稀疏白色柔毛或秃净。茎丛生，平卧或上升，近四棱形。羽状复叶，小叶 5 枚，顶端 3 小叶，基部 2 小叶呈托叶状，纸质，斜卵形至倒披针状卵形。伞形花序，花 3～7 朵，集生于总花梗顶端；基部有苞片 3 枚；萼钟形，萼齿近等长，狭三角形，渐尖，与萼筒等长；花冠黄色或金黄色，干后常变蓝色，旗瓣扁圆形，翼瓣和龙骨瓣等长，均略短于旗瓣，龙骨瓣呈直角三角形弯曲；雄蕊 10，二体；柱头点状，子房线形，无毛，胚珠 35～40 粒。荚果褐色，有多数种子。花期 5～9 月，果期 7～10 月。

生境与分布　生于海拔 2 300～3 400 m 的冷杉和高山栎混交林或山坡草地、田间湿润处。威宁、纳雍有分布。

采收加工　夏季采收，挖根，洗净，晒干。

性味归经　甘、苦，微寒。归肺经。

功能主治　补虚，清热，止渴。用于虚劳，阴虚发热，口渴。

用法用量　内服：水煎，9～18 g；或浸酒；或入丸、散。

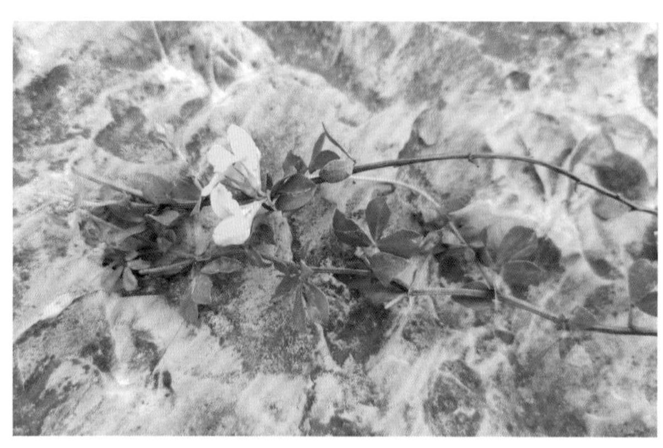

▲ 百脉根花

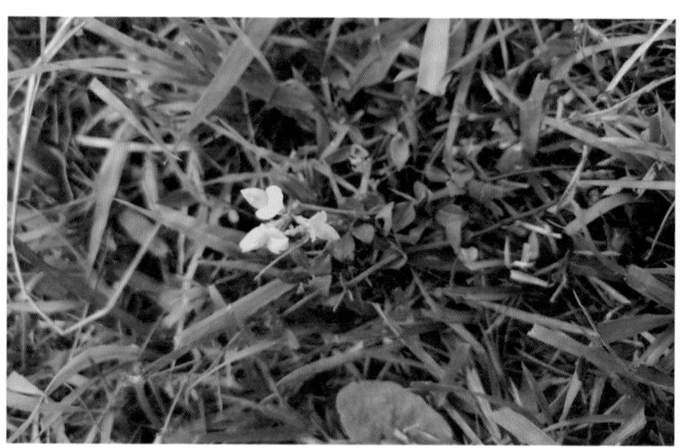

▲ 百脉根植株

天蓝苜蓿 *Medicago lupulina* L.

别名　清酒缸、野花生、地梭罗、天蓝、黑荚苜蓿。

药材名　老蜗生(全草)。

形态特征　一、二年生或多年生草本。茎平卧或上升，多分枝，叶茂盛。羽状三出复叶；托叶卵状披针形；小叶倒卵形、阔倒卵形或倒心形，纸质，先端多少截平或微凹，具细尖，基部楔形，边缘在上半部具不明显尖齿，两面均被毛，侧脉近 10 对，平行达叶边，几不分叉，上下均平坦；顶生小叶较大。头状花序小，具花 10～20 朵；总花梗细，挺直，比叶长，密被贴伏柔毛；苞片刺毛状，甚小；花梗短；萼钟形，密被毛，萼齿线状披针形，稍不等长，比萼筒略长或等长；花冠黄色，旗瓣近圆形，顶端微凹，翼瓣和龙骨瓣

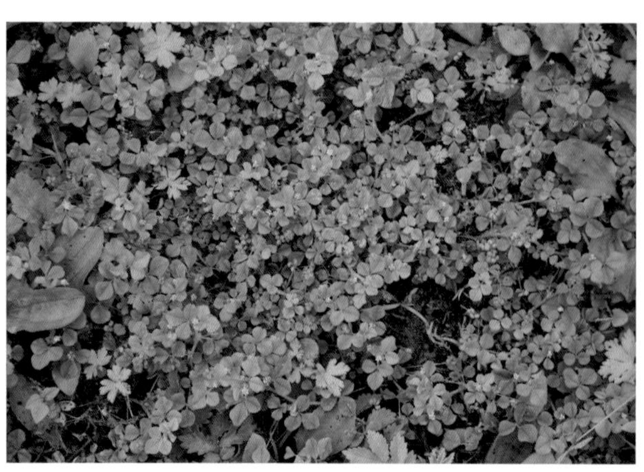

▲ 天蓝苜蓿植株

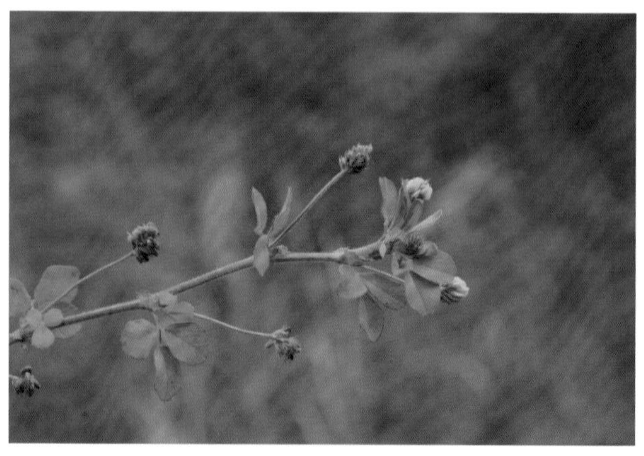

▲ 天蓝苜蓿花

近等长，均比旗瓣短；子房阔卵形，被毛，花柱弯曲，胚珠1粒。荚果肾形，表面具同心弧形脉纹，被稀疏毛，熟时变黑；有种子1粒。种子卵形，褐色，平滑。花期7～9月，果期8～10月。

生境与分布 生于海拔400～1 400 m的草丛或荒山路边等地。纳雍有分布。

采收加工 夏季采挖全草，鲜用或切碎，晒干。

性味归经 甘、苦、微涩，凉。有小毒。归肺、肝、胆、肾经。

功能主治 清热利湿，舒筋活络，止咳平喘，凉血解毒。用于湿热黄疸，热淋，石淋，风湿痹痛，咳喘，痔血，毒蛇咬伤。

用法用量 内服：水煎，9～30 g。外用：适量，捣敷。

香花崖豆藤 *Millettia dielsiana* Harms.

别名 鸡血藤、血藤、黄藤、青皮活血、血防藤。

药材名 昆明鸡血藤（藤茎）。

形态特征 攀援灌木。枝被褐色短毛。叶互生，奇数羽状复叶；托叶线形；小叶片5，革质，具短柄；叶片长椭圆形至披针形，上面无毛，下面略被短柔毛或无毛，网脉密集而明显。总状花序顶生或腋生，组成圆锥花序，密被黄褐色茸毛；苞片小，卵形；花密集；萼钟状，5裂，密被锈色茸毛；花外面白色，密被锈色茸毛，内面深紫色，花冠蝶形；雄蕊10，二体；子房线形，花柱内弯。荚果狭长椭圆形，略扁平，长7～12 cm，近木质，密被锈色茸毛。种子1～5颗，扁长圆形。花期5～8月，果期10～11月。

生境与分布 生于海拔2 500 m以下的山坡杂木林与灌丛中，或阴处岩边。纳雍、赤水有分布。

采收加工 夏、秋季采收，切片晒干。

性味归经 苦、涩、微甘，温。归肝、肾经。

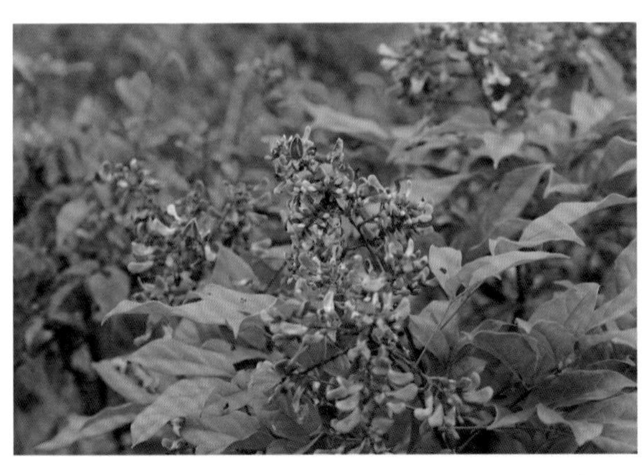

▲ 香花崖豆藤花

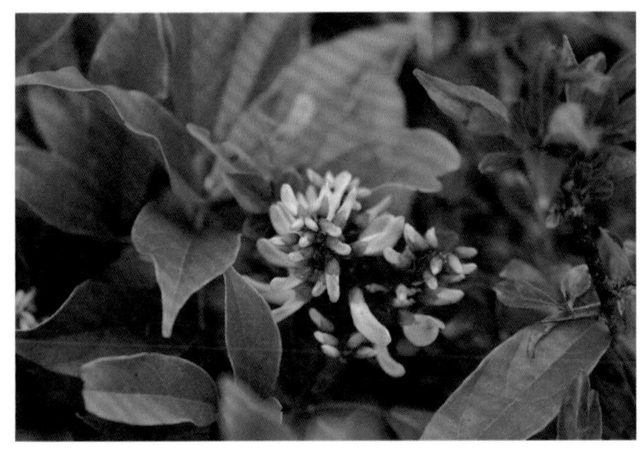

▲ 香花崖豆藤叶

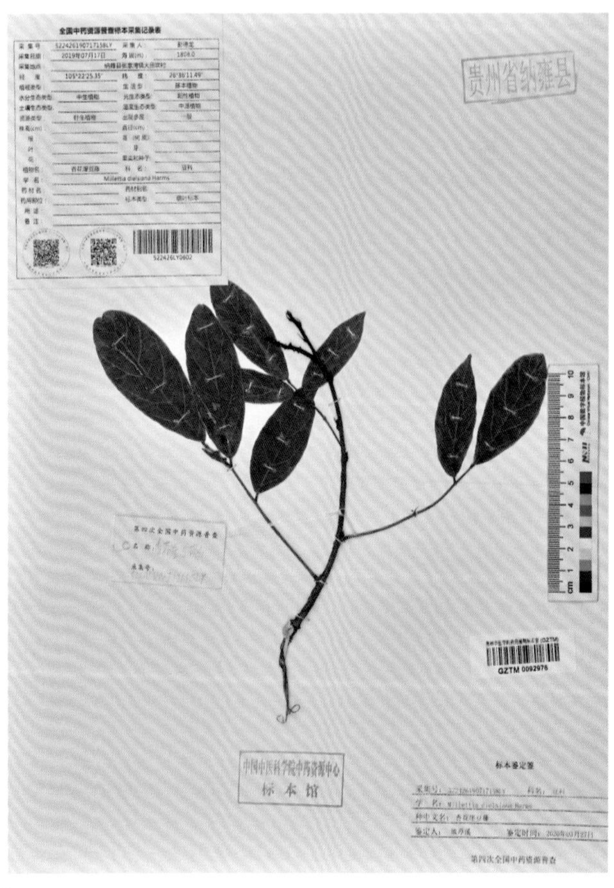

▲ 香花崖豆藤标本

功能主治　补血止血，活血通络。用于血虚体弱，劳伤筋骨，月经不调，闭经，产后腹痛，恶露不尽，各种出血，风湿痹痛，跌打损伤。

用法用量　内服：水煎，9～30 g；或浸酒；或熬膏。外用：适量，煎水洗；或鲜根、叶捣烂敷。

含羞草 *Mimosa pudica* L.

别名　感应草、知羞草、喝呼草、怕丑草、怕丑草。

药材名　含羞草（全草）。

形态特征　多年生亚灌木状草本。茎圆柱状，具分枝，有散生利刺及倒生刺毛。托叶披针形，有刚毛；羽片通常 4 枚，掌状排列；小叶 10～20 对，触之即闭合而下垂，先端急尖，边缘具刚毛。头状花序圆球形，具长总花梗，单生或 2～3 个生于叶腋；花小，淡红色，多数；苞片线形；花萼极小；花冠钟状，裂片 4，外面被短柔毛；雄蕊 4 枚，伸出于花冠之外；子房有短柄，胚珠 3～4 颗，花柱丝状，柱头小。荚果长圆形，扁平，稍弯曲，荚缘波状，具刺毛，成熟时荚节脱落，荚缘宿存；种子卵形。花期 3～10 月，果期 5～11 月。

生境与分布　生于旷野荒地、灌木丛中。贵州乌蒙山各地有栽培。

采收加工　夏季采收，洗净，晒干。

性味归经　苦、涩、微苦，微寒。有小毒。归心、肝、胃、大肠经。

功能主治　凉血解毒，清热利湿，镇静安神。用于感冒，小儿高热，支气管炎，肝炎，肠炎，结膜炎，泌尿系统结石，水肿，劳伤咳血，鼻衄，血尿，神经衰弱，失眠，疮疡肿毒，带状疱疹，跌打损伤。

用法用量　内服：水煎，15～30 g，鲜品 30～60 g；或炖肉。外用：适量，捣敷。

▲ 含羞草植株

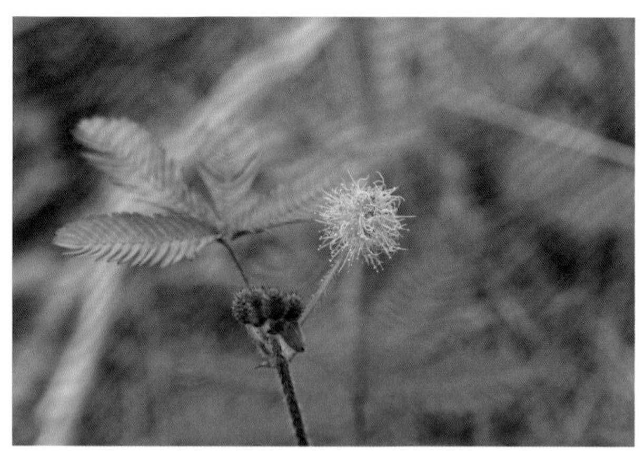

▲ 含羞草花

常春油麻藤 *Mucuna sempervirens* Hemsl.

别名　牛马藤、大血藤。

药材名　常春油麻藤（藤茎）。

形态特征　常绿木质藤本。羽状复叶具 3 小叶，小叶纸质或革质。总状花序生于老茎上，长 10～36 cm，每节上有 3 花，无香气或有臭味；苞片和小苞片不久脱落；花萼密被暗褐色伏贴短毛，外面被稀疏的金黄色或红褐色脱落的长硬毛，萼筒宽杯形；花冠深紫色，干后黑色，旗瓣长 3.2～4.0 cm，翼瓣长 4.8～6.0 cm，龙骨瓣长 6～7 cm；雄蕊管长约 4 cm，花柱下部和子房被毛。果木质，带形，长 30～60 cm，宽 3.0～3.5 cm。种子间缢缩，近念珠状，边缘多数加厚，凸起为一圆形脊，中央无沟槽，无翅，具伏贴红褐色短毛和长的脱落红褐色刚毛，种子 4～12 颗，内部隔膜木质；带红色，褐色或黑色，扁长圆形，长 2.2～3.0 cm，宽 2.0～2.2 cm，厚 1 cm，种脐黑色，包围着种子的 3/4。花期 4～5 月，果期 8～10 月。

生境与分布　生于林木繁茂遮阴较强而潮湿的山谷、溪边或疏林中。七星关、赫章、赤水有分布。

采收加工　全年可采，除去枝叶，切片，晒干。

性味归经　甘，温。归肝、胃经。

功能主治　行血补血，通经活络。用于风湿疼痛，月经不调，贫血，四肢麻木。

用法用量　内服：水煎，12～30 g；或浸酒。

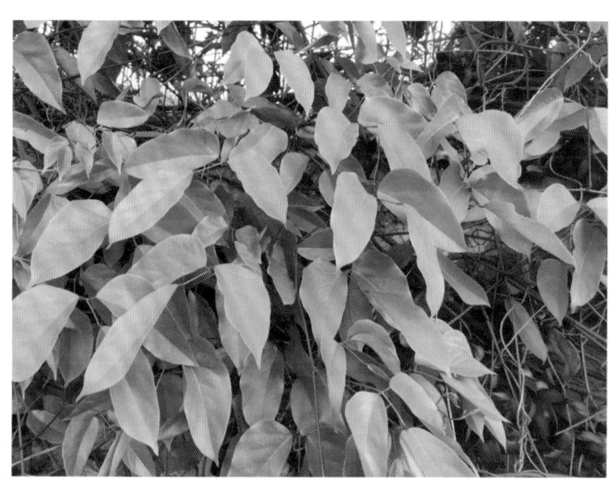

▲ 常春油麻藤叶

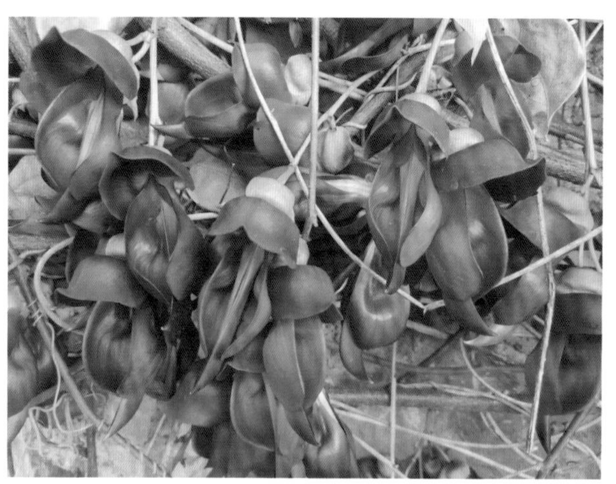

▲ 常春油麻藤花

紫雀花 *Parochetus communis* Buch.-Ham. ex D. Don

别名　生血草。

药材名　一颗血（全草）。

形态特征　一年生草本。茎细小，节上生根，有根瘤。掌状三出复叶；托叶阔披针状卵形，膜质，全缘；叶柄细柔，长达 8～15 cm，微被细柔毛；小叶倒心形，上面无毛，下面被贴伏柔毛，侧脉 4～5 对，叶缘处分叉并环结，细脉网状。伞状花序生于叶腋，具花 1～3 朵；苞片 2～4 枚；萼钟形，密被褐色细毛，萼齿三角形，与萼筒等长或稍短；花冠淡蓝色至蓝紫色，偶为白色和淡红色，旗瓣阔倒卵形，先端凹陷，基部狭至瓣柄，无毛，脉纹明显，翼瓣长圆状镰形，先端钝，基部有耳，稍短于旗瓣，龙骨瓣比翼瓣稍短，三角状阔镰形，先端成直角弯曲，并具急尖，基部具长瓣柄；子房线状披针形，无毛，胚珠多数，上部渐狭至花柱，花柱向上弯曲，稍短于子房。荚果线形，无毛，长 2.0～2.5 cm，先端斜截尖，有种子 8～12 粒。种子肾形，棕色，有时具斑纹。花果期

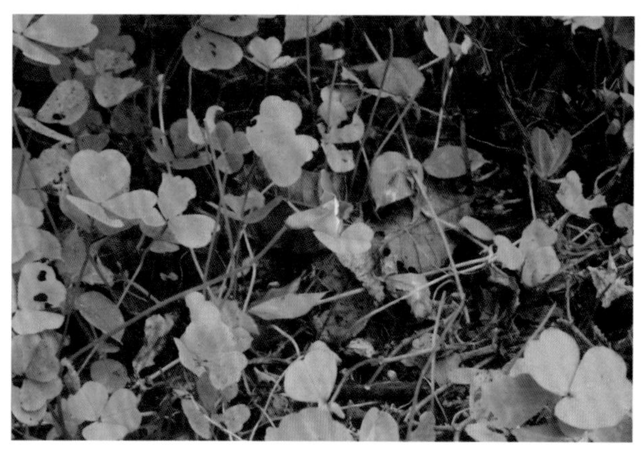

▲ 紫雀花植株

5～9 月。

生境与分布 生于高山阴湿处。七星关有分布。

采收加工 夏秋采，洗净晒干或鲜用。

性味归经 甘，温。归肾经。

功能主治 补肾壮阳，接骨止血。用于肾虚阳痿；外用于创伤出血，跌打骨折。

用法用量 内服：9～15 g。外用：适量，鲜全草捣烂或干品研粉敷患处。

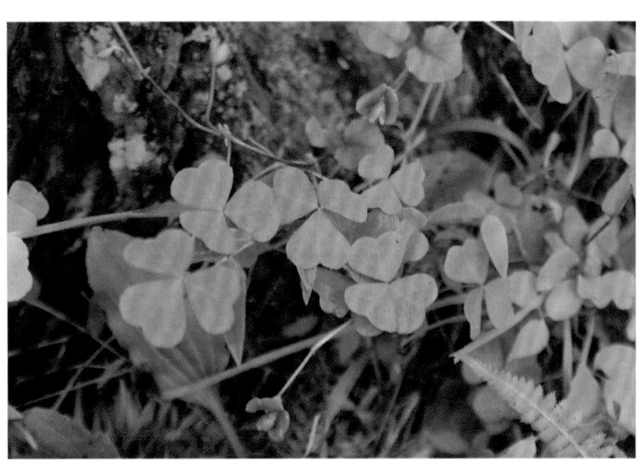

▲ 紫雀花叶

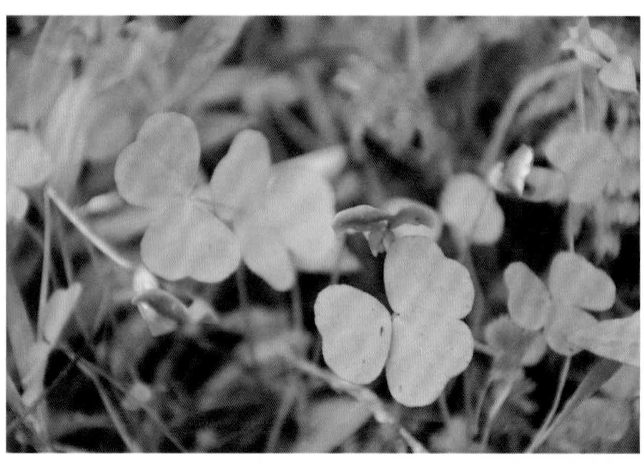

▲ 紫雀花花

菜豆 *Phaseolus vulgaris* L.

别名 四季豆、扁豆、芸豆、架豆、刀豆。

药材名 菜豆（种子）。

形态特征 一年生缠绕或近直立草本。茎被短柔毛或老时无毛。羽状复叶具 3 小叶；托叶披针形，基着；小叶宽卵形或卵状菱形，侧生的偏斜，长 4～16 cm，宽 2.5～11.0 cm，先端长渐尖，有细尖，基部圆形或宽楔形，全缘，被短柔毛。总状花序比叶短，有数朵生于花序顶部的花；小苞片卵形，有数条隆起的脉，宿存；花萼杯状，上方的 2 枚裂片连合成一微凹的裂片；花冠白色、黄色、紫堇色或红色；旗瓣近方形，翼瓣倒卵形，龙骨瓣长约 1 cm，先端旋卷，子房被短柔毛，花柱压扁。荚果带形，稍弯曲，长 10～

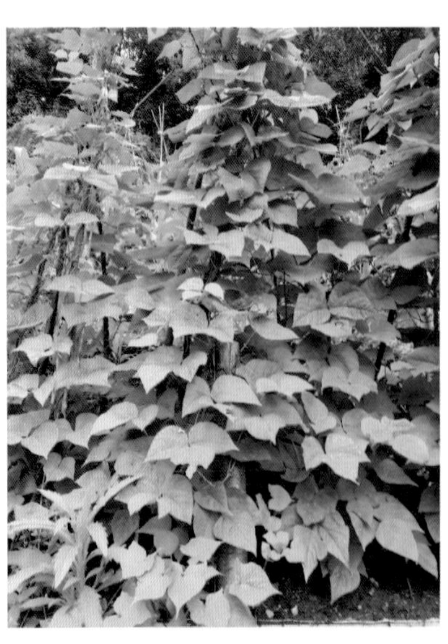

▲ 菜豆植株

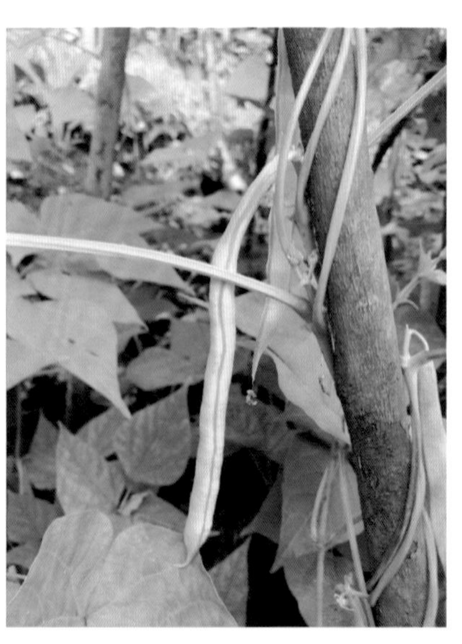

▲ 菜豆果实

15 cm，宽 1.0～1.5 cm，略肿胀，通常无毛，顶有喙；种子 4～6，长椭圆形或肾形，白色、褐色、紫色或有花斑，种脐通常白色。花期春夏。

生境与分布　均为栽培品，生于温带和热带高海拔山区。贵州乌蒙山各地均有栽培。

采收加工　拣净杂质，置沸水中稍煮，至种皮鼓起、松软为度，捞出，浸入冷水中，脱去皮，晒干。

性味归经　甘，平。归脾、胃经。

功能主治　健脾和中，消暑化湿。用于暑湿吐泻，脾虚呕逆，食少久泄，水肿消渴，赤白带下，小儿疳积。

用法用量　内服：水煎，15～30 g。

豌豆 *Pisum sativum* L.

别名　毕豆、蜱豆、寒豆、雪豆。

药材名　豌豆（种子）。

形态特征　一年生攀援草本，高 0.5～2.0 m。全株绿色，光滑无毛，被粉霜。羽状复叶，互生，叶轴末端有羽状分枝的卷须；托叶比小叶大，叶状，心形，下缘具细牙齿；小叶 2～6 片，卵圆形。花于叶腋单生或数朵排列为总状花序；花萼钟状，深 5 裂，裂片披针形；花冠颜色多样，随品种而异，但多为白色和紫色，雄蕊 10，二体。子房无毛，花柱扁，内面有髯毛。荚果肿胀，长椭圆形，顶端斜急尖，背部近于伸直，内侧有坚硬纸质的内皮；种子 2～10 粒，圆形，青绿色，有皱纹或无，干后变为黄色。花期 6～7 月，果期 7～9 月。

生境与分布　生于山坡草地、疏林下，路旁阴处。贵州乌蒙山各地均有栽培。

采收加工　夏、秋季果实成熟时采收豆荚，晒干，取出种子，再晒干。

性味归经　甘，平。归脾、胃经。

功能主治　和中下气，利小便，解疮毒。用于霍乱转筋，脚气，痈肿。

用法用量　内服：水煎，60～125 g。

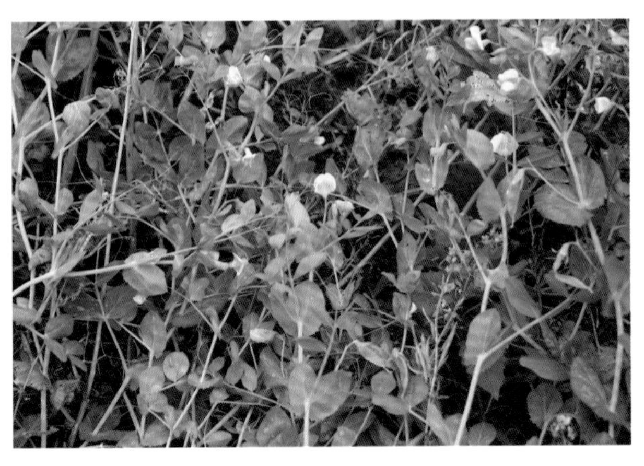

▲ 豌豆植株

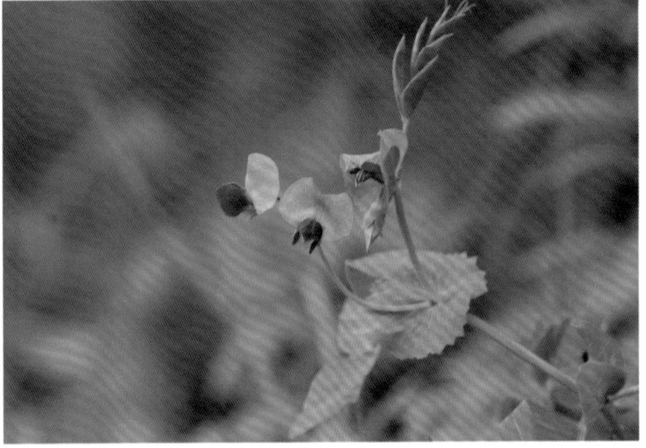

▲ 豌豆花

野葛 *Pueraria lobata* (Willd.) Ohwi.

别名　黄葛根、葛藤、粉葛、干葛、葛麻藤。

药材名　葛根（块根）。

形态特征　多年生落叶藤本，长可达 10 m。全体被黄色长硬毛。块根圆柱状，肥厚，外皮灰黄色，内部粉质，纤维性强。茎基部粗壮，木质化，上部多分枝。羽状三出复叶；顶生小叶宽卵形或斜卵形，侧生小叶斜卵形，稍小，上面被淡黄色、平伏的疏柔毛，下面较密。总状花序腋生或顶生，中部以上有颇密集的花；花萼钟形，被黄褐色柔毛，裂片披针形，渐尖，比萼管略长；花冠紫色，旗瓣倒卵形，基部有2短耳及一黄色硬痂状附属体，翼瓣镰状，较龙骨瓣为狭，基部有线形、向下的耳，龙骨瓣镰状长圆形，基部有极小、急尖的耳；雄蕊10，二体；子房线形，被毛，花柱弯曲。荚果长椭圆形，长5～9 cm，宽8～11 mm，扁平，被褐色长硬毛。花期9～10月，果期11～12月。

生境与分布　生于山坡、路边草丛中及较阴湿的地方。贵州乌蒙山各地均有分布。

采收加工　春、秋采挖，洗净，除去外皮，切片，晒干或烘干。

性味归经　甘、辛，凉。归脾、胃经。

功能主治　解肌退热，生津，透疹，升阳止泻。用于外感发热头痛、项背强痛，口渴，消渴，麻疹不透，热痢，泄泻，高血压，颈项强痛。

用法用量　内服：水煎，9～15 g。

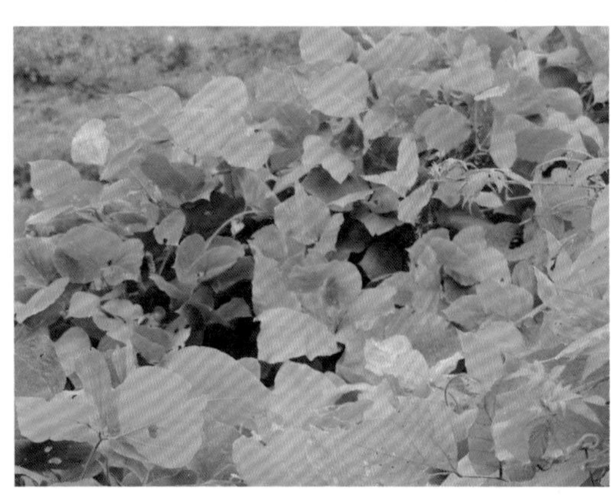

▲ 野葛植株

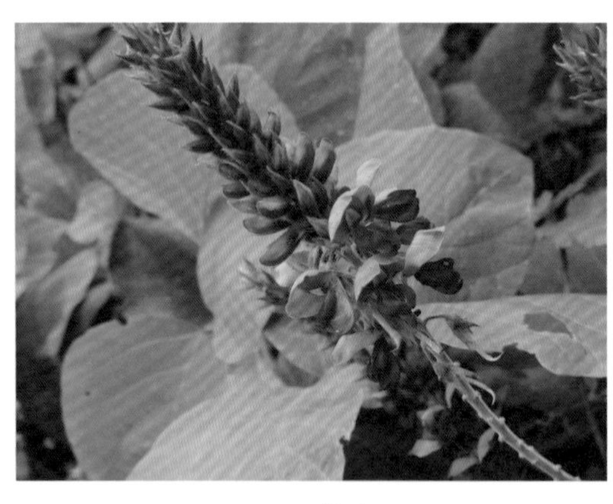

▲ 野葛花

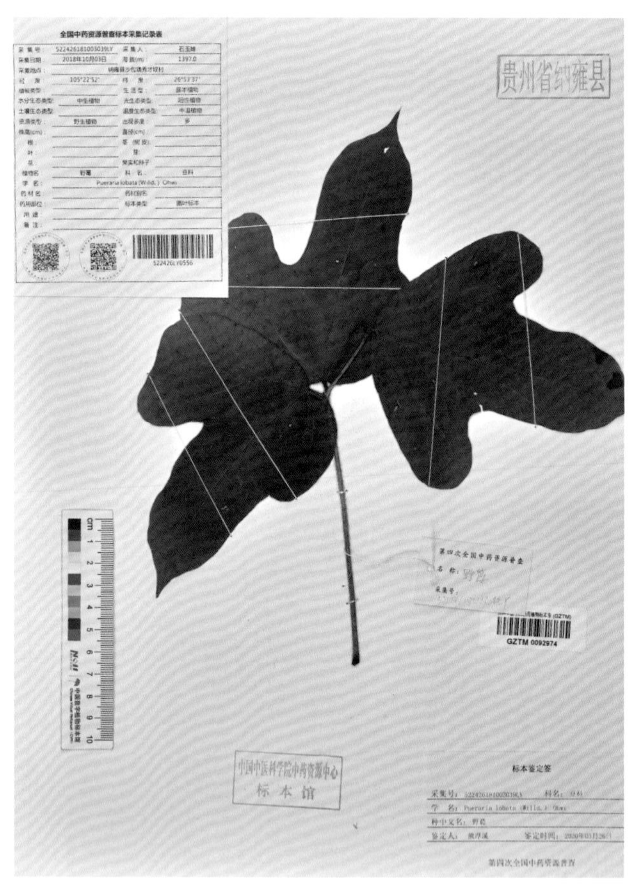

▲ 野葛标本

刺槐　*Robinia pseudoacacia* L.

别名　洋槐、刺儿槐、胡藤。

药材名　刺槐花（花）。

形态特征　落叶乔木。树皮灰褐色至黑褐色，浅裂至深纵裂，稀光滑。小枝灰褐色，微被毛，后无毛；具托叶刺，长达2 cm；冬芽小，被毛。羽状复叶；叶轴上面具沟槽；小叶2～12对，常对生，椭圆形，上面绿色，下面灰绿色；小托叶针芒状。总状花序腋生，花多数，芳香；花萼斜钟状，萼齿5，三角形至卵状三角形，密被柔毛；花冠白色，各瓣均具瓣柄，旗瓣近圆形，基部反折，内有黄斑，翼瓣斜倒卵形，与旗瓣几等长，基部一侧具圆耳，龙骨瓣镰状，三角形，与翼瓣等长或稍短，前缘合生，先端钝尖；雄蕊10，二体；子房线形，花柱钻形，上弯，顶端具毛，柱头顶生。荚果褐色，或具红褐色斑纹，线状长圆形，长5～12 cm，沿腹缝线具狭翅。种子2～15粒，褐色至黑褐色，有时具斑纹。花期4～6月，果期8～9月。

生境与分布 生于公路旁及村舍附近。贵州乌蒙山各地均有栽培。

采收加工 6～7月盛开时采收花序，摘下花，晾干。

性味归经 甘，平。归肝经。

功能主治 止血。用于大肠下血，咯血，吐血，崩漏。

用法用量 内服：水煎，9～15 g；或泡茶饮。

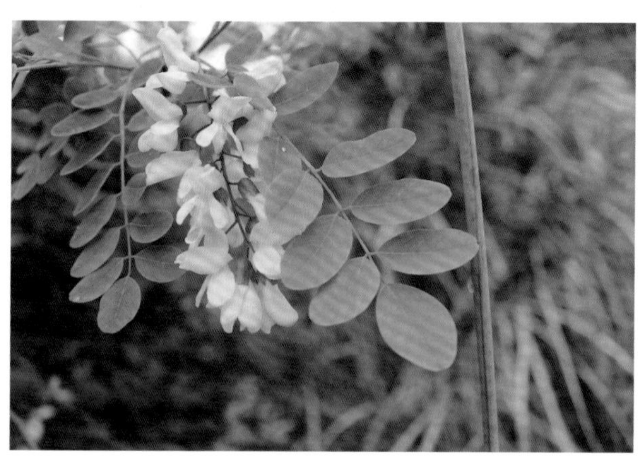

▲ 刺槐叶

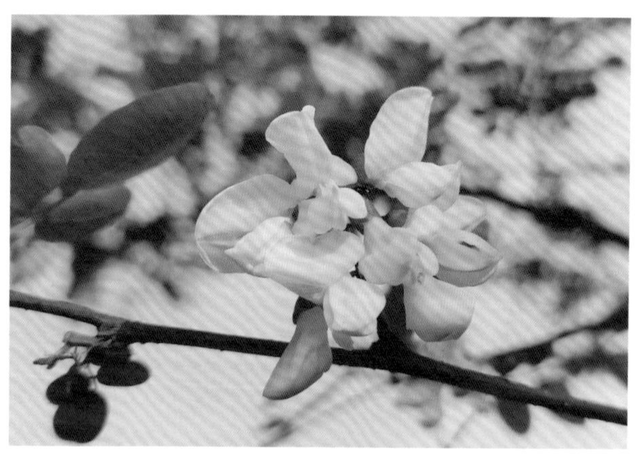

▲ 刺槐花

苦参 *Sophora flavescens* Ait.

别名 川参、好汉枝、苦骨、地骨、地槐。

药材名 苦参(根)。

形态特征 草本或亚灌木，高50～120 cm。根圆柱状，外皮黄色。茎枝草本状，绿色，具不规则的纵沟，幼时被黄色细毛。单数羽状复叶，互生；下具线形托叶；叶片长20～25 cm，叶轴上被细毛；小叶5～21枚，有短柄，卵状椭圆形至长椭圆状披针形，先端圆形或钝尖，基部圆形或广楔形，全缘。总状花序顶生，长10～20 cm，被短毛；苞片线形；花淡黄白色；萼钟状，稍偏斜，先端5裂；花冠蝶形，旗瓣较其他的花瓣稍长，先端近圆形；雄蕊10，花丝离生，仅基部愈合；雌蕊1，子房上位，子房柄被细毛，花柱纤细，柱头圆形。荚果线形，先端具长喙，成熟时不开裂。种子通常3～7枚，种子间有缢缩，黑色，近球形。花期5～7月，果期7～9月。

生境与分布 生于向阳山坡或草丛中。贵州乌蒙山各地均有分布。

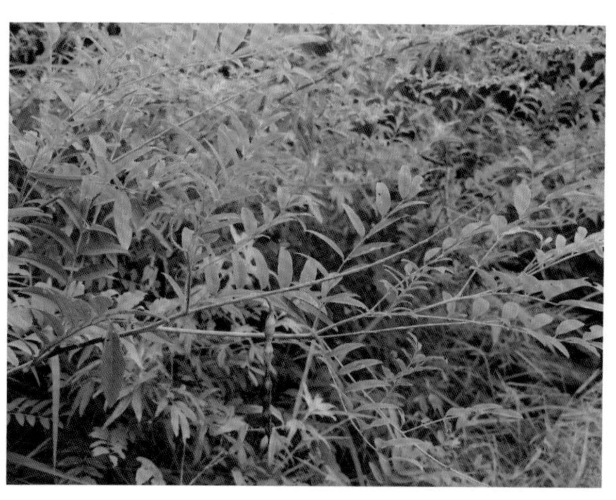

▲ 苦参植株

采收加工 春、秋二季采收，以秋采者为佳。去掉根头、须根，洗净泥沙，晒干或趁鲜切片，干燥。

性味归经 苦，寒。归心、肝、胃、大肠、膀胱经。

功能主治 清热燥湿，杀虫，利尿。用于热痢，便血，黄疸尿闭，赤白带下，阴肿阴痒，湿疹，湿疮，皮肤瘙痒，疥癣麻风。外用于滴虫性阴道炎。

用法用量 内服：4.5～9.0 g。外用：适量，水煎洗患处。

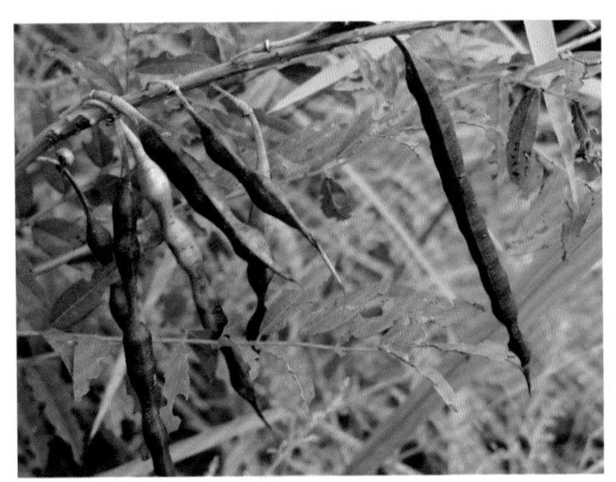

▲ 苦参果实

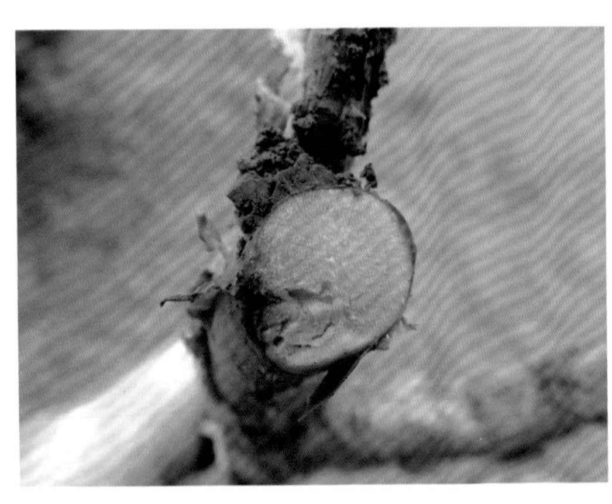

▲ 苦参根

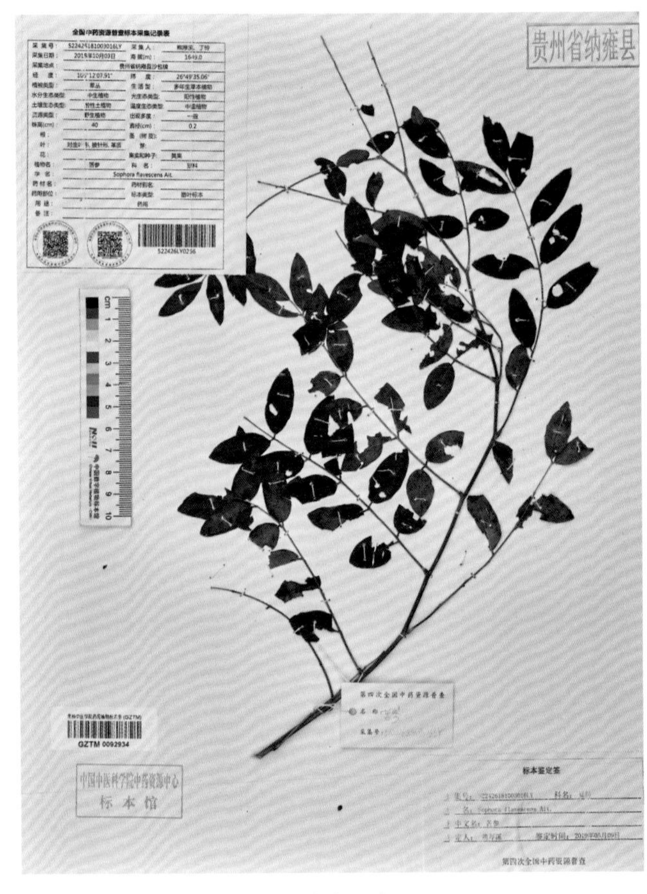

▲ 苦参标本

槐 *Sophora japonica* L.

别名 槐树、国槐、槐树、槐蕊。

药材名 槐枝（嫩枝）、槐叶（叶）、槐花（花及花蕾）、槐角（果实）。

形态特征 落叶乔木，高 8～20 m。树皮灰棕色，具不规则纵裂，内皮鲜黄色，具臭味；嫩枝暗绿褐色，近光滑或有短细毛，皮孔明显。奇数羽状复叶，互生，长 15～25 cm，叶轴有毛，基部膨大；小叶 7～15，密生白色短柔毛；托叶镰刀状，早落；小叶片卵状长圆形，上面绿色，下面灰白色。圆锥花序顶生，长 15～30 cm；萼钟状，5 浅裂；花冠蝶形，乳白色，旗瓣阔心形，脉微紫，翼瓣和龙骨瓣均为长方形；雄蕊 10，近分离，不等长；子房筒状，花柱弯曲。荚果肉质，串珠状，长 2.5～5.0 cm，黄绿色，种子间缢缩不明显，排列较紧密，成熟后不开裂。种子 1～6 粒，淡黄绿色，干后黑褐色。花期 7～8 月，果期 8～10 月。

生境与分布 生于屋边、路边。贵州乌蒙山各地均有栽培。

采收加工 1. 槐枝。春季采收,晒干鲜用。
2. 槐叶。春、夏季采收,晒干或鲜用。
3. 槐花。夏季花开放或花蕾形成时采收,及时干燥,除去枝、梗及杂质。前者习称"槐花",后者习称"槐米"。
4. 槐角。冬季采收,除去杂质,干燥。

性味归经 1. 槐枝。苦,平。归心、肝经。
2. 槐叶。苦,平。归肝、胃经。
3. 槐花。苦,微寒。归肝、大肠经。
4. 槐角。苦,寒。归肝、大肠经。

功能主治 1. 槐枝。散瘀止血,清热燥湿,祛风杀虫。用于崩漏,赤白带下,痔疮,阴囊湿痒,心痛,目赤,疥癣。
2. 槐叶。清肝泻火,凉血解毒,燥湿杀虫。用于小儿惊痫,壮热,肠风,尿血,痔疮,湿疹,疥癣,痈疮疔肿。
3. 槐花。凉血止血,清肝泻火。用于便血,痔血,血痢,崩漏,吐血,衄血,肝热目赤,头痛眩晕。
4. 槐角。清热泻火,凉血止血。用于肠热便血,痔肿出血,肝热头痛,眩晕目赤。

用法用量 1. 槐枝。内服:水煎,15～30 g;浸酒或研末。外用:适量,煎水熏洗;或烧沥涂。
2. 槐叶。内服:水煎,10～15 g;或研末。外用:适量,煎水熏洗;或汁涂、捣敷。
3. 槐花。内服:水煎,5～9 g。
4. 槐角。内服:水煎,6～9 g。

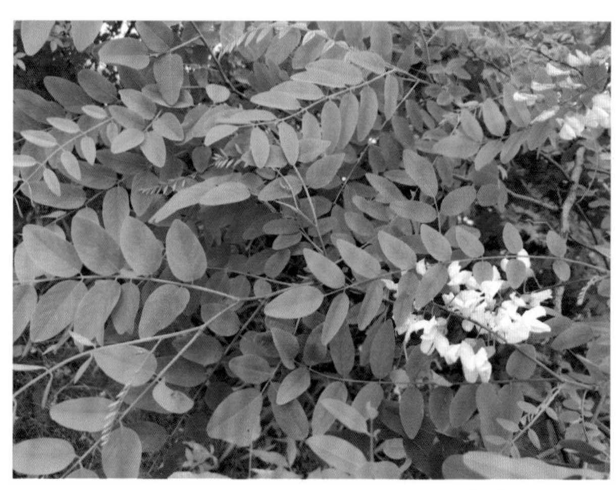
▲ 槐植株

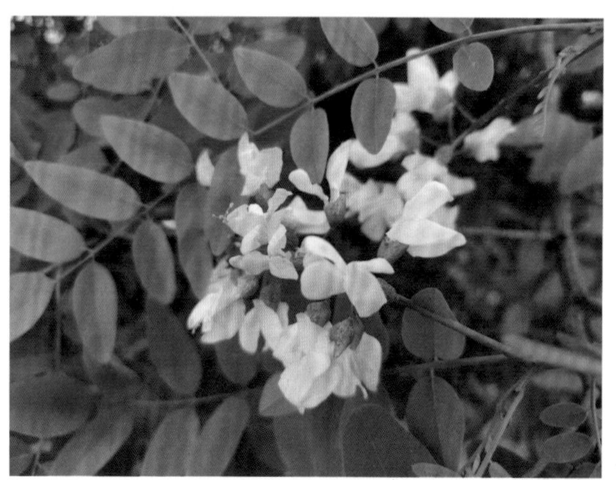
▲ 槐花

白车轴草 *Trifolium repens* L.

别名 螃蟹花、金花茶、白花苜蓿、白三叶、兰翘摇。

药材名 三消草(全草)。

形态特征 多年生草本。茎匍匐蔓生,上部稍上升,节上生根。掌状三出复叶;托叶卵状披针形,膜质,基部抱茎成鞘状;叶柄较长,长 10～30 cm;小叶倒卵形至近圆形,先端凹头至钝圆,基部楔形渐窄至小叶柄。花序球形,顶生,直径 15～40 mm;总花梗甚长,比叶柄长近 1 倍,具花 20～50(～80)朵,密集;无总苞;苞片披针形,膜质,锥尖;萼钟形,具脉纹 10 条,萼齿 5,披针形;花冠白色、乳黄色或淡红色,具香气;旗瓣椭圆形,比翼瓣和龙骨瓣长近 1 倍,龙骨瓣比翼瓣稍短;雄蕊 10,二体;子房线状长圆形,花柱比子房略长,胚珠 3～4 粒。荚果。种子常 3 粒。花期 5～10 月,果期 5～10 月。

生境与分布 生于湿润草地、河岸、路边。贵州乌蒙山各地均有分布。

采收加工 夏、秋季花盛期采收全草,晒干。

性味归经 甘,平。归心、脾经。

功能主治 清热，凉血，宁心。用于癫痫，痔疮出血，硬结肿块。

用法用量 内服：水煎，15～30 g。外用：适量，捣敷。

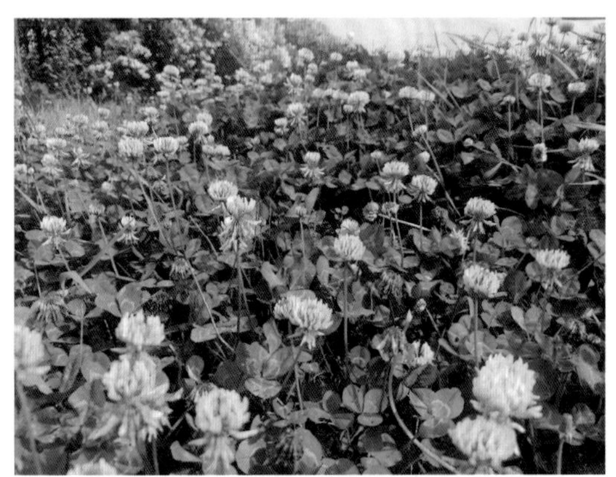

▲ 白车轴草植株

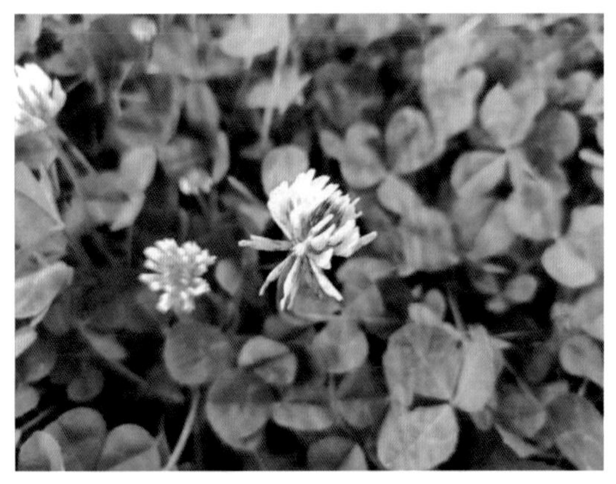

▲ 白车轴草花

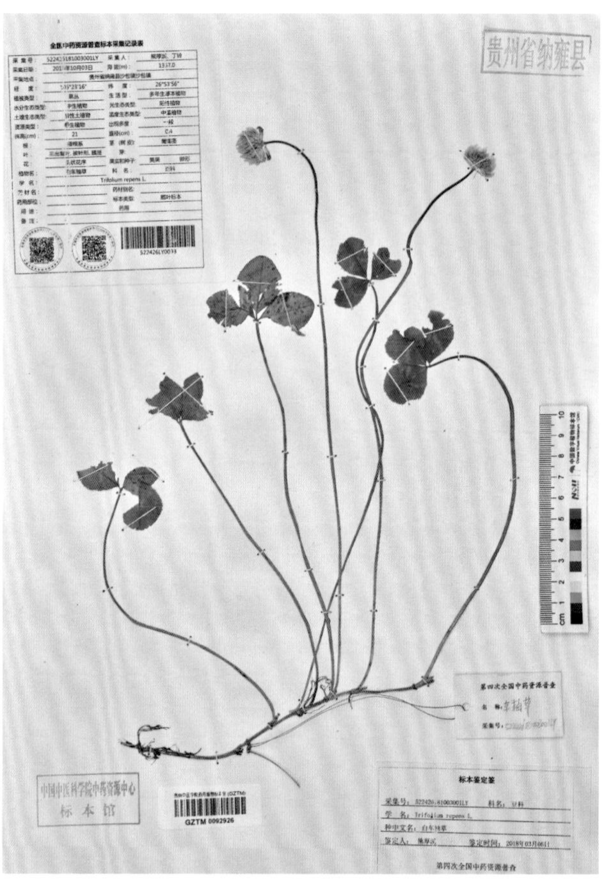

▲ 白车轴草标本

野豌豆 *Vicia sepium* L.

别名 滇野豌豆。

药材名 野豌豆(全草)。

形态特征 多年生草本。茎匍匐且柔细斜升或攀援，具棱，疏被柔毛。偶数羽状复叶长 7～12 cm，叶轴顶端卷须发达；托叶半戟形，有 2～4 裂齿；小叶 5～7 对，长卵圆形或长圆披针形，长 0.6～3.0 cm，宽 0.4～1.3 cm，先端钝或平截，微凹，有短尖头，基部圆形，两面被疏柔毛，下面较密。短总状花序，花 2～4(～6)朵腋生；花萼钟状，萼齿披针形或锥形，短于萼筒；花冠红色或近紫色至浅粉红色，稀白色；旗瓣近提琴形，先端凹，翼瓣短于旗瓣，龙骨瓣内

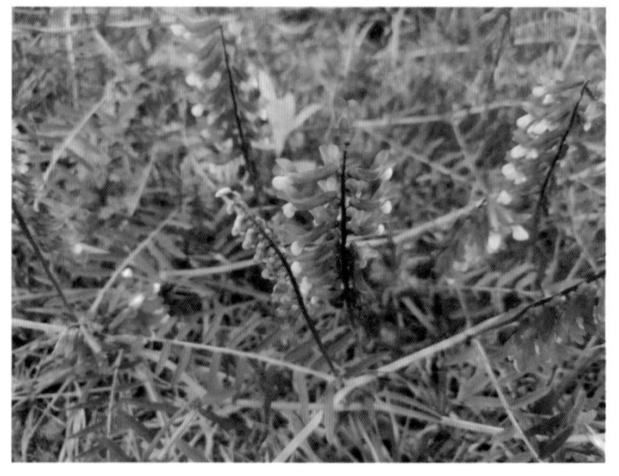

▲ 野豌豆植株

弯，最短；子房线形，无毛，胚珠5，子房柄短，花柱与子房联接处呈近90°夹角；柱头远轴面有一束黄髯毛。荚果宽长圆状，近菱形，长2.1～3.9 cm，宽0.5～0.7 cm，成熟时亮黑色，先端具喙，微弯。种子5～7粒，扁圆球形，表皮棕色有斑，种脐长相当于种子圆周2/3。花期6月，果期7～8月。

生境与分布 生于海拔800～1 200 m的草坡或疏林下草地。贵州乌蒙山各地均有分布。

采收加工 夏季采收，洗净，鲜用或晒干。

性味归经 甘，平。归肝、脾、肾经。

功能主治 祛风除湿，活血消肿。用于风湿关节肿痛，黄疸，阴囊湿疹，跌打损伤，腰痛，咳嗽痰多，疮疡肿毒。

用法用量 内服：25～50 g。外用：适量，鲜草捣烂敷或煎水洗患处。

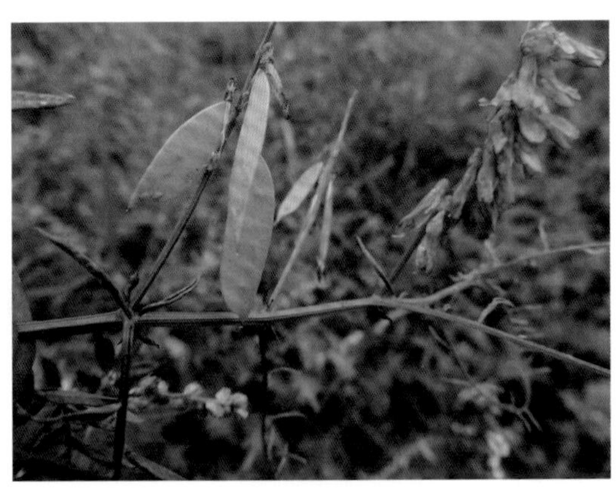

▲ 野豌豆果实

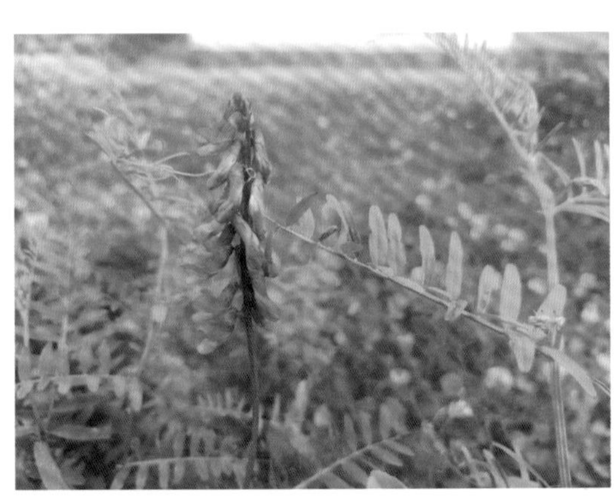

▲ 野豌豆花

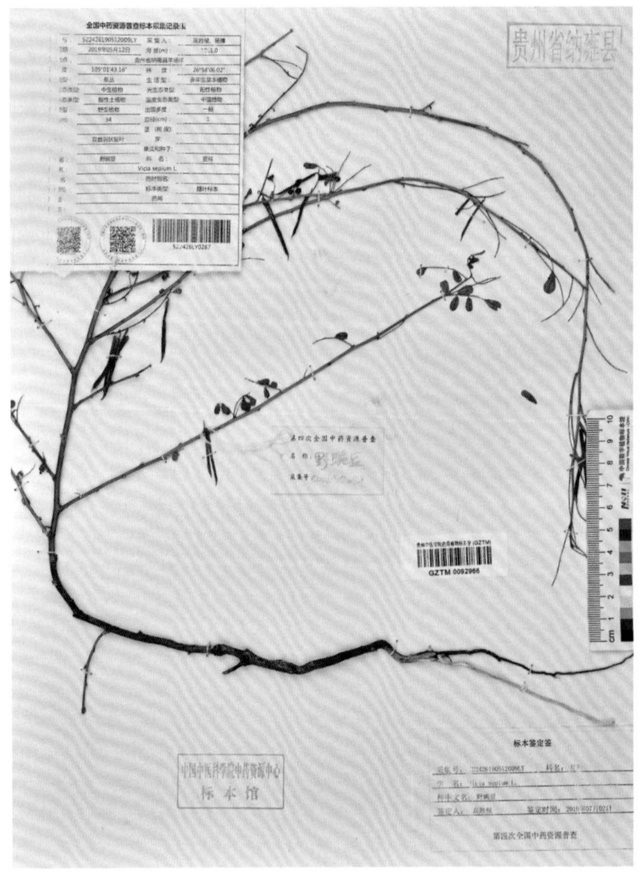

▲ 野豌豆标本

豇豆 *Vigna unguiculata*（L.）Walp.

别名 羊角、豆角、长豆、饭豆、角豆。

药材名 豇豆（种子）。

形态特征 一年生缠绕、草质藤本或近直立草本。茎近无毛。羽状三出复叶；小叶卵状菱形，长5～15 cm，宽4～6 cm，先端急尖，边全缘或近全缘，有时淡紫色，无毛。总状花序腋生，具长梗；花2～6朵，聚生于花序的顶端；花萼浅绿色，钟状；花冠黄白色而略带青紫，旗瓣扁圆形，顶端微凹，基部稍有耳，翼瓣略呈三角形，龙骨瓣稍弯；子房线形，被毛。荚果下垂，长7.5～70(90) cm，稍肉质而膨胀或坚实，有种子多颗。种子长椭圆形或圆柱形或稍肾形，黄白色、暗红色或其他颜色。花期5～8月。

生境与分布 生于土层深厚、疏松、保肥保水性强的肥沃土壤。贵州乌蒙山各县区均有栽培。

采收加工 秋季果实成熟时采收，晒干，打下种子，再晒干。

性味归经 甘，平。归脾、胃经。

功能主治 清热，消暑，利水，解毒。用于暑热烦渴，感冒发热，霍乱吐泻，痰热哮喘，头痛目赤，水肿，疮疡痈肿，药物及食物中毒。

用法用量 内服：水煎，30～60 g；或煮食；或研末，6～9 g。外用：适量，捣敷。

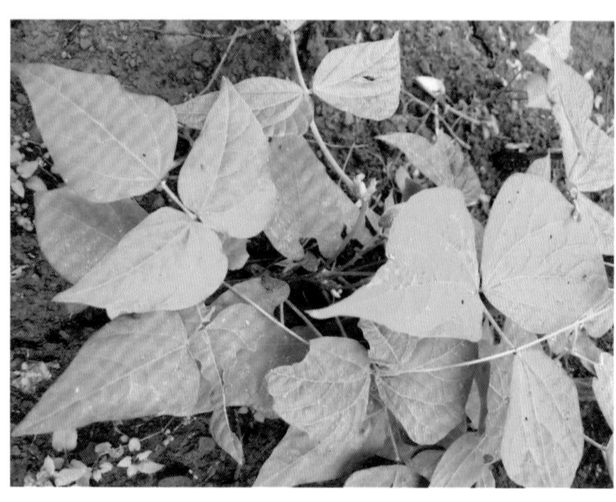

▲ 豇豆植株

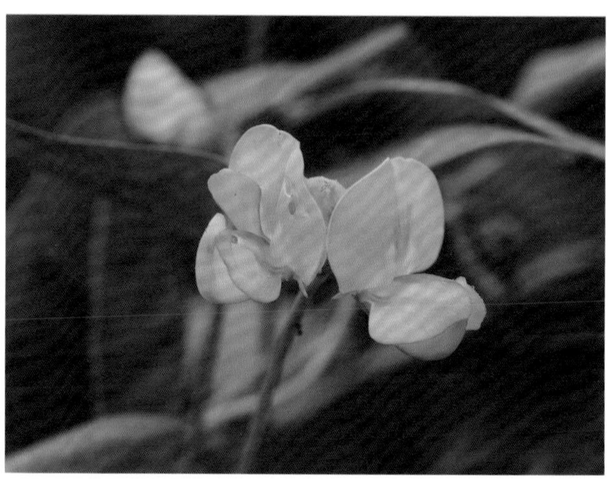

▲ 豇豆花

酢浆草 *Oxalis corniculata* L.

别名 酸浆草。

药材名 酢浆草（全草）。

形态特征 草本。根茎稍肥厚。茎细弱，多分枝，直立或匍匐，匍匐茎节上生根。叶基生或茎上互生；托叶小，长圆形或卵形，边缘被密长柔毛，基部与叶柄合生，或同一植株下部托叶明显而上部托叶不明显；叶柄长1～13 cm，基部具关节；小叶3，无柄，倒心形，长4～16 mm，宽4～2 mm，先端凹入，基部宽楔形，两面被柔毛或表面无毛，沿脉被毛较密，边缘具贴伏缘毛。花单生或数朵集为伞形花序状，腋生，总花梗淡红色，与叶近等长；花梗长4～15 mm，果后延伸；小苞片2，披针形，长2.5～4.0 mm，膜质；萼片5，披针形或长圆状披针形，长3～5 mm，背面和边缘被柔毛，宿存；花瓣5，黄色，长圆状倒卵形，长6～8 mm，宽4～5 mm；雄蕊10，花丝白色半透明，有时被疏短柔毛，基部合生，长、短互间，长者花药较大且早熟；子房长圆形，5室，被短伏毛，花柱5，柱头头状。蒴果长圆柱形，长1.0～2.5 cm，5棱。种子长卵形，长1.0～1.5 mm，褐色或红棕色，具横向肋状网纹。花期2～9月，果期2～9月。

生境与分布 生于荒野、田野、路旁或杂草丛中。贵州乌蒙山各地均有分布。

采收加工 夏、秋季采收，洗净，晒干。

性味归经 酸，寒。归肝、肺、膀胱经。

功能主治 清热利湿，凉血散瘀，解毒消肿。用于湿热泄泻，痢疾，黄疸，淋证，带下，吐血，尿血，月经不调，跌打损伤，咽喉肿痛，痈肿疔疮，湿疹，蛇虫咬伤。

用法用量 内服：水煎，9～15 g，鲜品30～60 g；或研末；或鲜品绞汁饮。外用：适量，煎水洗、捣烂敷、捣汁涂或煎水漱口。

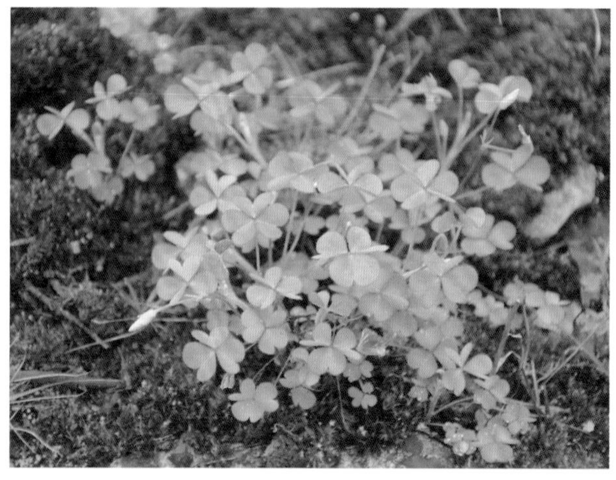

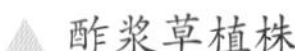
▲ 酢浆草植株

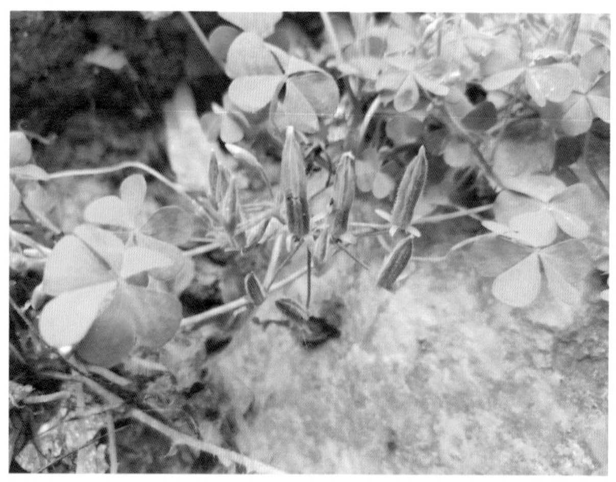

▲ 酢浆草果实

红花酢浆草 *Oxalis corymbosa* DC.

别名 大老鸦酸、地麦子、大酸味草、紫花酢浆草、大叶酢浆草。

药材名 铜锤草（全草）。

形态特征 多年生直立草本。无地上茎，地下部分有球状鳞茎，外层鳞片膜质，褐色，背具 3 条肋状纵脉，被长缘毛，内层鳞片呈三角形，无毛。叶基生；叶柄长 5～30 cm 或更长，被毛；小叶 3，扁圆状倒心形，顶端凹入，两侧角圆形，基部宽楔形；托叶长圆形，顶部狭尖，与叶柄基部合生。总花梗基生，二歧聚伞花序，通常排列成伞形花序式，总花梗长 10～40 cm 或更长，被毛；花梗、苞片、萼片均被毛；萼片

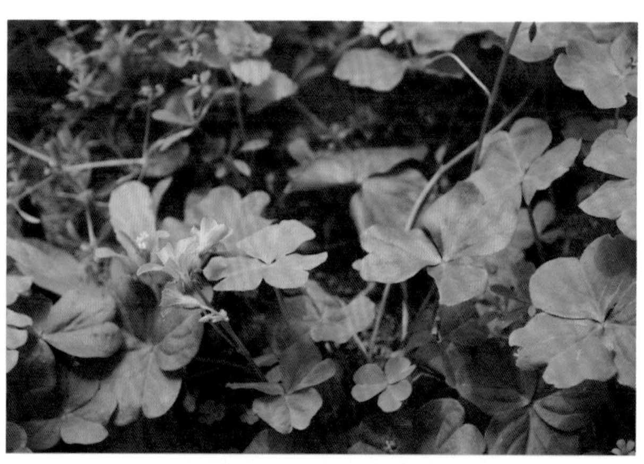

▲ 红花酢浆草植株

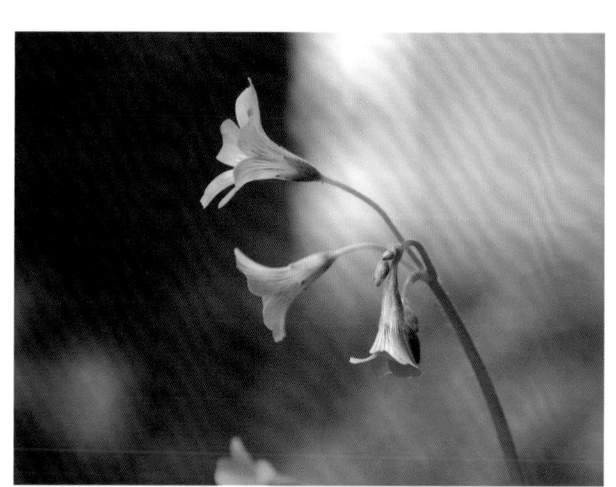

▲ 红花酢浆草花序

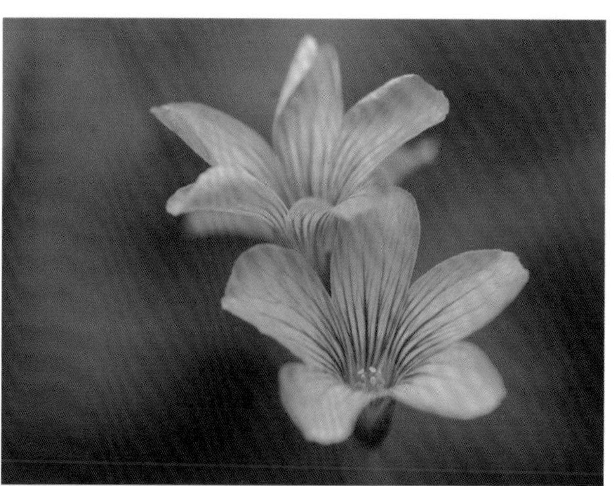

▲ 红花酢浆草花冠

5,披针形,先端有暗红色长圆形的小腺体2枚,顶部腹面被疏柔毛;花瓣5,淡紫色至紫红色,基部颜色较深;雄蕊10枚,5长5短,花丝基部合生,被柔毛;子房5室,花柱5,柱头浅2裂。花、果期3～12月。

生境与分布　生于荒野、田野、路旁或杂草丛中。七星关、大方有分布。

采收加工　夏、秋季采收,洗净,晒干。

性味归经　酸,寒。归肝、大肠经。

功能主治　散瘀消肿,清热利湿,解毒。用于跌打损伤,月经不调,咽喉肿痛,痢疾,水肿,痔疮,痈肿疮疖,烧烫伤。

用法用量　内服:水煎,15～30 g;或浸酒服、炖肉。外用:适量,鲜品捣烂敷患处。

铁苋菜 *Acalypha australis* L.

别名　海蚌含珠、灯盏窝。

药材名　铁苋菜(全草)。

形态特征　一年生草本。叶膜质,长卵形、近菱状卵形或阔披针形,长3～9 cm,宽1～5 cm,顶端短渐尖,基部楔形,稀圆钝,边缘具圆锯,上面无毛,下面沿中脉具柔毛;基出脉3条,侧脉3对;叶柄长2～6 cm,具短柔毛;托叶披针形,长1.5～2.0 mm,具短柔毛。雌雄花同序,花序腋生,稀顶生,长1.5～5.0 cm,花序梗长0.5～3.0 cm,花序轴具短毛,雌花苞片1～2(～4)枚,卵状心形,花后增大,长1.4～2.5 cm,宽1～2 cm,边缘具三角形齿,外面沿掌状脉具疏柔毛,苞腋具雌花1～3朵;花梗无;雄花生于花序上部,排列呈穗状或头状,雄花苞片卵形,长约0.5 mm,苞腋具雄花5～7朵,簇生;花梗长0.5 mm;雄花花蕾时近球形,无毛,花萼裂片4枚,卵形,长约0.5 mm;雄蕊7～8枚;雌花萼片3枚,

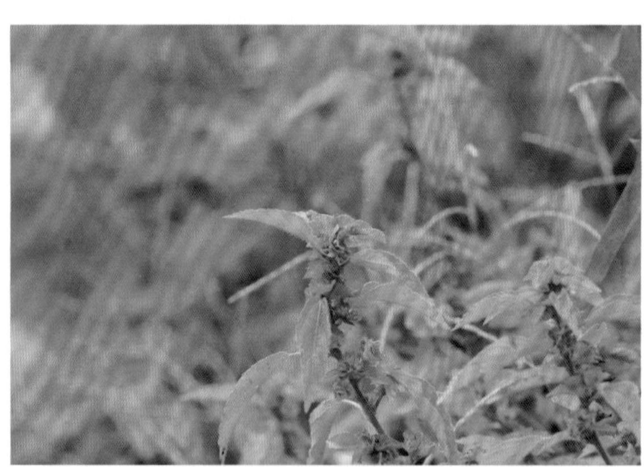

▲ 铁苋菜植株

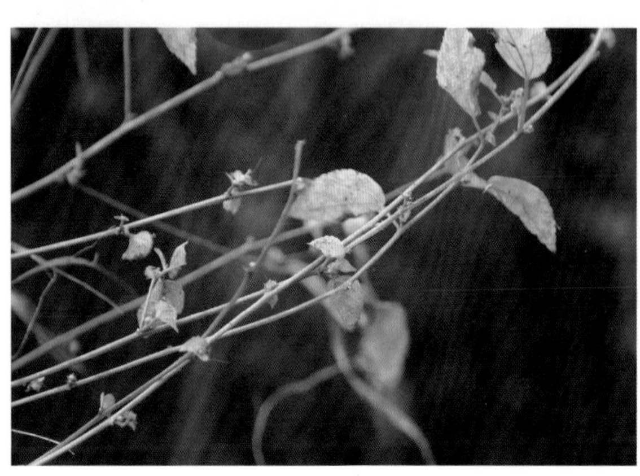

▲ 铁苋菜茎

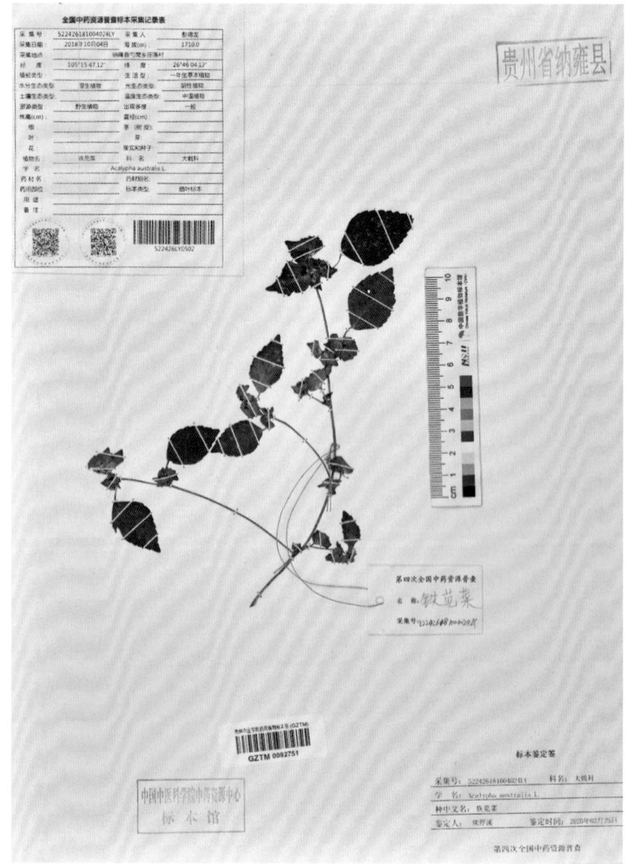

▲ 铁苋菜标本

长卵形，长 0.5～1 mm，具疏毛；子房具疏毛，花柱 3 枚，长约 2 mm，撕裂 5～7 条。蒴果直径 4 mm，具 3 个分果爿，果皮具疏生毛和毛基变厚的小瘤体；种子近卵状，长 1.5～2.0 mm，种皮平滑，假种阜细长。花期 4～12 月，果期 4～12 月。

生境与分布　生于旷野、丘陵或路边湿润处。贵州乌蒙山各地均有分布。

采收加工　夏季采收，除去泥土，晒干。

性味归经　苦、凉。归心、肺、大肠、小肠经。

功能主治　清热利湿，凉血解毒，消积。用于痢疾，泄泻，吐血，衄血，尿血，便血，崩漏，小儿疳积，痈疖疮疡，皮肤湿疹。

用法用量　内服：10～30 g。外用：鲜品适量，捣烂敷患处。

泽漆 *Euphorbia helioscopia* L.

别名　五朵云、五灯草、五风草。

药材名　泽漆(全草)。

形态特征　一年生草本。根纤细，长 7～10 cm，直径 3～5 mm，下部分枝。茎直立，单一或自基部多分枝，分枝斜展向上，高 10～30(50) cm，直径 3～5(7) mm，光滑无毛。叶互生，倒卵形或匙形，长 1.0～3.5 cm，宽 5～15 mm，先端具牙齿，中部以下渐狭或呈楔形；总苞叶 5 枚，倒卵状长圆形，长 3～4 cm，宽 8～14 mm，先端具牙齿，基部略渐狭，无柄；总伞幅 5 枚，长 2～4 cm；苞叶 2 枚，卵圆形，先端具牙齿，基部呈圆形。花序单生，有柄或近无柄；总苞钟状，高约 2.5 mm，直径约 2 mm，光滑无毛，边缘 5 裂，裂片半圆形，边缘和内侧具柔毛；腺体 4，盘状，中部内凹，基部具短柄，淡褐色。雄花数枚，明显伸出总苞外；雌花 1 枚，子房柄略伸出总苞边缘。蒴果三棱状阔圆形，光滑，无毛；具明显的三纵

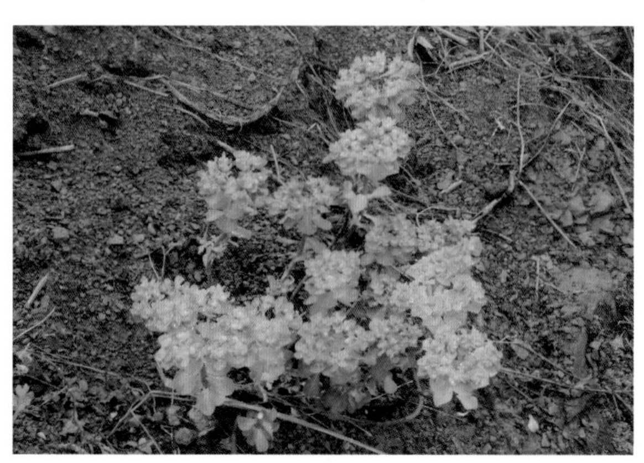

▲ 泽漆植株

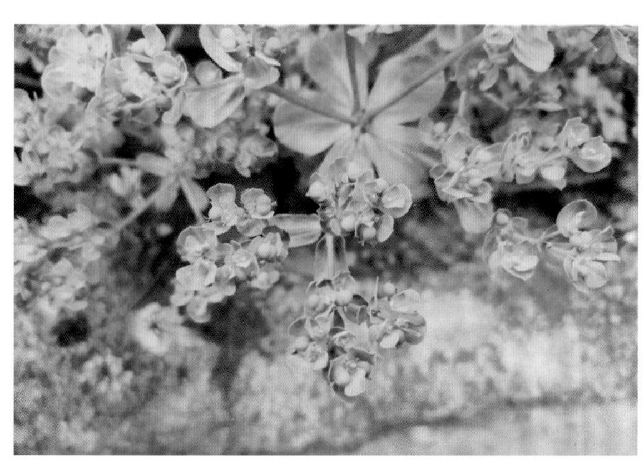

▲ 泽漆果实

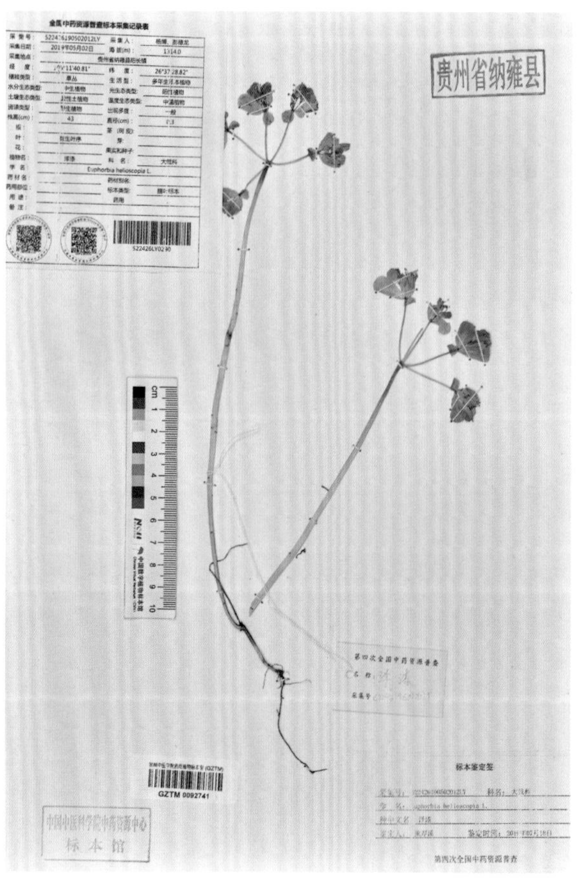

▲ 泽漆标本

沟，长 2.5～3.0 mm，直径 3.0～4.5 mm；成熟时分裂为 3 个分果爿。种子卵状，长约 2 mm，直径约 1.5 mm，暗褐色，具明显的脊网；种阜扁平状，无柄。花期 4～10 月，果期 4～10 月。

生境与分布 生于山沟、路旁、荒地或湿地。贵州乌蒙山各地均有分布。

采收加工 4～5 月开花时采收，除去杂质，晒干。

性味归经 辛、苦，微寒。有小毒。归肺、脾、大肠、小肠经。

功能主治 利水消肿，化痰止咳，解毒杀虫。用于水气肿满，痰饮咳喘，疟疾，菌痢，瘰疬，结核性瘘管，骨髓炎。

用法用量 内服：水煎，3～9 g；或熬膏，入丸、散用。外用：适量，煎水洗；熬膏涂或研末调敷。

地锦草 *Euphorbia humifusa* Willd. ex Schlecht.

别名 地瓣草。

药材名 地锦草（全草）。

形态特征 一年生匍匐草本。茎纤细，近基部分枝，带紫红色，无毛。叶对生；叶柄极短；托叶线形，通常 3 裂；叶片长圆形，长 4～10 mm，宽 4～6 mm，先端钝圆，基部偏狭，边缘有细齿，两面无毛或疏生柔毛，绿色或淡红色。杯状花序单生于叶腋；总苞倒圆锥形，浅红色，顶端 4 裂，裂片长三角形；腺体 4，长圆形，有白色花瓣状附属物；子房 3 室；花柱 3，2 裂。蒴果三棱状球形，光滑无毛；种子卵形，黑褐色，外被白色蜡粉，长约 1.2 mm，宽约 0.7 mm。花期 6～10 月，果实 7 月渐次成熟。

生境与分布 生于路旁、田间或杂草中。贵州乌蒙山各地均有分布。

采收加工 秋季采收，除去杂质，晒干。

性味归经 辛，平。归肺、肝、胃、大肠、膀胱经。

功能主治 清热解毒，利湿退黄，活血止痛。用于痢疾，泄泻，黄疸，咳血，吐血，尿血，便血，崩漏，乳汁不下，跌打损伤。

用法用量 内服：水煎，10～15 g，鲜者可用 15～30 g；或入散剂。外用：适量，鲜品捣敷或研末撒。

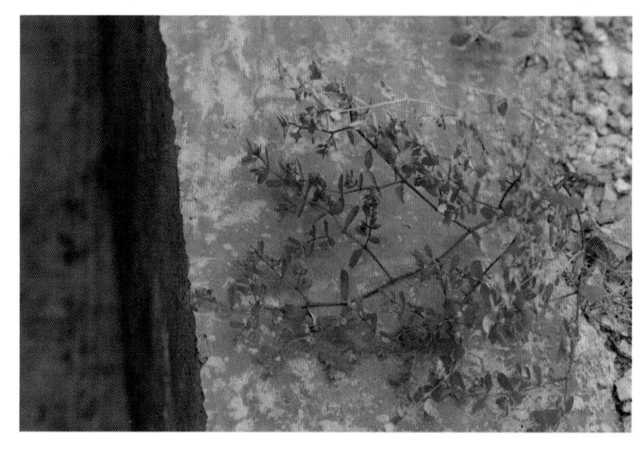

▲ 地锦草植株

续随子 *Euphorbia lathyris* L.

别名 千金子。

药材名 续随子（种子）、续随子叶（叶）、续随子汁（乳汁）。

形态特征 二年生草本。根柱状，长 20 cm 以上，直径 3～7 mm，侧根多而细。茎直立，基部单一，略带紫红色，顶部二歧分枝，灰绿色，高可达 1 m。叶交互对生，茎下部密集，茎上部稀疏，线状披针形，长 6～10 cm，宽 4～7 mm，先端渐尖或尖，基部半抱茎，全缘；侧脉不明显；无叶柄；总苞叶和茎叶均为 2 枚，卵状长三角形，长 3～8 cm，宽 2～4 cm，先端渐尖或急尖，基部近平截或半抱茎，全缘，无柄。花序单生，近钟状，高约 4 mm，直径 3～5 mm，边缘 5 裂，裂片三角状长圆形，边缘浅波状；腺体 4，新月形，两端具短角，暗褐色。雄花多数，伸出总苞边缘；雌花 1

枚，子房柄几与总苞近等长；子房光滑无毛，直径 3～6 mm；花柱细长，3 枚，分离；柱头 2 裂。蒴果三棱状球形，长与直径各约 1 cm，光滑无毛，花柱早落，成熟时不开裂。种子柱状至卵球状，长 6～8 mm，直径 4.5～6.0 mm，褐色或灰褐色，无皱纹，具黑褐色斑点；种阜无柄，极易脱落。花期 4～7 月，果期 6～9 月。

生境与分布 生于向阳山坡或谷岸。贵州乌蒙山各县区均有栽培。

采收加工 1. 续随子。7 月中、下旬果实变黑褐色时采收，晒干，取种子，再晒干。

2. 续随子叶。随用随采。

3. 续随子汁。夏、秋季折断茎，取其汁，随采随用。

性味归经 1. 续随子。辛，温。有毒。归肝、肾、大肠经。

2. 续随子叶。苦，微温。归肝经。

3. 续随子汁。辛，温。有毒。归肺经。

功能主治 1. 续随子。逐水退肿，破血消癥，解毒杀虫。用于水肿，腹水，二便不利，经闭，疥癣癞疮，痈肿，毒蛇咬伤。

2. 续随子叶。祛斑，解毒。用于白癜风，面皯，蝎螫。

3. 续随子汁。去斑，解毒，敛疮。用于白癜风，蛇咬伤。

用法用量 1. 续随子。内服：1～2 g，去壳，多入丸散服。外用：适量，捣烂敷患处。

2. 续随子叶。外用：适量，捣敷。

3. 续随子汁。外用：适量，捣敷。

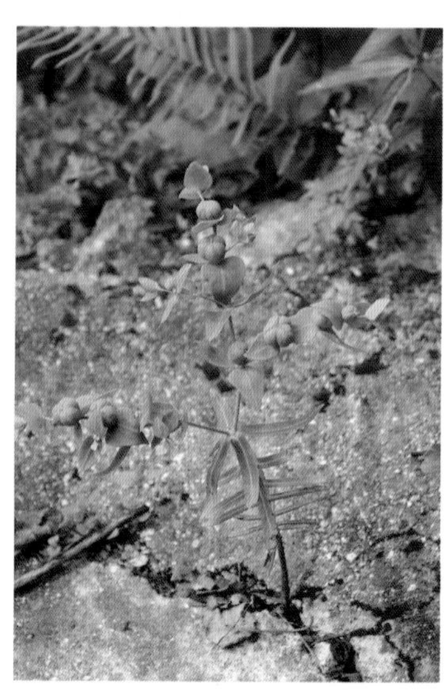

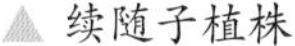

▲ 续随子植株

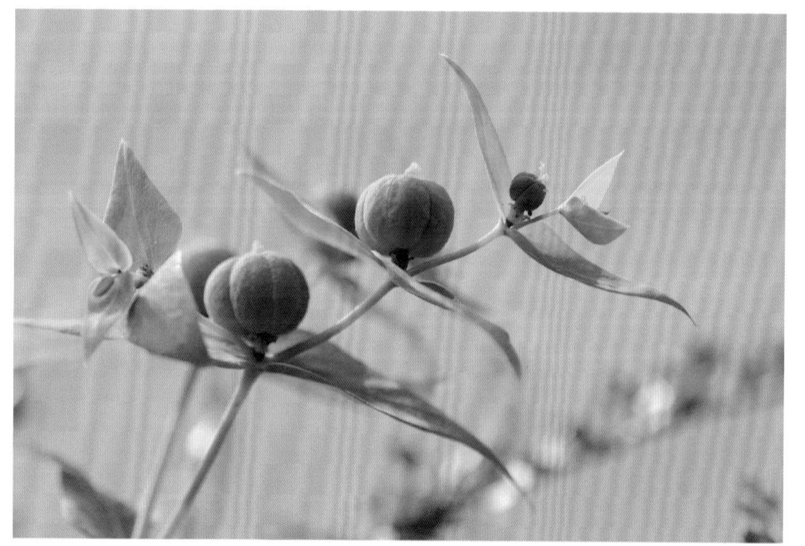

▲ 续随子果实

算盘子 *Glochidion puberum* (L.) Hutch.

药材名 算盘子(果实)、算盘子叶(叶)、算盘子根(根)。

形态特征 直立灌木。高 1～5 m，多分枝；小枝灰褐色；小枝、叶片下面、萼片外面、子房和果实均密被短柔毛。叶片纸质或近革质，长圆形、长卵形或倒卵状长圆形，稀披针形，长 3～8 cm，宽 1～2.5 cm，顶端钝、急尖、短渐尖或圆，基部楔形至钝，上面灰绿色，仅中脉被疏短柔毛或几无毛，下面粉绿色；侧脉每边 5～7 条，下面凸起，网脉明显；叶柄长 1～3 mm；托叶三角形，长约 1 mm。花小，雌雄同株或异株，2～5 朵簇生于叶腋内，雄花束常着生于小枝下部，雌花束则在上部，或有时雌花和雄花同生于一叶腋内；雄花花梗长 4～15 mm；萼片 6，狭长圆形或长圆状倒卵形，长 2.5～3.5 mm；雄蕊 3，合生呈圆柱状；雌花花梗长约 1 mm；萼片 6，与雄花的相似，但较短而厚；子房圆球状，5～10 室，每室有 2 颗胚珠，花柱合生呈环状，长宽与子房几相等，与子房接连处缢缩。蒴果扁球状，直径 8～15 mm，边缘有 8～10 条纵沟，成熟时带红色，顶端具有环状而稍伸长的宿存花柱；种子近肾形，具三棱，长约 4 mm，朱红色。花期 4～8 月，果期 7～11 月。

生境与分布 生于海拔 1 500～2 000 m 的山野、村旁或路边。贵州乌蒙山各地均有分布。

采收加工 1. 算盘子。秋季采收，除去杂质，晒干。
2. 算盘子叶。夏、秋季采收，晒干。
3. 算盘子根。全年均可采挖，洗净，晒干。

性味归经 1. 算盘子。苦、涩，凉。归肾经。
2. 算盘子叶。苦、涩，凉。小毒。归大肠、肝、肺经。
3. 算盘子根。苦，凉。小毒。归大肠、肝、肺经。

功能主治 1. 算盘子。清热除湿，解毒利咽，行气活血。用于痢疾，泄泻，黄疸，咽喉肿痛，牙痛，淋浊，带下，风湿痹痛，湿疮。
2. 算盘子叶。清热利湿，解毒消肿。用于湿热泻痢，黄疸，淋浊，带下，发热，咽喉肿痛，痈疮疖肿，漆疮，湿疹，虫蛇咬伤。
3. 算盘子根。清热，利湿，行气，活血，解毒消肿。用于感冒发热，咽喉肿痛，咳嗽，牙痛，湿热泻痢，黄疸，淋浊，带下，风湿痹痛，腰痛，疝气，痛经，闭经，跌打损伤，痈肿，瘰疬，蛇虫咬伤。

用法用量 1. 算盘子。内服：水煎，10～20 g。
2. 算盘子叶。内服：水煎，6～9 g，鲜品 30～60 g；或焙干研末；或绞汁。外用：适量，煎水熏洗；或捣烂敷。
3. 算盘子根。内服：水煎，15～30 g。外用：适量，煎水熏洗。

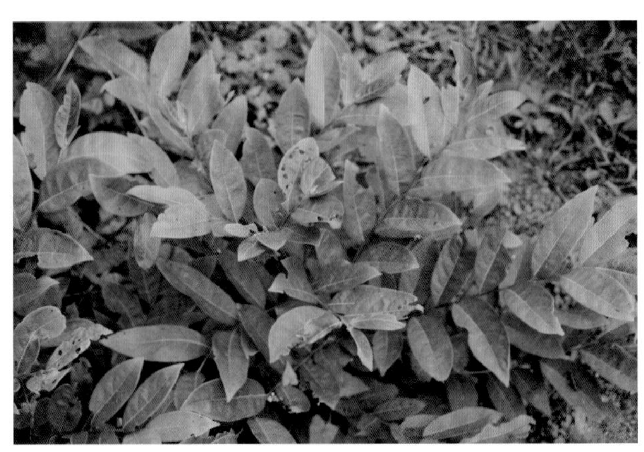

▲ 算盘子植株

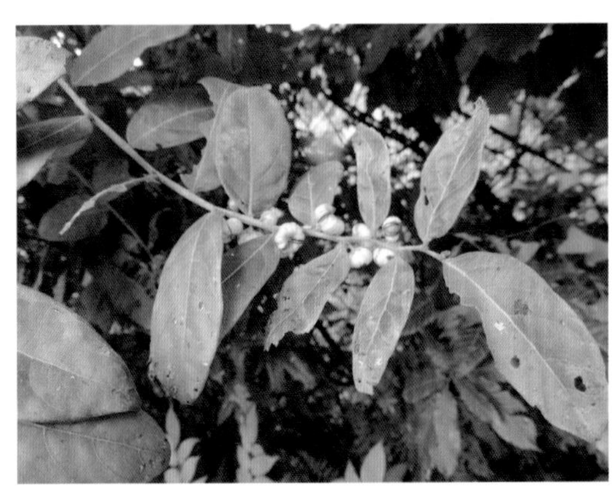

▲ 算盘子叶

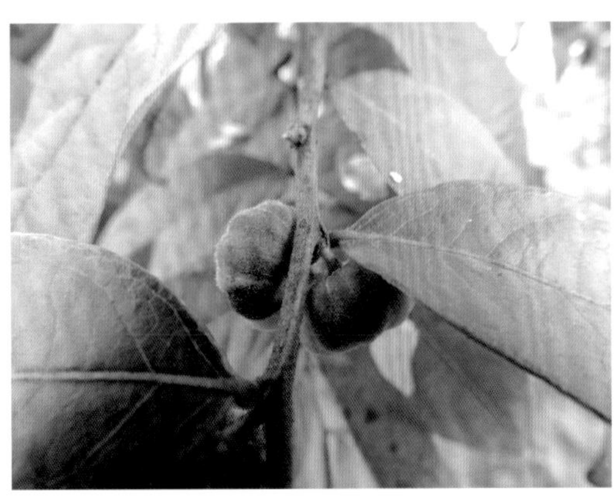

▲ 算盘子果实

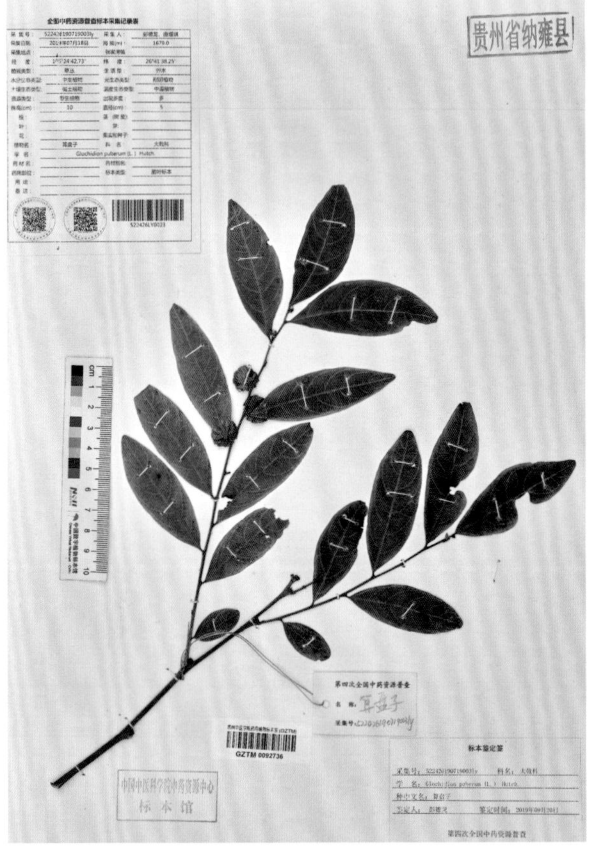

▲ 算盘子标本

乌桕 *Sapium sebiferum*（L.）Roxb.

别名 木腊树、腊子树、桕子树、木子树。

药材名 乌桕皮（根皮、树皮）、乌桕叶（叶）、乌桕子（种子）。

形态特征 乔木。叶互生，纸质，叶片菱形、菱状卵形或稀有菱状倒卵形，长3～8 cm，宽3～9 cm，顶端骤然紧缩具长短不等的尖头，基部阔楔形或钝，全缘；中脉两面微凸起，侧脉6～10对，纤细，斜上升，离缘2～5 mm弯拱网结，网状脉明显；叶柄纤细，长2.5～6.0 cm，顶端具2腺体；托叶顶端钝，长约1 mm。花单性，雌雄同株，聚集成顶生、长6～12 cm的总状花序，雌花通常生于花序轴最下部或罕有在雌花下部亦有少数雄花着生，雄花生于花序轴上部或有时整个花序全为雄花。雄花花梗纤细，长1～3 mm，向上渐粗；苞片阔卵形，长和宽近相等约2 mm，顶端略尖，基部两侧各具一近肾形的腺体，每一苞片内具10～15朵花；小苞片3，不等大，边缘撕裂状；花萼杯状，3浅裂，裂片钝，具不规则的细齿；雄蕊2枚，罕有3枚，伸出于花萼之外，花丝分离，与球状花药近等长。雌花花梗粗壮，长3.0～3.5 mm；苞片深3裂，裂片渐尖，基部两侧的腺体与雄花的相同，每一苞片内仅1朵雌花，间有1雌花和数雄花同聚生于苞腋内；花萼3深裂，裂片卵形至卵状披针形，顶端短尖至渐尖；子房卵球形，平滑，3室，花柱3，基部合生，柱头外卷。蒴果梨状球形，成熟时黑色，直径1.0～1.5 cm。具3种子，分果爿脱落后而中轴宿存。种子扁球形，黑色，长约8 mm，宽6～7 mm，外被白色、蜡质的假种皮。花期4～8月。

生境与分布 生于温暖湿润的向阳山坡、土坎或路旁。贵州乌蒙山各地均有分布。

采收加工 1. 乌桕皮。夏、秋季采剥，除去栓皮，晒干。

2. 乌桕叶。夏、秋季采收，晒干。

3. 乌桕子。深秋果实成熟时采收，阴干或晒干，取种子，再晒干。

性味归经 1. 乌桕皮。苦，微温。归肺、肾、胃、大肠经。

2. 乌桕叶。苦，微温。有小毒。归肺、脾、肾、大肠经。

3. 乌桕子。甘，凉。有毒。归心经。

功能主治 泻下逐水，消肿散结，解毒杀虫。用于水肿，腹水，二便不通，跌打损伤，疔毒痈肿，湿疹，疥癣，疥疮，脓疱疮，毒蛇咬伤。

用法用量 1. 乌桕皮。内服：水煎，9～12 g；或入丸、散。外用：适量，煎水洗或研末调敷。

2. 乌桕叶。内服：水煎，6～12 g。外用：适量，鲜品捣敷；或煎水洗。

3. 乌桕子。内服：水煎，3～6 g。外用：适量，煎水洗；或捣敷。

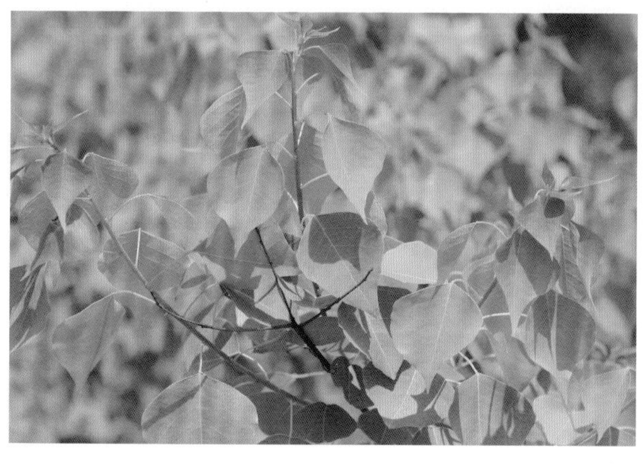

▲ 乌桕植株

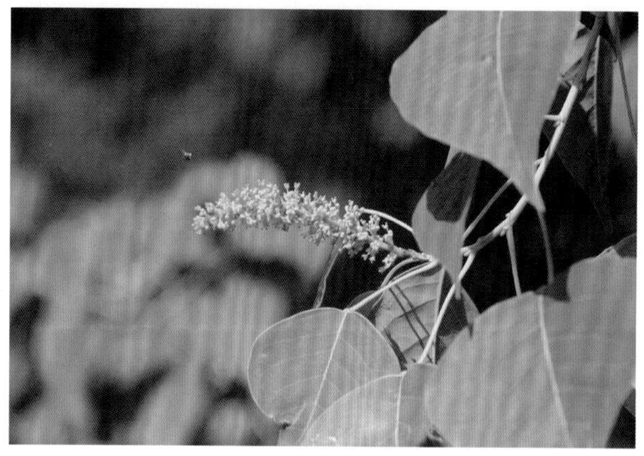

▲ 乌桕花

狼毒 *Stellera chamaejasme* L.

别名 猴子根。

药材名 狼毒(根)。

形态特征 多年生草本,高20～50 cm。根茎木质,粗壮,圆柱形,表面棕色,内面淡黄色;茎直立,丛生,不分枝,纤细,绿色,有时带紫色,无毛,草质,基部木质化,有时具棕色鳞片。叶散生,稀对生或近轮生,薄纸质,披针形或长圆状披针形,稀长圆形,长12～28 mm,宽3～10 mm,先端渐尖或急尖,稀钝形,基部圆形至钝形或楔形,上面绿色,下面淡绿色至灰绿色,全缘,中脉在上面扁平,下面隆起,侧脉4～6对,第2对直伸直达叶片的2/3,两面均明显;叶柄短,长约1.1 mm,基部具关节,上面扁平或微具浅沟。花白色、黄色至带紫色,头状花序,顶生;具绿色叶状总苞片;无花梗;花萼筒细瘦,长9～11 mm,具明显纵脉,基部略膨大,无毛,裂片5,卵状长圆形,长2～4 mm,宽约2 mm,顶端圆形,常具紫红色的网状脉纹;雄蕊10,2轮,下轮着生花萼筒的中部以上,上轮着生于花萼筒的喉部,花药微伸出,花丝极短,花药黄色,线状椭圆形,长约1.5 mm;子房椭圆形,几无柄,长约2 mm,直径1.2 mm,上部被淡黄色丝状柔毛,花柱短,柱头头状,顶端微被黄色柔毛。果实圆锥形,长5 mm,直径约2 mm,上部或顶部有灰白色柔毛,为宿存的花萼筒所包围;种皮膜质,淡紫色。花期4～6月,果期7～9月。

生境与分布 生于干燥、向阳的山坡草丛中。威宁、七星关、大方有分布。

采收加工 秋季挖根,洗净,鲜用或切片晒干。

性味归经 苦、辛,平。有毒。归肺、脾、肝经。

功能主治 泻水逐饮,破积杀虫。用于水肿腹胀,痰食虫积,心腹疼痛,癥瘕积聚,结核,疥癣。

用法用量 内服:水煎,1～3 g;或入丸、散。外用:适量,研末调敷;或醋磨汁涂;或取鲜根,去皮捣烂敷。

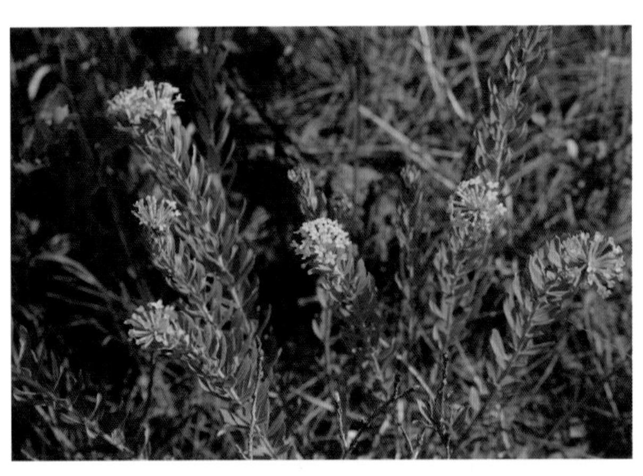

▲ 狼毒植株

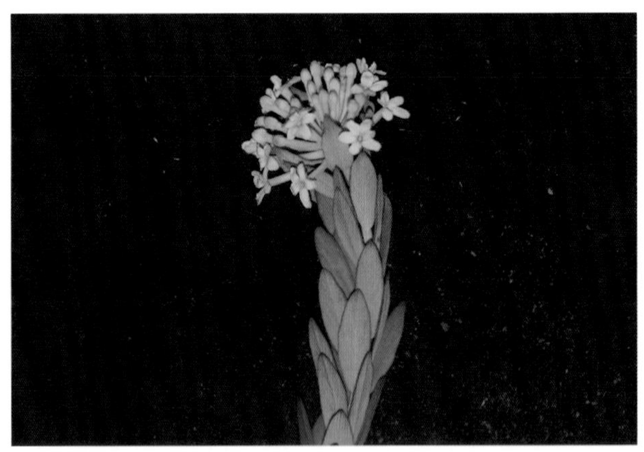

▲ 狼毒花

柚 *Citrus maxima* (Burm.) Merr.

别名 文旦、柚子、胡柑、臭柚、臭橙。

药材名 柚根(根)、柚叶(叶)、柚花(花)、柚(果实)、化橘红(外果皮)、柚核(种子)。

形态特征 乔木。嫩枝、叶背、花梗、花萼及子房均被柔毛，嫩叶通常暗紫红色，嫩枝扁且有棱。叶质颇厚，色浓绿，阔卵形或椭圆形，连翼叶长 9～16 cm，宽 4～8 cm，或更大，顶端钝或圆，有时短尖，基部圆，翼叶长 2～4 cm，宽 0.5～3.0 cm，个别品种的翼叶甚狭窄。总状花序，有时兼有腋生单花；花蕾淡紫红色，稀乳白色；花萼不规则 5～3 浅裂；花瓣长 1.5～2.0 cm；雄蕊 25～35 枚，有时部分雄蕊不育；花柱粗长，柱头略较子房大。果圆球形，扁圆形，梨形或阔圆锥状，横径通常 10 cm 以上，淡黄或黄绿色，杂交种有朱红色的，果皮甚厚或薄，海绵质，油胞大，凸起，果心实但松软，瓢囊 10～15 或多至 19 瓣；种子多达 200 余粒，亦有无子的，形状不规则，通常近似长方形，上部质薄且常截平，下部饱满，多兼有发育不全的，有明显纵肋棱，子叶乳白色，单胚。花期 4～5 月，果期 9～12 月。

生境与分布　栽培于丘陵或低山地带。贵州乌蒙山各县区均有栽培。

采收加工　1. 柚根。全年均可采，挖根，洗净，切片晒干。
2. 柚叶。夏、秋季采叶，鲜用或晒干备用。
3. 柚花。4～5 月采花，晾干或烘干备用。
4. 柚。10～11 月果实成熟时采收，鲜用。
5. 化橘红。10～11 月果实未成熟时采收，置沸水中略烫后，将果皮切成 5～7 瓣，除去果瓤和部分中果皮，压制成形，晒干或阴干，称"光橘红"。
6. 柚核。秋、冬季，将成熟的果实剥开果皮，食果瓤，取出种子，洗净，晒干。

性味归经　1. 柚根。辛、苦，温。归肺、胃、肝经。
2. 柚叶。辛、苦，温。归脾、肝经。
3. 柚花。辛、苦，温。归脾、胃经。
4. 柚。甘、酸，寒。归肝、脾、胃经。
5. 化橘红。辛、苦，温。归肺、脾经。
6. 柚核。苦，温。归肝经。

功能主治　1. 柚根。理气止痛，散风寒。用于胃痛气胀，疝气疼痛，风寒咳嗽。
2. 柚叶。行气止痛，解毒消肿。用于头风痛，寒湿痹痛，食滞腹痛，乳痈，扁桃体炎，中耳炎。
3. 柚花。行气，化痰，止痛。用于胃脘胸膈间痛。
4. 柚。消食，化痰，醒酒。用于饮食积滞，食欲不振，醉酒。
5. 化橘红。理气宽中，燥湿化痰。用于咳嗽痰多，食积伤酒，呕恶痞闷。
6. 柚核。疏肝理气，宣肺止咳。用于疝气，肺寒咳嗽。

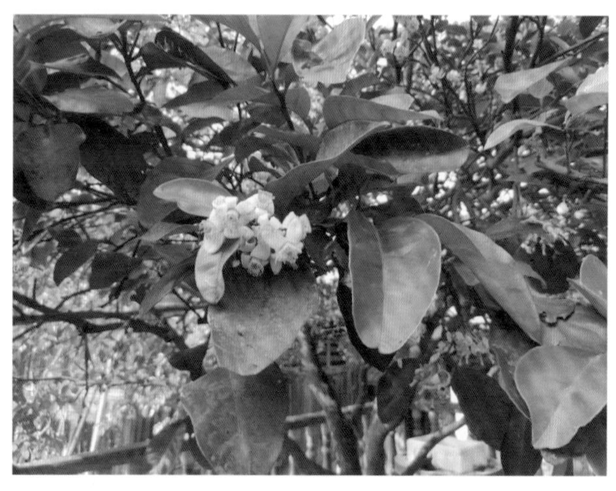

▲ 柚植株

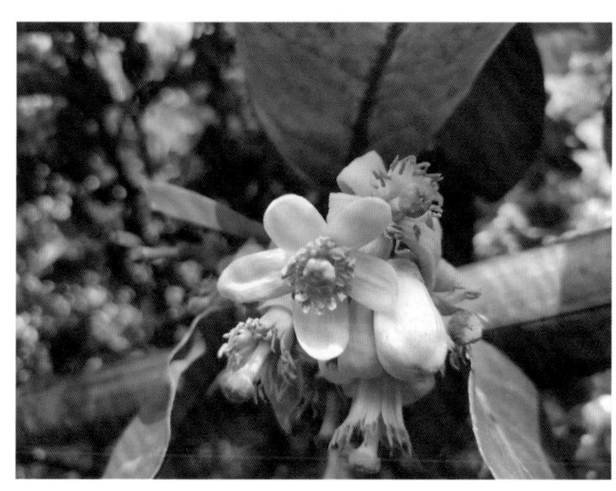

▲ 柚花

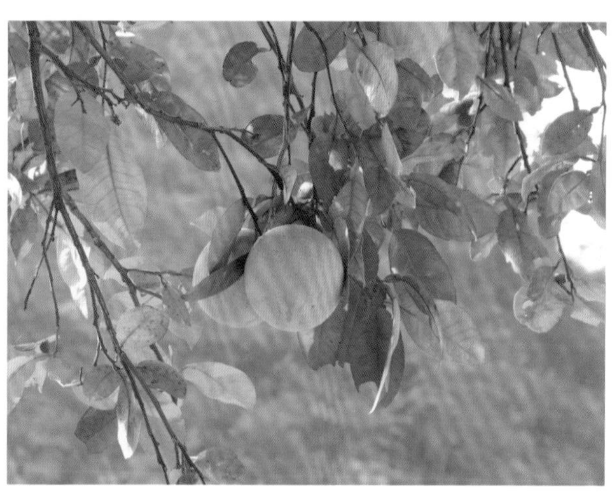

▲ 柚果实

用法用量 1. 柚根。内服：水煎，9～15 g。
2. 柚叶。内服：水煎，15～30 g。外用：适量，捣敷或煎水洗。
3. 柚花。内服：水煎，1.5～4.5 g。
4. 柚。内服：适量，生食。
5. 化橘红。内服：水煎，3～6 g。
6. 柚核。内服：水煎，6～9 g。外用：适量，开水浸泡，涂擦。

吴茱萸 *Evodia rutaecarpa* (Juss.) Benth.

别名 茶辣、辣子、臭辣子、吴萸、吴椒。

药材名 吴茱萸（近成熟果实）。

形态特征 小乔木或灌木，高3～5 m，嫩枝暗紫红色，与嫩芽同被灰黄或红锈色绒毛，或疏短毛。单数羽状复叶，对生；小叶5～11枚，小叶薄至厚纸质，卵形，椭圆形或披针形，长6～18 cm，宽3～7 cm，叶轴下部的较小，两侧对称或一侧的基部稍偏斜。花序顶生；雄花序的花彼此疏离，雌花序的花密集或疏离；萼片及花瓣均5片，偶有4片，镊合排列；雄花花瓣腹面被疏长毛，退化雌蕊4～5深裂；雌花花瓣腹面被毛。果密集或疏离，暗紫红色，有大油点，每分果瓣有1种子；种子近圆球形，一端钝尖，腹面略平坦，褐黑色，有光泽。花期4～6月，果期8～11月。

生境与分布 生于海拔500～1 000 m的向阳山坡、土坎或灌木林中，或栽培。贵州乌蒙山各地均有分布。

采收加工 夏、秋季果实呈绿色而心皮未开离时采收，晒干，用手搓揉，除去果柄杂质即可。

性味归经 辛、苦、热。有小毒。归肝、脾、胃、肾经。

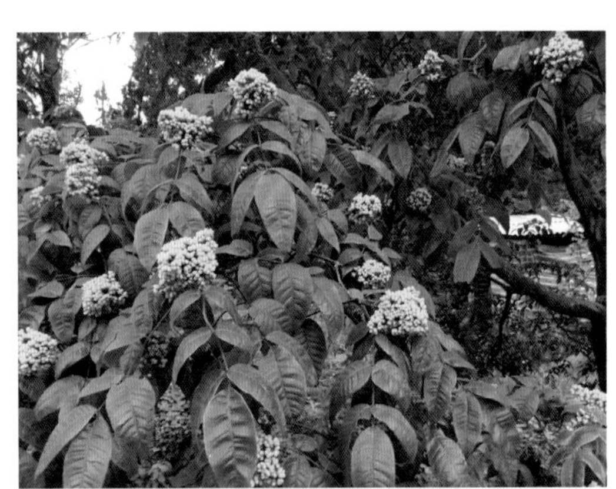

▲ 吴茱萸植株

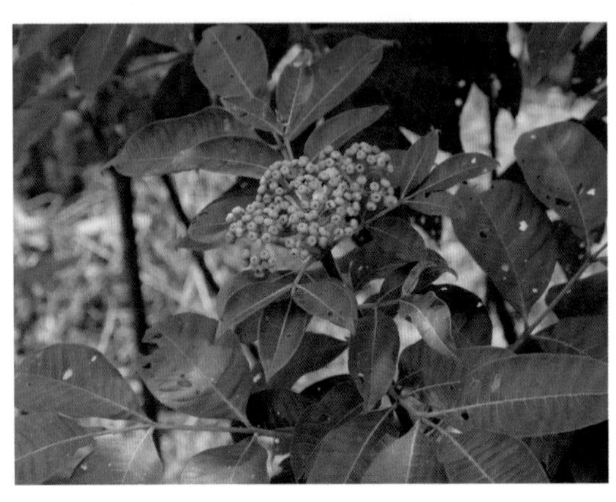

▲ 吴茱萸果实

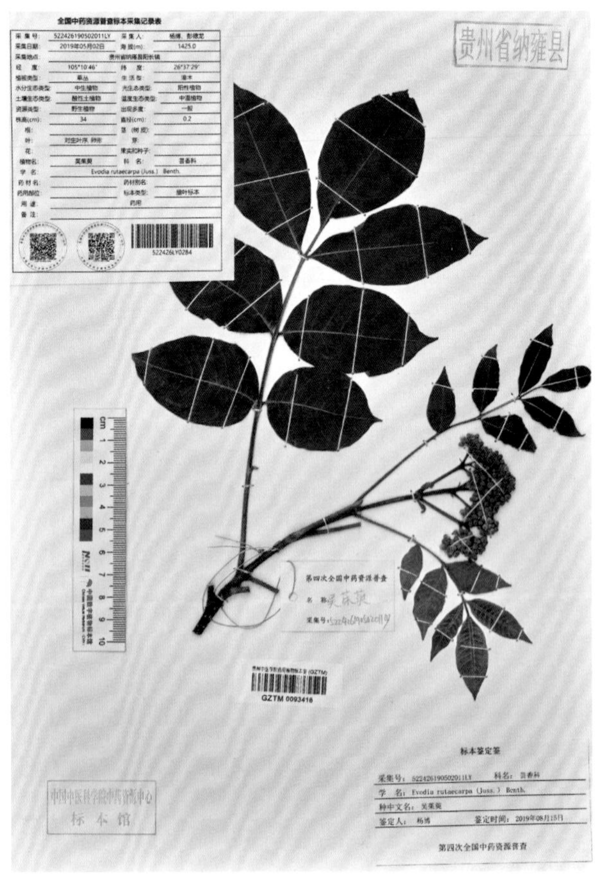

▲ 吴茱萸标本

功能主治 散寒止痛，降逆止呕，助阳止泻。用于厥阴头痛，寒疝腹痛，寒湿脚气，经行腹痛，脘腹胀痛，呕吐吞酸，五更泄泻。

用法用量 内服：水煎，2～5 g。外用：适量。

臭常山 *Orixa japonica* Thunb.

别名 大山羊、骚牯羊、地栀子、栀子黄、日本常山。

药材名 臭山羊（根）。

形态特征 灌木或小乔木。树皮灰或淡褐灰色，幼嫩部分常被短柔毛，叶有腥臭气味，嫩枝暗紫红色或灰绿色，髓部大，常中空。叶薄纸质，全缘或上半段有细钝裂齿，下半段全缘，大小差异较大，同一枝条上有长达 15 cm，宽 6 cm，也有长约 4 cm，宽 2 cm。雄花序轴纤细，初时被毛；花梗基部有苞片 1 片，苞片阔卵形，两端急尖，内拱；花瓣比苞片小，狭长圆形，上部较宽；雄蕊插生于明显的花盘基部四周，花盘近于正方形，花丝线状；雌花的萼片及花瓣形状与大小均与雄花近似，4 个靠合的心皮圆球形，花柱短，黏合。成熟分果瓣阔椭圆形，干后暗褐色，每分果瓣由顶端起沿腹及背缝线开裂，内有近圆形的种子 1 粒。花期 4～5 月，果期 9～11 月。

生境与分布 生于山坡疏林或灌丛中。贵州乌蒙山各地均有分布。

采收加工 秋、冬季采挖，洗净，切片晒干。

性味归经 苦、辛，凉。归肺、胃、肾、大肠经。

功能主治 疏风清热，行气活血，解毒除湿，截疟。用于风热感冒，咳嗽，喉痛，脘腹胀痛，风湿性关节痛，跌打伤痛，湿热痢疾，肾囊出汗，疟疾，无名肿毒。

用法用量 内服：水煎，9～15 g；或研末；或浸酒。外用：适量，研末调敷。

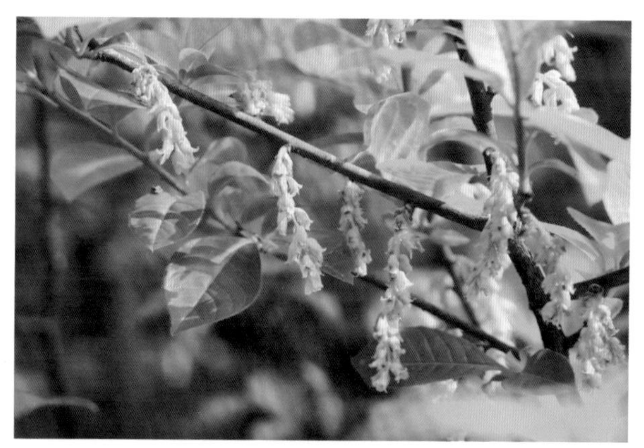

▲ 臭常山花

秃叶黄檗 *Phellodendron chinense* var. *glabriusculum* Schneid.

别名 黄柏、黄皮、黄檗皮、镰刀叶黄皮树、辛氏黄檗。

药材名 黄柏（茎皮）。

形态特征 乔木，高达 15 m。成年树有厚、纵裂的木栓层，内皮黄色，小枝粗壮，暗紫红色，无毛。叶轴及叶柄粗壮，常密被褐锈色或棕色柔毛，有小叶 7～15 片，小叶卵形、卵状披针形至卵状长圆形，纸质至厚纸质，长 5～17 cm，宽 3～8 cm，顶部短尖至长渐尖，两侧常稍不对称至明显不对称，叶面仅中脉有短毛，有时嫩叶叶面有疏短毛，叶背沿中脉两

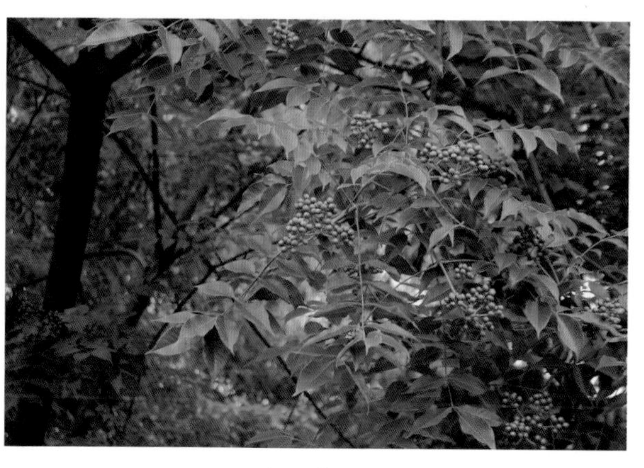

▲ 秃叶黄檗植株

侧被疏少柔毛，有时几为无毛但有棕色甚细小的鳞片状体。花序顶生，花通常密集，花序轴粗壮。果通常较疏散，蓝黑色。种子有细网纹。花期5～6月，果期9～11月。

生境与分布 生于山坡、路旁、灌丛或疏林中，或栽培。七星关有分布。

采收加工 4～6月采收，按80～90 cm的长度将树皮剥下，将粗皮刮去，压平，制干即成。

性味归经 苦，寒。归肾、膀胱经。

功能主治 清热燥湿，泻火除蒸，解毒疗疮。用于湿热泻痢，黄疸尿赤，带下阴痒，热淋涩痛，脚气痿躄，骨蒸劳热，盗汗，遗精，疮疡肿毒，湿疹湿疮。盐黄柏用于阴虚火旺，盗汗骨蒸。

用法用量 内服：水煎，3～12 g。外用：适量。

飞龙掌血 *Toddalia asiatica*（L.）Lam.

别名 血见愁、大救驾、见血飞、三百棒、飞龙斩血。

药材名 飞龙掌血（根、根皮）。

形态特征 木质藤本。老茎干有较厚的木栓层及黄灰色、纵向细裂且凸起的皮孔，三、四年生枝上的皮孔圆形而细小，茎枝及叶轴有甚多向下弯钩的锐刺，当年生嫩枝的顶部有褐或红锈色甚短的细毛，或密被灰白色短毛。小叶无柄，对光透视可见密生的透明油点，揉之有类似柑橘叶的香气，卵形，倒卵形，椭圆形或倒卵状椭圆形。长5～9 cm，宽2～4 cm，顶部尾状长尖或急尖而钝头，有时微凹缺，叶缘有细裂齿，侧脉甚多而纤细。花梗甚短，基部有极小的鳞片状苞片，花淡黄白色；萼片长不及1 mm，边缘被短毛；花瓣长2～3.5 mm；雄花序为伞房状圆锥花序；雌花序呈聚伞圆锥花序。果橙红或朱红色，径8～10 mm或稍较大，有4～8条纵向浅沟纹，干后甚明显；种子长5～6 mm，厚约4 mm，种皮褐黑色，有极细小的窝点。花期几乎全年，在五岭以南各地，多于春季开花，沿长江两岸各地，多于夏季开花。果期多在秋冬季。

生境与分布 生于灰岩灌丛中。贵州乌蒙山各地均有分布。

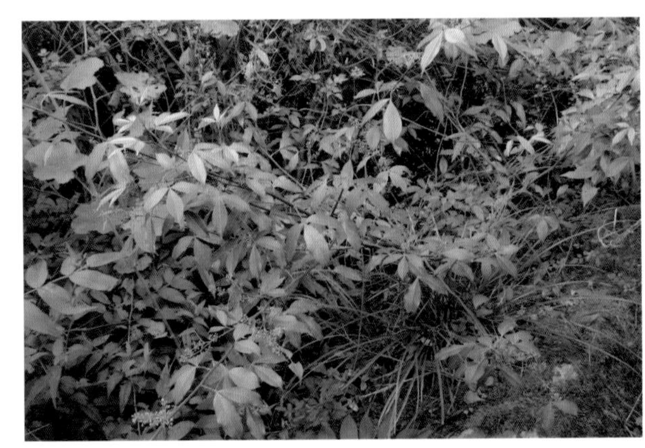

▲ 飞龙掌血植株

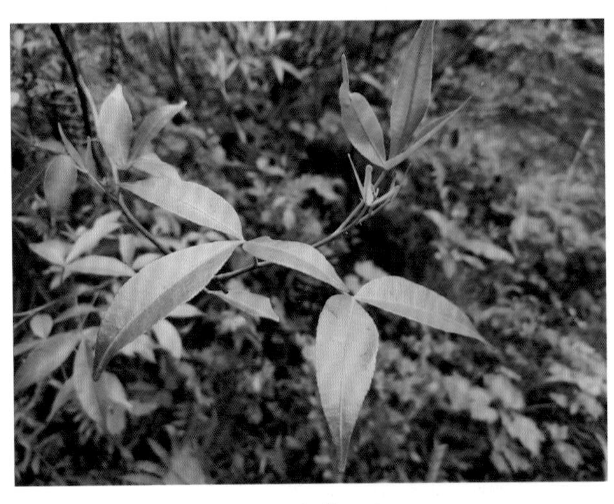

▲ 飞龙掌血叶

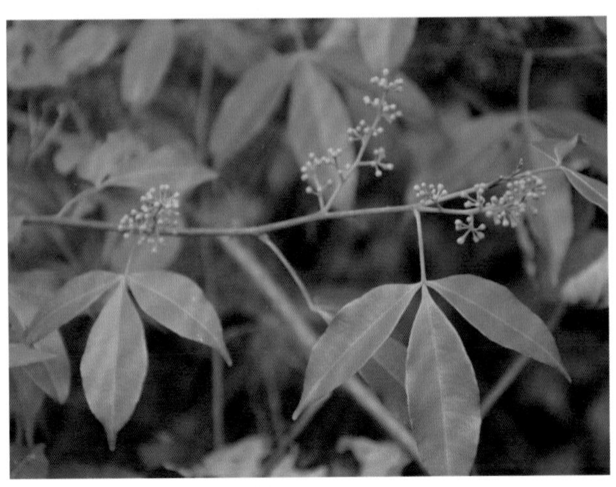

▲ 飞龙掌血果实

采收加工　全年均可采挖，洗净，鲜用或切段晒干。

性味归经　辛、苦，温。有小毒。归肝经。

功能主治　祛风止痛，散瘀止血，解毒消肿。用于风湿痹痛，腰痛，胃痛，痛经，经闭，跌打损伤，劳伤出血，衄血，瘀滞，崩漏，疮痈肿毒。

用法用量　内服：水煎，9～15 g；或浸酒，或入散剂。外用：适量，鲜品捣敷；干品研末撒或调敷。

花椒　*Zanthoxylum bungeanum* Maxim.

别名　香椒、大花椒、椒目。

药材名　花椒根（根）、花椒叶（叶）、花椒（果皮）。

形态特征　落叶小乔木。茎干上的刺常早落。叶有小叶 5～13 片，叶轴常有甚狭窄的叶翼；小叶对生，无柄，卵形，椭圆形，稀披针形，位于叶轴顶部的较大，近基部的有时圆形，长 2～7 cm，宽 1.0～3.5 cm，叶缘有细裂齿，齿缝有油点。其余无或散生肉眼可见的油点，叶背基部中脉两侧有丛毛或小叶两面均被柔毛，中脉在叶面微凹陷，叶背干后常有红褐色斑纹。花序顶生或生于侧枝之顶，花序轴及花梗密被短柔毛或无毛；花被片 6～8 片，黄绿色，形状及大小大致相同；雄花的雄蕊 5 枚或多至 8 枚；退化雌蕊顶端叉状浅裂；雌花很少有发育雄蕊，有心皮 3 或 2 个，间有 4 个，花柱斜向背弯。果紫红色，单个分果瓣径 4～5 mm，散生微凸起的油点，顶端有甚短的芒尖或无；种子长 3.5～4.5 mm。花期 4～5 月，果期 8～9 月或 10 月。

生境与分布　生于林缘、灌丛或坡地石旁。贵州乌蒙山各县区均有栽培。

采收加工　1. 花椒根。全年均可采，挖根，洗净，

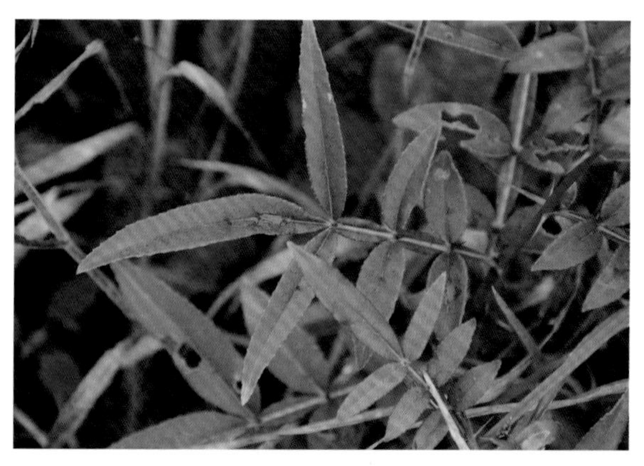

▲ 花椒叶

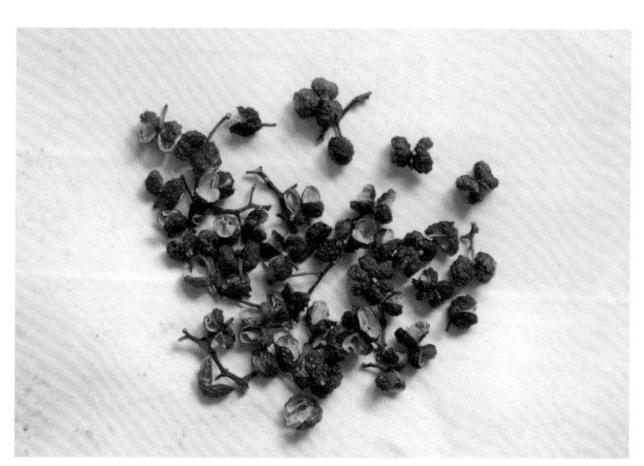

▲ 花椒果实

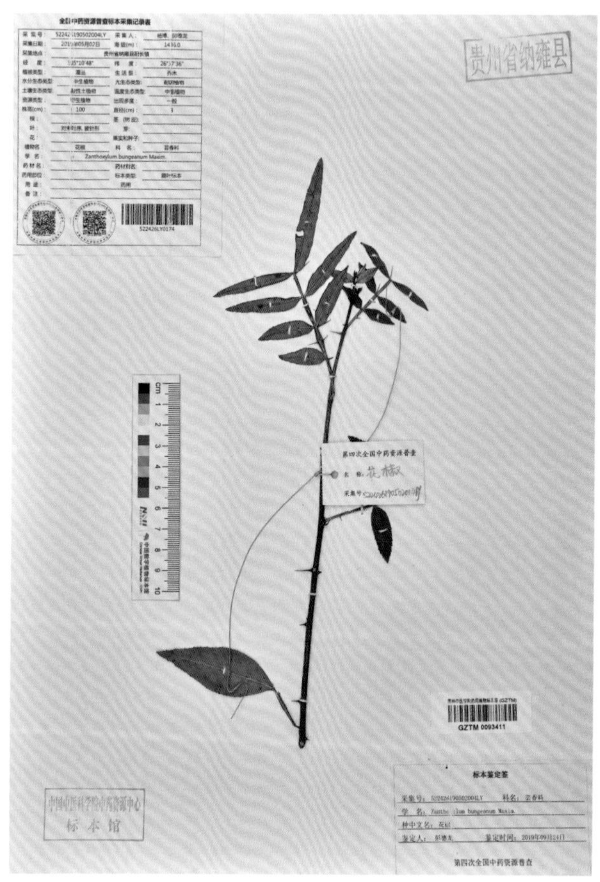

▲ 花椒标本

切片晒干。

2. 花椒叶。全年均可采收，鲜用或晒干。

3. 花椒。秋季采收成熟果实，晒干，除去种子和杂质。

性味归经　1. 花椒根。辛，温。有小毒。归肾、膀胱经。

2. 花椒叶。辛，热。归心、脾、胃经。

3. 花椒。辛，温。归脾、胃、肾经。

功能主治　1. 花椒根。散寒，除湿，止痛，杀虫。用于虚寒血淋，风湿痹痛，胃痛，牙痛，痔疮，湿疮，脚气，蛔虫病。

2. 花椒叶。温中散寒，燥湿健脾，杀虫解毒。用于寒积，霍乱转筋，脱肛，脚气，风眩烂眼，漆疮，疥疮，毒蛇咬伤。

3. 花椒。温中止痛，杀虫止痒。用于脘腹冷痛，呕吐泄泻，虫积腹痛。外用于湿疹，阴痒。

用法用量　1. 花椒根。内服：水煎，9～15 g。外用：适量，水煎洗；或烧炭研末敷。

2. 花椒叶。内服：水煎，3～9 g。外用：适量，水煎洗浴，或鲜叶捣敷。

3. 花椒。内服：水煎，3～6 g。外用：适量，水煎熏洗。

楝　*Melia azedarach* L.

别名　苦楝、苦楝树、紫花树、金铃子、森树。

药材名　苦楝皮（树皮及根皮）、苦楝叶（叶）、苦楝花（花）、苦楝子（果实）。

形态特征　落叶乔木。叶为2～3回奇数羽状复叶，长20～40 cm；小叶对生，卵形、椭圆形至披针形，顶生一片通常略大。圆锥花序约与叶等长；花芳香，花萼5深裂，裂片卵形或长圆状卵形，先端急尖，外面被微柔毛；花瓣淡紫色，两面均被微柔毛，通常外面较密；雄蕊管紫色，有纵细脉，管口有钻形、2～3齿裂的狭裂片10枚，花药10枚，着生于裂片内侧，且与裂片互生，长椭圆形，顶端微凸尖；子房近球形，5～6室，无毛，每室有胚珠2颗，花柱细长，柱头头状，顶端具5齿，不伸出雄蕊管。核果球形至椭圆形，长1～2 cm，宽8～15 mm，内果皮木质，4～5室，每室有种子1颗；种子椭圆形。花期4～5月，果期10～12月。

生境与分布　生于海拔500～1 900 m的山坡或路旁。贵州乌蒙山各地均有分布。

采收加工　1. 苦楝皮。春、秋二季剥取，晒干，或除去粗皮，晒干。

2. 苦楝叶。全年均可采收，鲜用或晒干。

3. 苦楝花。4～5月采收，晒干、阴干或烘干。

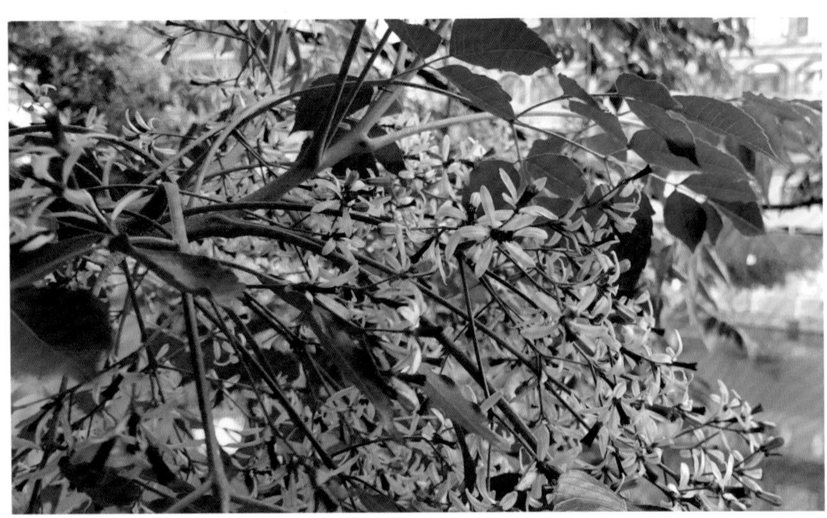

▲ 楝花

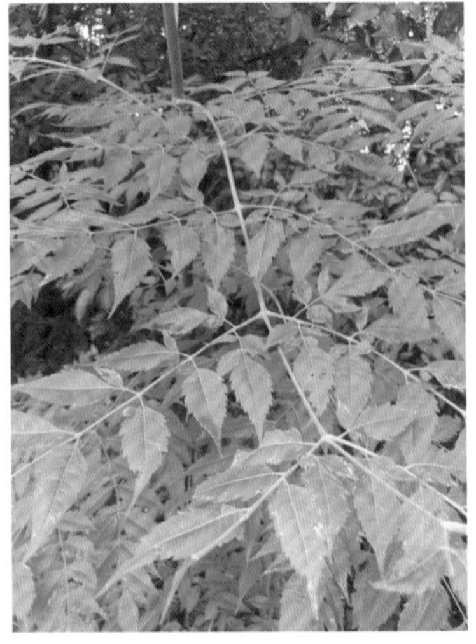

▲ 楝叶

4. 苦楝子。秋、冬两季果实成熟呈黄色时采收，或收集落下的果实。晒干、阴干或烘干。

性味归经　1. 苦楝皮。苦，寒。有毒。归肝、脾、胃经。

2. 苦楝叶。苦，寒。有毒。归肝、小肠经。

3. 苦楝花。苦，寒。

4. 苦楝子。苦，寒。有毒。归肝、胃经。

功能主治　1. 苦楝皮。杀虫，疗癣。用于蛔虫病，虫积腹痛；外用于疥癣瘙痒。

2. 苦楝叶。清热燥湿，杀虫止痒，行气止痛。用于湿疹瘙痒，疮癣疥癞，蛇虫咬伤，滴虫性阴道炎，疝气疼痛，跌打肿痛。

3. 苦楝花。清热祛湿，杀虫，止痒。用于热痱，头癣。

4. 苦楝子。行气止痛，杀虫。用于脘腹胁肋疼痛，虫积腹痛，疝痛，冻疮。

用法用量　1. 苦楝皮。内服：水煎，3～6 g。外用：适量，研末，用猪脂调敷患处。

2. 苦楝叶。内服：水煎，5～10 g。外用：适量，煎水洗、捣敷或绞汁涂。

3. 苦楝花。外用：适量，研末撒或调涂。

4. 苦楝子。内服：水煎，3～10 g。外用：适量，研末调涂。

香椿 *Toona sinensis* (A. Juss.) Roem.

别名　椿、春阳树、春甜树、椿芽、毛椿。

药材名　香椿皮(树皮)、香椿子(果实)。

形态特征　乔木。树皮粗糙，深褐色，片状脱落。叶具长柄，偶数羽状复叶；小叶 16～20，对生或互生，纸质，先端尾尖，基部一侧圆形，另一侧楔形，背面常呈粉绿色，侧脉每边 18～24 条。圆锥花序，小聚伞花序生于短的小枝上，多花；花具短花梗；花萼 5 齿裂或浅波状，外面被柔毛，且有睫毛；花瓣 5，白色，长圆形，先端钝，无毛；雄蕊 10，其中 5 枚能育，5 枚退化；花盘无毛，近念珠状；子房圆锥形，有 5 条细沟纹，无毛，每室有胚珠 8 颗。蒴果狭椭圆形，长 2.0～3.5 cm，深褐色，有小而苍白色的皮孔，果瓣薄；种子基部通常钝，上端有膜质的长翅，下端无翅。花期 6～8 月，果期 10～12 月。

生境与分布　生于路边林旁，多栽培。贵州乌蒙山各地均有分布。

采收加工　1. 香椿皮。初夏剥取，除去粗皮、杂质，晒干。

2. 香椿子。秋季采收成熟果实，晒干。

性味归经　1. 香椿皮。苦、涩，寒。归大肠、胃、肝经。

2. 香椿子。辛、苦，温。归肺、肝经。

功能主治　1. 香椿皮。除热，燥湿，涩肠，止血。用于胃溃疡，久泻久痢，肠风便血，崩漏带下，疳积，痔疮。

2. 香椿子。祛风，散寒，止痛。用于外感风寒，风湿痹痛，胃痛，疝气痛，痢疾。

用法用量　1. 香椿皮。内服：水煎，6～12 g。外用：适量，煎水洗或熬膏涂敷。

2. 香椿子。内服：水煎，6～15 g；或研末。

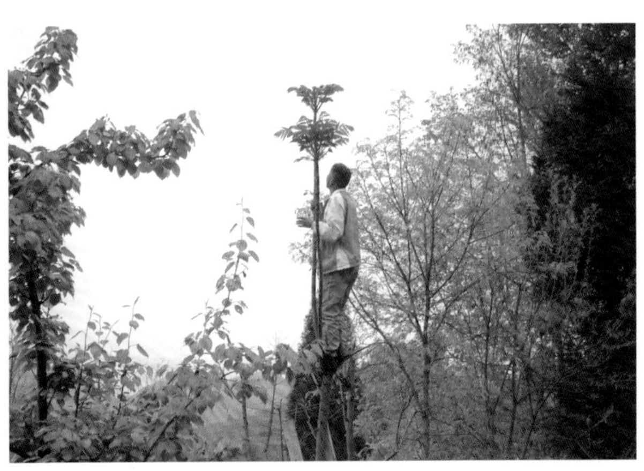

▲ 香椿植株

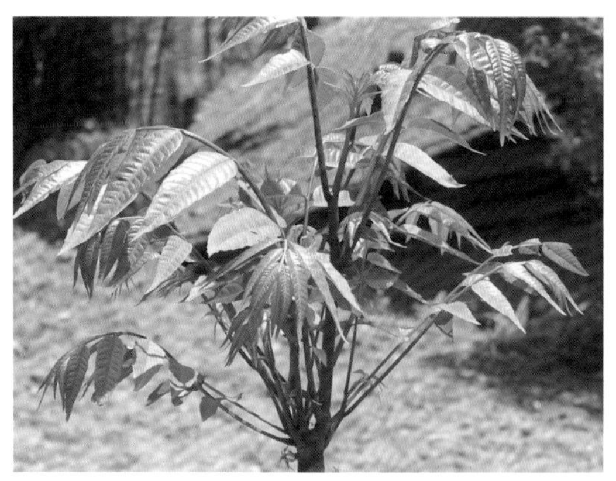

▲ 香椿叶

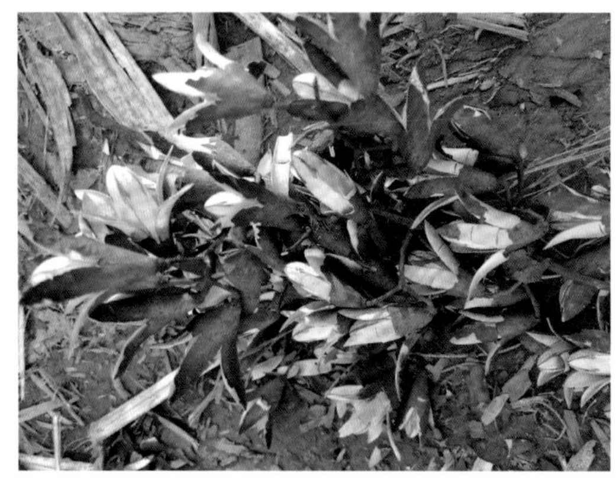

▲ 香椿果实

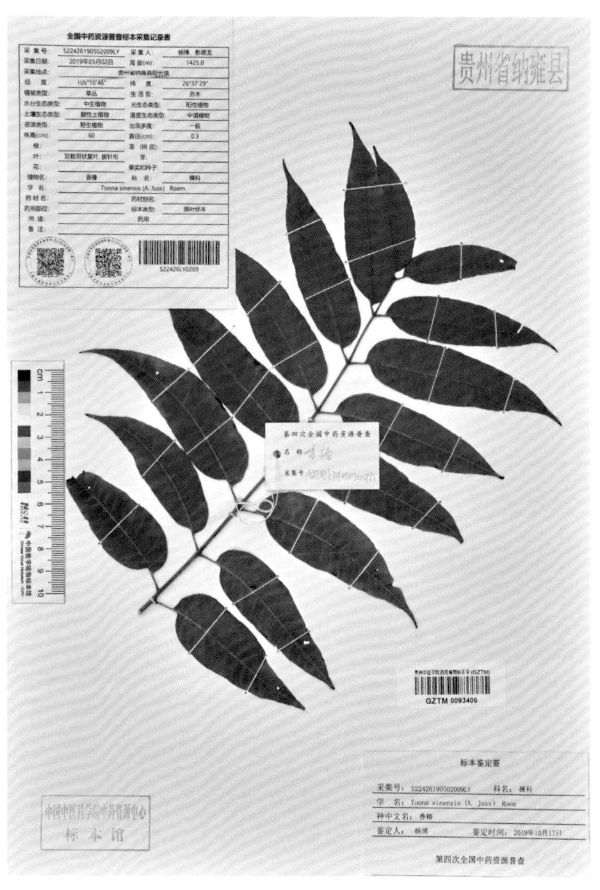

▲ 香椿标本

瓜子金 *Polygala japonica* Houtt.

别名 辰砂草、金锁匙、神砂草、地藤草、远志草。

药材名 瓜子金（全草）。

形态特征 多年生草本。茎、枝直立或外倾，绿褐色或绿色，具纵棱，被卷曲短柔毛。单叶互生，叶片厚纸质或亚革质。卵形或卵状披针形，稀狭披针形，长1.0～2.3（～3.0）cm，宽（3～）5～9 mm，先端钝，具短尖头，基部阔楔形至圆形，全缘，叶面绿色，背面淡绿色，两面无毛或被短柔毛，主脉上面凹陷，背面隆起，侧脉3～5对，两面凸起，并被短柔毛；叶柄长约1 mm，被短柔毛。总状花序与叶对生，或腋外生，最上1个花序低于茎顶。花梗细，长约7 mm，被短柔毛，基部具1披针形、早落的苞片；萼片5，宿存，外面3枚披针形，长4 mm，外面被短柔毛，里面2枚花瓣状，卵形至长圆形，长约6.5 mm，宽约3 mm，先端圆形，具短尖头，基部具爪；花瓣3，白色至紫色，基部合生，侧瓣长圆形，长约6 mm，基部内侧被短柔毛，龙骨瓣舟状，具流苏状鸡冠状附属物；雄蕊8，花丝长6 mm，全部合生成鞘，鞘1/2以下与花瓣贴生，且具缘毛，花药无柄，顶孔开裂；子房倒卵形，径约2 mm，具翅，花柱长约5 mm，弯曲，柱头2，间隔排列。蒴果圆形，径约6 mm，短于内萼片，顶端凹陷，具喙状突尖，边缘具有横脉的阔翅，无缘毛。种子2粒，卵形，长约3 mm，径约1.5 mm，黑色，密被白色短柔毛，种阜2裂下延，疏被短柔毛。花期4～5月，果期5～8月。

生境与分布 生于海拔500～1 800 m的山坡、路旁、林中或草丛中。贵州乌蒙山各地均有分布。

采收加工 秋季采收，洗净，晒干。

性味归经 辛、苦，热。有小毒。归肝、脾、胃、肾经。

功能主治 祛痰止咳，活血消肿，解毒止痛。用于咳嗽痰多，咽喉肿痛；外用于跌打损伤，疔疮疖肿，蛇虫咬伤。

用法用量 内服：水煎，15～30 g。

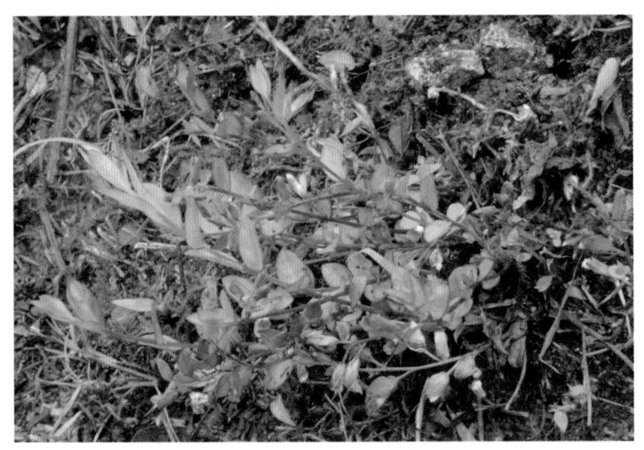

▲ 瓜子金植株

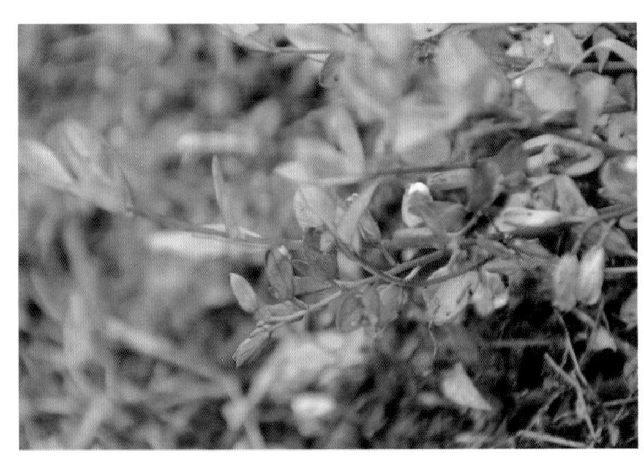

▲ 瓜子金花

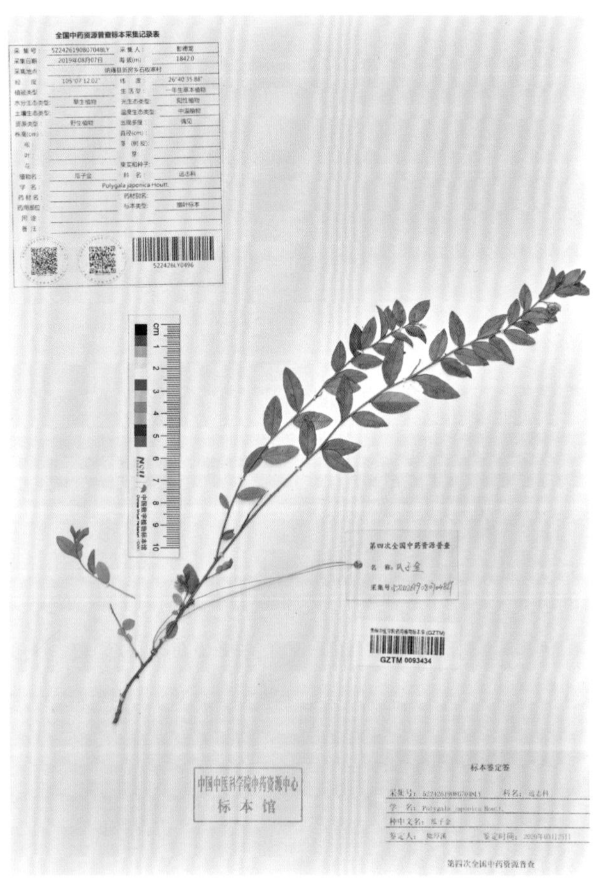

▲ 瓜子金标本

马桑 *Coriaria sinica* Maxim.

别名 马桑泡、马桑柴。

药材名 马桑根（根）、马桑叶（叶）。

形态特征 灌木。高 1.5～2.5 m，分枝水平开展，小枝四棱形或成四狭翅，幼枝疏被微柔毛，后变无毛，常带紫色，老枝紫褐色，具显著圆形突起的皮孔；芽鳞膜质，卵形或卵状三角形，长 1～2 mm，紫红色，无毛。叶对生，纸质至薄革质，椭圆形或阔椭圆形，长 2.5～8.0 cm，宽 1.5～4.0 cm，先端急尖，基部圆形，全缘，两面无毛或沿脉上疏被毛，基出 3 脉，弧形伸至顶端，在叶面微凹，叶背突起；叶短柄，长 2～3 mm，疏被毛，紫色，基部具垫状突起物。总状花序生于二年生的枝条上，雄花序先叶开放，长 1.5～2.5 cm，多花密集，序轴被腺状微柔毛；苞片和小苞片卵圆形，长约 2.5 mm，宽约 2 mm，膜质，半透明，内凹，上部边缘具流苏状细齿；花梗长约 1 mm，无毛；萼片卵形，长 1.5～2.0 mm，宽 1.0～1.5 mm，边缘半透明，上部具流苏状细齿；花瓣极小，卵形，长约 0.3 mm，里面龙骨状；雄蕊 10，花丝线形，长约 1 mm，开花时伸长，长 3.0～3.5 mm，花药长圆形，长约 2 mm，具细小疣状体，药隔伸出，花药基部短尾状；不育雌蕊存在；雌花序与叶同出，长 4～6 cm，序轴被腺状微柔毛；苞片稍大，长约 4 mm，带紫色；花梗长 1.5～2.5 mm；萼片与雄花同；花瓣肉质，较小，龙骨状；雄蕊较短，花丝长约 0.5 mm，花药长约 0.8 mm，心皮 5，耳形，长约 0.7 mm，宽约 0.5 mm，侧向压扁，花柱长约 1 mm，具小疣体，柱头上部外弯，紫红色，具多数小疣体。果球形，果期花瓣肉质增大包于果外，成熟时由红色变紫黑色，径 4～6 mm；种子卵状长圆形。

生境与分布 生于山坡灌丛中。贵州乌蒙山各地均有分布。

采收加工 1. 马桑根。秋、冬季采挖，洗净，晒干。

2. 马桑叶。夏季采收，晒干或鲜用。

性味归经 1. 马桑根。苦、酸，凉。有毒。归肝、肾经。

2. 马桑叶。辛、苦，寒。有大毒。归肝、胃、大肠经。

功能主治 1. 马桑根。祛风除湿，清热解毒。用于风湿麻木，痈疮肿毒，风火牙痛，痞块，瘰疬，痔疮。

2. 马桑叶。清热解毒，消肿止痛，杀虫。用于疥癣，黄水疮，烫火伤，跌打损伤。

用法用量 1. 马桑根。内服：水煎，9～15 g。或泡酒。

2. 马桑叶。内服：水煎，每日 1～3 g。因有大毒，一般只作外用。外用：适量，煎水洗或捣敷，或研末撒或调敷。

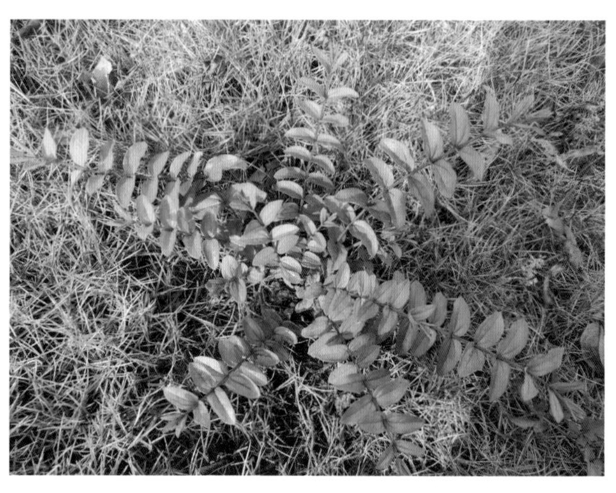

▲ 马桑植株

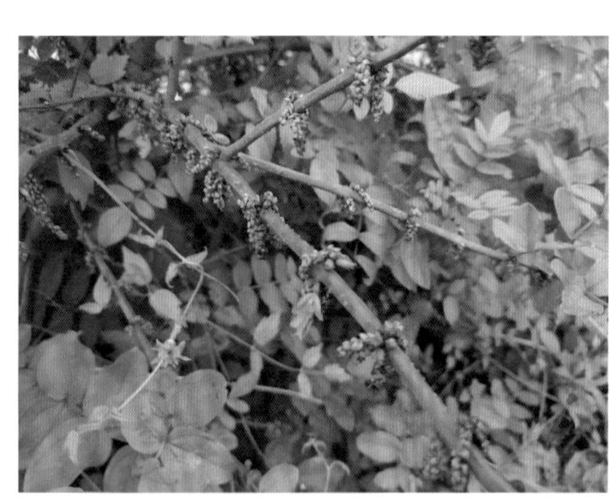

▲ 马桑果实

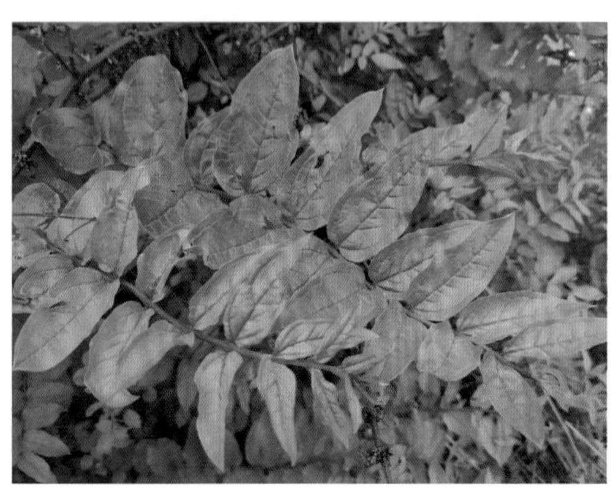

▲ 马桑叶

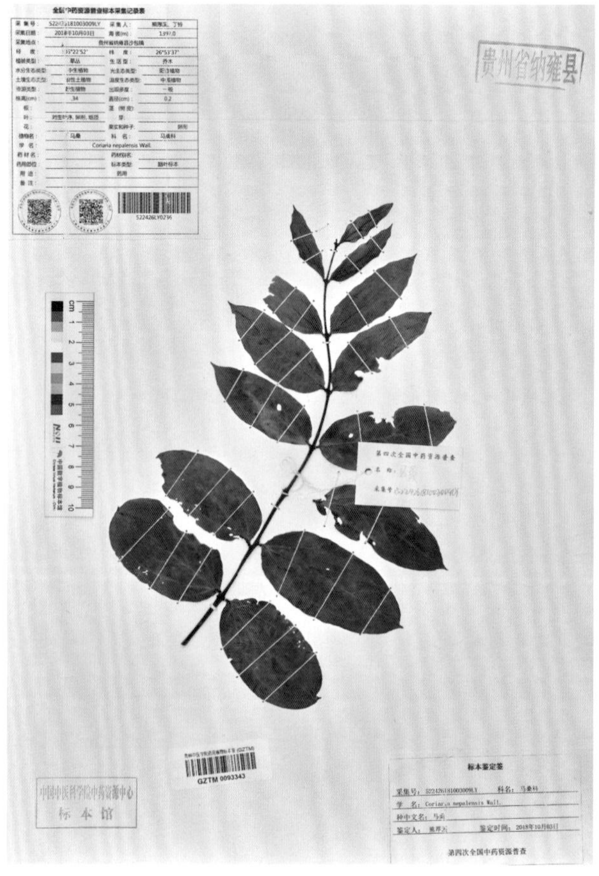

▲ 马桑标本

粉背黄栌 *Cotinus coggygria* var. *glaucophylla* C. Y. Wu

药材名 粉背黄栌根(根)、粉背黄栌叶(叶)。

形态特征 落叶灌木或小乔木。树冠圆形,树皮褐色。叶卵圆形,较大,长 3.5～10.0 cm,宽 2.5～7.5 cm,全缘,上面无毛,叶面被白粉;叶柄较长,1.5～3.3 cm。圆锥花序顶生,花瓣 5,黄色。核果,肾形,红色。

生境与分布 生于石灰岩石山地、向阳山林或灌丛中。七星关有分布。

采收加工 夏、秋季采收,晒干。

性味归经 1. 粉背黄栌根。苦,寒。归肝、心经。
2. 粉背黄栌叶。苦,寒。归肝、肾经。

功能主治 1. 粉背黄栌根。消炎,清热。用于肺热咳嗽,咽喉肿痛。
2. 粉背黄栌叶。清湿热。用于黄疸,水火烫伤,漆疮。

用法用量 1. 粉背黄栌根。内服:水煎,5～15 g。
2. 粉背黄栌叶。外用:煎水洗或叶捣烂敷患处。

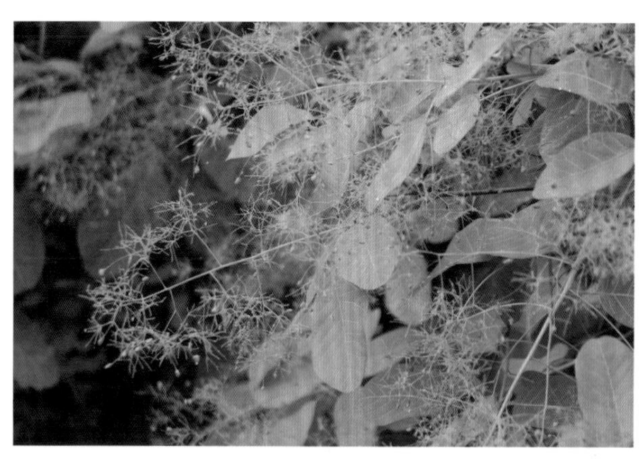

▲ 粉背黄栌花

盐肤木 *Rhus chinensis* Mill.

别名 倍子树、五倍子、木五倍子、肤杨树、盐肤子。

药材名 盐肤木(根)、盐肤木皮(茎皮)、五倍子(树上五倍子蚜科昆虫角倍蚜或倍蛋蚜形成的虫瘿)。

形态特征 落叶小乔木或灌木。小枝棕褐色,被锈色柔毛,具圆形小皮孔。奇数羽状复叶有小叶(2～)3～6 对,叶轴具宽的叶状翅,小叶自下而上逐渐增大,叶轴和叶柄密被锈色柔毛;小叶多形,卵形或椭圆状卵形或长圆形,长 6～12 cm,宽 3～7 cm,先端急尖,基部圆形,顶生小叶基部楔形,边缘具粗锯齿或圆齿,叶面暗绿色,叶背粉绿色,被白粉,叶面沿中脉疏被柔毛或近无毛,叶背被锈色柔毛,脉上较密,侧脉和细脉在叶面凹陷,在叶背突起;小叶无柄。圆锥花序宽大,多分枝,雄花序长 30～40 cm,雌花序较短,密被锈色柔毛;苞片披针形,长约 1 mm,被微柔毛,小苞片极小,花白色,花梗长约 1 mm,被微柔毛;雄花:花萼外面被微柔毛,裂片长卵形,长约 1 mm,边缘具细睫毛;花瓣倒卵状长圆形,长约 2 mm,开花时外卷;雄蕊伸出,花丝线形,长约 2 mm,无毛,花药卵形,长约 0.7 mm;子房不育;雌花:花萼裂片较短,长约 0.6 mm,外面被微柔毛,边缘具细睫毛;花瓣椭圆状卵形,长约 1.6 mm,边缘具细睫毛,里面下部被柔毛;雄蕊极短;花盘无毛;子房卵形,长约 1 mm,密被白色微柔毛,花柱 3,柱头头状。核果球形,略压扁,径 4～5 mm,被具节柔毛和腺毛,成熟时红色,果核径 3～4 mm。花期 8～9 月,果期 10 月。

生境与分布 生于海拔 500～2 000 m 的石灰岩灌丛或疏林中。贵州乌蒙山各地均有分布。

采收加工 1. 盐肤木。秋、冬季采挖,洗净,切片晒干或鲜用。
2. 盐肤木皮。春末夏初采剥,刮去木栓层,鲜用或晒干。

3. 五倍子。角倍9～10月采摘，肚倍6月间采收，采得后，用沸水煮3～5分钟，杀死内部仔虫，晒干或阴干。

性味归经　1. 盐肤木。酸、咸，微寒。归肾经。

2. 盐肤木皮。酸，微寒。归肝经。

3. 五倍子。酸、咸，寒。归肺、胃、大肠经。

功能主治　1. 盐肤木。祛风湿，利水消肿，活血散毒。用于风湿痹痛，水肿，跌打肿痛。

2. 盐肤木皮。止咳，止血，收敛，解毒。用于咳嗽，便血，血痢，痈疽。

3. 五倍子。敛肺，止汗，涩肠，固精，止血，解毒。用于肺虚久咳，自汗盗汗，久泻久痢，脱肛，遗精，白浊，各种出血，痈肿疮疖。

用法用量　1. 盐肤木、盐肤木皮。内服：水煎，15～60 g。外用：适量，煎水洗或捣敷。

2. 五倍子。内服：研末，2.5～10 g；或入丸、散。外用：水煎熏洗、研末撒或调敷。

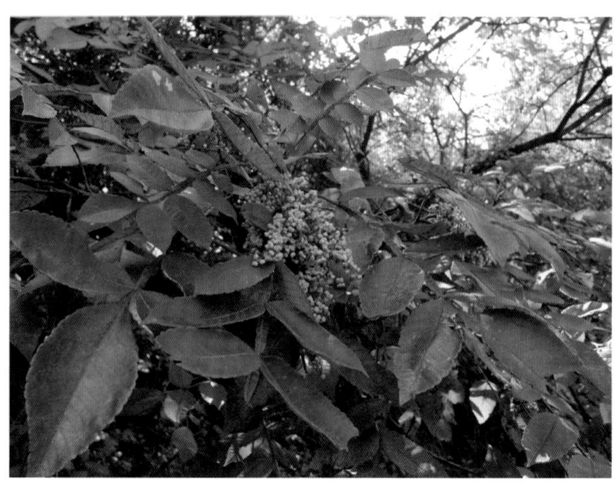

▲ 盐肤木植株

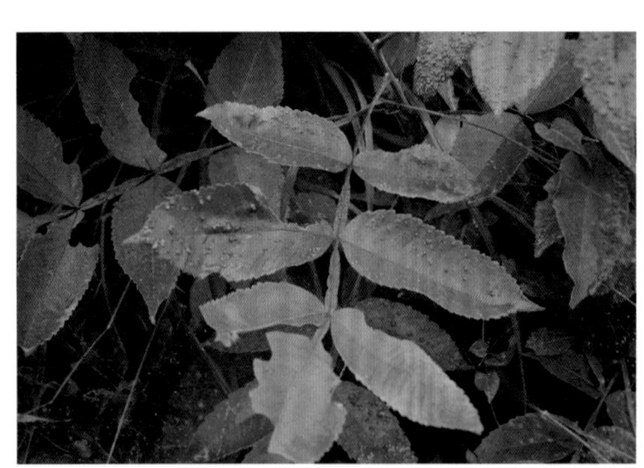

▲ 盐肤木叶

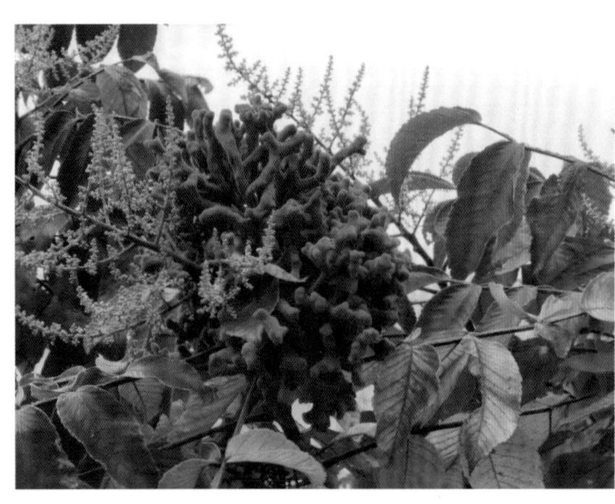

▲ 五倍子

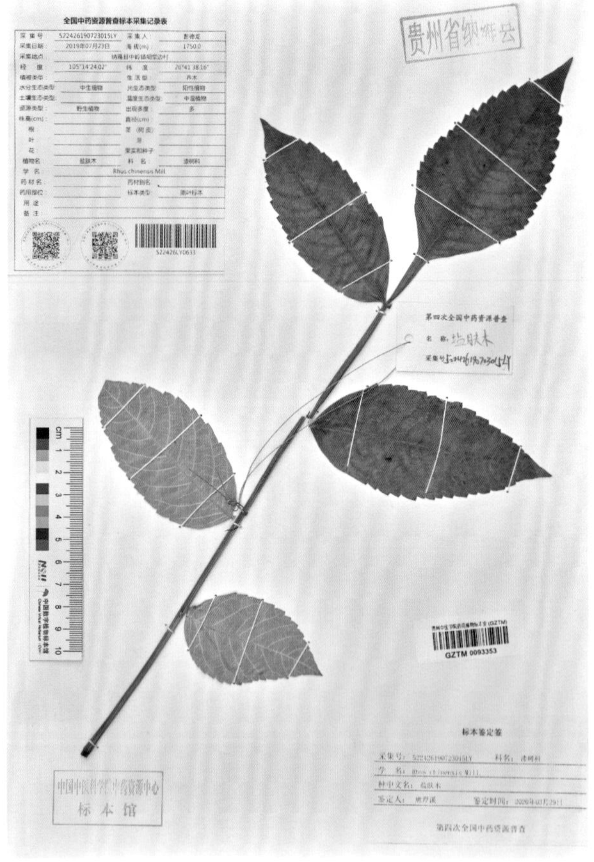

▲ 盐肤木标本

青麸杨 *Rhus potaninii* Maxim.

别名 倍子树、五倍子。

药材名 倍子树根(根)、五倍子(虫瘿)。

形态特征 落叶乔木,高 5～8 m。树皮灰褐色,小枝无毛。奇数羽状复叶有小叶 3～5 对,叶轴无翅,被微柔毛;小叶卵状长圆形或长圆状披针形,长 5～10 cm,宽 2～4 cm,先端渐尖,基部多少偏斜,近回形,全缘,两面沿中脉被微柔毛或近无毛,小叶具短柄。圆锥花序长 10～20 cm,被微柔毛;苞片钻形,长约 1 mm,被微柔毛;花白色,径 2.5～3 mm;花梗长约 1 mm,被微柔毛;花萼外面被微柔毛,裂片卵形,长约 1 mm,边缘具细睫毛;花瓣卵形或卵状长圆形,长 1.5～2.0 mm,宽约 1 mm,两面被微柔毛,边缘具细睫毛,开花时先端外卷;花丝线形,长约 2 mm,在雌花中较短,花药卵形;花盘厚,无毛;子房球形,径约 0.7 mm,密被白色绒毛。核果近球形,略压扁,径 3～4 mm,密被具节柔毛和腺毛,成熟时红色。

生境与分布 生于向阳山坡、山谷的疏林或灌木丛中。七星关、黔西有分布。

采收加工 1. 倍子树根。夏、秋季采挖,洗净,除去表皮,留取韧皮部,晒干。

2. 五倍子。参见“盐肤木”条目。

性味归经 1. 倍子树根。辛,热。归心、肝、肾经。

2. 五倍子。参见“盐肤木”条目。

功能主治 1. 倍子树根。祛风解毒。用于小儿缩阴症,九子烂痒。

2. 五倍子。参见“盐肤木”条目。

用法用量 1. 倍子树根。内服:水煎,30～60 g。

2. 五倍子。参见“盐肤木”条目。

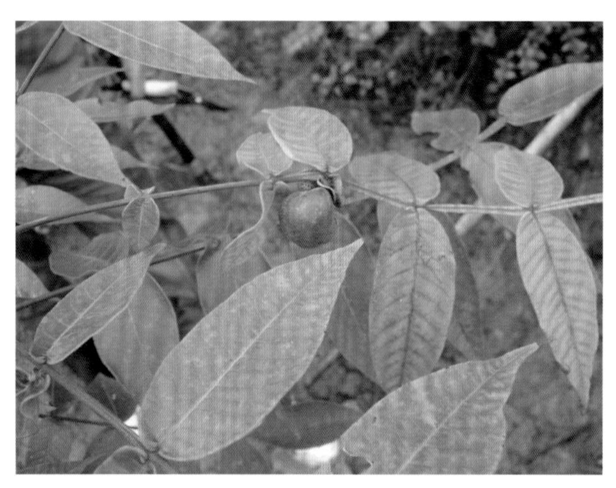

▲ 青麸杨叶

漆 *Toxicodendron vernicfuure* (Stokes) F.A. Barkl.

别名 漆树、山漆、小木漆、大木漆、干漆。

药材名 漆树根(根)、漆树皮(根皮、树皮)、生漆(树脂)、干漆(树脂团或块)。

形态特征 落叶乔木。树皮灰白色,粗糙,呈不规则纵裂,小枝粗壮,被棕黄色柔毛,后变无毛,具圆形或心形的大叶痕和突起的皮孔;顶芽大而显著,被棕黄色绒毛。奇数羽状复叶互生,常螺旋状排列,有小叶 4～6 对,叶轴圆柱形,被微柔毛;叶柄长被微柔毛,近基部膨大,半圆形,上面平;小叶膜质至薄纸质,卵形或卵状椭圆形或长圆形,先端急尖或渐尖,基部偏斜,圆形或阔楔形,全缘,叶面通常无毛或仅沿中脉疏被微柔毛,叶背沿脉上被平展黄色柔毛,稀近无毛,侧脉 10～15 对,两面略突;小叶柄上面具槽,被柔毛。圆锥花序,被灰黄色微柔毛,序轴及分枝纤细,疏花;花黄绿色,雄花花梗纤细,雌花花梗短粗;花萼无毛,裂片卵形,先端钝;花瓣长圆形,具细密的褐色羽状脉纹,先端钝,开花时外卷;雄蕊花丝线形,与花药等长或近等长,在雌花中较短,花药长圆形,花盘 5 浅裂,无毛;子房球形,花柱 3。果序多少下垂,核果肾形或椭圆形,不偏斜,略压扁,先端锐尖,基部截形,外果皮黄色,无毛,具光泽,成熟后不裂,中果皮蜡质,具树脂道条纹,果核棕色，与果同形，坚硬。花期5～6月，果期7～10月。

生境与分布 生于海拔800～2 000 m的向阳山坡、林内、土坎或灌木林中；或栽培。贵州乌蒙山各地均有分布。

采收加工 1. 漆树根。全年均可采挖，洗净，切片，鲜用或晒干。

2. 漆树皮(树皮或根皮)。夏、秋季采剥，鲜用。

3. 生漆。夏、秋季采收，割伤树皮，收集流出的树脂为生漆。

4. 干漆。生漆干涸后凝成团或块即为干漆，经煅制后方可入药。

性味归经 1. 漆树根。辛，温。有毒。归肝经。

2. 漆树皮。辛，温。有小毒。归肾经。

3. 生漆。辛，温。有大毒。归肝、脾经。

4. 干漆。辛，温。有毒。归肝、脾经。

功能主治 1. 漆树根。活血散瘀，通经止痛。用于跌打损伤，瘀肿疼痛，经闭腹痛。

2. 漆树皮。接骨。用于跌打骨折。

3. 生漆。杀虫。用于虫积，水蛊。

4. 干漆。破瘀通经，消积杀虫。用于瘀血经闭，癥瘕积聚，虫积腹痛。

用法用量 1. 漆树根。内服：水煎，6～15 g。外用：鲜品适量，捣烂敷。

2. 漆树皮。外用：适量，捣烂用酒炒敷。

3. 生漆。内服：生用和丸或熬干研末入丸、散。外用：适量，涂抹。

4. 干漆。内服：2～5 g。

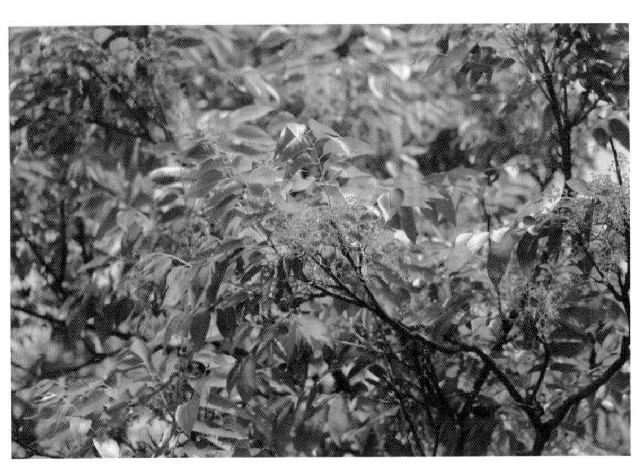

▲ 漆树植株

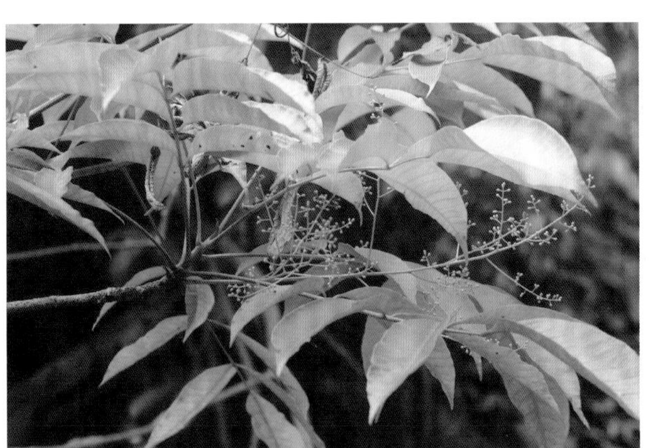

▲ 漆树花

冬青 *Ilex chinensis* Sims

别名 四季青。

药材名 冬青树皮(树皮)、冬青叶(叶)。

形态特征 常绿乔木。树皮灰黑色。叶片薄革质至革质，椭圆形或披针形，稀卵形，叶面绿色，有光泽。叶柄长8～10 mm，上面平或有时具窄沟。花冠辐状，开放时反折，基部稍合生；花序具3～4回分枝，花梗长2 mm，无毛，每分枝具花7～24朵；花淡紫色或紫红色，4～5基数；花萼浅杯状，裂片阔卵状三角形，具缘毛；雄蕊短于花瓣，长1.5 mm，花药椭圆形；退化子房圆锥状，长不足1 mm；子房卵球

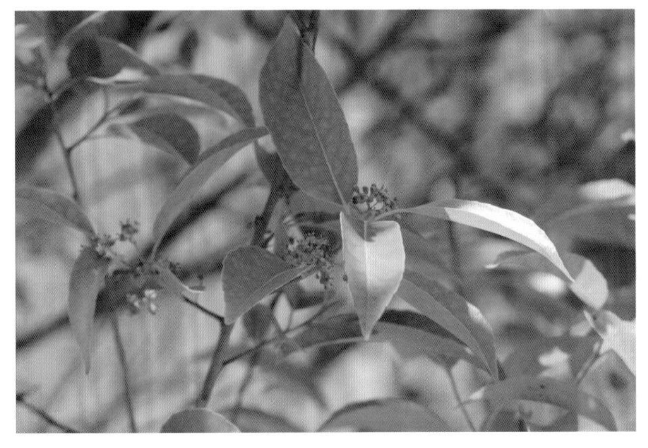

▲ 冬青叶

形，柱头具不明显的4～5裂，厚盘形。果长球形，成熟时红色；分核4～5，狭披针形，背面平滑，凹形，断面呈三棱形，内果皮厚革质。花期4～6月，果期7～12月。

生境与分布 生于海拔500～1 000 m的山坡常绿阔叶林中和林缘。贵州乌蒙山各地均有栽培。

采收加工 1. 冬青树皮。全年均可采收，鲜用或晒干。

2. 冬青叶。秋、冬季采摘，鲜用或晒干。

性味归经 1. 冬青树皮。甘、苦，凉。归肝、脾经。

2. 冬青叶。苦、涩，寒。归肺、心经。

功能主治 1. 冬青树皮。凉血解毒，止血止带。用于烫伤，月经过多，带下。

2. 冬青叶。清热解毒，凉血止血，敛疮。用于烧烫伤，溃疡久不收口，上呼吸道感染，急慢性支气管炎，肺炎，急性咽喉炎，扁桃体炎，肠炎，痢疾，胆道感染，尿路感染，闭塞性脉管炎，湿疹，热毒疮疡，冻疮，皲裂，外伤出血。

用法用量 内服：水煎，15～30 g。外用：适量，捣敷。

枸骨 *Ilex cornuta* Lindl. et Paxt.

别名 猫儿刺、老虎刺、八角刺、鸟不宿、狗骨刺。

药材名 枸骨叶（叶）、枸骨根（根）。

形态特征 常绿灌木或小乔木。幼枝具纵脊及沟，沟内被微柔毛或变无毛，枝褐色或灰白色，具纵裂缝及隆起的叶痕，无皮孔。叶片厚革质，四角状长圆形或卵形，先端具3枚尖硬刺齿，中央刺齿常反曲，基部圆形或近截形，两侧各具1～2刺齿，叶面深绿色，具光泽，背淡绿色，无光泽，两面无毛，主脉在上面凹下，背面隆起，侧脉5或6对，于叶缘附近网结，在叶面不明显，在背面凸起，网状脉两面不明显；叶柄被微柔毛；托叶胼胝质，宽三角形。花序簇生，基部宿存鳞片近圆形，被柔毛，具缘毛；苞片卵形，被短柔毛和缘毛；花冠辐状，直径约7 mm，花瓣长圆状卵形，基部合生；雄蕊与花瓣近等长或稍长，花药长圆状卵形；雌花：花梗无毛，基部具2枚小的阔三角形苞片；退化雄蕊长略长于子房，败育花药卵状箭头形；子房长圆状卵球形，柱头盘状，4浅裂。果球形，直径8～10 mm，成熟时鲜红色，基部具四角形宿存花萼，顶端宿存柱头盘状，明显4裂。花期4～5月，果期10～12月。

生境与分布 生于山坡疏林中，或栽培。七星关、大方、赫章、威宁等地有分布。

采收加工 1. 枸骨叶。8～10月采摘，晒干。

2. 枸骨根。全年均可采挖，洗净，切片晒干。

性味归经 苦，凉。归肝、肾经。

功能主治 1. 枸骨叶。清虚热，益肝肾，祛风湿。用于阴虚劳热，咳嗽咯血，头晕目眩，腰膝酸软，风湿痹痛，白癜风。

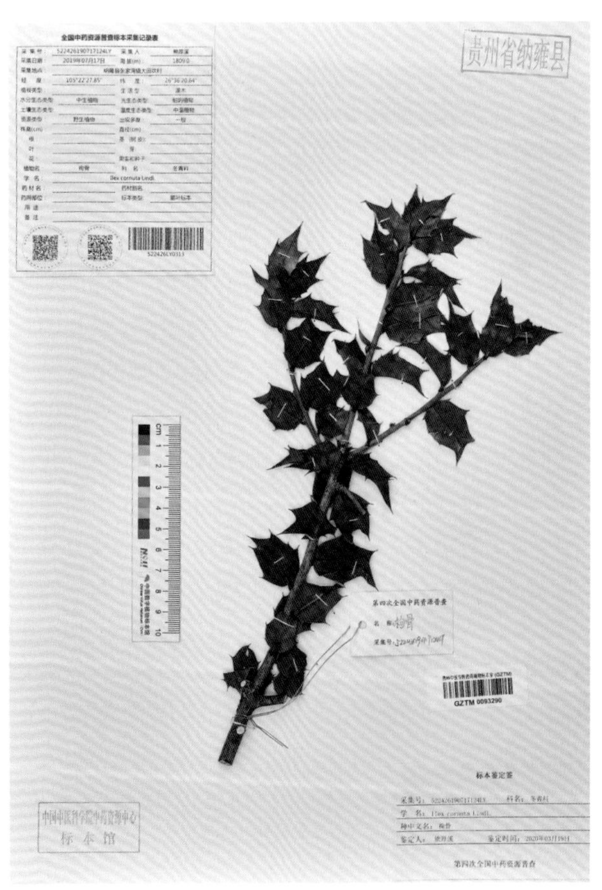

▲ 枸骨标本

2. 枸骨根。补肝益肾，疏风清热。用于腰膝痿弱，关节疼痛，头风，牙痛。

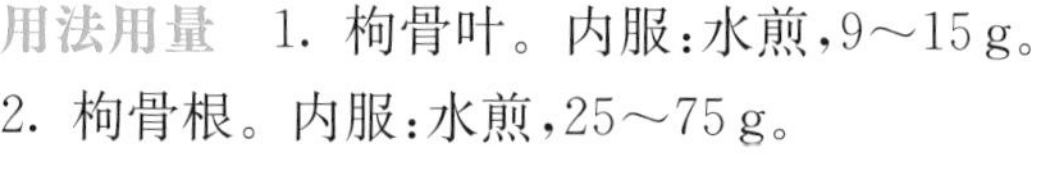
用法用量 1. 枸骨叶。内服：水煎，9～15 g。2. 枸骨根。内服：水煎，25～75 g。

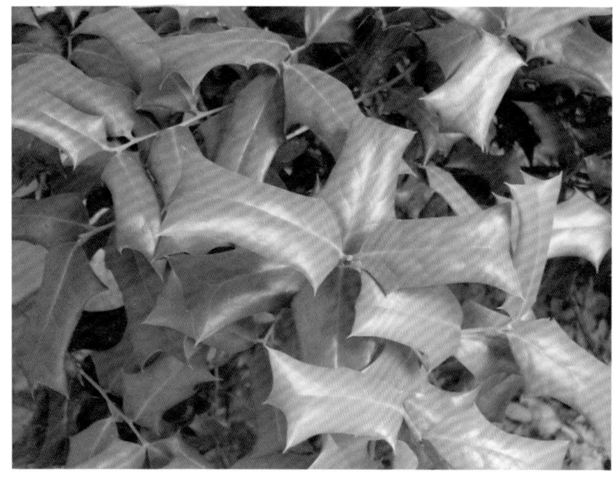
▲ 枸骨叶

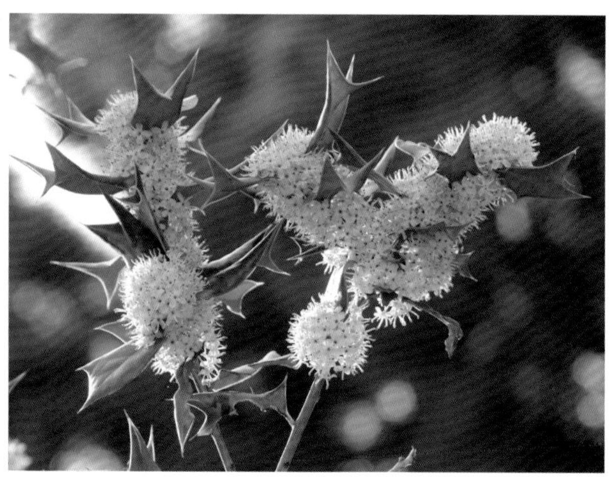
▲ 枸骨花

苦皮藤 *Celastrus angulatus* Maxim.

别名 苦树皮、马断肠、老虎麻、苦皮树、老麻藤。

药材名 苦皮藤(根及根皮)。

形态特征 藤状灌木。小枝常具 4～6 纵棱，皮孔密生，圆形到椭圆形，白色，腋芽卵圆状，长 2～4 mm。叶大，近革质，长方阔椭圆形、阔卵形、圆形，长 7～17 cm，宽 5～13 cm，先端圆阔，中央具尖头，侧脉 5～7 对，在叶面明显突起，两面光滑或稀于叶背的主侧脉上具短柔毛；叶柄长 1.5～3.0 cm；托叶丝状，早落。聚伞圆锥花序顶生，下部分枝长于上部分枝，略呈塔锥形，长 10～20 cm，花序轴及小花轴光滑或被锈色短毛；小花梗较短，关节在顶部；花萼镊合状排列，三角形至卵形，长约 1.2 mm，近全缘；花瓣长方形，长约 2 mm，宽约 1.2 mm，边缘不整齐；花盘肉质，浅盘状或盘状，5 浅裂；雄蕊着生花盘之下，长约 3 mm，在雌花中退化雄蕊长约 1 mm；雌蕊长 3～4 mm，子房球状，柱头反曲，在雄花中退化雌蕊长约 1.2 mm。蒴果近球状，直径 8～10 mm；种子椭圆状，长 3.5～5.5 mm，直径 1.5～3.0 mm。花期 5 月。

生境与分布 生于山坡密林下或灌木丛中。七星关、纳雍有分布。

采收加工 全年均可采挖，或剥取根皮，洗净，晒干。

性味归经 辛、苦，凉。小毒。归肺、肝、肾经。

功能主治 祛风除湿，活血通经，解毒杀虫。用于风湿痹痛，骨折伤痛，闭经，疮疡溃烂，头痛，阴痒。

用法用量 内服：水煎，15～30 g。

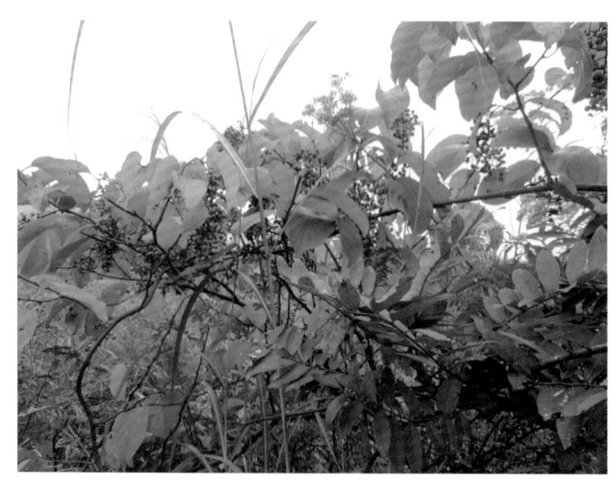
▲ 苦皮藤植株

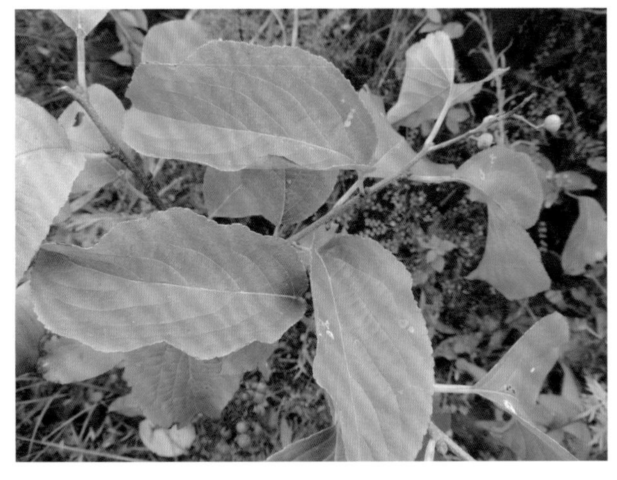

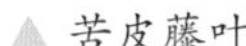

▲ 苦皮藤叶

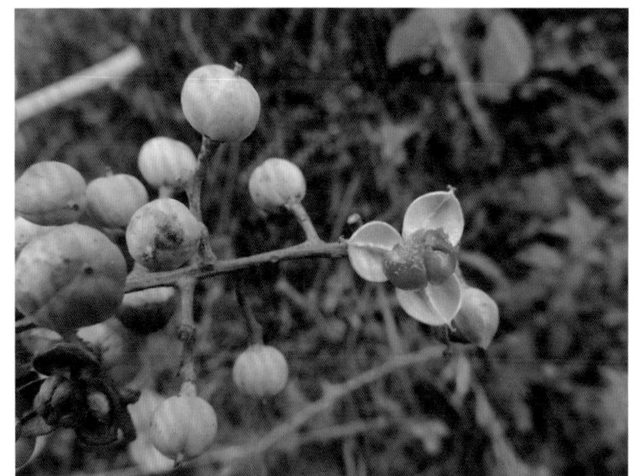

▲ 苦皮藤果实

南蛇藤 *Celastrus orbiculatus* Thunb.

别名 南蛇风、大南蛇、香龙草、果山藤。

药材名 南蛇藤茎藤(茎藤)、南蛇藤根(根)、南蛇藤叶(叶)。

形态特征 藤状灌木。小枝光滑无毛,灰棕色或棕褐色,具稀而不明显的皮孔;腋芽小,卵状到卵圆状,长 1～3 mm。叶通常阔倒卵形,近圆形或长方椭圆形,长 5～13 cm,宽 3～9 cm,先端圆阔,具有小尖头或短渐尖,基部阔楔形到近钝圆形,边缘具锯齿,两面光滑无毛或叶背脉上具稀疏短柔毛,侧脉 3～5 对;叶柄细长 1～2 cm。聚伞花序腋生,间有顶生,花序长 1～3 cm,小花 1～3 朵,偶仅 1～2 朵,小花梗关节在中部以下或近基部;雄花萼片钝三角形;花瓣倒卵椭圆形或长方形,长 3～4 cm,宽 2.0～2.5 mm;花盘浅杯状,裂片浅,顶端圆钝;雄蕊长 2～3 mm,退化雌蕊不发达;雌花花冠较雄花窄小,花盘稍深厚,肉质,退化雄蕊极短小;子房近球状,花柱长约 1.5 mm,柱头 3 深裂,裂端再 2 浅裂。蒴果近球状,直径 8～10 mm;种子椭圆状稍扁,长 4～5 mm,直径 2.5～3.0 mm,赤褐色。花期 5～6 月,果期 7～10 月。

生境与分布 生于山坡、路旁或灌木丛中。七星关有分布。

采收加工 1. 南蛇藤茎藤。春、秋季采收,鲜用或切段晒干。

2. 南蛇藤根。8～10 月采挖,洗净,鲜用或晒干。

3. 南蛇藤叶。春季采收,晒干。

性味归经 1. 南蛇藤茎藤。苦、辛,微温。归肝、膀胱经。

2. 南蛇藤根。辛、苦,平。归肾、膀胱、肝经。

3. 南蛇藤叶。苦、辛,平。归肝经。

功能主治 1. 南蛇藤茎藤。祛风除湿,通经止痛,活血解毒。用于风湿关节痛,四肢麻木,瘫痪,头痛,牙痛,疝气,痛经,闭经,小儿惊风,跌打损伤,痢疾,痧症,带状疱疹。

2. 南蛇藤根。祛风除湿,活血通经,消肿解毒。用于风湿痹痛,跌打肿痛,闭经,头痛,腰痛,疝气痛,痢疾,肠风下血,痈疽肿毒,水火烫伤,毒蛇咬伤。

3. 南蛇藤叶。祛风除湿,解毒消肿,活血止痛。用于风湿痹痛,疮疡疖肿,疱疹,湿疹,跌打损伤,蛇虫咬伤。

用法用量 1. 南蛇藤茎藤。内服:水煎,9～10 g;或浸酒。

2. 南蛇藤根。内服:水煎,15～30 g;或浸酒。外用:适量,研末调敷或捣敷。

3. 南蛇藤叶。内服:水煎,15～30 g。外用:适量,鲜品捣敷,或干品研末调敷。

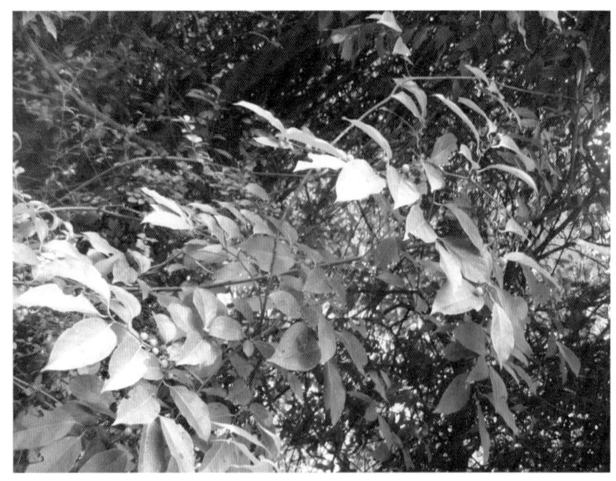

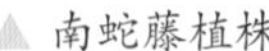

▲ 南蛇藤植株

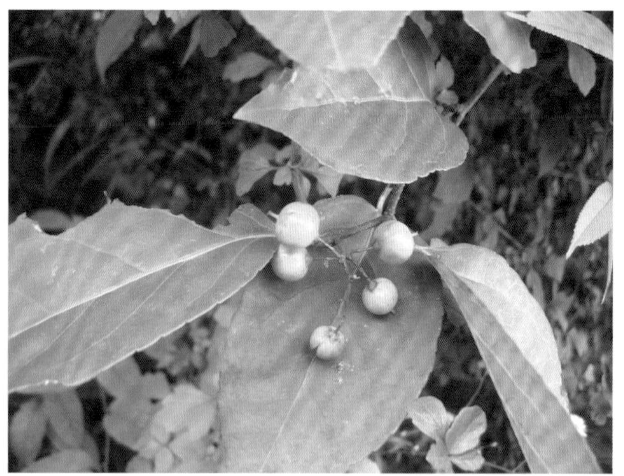

▲ 南蛇藤果实

卫矛 *Euonymus alatus*（Thunb.）Sieb.

别名　鬼箭羽。

药材名　卫矛(具翅状枝条)。

形态特征　灌木。小枝常具2～4列宽阔木栓翅；冬芽圆形，长2 mm左右，芽鳞边缘具不整齐细坚齿。叶卵状椭圆形、窄长椭圆形，偶为倒卵形，长2～8 cm，宽1～3 cm，边缘具细锯齿，两面光滑无毛；叶柄长1～3 mm。聚伞花序；花序梗长约1 cm，小花梗长5 mm；花白绿色，直径约8 mm，4数；萼片半圆形；花瓣近圆形；雄蕊着生花盘边缘处，花丝极短，开花后稍增长，花药宽阔长方形，2室顶裂。蒴果1～4深裂，裂瓣椭圆状，长7～8 mm；种子椭圆状或阔椭圆状，长5～6 mm，种皮褐色或浅棕色，假

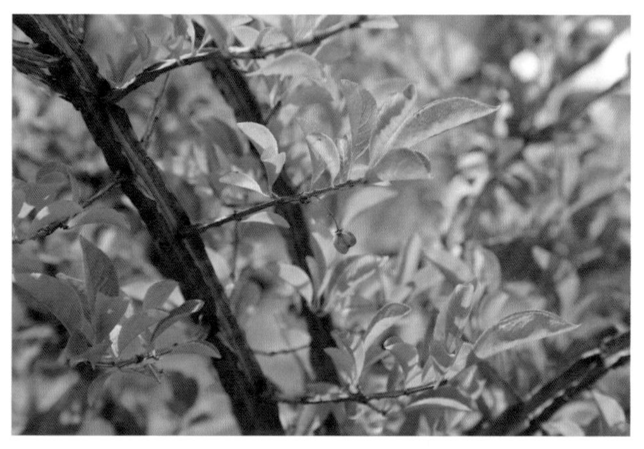

▲ 卫矛植株

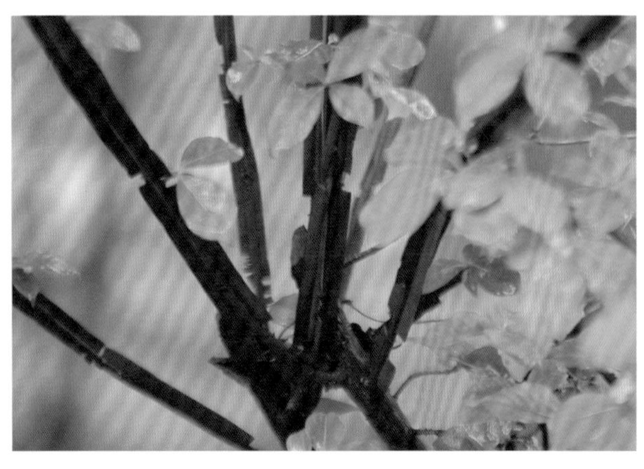

▲ 卫矛具翅状枝条

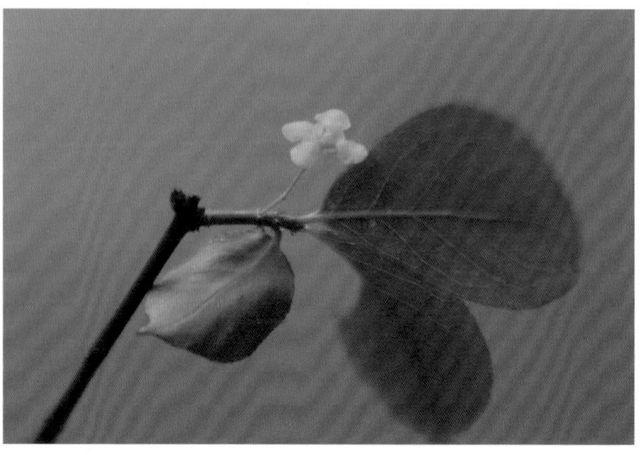

▲ 卫矛花

种皮橙红色，全包种子。花期5～6月，果期7～10月。

生境与分布　生于向阳的山坡或疏林中。贵州乌蒙山各地均有分布。

采收加工　全年均可采收，取其嫩枝，晒干。

性味归经　苦，寒。归肝经。

功能主治　行血通经，散瘀止痛。用于月经不调，产后淤血腹痛，跌打损伤肿痛。

用法用量　内服：水煎，5～15 g。

野鸦椿 *Euscaphis japonica* (Thunb.) Dippel

别名　鸡眼睛。

药材名　野鸦椿根（根）、野鸦椿果实（果实）、野鸦椿皮（茎皮）。

形态特征　落叶小乔木或灌木。树皮灰褐色，具纵条纹，小枝及芽红紫色，枝叶揉碎后发出恶臭气味。叶对生，奇数羽状复叶，叶轴淡绿色，小叶5～9，稀3～11，厚纸质，长卵形或椭圆形，稀为圆形，先端渐尖，基部钝圆，边缘具疏短锯齿，齿尖有腺体，两面除背面沿脉有白色小柔毛外余无毛，主脉在上面明显，在背面突出，侧脉8～11，在两面可见，小叶柄长1～2 mm，小托叶线形，基部较宽，先端尖，有微柔毛。圆锥花序顶生，花梗长达21 cm，花多，较密集，黄白色，径4～5 mm，萼片与花瓣均5，椭圆形，萼片宿存，花盘盘状，心皮3，分离。蓇葖果长1～2 cm，每一花发育为1～3个蓇葖，果皮软革质，紫红色，有纵脉纹，种子近圆形，径约5 mm，假种皮肉质，黑色，有光泽。花期5～6月，果期8～9月。

生境与分布　生于海拔700～1 200 m的山坡林中。贵州乌蒙山各地均有分布。

采收加工　1. 野鸦椿根。秋、冬季采挖，洗净，切片晒干。

2. 野鸦椿果实。秋季采集，晒干。

3. 野鸦椿皮。夏、秋季采收，晒干。

性味归经　1. 野鸦椿根。苦、微辛，平。归肝、脾、肾经。

2. 野鸦椿果实。辛、苦，温。归肝、胃、肾经。

3. 野鸦椿皮。辛、温。归肝、肾经。

功能主治　1. 野鸦椿根。解表，清热，利湿。用于感冒头痛，痢疾，肠炎。

2. 野鸦椿果实。祛风散寒，行气止痛。用于月经不调，疝痛，胃痛。

3. 野鸦椿皮。行气，利湿，祛风，退翳。用于小儿疝气，风湿骨痛，水痘，目生翳障。

用法用量　1. 野鸦椿根。内服：水煎，9～15 g，鲜品30～60 g；或浸酒。外用：适量，捣敷；或水煎熏洗。

2. 野鸦椿果实。内服：水煎，9～15 g；或浸酒。

3. 野鸦椿皮。内服：水煎，9～15 g。外用：适量，水煎洗。

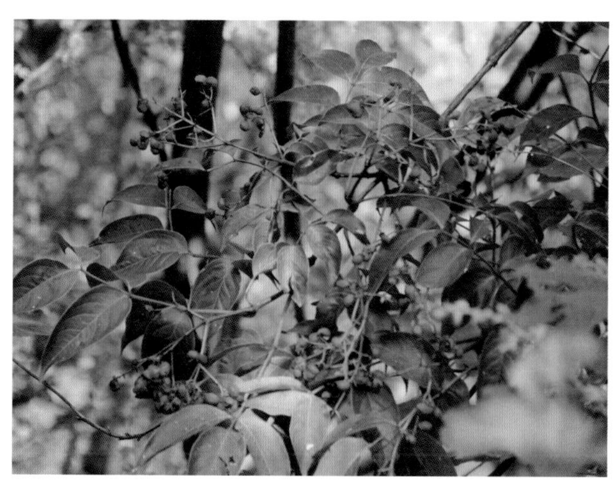

▲ 野鸦椿植株

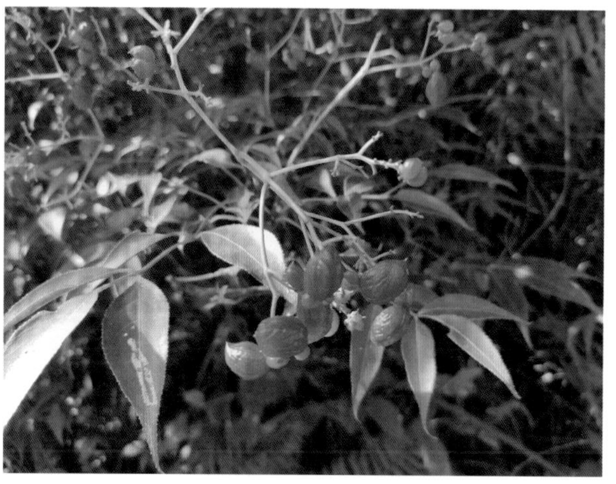

▲ 野鸦椿果实

板凳果 *Pachysandra axillaris* Franch.

别名　山板凳。

药材名　金丝矮陀陀(全株)。

形态特征　常绿亚灌木,高 30～50 cm。下部匍匐,生须状不定根,上部直立,上半部生叶,下半部裸出,仅有稀疏、脱落性小鳞片。根状茎长,枝上被极匀细短柔毛。叶互生;叶柄长 2～4 cm,被细毛;叶形状不一,或为卵形、椭圆状卵形,较阔,基部浅心形、截形,或为长圆形、卵状长圆形,较狭,基部圆形,一般长 5～8 cm,宽 3～5 cm,先端急尖,边缘中部以上有粗齿,中脉在叶面平坦,叶背凸出,叶背有极细的乳头,密被细短柔毛。花单性,雌雄同序,穗状花序腋生,长 1～2 cm,直立,未开放前往下垂,花轴及苞片均被短柔毛;花白色或蔷薇色;雄花 5～10,无花梗,几占花序轴全部;雌花 1～3,生花序轴基部;雄花苞片卵形;萼片椭圆形或长圆形,长 2～3 mm;花药长椭圆形,受粉后向下弓曲,不育雌蕊短柱状,先端膨大;雌花连柄长近 4 mm;萼片覆瓦状

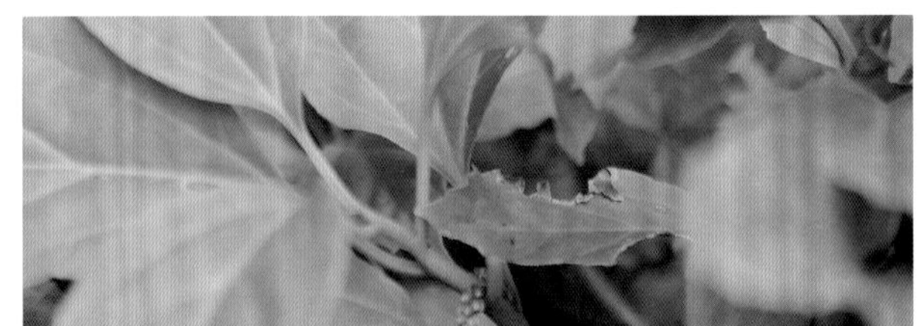

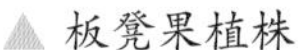

▲ 板凳果植株

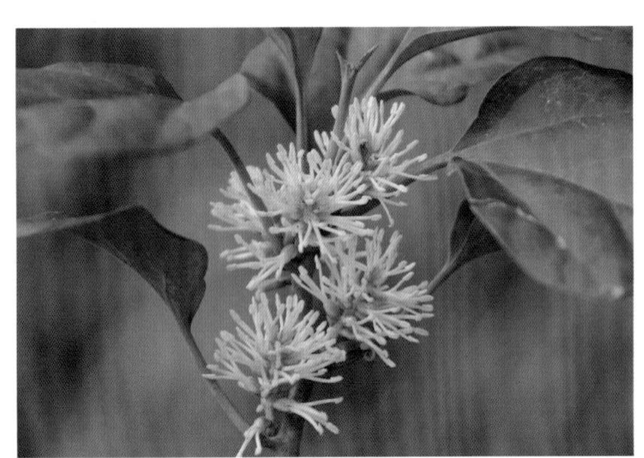

▲ 板凳果花

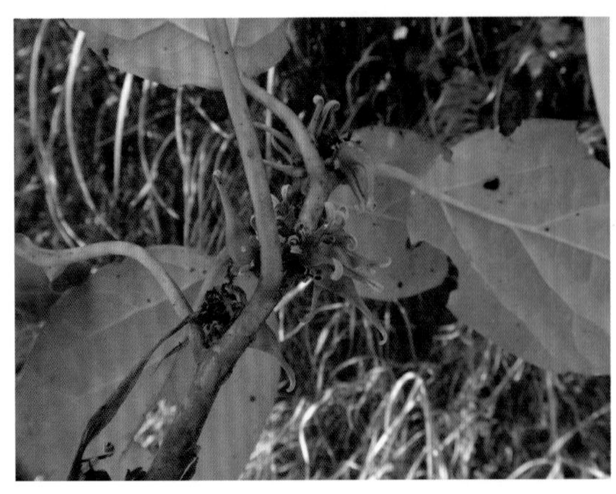

▲ 板凳果果实

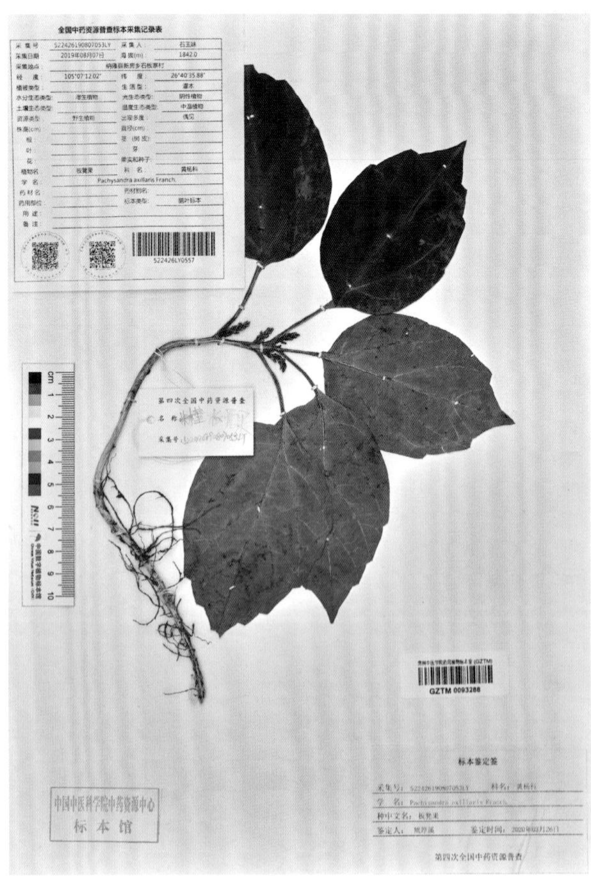

▲ 板凳果标本

排列，卵状披针形或长圆状披针形，长 2～3 mm；无毛；花柱受粉后伸出花外甚长，上端旋卷。蒴果近球形，成熟时黄色或红色，和宿存花柱各长 1 cm。花期 2～5 月，果期 9～10 月。

生境与分布 生于沟边、林下或灌丛中湿润处。纳雍、大方有分布。

采收加工 全年均可采收，洗净泥土，切段，阴干或晒干。

性味归经 辛、苦，温。有小毒。

功能主治 祛风除湿，活血止痛。用于风湿痹痛，肢体麻木，劳伤腰痛，跌打损伤。

用法用量 内服：水煎，3～9 g；或浸酒。外用：适量，捣烂，酒炒敷。

野扇花 *Sarcococca ruscifolia* Stapf.

别名 清香桂。

药材名 野扇花根（根）、野扇花果（果实）。

形态特征 灌木。根系有一主轴，发达的纤维状。小枝被密或疏的短柔毛。叶阔椭圆状卵形、卵形、椭圆状披针形、披针形或狭披针形，较小的长 2～3 cm，宽 7～12 mm，较狭的长 4～7 cm，宽 7～14 mm，较大的长 6～7 cm，宽 2.5～3 cm，变化很大，但常见的为卵形或椭圆状披针形，长 3.5～5.5 cm，宽 1～2.5 cm。先端急尖或渐尖，兹部急尖或渐狭或圆，一般中部或中部以下较宽，叶面亮绿，叶背淡绿，叶面中脉凸出，无毛，稀被微细毛，大多数中脉近基部有一对互生或对生的侧脉，多少成离

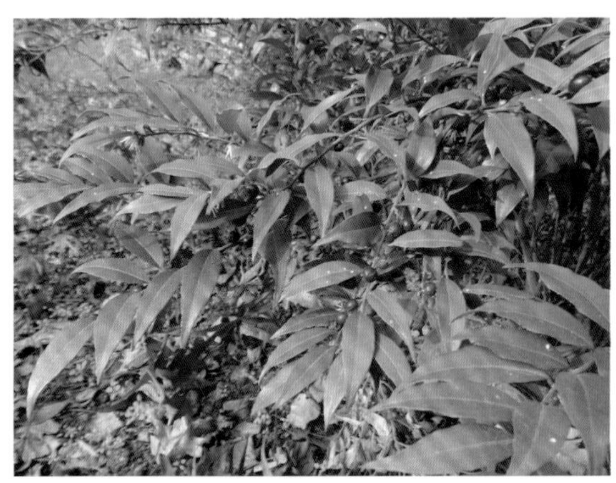

▲ 野扇花植株

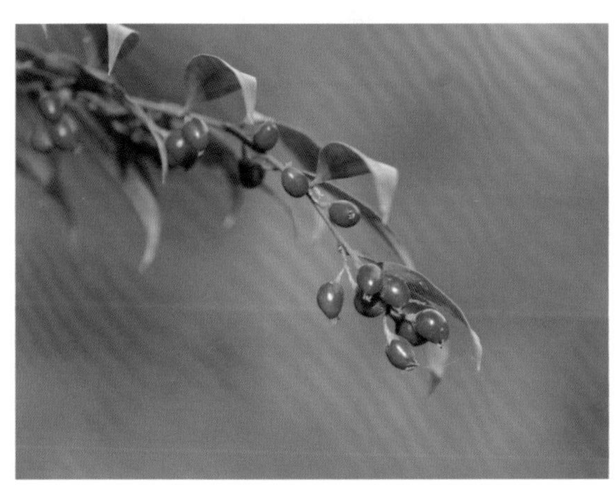

▲ 野扇花果实

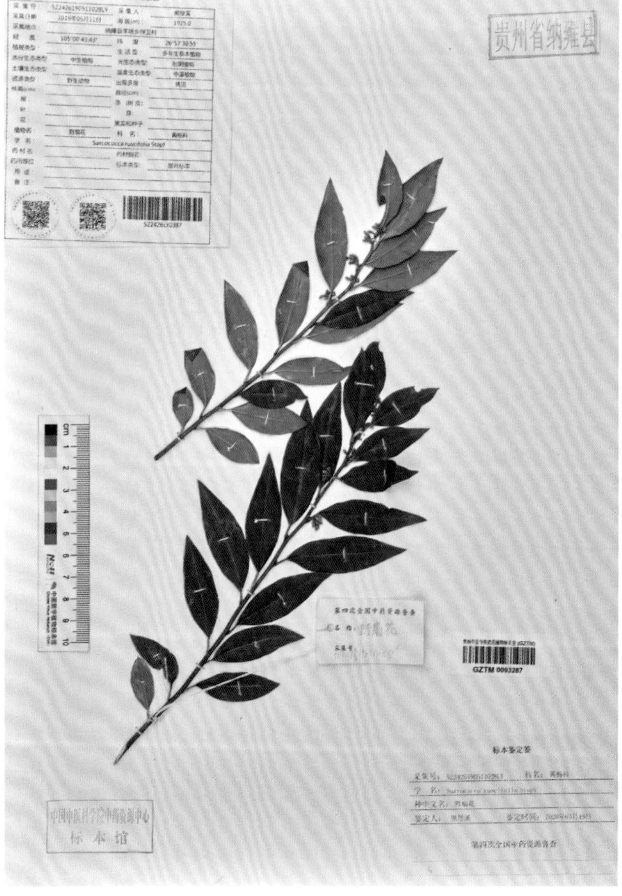

▲ 野扇花标本

基三出脉，叶背中脉稍平或凸出，无毛，全面平滑，侧脉不显；叶柄长 3～6 mm。花序短总状，长 1～2 cm，花序轴被微细毛；苞片披针形或卵状披针形；花白色，芳香；雄花 2～7，占花序轴上方的大部，雌花 2～5，生花序轴下部，通常下方雄花有长约 2 mm 的花梗，具 2 小苞片，小苞片卵形，长为萼片的 1/3～2/3，上方雄花近无梗，有的无小苞片；雄花萼片通常 4，亦有 3 或 5，外方的卵形，渐尖头，长各 3 mm，内方的阔椭圆形或阔卵形，先端圆，有小尖凸头。雄蕊连花药长约 7 mm；雌花连柄长 6～8 mm，柄上小苞多片，狭卵形，覆瓦状排列，萼片长 1.5～2 mm。果实球形，直径 7～8 mm，熟时猩红至暗红色，宿存花柱 3 或 2，长 2 mm。花、果期 10 月至翌年 2 月。

生境与分布　生于海拔 400～2 300 m 的山坡、林下或灌丛中。黔西、织金、大方、七星关等地有分布。

采收加工　1. 野扇花根。全年均可采挖，洗净，晒干或鲜用。

2. 野扇花果实。秋、冬季采收，晒干或鲜用。

性味归经　辛、苦，平。

功能主治　1. 野扇花根。行气活血，祛风止痛。用于胃脘疼痛，风寒湿痹，跌打损伤。

2. 野扇花果。养心安神。用于头晕眼花，心悸，夜眠不安。

用法用量　内服：水煎，9～15 g。

马比木 *Nothapodytes pittosporoides* (Oliv.) Sleumer

别名　公黄珠子、追风伞。

药材名　马比木(根皮)。

形态特征　矮灌木或很少为乔木。枝有棱，被短柔毛，后变无毛，芽被柔毛。叶互生或枝上部近对生；叶柄长 1～3 cm，上面具宽深槽，槽里被糙伏毛；叶片长圆形或倒披针形，先端长渐尖，基部楔形，全缘，上面暗绿色，具光泽；中脉下凹，侧脉 6～7 对，弧曲上升，远离叶缘处网结。花两性或杂性，聚伞花序顶生，总梗、分枝、花序轴通常扁平，被粗伏毛；花萼绿色，钟形，外面稀被粗伏毛，5 裂齿，裂齿三角形；花瓣黄色，线形，反卷；雄蕊 5，基部稍粗，花药卵形；子房近球形，被长硬毛，花柱绿色，长约 2 mm，柱头头状；花盘肉质，具不整齐裂片或深圆齿，里面疏被长硬毛，果时宿存。核果椭圆形，稍扁，幼果绿色，转黄色，熟时为红色，先端明显具鳞脐，有萼宿存。花期 4～6 月，果期 6～8 月。

生境与分布　生于林中。七星关有分布。

采收加工　全年均可采挖，洗净，剥取根皮，晒干。

性味归经　辛，温。归肺、肝经。

功能主治　祛风利湿，理气散寒。用于风湿痹痛，浮肿，疝气。

用法用量　内服：水煎，9～15 g。

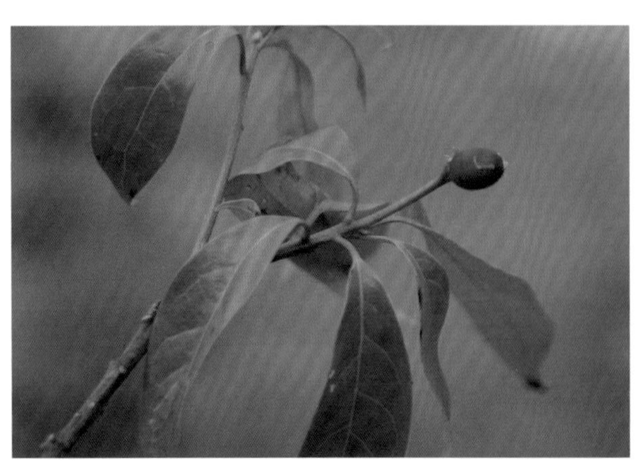

▲ 马比木叶

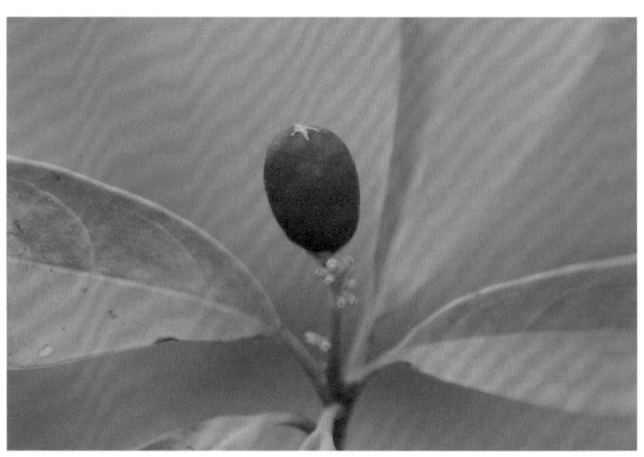

▲ 马比木果实

罗浮槭 *Acer fabri* Hance

别名 公黄珠子、追风伞。

药材名 罗浮槭(果实)。

形态特征 常绿乔木，常高10 m。树皮灰褐色或灰黑色，小枝圆柱形，无毛，当年生枝紫绿色或绿色，多年生枝绿色或绿褐色。叶革质，披针形，长圆披针形或长圆倒披针形，全缘，基部楔形或钝形，先端锐尖或短锐尖；上面深绿色，无毛，下面淡绿色，无毛或脉腋稀被丛毛；主脉在上面显著，在下面凸起，侧脉4～5对，在上面微现，在下面显著；叶柄长1.0～1.5 cm，细瘦，无毛。花杂性，雄花与两性花同株，常成无毛或嫩时被绒毛的紫色伞房花序；萼片5，紫色，微被短柔毛，长圆形，长3 mm；花瓣5，

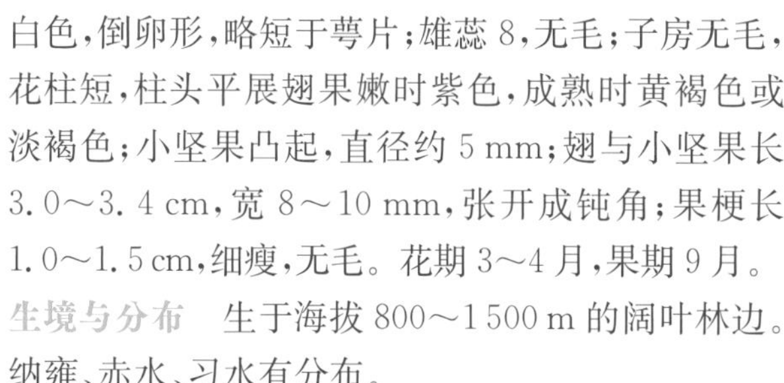

白色，倒卵形，略短于萼片；雄蕊8，无毛；子房无毛，花柱短，柱头平展翅果嫩时紫色，成熟时黄褐色或淡褐色；小坚果凸起，直径约5 mm；翅与小坚果长3.0～3.4 cm，宽8～10 mm，张开成钝角；果梗长1.0～1.5 cm，细瘦，无毛。花期3～4月，果期9月。

生境与分布 生于海拔800～1 500 m的阔叶林边。纳雍、赤水、习水有分布。

采收加工 夏季采收，晒干。

性味归经 甘，平。归肝经。

功能主治 清热解毒。用于咽喉肿痛，声音嘶哑，肝炎，肺结核。

用法用量 内服：水煎，9～12 g。

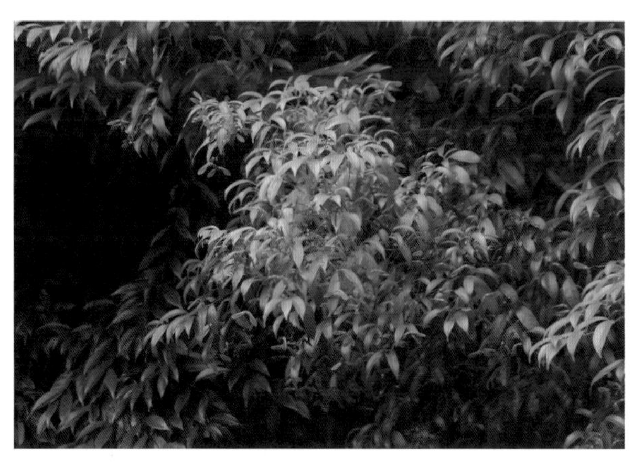

▲ 罗浮槭植株

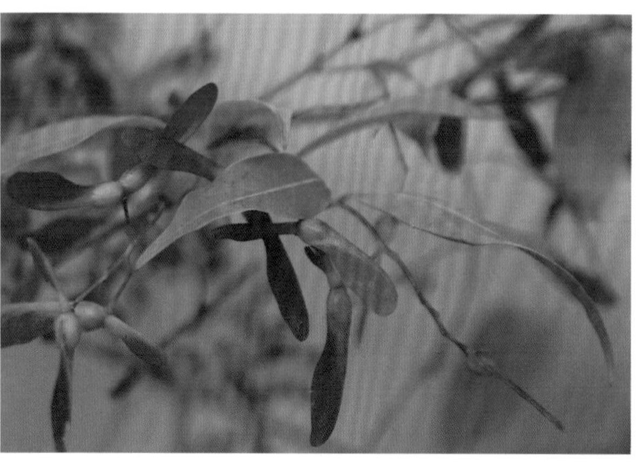

▲ 罗浮槭果实

七叶树 *Aesculus chinensis* Bunge

别名 娑罗子。

药材名 娑罗子(种子)。

形态特征 落叶乔木。树皮深褐色或灰褐色，小枝、圆柱形，黄褐色或灰褐色，无毛或嫩时有微柔毛，有圆形或椭圆形淡黄色的皮孔。冬芽大形，有树脂。掌状复叶，由5～7小叶组成，有灰色微柔毛；小叶纸质，长圆披针形至长圆倒披针形，稀长椭圆形钾先端短锐尖，基部楔形或阔楔形，边缘有钝尖形的细锯齿，上面深绿色，无毛；中肋在上面显著，在下面凸起，侧脉13～17对，在上面微显著，在下面显著；中央小叶的小叶柄有灰色微柔毛。花序圆筒形，花序总轴有微柔毛，小花序常由5～10朵

花组成，有微柔毛；花杂性，雄花与两性花同株，花萼管状钟形，外面有微柔毛，不等地5裂，裂片钝形，边缘有短纤毛；花瓣4，白色，长圆倒卵形至长圆倒披针形，雄蕊6；子房在雄花中不发育，在两性花中发育良好，卵圆形，花柱无毛。果实球形或倒卵圆形，顶部短尖或钝圆而中部略凹下，直径3～4 cm，黄褐色，无刺，具很密的斑点，果壳干后厚5～6 mm，种子常1～2粒发育，近于球形，直径2.0～3.5 cm，栗褐色；种脐白色，约占种子体积的1/2。花期4～5月，果期10月。

生境与分布 生于海拔1 000～1 800 m的阔叶林中。威宁、黔西有分布。

采收加工 秋季果实成熟时采收，除去果皮，晒干或低温干燥。

性味归经 甘，温。归肝、胃经。

功能主治 疏肝理气，和胃止痛。用于肝胃气滞，胸腹胀闷，胃脘疼痛。

用法用量 内服：水煎，3～9 g。

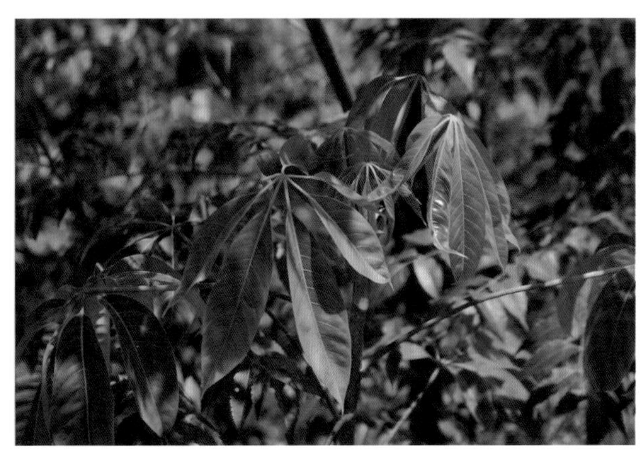

▲ 七叶树叶

凤仙花 *Impatiens biepharosepala* Pritz. ex Diels

别名 指甲花。

药材名 指甲花(全草)。

形态特征 一年生草本，高30～60 cm。茎直立，不分枝或基部有分枝。叶互生，常密生于茎或分枝上部，矩圆形或矩圆状披针形，长7～12 cm，宽3～4 cm，先端渐尖或尾部渐尖，基部楔形，有2枚球状腺体，边缘有圆齿，齿端具小尖，侧脉7～9对。总花梗腋生，花1～2朵；花梗中上部有1条形苞片；花紫色；侧生萼片2，卵形，先端突尖，边缘有睫毛，有时有疏小齿，脱落；旗瓣近肾形，先端凹，背面中肋有狭翅，翅端具喙；翼瓣无柄，2裂，基部裂片矩圆形，上部裂片大，斧形；唇瓣宽漏斗状，基部突然延长成内弯的长可达3.5 cm的距；花药钝。蒴果条形。

生境与分布 生于路旁、沟边或林下等阴湿处。贵州乌蒙山各地有分布。

采收加工 夏、秋季采收，洗净，晒干或鲜用。

性味归经 甘，平。归肝经。

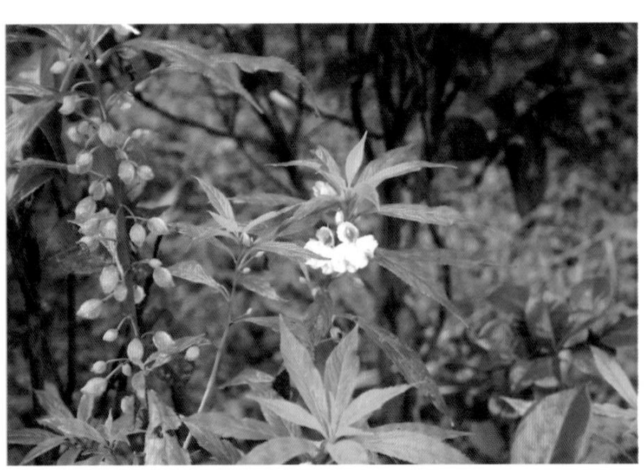

▲ 凤仙花植株

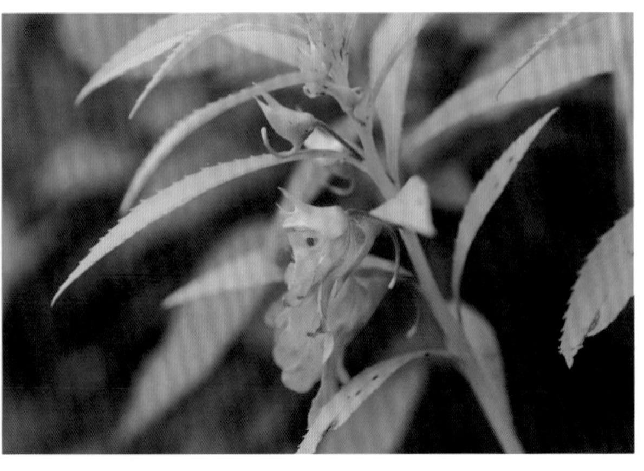

▲ 凤仙花花

功能主治 祛风除湿，活血止痛，解毒杀虫。用于风湿肢体痿废，腰胁疼痛，妇女经闭腹痛，产后瘀血未尽，跌打损伤，毒蛇咬伤等。

用法用量 内服：水煎，3～9 g。

勾儿茶 *Berchemia sinica* Schneid.

别名 枪子柴。

药材名 勾儿茶(根)。

形态特征 藤状或攀援灌木，高达 5 m。幼枝无毛，老枝黄褐色，平滑无毛。叶纸质至厚纸质，互生或在短枝顶端簇生，卵状椭圆形或卵状矩圆形，长 3～6 cm，宽 1.6～3.5 cm，顶端圆形或钝，常有小尖头，基部圆形或近心形，上面绿色，无毛，下面灰白色，仅脉腋被疏微毛，侧脉每边 8～10 条；叶柄纤细，长 1.2～2.6 cm，带红色，无毛。花芽卵球形，顶端短，锐尖或钝；花黄色或淡绿色，单生或数个簇生，无或有短总花梗，在侧枝顶端排成具短分枝的窄聚伞状圆锥花序，花序轴无毛，长达 10 cm，分枝长达 5 cm，有时为腋生的短总状花序；花梗长 2 mm。核果圆柱形，长 5～9 mm，直径 2.5～3.0 mm，基部稍宽，有皿状的宿存花盘，成熟时紫红色或黑色；果梗长 3 mm。花期 6～8 月，果期翌年 5～6 月。

生境与分布 生于海拔 1 000～2 000 m 的山坡、山谷或杂木林中。纳雍有分布。

采收加工 秋季采挖，鲜用或切片晒干。

性味归经 微涩，性平。归肺经。

功能主治 祛风湿，活血通络，止咳化痰，健脾益气。用于风湿关节痛，腰痛，痛经，瘰疬等。

用法用量 内服：水煎，50～100 g。

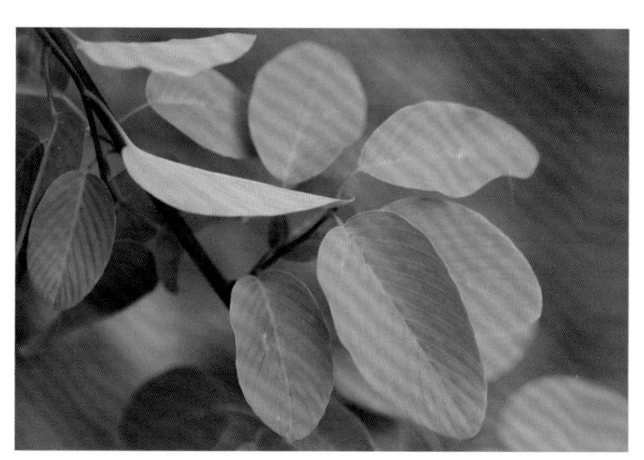

▲ 勾儿茶叶

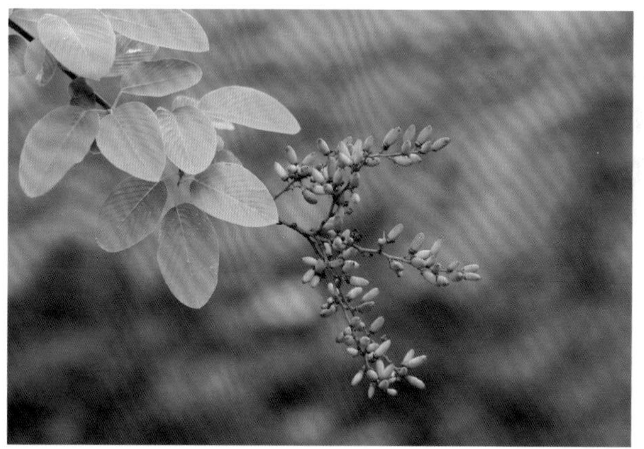

▲ 勾儿茶果实

云南勾儿茶 *Berchemia yunnanensis* Franch.

别名 铁包金、乌梢蛇。

药材名 勾儿茶(根)。

形态特征 常绿乔木，藤状灌木，高 2.5～5.0 m。小枝平展，淡黄绿色，老枝黄褐色，无毛。叶纸质，卵状椭圆形、矩圆状椭圆形或卵形，长 2.5～6.0 cm，宽 1.5～3.0 cm，顶端锐尖，稀钝，具小尖头，基部圆形，稀宽楔形，两面无毛，上面绿色，下面浅绿色，干时常变黄色，侧脉每边 8～12 条，两面凸起；叶柄长

7～13 mm，无毛；托叶膜质，披针形。花黄色，无毛，通常数个簇生，近无总梗或有短总梗，排成聚伞总状或窄聚伞圆锥花序，花序常生于具叶的侧枝顶端，长 2～5 cm，花梗长 3～4 mm，无毛；花芽卵球形，顶端钝或锐尖，长宽相等；萼片三角形，顶端锐尖或短渐尖；花瓣倒卵形，顶端钝；雄蕊稍短于花瓣。核果圆柱形，长 6～9 mm，直径 4～5 mm，顶端钝而无小尖头，成熟时红色，后黑色，有甜味，基部宿存的花盘皿状，果梗长 4～5 mm。花期 6～8 月，果期翌年 4～5 月。

生境与分布　生于山坡林下或灌丛中。七星关、威宁有分布。

采收加工　9～10 月采挖，洗净，切片晒干。

性味归经　微涩，平。归肝、肾经。

功能主治　清热利湿，活血解毒。用于热淋，黄疸，痢疾，带下，崩漏，跌打损伤，风湿疼痛，痈肿疮毒。

用法用量　内服：水煎，50～100 g。

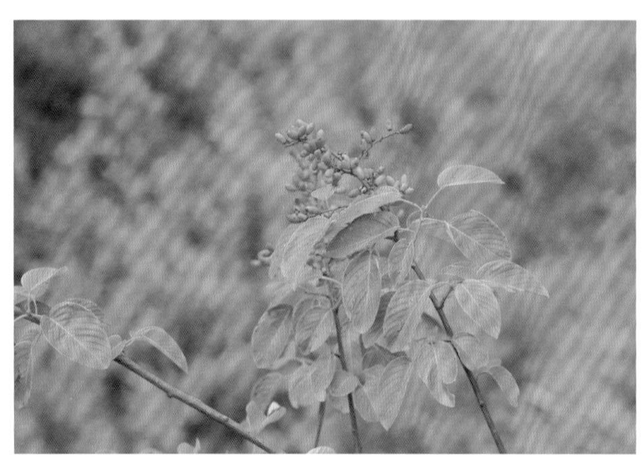

▲ 云南勾儿茶果实

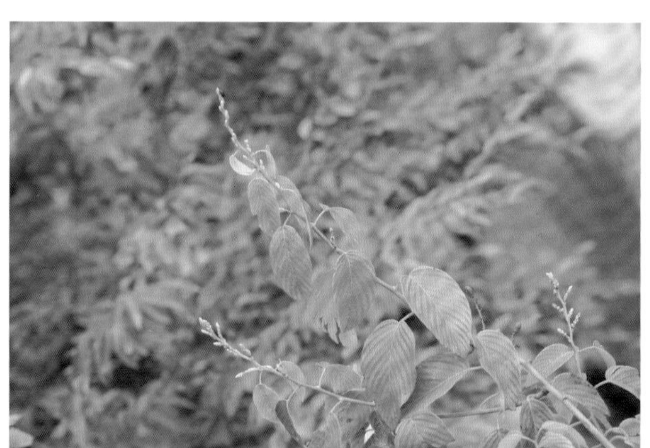

▲ 云南勾儿茶叶

枳椇　*Hovenia acerba* Lindl.

别名　拐枣、鸡爪子、鸡橘子、结留子。

药材名　枳椇子（种子）。

形态特征　高大乔木，高 10～25 m。小枝褐色或黑紫色，被棕褐色短柔毛或无毛，有明显白色的皮孔。

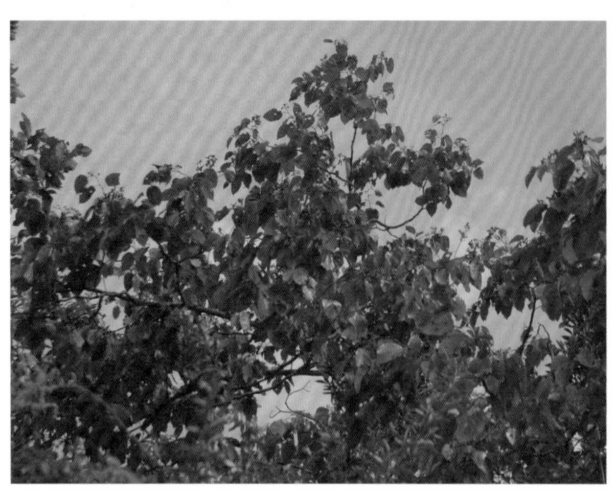

▲ 枳椇植株

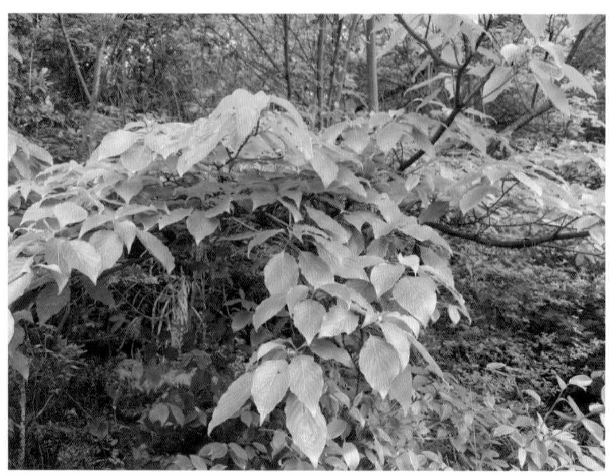

▲ 枳椇叶

叶互生，厚纸质至纸质，宽卵形、椭圆状卵形或心形，顶端长渐尖或短渐尖，基部截形或心形，稀近圆形或宽楔形，边缘常具整齐浅而钝的细锯齿，上部或近顶端的叶有不明显的齿，稀近全缘，上面无毛，下面沿脉或脉腋常被短柔毛或无毛；叶柄无毛。二歧式聚伞圆锥花序，顶生和腋生，被棕色短柔毛；花两性；萼片具网状脉或纵条纹，无毛；花瓣椭圆状匙形，具短爪；花盘被柔毛；花柱半裂，稀浅裂或深裂，无毛。浆果状核果近球形，无毛，成熟时黄褐色或棕褐色；果序轴明显膨大；种子暗褐色或黑紫色。花期5～7月，果期8～10月。

生境与分布　生于山坡林缘或疏林中。贵州乌蒙山各地均有分布。

采收加工　秋季果实成熟时摘下，晒干。

性味归经　甘，平。归心、脾、肺经。

功能主治　解酒毒，止渴除烦，止呕，利大小便。用于醉酒，烦渴，呕吐，二便不利。

用法用量　内服：水煎，6～15 g。

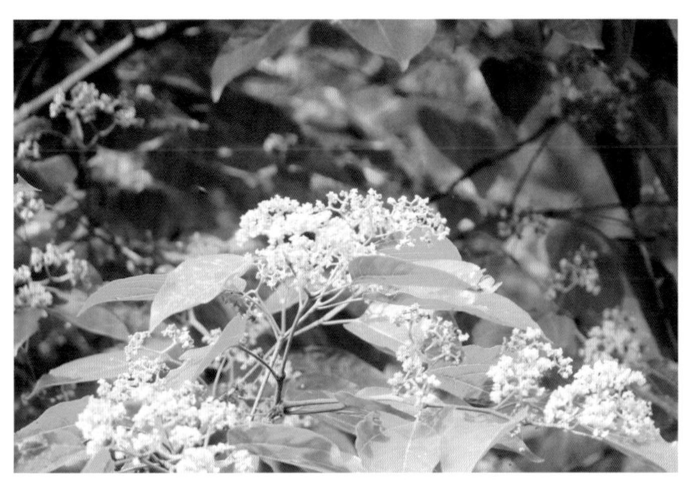

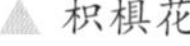

▲ 枳椇花

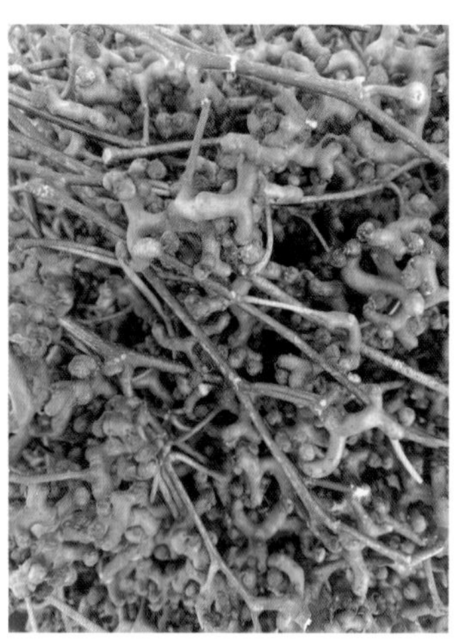

▲ 枳椇果实

薄叶鼠李 *Rhamnus leptophylla* Schneid.

别名　牛李、蜡子树、白赤木、白色木、郊李子。

药材名　鼠李子(果实)、鼠李根(根)。

形态特征　灌木或稀小乔木，高达5 m。小枝对生或近对生，褐色或黄褐色，稀紫红色，平滑无毛，有光泽，芽小，鳞片数个，无毛。叶纸质，对生或近对生，或在短枝上簇生，倒卵形至倒卵状椭圆形，稀椭圆形或矩圆形，长3～8 cm，宽2～5 cm，顶端短突尖或锐尖，稀近圆形，基部楔形，边缘具圆齿或钝锯齿，上面深绿色，无毛或沿中脉被疏毛，下面浅绿色，仅脉腋有簇毛，侧脉每边3～5条，具不明显的网脉，上面下陷，下面凸起；叶柄长0.8～2.0 cm，上面有小沟，无毛或被疏短毛；托叶线形，早落。花单性，雌雄异株，4基数，有花瓣，花梗长4～5 mm，无毛；雄花10～20个簇生于短枝端；雌花数个至10余个簇生于短枝端或长枝下部叶腋，退化雄蕊极小，花柱2半裂。核果球形，直径4～6 mm，长5～6 mm，基部有宿存的萼筒，有2～3个分核，成熟时黑色；果梗长6～7 mm；种子宽倒卵圆形，背面具长为种子2/3～3/4的纵沟。花期3～5月，果期5～10月。

生境与分布　生于山坡、山谷、路旁或灌丛中。贵州乌蒙山各地均有分布。

采收加工　1. 鼠李子。秋季成熟时采收，鲜用或晒干。

2. 鼠李根。秋、冬季采收，洗净，切片晒干。

性味归经　1. 鼠李子。甘、微苦，平。归肺经。

2. 鼠李根。苦，寒。有小毒。归肺、胃、肾经。

功能主治　1. 鼠李子。止咳，祛痰。用于支气管炎，肺气肿，龋齿痛，痈疖。

2. 鼠李根。消食化滞，行水通便。用于食积腹胀，水肿，腹水，便秘。

用法用量 1. 鼠李子。内服：水煎，1.5～2.5 g。2. 鼠李根。内服：水煎，6～12 g。

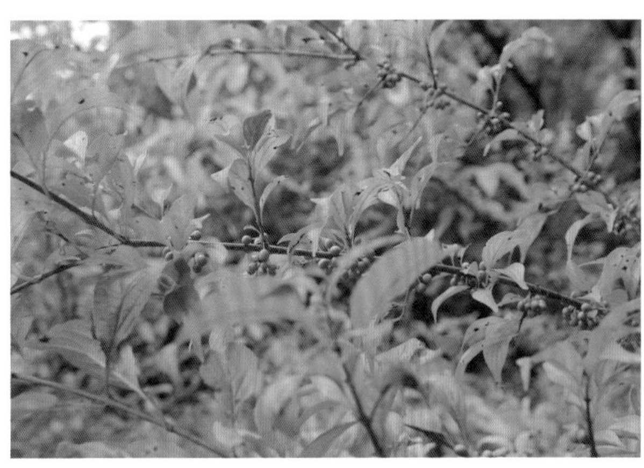

▲ 薄叶鼠李植株

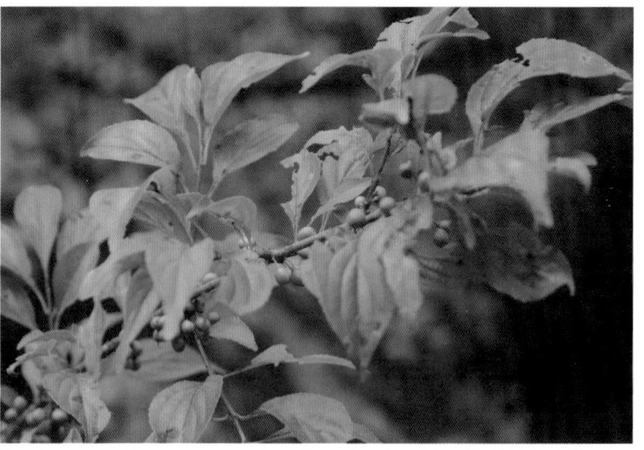

▲ 薄叶鼠李叶

枣 *Ziziphus jujuba* Mill.

别名 老鼠屎、贯枣、枣子树、红枣树、大枣。

药材名 大枣(果实)。

形态特征 落叶小乔木，稀灌木，高超过 10 m。树皮褐色或灰褐色；有长枝，短枝和无芽小枝比长枝光滑，紫红色或灰褐色，呈"之"字形曲折，具 2 个托叶刺，长刺可达 3 cm，粗直，短刺下弯；短枝短粗，矩状，自老枝发出；当年生小枝绿色，下垂，单生或 2～7 个簇生于短枝上。叶纸质，卵形，卵状椭圆形，或卵状矩圆形，顶端钝或圆形，稀锐尖，具小尖头，基部稍不对称，近圆形，边缘具圆齿状锯齿，上面深绿色，无毛，下面浅绿色，无毛或仅沿脉多少被疏微毛，基生三出脉；叶柄长无毛或有疏微毛；托叶刺纤细，后期常脱落。花黄绿色，两性，5 基数，无毛，具短总花梗，单生或 2～8 个密集成腋生聚伞花序；花梗长 2～3 mm；萼片卵状三角形；花瓣倒卵圆形，基部有爪，与雄蕊等长；花盘厚，肉质，圆形，5 裂；子房下部藏于花盘内，与花盘合生，2 室，每室有 1 胚珠，花柱 2 半裂。核果矩圆形或长卵圆形，长 2.0～3.5 cm，直径 1.5～2.0 cm，成熟时红色，后变红紫色，中果皮肉质，厚，味甜，核顶端锐尖，基部锐尖或

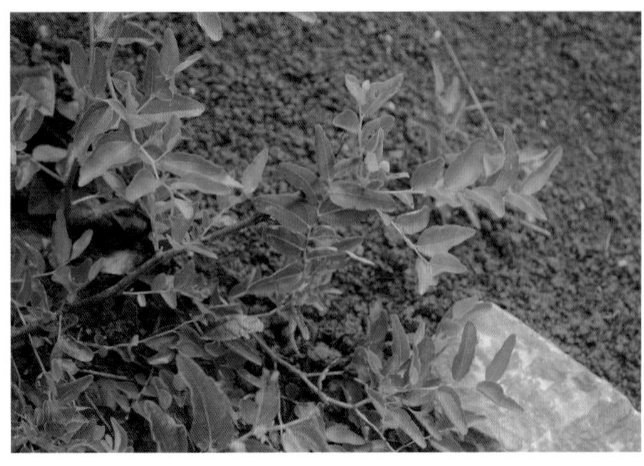

▲ 枣植株

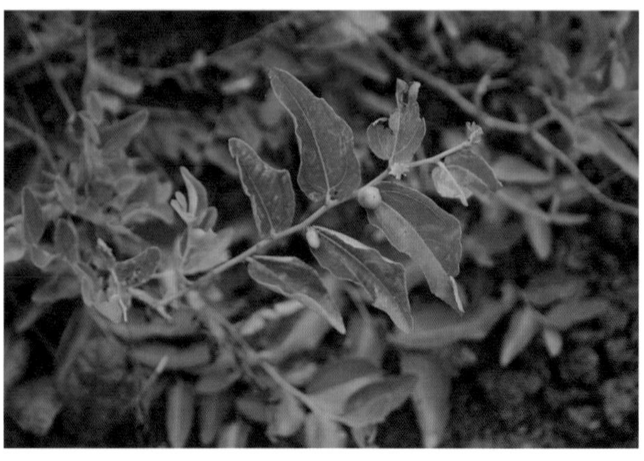

▲ 枣叶

钝，2室，具1或2种子，果梗长2～5 mm；种子扁椭圆形，长约1 cm，宽8 mm。花期5～7月，果期8～9月。

生境与分布 生于海拔1 500 m以下的山区或丘陵。七星关、赤水、习水有分布。

采收加工 秋季果实成熟时采收，晒干。

性味归经 甘，温。归脾、胃、心经。

功能主治 补中益气，养血安神。用于脾虚食少，乏力便溏，妇人脏躁。

用法用量 内服：水煎，6～15 g。

乌蔹莓 *Cayratia japonica*（Thunb.）Gagnep.

别名 虎葛、五爪龙、五叶莓、地五加、过山龙。

药材名 乌蔹莓（全草）。

形态特征 草质藤本。茎带紫红色，有纵棱；卷须二歧分叉，与叶对生。鸟趾状复叶互生；小叶5，膜质，椭圆形、椭圆状卵形至狭卵形，先端急尖至短渐尖，有小尖头，基部楔形至宽楔形，边缘具疏锯齿，两面脉上有短柔毛或近无毛，中间小叶较大而具较长的小叶柄，侧生小叶较小；叶柄长可达4 cm以上；托叶三角状，早落。聚伞花序呈伞房状，通常腋生或假腋生，具长梗，有或无毛；花小，黄绿色；花萼不明显；花瓣4，先端无小角或有极轻微小角；雄蕊4，与花瓣对生；花盘肉质，浅杯状；子房陷于4裂的花盘内。浆果卵圆形，直径6～8 mm，成熟时黑色。花期5～6月，果期8～10月。

生境与分布 生于海拔500～1 500 m的山坡、沟边灌丛中或林下。纳雍、大方有分布。

采收加工 夏、秋季割取茎藤或挖出根部，除去杂质，洗净，切段鲜用或晒干。

性味归经 苦、酸，寒。归心、肝、胃经。

功能主治 清热利湿，解毒消肿。用于热毒痈肿，疔疮，丹毒，咽喉肿痛，蛇虫咬伤，水火烫伤，风湿痹痛，黄疸，泻痢，白浊，尿血。

用法用量 内服：水煎，15～30 g。

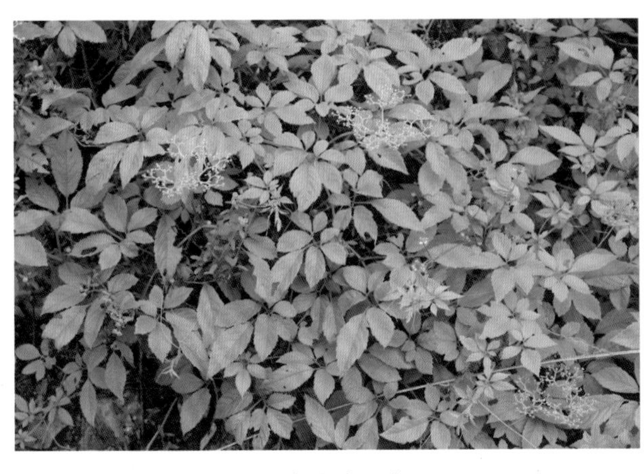

▲ 乌蔹莓植株

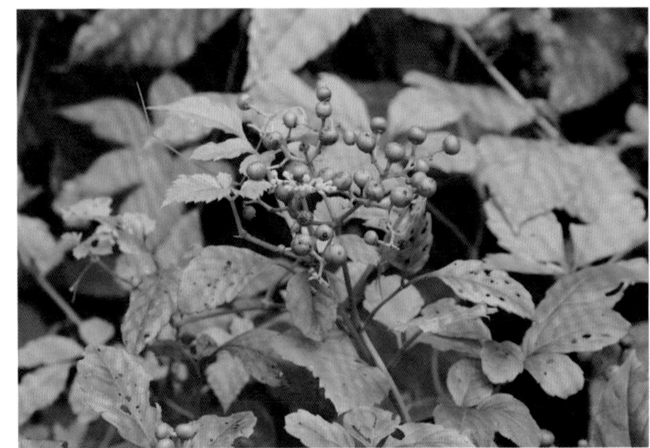

▲ 乌蔹莓果实

地锦 *Parthenocissus tricuspidata*（Sieb. et Zucc.）Planch.

别名 爬山虎、爬墙虎、铺地锦、地锦草。

药材名 地锦（藤茎）。

形态特征 草质藤本。小枝圆柱形，几无毛或微被疏柔毛。卷须5～9分枝，相隔2节间断与叶对生。

卷须顶端嫩时膨大呈圆珠形，后遇附着物扩大成吸盘。叶为单叶，通常着生在短枝上为 3 浅裂，时有着生在长枝上者小型不裂，叶片通常倒卵圆形，顶端裂片急尖，基部心形，边缘有粗锯齿，上面绿色，无毛，下面浅绿色，无毛或中脉上疏生短柔毛，基出脉 5，中央脉有侧脉 3～5 对，网脉上面不明显，下面微突出；叶柄长 4～12 cm，无毛或疏生短柔毛。花序着生在短枝上，基部分枝，形成多歧聚伞花序，主轴不明显；花序梗几无毛；花蕾倒卵椭圆形，顶端圆形；萼碟形，边缘全缘或呈波状，无毛；花瓣 5，长椭圆形，无毛；雄蕊 5，花药长椭圆卵形，花盘不明显；子房椭球形，花柱明显，基部粗，柱头不扩大。果实球形，有种子 1～3 颗；种子倒卵圆形，顶端圆形，基部急尖成短喙，种脐在背面中部呈圆形，腹部中棱脊突出，两侧洼穴呈沟状，从种子基部向上达种子顶端。花期 5～8 月，果期 9～10 月。

生境与分布　生于海拔 800～1 300 m 的山坡灌丛中或岩石上。贵州乌蒙山各地均有分布。

采收加工　秋季采收，切片，晒干。

性味归经　辛、微涩，温。归肝经。

功能主治　祛风止痛，活血通络。用于风湿痹痛，中风半身不遂，偏正头痛，产后血瘀，腹生结块，跌打损伤，痈肿疮毒，溃疡不敛。

用法用量　内服：水煎，15～30 g。

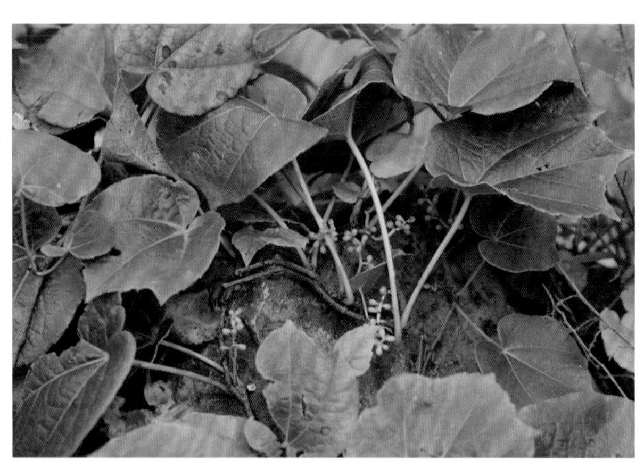

▲ 地锦植株

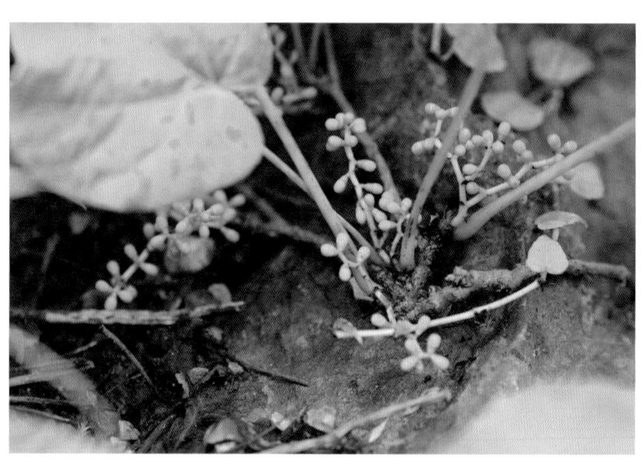

▲ 地锦果实

三叶崖爬藤　*Tetrastigma hemsleyanum* Diels et Gilg.

别名　三叶青。

药材名　三叶崖爬藤(块根)。

形态特征　草质藤本。小枝纤细，有纵棱纹，无毛或被疏柔毛。卷须不分枝，相隔 2 节间断与叶对生。叶为 3 小叶，小叶披针形、长椭圆披针形或卵披针形，顶端渐尖，稀急尖，基部楔形或圆形，侧生小叶基部不对称，近圆形，边缘每侧有 4～6 个锯齿，锯齿细或有时较粗，上面绿色，下面浅绿色，两面均无毛；叶柄无毛或被疏柔毛。花序腋生，比叶柄短、近等长或较叶柄长，下部有节，节上有苞片，或假顶生而基部无节和苞片，二级分枝通常 4，集生成伞形，花二歧状着生在分枝末端；花序被短柔毛；花梗被灰色短柔毛；花蕾卵圆形，顶端圆形；萼碟形，萼齿细小，卵状三角形；花瓣 4，卵圆形，顶端有小角，外展，无毛；雄蕊 4，花药黄色；花盘明显，4 浅裂；子房陷在花盘中呈短圆锥状，花柱短，柱头 4 裂。果实近球形或倒卵球形，有种子 1 颗；种子倒卵椭圆形，顶端微凹，基部圆钝，表面光滑，种脐在种子背面中部向上呈椭圆形，腹面两侧洼穴呈沟状，从下部近 1/4 处向上斜展直达种子顶端。花期 4～6 月，果期 8～11 月。

生境与分布　生于海拔 600～1 000 m 的山坡灌丛

中。大方、赤水有分布。

采收加工 冬季采挖，除去泥土，洗净，切片鲜用或晒干。

性味归经 苦，寒。归心、肝、肺经。

功能主治 清热解毒，祛风活血。用于高热惊厥，肺炎，咳喘，肝炎，肾炎，风湿痹痛，痈疔疮疖，湿疹，跌打损伤，蛇咬伤。

用法用量 内服：水煎，15～30 g。

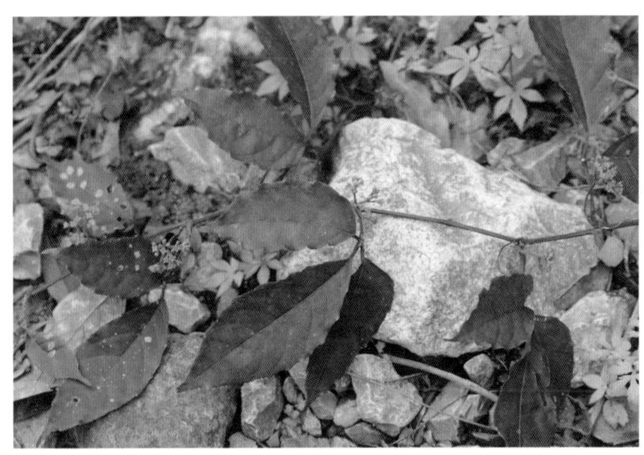

▲ 三叶崖爬藤植株

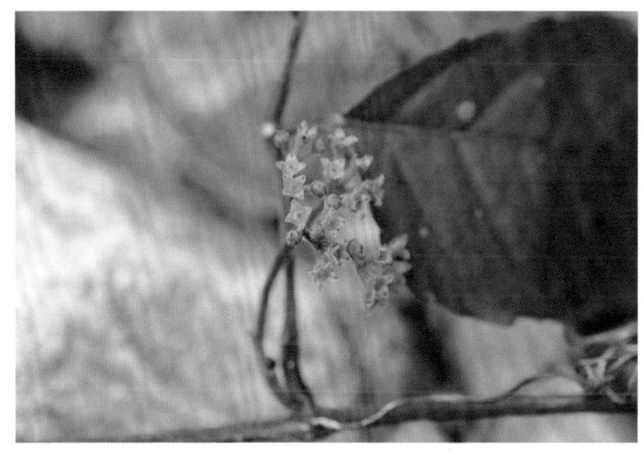

▲ 三叶崖爬藤花

葡萄 *Vitis vinifera* L.

药材名 葡萄（果实）、葡萄藤叶（茎、叶）、葡萄根（根）。

形态特征 木质藤本。小枝圆柱形，有纵棱纹，无毛或被稀疏柔毛。卷须2叉分枝，每隔2节间断与叶对生。叶卵圆形，显著3～5浅裂或中裂，长7～18 cm，宽6～16 cm，中裂片顶端急尖，裂片常靠合，基部常缢缩，裂缺狭窄，间或宽阔，基部深心形，基缺凹成圆形，两侧常靠合，边缘有22～27个锯齿，齿深而粗大，不整齐，齿端急尖，上面绿色，下面浅绿色，无毛或被疏柔毛；基生脉5出，中脉有侧脉4～5对，网脉不明显突出；叶柄长4～9 cm，几无毛；托叶早落。圆锥花序密集或疏散，多花，与叶对生，基部分枝发达，长10～20 cm，花序梗长2～4 cm，几无毛或疏生蛛丝状绒毛；花梗长1.5～2.5 mm，无毛；花蕾倒卵圆形，高2～3 mm，顶端近圆形；萼浅碟形，边缘呈波状，外面无毛；花瓣5，呈帽状黏合脱落；雄蕊5，花丝丝状，长0.6～1.0 mm，花药黄色，卵圆形，长0.4～0.8 mm，在雌花内显著短而败育或完全退化；花盘发达，5浅裂；雌蕊1，在雄花中完全退化，子房卵圆形，花柱短，柱头扩大。果实球形或椭圆形，直径1.5～2.0 cm；种子倒卵椭圆形，顶短近圆形，基部有短喙，种脐在种子背面中部呈椭圆形，种脊微突出，腹面中棱脊突起，两侧洼穴宽沟状，向上达种子1/4处。花期4～5月，果期8～9月。

采收加工 1. 葡萄。夏、秋季成熟时采摘，鲜用或晒干。

2. 葡萄藤叶。夏季采收，切碎晒干。

3. 葡萄根。秋冬季采挖，晒干。

性味归经 1. 葡萄。甘、酸，平。归肺、脾、肾经。

2. 葡萄藤叶。甘，平。归肾、肝、膀胱经。

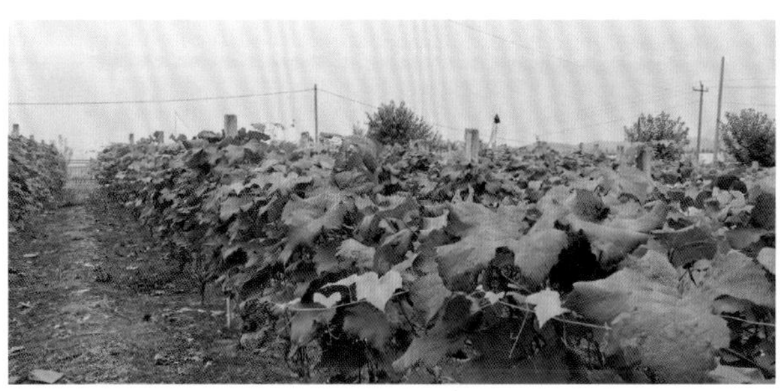

▲ 葡萄种植基地

3. 葡萄根。甘，平。归肺、肾、膀胱经。

功能主治 1. 葡萄。补气血，强筋骨，利小便。用于气血虚弱，肺虚咳嗽，心悸盗汗，烦渴，水肿。

2. 葡萄藤叶。祛风除湿，利水消肿，解毒。用于风湿痹痛，腹泻，风热目赤，痈肿疔疮。

3. 葡萄根。祛风通络，利湿消肿，解毒。用于风湿痹痛，肢体麻木，跌打损伤，水肿，小便不利，痈肿疔毒。

用法用量 1. 葡萄。内服：水煎，15～30 g。

2. 葡萄藤叶。内服：水煎，10～15 g。

3. 葡萄根。内服：水煎，15～30 g。

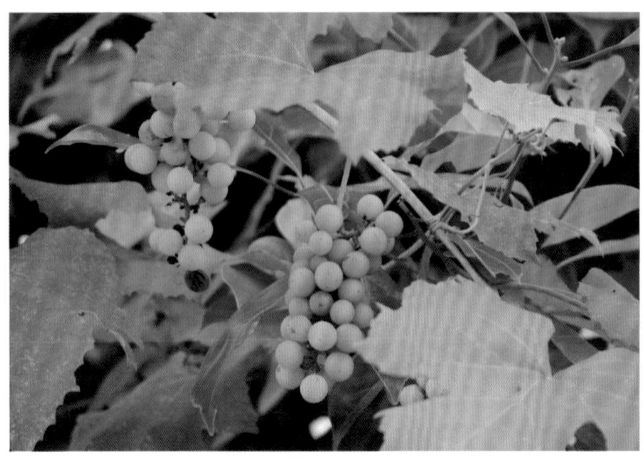

▲ 葡萄植株

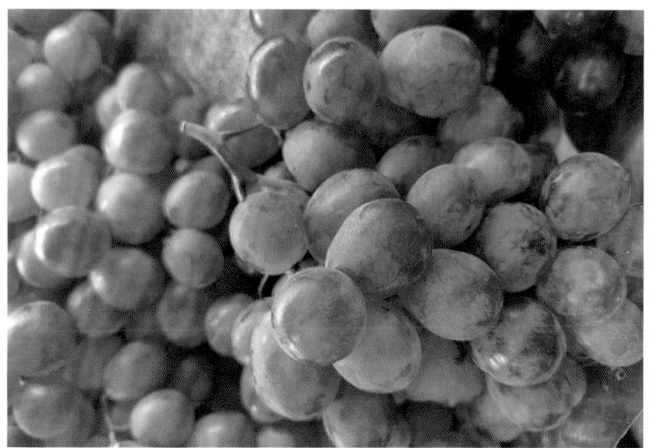

▲ 葡萄果实

黄蜀葵 *Abelmoschus manihot*（L.）Medic.

别名 追风药、疽疮药、野芙蓉、假阳桃、秋葵。

药材名 黄蜀葵花（花）、黄蜀葵子（种子）、黄蜀葵叶（叶）、黄蜀葵茎（茎或茎皮）、黄蜀葵根（根）。

形态特征 一年生或多年生草本，高 1～2 m，全株疏被长硬毛。叶近圆形，掌状 5～9 深裂，直径 10～30 cm，裂片长圆状披针形，长 8～18 cm，宽 1～6 cm，先端渐尖，具粗钝锯齿；叶柄长 6～20 cm，托叶披针形，长 0.8～1.5 cm。花单生枝端叶腋。花梗长 1～3 cm；小苞片 4～5，卵状披针形，长 1.2～2.5 cm，宽 0.4～1.0 cm，疏被长硬毛；花萼佛焰苞状，近全缘，顶端具 5 齿，较小苞片略长，被柔毛，果时脱落；花冠漏斗状，淡黄色，内面基部紫色，直径 7～12 cm，花瓣 5，宽倒卵形；雄蕊柱长 1.2～2.0 cm，无毛，基部着生花药，花药近无柄；子房被毛，5 室，每室具多颗胚珠，花柱分枝 5，柱头紫黑色，匙状盘形。蒴果卵状椭圆形，长 4～6 cm，直径 2～3 cm，被硬毛；果柄长 8 cm。种子多数，肾形，被多条由短柔毛组成的纵条纹。花期 7～10 月。

生境与分布 贵州乌蒙山各县区均有栽培。

采收加工 1. 黄蜀葵花。7～10 月分批采收花蕾，晒干。

2. 黄蜀葵子。秋季果实成熟时采收。

3. 黄蜀葵叶。春、夏季采收，鲜用或晒干。

4. 黄蜀葵茎。秋、冬季采收，晒干。

5. 黄蜀葵根。秋季采挖，洗净，晒干。

性味归经 1. 黄蜀葵花。甘、辛，凉。归心、肾、膀胱经。

2. 黄蜀葵子。甘，寒。归肾、膀胱、胃经。

3. 黄蜀葵叶。甘，寒。归心、肾经。

4. 黄蜀葵茎。甘，寒。归肝经。

5. 黄蜀葵根。甘、苦，寒。归肺、肾、膀胱经。

功能主治 1. 黄蜀葵花。利尿通淋，活血，止血，消肿解毒。用于淋证，吐血，衄血，崩漏，胎衣不下，痈肿疮毒，水火烫伤。

2. 黄蜀葵子。利水，通经，消肿解毒。用于淋证，水肿便秘，乳汁不通，痈肿，跌打损伤。

3. 黄蜀葵叶。清热解毒，接骨生肌。用于热毒疮痈，尿路感染，骨折，烫火伤，外伤出血。

4. 黄蜀葵茎。清热解毒，通便利尿。用于高热不退，大便秘结，小便不利，疔疮肿毒，烫伤。

5. 黄蜀葵根。利水，通经，解毒。用于淋证，水肿，便秘，跌打损伤，乳汁不通，痈肿，聍耳，腮腺炎。

用法用量　1. 黄蜀葵花。内服：水煎，5～15 g；或研末，3～6 g。外用：适量。

2. 黄蜀葵子。内服：水煎，10～15 g；或研末，2～5 g。

3. 黄蜀葵叶。内服：水煎，10～15 g，鲜品可用至30～60 g。外用：适量，鲜品捣敷。

4. 黄蜀葵茎。内服：水煎，5～10 g。

5. 黄蜀葵根。内服：水煎，9～15 g；或研末，每次1.5～3 g。外用：适量。

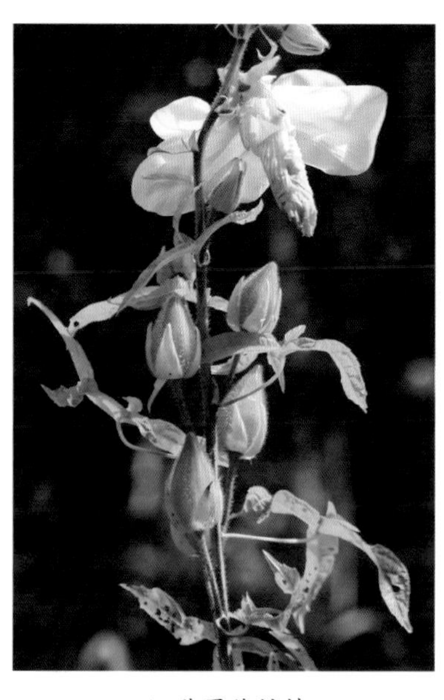

▲ 黄蜀葵植株

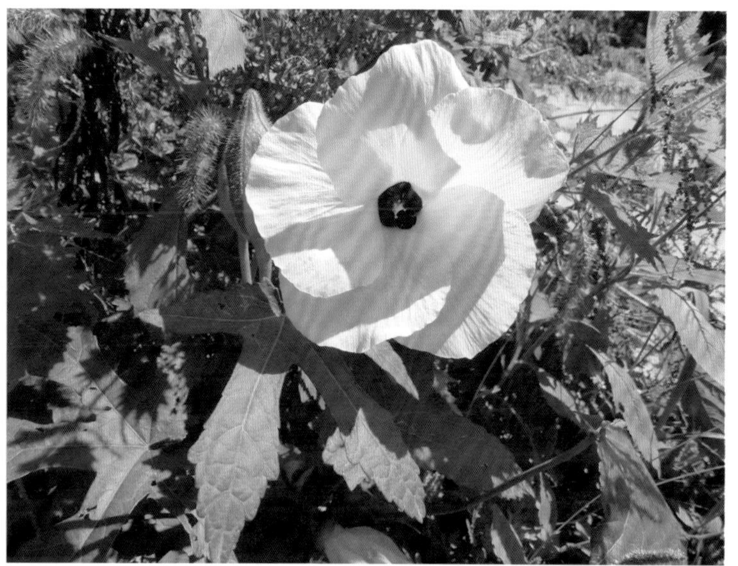

▲ 黄蜀葵花

冬葵 *Malva crispa* L.

别名　冬苋菜、滑滑菜、土黄芪、荠菜粑粑叶。

药材名　冬葵根（根）、冬葵果（果实）、冬葵叶（嫩苗或叶）。

形态特征　一年生草本，高 1 m。不分枝，茎被柔毛。叶圆形，常 5～7 裂或角裂，径 5～8 cm，基部心形，裂片三角状圆形，边缘具细锯齿，并极皱缩扭曲，两面无毛至疏被糙伏毛或星状毛，在脉上尤为明显；叶柄瘦弱，长 4～7 cm，疏被柔毛。花小，白色，直径约 6 mm，单生或几个簇生于叶腋，近无花梗至具极短梗；小苞片 3，披针形，长 4～5 mm，宽 1 mm，疏被糙伏毛；萼浅杯状，5 裂，长 8～10 mm，裂片三角形，疏被星状柔毛；花瓣 5，较萼片略长。果扁球形，径约 8 mm，分果爿 11，网状，具细柔毛；种子肾形，径约 1 mm，暗黑色。花期 6～9 月。

生境与分布　大方、纳雍、黔西、赤水等地有栽培。

采收加工　1. 冬葵根。夏秋采挖带根全草，洗净切碎晒干。

2. 冬葵果。果实于秋季成熟时采收，晒干。

3. 冬葵叶。夏秋采收嫩苗或叶，晒干。

性味归经　1. 冬葵根。甘，寒。归脾、膀胱经。

2. 冬葵果。甘、涩，凉。归脾、膀胱经。

3. 冬葵叶。甘，寒。归肺、肝、胆经。

功能主治　1. 冬葵根。清热利水，解毒。用于水肿，热淋，带下，乳痈，蛇虫咬伤。

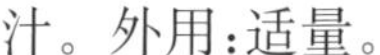

2. 冬葵果。清热利尿，消肿。用于尿闭，水肿，口渴，尿路感染。

3. 冬葵叶。清热，利湿，滑肠，通乳。用于肺热咳嗽，咽喉肿痛，热毒下痢，湿热黄疸，二便不通，乳汁不下，疮疖痈肿，丹毒。

用法用量 1. 冬葵根。内服：水煎，15～30 g；或捣汁。外用：适量。

2. 冬葵果。内服：水煎，6～15 g；或入散剂。

3. 冬葵叶。内服：水煎，10～30 g，鲜品可用至60 g，或捣汁。外用：适量，捣敷；研末调敷，或煎水含漱。

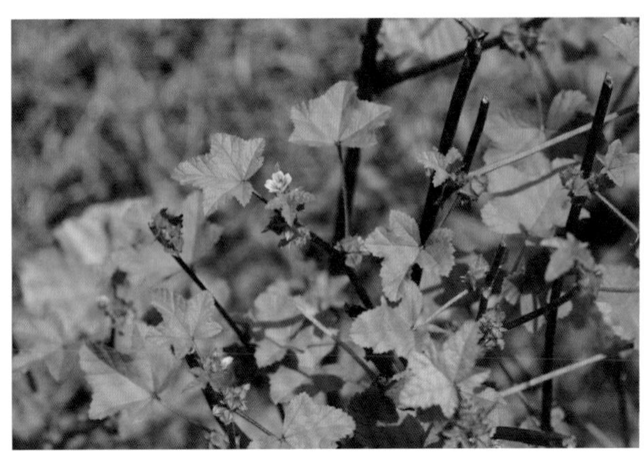

▲ 冬葵植株

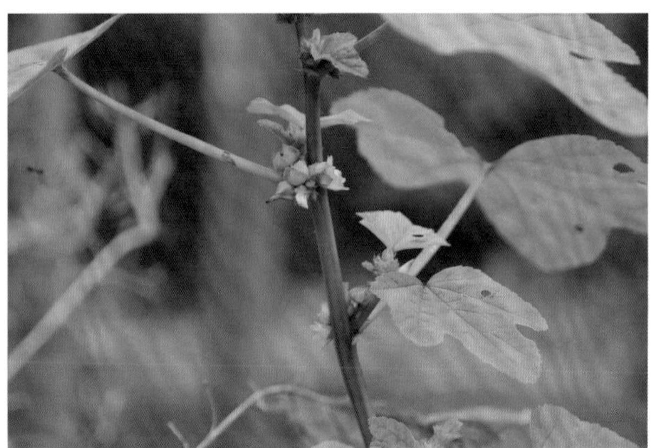

▲ 冬葵叶

梧桐 *Firmiana simplex* (L.) W. Wight

别名 青桐。

药材名 梧桐子（种子）、梧桐花（花）、梧桐叶（叶）、梧桐白皮（树皮）、梧桐根（根）。

形态特征 落叶乔木，高可达16 m。树皮青绿色，平滑。叶心形，掌状3～5裂，长15～25 cm，宽15～25 cm，裂片三角形，先端渐尖，基部心形，两面无毛或略被短柔毛；基生脉7条；叶柄与叶片等长。圆锥花序顶生，长20～50 cm，下部分枝长达12 cm；花淡黄绿色，萼5深裂几至基部，萼片长条形，向外卷曲，长7～9 mm，外面被淡黄色短柔毛，内面仅在基部被短柔毛；花梗与花几等长；雄花的雌雄蕊柄与萼等长，下半部较粗，无毛；花药15，不规则聚集在雌雄蕊柄顶端，退化子房梨形且甚小；雌花子房圆球形，被毛。蓇葖果膜质，有柄，成熟前开裂成叶状，长6～11 cm、宽1.5～2.5 cm，外被短茸毛或几无毛；种子2～4颗，圆球形，褐色，表面具皱纹，直径约7 mm。花期6月，果期9月。

生境与分布 生于村边、宅旁、石灰岩山坡。贵州乌蒙山各县区有栽培或逸为野生。

采收加工 1. 梧桐子。秋季种子成熟时将果枝采下，打落种子，除去杂质，晒干。

2. 梧桐花。6月采收，晒干。

3. 梧桐叶。夏、秋季采集，随采随用，或晒干。

4. 梧桐白皮。全年均可采，剥取韧皮部，晒干。

5. 梧桐根。全年均可采挖，洗去泥沙，切片，鲜用或晒干。

性味归经 1. 梧桐子。甘，平。归心、肺、肾经。

2. 梧桐花。甘，平。

3. 梧桐叶。苦，寒。

4. 梧桐白皮。甘、苦，寒。

5. 梧桐根。甘，平。

功能主治 1. 梧桐子。顺气和胃，健脾消食，止血。用于胃脘疼痛，伤食腹泻，疝气，须发早白，小儿口疮，鼻衄。

2. 梧桐花。利湿消肿，消热解毒。用于水肿，小便不利，无名肿毒，创伤红肿，头癣，烫火伤。

3. 梧桐叶。祛风除湿，解毒消肿，降血压。用于风湿痹痛，跌打损伤，痈疮肿毒，痔疮，小儿疳积，泻痢，高血压。

4. 梧桐白皮。祛风除湿，活血通经。用于风湿痹痛，月经不调，痔疮脱肛，丹毒，恶疮，跌打损伤。

5. 梧桐根。祛风除湿，调经止血，解毒疗疮。用于风湿关节疼痛，吐血，肠风下血，月经不调，跌打损伤。

用法用量 1. 梧桐子。内服：水煎，3～9 g，或研末2～3 g内服。外用：适量，煅存性研末敷。

2. 梧桐花。内服：水煎，6～15 g。外用：适量，研末调涂。

3. 梧桐叶。内服：水煎，10～30 g。外用：适量，鲜叶敷贴，煎水洗，或研末调敷。

4. 梧桐白皮。内服：水煎，10～30 g。外用：适量，捣敷，或煎水洗。

5. 梧桐根。内服：水煎，9～15 g，或鲜品 30～60 g，或捣汁。外用：捣敷。

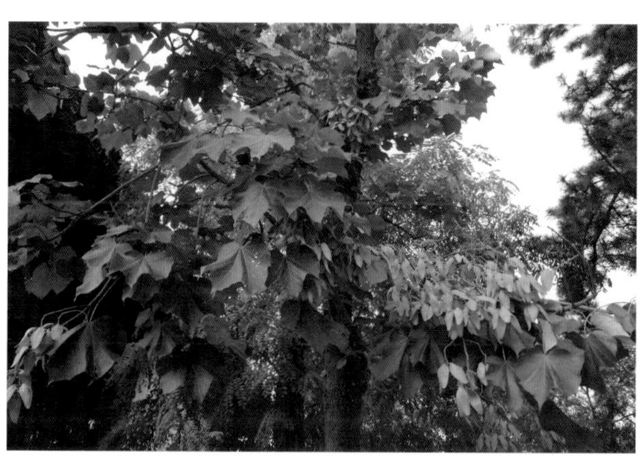

▲ 梧桐植株

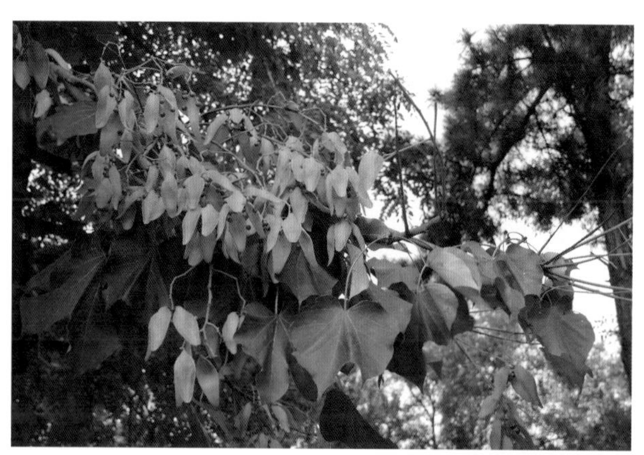

▲ 梧桐果实

胡颓子 *Elaeagnus pungens* Thunberg

别名 羊奶奶。

药材名 胡颓子（果实）、胡颓子叶（叶）、胡颓子根（根）。

形态特征 常绿直立灌木，高 3～4 m。具刺，刺顶生或腋生，长 20～40 mm，有时较短，深褐色；幼枝微扁棱形，密被锈色鳞片，老枝鳞片脱落，黑色，具光泽。叶革质，椭圆形或阔椭圆形，稀矩圆形，长 5～10 cm，宽 1.8～5.0 cm，两端钝形或基部圆形，边缘微反卷或皱波状，上面幼时具银白色和少数褐色鳞片，成熟后脱落，具光泽，干燥后褐绿色或褐色，下面密被银白色和少数褐色鳞片，侧脉 7～9 对，与中脉开展成 50°～60°角，近边缘分叉而互相连接，上面显著凸起，下面不甚明显，网状脉在上面明显，下面不清晰；叶柄深褐色，长 5～8 mm。花白色或淡白色，下垂，密被鳞片，1～3 花生于叶腋锈色短小枝上；花梗长 3～5 mm；萼筒圆筒形或漏斗状圆筒形，长 5～7 mm，在子房上骤收缩，裂片三角形或矩圆状三角形，长 3 mm，顶端渐尖，内面疏生白色星状短柔毛；雄蕊的花丝极短，花药矩圆形，长 1.5 mm；花柱直立，无毛，上端微弯曲，超过雄蕊。果实椭圆形，长 12～14 mm，幼时被褐色鳞片，成熟时红色，果核内面具白色丝状棉毛；果梗长 4～6 mm。花期 9～12 月，果期翌年 4～6 月。

生境与分布 生于海拔 2 000 m 以下的向阳山坡或路旁。七星关、纳雍、大方有分布。

采收加工 1. 胡颓子。4～6 月果实成熟时采收，晒干。

2. 胡颓子叶。全年均可采，鲜用或晒干。

3. 胡颓子根。夏、秋季采挖，洗净，切片晒干。

性味归经 1. 胡颓子。酸、涩，平。

2. 胡颓子叶。酸，微温。

3. 胡颓子根。苦、酸，平。归肝、肺、胃经。

功能主治 1. 胡颓子。收敛止泻，健脾消食，止咳平喘，止血。用于泄泻，痢疾，食欲不振，消化不良，咳嗽气喘，崩漏，痔疮下血。

2. 胡颓子叶。止咳平喘，止血，解毒。用于肺虚咳嗽，气喘，咳血，吐血，外伤出血，痈疽，痔疮肿痛。

3. 胡颓子根。活血止血，祛风利湿，止咳平喘，解毒敛疮。用于吐血，咯血，便血，月经过多，风湿关节痛，黄疸，水肿，泻痢，小儿疳积，咳喘，咽喉肿痛，疮疥，跌扑损伤。

用法用量 1. 胡颓子。内服：水煎，9～15 g。外用：适量，煎水洗。

2. 胡颓子叶。内服：水煎，9～15 g，或捣敷，研末2～3 g。外用：适量，捣敷，或研末调敷，或水煎熏洗。

3. 胡颓子根。内服：水煎，15～30 g，或浸酒。外用：适量，水煎洗，或捣敷。

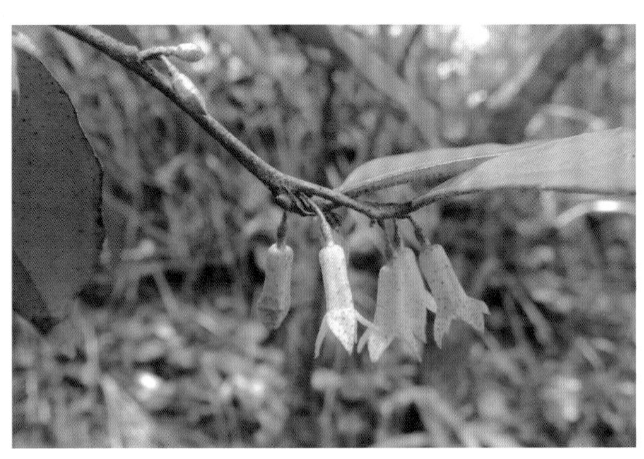

▲ 胡颓子花

紫花地丁 *Viola philippica* Cavanilles

别名 五匹风、兔耳草。

药材名 紫花地丁（全草）。

形态特征 多年生草本，无地上茎，高 4～14 cm，果期高可达 20 cm。根状茎短，垂直，淡褐色，节密生。叶基生，莲座状；下部叶较小，三角状卵形或狭卵形，上部者较长，长圆形、狭卵状披针形或长圆状卵形，长 1.5～4.0 cm，宽 0.5～1.0 cm，先端圆钝，基部截形或楔形，具圆齿，果期叶长超过 10 cm，宽可达 4 cm；叶柄花期长于叶片 1～2 倍，上部具极狭的翅，果期长超过 10 cm，上部具较宽之翅；托叶膜质，离生部分线状披针形，边缘疏生流苏状细齿或近全缘。花紫堇色或淡紫色，稀呈白色，喉部有紫色条纹；花梗与叶片等长或高出于叶片，中部有 2 枚线形小苞片；萼片卵状披针形或披针形，长 5～7 mm，先端渐尖，基部附属物短，长 1.0～1.5 mm；花瓣倒卵形或长圆状倒卵形，侧方花瓣长 1.0～1.2 cm，内面无毛或有须毛，下方花瓣连距长 1.3～2.0 cm，有紫色脉纹；距细管状，长 4～8 mm，末端圆；花药长约

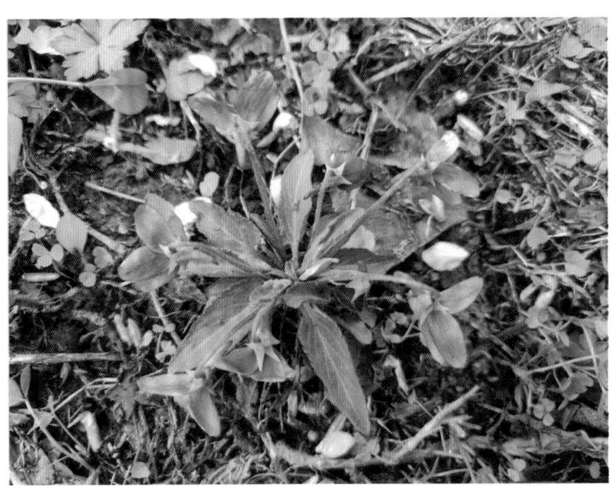

▲ 紫花地丁花

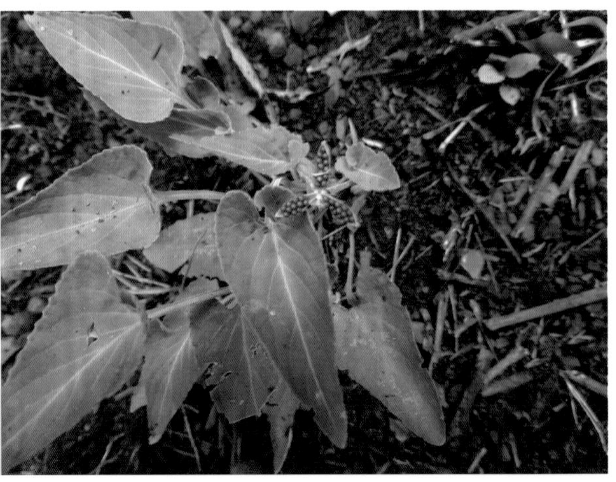

▲ 紫花地丁植株

2 mm，药隔顶部的附属物长约 1.5 mm，下方 2 枚雄蕊背部的距细管状，长 4～6 mm，末端稍细；子房卵形，无毛，花柱棍棒状，比子房稍长，基部稍膝曲，柱头三角形，两侧及后方稍增厚成微隆起的缘边，顶部略平，前方具短喙。蒴果长圆形，长 5～12 mm，无毛；种子卵球形，长 1.8 mm，淡黄色。花果期 4 月中下旬至 9 月。

生境与分布　生于田间、荒地、山坡草丛、林缘或灌丛中。贵州乌蒙山各地均有分布。

采收加工　春、秋二季采收，除去杂质，晒干。

性味归经　苦、辛，寒。归心、肝经。

功能主治　清热解毒，凉血消肿。用于疔疮痈疽，痈疽发背，丹毒，蛇毒咬伤。

用法用量　内服：水煎，15～30 g，鲜品 30～60 g。外用：适量，捣敷。

心叶堇菜 *Viola yunnanfuensis* W. Becker

别名　犁头草。

药材名　犁头草(全草)。

形态特征　多年生草本，无地上茎和匍匐枝。根状茎粗短，节密生，粗 4～5 mm；支根多条，较粗壮而伸长，褐色。叶多数，基生；叶片卵形、宽卵形或三角状卵形，稀肾状，长 3～8 cm，宽 3～8 cm，先端尖或稍钝，基部深心形或宽心形，边缘具多数圆钝齿，两面无毛或疏生短毛；叶柄在花期通常与叶片近等长，在果期较远叶片为长，最上部具极狭的翅，通常无毛；托叶短，下部与叶柄合生，长约 1 cm，离生部分开展。花淡紫色；花梗不高出于叶片，被短毛或无毛，近中部有 2 枚线状披针形小苞片；萼片宽披针形，长 5～7 mm，宽约 2 mm，先端渐尖，基部附属物长约 2 mm，末端钝或平截；上方花瓣与侧方花瓣倒卵形，长 1.2～1.4 cm，宽 5～6 mm，侧方花瓣里面无毛，下方花瓣长倒心形，顶端微缺，连距长约 1.5 cm，距圆筒状，长 4～5 mm，粗约 2 mm；下方雄蕊的距细长，长约 3 mm；子房圆锥状，无毛，花柱棍棒状，基部稍膝曲，上部变粗，柱头顶部平坦，两侧及背方具明显缘边，前端具短喙，柱头孔较粗。蒴果椭圆形，长约 1 cm。

生境与分布　生于林缘、林下开阔草地间、山地草丛、溪谷旁。贵州乌蒙山各地均有分布。

采收加工　4～5 月果实成熟期，采收全草，去净泥土，鲜用或晒干。

性味归经　苦、辛，寒。归肝、脾经。

功能主治　清热解毒，化瘀排脓，凉血清肝。用于痈疽肿毒，乳痈，肠痈下血，化脓性骨髓炎，黄疸，目赤肿痛，瘰疬，外伤出血，蛇伤。

用法用量　内服：水煎，9～15 g，鲜品 30～60 g，或捣汁服。外用：适量，捣敷。

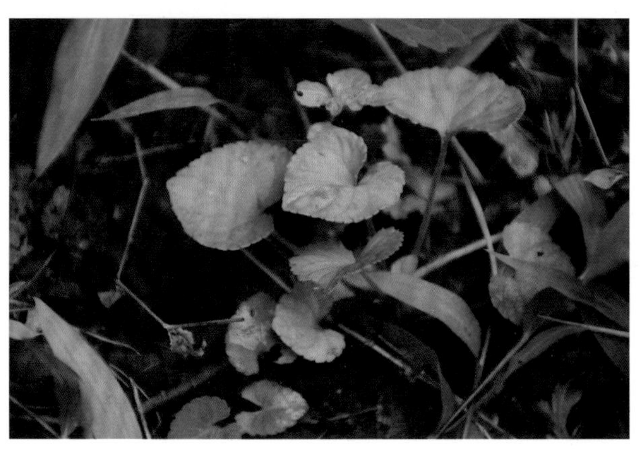

▲ 心叶堇菜叶

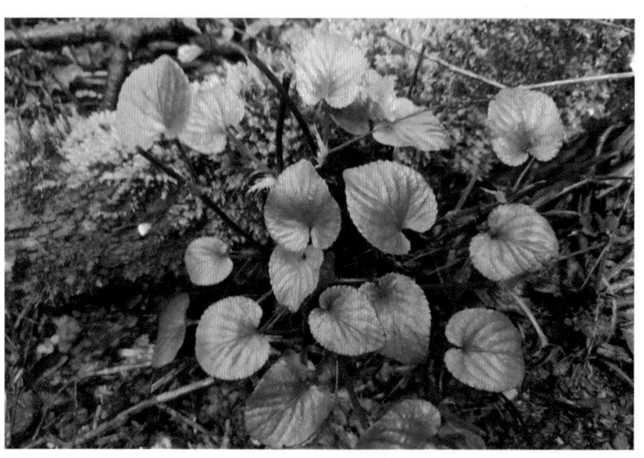

▲ 心叶堇菜植株

中国旌节花 *Stachyurus chinensis* Franchet

别名 山通草、小通草。

药材名 小通草(茎髓)。

形态特征 落叶灌木,高 2～4 m。树皮光滑紫褐色或深褐色;小枝粗壮,圆柱形,具淡色椭圆形皮孔。叶于花后发出,互生,纸质至膜质,卵形,长圆状卵形至长圆状椭圆形,长 5～12 cm,宽 3～7 cm,先端渐尖至短尾状渐尖,基部钝圆至近心形,边缘为圆齿状锯齿,侧脉 5～6 对,在两面均凸起,细脉网状,上面亮绿色,无毛,下面灰绿色,无毛或仅沿主脉和侧脉疏被短柔毛,后很快脱落;叶柄长 1～2 cm,通常暗紫色。穗状花序腋生,先叶开放,长 5～10 cm,无梗;花黄色,长约 7 mm,近无梗或有短梗;苞片 1 枚,三角状卵形,顶端急尖,长约 3 mm;小苞片 2 枚,卵形,长约 2 cm;萼片 4 枚,黄绿色,卵形,长约 3.5 mm,顶端钝;花瓣 4 枚,卵形,长约 6.5 mm,顶端圆形;雄蕊 8 枚,与花瓣等长,花药长圆形,纵裂,2 室;子房瓶状,连花柱长约 6 mm,被微柔毛,柱头头状,不裂。果实圆球形,直径 6～7 cm,无毛,近无梗,基部具花被的残留物。花期 3～4 月,果期 5～7 月。

生境与分布 生于海拔 1 000～1 600 m 的山谷、溪边、杂木林下或灌丛中。七星关、纳雍有分布。

采收加工 秋季割取茎,截成段,趁鲜取出髓部,理平,晒干。

性味归经 甘、淡,凉。归肺、胃经。

功能主治 清热,利水,下乳。用于小便不利,淋证,乳汁不下。

用法用量 内服:水煎,3～6 g。

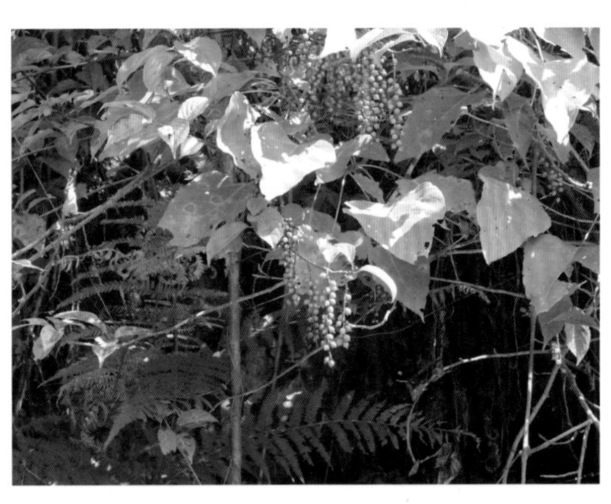

▲ 中国旌节花植株

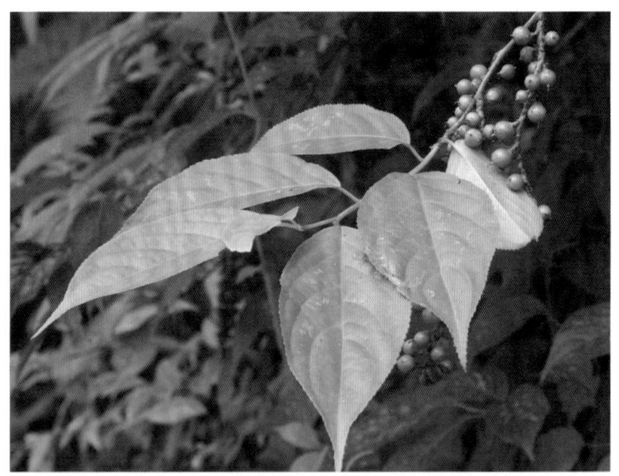

▲ 中国旌节花叶

喜马拉雅旌节花 *Stachyurus himalaicus* J.D. Hooker & Thomson ex Bentham

别名 通打树、小通草。

药材名 小通草(茎髓)、小通草叶(嫩茎叶)、小通草根(根)。

形态特征 落叶灌木或小乔木,高 3～5 m。树皮平滑,棕色或深棕色,小枝褐色,具浅色皮孔。叶片坚纸质至薄革质,披针形至长圆状披针形,长 8～13 cm,

宽 3.5～5.5 cm，先端渐尖至长渐尖，基部钝圆，边缘具细而密的锐锯齿，齿尖骨质并加粗，侧脉 5～7 对，两面均凸起，细脉网状；叶柄紫红色，长 0.5～1.5 cm。穗状花序腋生，长 5～13 cm，无总梗，通常下垂，基部无叶；花黄色，长约 6 mm，几无梗；苞片 1 枚，三角形，长约 2 mm；小苞片 2，宽卵形，顶端急尖，基部连合；萼片 4 枚，宽卵形，长约 3 mm，顶端钝；花瓣 4 枚，倒卵形，长约 5 mm，宽约 3.5 mm；雄蕊 8 枚，长 4～5 cm，通常短于花瓣；花药黄色，2 室，纵裂；子房卵状长圆形，连花柱长约 6 mm，柱头头状。果实近球形，直径 7～8 cm，无梗或近无梗，具宿存花柱。花期 3～4 月，果期 5～8 月。

生境与分布　生于海拔 400～2 200 m 的山坡疏林下或灌丛中或林缘阴湿处。大方、习水有分布。

采收加工　1. 小通草。参见“中国旌节花”条目。

2. 小通草叶。夏季采收嫩茎叶，鲜用。

3. 小通草根。夏、秋季采挖根，洗净，切片晒干。

性味归经　1. 小通草。参见“中国旌节花”条目。

2. 小通草叶。辛、苦，微寒。归肝、胃经。

3. 小通草根。辛，温。

功能主治　1. 小通草。参见“中国旌节花”条目。

2. 小通草叶。解毒，接骨。用于毒蛇咬伤，骨折。

3. 小通草根。祛风通络，利湿退黄，活血通乳。用于风湿痹痛，黄疸性肝炎，跌打损伤，乳少。

用法用量　1. 小通草。参见“中国旌节花”条目。

2. 小通草叶。外用：适量，捣敷。

3. 小通草根。内服：水煎，15～30 g，或浸酒。

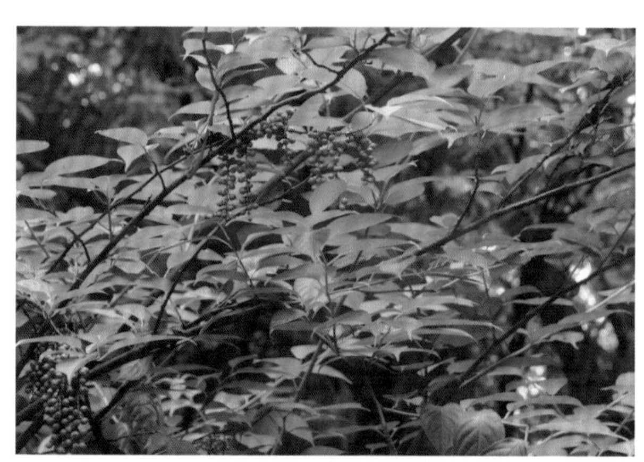

▲ 喜马拉雅旌节花植株

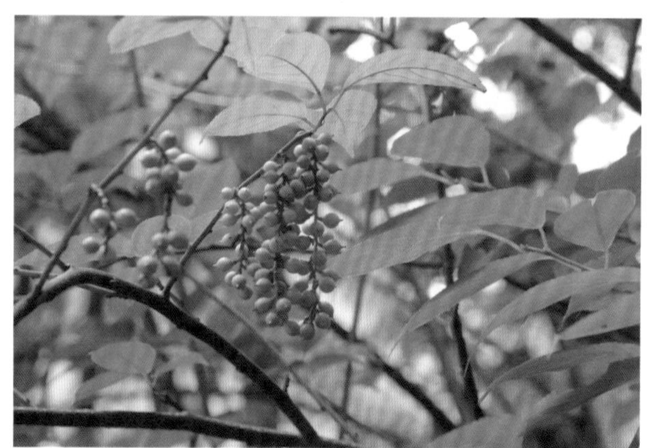

▲ 喜马拉雅旌节花果实

冬瓜 *Benincasa hispida* (Thunberg) Cogn.

别名　白瓜、水芝、白冬瓜。

药材名　冬瓜(果实)。

形态特征　一年生蔓生草本，全株密被硬毛。叶掌状 5 浅裂；叶柄无腺体，卷须 2～3 歧。花大型，黄色，通常雌雄同株，单生叶腋。雄花萼筒宽钟状，裂片 5，近叶状，有锯齿，反折；花冠辐状，通常 5 裂，裂片倒卵形，全缘；雄蕊 3，离生，着生花被筒，花丝粗短，花药 1 枚 1 室，其余 2 室，药室多回折曲，药隔宽；退化子房腺体状。雌花花萼和花冠同雄花；退化雄蕊 3；子房卵球状，具 3 胎座，胚珠多数，水平生，花柱插生花盘上，柱头 3，膨大，2 裂。果长圆柱状或近球状，具糙硬毛及白霜，不裂，种子多数。种子圆形，扁，边缘肿胀。花果期夏季。

生境与分布　贵州乌蒙山各县区均有栽培。

采收加工　夏末、秋初果实成熟时采摘，鲜用。

性味归经　凉，甘，淡。归肺、小肠、膀胱经。

功能主治　利尿，清热，化痰，生津，解毒。用于水肿胀满，淋证，脚气，痰喘，暑热烦闷，消渴，痈肿，痔漏。

用法用量 内服：水煎，60～120 g；或煨；或捣汁。外用：适量，捣敷；或煎水洗。

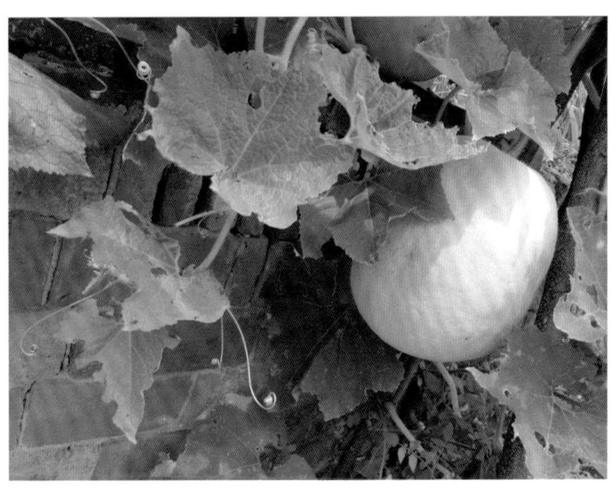
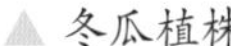

▲ 冬瓜植株

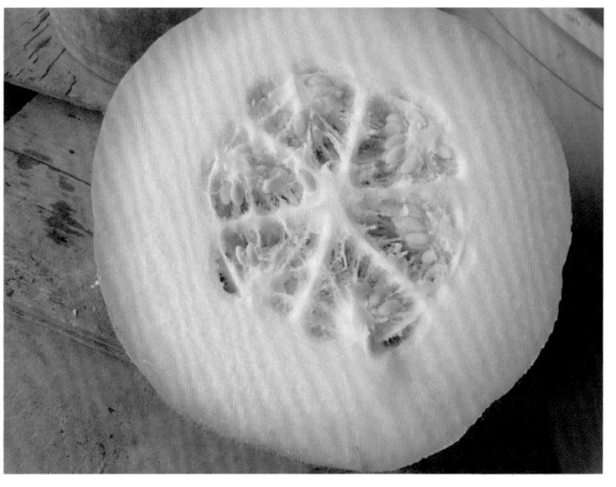

▲ 冬瓜果实

西瓜 *Citrullus lanatus* (Thunberg) Matsumura & Nakai Cat.

别名 寒瓜。

药材名 西瓜(果瓤)。

形态特征 一年生蔓生藤本。茎、枝密被白或淡黄褐色长柔毛。卷须2歧，叶柄长3～12 cm；叶三角状卵形，长8～20 cm，3深裂。雌、雄花均单生叶腋。雄花花梗长3～4 cm；萼筒宽钟形，花萼裂片窄披针形，长2～3 mm；花冠淡黄色，径2.5～3.0 cm，裂片卵状长圆形，长1.0～1.5 cm；雄蕊3，近离生，药室折曲。雌花花萼和花冠与雄花同；子房密被长柔毛。果近球形或椭圆形，肉质，果皮光滑，色泽及纹饰各式。种子卵形，黑、红、白、黄、淡绿色或有斑纹。花果期夏季。

生境与分布 贵州乌蒙山各县区均有栽培。

采收加工 夏季采收。

性味归经 甘，寒。归心、胃、膀胱经。

功能主治 清热解暑，止渴利尿。用于暑热伤津，心烦口渴，小便不利，口疮。

用法用量 内服：取汁饮，适量。

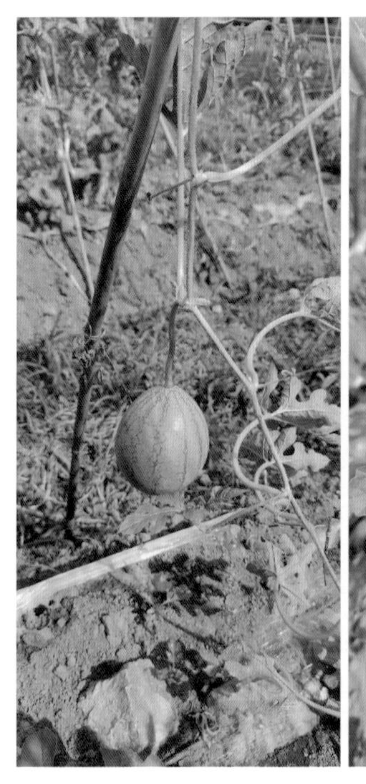

▲ 西瓜果实

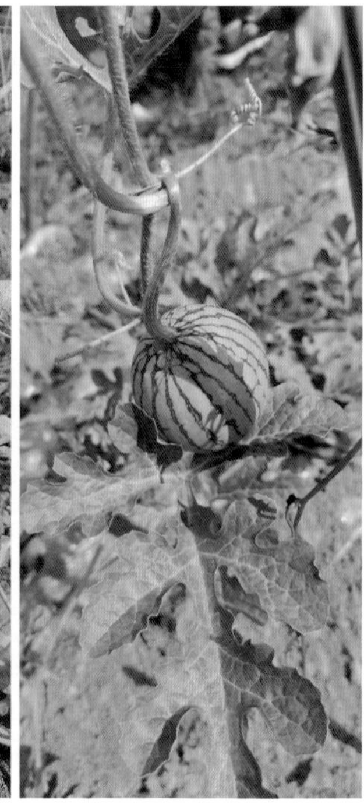

▲ 西瓜叶

南瓜 *Cucurbita moschata* (Duch. ex Lam.) Duch. ex Poiret

别名 番南瓜、饭瓜、番瓜。

药材名 南瓜(果实)。

形态特征 一年生蔓生草本。茎常节部生根,伸长达2～5 m,密被白色短刚毛。叶柄粗壮,长8～19 cm,被短刚毛;叶片宽卵形或卵圆形,质稍柔软,有5角或5浅裂,稍钝,长12～25 cm,宽20～30 cm,侧裂片较小,中间裂片较大,三角形,上面密被黄白色刚毛和茸毛,常有白斑,叶脉隆起,各裂片之中,脉常延伸至顶端,成一小尖头,背面色较淡,毛更明显,边缘有小而密的细齿,顶端稍钝。卷须稍粗壮,与叶柄一样被短刚毛和茸毛,3～5歧。雌雄同株。雄花单生;花萼筒钟形,长5～6 mm,裂片条形,长1.0～1.5 cm,被柔毛,上部扩大成叶状;花冠黄色,钟状,长8 cm,径6 cm,5中裂,裂片边缘反卷,具皱褶,先端急尖;雄蕊3,花丝腺体状,长5～8 mm,花药靠合,长15 mm,药室折曲。雌花单生;子房1室,花柱短,柱头3,膨大,顶端2裂。果梗粗壮,有棱和槽,长5～7 cm,瓜蒂扩大成喇叭状;瓠果形状多样,因品种而异。种子呈长卵形或长圆形,灰白色,边缘薄,长10～15 mm,宽7～10 mm。花期6～7月,果期8～9月。

生境与分布 贵州乌蒙山各县区均有栽培。

采收加工 夏、秋两季,采收成熟果实。

性味归经 甘,平。归肺、脾、胃经。

功能主治 解毒消肿。用于肺痈,哮证,痈肿,烫伤,毒蜂螫伤。

用法用量 内服:蒸煮或生捣汁。外用:捣敷。

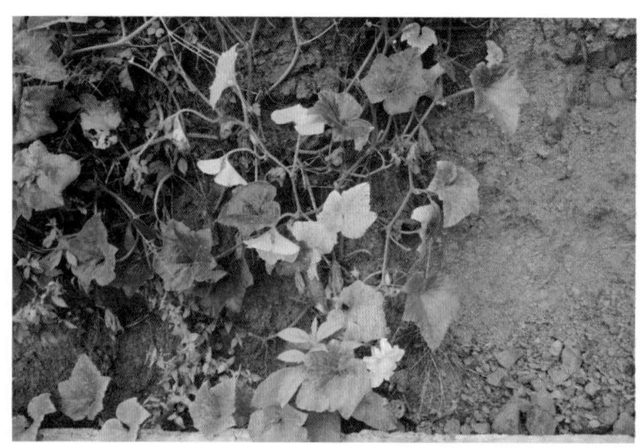

▲ 南瓜植株

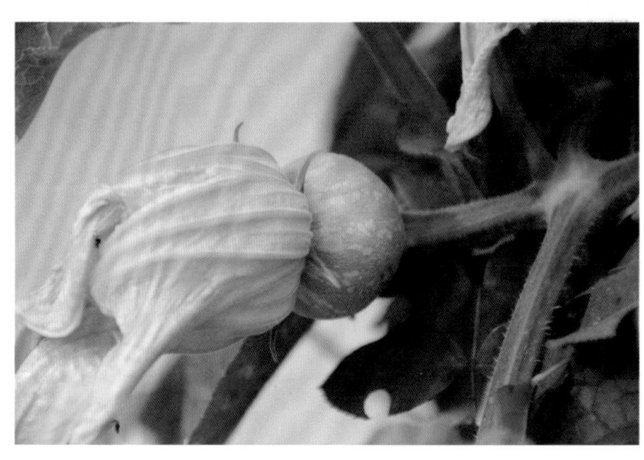

▲ 南瓜果实

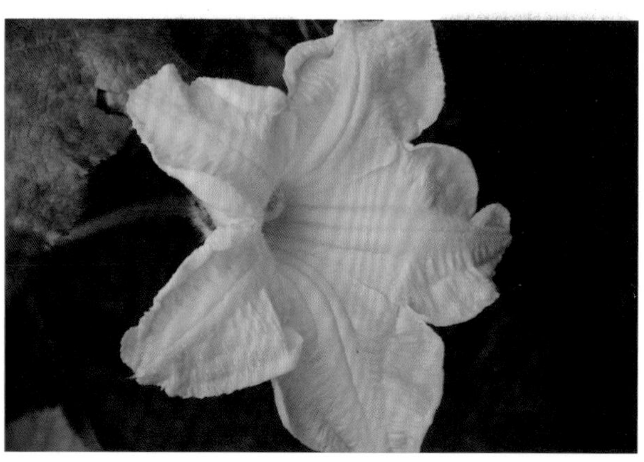

▲ 南瓜花

绞股蓝 *Gynostemma pentaphyllum* (Thunberg) Makino

别名 七叶胆、福音草。

药材名 绞股蓝(全草)。

形态特征 多年攀援植物。茎细弱,具分枝,具纵棱及槽,无毛或疏被短柔毛。叶膜质或纸质,具3~9小叶,通常5~7小叶,叶柄长3~7 cm,被短柔毛或无毛;小叶片卵状长圆形或披针形,中央小叶长3~12 cm,宽1.5~4.0 cm,边缘具波状齿或圆齿状牙齿,上面深绿色,背面淡绿色,两面均疏被短硬毛,侧脉6~8对,上面平坦,背面凸起,细脉网状;小叶柄略叉开,长1~5 mm。卷须纤细,2歧,稀单一,无毛或基部被短柔毛。花雌雄异株,圆锥花序,雄花序较大,花序轴纤细,多分枝,长10~15(~30)cm,分枝广展,长3~4(~15)cm,花梗丝状,长1~4 mm,基部具钻状小苞片;花萼筒极短,5裂,裂片三角形,长约0.7 mm,先端急尖;花冠淡绿色或白色,5深裂,裂片卵状披针形,长2.5~3.0 mm,宽约1 mm,先端长渐尖,具1脉,边缘具缘毛状小齿;雄蕊5,花丝短,联合成柱,花药着生于柱之顶端。雌花圆锥花序远较雄花之短小,花萼及花冠似雄花;子房球形,2~3室,花柱3枚,短而叉开,柱头2裂;具短小的退化雄蕊5枚。果实肉质不裂,球形,径5~6 mm,成熟后黑色,光滑无毛,内含倒垂种子2粒。种子卵状心形,径约4 mm,灰褐色或深褐色,顶端钝,基部心形,压扁,两面具乳突状凸起。花期3~11月,果期4~12月。

生境与分布 生于海拔300~3 200 m的山谷密林中、山坡疏林、灌丛中或路旁草丛中。七星关、大方有分布。

采收加工 每年夏、秋两季可采收3~4次,洗净、晒干。

性味归经 苦、微甘,凉。归肺、脾、肾经。

功能主治 消炎解毒,止咳祛痰。用于滋补强壮。

用法用量 内服:水煎,15~30 g,研末,3~6 g;或泡茶饮。

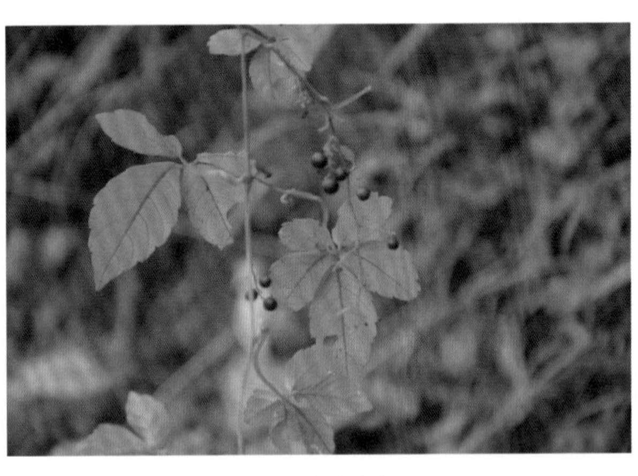

▲ 绞股蓝植株

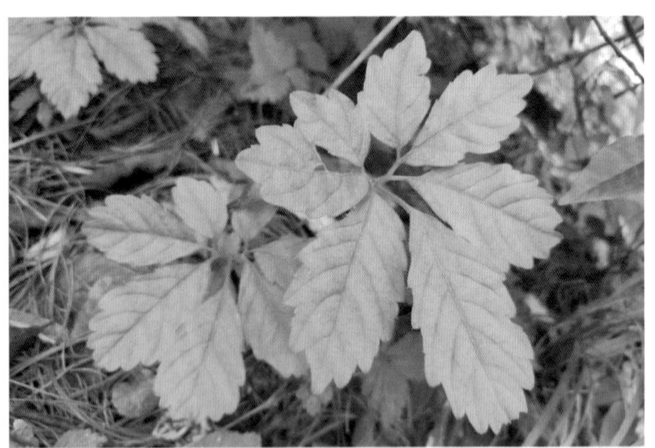

▲ 绞股蓝叶

雪胆 *Hemsleya chinensis* Cogniaux ex F. B. Forbes & Hemsley

别名 苦金盆、蛇莲、金腰莲、金龟莲、金盆。

药材名 雪胆(块根)。

形态特征 多年生攀援草本。茎卵球形或扁卵球形。鸟足状复叶具5~9小叶,叶柄长4~8 cm,小叶卵状披针形、长圆状披针形或宽披针形，具圆锯齿；中央小叶长 5～12 cm，宽 2～2.5 cm。雄花成二歧聚伞花序或圆锥花序状，花序长 5～12 cm；花萼裂片卵形，长 7 mm，反折；花冠灯笼状（松散球形），橙红色，径 1.2～1.5 cm；花冠裂片长圆形，长 1.0～1.3 cm；雌花序长 2～4 cm，雌花径 1.5 cm。果长椭圆形，长 3～7 cm，径 2 cm，基部渐窄，果柄关节不明显。种子褐色，近圆形，长 1.0～1.2 cm，无翅，边缘宽 1 mm。花期 7～9 月，果期 9～11 月。

生境与分布　生于海拔 1 200～2 100 m 的杂木林下或林缘沟边。赫章有分布。

采收加工　常年可采，秋季采质佳，切片晒干。

性味归经　苦，寒。有小毒。归心、胃大肠经。

功能主治　清热解毒，健胃止痛。用于胃痛，溃疡病，上呼吸道感染，支气管炎，肺炎，细菌性痢疾，肠

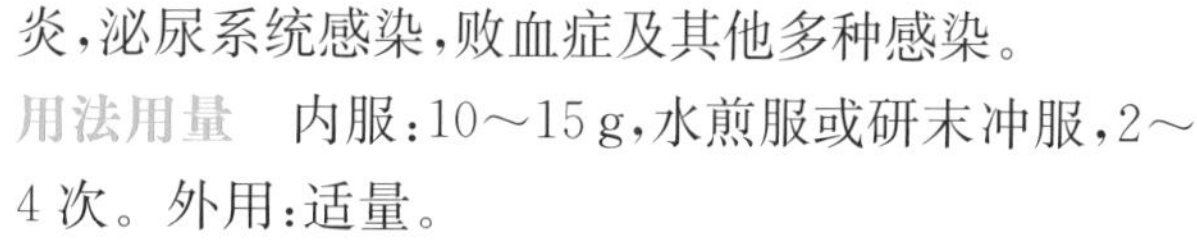

炎，泌尿系统感染，败血症及其他多种感染。

用法用量　内服：10～15 g，水煎服或研末冲服，2～4 次。外用：适量。

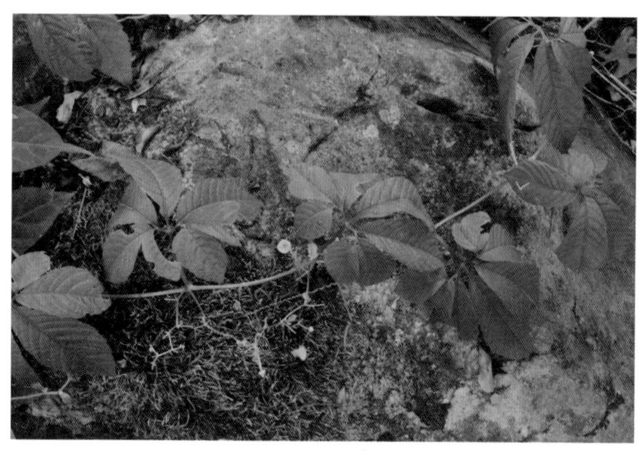

▲ 雪胆植株

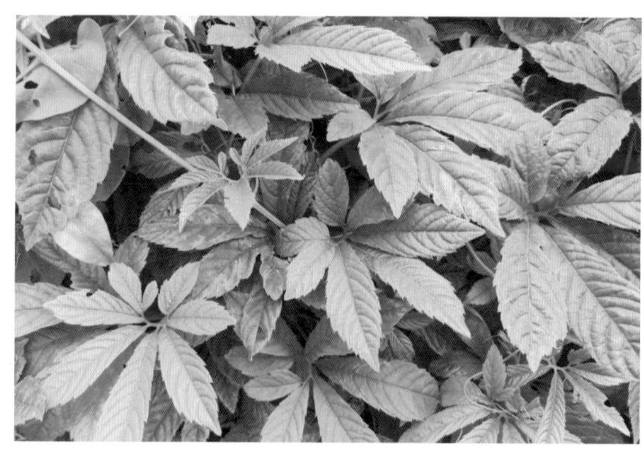

▲ 雪胆叶

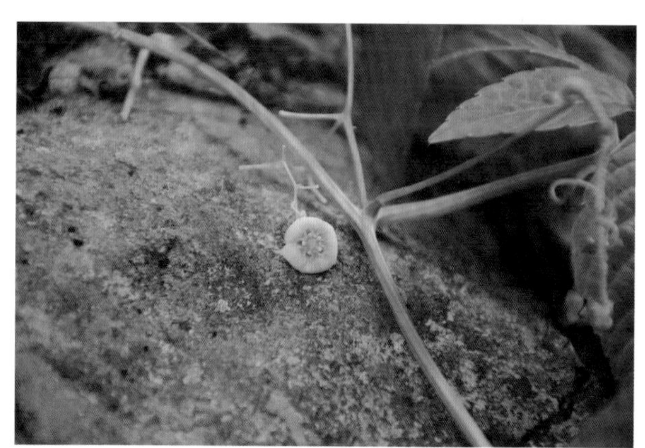

▲ 雪胆花

苦瓜 *Momordica charantia* L. Sp. Pl

别名　锦荔枝、癞葡萄、红姑娘、癞瓜、红羊。

药材名　苦瓜（果实）。

形态特征　一年生攀援状柔弱草本。多分枝；茎、枝被柔毛。卷须纤细，长达 20 cm，具微柔毛，不分歧。叶柄细，初时被白色柔毛，后变近无毛，长 4～6 cm；叶片轮廓卵状肾形或近圆形，膜质，长、宽均为 4～12 cm，脉上密被明显的微柔毛，其余毛较稀疏，5～7 深裂，裂片卵状长圆形，边缘具粗齿或有不规则小裂片，先端多半钝圆形稀急尖，基部弯缺半圆形，叶脉掌状。雌雄同株，雄花单生叶腋，花梗纤细，被微柔毛，长 3～7 cm，中部或下部具 1 苞片；苞片绿色，肾形或圆形，全缘，稍有缘毛，两面被疏柔毛，长、宽均 5～15 mm；花萼裂片卵状披针形，被白色柔毛，长 4～6 mm，宽 2～3 mm，急尖；花冠黄色，裂片倒卵形，先端钝，急尖或微凹，长 1.5～2.0 cm，宽 0.8～1.2 cm，被柔毛；雄蕊 3，离生，药室 2 回折曲。雌花单生，花梗被微柔毛，长 10～12 cm，基部常具 1 苞片；子房纺锤形，密生瘤状突起，柱头 3，膨

大，2 裂。果实纺锤形或圆柱形，多瘤皱，长 10～20 cm，成熟后橙黄色，由顶端 3 瓣裂。种子多数，长圆形，具红色假种皮，两端各具 3 小齿，两面有刻纹，长 1.5～2.0 cm，宽 1.0～1.5 cm。花期 6～7 月，果期 9～10 月。

生境与分布 贵州乌蒙山各县区均有栽培。

采收加工 秋季采收果实，切片晒干或鲜用。

性味归经 苦，寒。归心、脾、肺经。

功能主治 清暑涤热，明目，解毒。用于热病烦渴，中暑，痢疾，赤眼疼痛，痈肿丹毒，恶疮。

用法用量 内服：水煎，6～15 g，鲜品 30～60 g；或煅存性研末。外用：适量，鲜品捣敷；或取汁涂。

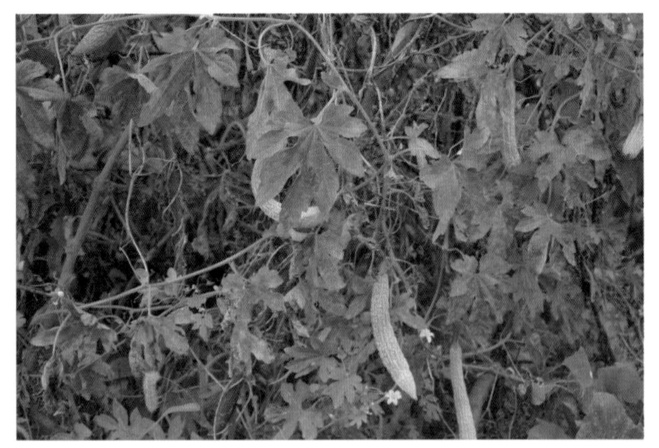

▲ 苦瓜植株

栝楼 *Trichosanthes kirilowii* Maxim.

别名 瓜蒌、瓜楼、药瓜。

药材名 栝楼（果实）。

形态特征 攀援藤本，长达 10 m。块根圆柱状，粗大肥厚，淡黄褐色。茎较粗，多分枝，具纵棱及槽。叶纸质，近圆形，径 5～20 cm，常 3～5（～7）浅至中裂，裂片菱状倒卵形、长圆形，常再浅裂，叶基心形，弯缺深 2～4 cm，两面沿脉被长柔毛状硬毛，基出掌状脉 5；叶柄长 3～10 cm，被长柔毛，卷须被柔毛。花雌雄异株；雄总状花序单生，或与单花并存，长 10～20 cm，被柔毛，顶端具 5～8 花；单花花梗长 15 cm；小苞片倒卵形或宽卵形，长 1.5～2.5 cm，具粗齿，被柔毛；萼筒筒状，长 2～4 cm，被柔毛，裂片披针形，全缘；花冠白色，裂片倒卵形，长 2 cm，具丝状流苏；花丝被柔毛；雌花单生；花梗长 7.5 cm，被柔毛。雌花单生，花梗长 7.5 cm，被短柔毛；花萼筒圆筒形，长 2.5 cm，径 1.2 cm，裂片和花冠同雄花；子房椭圆形，绿色，长 2 cm，径 1 cm，花柱长 2 cm，柱头 3。果梗粗壮，长 4～11 cm；果实椭圆形或圆形，长 7～10.5 cm，成熟时黄褐色或橙黄色；种子卵状椭圆形，压扁，长 11～16 mm，宽 7～12 mm，淡黄褐色，近边缘处具棱线。花期 5～8 月，果期 8～10 月。

生境与分布 贵州乌蒙山各县区均有栽培。

采收加工 霜降至立冬果实成熟，果皮表面开始有白粉并为淡黄色时，即可采收。连果柄剪下，将果柄编结成串，先堆积屋内 2～3 日，再挂于阴凉通风处晾干（2 个月左右）；然后剪去果柄，用软纸逐个包裹，以保持色泽。防止撞伤破裂，否则易生虫发霉。

性味归经 甘、苦，寒。归肺、胃、大肠经。

功能主治 润肺，化痰，散结，滑肠。用于痰热咳嗽，胸痹，肺痿咳血，消渴，黄疸，便秘，痈肿初起。

用法用量 内服：水煎，9～20 g；或入丸、散。外用：适量，捣敷。

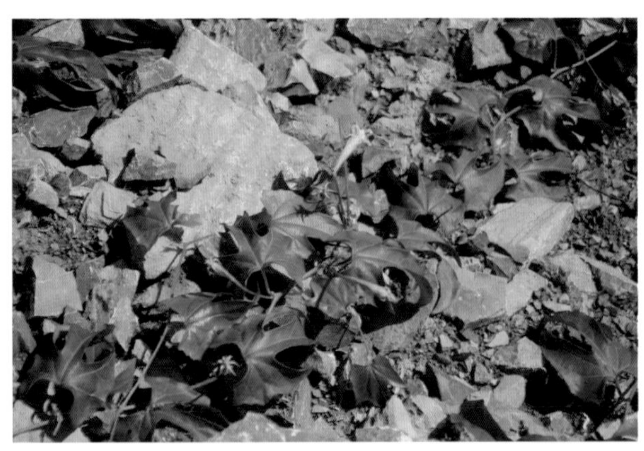

▲ 栝楼植株

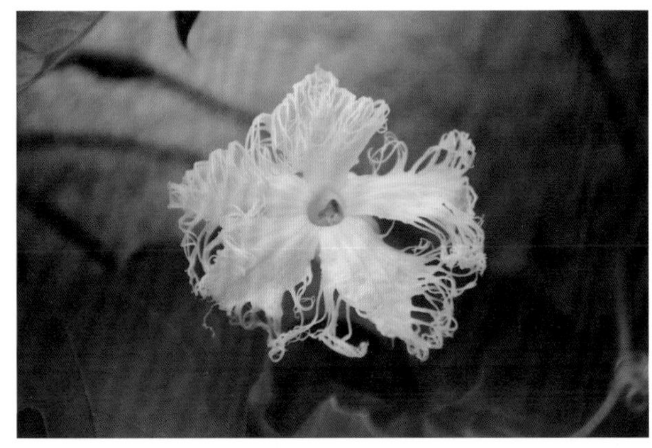

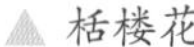

▲ 栝楼花

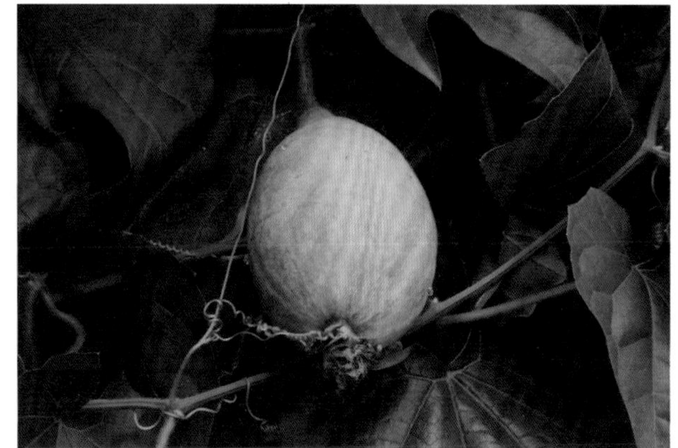

▲ 栝楼果实

紫薇 *Lagerstroemia indica* L.

别名 紫荆花、怕痒树。

药材名 紫薇花(花)、紫薇叶(叶)、紫薇根(根)、紫薇皮(茎皮和根皮)。

形态特征 落叶灌木或小乔木,高可达7 m。树皮平滑,灰色或灰褐色;枝干多扭曲,小枝纤细,具4棱,略成翅状。叶互生或有时对生,纸质,椭圆形、阔矩圆形或倒卵形,长2.5~7 cm,宽1.5~4 cm,顶端短尖或钝形,有时微凹,基部阔楔形或近圆形,无毛或下面沿中脉有微柔毛,侧脉3~7对,小脉不明显;无柄或叶柄很短。花淡红色或紫色、白色,直径3~4 cm,常组成7~20 cm的顶生圆锥花序;花梗长3~15 mm,中轴及花梗均被柔毛;花萼长7~10 mm,外面平滑无棱,鲜时萼筒有微突起短棱,两面无毛,裂片6,三角形,直立,无附属体;花瓣6,皱缩,长12~20 mm,具长爪;雄蕊36~42,外面6枚着生于花萼上,比其余的长得多;子房3~6室,无毛。蒴果椭圆状球形或阔椭圆形,长1~1.3 cm,幼时绿色至黄色,成熟时或干燥时呈紫黑色,室背开裂;种子有翅,长约8 mm。花期6~9月,果期9~12月。

生境与分布 生于山坡灌丛中,或栽培。贵州乌蒙山各县区均有栽培。

采收加工 1. 紫薇花。5~8月采收,晒干。

2. 紫薇叶。春、夏季采收,洗净,鲜用,或晒干备用。

3. 紫薇根。全年均可采,洗净,切片,晒干,或鲜用。

4. 紫薇皮。5~6月剥取茎皮;秋、冬季采挖根,剥取根皮,洗净,切片,晒干。

性味归经 1. 紫薇花。苦、酸,寒。归肝经。

2. 紫薇叶。微苦、涩,寒。归肺、脾、大肠经。

3. 紫薇根。微苦,微寒。归肝、大肠经。

4. 紫薇皮。苦,寒。归肝、胃经。

功能主治 1. 紫薇花。清热解毒,活血止血。用于疮疖痈疽,小儿胎毒,疖癣,崩漏,带下,肺痨咳血,小儿惊风。

2. 紫薇叶。清热解毒,利湿止血。用于痈疮肿毒,乳痈,痢疾,湿疹,外伤出血。

3. 紫薇根。清热利湿,活血止血,止痛。用于痢疾,水肿,烧烫伤,湿疹,痈肿疮毒,跌打损伤,血崩,偏头痛,牙痛,痛经,产后腹痛。

4. 紫薇皮。清热解毒,利湿祛风,散瘀止血。用于无名肿毒,丹毒,乳痈,咽喉肿痛,肝炎,疥癣,鹤膝风,跌打损伤,内外伤出血,崩漏带下。

用法用量 1. 紫薇花。内服:水煎,10~15 g,或研末。外用:适量,研末调敷,或煎水洗。

2. 紫薇叶。内服:水煎,10~15 g,或研末。外用:适量,捣敷,或研末敷,或煎水洗。

3. 紫薇根。内服：水煎，10～15 g。外用：适量，研末调敷，或煎水洗。

4. 紫薇皮。内服：水煎，10～15 g，或浸酒，或研末内服。外用：适量，研末调敷，或煎水洗。

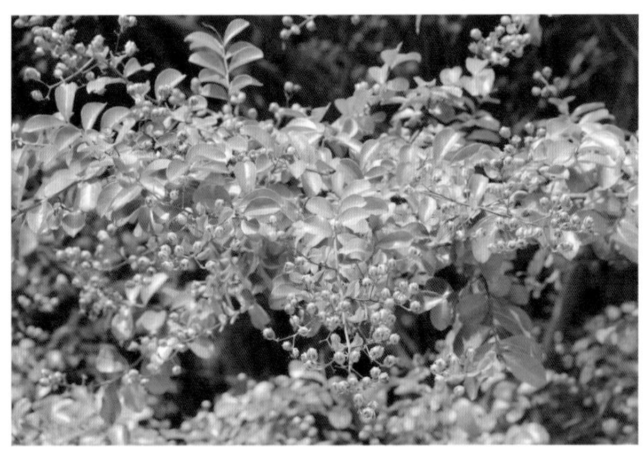

▲ 紫薇植株

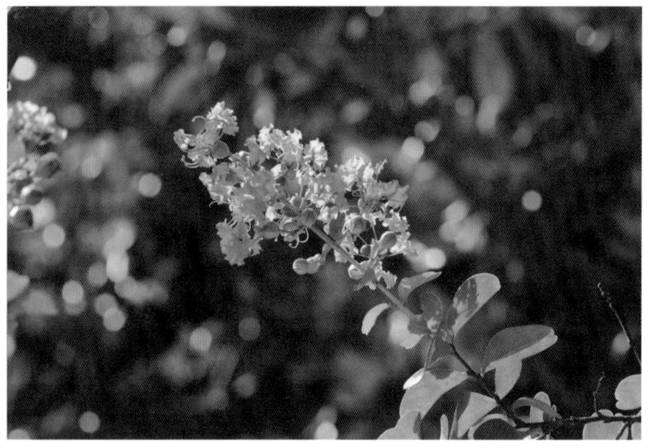

▲ 紫薇花

千屈菜 *Lythrum salicaria* L.

别名 对月莲、蜈蚣草、败毒草。

药材名 千屈菜(全草)。

形态特征 多年生草本。根茎横卧于地下；茎直立，多分枝。全株青绿色，略被粗毛或密被绒毛，枝4棱。叶对生或三叶轮生，披针形或阔披针形，基部圆形或心形，全缘，无柄。花为小聚伞花序，簇生，花枝全形似一大型穗状花序；苞片阔披针形至三角状卵形；萼筒有纵棱12条，稍被粗毛，裂片6，三角形；附属体针状，直立；花瓣6，红紫色或淡紫色，倒披针状长椭圆形，基部楔形；雄蕊12，6长6短，伸出萼筒之外；子房2室。蒴果扁圆形。花期7～8月。

生境与分布 生于海拔1 100～2 000 m的河岸、湖畔、溪沟边或潮湿地。威宁、赫章等地有分布。

采收加工 秋季采收全草，洗净，切碎，鲜用或晒干。

性味归经 苦，寒。归大肠经。

功能主治 清热解毒，收敛止血。用于痢疾，泄泻，便血，崩漏，疮疡溃烂，吐血，衄血，外伤出血。

用法用量 内服：水煎，10～30 g。外用：适量，捣敷，或煎水洗。

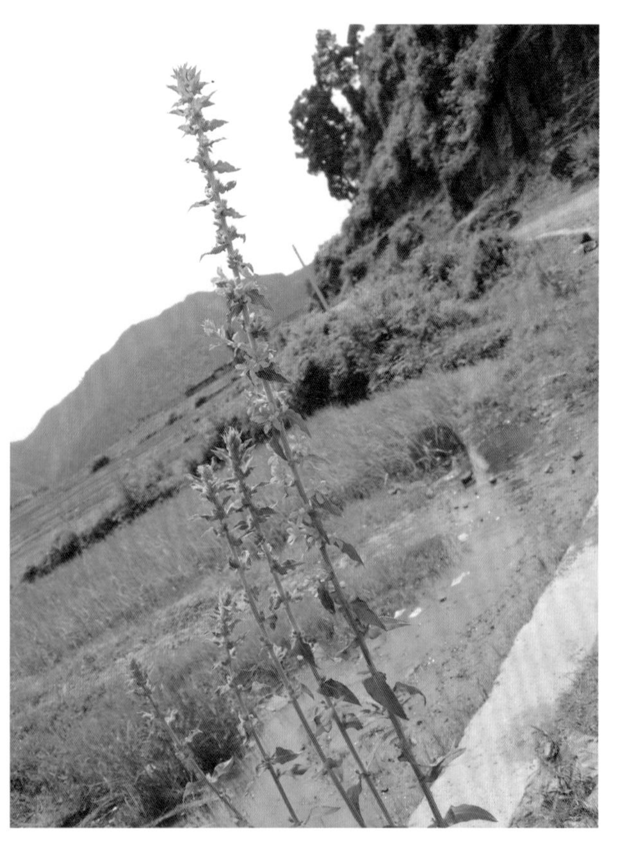

▲ 千屈菜植株

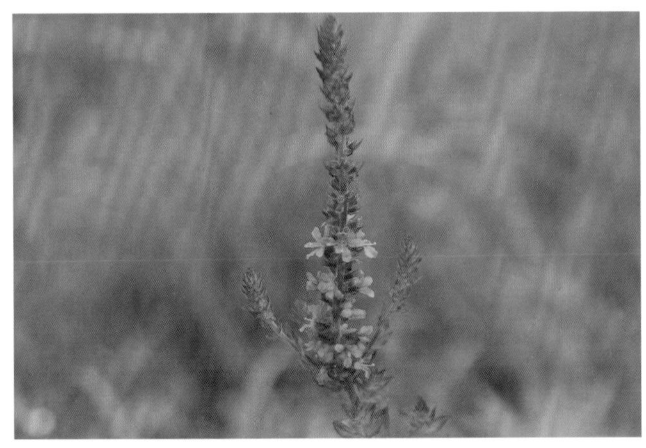

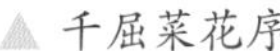

▲ 千屈菜花序

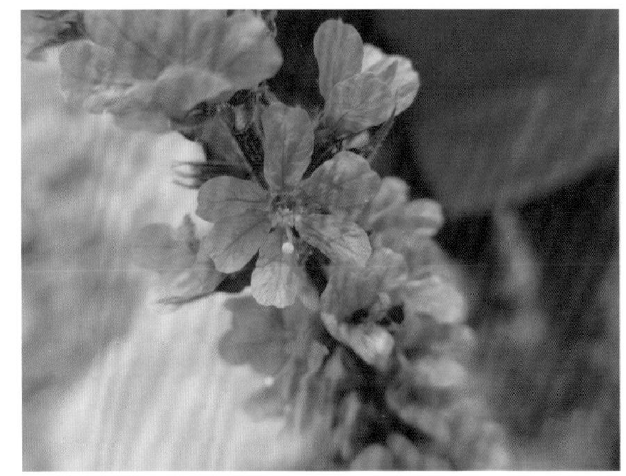

▲ 千屈菜花

石榴 *Punica granatum* L.

别名 金罂、丹若、安石榴。

药材名 石榴皮(果皮)、酸石榴(味酸的果实)、甜石榴(味甜的果实)、石榴花(花)、石榴叶(叶)、石榴根(根或根皮)。

形态特征 落叶灌木或乔木。枝顶常成尖锐长刺,幼枝具棱角,无毛。叶对生,纸质,矩圆状披针形,长 2～9 cm,顶端短尖或微凹,基部短尖至稍钝形,叶面光亮;叶柄短。花大,1～5 朵生枝顶;萼筒长 2～3 cm,通常红色或淡黄色,裂片略外展,卵状三角形,外面近顶端有 1 黄绿色腺体,边缘有小乳突;花瓣通常大,红色、黄色或白色,顶端圆形;花丝无毛,长达 13 mm;花柱长超过雄蕊。浆果近球形,通常为淡黄褐色或淡黄绿色。种子多数,钝角形。花期 5～6 月,果期 7～8 月。

生境与分布 生于向阳山坡或栽培于庭院等处。贵州乌蒙山各县区均有栽培。

采收加工 1. 石榴皮。秋季果实成熟后收集果皮,晒干。

2. 石榴。9～10 月果熟时采收,鲜用。

3. 石榴花。5 月开花时采收,鲜用或烘干。

4. 石榴叶。夏、秋季采收,洗净,鲜用或晒干。

5. 石榴根。秋、冬季挖取根部,洗净,切片;或剥取根皮切片,鲜用或晒干。

性味归经 1. 石榴皮。酸、涩,温。归大肠经。

2. 石榴。酸或甘、酸、涩,温。归大肠经。

3. 石榴花。酸、涩,平。归脾、肾经。

4. 石榴叶。酸、涩,温。归肝经。

5. 石榴根。酸、涩,温。归大肠经。

功能主治 1. 石榴皮。涩肠止泻,止血,驱虫。用于久泄,久痢,便血,脱肛,崩漏,带下,虫积腹痛。

2. 石榴。酸石榴止咳,涩肠,止血。用于津伤燥渴,滑泻,久痢,崩漏,带下。甜石榴生津止渴,杀虫。用于咽燥口渴,虫积,久痢。

3. 石榴花。凉血,止血。用于衄血,吐血,外伤出血,月经不调,红崩白带,中耳炎。

4. 石榴叶。收敛止泻,解毒杀虫。用于泄泻,痘风疮,癞疮,跌打损伤。

5. 石榴根。驱虫,涩肠,止带。用于蛔虫,绦虫,久泻,久痢,赤白带下。

用法用量 1. 石榴皮。内服:水煎,3～9 g,或入丸、散。外用:适量,煎水熏洗,研末撒或调敷。

2. 酸石榴。内服:水煎,6～9 g,捣汁,或烧存性研末内服。外用:适量,烧存性撒患处。

3. 甜石榴。内服:水煎,3～9 g,或捣汁。

4. 石榴花。内服:水煎,3～6 g,或入散剂。外用:

适量，研末敷或调敷。

5. 石榴叶。内服：水煎，15～30 g。外用：适量，煎

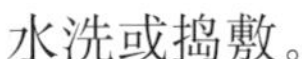

水洗或捣敷。

6. 石榴根。内服：水煎，6～12 g。

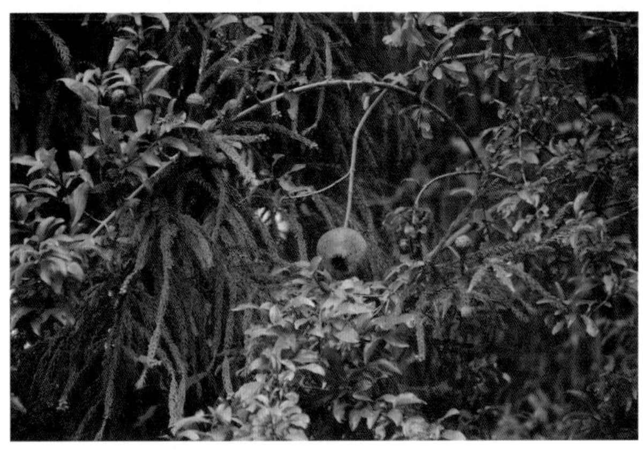

▲ 石榴植株

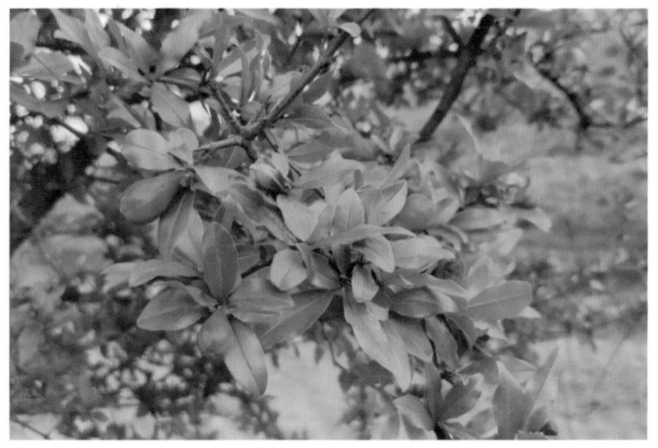

▲ 石榴果实

柳叶菜 *Epilobium hirsutum* L.

别名 光阳草、小杨柳。

药材名 柳叶菜（全草）、柳叶菜花（花）、柳叶菜根（根）。

形态特征 多年生粗壮草本。多粗壮地下匍匐根状茎，茎上疏生鳞片状叶，先端常生莲座状叶芽。茎常在中上部多分枝。叶草质，对生，茎上部的互生，无柄；茎生叶披针状椭圆形至狭倒卵形或椭圆形，稀狭披针形，先端锐尖至渐尖，基部近楔形，具细锯齿，两面被长柔毛。总状花序直立；苞片叶状。萼片长圆状线形，背面隆起成龙骨状；花瓣常玫瑰红色，宽倒心形，先端凹缺；花药乳黄色，长圆形；花柱白色，4 深裂，裂片长圆形，初时直立，彼此合生，开放时展开，不久下弯。蒴果，种子倒卵状，顶端具短喙，深褐色，表面具粗乳突；种缨长 7～10 mm，易脱落。花期 6～8 月，果期 7～9 月。

生境与分布 生于海拔 1 700 m 以下的林下湿处、沟边或沼泽地。威宁、赫章、大方有分布。

采收加工 1. 柳叶菜。全年均可采，鲜用或晒干。

2. 柳叶菜花。夏、秋季采收，阴干。

3. 柳叶菜根。秋季采挖，洗净，切段，晒干。

性味归经 1. 柳叶菜。苦、淡，寒。归脾、胃经。

2. 柳叶菜花。苦、微甘，凉。归肝、胃经。

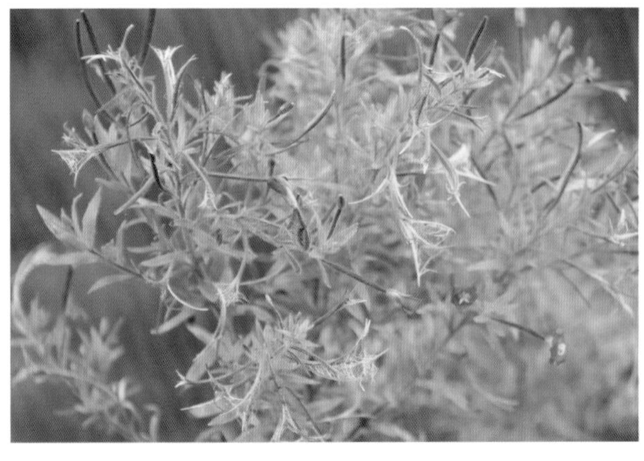

▲ 柳叶菜植株

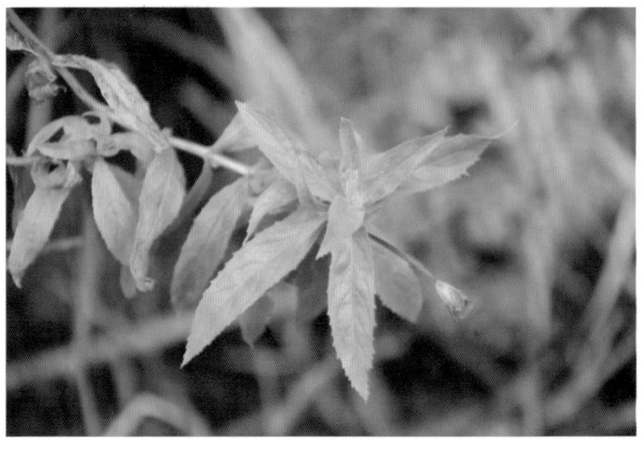

▲ 柳叶菜花

3. 柳叶菜根。苦，平。归肝、胃经。

功能主治 1. 柳叶菜。清热解毒，利湿止泻，消食理气，活血接骨。用于泻痢，食积，脘腹胀痛，牙痛，月经不调，经闭，带下，跌打骨折，疮肿，烫火伤，疥疮。

2. 柳叶菜花。清热止痛，调经涩带。用于牙痛，咽喉肿痛，目赤肿痛，月经不调，白带过多。

3. 柳叶菜根。理气消肿，活血止痛，解毒消肿。用于食积，脘腹疼痛，闭经，痛经，咽肿，牙痛，口疮，目赤肿痛，疮肿，跌打瘀肿，骨折，外伤出血。

用法用量 1. 柳叶菜。内服：水煎，6～15 g，或鲜品捣汁。外用：适量，捣敷，或捣汁涂。

2. 柳叶菜花。内服：水煎，9～15 g。

3. 柳叶菜根。内服：水煎，6～15 g。外用：适量，捣敷，或研末敷。

喜树 *Camptotheca acuminata* Decaisne

别名 圆木、上八角，旱莲子。

药材名 喜树（果实或根及根皮）、喜树叶（叶）、喜树皮（树皮）。

形态特征 落叶乔木。树皮灰色或浅灰色，有浅纵裂。小枝圆柱形，当年生枝紫绿色，有灰色微柔毛，多年生枝淡褐色或浅灰色，无毛。叶互生，纸质，矩圆状卵形或矩圆状椭圆形，长 12～28 cm，宽 6～12 cm，顶端短锐尖，基部近圆形或阔楔形，全缘，上面亮绿色，幼时脉上有短柔毛，其后无毛，下面淡绿色，疏生短柔毛；叶柄长 1.5～3.0 cm，上面扁平或略呈浅沟状，下面圆形，幼时有微柔毛。头状花序近球形，常由 2～9 个头状花序组成圆锥花序，顶生或腋生，常上部雌花序，下部雄花序，总花梗圆柱形，长 4～6 cm。花杂性，同株；苞片 3 枚，三角状卵形，内外被短柔毛；花萼杯状，5 浅裂，裂片齿状，边缘睫毛状；花瓣 5 枚，淡绿色，顶端锐尖，长 2 mm，外面密被短柔毛；雄蕊 10，花丝纤细，无毛，花药 4 室。翅果矩圆形，长 2.0～2.5 cm，顶端具宿存的花盘，两侧具窄翅，幼时绿色，干燥后黄褐色，着生成近球形的头状果序。花期 5～7 月，果期 9 月。

生境与分布 生于海拔 1 000 m 以下的林边或溪边，或栽培于庭院、道旁。贵州乌蒙山各地均有分布。

采收加工 1. 喜树。果实于 10～11 月成熟时采收，晒干；根及根皮全年可采，但以秋季采剥为好，除去外层粗皮，晒干或烘干。

2. 喜树叶。夏、秋季采，鲜用。

3. 喜树皮。全年均可采，剥取树皮，切碎晒干。

性味归经 1. 喜树。苦、辛，寒。有毒。归脾、胃、肝经。

2. 喜树叶。苦，寒。有毒。归心、肝经。

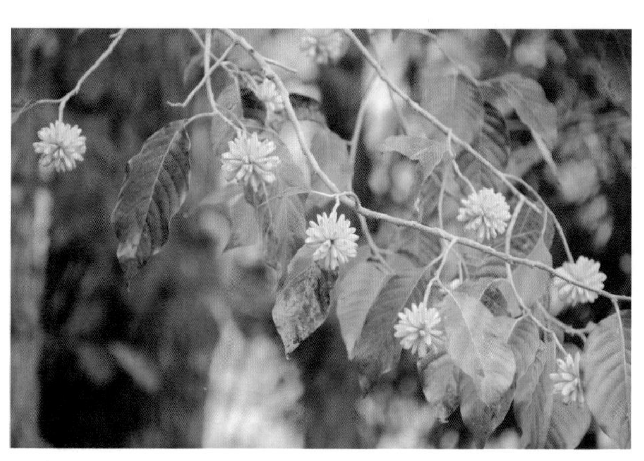

▲ 喜树植株

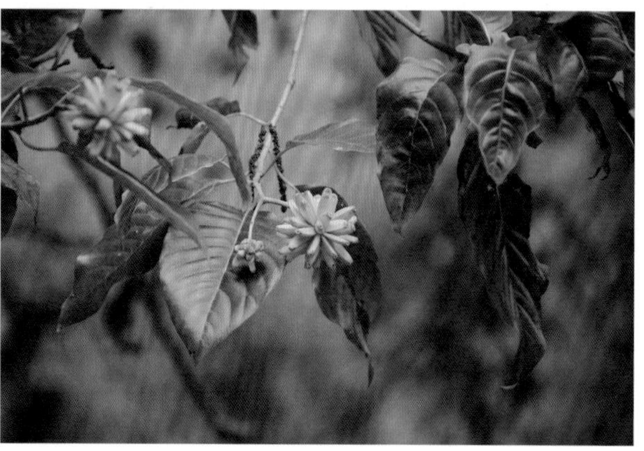

▲ 喜树果实

3. 喜树皮。苦,寒。有小毒。归肝经。

功能主治 1. 喜树。清热解毒,散结消癥。用于食道癌,贲门癌,胃癌,肠癌,肝癌,白血病,牛皮癣,疮肿。

2. 喜树叶。清热解毒,祛风止痒。用于痈疮疖肿,牛皮癣。

3. 喜树皮。活血解毒,祛风止痒。用于牛皮癣。

用法用量 1. 喜树。内服:水煎,9~15 g(根皮),3~9 g(果实),或研末吞,或制成针剂、片剂。

2. 喜树叶。外用:适量,鲜品捣敷,或水煎洗。

3. 喜树皮。内服:水煎,15~30 g。外用:适量,水煎洗或水煎浓缩调涂。

光叶珙桐 *Davidia involucrata* var. *vilmoriniana* (Dode) Wanger.

别名 山白果根、鸽子花。

药材名 山白果根(根皮或果)。

形态特征 乔木,高 15~20 m。树皮深灰褐色,呈不规则薄片脱落。叶互生;叶片纸质,宽卵形,长 9~15 cm,宽 7~12 cm,先端渐尖,基部心形,边缘有粗锯齿,幼时叶面生长柔毛,叶下无毛,有时下面被白粉霜。花杂性,由多数的雄花与 1 朵雌花或两性花组成顶生的头状花序,花序下有两片白色大苞片,苞片长圆形或卵形,长 7~15 cm,宽 3~5 cm;雄花有雄蕊 1~7;花柱常有 6~10 分枝。核果长卵形,长 3~4 cm,紫绿色,有黄色斑点;种子 3~5。花期 5~7 月,果期 9 月。

生境与分布 生于混交林中,或栽培。纳雍有分布。

采收加工 全年均可采,洗净,切断,晒干。

性味归经 苦,凉。归大肠经。

功能主治 收敛止血,止泻。用于多种出血,泄泻。

用法用量 内服:水煎,3~9 g,或研末。外用:适量,研末敷。

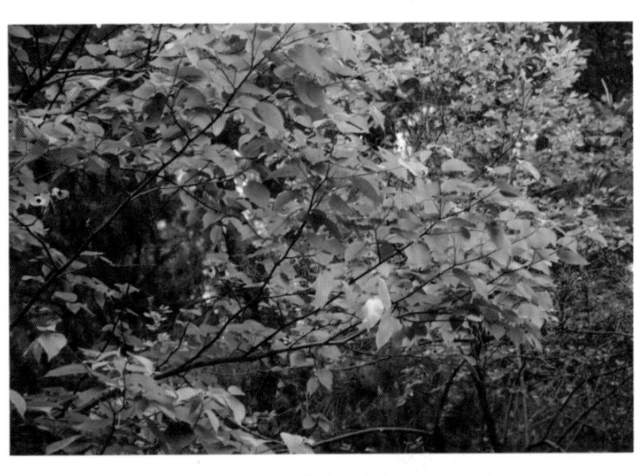

▲ 光叶珙桐植株

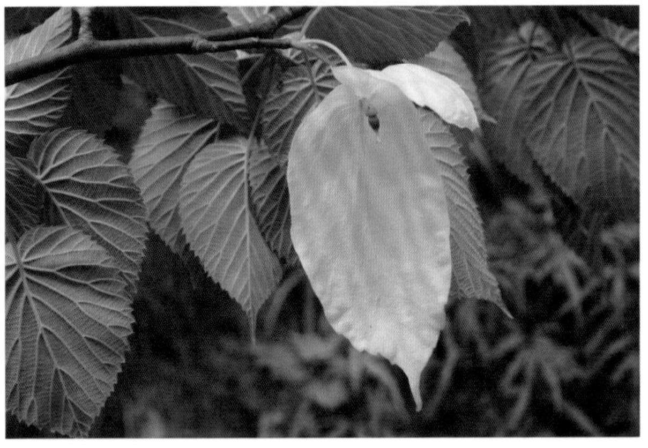

▲ 光叶珙桐花

八角枫 *Alangium chinense* (Loureiro) Harms

别名 白龙须、白金条。

药材名 八角枫根(根或根须及根皮)、八角枫叶(叶)、八角枫花(花)。

形态特征 落叶乔木或灌木,高 3~5 m。小枝略呈"之"字形,幼枝紫绿色,无毛或被疏柔毛。叶纸质,近圆形或椭圆形、卵形,顶端短锐尖或钝尖,基部两侧常不对称，稀近于心脏形；叶上面深绿色，无毛，下面淡绿色，脉腋有丛状毛。聚伞花序腋生，被稀疏微柔毛，有 7～30(50)花；花冠圆筒形，长 1～1.5 cm，顶端分裂为 5～8 枚齿状萼片；花瓣 6～8，线形，基部黏合，上部开花后反卷，外面有微柔毛，初为白色，后变黄色；雄蕊和花瓣同数而近等长，花丝略扁，有短柔毛；柱头头状，常 2～4 裂。核果卵圆形，幼时绿色，成熟后黑色，顶端有宿存的萼齿和花盘，种子 1 颗。花期 5～7 月和 9～10 月，果期 7～11 月。

生境与分布 生于海拔 250～1 800 m 的山地或疏林中。大方、七星关、纳雍、赫章、习水有分布。

采收加工 1. 八角枫根。全年均可采，挖取根或须根，洗净，晒干。

2. 八角枫叶。夏季采收，鲜用或晒干研粉。

3. 八角枫花。5～7 月采花，晒干。

性味归经 1. 八角枫根。辛、苦，微温。归肝、肾、心经。

2. 八角枫叶。苦、辛，平。归肝、肾经。

3. 八角枫花。辛，平。有小毒。归肝、胃经。

功能主治 1. 八角枫根。祛风除湿，舒筋活络，散瘀止痛。用于风湿痹痛，四肢麻木，跌打损伤。

2. 八角枫叶。化瘀接骨，解毒杀虫。用于跌打瘀肿，骨折，疮肿，乳痈，乳头皲裂，漆疮，疥癣，外伤出血。

3. 八角枫花。散风，理气，止痛。用于头风头痛，胸腹胀痛。

用法用量 1. 八角枫根。内服：水煎，1～3 g(须根)，3～6 g(根)，或浸酒。外用：适量，捣敷，或水煎洗。

2. 八角枫叶。外用：适量，鲜品捣敷，水煎洗，研末敷。

3. 八角枫花。内服：水煎，3～10 g，或研末。

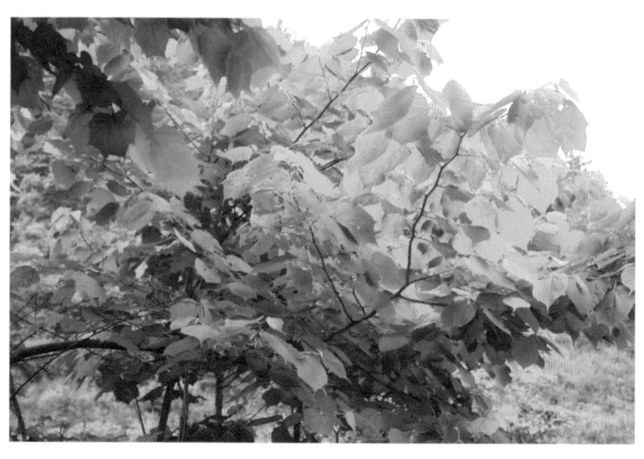

▲ 八角枫植株

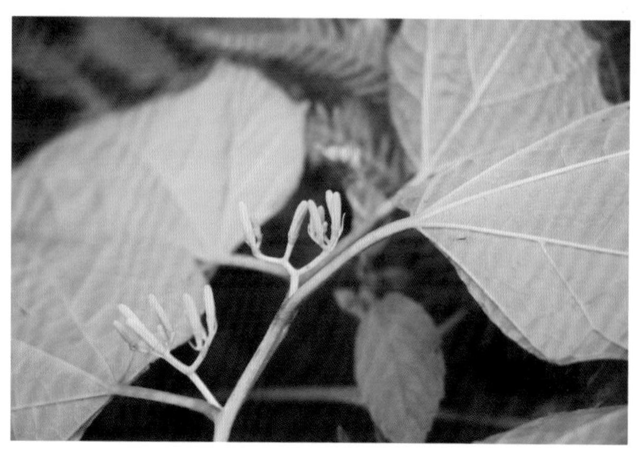

▲ 八角枫花

灯台树 *Cornus controversa* Hemsley

别名 瑞木、猫猫头。

药材名 灯台树(树皮或根皮及叶)、灯台树果(果实)。

形态特征 落叶乔木。树皮暗灰色；枝条紫红色，无毛。叶互生；叶柄长 2～6.5 cm；叶片宽卵形，长 6～13 cm，宽 3.5～9 cm，先端渐尖，基部圆形，上面深绿色，下面灰绿色，疏生贴伏的柔毛；侧脉 6～7 对。伞房状聚伞花序顶生，稍被贴伏的短柔毛；花小，白色；花瓣 4，长披针形；雄蕊 4，伸出，长 4～5 mm，无毛；子房下位，倒卵圆形，密被灰色贴伏的短柔毛。核果球形，紫红色至蓝黑色，直径 6～7 mm。花期 5～6 月，果期 7～8 月。

生境与分布 生于海拔 600～2 000 m 的常绿阔叶林或针阔叶混交林中。纳雍有分布。

采收加工 1. 灯台树。树皮或根皮定植 10 年以上收获。生长期越长，皮层越厚，产量越高，质量越好。5～6 月,剥取树皮或根皮,晒干。叶全年均可采收,晒干备用或鲜用。

2. 灯台树果。夏、秋季节果熟时采摘,晒干。

性味归经 1. 灯台树。微苦,凉。归肝经。

2. 灯台树果。苦,凉。归肝、大肠经。

功能主治 1. 灯台树。清热平肝,消肿止痛。用于头痛,眩晕,咽喉肿痛,关节酸痛,跌打肿痛。

2. 灯台树果。清热解毒,润肠通便,驱蛔。用于肝炎,肠燥便秘,蛔虫病。

用法用量 1. 灯台树。内服:水煎,6～15 g,或研末,或浸酒。外用:适量,捣敷。

2. 灯台树果。内服:水煎,3～10 g。

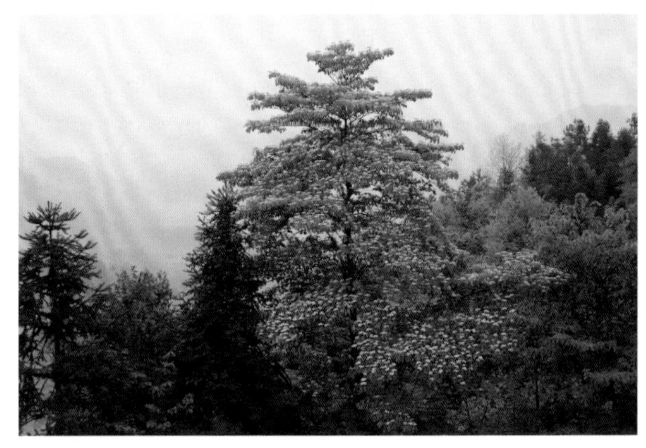

▲ 灯台树野生群落

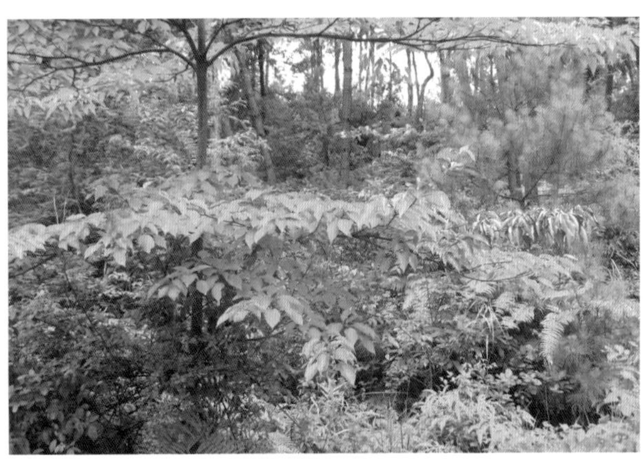

▲ 灯台树植株

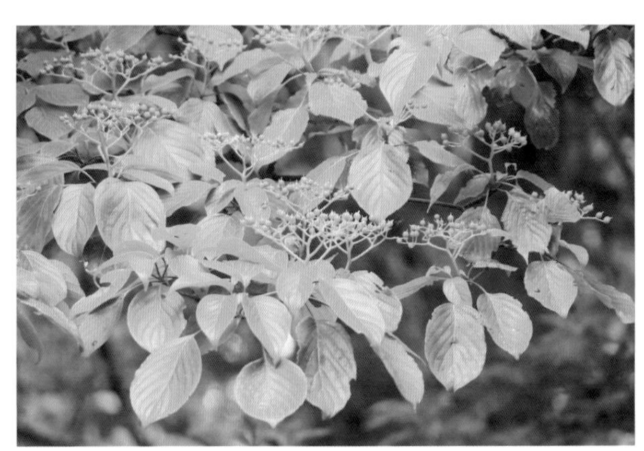

▲ 灯台树叶

四照花 *Cornus kousa* subsp. *chinensis* (Osborn) Q. Y. Xiang

别名 山荔枝。

药材名 四照花(叶或花)、四照花皮(树皮及根皮)、四照花果(果实)。

形态特征 落叶小乔木,高 3～5 m。树皮灰白色;小枝暗绿色,嫩枝被柔毛。叶对生于短侧枝梢端;叶柄长 5～10 mm,疏生棕色柔毛;叶片纸质或厚纸质,卵形或卵状椭圆形,长 5.5～12 cm,宽 3.5～7 cm,先端渐尖,基部宽楔形或圆形,上面绿色,下面粉绿色,两面均疏被白色柔毛。头状花序球形,约由 40～50 朵花聚集而成;总花梗长 4.5～7.5 cm;总苞片 4,白色,两面近于无毛;花萼管状,上部 4 裂,花萼内侧有 1 圈褐色短柔毛;花瓣 4,黄色;雄蕊 4,与花瓣互生;花柱 1,从垫状花盘中伸出,被白色柔毛。果序球形,成熟时暗红色。花期 6～7 月,果期 9～10 月。

生境与分布 生于海拔 1 200～2 300 m 的山沟、山坡、山谷、路旁疏林或灌木丛中。威宁、赫章、七星关、大方等地有分布。

采收加工 1. 四照花。夏、秋季采摘,鲜用或晒干。

2. 四照花皮。全年均可采,洗净,切片,晒干。

3. 四照花果。秋季采摘,晒干。

性味归经 1. 四照花。苦、涩，凉。归大肠经。
2. 四照花皮。苦、涩，平。归大肠经。
3. 四照花果。甘、苦，平。归大肠经。

功能主治 1. 四照花。清热解毒，收敛止血。用于痢疾，肝炎，水火烫伤，外伤出血。
2. 四照花皮。清热解毒。用于痢疾，肺热咳嗽。
3. 四照花果。驱蛔，消积。用于蛔虫腹痛，饮食积滞。

用法用量 1. 四照花。内服：水煎，9～15 g。外用：适量，捣敷，研末撒或调敷。
2. 四照花皮。内服：水煎，9～15 g，大剂量 30～60 g。
3. 四照花果。内服：水煎，6～15 g。

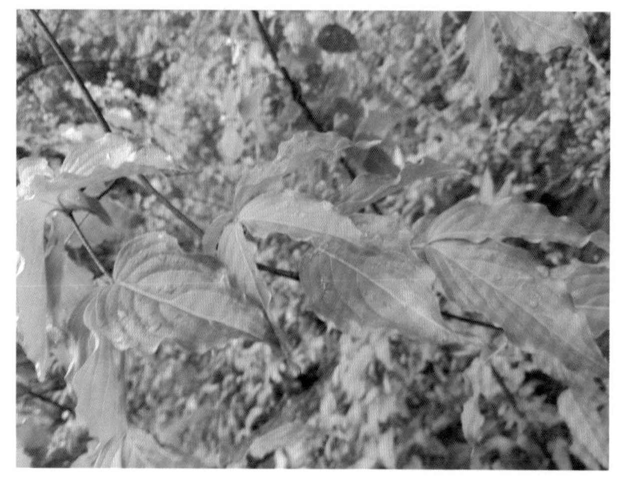

▲ 四照花叶

楤木 *Aralia elata* (Miquel) Seemann

别名 刺老包、鹊不踏。

药材名 楤木（茎皮或茎）、楤木叶（嫩叶）、楤木花（花）、楤根（根及根皮）。

形态特征 乔木，高 1.5～6.0 m。小枝灰棕色，疏生多数细刺；嫩枝上常有细长直刺。叶为二回或三回羽状复叶，长 40～80 cm，无毛；托叶和叶柄基部合生，先端离生部分线形，边缘有纤毛；叶轴和羽片轴基部常有短刺；羽片有小叶 7～11，基部有小叶 1 对；小叶片薄纸质或膜质，阔卵形、卵形至椭圆状卵形，先端渐尖，基部圆形至心形，上面绿色，下面灰绿色，无毛或两面脉被短柔毛和细刺毛，边缘疏生锯齿，有时为粗大齿牙或细锯齿。圆锥花序，伞房状；苞片和小苞片披针形，膜质，边缘有纤毛；花黄白色；萼无毛，边缘有 5 个卵状三角形小齿；花瓣 5，卵状三角形，开花时反曲；子房 5 室；花柱 5，离生或基部合生。果实球形，黑色，有 5 棱。花期 6～8 月，果期 9～10 月。

生境与分布 生于杂木林中。贵州乌蒙山各地均有分布。

采收加工 1. 楤木。栽植 2～3 年幼苗成林后采收，晒干，亦可鲜用。
2. 楤木叶。春、夏季采收，鲜用或晒干。
3. 楤木花。7～9 月花开时采收，阴干。
4. 楤根。9～10 月挖根，或剥取根皮晒干。

性味归经 1. 楤木。辛、苦，平。归肝、胃、肾经。
2. 楤木叶。甘、微苦，平。归胃、大肠经。
3. 楤木花。苦、涩，平。
4. 楤根。辛、苦，平。归肝、脾、肾经。

功能主治 1. 楤木。祛风除湿，利水和中，活血解毒。用于风湿关节痛，腰腿酸痛，肾虚水肿，消渴，胃脘痛，跌打损伤，骨折，吐血，衄血，疟疾，漆疮，骨髓炎，深部脓疡。
2. 楤木叶。利水消肿，解毒止痢。用于肾炎水肿，臌胀，腹泻，痢疾，疔疮肿毒。
3. 楤木花。止血。用于吐血。
4. 楤根。祛风利湿，活血通经，解毒散结。用于风热感冒，咳嗽，风湿痹痛，腰膝酸痛，淋浊，水肿，臌胀，黄疸，带下，痢疾，胃脘痛，跌打损伤，瘀血经闭，崩漏，牙疳，阴疽，瘰疬，痔疮。

用法用量 1. 楤木。内服：水煎，15～30 g，或泡酒。外用：适量，捣敷或酒浸外涂。
2. 楤木叶。内服：水煎，15～30 g。外用：适量，捣烂敷。
3. 楤木花。内服：水煎，9～15 g。
4. 楤根。内服：水煎，15～30 g，或浸酒。外用：适量，捣烂敷或捣烂后酒炒热敷，或研粉调敷，或水煎熏洗。

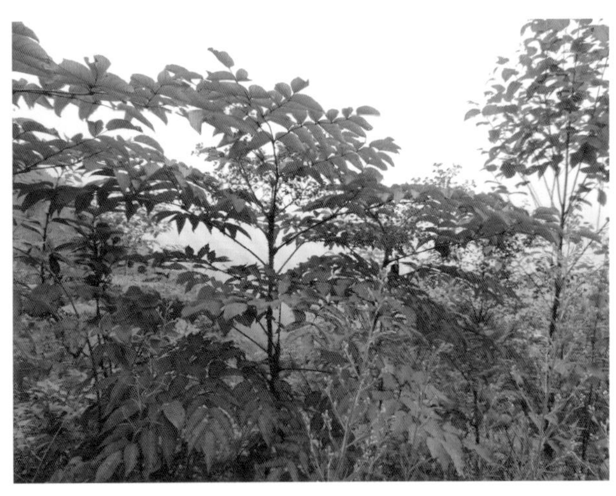

▲ 楤木植株

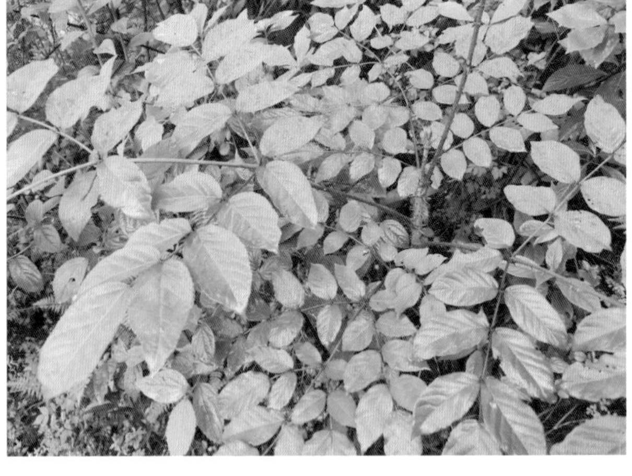

▲ 楤木叶

细柱五加 *Eleutherococcus nodiflorus* (Dunn) S. Y. Hu

别名 五加、五加皮。

药材名 五加皮（根皮）、五加叶（叶）、五加果（果实）。

形态特征 灌木。枝灰棕色，无刺或在叶柄基部单生扁平的刺。掌状复叶，在长枝上互生，在短枝上簇生；叶柄常有细刺；小叶5，稀为3或4，中央一片最大，倒卵形至倒披针形，先端尖，基部楔形，两面无毛，或沿脉上疏生刚毛，下面脉腋间有淡棕色簇毛，边缘有细锯齿。伞形花序腋生或单生于短枝顶端；萼5齿裂；花黄绿色，花瓣5，长圆状卵形，先端尖，开放时反卷；雄蕊5，花丝细长；子房2室，花柱2，柱头圆头状。核果浆果状，扁球形，直径5～6 mm，成熟时黑色，宿存花柱反曲。种子4粒，淡褐色。花期4～7月，果期7～10月。

生境与分布 生于灌木丛林、林缘、山坡路旁或村落中。威宁、纳雍有分布。

采收加工 1. 五加皮。夏、秋二季采挖根部，洗净，剥取根皮，晒干。

2. 五加叶。全年可采，晒干或鲜用。

3. 五加果。秋季果产成熟时采收，晒干。

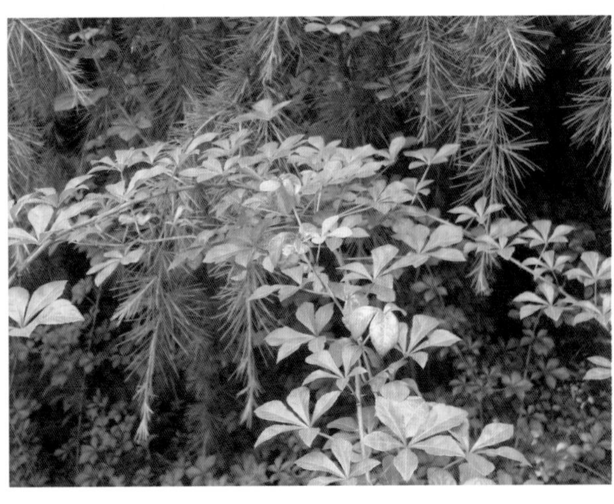

▲ 细柱五加植株

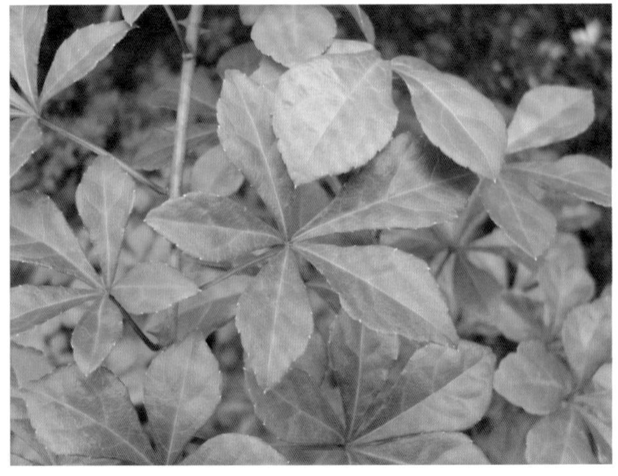

▲ 细柱五加叶

性味归经 1. 五加皮。辛、苦,温。归肝、肾经。
2. 五加叶。辛,平。归肾、膀胱经。
3. 五加果。甘、微苦,温。归肝、肾经。
功能主治 1. 五加皮。祛风除湿,补益肝肾,强筋壮骨,利水消肿。用于痹痛,筋骨痿软,小儿行迟,体虚乏力,水肿,脚气。
2. 五加叶。散风除湿,活血止痛,清热解毒。用于皮肤风湿,跌打肿痛,疝痛,丹毒。
3. 五加果。补肝肾,强筋骨。用于肝肾亏虚,小儿行迟,筋骨痿软。
用法用量 1. 五加皮。内服:水煎,5~10 g,鲜品加倍,浸酒或入丸、散。外用:适量,煎水熏洗或为末敷。
2. 五加叶。内服:水煎,6~15 g,或研末内服,或泡酒。外用:适量,研末调敷,或鲜品捣敷。
3. 五加果。内服:水煎,6~12 g,或入丸、散。

白簕 *Eleutherococcus trifoliatus* (L.) S.Y. Hu

别名 三加皮、三加、苦刺头。
药材名 三加皮(根或根皮)、白簕枝叶(嫩枝叶)、三加花(花)。
形态特征 灌木。枝软弱铺散,常依持他物上升,老枝灰白色,新枝黄棕色,疏生下向刺;刺基部扁平,先端钩曲。叶有小叶3,稀4~5;叶柄有刺或无刺,无毛;小叶片纸质,椭圆状卵形至椭圆状长圆形,稀倒卵形,先端尖至渐尖,基部楔形,两面无毛,或上面脉上疏生刚毛,边缘有细锯齿或钝齿。伞形花序3~10(20)个组成顶生复伞形花序或圆锥花序;萼无毛,边缘有5个三角形小齿;花瓣5,三角状卵形,开花时反曲;雄蕊5;子房2室;花柱2,基部或中部以下合生。果实扁球形,直径约5 mm,黑色。花期8~11月,果期9~12月。
生境与分布 生于山坡路旁、林缘或灌丛中。大方、七星关、习水有分布。
采收加工 1. 三加皮。9~10月挖取,鲜用,或趁鲜时剥取根皮,晒干。
2. 白簕枝叶。全年均可采,鲜用或晒干。
3. 三加花。8~11月采摘,洗净,鲜用。
性味归经 1. 三加皮。苦、辛,凉。归脾、肝经。
2. 白簕枝叶。苦、辛,微寒。归肺、脾经。
3. 三加花。苦、辛,寒。
功能主治 1. 三加皮。清热解毒,祛风利湿,活血舒筋。用于感冒发热,咽痛,头痛,咳嗽胸痛,胃脘疼痛,泄泻,痢疾,胁痛,黄疸,石淋,带下,风湿痹痛,腰腿酸痛,筋骨拘挛麻木,跌打骨折,痄腮,乳痈,疮疡肿毒,蛇虫咬伤。
2. 白簕枝叶。清热解毒,活血消肿,除湿敛疮。用于感冒发热,咳嗽胸痛,痢疾,风湿痹痛,跌打损伤,骨折,刀伤,痈疮疔疖,口疮,湿疹,疥疮,毒虫咬伤。

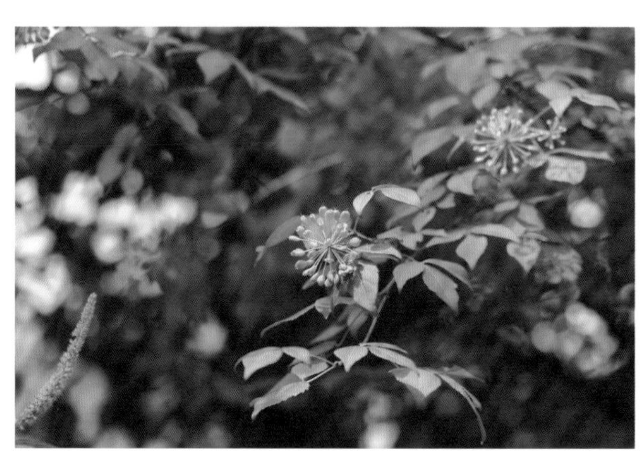
▲ 白簕植株

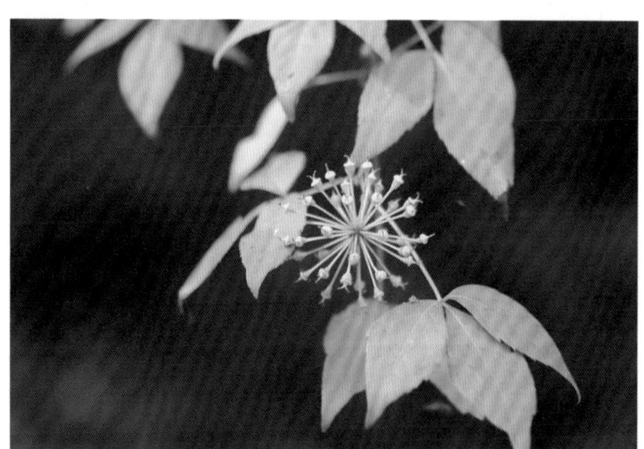
▲ 白簕花

3. 三加花。解毒敛疮。用于漆疮。

用法用量 1. 三加皮。内服:水煎,15～30 g,大剂量可至 60 g,或浸酒。外用:适量,研末调敷,捣敷或煎水洗。

2. 白簕枝叶。内服:水煎,9～30 g,或开水泡服。外用:适量,捣敷,或水煎洗。

3. 三加花。外用:适量,水煎洗。

异叶梁王茶 *Metapanax davidii* (Franchet) J. Wen & Frodin

别名 小五加皮、良旺头。

药材名 树五加(茎皮、根皮及叶)。

形态特征 灌木或乔木,高 2～12 m。叶为单叶,稀在同一枝上有 3 小叶的掌状复叶;叶片革质,长圆状卵形至长圆状披针形,或三角形,不分裂、掌状 2～3 浅裂或深裂,先端长渐尖,基部阔楔形或圆形,有主脉 3 条,上面深绿色,有光泽,下面淡绿色,两面均无毛,边缘疏生细锯齿;小叶片披针形。圆锥花序顶生;伞形花序直径约 2 cm,有花 10 余朵;花白色或淡黄色,芳香;萼无毛,边缘有 5 小齿;花瓣 5,三角状卵形;雄蕊 5;子房 2 室,花盘稍隆起;花柱 2,合生至中部,上部离生,反曲。果实球形,侧扁,直径 5～6 mm,黑色。花期 6～8 月,果期 9～11 月。

生境与分布 生于海拔 800～2 100 m 的疏林、灌木丛、林缘、路边或岩石上。纳雍有分布。

采收加工 秋、冬季剥取茎皮,或挖根剥取根皮,洗净,切片,鲜用或晒干。夏、秋季采叶,鲜用。

性味归经 苦、微辛,凉。归肝、肾经。

功能主治 祛风除湿,活血止痛。用于风湿痹痛,劳伤腰痛,跌打损伤,骨折,月经不调。

用法用量 内服:水煎,6～15 g,或泡酒。外用:适量,捣敷,或水煎洗。

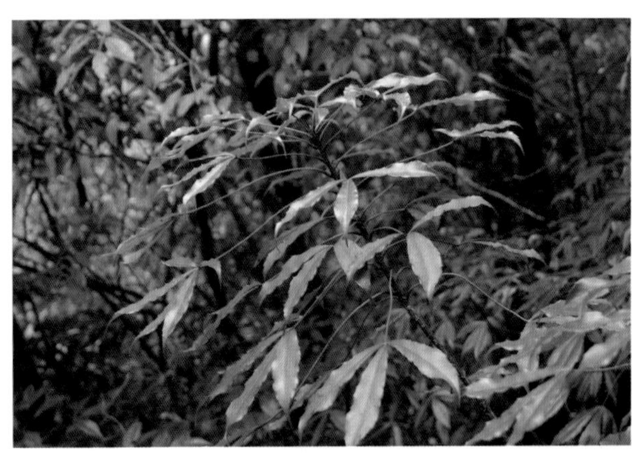

▲ 异叶梁王茶植株

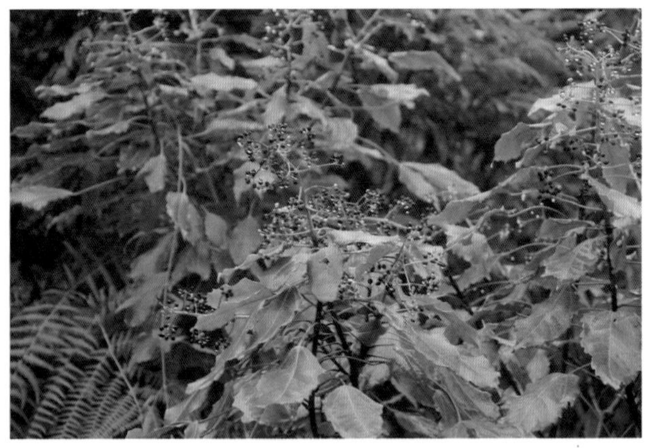

▲ 异叶梁王茶果实

通脱木 *Tetrapanax papyrifer* (Hooker) K. Koch

别名 通大海、泡通、通草。

药材名 通草(茎髓)、通花根(根)、通花花(花蕾)、通脱木花上粉(花粉)。

形态特征 常绿灌木或小乔木,高 1.0～3.5 m。树皮深棕色，略有皱裂；新枝淡棕色或淡黄棕色，幼时密生黄色星状厚绒毛，后毛渐脱落。叶大，集生茎顶；叶片纸质或薄革质，长 50～75 cm，宽 50～70 cm，掌状 5～11 裂，裂片通常为叶片全长的 1/3 或 1/2，倒卵状长圆形或卵状长圆形，通常再分裂为 2～3 小裂片，先端渐尖，上面深绿色，无毛，下面密生白色厚绒毛，侧脉和网脉不明显；叶柄粗壮，无毛；托叶和叶柄基部合生，密生淡棕色或白色厚绒毛。圆锥花序；苞片披针形，密生白色或淡棕色星状绒毛；伞形花序有花多数；花梗密生白色星状绒毛；小苞片线形；花淡黄白色；萼长 1 mm，边缘全缘或近全缘，密生白色星状绒毛；花瓣 4，稀 5，三角状卵形，外面密生星状厚绒毛；雄蕊和花瓣同数；花柱 2，离生，先端反曲。果实球形，紫黑色。花期 10～12 月，果期翌年 1～2 月。

生境与分布　贵州乌蒙山各县区有栽培。

采收加工　秋季割取茎，截成段，趁鲜取出髓部，理直，晒干。

性味归经　甘、淡，微寒。归肺、胃经。

功能主治　清热利尿，通气下乳。用于湿热淋证，水肿尿少，乳汁不下。

用法用量　内服：水煎，3～5 g。

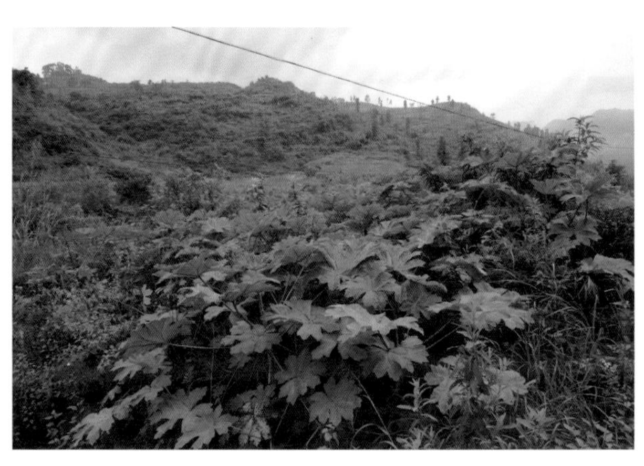

▲ 通脱木野生群落

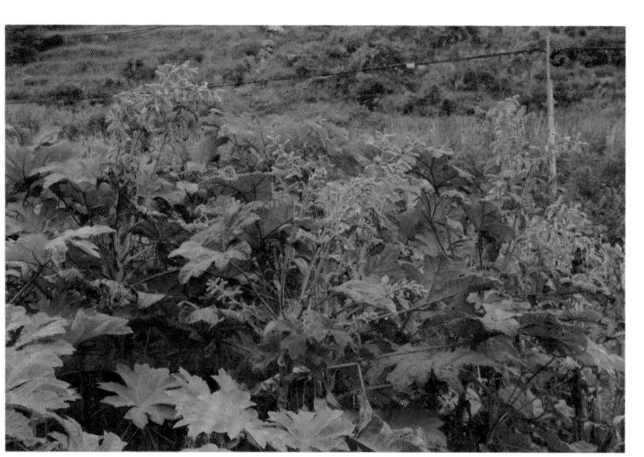

▲ 通脱木植株

柴胡 *Bupleurum chinense* de Candolle

别名　北柴胡、硬苗柴胡。

药材名　柴胡（根）。

形态特征　多年生草本。主根粗大，棕褐色，质坚硬。茎单一或数茎，表面有细纵槽纹，实心，上部多回分枝，微“之”字形曲折。基生叶倒披针形，顶端渐尖，基部收缩成柄，早枯落；茎中部叶倒披针形或广线状披针形，顶端渐尖或急尖，有短芒尖头，基部收缩成叶鞘抱茎，脉 7～9，叶表面鲜绿色，背面淡绿色，常有白霜；茎顶部叶同形，但更小。复伞形花序很多，花序梗细，常水平伸出，形成疏松的圆锥状；总苞片 2～3，或无，甚小，狭披针形，3 脉；小总苞片 5，披针形，顶端尖锐，3 脉，向叶背凸出；花直径 1.2～1.8 mm；花瓣鲜黄色，上部向内折，中肋隆起，小舌片矩圆形，顶端 2 浅裂；花柱基深黄色。果广椭圆形，棕色，两侧略扁，棱狭翼状，淡棕色，每棱槽油管 3，合生面 4 条。花期 9 月，果期 10 月。

生境与分布　织金、七星关、纳雍有栽培。

采收加工　春、秋两季均可采挖，除去茎叶和泥沙，干燥。

性味归经　辛、苦，微寒。归肝、胆、肺经。

功能主治　疏散退热，疏肝解郁，升举阳气。用于感冒发热，寒热往来，胸胁胀痛，月经不调，气虚下陷之子宫下垂、脱肛。

用法用量　内服：水煎，3～10 g，或入丸、散。外用：适量，煎水洗，或研末调敷。

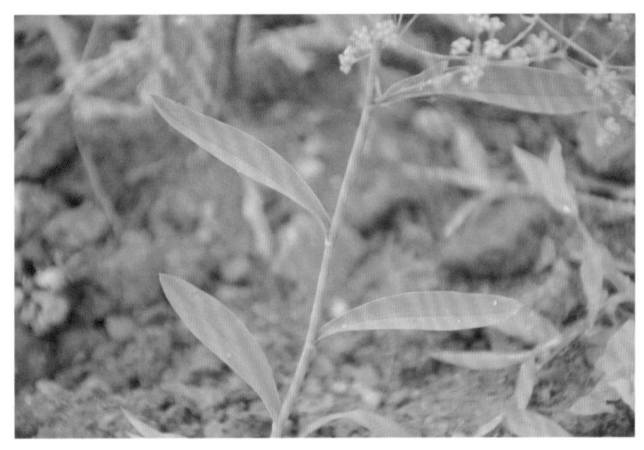

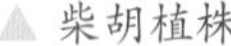
▲ 柴胡植株

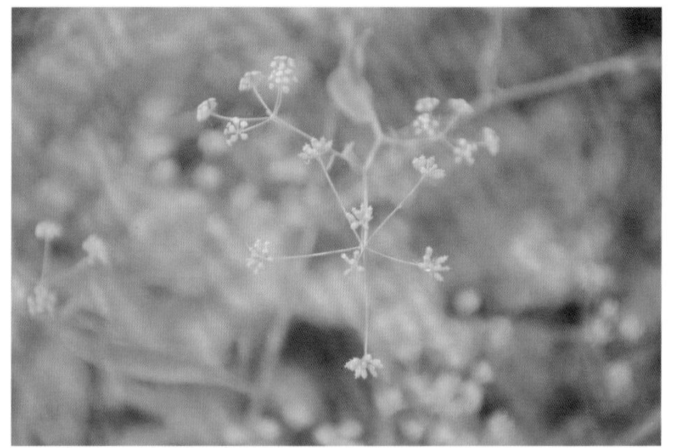

▲ 柴胡花

积雪草 *Centella asiatica*（L.）Urban

别名 落得打、地钱草。

药材名 积雪草(全草)。

形态特征 多年生草本。茎匍匐，细长，节上生根。叶片膜质至草质，圆形或肾形，长 1.0～2.8 cm，宽 1.5～5.0 cm，边缘有钝锯齿，基部阔心形，两面无毛；掌状脉 5～7，两面隆起，脉上部分叉；叶柄无毛或上部有柔毛，基部叶鞘透明，膜质。伞形花序梗 2～4 个，聚生于叶腋，有或无毛；苞片通常 2，很少 3，卵形，膜质；每一伞形花序有花 3～4，聚集呈头状，花无柄或有 1 mm 长的短柄；花瓣卵形，紫红色或乳白色，膜质；花丝短于花瓣，与花柱等长。果实两侧扁压，圆球形，基部心形至平截形，每侧有纵棱数条，棱间有明显的小横脉，网状，表面有毛或平滑。花、果期 4～10 月。

生境与分布 生于海拔 400～2 000 m 的阴湿草地、田边或沟边。贵州乌蒙山各地均有分布。

采收加工 夏、季二季采收，除去泥沙，晒干。

性味归经 苦、辛，寒。归肝、脾、肾经。

功能主治 清热利湿，解毒消肿。用于湿热黄疸，中暑腹泻，石淋血淋，痈肿疮毒，跌扑损伤。

用法用量 内服：水煎，15～30 g，或捣汁。外用：适量，捣敷或绞汁涂。

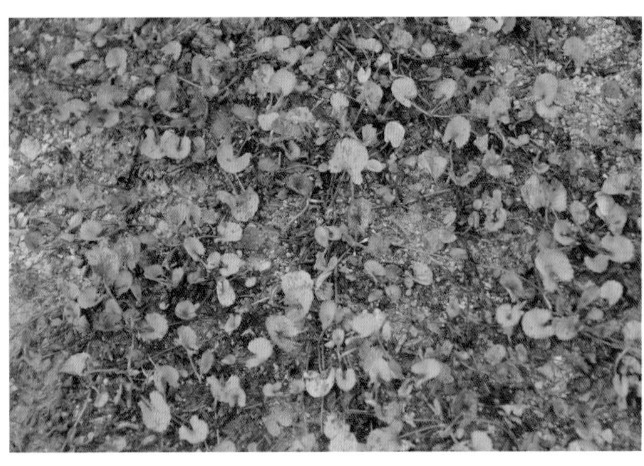

▲ 积雪草植株

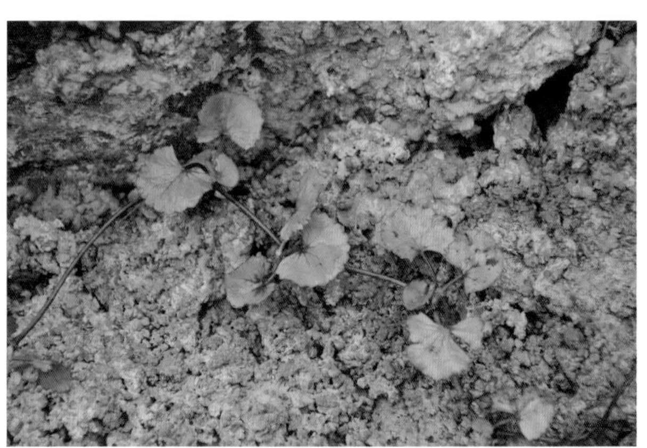

▲ 积雪草叶

芫荽 *Coriandrum sativum* L.

别名 香菜、胡荽。

药材名 胡荽(带根全草)、胡荽茎(茎梗)、胡荽子(果实)。

形态特征 一年生或二年生,有强烈气味的草本,高 20～100 cm。根纺锤形,细长,有多数纤细的支根。茎圆柱形,直立,多分枝,有条纹,光滑。根生叶有柄,柄长 2～8 cm;叶片 1 或 2 回羽状全裂,羽片广卵形或扇形半裂,边缘有钝锯齿或深裂,上部的茎生叶 3 回以至多回羽状分裂,末回裂片狭线形,顶端钝,全缘。伞形花序顶生或与叶对生;伞辐 3～7 cm,长 1～2.5 cm;小总苞片 2～5,线形,全缘;小伞形花序有孕花 3～9,花白色或带淡紫色;萼齿通常大小不等;花瓣倒卵形,顶端有内凹的小舌片,通常全缘,有 3～5 脉;花柱幼时直立,果熟时向外反曲。果实圆球形,背面主棱及相邻的次棱明显。花果期 4～11 月。

生境与分布 贵州乌蒙山各地均有栽培。

采收加工 1. 胡荽。全年均可采,洗净,晒干。

2. 胡荽茎。春季采收,洗净,晒干。

3. 胡荽子。8～9 月果实成熟时采收,晒干。

性味归经 1. 胡荽。辛,温。归肺、脾、肝经。

2. 胡荽茎。辛,温。归肺、胃经。

3. 胡荽子。辛、酸,平。归肺、胃、大肠经。

功能主治 1. 胡荽。发表透疹,消食开胃,止痛解毒。用于风寒感冒,麻疹,痘疹透发不畅,食积,脘腹胀痛,呕恶,头痛,牙痛,脱肛,丹毒,疮肿初起,蛇伤。

2. 胡荽茎。宽中健胃,透疹。用于胸脘胀闷,消化不良,麻疹不透。

3. 胡荽子。健胃消积,理气止痛,透疹解毒。用于食积,食欲不振,胸膈满闷,脘腹胀痛,呕恶反胃,泻痢,肠风便血,脱肛,疝气,麻疹,痘疹不透,秃疮,头痛,牙痛,耳痛。

用法用量 1. 胡荽。内服:水煎,9～15 g,鲜品 15～30 g,或捣汁。外用:适量,水煎洗,或捣敷,或绞汁服。

2. 胡荽茎。内服:水煎,3～9 g。外用:适量,水煎喷涂。

3. 胡荽子。内服:水煎,6～12 g,或入丸、散。外用:适量,煎水含漱或熏洗。

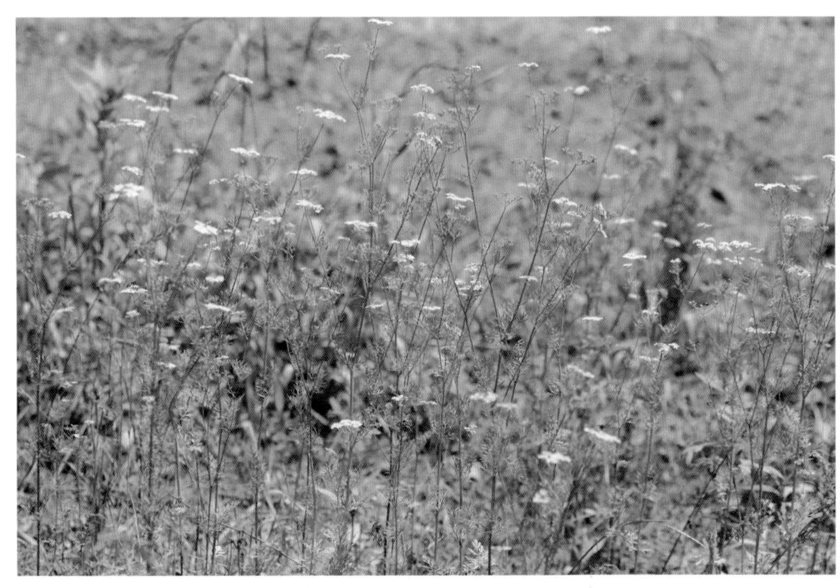

▲ 芫荽野生群落

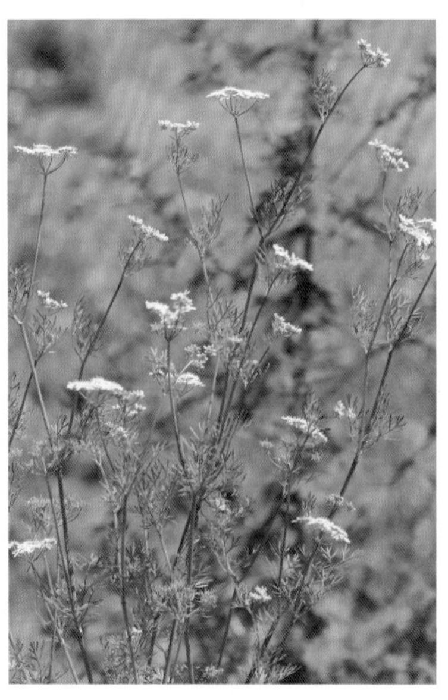

▲ 芫荽植株

鸭儿芹 *Cryptotaenia japonica* Hasskarl

别名 水白芷、水芹菜。

药材名 鸭儿芹(茎叶)、鸭儿芹果(果实)、鸭儿芹根(根)。

形态特征 多年生草本,高 20～100 cm。主根短,侧根多数,细长。茎直立,光滑,有分枝。表面有时略带淡紫色。基生叶或上部叶有柄,叶鞘边缘膜质;叶片轮廓三角形至广卵形,通常为 3 小叶;中间小叶片呈菱状倒卵形或心形,顶端短尖,基部楔形;两侧小叶片斜倒卵形至长卵形,近无柄,所有的小叶片边缘有不规则的尖锐重锯齿,表面绿色,背面淡绿色,两面叶脉隆起,最上部的茎生叶近无柄,边缘有锯齿。复伞形花序呈圆锥状;总苞片 1,呈线形或钻形。小伞形花序有花 2～4;花柄极不等长;萼齿细小,呈三角形;花瓣白色,倒卵形,顶端有内折的小舌片;花丝短于花瓣,花药卵圆形;花柱基圆锥形,花柱短,直立。分生果线状长圆形,合生面略收缩,胚乳腹面近平直,每棱槽内有油管 1～3,合生面油管 4。花期 4～5 月,果期 6～10 月。

生境与分布 生于山地、山沟或林下较湿地区。纳雍、大方、黔西、赫章、赤水等地有分布。

采收加工 1. 鸭儿芹。夏、秋季采收,割取茎叶,鲜用或晒干。

2. 鸭儿芹果。7～10 月采收成熟的果序,除去杂质,洗净,晒干。

3. 鸭儿芹根。夏、秋季采挖,去其茎叶,洗净,晒干。

性味归经 1. 鸭儿芹。辛、苦,平。归肺、胃经。

2. 鸭儿芹果。辛,温。归肺、胃经。

3. 鸭儿芹根。辛,温。归肺经。

功能主治 1. 鸭儿芹。祛风止咳,利湿解毒,化瘀止痛。用于感冒咳嗽,肺痈,淋痛,疝气,月经不调,风火牙痛,目赤翳障,痈疽疮肿,皮肤瘙痒,跌打肿痛,蛇虫咬伤。

2. 鸭儿芹果。消积顺气。用于食积腹胀。

3. 鸭儿芹根。发表散寒,止咳化痰,活血止痛。用于风寒感冒,咳嗽,跌打肿痛。

用法用量 1. 鸭儿芹。内服:水煎,15～30 g。外用:适量,捣敷,或研末撒,或水煎洗。

2. 鸭儿芹果。内服:水煎,3～9 g,或研末。

3. 鸭儿芹根。内服:水煎,9～30 g,或研末。

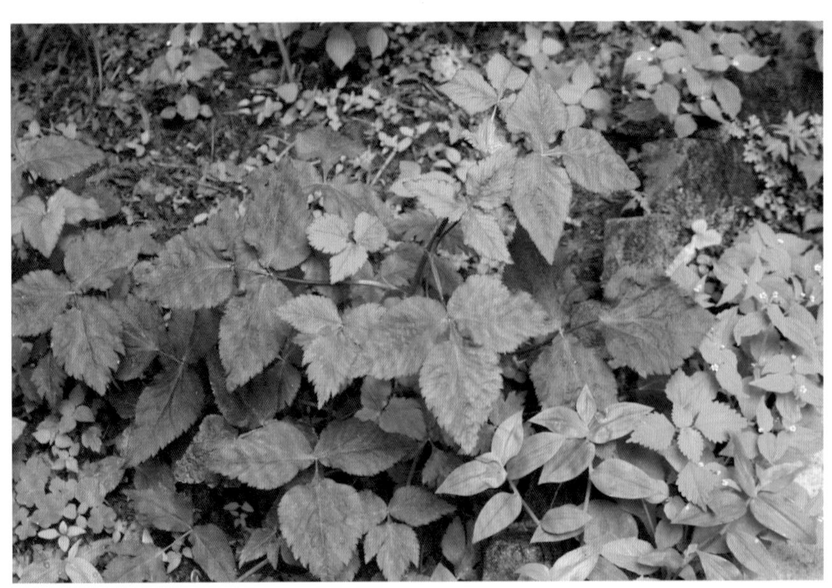

▲ 鸭儿芹植株

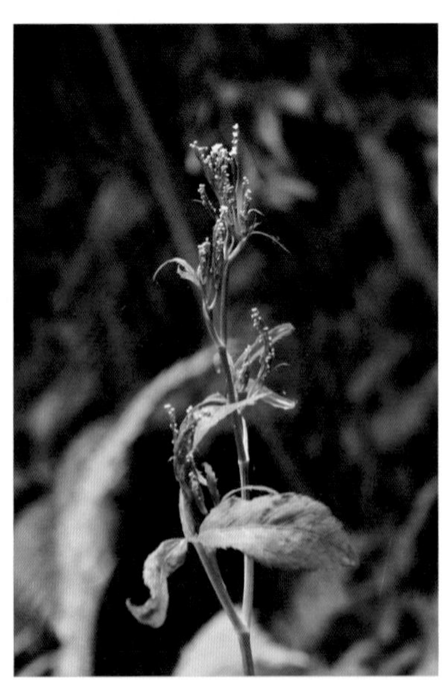

▲ 鸭儿芹花

野胡萝卜 *Daucus carota* L.

别名 南鹤风、窃衣子。

药材名 南鹤虱(果实)、鹤虱风(地上部分)、野胡萝卜根(根)。

形态特征 二年生草本,高 15~120 cm。茎单生,全体有白色粗硬毛。基生叶薄膜质,长圆形,二至三回羽状全裂,末回裂片线形或披针形,长 2~15 mm,宽 0.5~4.0 mm,顶端尖锐,有小尖头,光滑;茎生叶近无柄,有叶鞘,末回裂片小或细长。复伞形花序,有糙硬毛;总苞有多数苞片,呈叶状,羽状分裂,裂片线形;伞辐多数,长 2.0~7.5 cm,结果时外缘的伞辐向内弯曲;小总苞片 5~7,线形,不分裂或 2~3 裂,边缘膜质,具纤毛;花通常白色,有时带淡红色。果实圆卵形,棱上有白色刺毛。花期 5~7 月。

生境与分布 生于海拔 700~1 300 m 的山坡路旁、旷野或田间。贵州乌蒙山各地均有分布。

采收加工 1. 南鹤虱。秋季果实成熟时割取果枝,晒干,打下果实,除去杂质。

2. 鹤虱风。6~7 月开花时采收挖,去根,除去泥土杂质,洗净,鲜用或晒干。

3. 野胡萝卜根。春季未开花前采挖,去其茎叶,洗净,晒干或鲜用。

性味归经 1. 南鹤虱。苦、辛,平。有小毒。归脾、胃经。

2. 鹤虱风。苦、微甘,寒。有小毒。

3. 野胡萝卜根。甘、微辛,凉。归脾、胃、肝经。

功能主治 1. 南鹤虱。杀虫消积。用于蛔虫病,蛲虫病,绦虫病,虫积腹痛,小儿疳积。

2. 鹤虱风。杀虫健脾,利湿解毒。用于虫积,疳积,脘腹胀满,水肿,黄疸,烟毒,疮疹湿痒,斑秃。

3. 野胡萝卜根。健脾化滞,凉肝止血,清热解毒。用于脾虚食少,腹泻,惊风,逆血,血淋,咽喉肿痛。

用法用量 1. 南鹤虱。内服:水煎,3~9 g,或入丸、散。外用:适量,煎水熏洗。

2. 鹤虱风。内服:水煎,6~15 g。外用:适量,水煎洗,或研末调敷。

3. 野胡萝卜根。内服:水煎,15~30 g。外用:适量,捣汁涂。

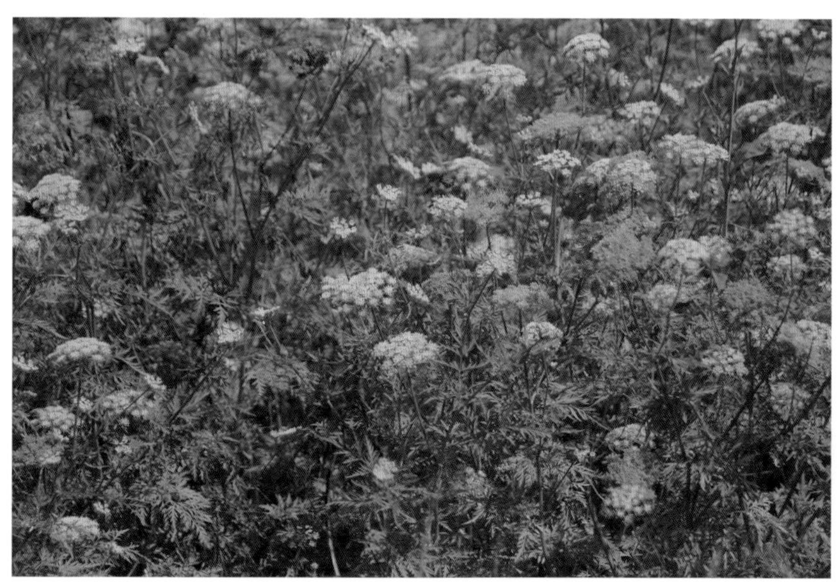

▲ 野胡萝卜植株

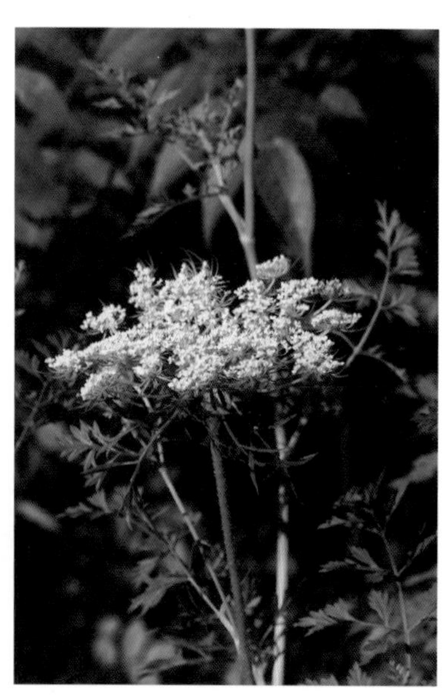

▲ 野胡萝卜花

胡萝卜 *Daucus carota* var. *sativa* Hoffmann

别名 红萝卜。

药材名 胡萝卜(根)、胡萝卜子(果实)、胡萝卜叶(基生叶)。

形态特征 二年生草本，高达120 cm。根肉质，长圆锥形，粗肥，呈橙红色或黄色。茎单生，全株被白色粗硬毛。基生叶叶柄长3～12 cm；叶片长圆形，二至三回羽状全裂，末回裂片线形或披针形，先端尖锐；茎生叶近无柄，有叶鞘，末回裂片小或细长。复伞形花序；花序梗有糙硬毛；总苞片多数，呈叶状，羽状分裂，裂片线形；伞辐多数，结果期外缘的伞辐向内弯曲；花通常白色，有时带淡红色；花柄不等长。果实圆卵形，棱上有白色刺毛。花期5～7月。

生境与分布 生于田间、沟边。贵州乌蒙山各地均有栽培。

采收加工 1. 胡萝卜。冬季采挖根部，除去茎叶、须根，洗净。

2. 胡萝卜子。夏季果实成熟时采收，摘取果枝，打下果实，除净杂质，晒干。

3. 胡萝卜叶。冬季或春季采收，连根挖出，削取带根头部的叶，洗净，鲜用或晒干。

性味归经 1. 胡萝卜。甘、辛，平。归脾、肝、肺经。

2. 胡萝卜子。苦、辛，温。归脾、肾经。

3. 胡萝卜叶。辛、甘，平。归脾、胃经。

功能主治 1. 胡萝卜。健脾和中，滋肝明目，化痰止咳，清热解毒。用于脾虚食少，体虚乏力，脘腹痛，泻痢，视物昏花，雀目，咳喘，百日咳，咽喉肿痛，麻疹，水痘，疖肿，烫火伤，痔漏。

2. 胡萝卜子。燥湿散寒，利水杀虫。用于久痢，久泻，虫积，水肿，宫冷腹痛。

3. 胡萝卜叶。理气止痛，利水。用于脘腹痛，浮肿，小便不通，淋痛。

用法用量 1. 胡萝卜。内服：水煎，30～120 g，或生吃，或捣汁，或煮食。外用：适量，煮熟捣敷，或切片烧热敷。

2. 胡萝卜子。内服：水煎，3～9 g，或入丸、散。

3. 胡萝卜叶。内服：水煎，30～60 g，或切碎蒸熟食。

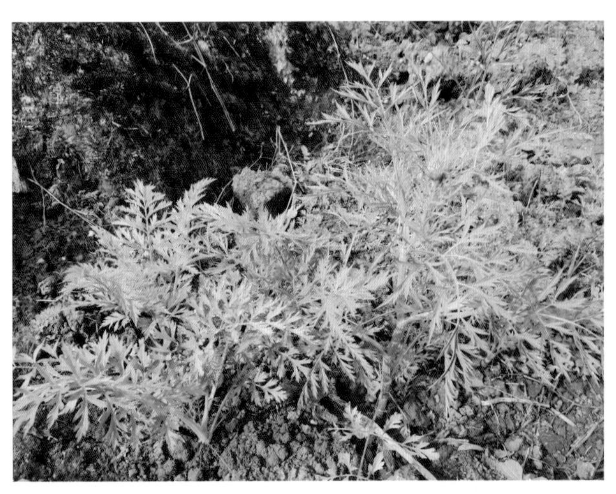

▲ 胡萝卜植株

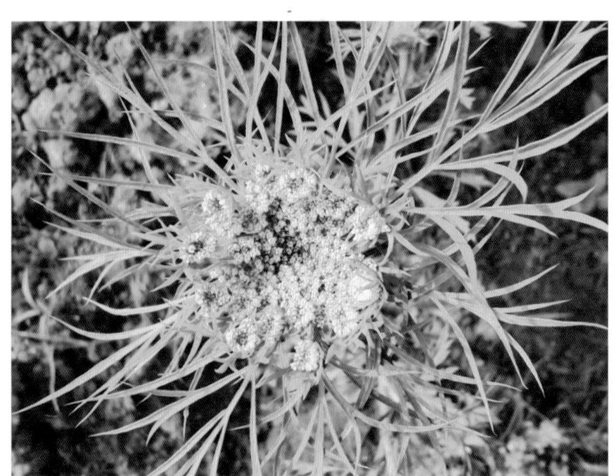

▲ 胡萝卜花

茴香 *Foeniculum vulgare* (L.) Miller

别名 小茴香、香子。

药材名 小茴香(果实)、茴香茎叶(茎叶)、茴香根(根)。

形态特征 草本,高0.4～2.0 m。茎直立,光滑,灰绿色或苍白色,多分枝。下部的茎生叶柄长5～15 cm,中部或上部的叶柄部分或全部成鞘状,叶鞘边缘膜质;叶片轮廓为阔三角形,长4～30 cm,宽5～40 cm,4～5回羽状全裂,末回裂片线形。复伞形花序顶生与侧生;花瓣黄色,倒卵形或近倒卵圆形,长约1 mm,先端有内折的小舌片,中脉1条;花药卵圆形,淡黄色;花柱基圆锥形,花柱短,向外叉开或贴伏在花柱基上。果实长圆形,主棱5条,尖锐;每棱槽内有油管1,合生面油管2。花期5～6月,果期7～9月。

生境与分布 贵州乌蒙山各县区均有栽培。

采收加工 1. 小茴香。秋季果实初熟时采割植株,晒干,打下果实,除去杂质。

2. 茴香茎叶。春、夏两季割取地上部分,晒干或鲜用。

3. 茴香根。7月间采挖,去除茎叶,留根洗净,鲜用,或晒干。

性味归经 1. 小茴香。辛,温。归肝、肾、脾、胃经。

2. 茴香茎叶。甘、辛,温。归脾、胃经。

3. 茴香根。辛、甘,温。归肾、胃、大肠经。

功能主治 1. 小茴香。散寒止痛,理气和胃。用于寒疝腹痛,睾丸偏坠,痛经,少腹冷痛,脘腹胀痛,食少吐泻。

2. 茴香茎叶。理气和胃,散寒止痛。用于恶心呕吐,疝气,腰痛,痈肿。

3. 茴香根。温肾和中,行气止痛,杀虫。用于寒疝,耳鸣,胃寒呕逆,腹痛,风寒湿痹,鼻疳,蛔虫病。

用法用量 1. 小茴香。内服:水煎,3～6 g;或入丸、散。外用:适量,研末调敷,或炒热温熨。

2. 茴香茎叶。内服:水煎,10～15 g;或捣汁、浸酒。外用:适量,捣敷。

3. 茴香根。内服:水煎,9～15 g,鲜品加倍;或鲜品捣汁;或泡酒。外用:适量,捣敷;或水煎洗。

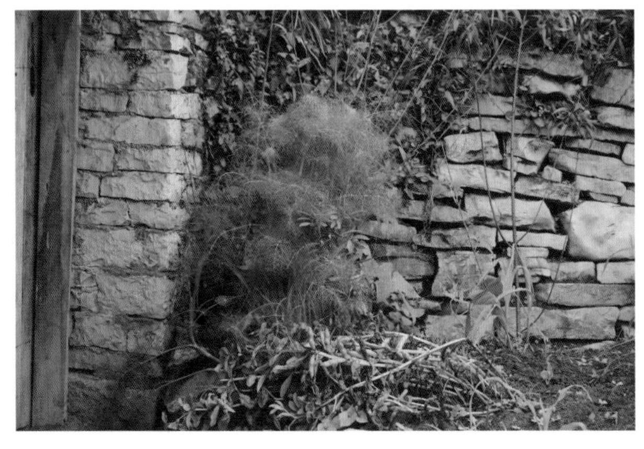

▲ 茴香植株

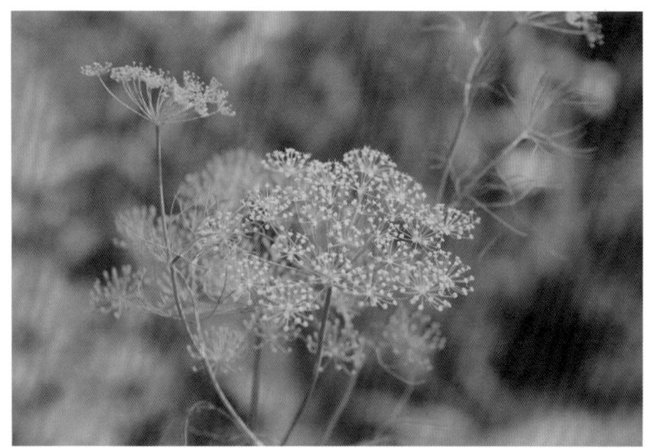

▲ 茴香花

天胡荽 *Hydrocotyle sibthorpioides* Lamarck

别名　地星宿、小铜钱草。

药材名　天胡荽(全草)。

形态特征　多年生草本,有气味。茎细长而匍匐,平铺地上成片,节上生根。叶片膜质至草质,圆形或肾圆形,长 0.5～1.5 cm,宽 0.8～2.5 cm,基部心形,两耳有时相接,不分裂或 5～7 裂,裂片阔倒卵形,边缘有钝齿,表面光滑,背面脉上疏被粗伏毛;叶柄无毛或顶端有毛;托叶略呈半圆形,薄膜质,全缘或稍有浅裂。伞形花序与叶对生,单生于节上;小总苞片卵形至卵状披针形,膜质,有黄色透明腺点,背部有 1 条不明显的脉;小伞形花序有花 5～18,花无柄或有极短的柄,花瓣卵形,绿白色,有腺点;花药卵形。果实略呈心形,两侧扁压,中棱在果熟时极为隆起,幼时表面草黄色,成熟时有紫色斑点。花果期 4～9 月。

生境与分布　生于湿润的路旁、草地、沟边或林下。贵州乌蒙山各地均有分布。

采收加工　夏、秋季采收全草,洗净,鲜用或晒干。

性味归经　辛、苦,凉。归肾经。

功能主治　清热利湿,解毒消肿。用于黄疸,痢疾,水肿,淋证,目翳,喉肿,痈肿疮毒,带状疱疹,跌打损伤。

用法用量　内服:水煎,9～15 g,鲜品 30～60 g;或捣汁。外用:适量,捣烂敷;或捣取汁涂。

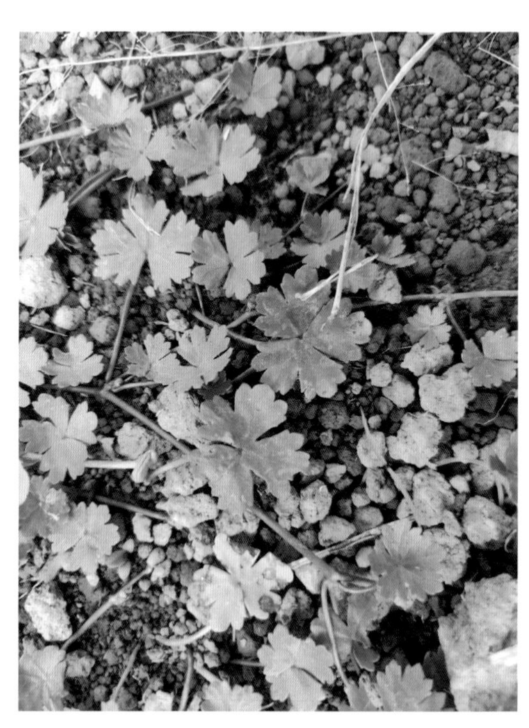

▲ 天胡荽植株

川芎 *Ligusticum chuanxiong* Hort.

别名　西芎、小叶川芎。

药材名　川芎(根茎)、蘼芜(幼嫩茎叶)。

形态特征　多年生草本,高 40～60 cm。根茎发达,形成不规则的结节状拳形团块,具浓烈香气。茎直立,圆柱形,具纵条纹,上部多分枝,下部茎节膨大呈盘状。茎下部叶具柄,柄长 3～10 cm,基部扩大成鞘;叶片轮廓卵状三角形,3～4 回三出式羽状全裂,羽片 4～5 对,卵状披针形,末回裂片线状披针形至长卵形,具小尖头;茎上部叶渐简化。复伞形花序顶生或侧生;总苞片 3～6,线形;小总苞片 4～8,线形粗糙;萼齿不发育;花瓣白色,倒卵形至心形,先端具内折小尖头;花柱基圆锥状,花柱 2,向下反曲。幼果两侧扁压,背棱槽内油管 1～5,侧棱槽内油管 2～3,合生面油管 6～8。花期 7～8 月,果期 9～10 月。

生境与分布　织金、大方、七星关有栽培。

采收加工　1. 川芎。夏季当茎上的节盘显著突出,并略带紫色时采挖,除去泥沙,晒后烘干,再去须根。
2. 蘼芜。春、夏季采收幼嫩茎叶，鲜用或晒干。
性味归经　1. 川芎。辛，温。归肝、胆、心包经。
2. 蘼芜。辛，温。归肝、胆、心经。
功能主治　1. 川芎。活血行气，祛风止痛。用于胸痹心痛，胸胁刺痛，跌扑肿痛，月经不调，经闭痛经，癥瘕腹痛，头痛，风湿痹痛。
2. 蘼芜。疏风，平肝。用于风眩，惊风，风眼流泪，头风头痛。
用法用量　1. 川芎。内服：水煎，3～10 g，研末 1～1.5 g 内服，或入丸、散。外用：适量，研末撒，或水煎漱口。
2. 蘼芜。内服：水煎，3～9 g，或嚼服。

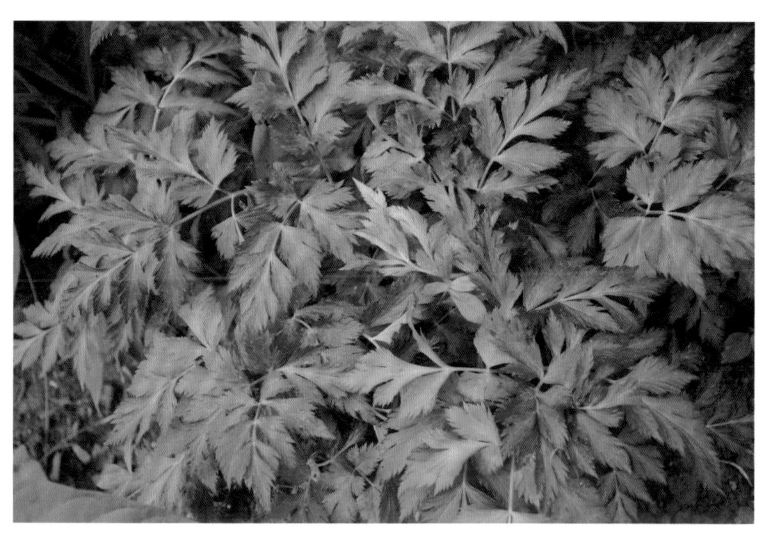
▲ 川芎植株

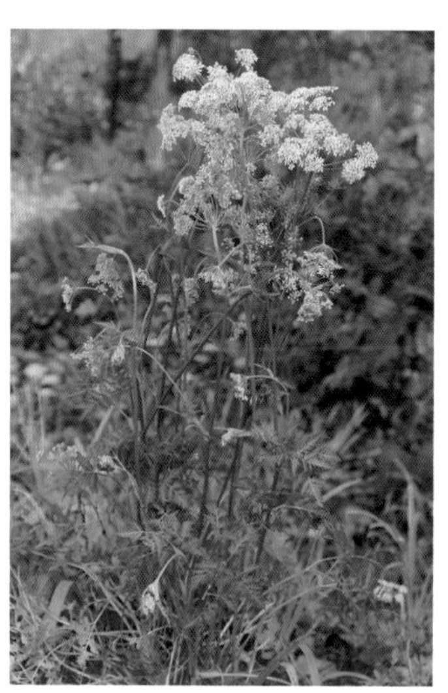
▲ 川芎花

水芹　*Oenanthe javanica* (Blume) de Candolle

别名　水芹菜。
药材名　水芹（全草）、芹花（花）。
形态特征　多年生草本，高 15～80 cm，茎直立或基部匍匐。基生叶有柄，柄长达 10 cm，基部有叶鞘；叶片轮廓三角形，1～2 回羽状分裂，末回裂片卵形至菱状披针形，边缘有牙齿或圆齿状锯齿。复伞形花序顶生；无总苞；伞辐 6～16，不等长，长 1～3 cm，直立和展开；小总苞片 2～8，线形，长 2～4 mm；小伞形花序有花 20 余朵；萼齿线状披针形；花瓣白色，倒卵形，有一长而内折的小舌片；花柱基圆锥形，花柱直立或两侧分开。果实近于四角状椭圆形或筒状长圆形，侧棱较背棱和中棱隆起，木栓质。花期 6～7 月，果期 8～9 月。
生境与分布　生于海拔 300～1 700 m 的浅水低洼湿地、池沼或水沟中。赫章、赤水有分布。
采收加工　1. 水芹。9～10 月采割地上部分，洗净，鲜用或晒干。
2. 芹花。6～7 月花开时采收，晒干。
性味归经　1. 水芹。辛、甘，凉。归肺、肝、膀胱经。
2. 芹花。苦，寒。归心经。
功能主治　1. 水芹。清热解毒，利尿，止血。用于感冒，暴热烦渴，吐泻，浮肿，小便不利，淋痛，尿血，便血，吐血，衄血，崩漏，经多，目赤，咽痛，喉肿，口疮，牙疳，乳痈，痈疽，瘰疬，痄腮，带状疱疹，痔疮，跌打伤肿。
2. 芹花。用于脉溢。
用法用量　1. 水芹。内服：水煎，30～60 g；或捣汁。外用：适量，捣敷；或捣汁涂。
2. 芹花。内服：水煎，3～9 g。

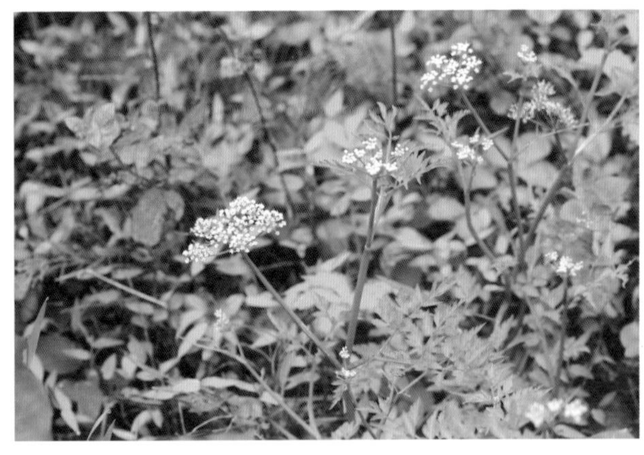

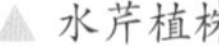

▲ 水芹植株

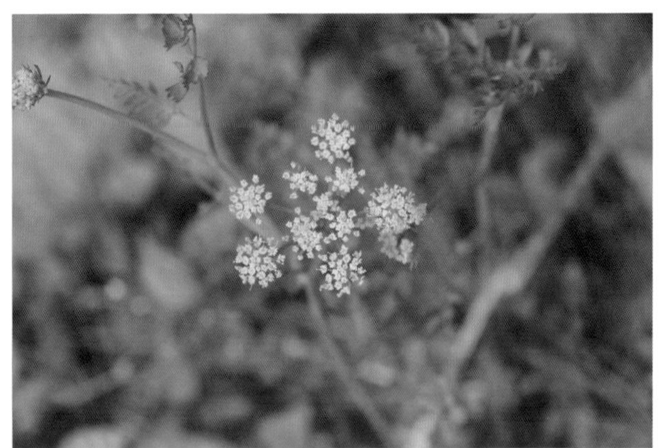

▲ 水芹花

白花前胡 *Peucedanum praeruptorum* Dunn

别名 姨妈菜、前胡。

药材名 前胡(根)。

形态特征 多年生草本。根圆锥形,末端常分叉。茎圆柱形,下部无毛,上部分枝多有短毛,髓部充实。基生叶具长柄,基部有卵状披针形叶鞘;叶片宽卵形,三出或二至三回分裂,第一回羽片具柄,柄长3.5～6.0 cm,末回裂片菱状倒卵形,先端渐尖,基部楔形至截形,边缘具圆锯齿,无毛;茎上部叶无柄,叶鞘稍宽,边缘膜质,叶片三出分裂,裂片狭窄,基部楔形,中间一枚基部下延。复伞形花序多数,顶生或侧生;花序梗上端多短毛;总苞片无或1至数片,线形;小总苞片8～12,卵状披针形,有短糙毛;小伞形花序有花15～20;花瓣卵形,小舌片内曲,白色;花柱短,弯曲,花柱基圆锥形。果实卵圆形,棕色,有稀疏短毛,背棱线形稍突起,侧棱呈翅状,稍厚。花期8～9月,果期10～11月。

生境与分布 生于山坡林缘、路旁或半阴性的山坡草丛中。贵州乌蒙山各地均有分布。

采收加工 冬季至次春茎叶枯萎或未抽花茎时采挖,除去须根,洗净,晒干或低温干燥。

性味归经 苦、辛,微寒。归肺经。

功能主治 降气化痰,散风清热。用于痰热喘满,咯痰黄稠,风热咳嗽痰多。

用法用量 内服:水煎,3～10 g,或入丸、散。

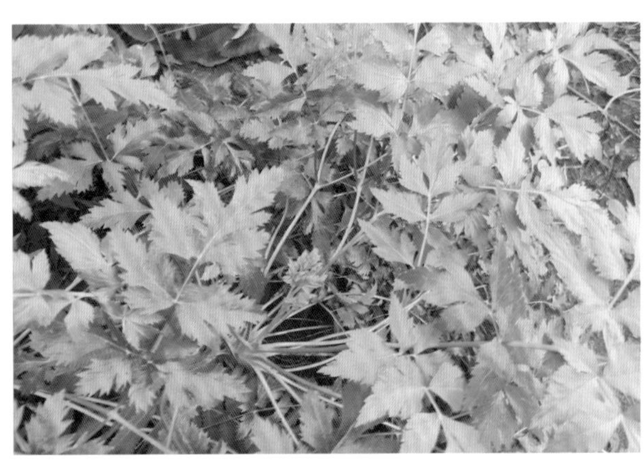

▲ 白花前胡植株

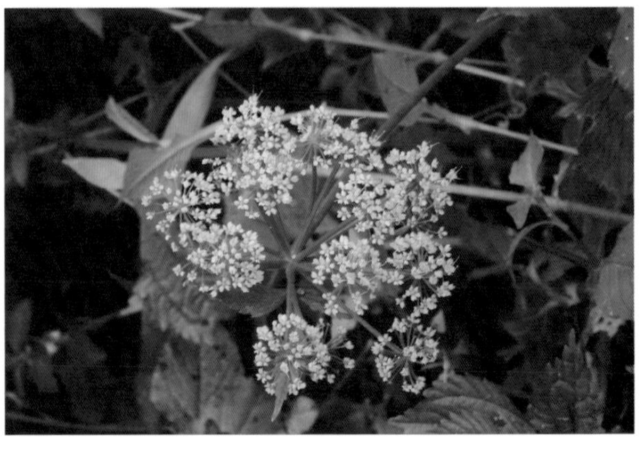

▲ 白花前胡花

防风 *Saposhnikovia divaricata* (Turczaninow) Schischkin

别名 北防风。

药材名 防风(根)、防风叶(叶)、防风花(花)。

形态特征 多年生草本,高 30～80 cm。根粗壮,细长圆柱形,淡黄棕色。根头处被有纤维状叶残基及明显的环纹。茎单生,自基部分枝较多,斜上升,有细棱,基生叶丛生,基部有宽叶鞘。叶片卵形,长 14～35 cm,宽 6～8(～18) cm,二回或近于三回羽状分裂,第一回裂片卵形或长圆形,有柄,第二回裂片下部具短柄,末回裂片狭楔形。茎生叶与基生叶相似,顶生叶简化,有宽叶鞘。复伞形花序多数,生于茎和分枝;小伞形花序有花 4～10;无总苞片;小总苞片 4～6,线形或披针形;花瓣倒卵形,白色,无毛,先端微凹,具内折小舌片。双悬果狭圆形或椭圆形,幼时有疣状突起,成熟时渐平滑。花期 8～9 月,果期 9～10 月。

生境与分布 赫章、织金、黔西等地有栽培。

采收加工 1. 防风。春、秋二季采挖未抽花茎植株的根,除去须根和泥沙,晒干。

2. 防风叶。夏季采收,晒干。

3. 防风花。8～9 月花开时采收,阴干。

性味归经 1. 防风。辛、甘,微温。归膀胱、肝、脾经。

2. 防风叶。辛,微温。归肝经。

3. 防风花。辛,微温。归脾、胃、肝经。

功能主治 1. 防风。祛风解表,祛湿止痛,止痉。用于感冒头痛,风湿痹痛,风疹瘙痒,破伤风。

2. 防风叶。用于中风,热汗出。

3. 防风花。通络止痛。用于脘腹痛,四肢拘挛,骨节疼痛。

用法用量 1. 防风。内服:水煎,5～10 g;或入丸、散。外用:适量,煎水熏洗。

2. 防风叶。内服:水煎,3～9 g。

3. 防风花。内服:水煎,3～6 g。

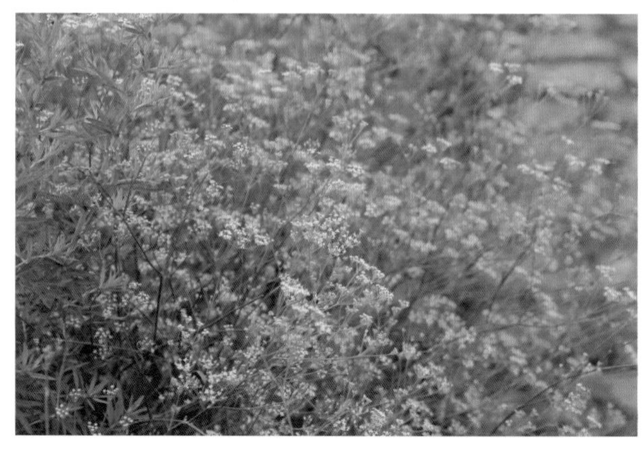

▲ 防风植株

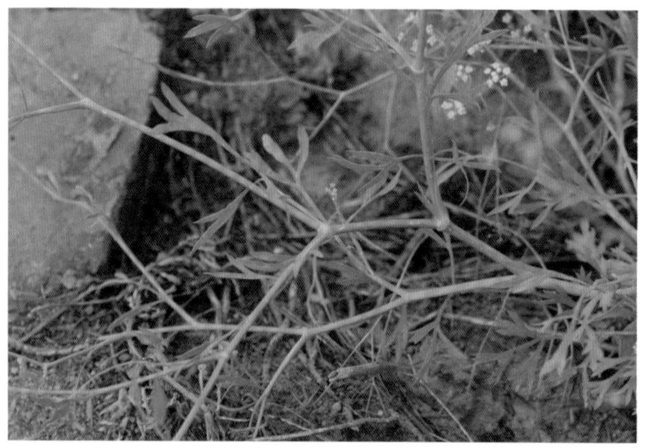

▲ 防风茎

滇白珠 *Gaultheria leucocarpa* var. *yunnanensis* (Franchet) T. Z. Hsu & R. C. Fang

别名 透骨香、乌饭草、煤炭子、煤炭果。

药材名 滇白珠(全株或根)。

形态特征 常绿灌木,高 1～3 m,树皮灰黑色;枝条细长,左右曲折,具纵纹,无毛。叶卵状长圆形,革

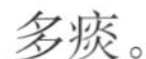

质，有香味，先端尾状渐尖，尖尾长达 2 cm，基部钝圆或心形，边缘具锯齿，表面绿色，有光泽，背面色较淡，两面无毛，背面密被褐色斑点；叶柄短，粗壮，无毛。总状花序腋生，花 10～15 朵，序轴基部为鳞片状苞片所包；苞片卵形，凸尖，被白色缘毛；小苞片 2，对生或近对生；花萼裂片 5，卵状三角形，具缘毛；花冠白绿色，钟形，口部 5 裂；雄蕊 10，着生于花冠基部，花丝短而粗；子房球形，被毛，花柱无毛，短于花冠。浆果状蒴果球形，黑色，5 裂；种子多数。花期 5～6 月，果期 7～11 月。

生境与分布 生于山野草地、山坡林下或灌丛。贵州乌蒙山各地均有分布。

采收加工 全年均可采，根切片，全株切碎，晒干。

性味归经 辛，温。归肺、肾经。

功能主治 祛风除湿，散寒止痛，活血通络，化痰止咳。用于风湿痹痛，胃寒疼痛，跌打损伤，咳嗽多痰。

用法用量 内服：水煎，9～15 g，鲜品 30 g；或浸酒。外用：适量，煎水洗；或浸酒擦；或捣敷。

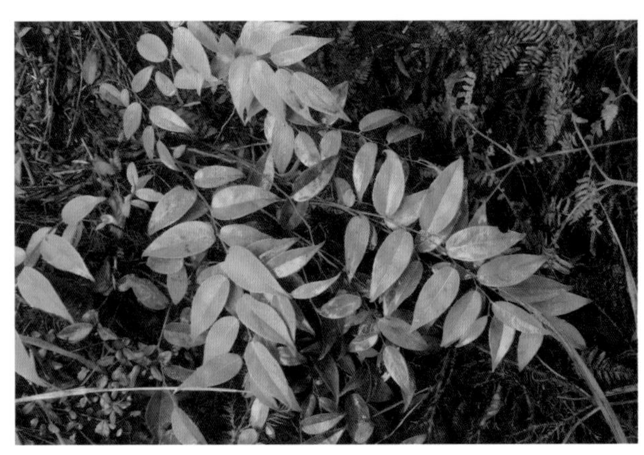

▲ 滇白珠植株

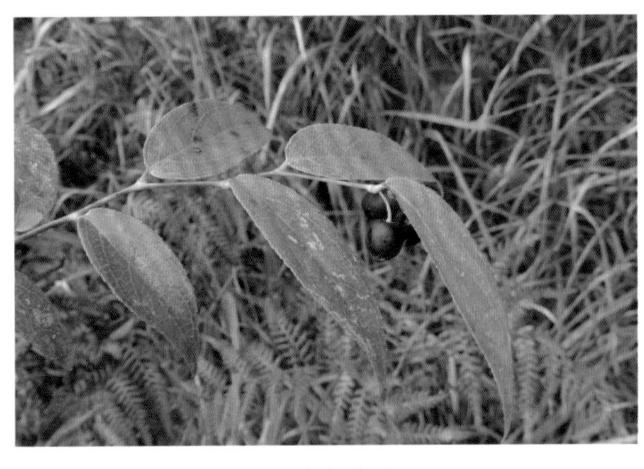

▲ 滇白珠叶

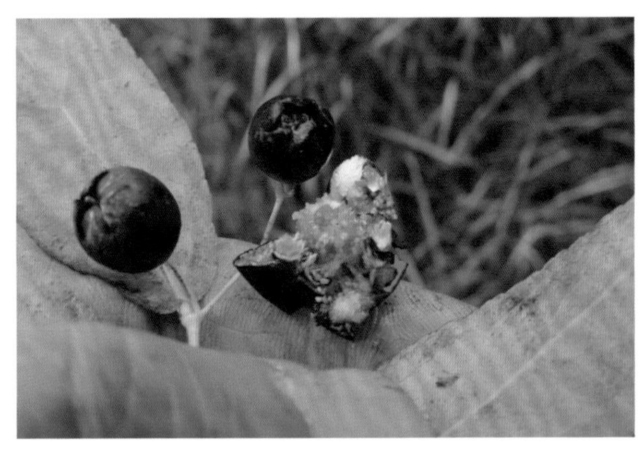

▲ 滇白珠果实

小果南烛 *Lyonia ovalifolia* var. *elliptica* (Siebold & Zuccarini) Hand.-Mazz.

别名 小果珍珠花。

药材名 綫木（枝叶、根或果实）。

形态特征 落叶灌木或小乔木。幼枝有微毛，后脱落。单叶互生；叶片纸质，卵形至卵状椭圆形，长 5～10 cm，宽 2.0～2.5 cm，顶端渐尖，基部圆形或近心形，全缘，下面脉上有柔毛。总状花序生在去年枝的叶腋，长 3～8 cm，稍有微毛，下部常有数小叶；萼片三角状卵形，尖头；花冠白色，椭圆状坛形，长约 8 mm，5 浅裂，外面被柔毛；雄蕊 10 枚，无芒状附属物，顶孔开裂；子房 4～5 室，有毛。蒴果扁球形，直径约 3 mm，果序长 12～14 cm。花期 6 月，果期 10 月。

生境与分布 生于山坡疏林下或灌丛中。七星关有分布。

采收加工 枝叶夏、秋季采，果实于秋季采，鲜用或晒干。根秋、冬季采挖，洗净，切片，晒干。

性味归经 甘，温。归脾、肾经。

功能主治 补脾益肾，活血强筋。用于脾虚腹泻，腰脚无力，跌打损伤。

用法用量 内服：水煎，根或叶 15～30 g，果 9～30 g。外用：鲜叶适量，捣敷。

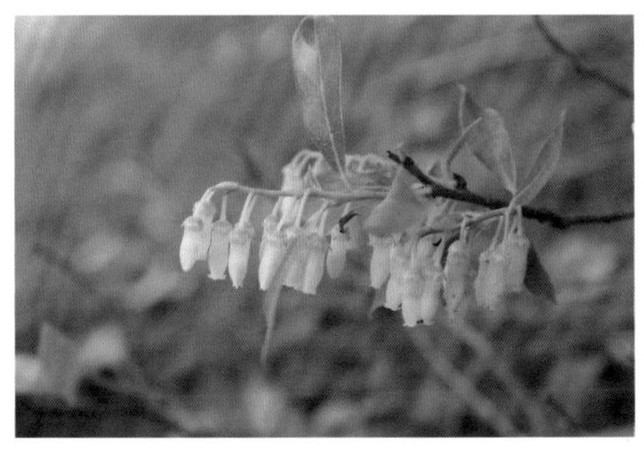

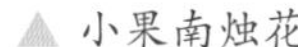

▲ 小果南烛花

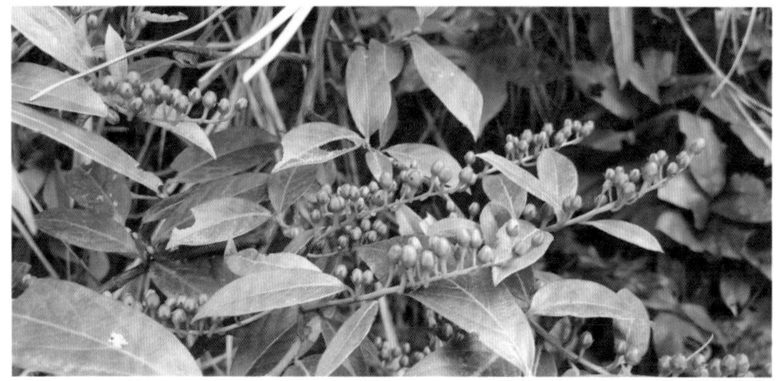

▲ 小果南烛植株

南烛 *Vaccinium bracteatum* Thunberg

别名 珍珠花、乌饭果、乌饭子。

药材名 南烛子（果实）、南烛叶（叶或枝叶）、南烛根（根）。

形态特征 常绿灌木或小乔木。叶片薄革质，椭圆形、披针状椭圆形至披针形，长 4～9 cm，宽 2～4 cm，顶端锐尖、渐尖，基部楔形、宽楔形，边缘有细锯齿，表面平坦有光泽，两面无毛，侧脉 5～7 对，斜伸至边缘以内网结，与中脉、网脉在表面和背面均稍微突起。总状花序顶生和腋生，有多数花，序轴密被短柔毛稀无毛；苞片叶状，披针形，两面沿脉被微毛或两面近无毛，边缘有锯齿，小苞片 2，线形或卵形，密被微毛或无毛；萼筒密被短柔毛或茸毛，萼齿短小，三角形，密被短毛或无毛；花冠白色，筒状，外面密被短柔毛，内面有疏柔毛，口部裂片短小，三角形，外折；雄蕊内藏，花丝细长，密被疏柔毛；花盘密生短柔毛。浆果，熟时紫黑色，外面通常被短柔毛。花期 6～7 月，果期 8～10 月。

生境与分布 生于山坡林下或灌丛。七星关、赤水、习水有分布。

采收加工 1. 南烛子。8～10 月果实成熟后采摘，晒干。

2. 南烛叶。8～9 月采收，拣净杂质，晒干。

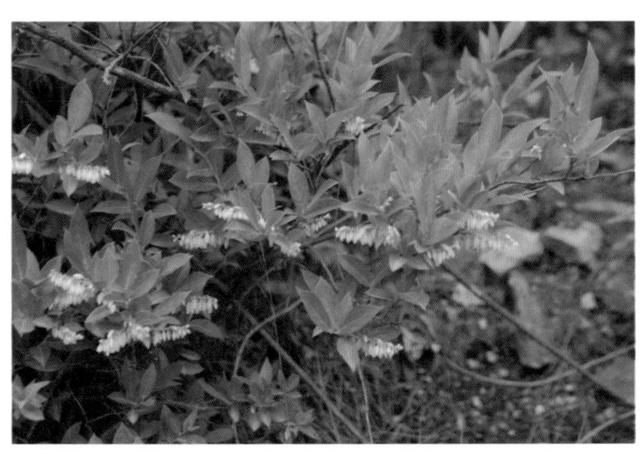

▲ 南烛植株

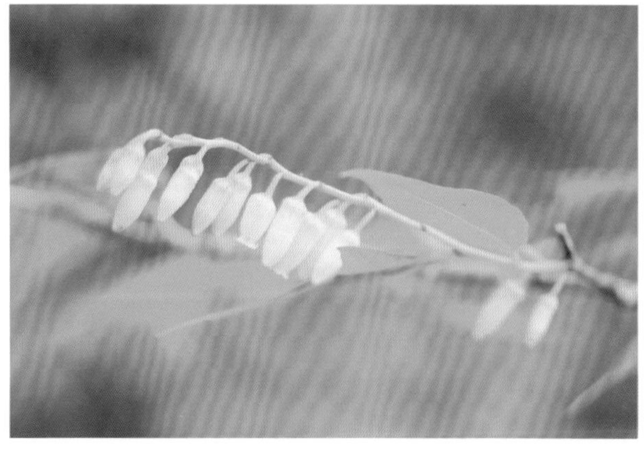

▲ 南烛花

3. 南烛根。全年均可采，鲜用，或切片晒干。

性味归经　1. 南烛子。酸，甘，平。归肝、肾、脾经。

2. 南烛叶。酸、涩，平。归心、脾、肾经。

3. 南烛根。酸、微甘，平。归肝、胃经。

功能主治　1. 南烛子。补肝肾，强筋骨，固精气，止泻利。用于肝肾不足，须发早白，筋骨无力，久泄梦遗，带下不止，久泻久痢。

2. 南烛叶。益肠胃，养肝肾。用于脾胃气虚，久泻，少食，肝肾不足，腰膝乏力，须发早白。

3. 南烛根。散瘀，止痛。用于牙痛，跌伤肿痛。

用法用量　1. 南烛子。内服：水煎，9～15 g；或入丸剂。

2. 南烛叶。内服：水煎，6～9 g；或熬膏；或入丸、散。

3. 南烛根。内服：水煎，9～15 g；或研末内服。外用：适量，捣敷；或煎水洗。

杜鹃　*Rhododendron simsii* Planchon

别名　映山红、山踯躅、山归来、艳山花。

药材名　杜鹃花（花）、杜鹃花根（根）、杜鹃花叶（叶）、杜鹃花果实（果实）。

形态特征　落叶灌木，高 2(5) m；分枝多而纤细，密被亮棕褐色扁平糙伏毛。叶革质，常集生枝端，卵形或倒卵形至倒披针形，长 1.5～5 cm，宽 0.5～3 cm，先端短渐尖，基部楔形，边缘微反卷，具细齿，上面深绿色，疏被糙伏毛，下面淡白色，密被褐色糙伏毛。花芽卵球形，鳞片外面中部以上被糙伏毛，边缘具睫毛。花 2～3(6) 朵簇生枝顶；花萼 5 深裂，裂片三角状长卵形，被糙伏毛，边缘具睫毛；花冠阔漏斗形，玫瑰色或暗红色，裂片 5，倒卵形，上部裂片具深红色斑点；雄蕊 10，花丝线状，中部以下被微柔毛；花柱伸出花冠外，无毛。蒴果卵球形，密被糙伏毛；花萼宿存。花期 4～5 月，果期 6～8 月。

生境与分布　生于丘陵山地或平地，疏灌丛中。黔西有分布。

采收加工　1. 杜鹃花。4～5 月花盛开时采收，烘干。

2. 杜鹃花根。全年均可采，洗净，鲜用或切片，晒干。

3. 杜鹃花叶。春、秋季采收，鲜用或晒干。

4. 杜鹃花果实。8～10 月果熟时采收，晒干。

性味归经　1. 杜鹃花。甘、酸，平。

2. 杜鹃花根。酸、甘，温。

3. 杜鹃花叶。酸，平。

4. 杜鹃花果实。甘、辛，温。

功能主治　1. 杜鹃花。和血，调经，止咳，祛风湿，解疮毒。用于吐血，衄血，崩漏，月经不调，咳嗽，风湿痹痛，痈疖疮毒。

2. 杜鹃花根。和血止血，消肿止痛。用于月经不调，吐血，衄血，便血，崩漏，痢疾，脘腹疼痛，风湿痹痛，跌打损伤。

3. 杜鹃花叶。清热解毒，止血，化痰止咳。用于痈

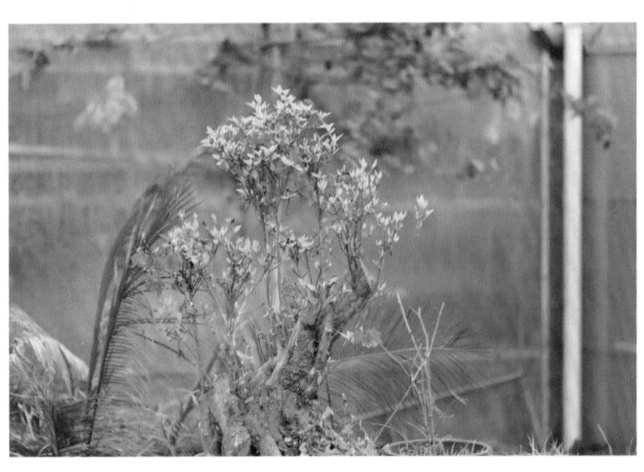

▲ 杜鹃植株

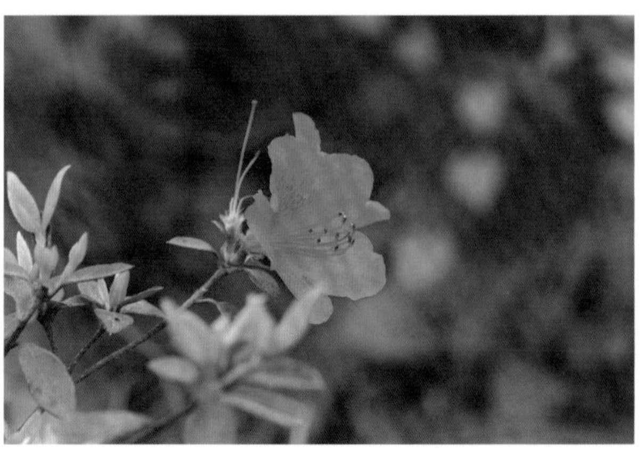

▲ 杜鹃花

肿疮毒，荨麻疹，外伤出血，支气管炎。

4. 杜鹃花果实。活血止痛。用于跌打肿痛。

用法用量　1. 杜鹃花。内服：水煎，9～15 g。外用：适量，捣敷。

2. 杜鹃花根。内服：水煎，15～30 g；或浸酒。外用：适量，研末敷；或鲜根皮捣敷。

3. 杜鹃花叶。内服：水煎，10～15 g。外用：适量，鲜品捣敷；或煎水洗。

4. 杜鹃花果实。内服：研末，1～2 g。

朱砂根 *Ardisia crenata* Sims

别名　八爪金龙。

药材名　朱砂根（根）。

形态特征　灌木，高 1～2 m。茎粗壮，无毛，除侧生特殊花枝外，无分枝。叶片革质或坚纸质，椭圆形、椭圆状披针形，顶端急尖，基部楔形，长 7～15 cm，宽 2～4 cm，边缘具皱波状或波状齿，具明显的边缘腺点，两面无毛，有时背面具极小的鳞片，侧脉 12～18 对，构成不规则的边缘脉。伞形花序或聚伞花序，着生于侧生特殊花枝顶端；花枝近顶端常具 2～3 片叶，或无叶；花萼仅基部连合，萼片全缘，两面无毛，具腺点；花瓣白色，稀略带粉红色，盛开时反卷，卵形，具腺点，外面无毛；雄蕊较花瓣短，花药三角状披针形，背面常具腺点。果球形，鲜红色，具腺点。花期 5～6 月，果期 10～12 月。

生境与分布　生于海拔 500～2 000 m 的林荫下或阴湿灌木丛中。贵州乌蒙山各地均有分布。

采收加工　秋、冬二季采挖，洗净，晒干。

性味归经　微苦、辛，平。归肺、肝经。

功能主治　解毒消肿，活血止痛，祛风除湿。用于咽喉肿痛，风湿痹痛，跌打损伤。

用法用量　内服：水煎，3～9 g。外用：适量，捣敷。

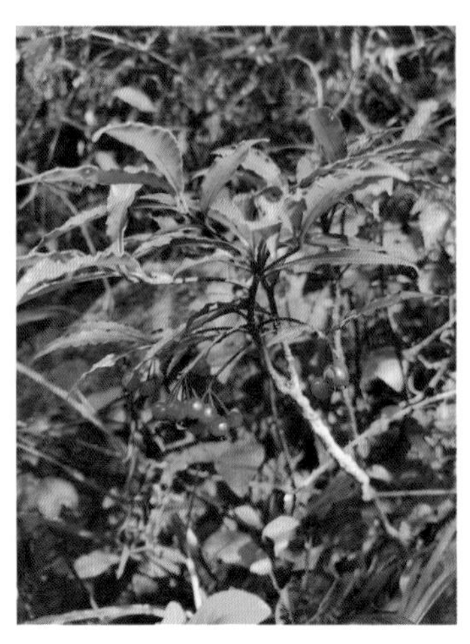

▲ 朱砂根植株

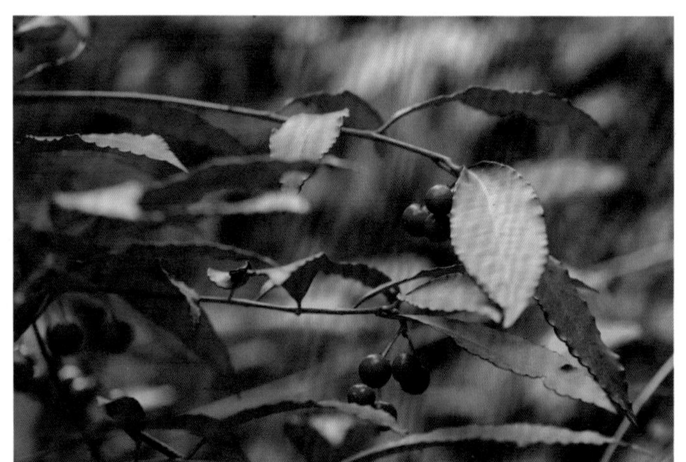

▲ 朱砂根叶

百两金 *Ardisia crispa* (Thunberg) A. de Candolle

别名　开喉箭、八爪金龙。

药材名　百两金（根及根茎）。

形态特征　灌木，高 60～100 cm，具匍匐生根的根茎，直立茎除侧生特殊花枝外，无分枝，花枝多，幼嫩时具细微柔毛或疏鳞片。叶片膜质，椭圆状披针形或狭长圆状披针形，顶端长渐尖，基部楔形，全缘或略波状，具明显的边缘腺点，两面无毛，背面多少具细鳞片，无腺点，侧脉约 8 对。亚伞形花序，着生于侧生特殊花枝顶端；花长 4～5 mm，花萼仅基部连合，萼片长圆状卵形或披针形，顶端急尖，多少具腺点，无毛；花瓣白色或粉红色，卵形，长 4～5 mm，顶端急尖，具腺点；花药狭长圆状披针形。果球形，鲜红色，具腺点。花期 5～6 月，果期 10～12 月，有时植株上部开花，下部果熟。

生境与分布　生于海拔 400～1 800 m 的山谷或山坡林下或灌丛中。大方有分布。

采收加工　秋、冬季采挖，洗净，鲜用或晒干。

性味归经　苦、辛，凉。归肝、肾经。

功能主治　清热利咽，祛痰利湿，活血解毒。用于咽喉肿痛，咳嗽咯痰不畅，湿热黄疸，小便淋痛，风湿痹痛，跌打损伤，疔疮，无名肿毒，蛇咬伤。

用法用量　内服：水煎，9～15 g；或煎水含咽下。外用：适量，鲜品捣敷。

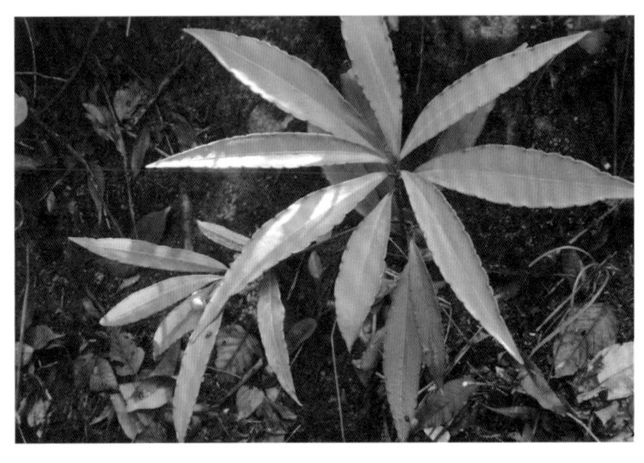

▲ 百两金植株

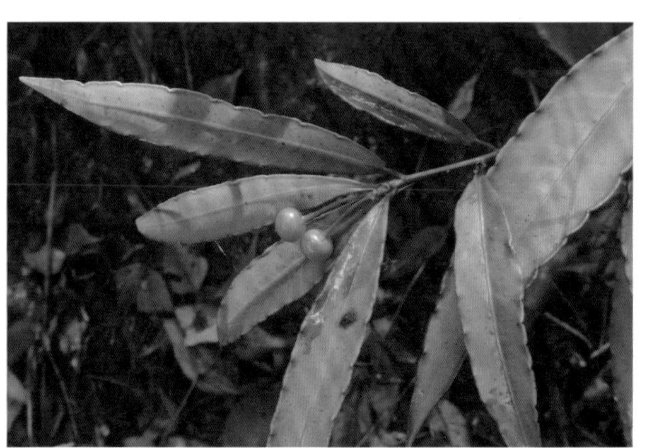

▲ 百两金果实

紫金牛 *Ardisia japonica*（Thunberg）Blume

别名　矮地茶、平地木。

药材名　矮地茶（全草）。

形态特征　小灌木，近蔓生，具匍匐生根的根茎；直立茎长达 30 cm，稀达 40 cm，不分枝，幼时被细微柔毛，以后无毛。叶对生或近轮生，叶片坚纸质或近革质，椭圆形至椭圆状倒卵形，顶端急尖，基部楔形，长 4～7 cm，宽 1.5～4.0 cm，边缘具细锯齿，多少具腺点，两面无毛，侧脉 5～8 对，细脉网状。亚伞形花序，腋生，有花 3～5 朵；花长 4～5 mm，有时 6 数，花萼基部连合，萼片卵形，顶端急尖或钝，有时具腺点；花瓣粉红色或白色，广卵形，无毛，具密腺点；雄蕊较花瓣略短，花药披针状卵形或卵形，背部具腺点。果球形，直径 5～6 mm，鲜红色转黑色，多少具腺点。花期 5～6 月，果期 11～12 月，有时 5～6 月仍有果。

生境与分布　生于海拔 1 200 m 以下的林下阴湿处。七星关、黔西、桐梓、习水有分布。

采收加工　夏、秋二季茎叶茂盛时采挖，除去泥沙，干燥。

性味归经　辛、微苦，平。归肺、肝经。

功能主治　化痰止咳，清利湿热，活血化瘀。用于新久咳嗽，喘满痰多，湿热黄疸，经闭瘀阻，风湿痹痛，跌打损伤。

用法用量　内服：水煎，15～30 g；或鲜品捣汁服。外用：适量，捣烂敷或煎水洗。

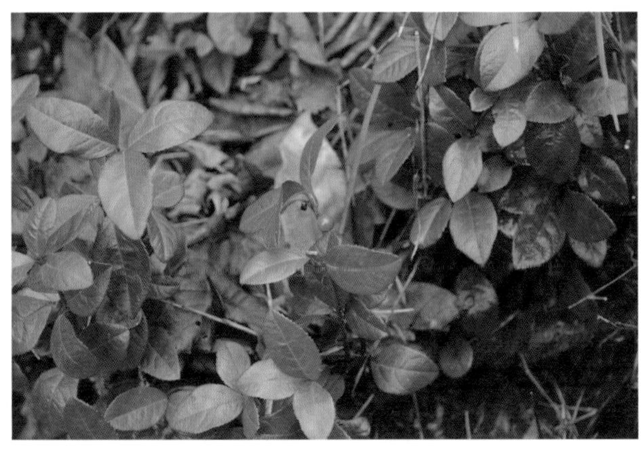

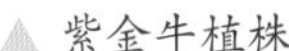

▲ 紫金牛植株

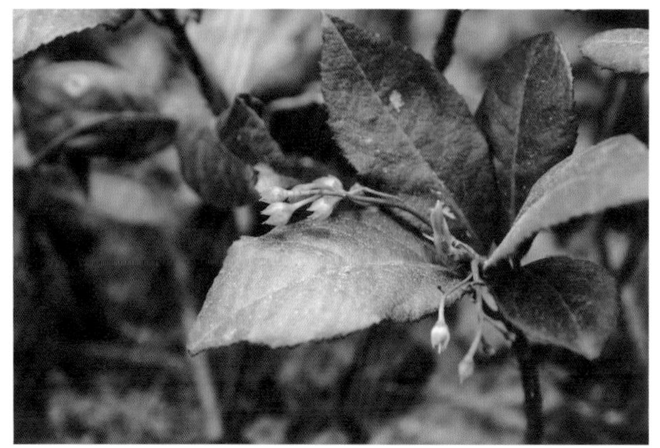

▲ 紫金牛花

铁仔 *Myrsine africana* L.

别名 大红袍、碎米柴、矮零子、豆瓣柴、铁打杵。

药材名 大红袍(根或枝叶)。

形态特征 灌木。小枝圆柱形,幼嫩时被锈色微柔毛。叶互生;叶片革质或坚纸质,通常为椭圆状倒卵形,长1～2 cm,宽0.7～1.0 cm,先端广钝或近圆形,具短刺尖,基部楔形,背面常具小腺点。花簇生或近伞形花序,腋生,基部具一圈苞片。花4数,长2.0～2.5 mm;花萼长约0.5 mm,萼片广卵形至椭圆状卵形,具缘毛及腺点;花冠基部连合成管;花丝基部连合成管,管口具缘毛,花药长圆形;雌蕊长过雄蕊,子房长卵形或圆锥形,花柱伸长,柱头点尖,2半裂或边缘流苏状;花丝基部连合,均被微柔毛。果球形,直径达5 mm,红色变紫黑色,光亮。花期2～3月,有时5～6月,果期10～11月,有时2或6月。

生境与分布 生于海拔600～2 500 m的石灰岩山地林缘或疏林。贵州乌蒙山各地均有分布。

采收加工 夏、秋季采收,洗净,切断晒干。

性味归经 苦、微甘,凉。归肺、肾经。

功能主治 祛风止痛,清热利湿,收敛止血。用于风湿痹痛,牙痛,泄泻,痢疾,崩漏,便血,肺结核咳血。

用法用量 内服:水煎,9～30 g。外用:适量,叶煎水洗。

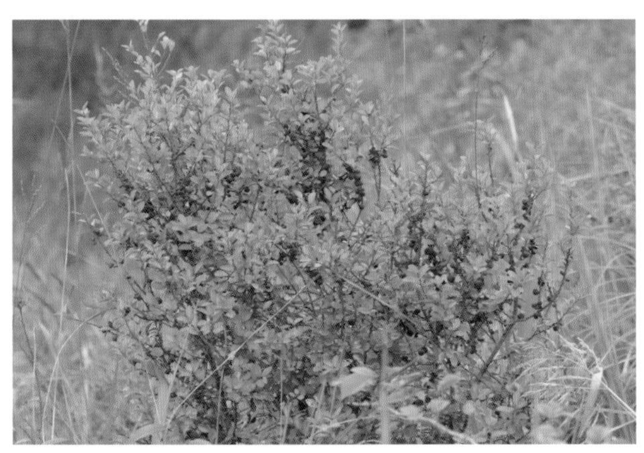

▲ 铁仔植株

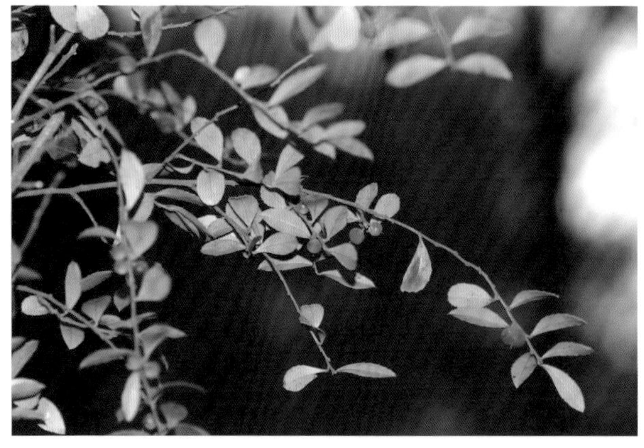

▲ 铁仔果实

过路黄 *Lysimachia christiniae* Hance

别名 肺心草、金钱草、走游草。

药材名 金钱草(全草)。

形态特征 茎柔弱,平卧延伸,长20～60 cm,无毛、被疏毛以无密被铁锈色多细胞柔毛,幼嫩部分密被褐色无柄腺体,下部节间较短,常发出不定根,中部节间长1.5～5(10)cm。叶对生,卵圆形、近圆形以至肾圆形,长(1.5)2～6(8)cm,宽1～4(6)cm,先端锐尖或圆钝以至圆形,基部截形至浅心形,鲜时稍厚,透光可见密布的透明腺条,干时腺条变黑色,两面无毛或密被糙伏毛;叶柄比叶片短或与之近等长,无毛以至密被毛。花单生叶腋;花梗长1～5 cm,通常不超过叶长,毛被如茎,多少具褐色无柄腺体;花萼长(4)5～7(10)mm,分裂近达基部,裂片披针形、椭圆状披针形以至线形或上部稍扩大而近匙形,先端锐尖或稍钝,无毛、被柔毛或仅边缘具缘毛;花冠黄色,长7～15 mm,基部合生部分长2～4 mm,裂片狭卵形以至近披针形,先端锐尖或钝,质地稍厚,具黑色长腺条;花丝长6～8 mm,下半部合生成筒;花药卵圆形,长1.0～1.5 mm;子房卵珠形,花柱长6～8 mm。蒴果球形,直径4～5 mm,无毛,有稀疏黑色腺条。花期5～7月,果期7～10月。

生境与分布 生于山坡灌丛、路边或沟边阴湿处。贵州乌蒙山各地均有分布。

采收加工 夏、秋二季采收,除去杂质,晒干。

性味归经 甘、咸,微寒。归肝、胆、肾、膀胱经。

功能主治 利湿退黄,利尿通淋,解毒消肿。用于湿热黄疸,腹胀胁痛,石淋,热淋,小便涩痛,痈肿疔疮,蛇虫咬伤。

用法用量 内服:水煎,15～60 g,鲜品加倍;或捣汁饮。外用:适量,鲜品捣敷。

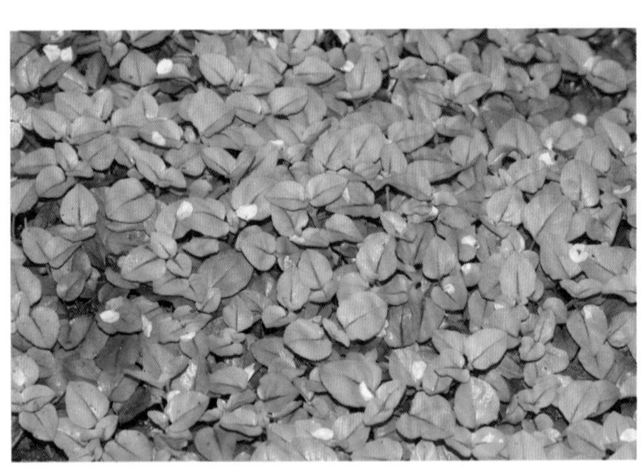

▲ 过路黄植株

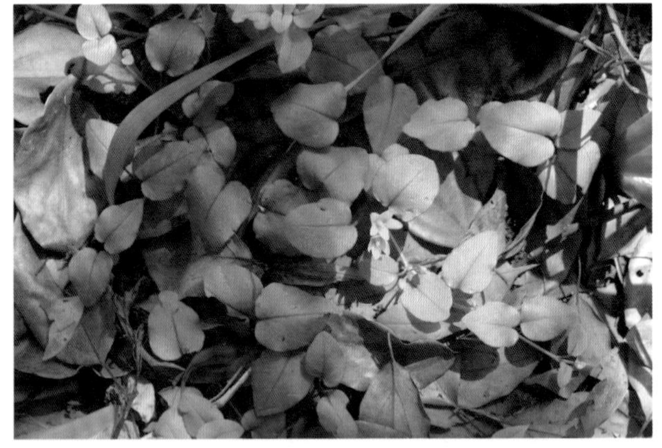

▲ 过路黄花

珍珠菜 *Lysimachia clethroides* Duby

别名 蓼子草、调经草、山高粱、山地梅、黄参草。

药材名 珍珠菜(根或全草)。

形态特征 多年生草本,全株多少被黄褐色卷曲柔毛。根茎横走,淡红色。茎直立,高40～100 cm,圆柱形，基部带红色，不分枝。叶互生，长椭圆形或阔披针形，长 6～16 cm，宽 2～5 cm，先端渐尖，基部渐狭，两面散生黑色粒状腺点。总状花序顶生，花密集，常转向一侧，后渐伸长，果时长 20～40 cm；苞片线状钻形；花萼分裂近达基部，裂片卵状椭圆形，先端圆钝，周边膜质，有腺状缘毛；花冠白色，长 5～6 mm，先端圆钝；雄蕊内藏，花丝基部约 1 mm 连合并贴生于花冠基部，被腺毛；花药长圆形。蒴果近球形，直径 2.5～3.0 mm。花期 5～7 月，果期 7～10 月。

生境与分布　生于海拔 800～2 000 m 的山坡、路旁或溪边草丛。贵州乌蒙山各地均有分布。

采收加工　秋季采收，鲜用或晒干。

性味归经　苦、辛，平。归肝、胆经。

功能主治　清热利湿，活血散瘀，解毒消痈。用于水肿，热淋，黄疸，痢疾，风湿热痹，带下，经闭，跌打，骨折，外伤出血，乳痈，疔疮，蛇咬伤。

用法用量　内服：水煎，15～30 g；或泡酒；或鲜品捣汁。外用：适量，煎水洗；或鲜品捣敷。

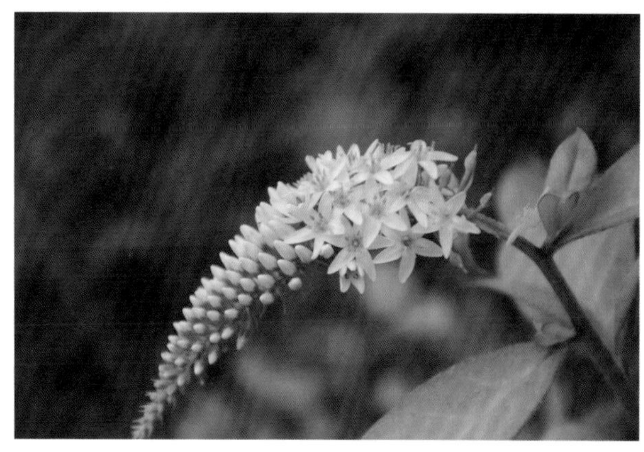

▲ 珍珠菜花

聚花过路黄 *Lysimachia congestiflora* Hemsley

别名　大疮药、临时救、爬地黄。

药材名　风寒草（全草）。

形态特征　草本。茎下部匍匐，圆柱形，密被多细胞卷曲柔毛。叶对生，叶片卵形以至近圆形，先端锐尖或钝，基部近圆形或截形，上面绿色，下面较淡，有时沿中肋和侧脉染紫红色，两面多少被具节糙伏毛，近边缘有暗红色或黑色的腺点，侧脉 2～4 对，在下面稍隆起，网脉不明显。花 2～4 朵集生茎端和枝端成近头状的总状花序，在花序下方的 1 对叶腋有时具单生的花；花萼分裂近达基部，裂片披针形，背面被疏柔毛；花冠黄色，内面基部紫红色，基部合生，5 裂（偶 6 裂），裂片卵状椭圆形，先端锐尖，散生暗红色或变黑色的腺点；花丝下部合生成筒状。蒴果球形。花期 5～6 月，果期 7～10 月。

生境与分布　生于海拔 1 100～2 100 m 的山坡、路旁或水沟边。贵州乌蒙山各地均有分布。

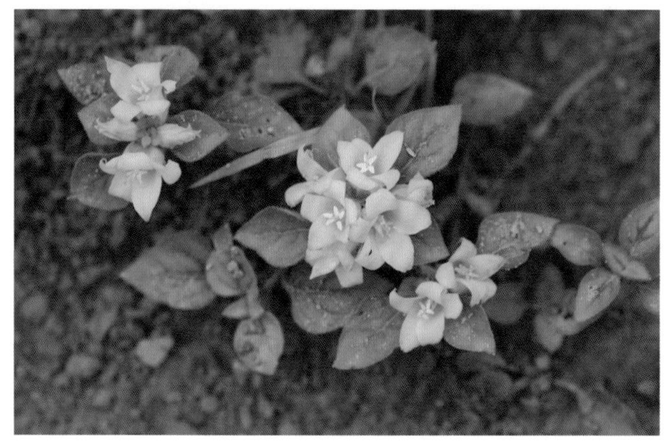

▲ 聚花过路黄叶

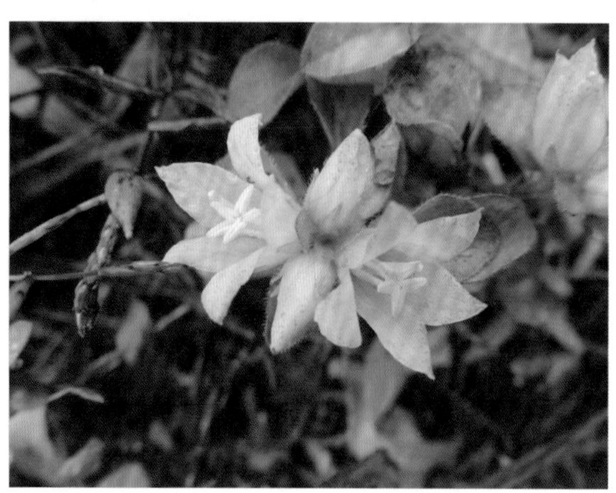

▲ 聚花过路黄花

采收加工 栽种当年10～11月，可采收1次，以后第2、第3年的5～6月和10～11月可采收2次，齐地面割下，择净杂草，晒或炕干。

性味归经 辛、苦，微温。归肺、肝、胆经。

功能主治 祛风散寒，化痰止咳，解毒利湿，消积排石。用于风寒头痛，咳嗽痰多，咽喉肿痛，黄疸，胆道结石，尿路结石，小儿疳积，痈疽疔疮，毒蛇咬伤。

用法用量 内服：水煎，9～15 g；或浸酒。

狭叶落地梅 *Lysimachia paridiformis* var. *stenophylla* Franchet

别名 追风伞、伞叶排草、惊风草、一把伞、公接骨丹。

药材名 追风伞(全草或根)。

形态特征 多年生草本，高20～50 cm。须根淡黄色，数条丛生。茎基部红色，上部绿色，节处稍膨大，有短柔毛。叶6～18片轮生茎端，近于无柄；叶片披针形至线状披针形，长4～16 cm，宽1.2～5.0 cm。先端渐尖，基部渐狭，枣红色，有柔毛，全缘，稍成皱波状；茎下部叶退化成鳞片状或有时发育成正常叶，对生或3枚轮生。花6至多朵集生茎端成伞形花序，有时亦生于近顶端1～2轮鳞片状叶腋中；花梗密被褐色腺体；花萼5深裂，裂片线状披针形，淡绿色；花较大，花冠钟状，黄色，长可达17 mm，5裂，裂片有黑色腺条；雄蕊5，花丝下部合生成筒，花柱细长。蒴果球形。花期5月，果期5～6月。

生境与分布 生于海拔1100 m左右的山坡林下或沟边阴湿处。织金、大方、赤水等地有分布。

采收加工 全年均可采。洗净，鲜用或晒干。

性味归经 辛，温。

功能主治 祛风通络，活血止痛。用于风湿痹痛，半身不遂，小儿惊风，跌打骨折。

用法用量 内服：水煎，15～30 g；或泡酒。外用：适量，研末敷。

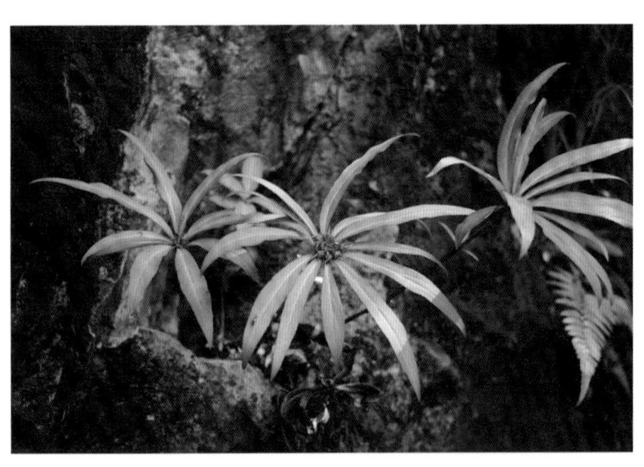

▲ 狭叶落地梅植株

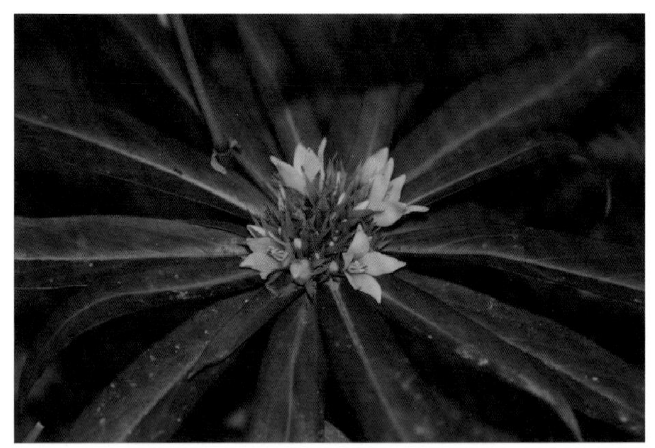

▲ 狭叶落地梅花

柿 *Diospyros kaki* Thunb.

别名 镇头迦。

药材名 柿子(果实)、宿存花萼(柿蒂)、柿根(根)、柿花(花)、柿木皮(树皮)、柿叶(叶)、柿皮(果皮)、柿漆(未成熟果实，经加工制成的胶状液)、柿饼(加工后的果实)、柿霜(柿饼上的白霜)。

形态特征 落叶大乔木,高达 14 m。树皮深灰色至灰黑色;有深棕色皮孔,嫩枝有柔毛。单叶互生;叶片卵状椭圆形,长 5～18 cm,宽 2.8～9.0 cm,先端渐尖或钝,基部阔楔形,全缘,上面深绿色,主脉生柔毛,下面淡绿色,有短柔毛,沿脉帘被褐色绒毛。花杂性,雄花成聚伞花序,雌花单生叶腋;有微小苞片;花萼下部短筒状,4 裂,内面有毛;花冠黄白色,钟形,4 裂;雄蕊在雄花中 16 枚,在两性花中 8～16 枚,雌花有 8 枚退化雄蕊;花柱自基部分离。浆果,多为卵圆球形,直径 3.5～8.0 cm,橙黄色或鲜黄色,基部有宿存萼片。种子褐色、椭圆形。花期 5 月,果期 9～10 月。

生境与分布 生于温暖气候,充足阳光和深厚、肥沃、湿润、排水良好的林地。贵州乌蒙山各县区均有栽培。

采收加工 1. 柿子。霜降至立冬间采摘,经脱涩红熟后,食用。

2. 柿蒂。冬季果实成熟时采摘,食用时收集,洗净,晒干。

3. 柿根。9～10 月采挖,洗净,鲜用或晒干。

4. 柿花。4～5 月花落时采收,除去杂质,晒干或研成粉。

5. 柿木皮。全年均可采收,剥取树皮,晒干。

6. 柿叶。霜降后采收,晒干。

7. 柿皮。将未成熟的果实摘下,削取外果皮,鲜用。

8. 柿漆。采摘未成熟的果实,捣烂,置于缸中,加入清水,搅动,放置若干时,将渣滓除去,剩下胶状液,即为柿漆。

9. 柿饼。秋季将未成熟的果实摘下,剥除外果皮,日晒夜露,经过 1 个月后,放置席圈内,再经 1 个月左右,即成柿饼。

10. 柿霜。柿饼上生有白色粉霜,用洁净竹片刮下即成柿霜。除去杂质及残留宿萼,过 40 目筛。将柿霜放锅内加热熔化,成饴状时,倒入模型中,晾至七成干,用刀铲下,再晾至全干,刷净,即成柿霜饼,贮干燥瓷缸内,置石灰箱内保存,防潮。

性味归经 1. 柿子。甘、涩,凉。归心、肺、大肠经。

2. 柿蒂。苦、涩,平。归胃经。

3. 柿根。涩,平。归大肠经。

4. 柿花。甘,平。归脾、肺经。

5. 柿木皮。涩,平。

6. 柿叶。苦,寒。归肺经。

7. 柿皮。甘,涩,寒。

8. 柿漆。苦,涩。归肝经。

9. 柿饼。甘,平,微温。归脾、肺经。

10. 柿霜。甘,凉。归心、肺、胃经。

功能主治 1. 柿蒂。降逆止呃。用于呃逆。

2. 柿子。清热,润肺、生津,解毒。用于咳嗽,吐血,热渴,口疮,热痢,便血。

3. 柿根。清热解毒,凉血止血。用于血崩,血痢,痔疮,蜘蛛背。

4. 柿花。降逆和胃,解毒收敛。用于呕吐,吞酸,痘疮。

5. 柿木皮。清热解毒,止血。用于下血,烫伤。

6. 柿叶。止咳定喘,生津止渴,活血止血。用于咳喘,消渴及各种内出血,臁疮。

7. 柿皮。清热解毒。用于疔疮,无名肿毒。

8. 柿漆。平肝。用于高血压。

9. 柿饼。润肺、止血,健脾,涩肠。用于咯血,吐血,便血,尿血,脾虚消化不良,泄泻,痢疾,喉干音哑,颜面黑斑。

10. 柿霜。润肺止咳,生津利咽,止血。用于肺热燥咳,咽干喉痛,口舌生疮,吐血,咯血,消渴。

用法用量 1. 柿蒂。内服:水煎,5～10 g;或入散剂。外用:适量、研末撒。

2. 柿子。内服:适量;或水煎;或烧炭研末;或在未成熟时,捣汁冲服。

3. 柿根。内服:水煎,30～60 g。外用:适量,鲜品捣敷。

4. 柿花。内服:水煎,3～6 g。外用:适量,研末搽。

5. 柿木皮。内服:研末,5～6 g。外用:适量,烧灰,调敷。

6. 柿叶。内服:水煎,3～9 g;或适量泡茶。外用:适量,研末敷。

7. 柿皮。外用:鲜品,贴敷。

8. 柿漆。内服:20～40 ml。

9. 柿饼。内服:适量,嚼食;或水煎;或烧存性入散剂。

10. 柿霜。内服:冲服,3～9 g;或入丸剂噙化。外用:适量,撒敷。

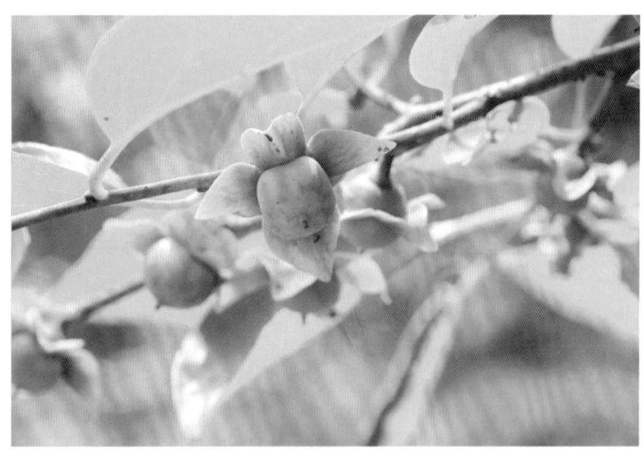

柿未成熟果实

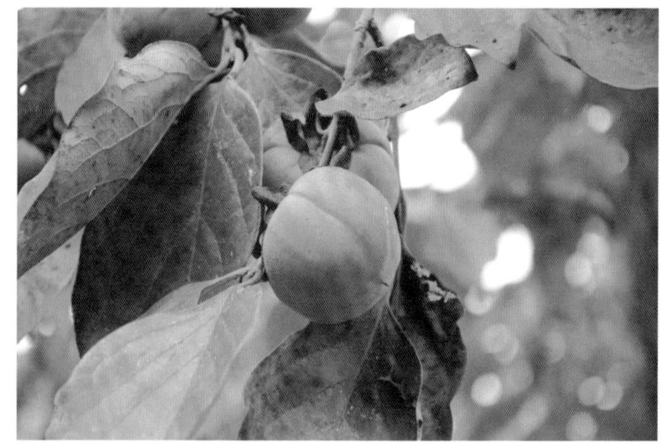

柿成熟果实

茉莉 *Jasminum sambac* (L.) Ait.

别名 木梨花、末利。

药材名 茉莉花(花)、茉莉叶(叶)、茉莉根(根)。

形态特征 直立或攀援灌木,高达3 m。小枝圆柱形或稍压扁状,有时中空,疏被柔毛。叶对生,单叶,叶片纸质,圆形或倒卵形,长4.0~12.5 cm,宽2.0~7.5 cm,两端圆或钝,基部微心形,侧脉4~6对,在上面稍凹入或凹起,下面凸起,细脉微凸起,除下面脉腋间常具簇毛外,其余无毛。聚伞花序顶生,通常有花3朵,有时单花或多达5朵;苞片微小,锥形;花极芳香;花萼无毛或疏被短柔毛,裂片线形,长5~7 mm;花冠白色,花冠管长0.7~1.5 cm,裂片长圆形至近圆形,先端圆或钝。果球形,径约1 cm,呈紫黑色。花期5~8月,果期7~9月。

生境与分布 贵州乌蒙山各县区有栽培。

采收加工 1. 茉莉花。夏季初花期采收,晒干或烘干。

2. 茉莉叶。夏、秋季采摘,鲜用或晒干。

3. 茉莉根。秋、冬季采挖,洗净切片,鲜用或晒干。

性味归经 1. 茉莉花。辛、微甘,温。归脾、胃、肝经。

2. 茉莉叶。辛,微苦,温。归肺、胃经。

3. 茉莉根。淡,温。归脾经。

功能主治 1. 茉莉花。理气止痛,辟秽开郁。用于湿浊中阻,泻痢腹痛,头晕头痛。

2. 茉莉叶。疏风解表,消肿止痛。用于外感发热,泻痢腹胀,毒虫蜇伤。

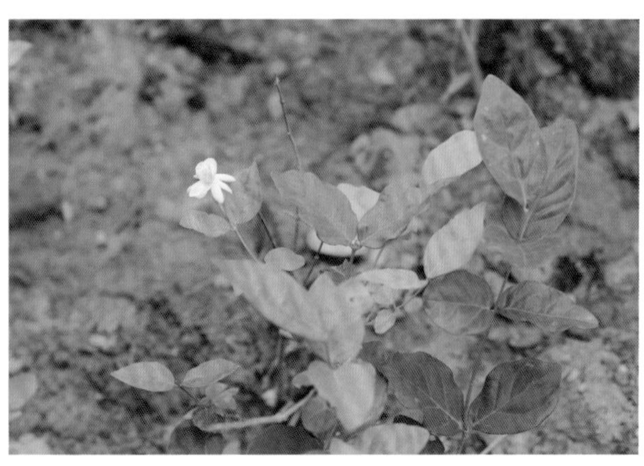

茉莉植株

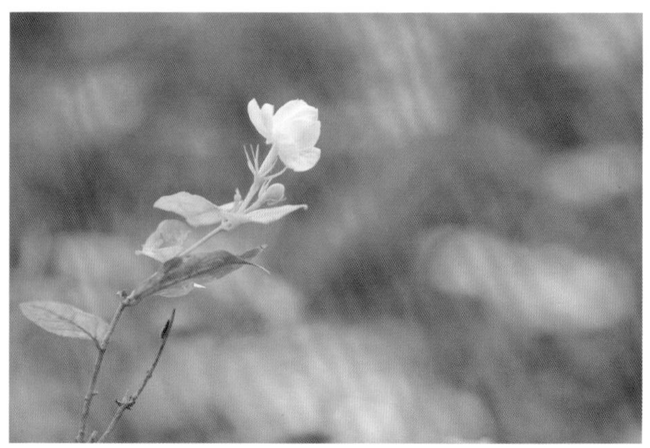

茉莉花

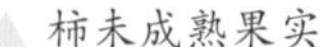

3. 茉莉根。麻醉，止痛。用于跌打损伤，龋齿疼痛，头痛，失眠。

用法用量 1. 茉莉花。内服：水煎，3～10 g；或代茶饮。外用：适量，煎水洗目或菜油浸滴耳。

2. 茉莉叶。内服：水煎，6～10 g。外用：适量，煎水洗或捣敷。

3. 茉莉根。内服：研末，1.0～1.5 g；或磨汁。外用：适量，捣敷；或塞龋洞。

女贞 *Ligustrum lucidum* Ait.

别名 蜡树、冬青树。

药材名 女贞子（果实）、女贞叶（叶）、女贞根（根）、女贞皮（树皮）。

形态特征 灌木或乔木，高可达 25 m。叶片常绿，革质，卵形或椭圆形至宽椭圆形，长 6～17 cm，宽 3～8 cm，先端锐尖或钝，基部圆形，有时宽楔形或渐狭，叶缘平坦，上面光亮，两面无毛，中脉在上面凹入，下面凸起，侧脉 4～9 对。圆锥花序顶生，长 8～20 cm，宽 8～25 cm；花序轴及分枝轴无毛，紫色或黄棕色，果时具棱；花序基部苞片常与叶同型，小苞片披针形或线形，凋落；花萼无毛，齿不明显或近截形；花冠长 4～5 mm，花冠管长 1.5～3.0 mm，裂片长 2.0～2.5 mm，反折；花药长圆形，花柱长 1.5～2.0 mm，柱头棒状。果肾形，深蓝黑色，成熟时呈红黑色，被白粉。花期 5～7 月，果期 7 月至翌年 5 月。

生境与分布 生于海拔 2 900 m 以下疏、密林中。贵州乌蒙山各地均有分布。

采收加工 1. 女贞子。女贞移栽后 4～5 年开始结果，在每年 12 月果实变黑而有白粉时打下，除去梗、叶及杂质，晒干或置热水中烫过后晒干。

2. 女贞叶。全年均可采，鲜用或晒干。

3. 女贞根。全年或秋季采挖，洗净，切片，晒干。

4. 女贞皮。全年或秋、冬季剥取，除去杂质，切片，晒干。

性味归经 1. 女贞子。甘、苦，凉。归肝、肾经。

2. 女贞叶。苦，凉。归肺、肝经。

3. 女贞根。苦，平。归肺、肝经。

4. 女贞皮。微苦，凉。归肝、肾经。

功能主治 1. 女贞子。补益肝肾，清虚热，明目。用于头昏目眩，腰膝酸软，遗精，耳鸣，须发早白，骨蒸潮热，目暗不明。

2. 女贞叶。清热明目，解毒散瘀，消肿止咳。用于头目昏痛，风热赤眼，口舌生疮，牙龈肿痛，疮肿溃烂，水火烫伤，肺热咳嗽。

3. 女贞根。行气活血，止咳喘，祛湿浊。用于哮喘，咳嗽，经闭，带下。

4. 女贞皮。强筋健骨。用于腰膝酸痛，两脚无力，水火烫伤。

用法用量 1. 女贞子。内服：水煎，6～15 g；或入丸

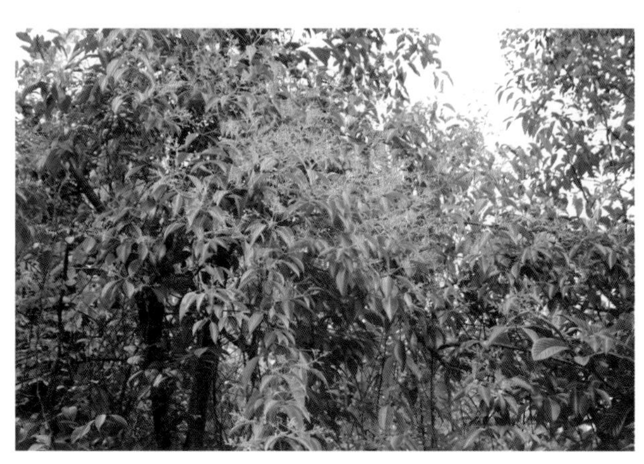

▲ 女贞植株

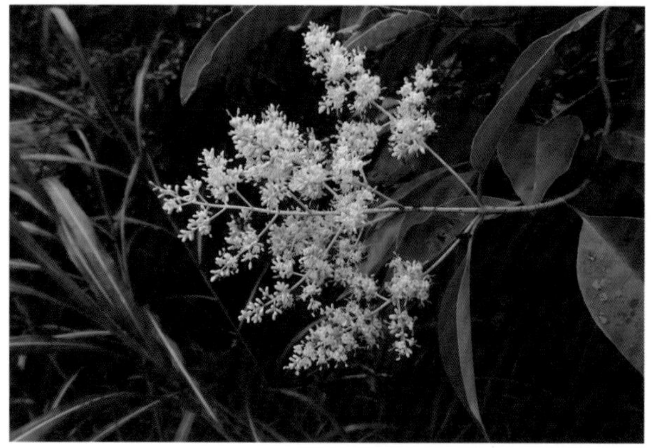

▲ 女贞花

剂。外用:适量,熬膏点眼。清虚热宜生用,补肝肾宜熟用。

2. 女贞叶。内服:水煎,10～15 g。外用:适量,捣敷;或绞汁含漱;熬膏涂或点眼。

3. 女贞根。内服:炖肉,45 g;或浸酒。

4. 女贞皮。内服:水煎,30～60 g;或浸酒。外用:适量,研末调敷;或熬膏涂。

小叶女贞 *Ligustrum quihoui* Carr.

别名　白蜡树、崂山茶、对节子茶。

药材名　水白腊(叶)。

形态特征　落叶灌木,高 1～3 m。小枝淡棕色,圆柱形,密被微柔毛,后脱落。叶片薄革质,形状和大小变异较大,披针形、倒卵状长圆形至倒披针形或倒卵形,长 1.0～4.0(～5.5)cm,宽 0.5～2.0(～3.0)cm,先端锐尖、钝或微凹,基部狭楔形,叶缘反卷,上面深绿色,下面淡绿色,常具腺点,稀沿中脉被微柔毛,侧脉 2～6 对,不明显,近叶缘处网结不明显。圆锥花序顶生,近圆柱形,分枝处常有 1 对叶状苞片;小苞片卵形,具睫毛;花萼无毛,萼齿宽卵形或钝三角形;花冠长 4～5 mm,花冠管长 2.5～3.0 mm,裂片卵形或椭圆形,先端钝。果倒卵形或近球形,长 5～9 mm,呈紫黑色。花期 5～7 月,果期 8～11 月。

生境与分布　生于海拔 100～2 500 m 的沟边、路旁或河边灌丛中,或山坡上。赫章有分布。

采收加工　全年或夏、秋季采收,鲜用或晒干。

性味归经　苦,凉。归肺、胃经。

功能主治　清热祛暑,解毒消肿。用于伤暑发热,风火牙痛,咽喉肿痛,口舌生疮,痈肿疮毒,水火烫伤。

用法用量　内服:水煎,9～15 g;或代茶饮。外用:适量,捣敷或绞汁涂;煎水洗或研末撒。

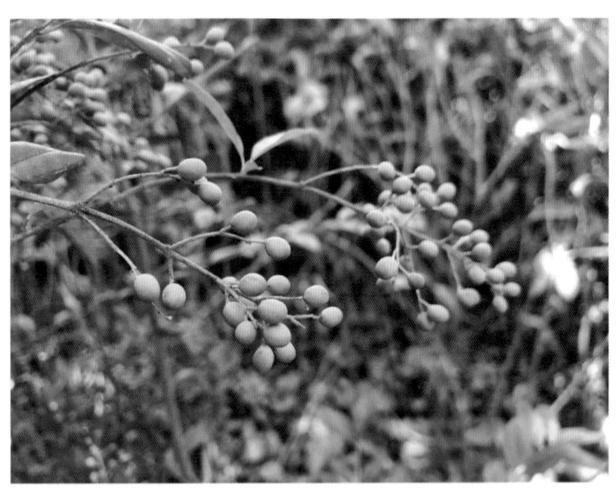

▲ 小叶女贞果实

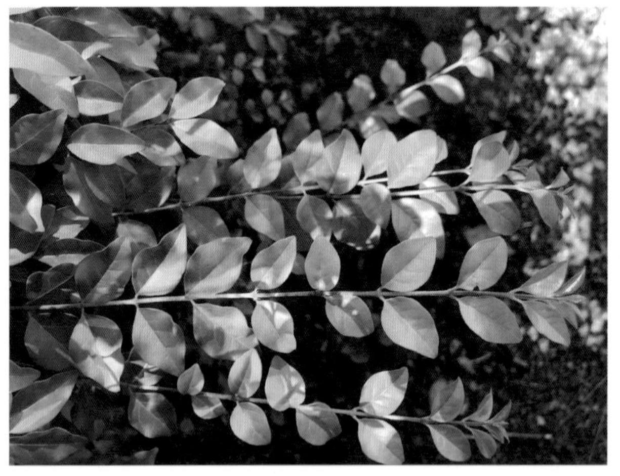

▲ 小叶女贞叶

木樨 *Osmanthus fragrans* (Thunb.) Lour.

别名　桂花、岩桂。

药材名　桂花(花)。

形态特征　常绿乔木或灌木,高 3～5 m,最高可达 18 m。叶片革质,椭圆形或椭圆状披针形,长 7.0～

14.5 cm，宽 2.6～4.5 cm，先端渐尖，基部渐狭呈楔形，全缘，两面无毛，腺点在两面连成小水泡状突起，侧脉 6～8 对，多达 10 对。聚伞花序簇生于叶腋，或近于帚状，每腋内有花多朵；苞片宽卵形，质厚，长 2～4 mm，具小尖头，无毛；花极芳香；花萼长约 1 mm，裂片稍不整齐；花冠黄白色、淡黄色或橘红，长 3～4 mm；雄蕊着生于花冠管中部，花丝极短，药隔在花药先端稍延伸呈不明显的小尖头；雌蕊长约 1.5 mm，花柱长约 0.5 mm。果歪斜，椭圆形，长 1.0～1.5 cm，呈紫黑色。花期 9～10 月上旬，果期翌年 3 月。

生境与分布　贵州乌蒙山各县区均有栽培。

采收加工　9～10 月开花时采收，拣去杂质，阴干，密闭贮藏。

性味归经　辛，温。归肺、脾、肾经。

功能主治　温肺化饮，散寒止痛。用于痰饮咳喘，脘腹冷痛，肠风血痢，经闭痛经，寒疝腹痛，牙痛，口臭。

用法用量　内服：水煎，3～9 g；或泡茶。外用：适量，水煎含漱或蒸热外熨。

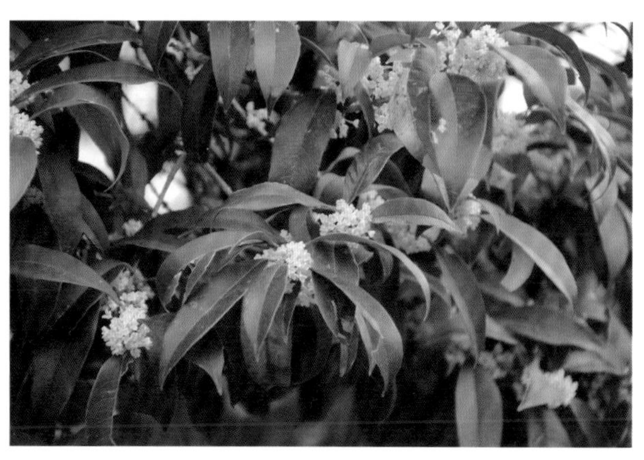

▲ 木樨花

醉鱼草 *Buddleja lindleyana* Fort.

别名　毒鱼草。

药材名　醉鱼草（全株）。

形态特征　灌木，高 1～3 m。茎皮褐色；小枝四棱，棱上略有窄翅；幼枝、叶片下面、叶柄、花序、苞片及小苞片均密被星状短绒毛和腺毛。叶对生，萌芽枝条上的叶为互生或近轮生，叶片膜质，卵形至长圆状披针形，顶端渐尖，基部宽楔形至圆形，边缘全缘，上面深绿色，下面灰黄绿色。穗状聚伞花序顶生，长 4～40 cm，宽 2～4 cm；苞片线形；小苞片线状披针形；花紫色，芳香；花萼钟状，花冠长 13～20 mm，花冠管弯曲；花丝极短，花药卵形，顶端具尖头，基部耳状；花柱柱头卵圆形。果序穗状，蒴果长圆状或椭圆状，无毛，有鳞片，基部常有宿存花萼；种子淡褐色，小，无翅。花期 4～10 月，果期 8 月至翌年 4 月。

生境与分布　生于海拔 200～2 700 m 山地路旁、河边灌木丛中或林缘。织金、黔西、大方等地有分布。

采收加工　夏、秋季采收，切碎，晒干或鲜用。

性味归经　辛、苦，温。有毒。

功能主治　祛风解毒，驱虫，化骨鲠。用于痄腮，痈肿，瘰疬，蛔虫病，钩虫病，鱼骨鲠喉。

用法用量　内服：水煎，10～15 g，鲜品 15～30 g；或捣汁。外用：适量，捣敷。

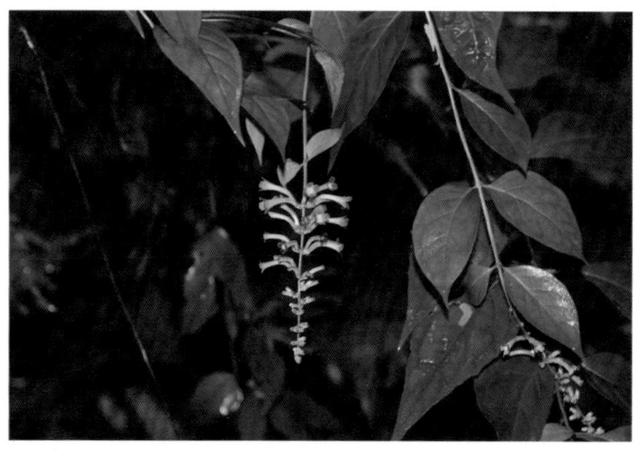

▲ 醉鱼草花

红花龙胆 *Gentiana rhodantha* Franch. ex Hemsl.

别名 小青鱼胆、青鱼胆草、疔药、小龙肚、傍雪开。

药材名 小龙胆草(全草)。

形态特征 多年生草本。根细条形,黄色。茎直立,单生或数个丛生,常带紫色,具细条棱。基生叶呈莲座状,椭圆形或卵形,长 2～4 cm,宽 0.7～2.0 cm,先端急尖,基部楔形,边缘膜质浅波状;茎生叶宽卵形或卵状三角形,长 1～3 cm,宽 0.5～2.0 cm,先端渐尖,基部圆形或心形,边缘浅波状,叶脉 3～5 条,外面密被短毛或无毛,基部连合成短筒抱茎。花单生茎顶;花萼膜质;花冠淡红色,上部有紫色纵纹,筒状,裂片卵形或卵状三角形,先端钝或渐尖,具细长流苏;雄蕊着生于冠筒下部,花药椭圆形,花柱丝状,柱头线形,2 裂。蒴果内藏,淡褐色,长椭圆形,两端渐狭;种子近圆形,具翅。花果期 10 月至翌年 2 月。

生境与分布 生于海拔 570～1 750 m 的高山灌丛、草地及林下。贵州乌蒙山各地均有分布。

采收加工 夏、秋季采收,洗净,鲜用或晒干。

性味归经 苦,寒。归肺、肝、胆经。

功能主治 清热利湿,凉血解毒。用于肺热咳喘,痨嗽痰血,黄疸,痢疾,便血,小便不利,产褥热,小儿惊风,疳积,疮疡肿毒,烧烫伤,蛇咬伤。

用法用量 内服:水煎,10～15 g。外用:适量,捣敷;或熬膏外涂。

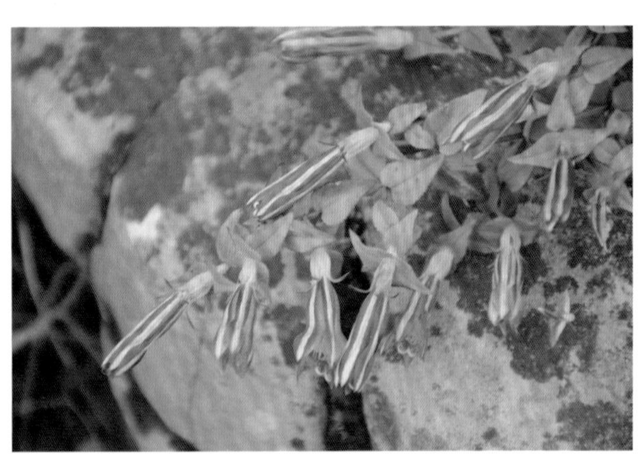

▲ 红花龙胆植株

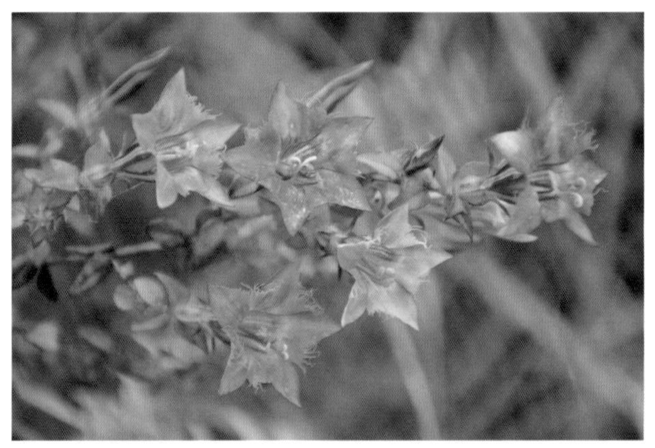

▲ 红花龙胆花

滇龙胆草 *Gentiana rigescens* Franch. ex Hemsl.

别名 坚龙胆、龙胆。

药材名 龙胆(根及根茎)。

形态特征 多年生草本,高 30～50 cm。须根肉质。主茎粗壮,发达,有分枝。花枝丛生,直立,基部木质化,上部草质,紫色或黄绿色,中空,幼时具乳突,老时光滑。茎生叶多对,鳞片形,其余叶卵状矩圆形或卵形,长 1.2～4.5 cm,宽 0.7～2.2 cm,先端钝圆,基部楔形,边缘略外卷,有乳突或光滑,上面深绿色,下面黄绿色。花簇生枝端呈头状;花萼倒锥形,萼筒膜质,全缘不开裂;花冠蓝紫色或蓝色,冠檐具多数深蓝色斑点,漏斗形或钟形;雄蕊着生冠筒下部,花丝线状钻形,花柱线形。蒴果内藏,椭圆形;种子黄褐色,有光泽,矩圆形,长 0.8～1.0 mm,表面有蜂窝状网隙。花果期 8～12 月。

生境与分布　生于海拔 1 100～3 000 m 的山坡草地、灌丛中、林下及山谷中。赫章、纳雍有分布。

采收加工　春、秋季采挖，以秋季 10 月中、下旬采挖质量较好，选大的除去茎叶，洗净，干燥，小的可做种根用。

性味归经　苦，寒。归肝、胆经。

功能主治　清热燥湿，泻肝定惊。用于湿热黄疸，小便淋痛，阴肿阴痒，湿热带下，肝胆实火之头胀头痛，目赤肿痛，耳聋耳肿，胁痛口苦，热病惊风抽搐。

用法用量　内服：水煎，3～6 g；或入丸、散。外用：适量，煎水洗；或研末调搽。

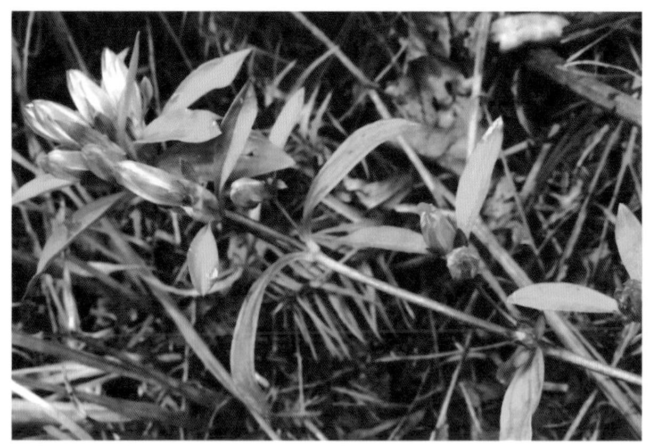

▲ 滇龙胆草植株

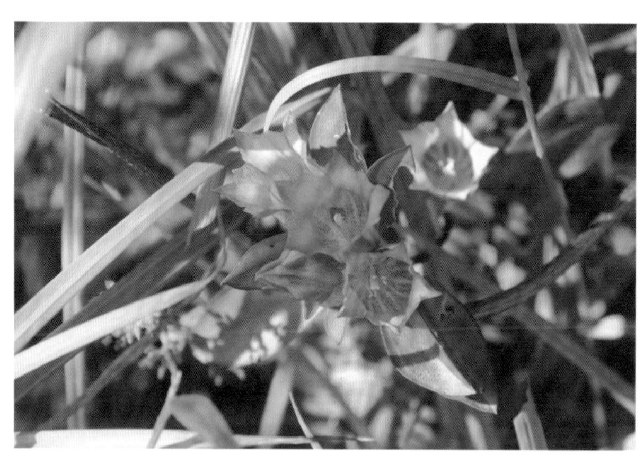

▲ 滇龙胆草花

椭圆叶花锚 *Halenia elliptica* D. Don

别名　黑及草、龙胆。

药材名　黑及草(全草)。

形态特征　一年生草本。根具分枝，黄褐色。茎直立，无毛、四棱形。基生叶椭圆形，长 2～3 cm，宽 5～15 mm，先端圆形或急尖呈钝头，基部渐狭呈宽楔形，全缘，柄宽扁，叶脉 3 条；茎生叶卵形或卵状披针形，长 1.5～7.0 cm，宽 0.5～2.0(3.5)cm，先端圆钝或急尖，基部圆形或宽楔形，全缘，叶脉 5 条，柄宽扁，抱茎。聚伞花序腋生和顶生；花 4 数；花萼裂片椭圆形或卵形，先端通常渐尖，具 3 脉；花

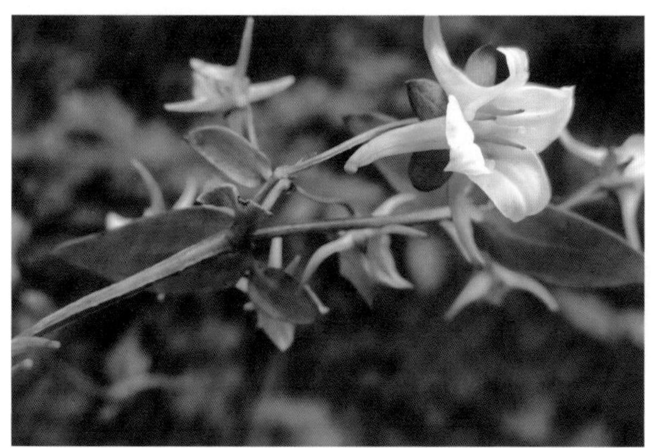

▲ 椭圆叶花锚花

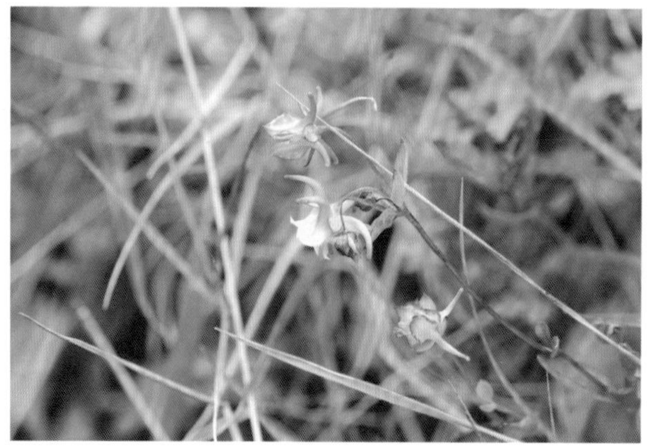

▲ 椭圆叶花锚植株

冠蓝色或紫色，花冠筒长约 2 mm，裂片卵圆形或椭圆形，先端具小尖头，向外水平开展；雄蕊内藏，花药卵圆形；花柱极短，柱头 2 裂。蒴果宽卵形，淡褐色；种子褐色，椭圆形。花果期 7～9 月。

生境与分布 生于海拔 700～4 100 m 的高山林下及林缘、山坡草地、灌丛中、山谷水沟边。威宁、赫章、七星关、大方有分布。

采收加工 6～8 月采收，除去杂质，晒干或鲜用。

性味归经 苦，寒。归肝、胆经。

功能主治 清热解毒，疏肝利胆，疏风止痛。用于急、慢性肝炎，胆囊炎，肠胃炎，流感，咽喉痛，牙痛，脉管炎，外伤感染发热，中暑腹痛，外伤出血。

用法用量 内服：水煎，10～15 g；或炖肉食。外用：适量，捣敷。

獐牙菜 *Swertia bimaculata* (Sieb. et Zucc.) Hook. f. et Thoms. ex C.B. Clarke

别名 白客妈叶。

药材名 獐芽菜(全草)。

形态特征 一年生草本。根细，棕黄色。茎直立，圆形，中空。基生叶在花期枯萎；茎生叶无柄，叶片椭圆形至卵状披针形，长 3.5～9.0 cm，宽 1～4 cm，先端长渐尖，基部钝，叶脉 3～5 条，弧形，在背面明显突起，最上部叶苞叶状。大型圆锥状复聚伞花序疏松，长达 50 cm，多花；花 5 数，直径达 2.5 cm；花萼绿色，裂片狭倒披针形或狭椭圆形，基部狭缩，边缘具窄的白色膜质，常外卷，背面有细的 3～5 脉；花冠黄色，上部具多数紫色小斑点，裂片椭圆形，先端渐尖或急尖，基部狭缩，中部具 2 个黄绿色、半圆形的大腺斑；花丝线形，花药长圆形，花柱短，柱头小，头状，2 裂。蒴果无柄，狭卵形；种子褐色，圆形，表面具瘤状突起。花果期 6～11 月。

生境与分布 生于海拔 250～3 000 m 的河滩、山坡草地、林下、沼泽地、灌丛中。威宁、大方有分布。

采收加工 夏、秋季采收，切碎，晾干。

性味归经 苦、辛，寒。归肝、胆经。

功能主治 清热解毒，利湿，疏肝利胆。用于急、慢性肝炎，胆囊炎，感冒发热，咽喉肿痛，牙龈肿痛，尿路感染，肠胃炎，痢疾，火眼，小儿口疮。

用法用量 内服：水煎，10～15 g；或研末冲服。外用：适量，捣敷。

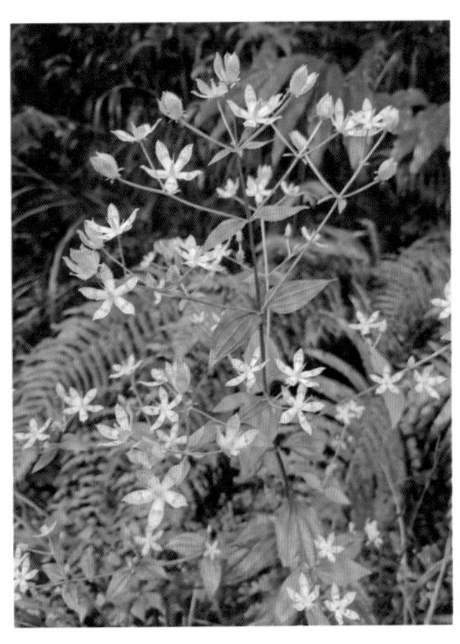

▲ 獐牙菜植株

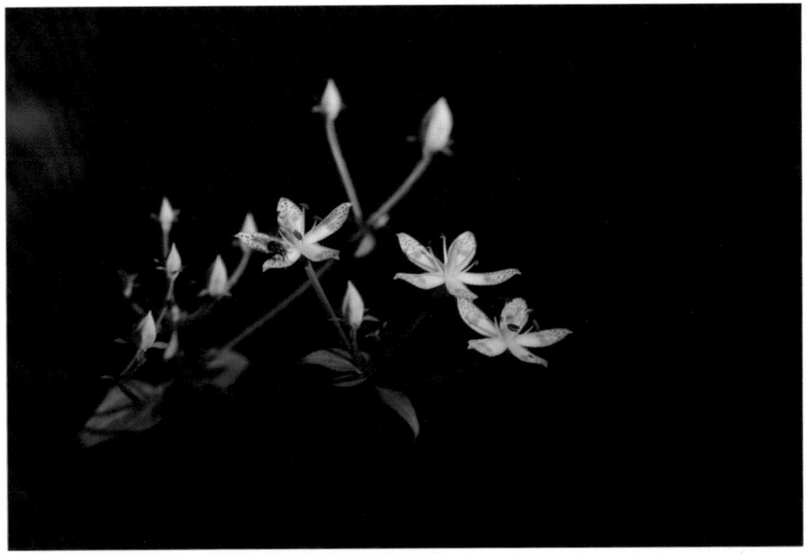

▲ 獐牙菜花

心叶双蝴蝶 *Tripterospermum cordatum* (Marq.) H. Smith i

别名 肺形草、鱼鳅藤。

药材名 青鱼胆草(全草)。

形态特征 多年生缠绕草本。具根茎,根细,黄褐色。茎圆形,通常黄绿色,稀为紫色或带紫纹,螺旋状扭转,下部粗壮,节间短。叶心形或卵状披针形,长(1.5)3.5～12.0 cm,宽(1)2～5 cm,先端渐尖或急尖,具短尾,基部心形或圆形,边缘膜质,细波状,叶脉3～5条,叶片下面淡绿色或带紫色。花单生或成对着生于叶腋,有时2～6朵呈聚伞花序;花萼钟形,萼筒明显具翅,裂片线状披针形,基部下延呈翅;花冠紫色,钟形;雄蕊着生于冠筒下部,不整齐,花丝线形,花药矩圆形;柱头线形、2裂。浆果紫红色,内藏,长椭圆形,稍扁。种子暗紫色,椭圆形或卵形、三棱状,边缘具棱,无翅。花果期8～12月。

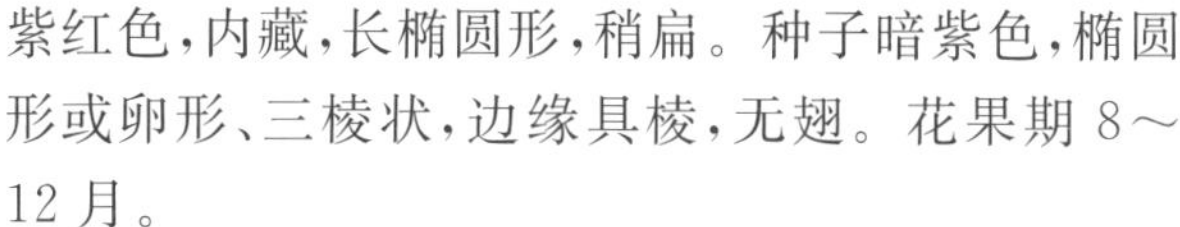

生境与分布 生于海拔700～3 200 m的山坡林下、林缘、灌木丛中及低山河谷。七星关、纳雍、赤水有分布。

采收加工 秋季采收,洗净,鲜用或晒干。

性味归经 辛、苦,凉。归肺、肝、脾经。

功能主治 健脾利湿,疏风清热,杀虫。用于消化不良,胃脘胀痛,风湿痹痛,黄疸,风热咳嗽,蛔虫。

用法用量 内服:水煎,15～30 g;或泡酒;或煮粥食。外用:适量,煎水熏洗。

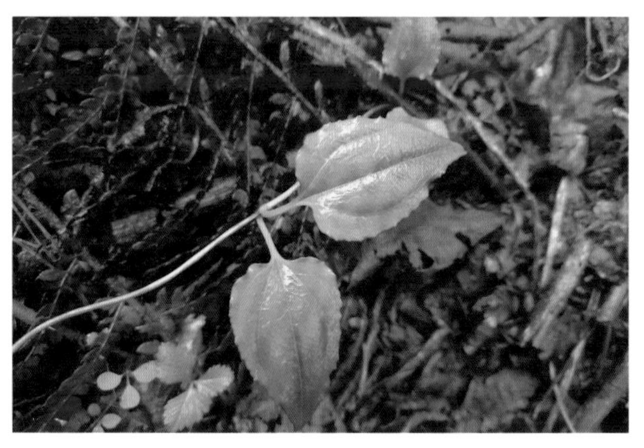

▲ 心叶双蝴蝶叶

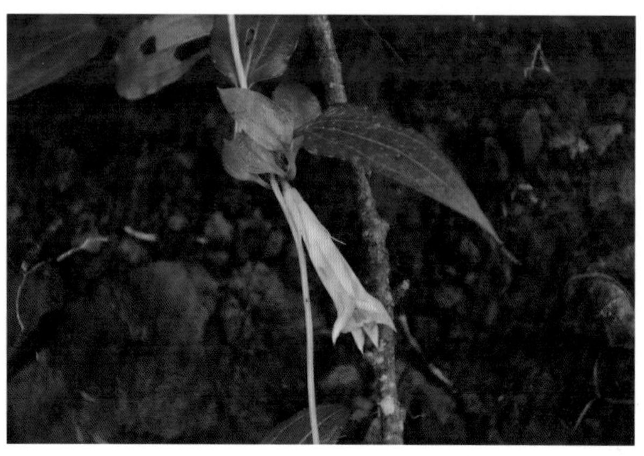

▲ 心叶双蝴蝶花

夹竹桃 *Nerium indicum* Mill.

别名 红花夹竹桃、洋笔桃。

药材名 夹竹桃(叶及枝皮)。

形态特征 常绿直立大灌木,高达5 m,枝条灰绿色,含水液;嫩枝条具棱,被微毛,老时毛脱落。叶3～4枚轮生,下枝为对生,窄披针形,顶端急尖,基部楔形,叶缘反卷,长11～15 cm,宽2.0～2.5 cm,叶面深绿,无毛,叶背浅绿色,幼时被疏微毛,老时毛渐脱落。聚伞花序顶生,着花数朵;花芳香;花萼5深裂,红色,披针形,长3～4 mm,宽1.5～2.0 mm,外面无毛,内面基部具腺体;花冠深红色或粉红色,栽培演变有白色或黄色,花冠为单瓣呈5裂时,其花冠为漏斗状,花冠筒内面被长柔毛,花冠喉部具5

片宽鳞片状副花冠，每片其顶端撕裂，并伸出花冠喉部之外；花冠为重瓣，呈15～18枚时，裂片组成三轮，内轮为漏斗状，外面二轮为辐状；雄蕊着生在花冠筒中部以上，花丝短，被长柔毛，花药箭头状，内藏，基部具耳，顶端渐尖。蓇葖2，离生，长圆形，两端较窄，绿色，无毛，具细纵条纹；种子长圆形，褐色，种皮被锈色短柔毛，顶端具黄褐色绢质种毛；种毛长约1 cm。花期几乎全年，夏秋为最盛，果期一般在冬春季，栽培很少结果。

生境与分布 生于公园、风景区、道路旁或河旁、湖旁周围栽培。贵州乌蒙山各地均有栽培。

采收加工 对2～3年生以上的植株，结合整枝修剪，采集叶片及枝皮，晒干或烘干。

性味归经 苦，寒。大毒。归心经。

功能主治 强心利尿，祛痰定喘，镇痛，祛瘀。用于心脏病，心力衰竭，喘咳，癫痫，跌打肿痛，血瘀经闭。

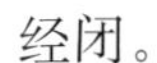

用法用量 内服：水煎，0.3～0.9 g；研末，0.05～0.1 g。外用：适量，捣敷；或制成酊剂外涂。

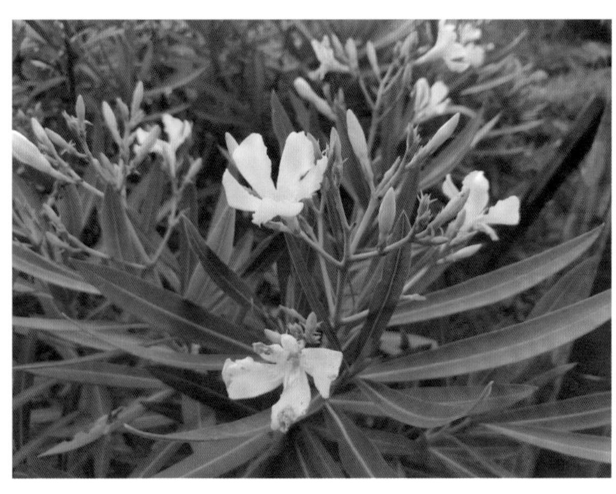

▲ 夹竹桃植株

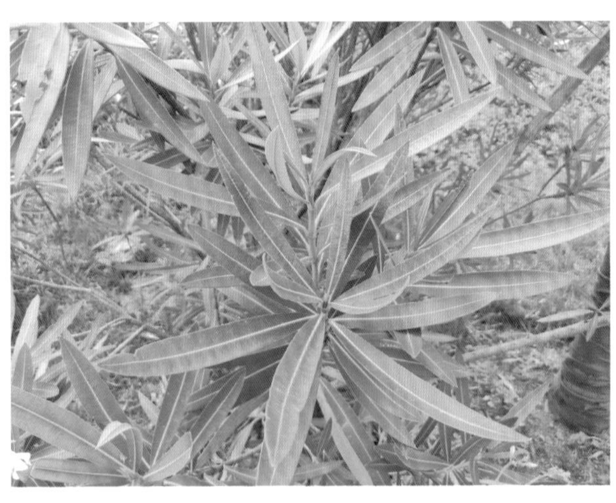

▲ 夹竹桃叶

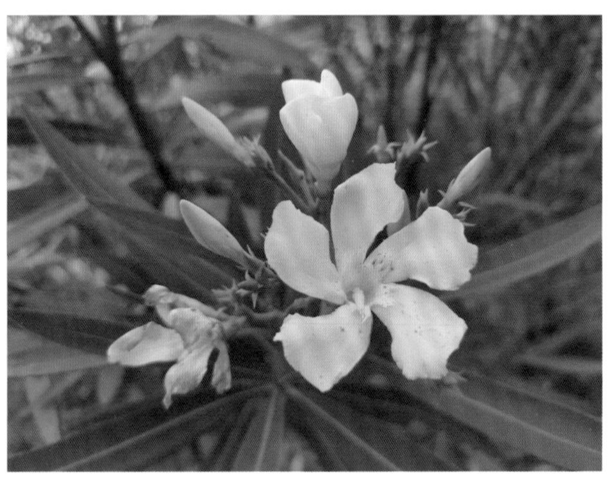

▲ 夹竹桃花

紫花络石 *Trachelospermum axillare* Hook. f.

别名 藤序络石、牛角藤、掰果。

药材名 紫花络石(茎藤及茎皮)。

形态特征 粗壮木质藤本。叶厚纸质，倒披针形或倒卵形或长椭圆形，长8～15 cm，宽3.0～4.5 cm，先端尖尾状，顶端渐尖或锐尖，基部楔形或锐尖；侧脉多至15对。聚伞花序近伞形，腋生或近顶生；花紫色；花蕾顶端钝；花萼裂片紧贴于花冠筒上，卵圆形、钝尖，内有腺体约10枚；花冠高脚碟状，花冠裂片倒卵状长圆形；雄蕊着生于花冠筒的基部，花药隐藏于其内。蓇葖圆柱状长圆形，黏生，无毛，略似镰刀状，通常端部合生，老时略展开；外果皮无毛，具细纵纹；种子暗紫色，倒卵状长圆形；种毛细丝状。花期5～7月，果期8～10月。

生境与分布 生于山谷及疏林中或水沟边。锡金、斯里兰卡、越南也有。纳雍有分布。

采收加工 夏、秋季采收，洗净、切段，晒干。

性味归经 辛、微苦，温。有毒。归肺、肝经。

功能主治 祛风解表，活络止痛。用于感冒头痛，咳嗽，风湿痹痛，跌打损伤。

用法用量 内服：水煎，9～15 g；研末，3～5 g；或浸酒。

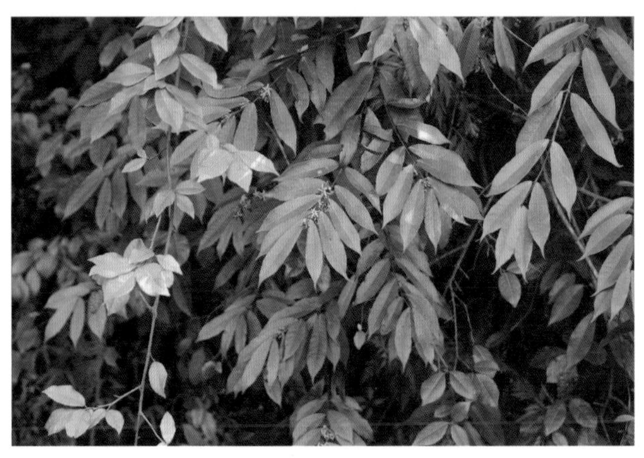

▲ 紫花络石植株

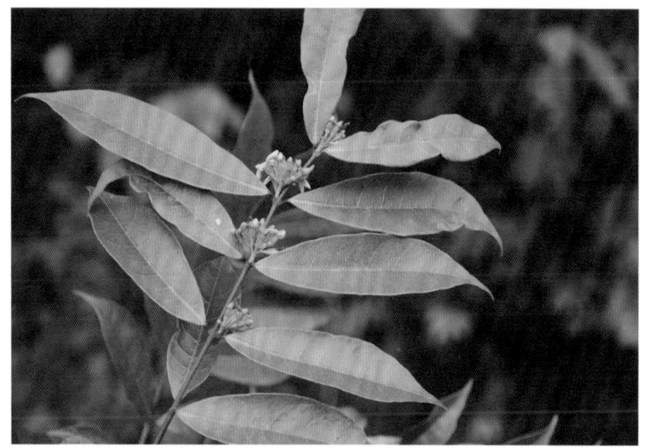

▲ 紫花络石花

白薇 *Cynanchum atratum* Bunge

别名 微草、老君须。

药材名 白薇(根)。

形态特征 直立多年生草本，高达 50 cm；根须状，有香气。叶卵形或卵状长圆形，长 5～8 cm，宽 3～4 cm，顶端渐尖，基部圆形，两面均被有白色绒毛；侧脉 6～7 对。伞形状聚伞花序，无总花梗，生在茎的四周，着花 8～10 朵；花深紫色，直径约 10 mm；花萼外面有绒毛，内面基部有小腺体 5 个；花冠辐状，外面有短柔毛，具缘毛；副花冠 5 裂，裂片盾状，与合蕊柱等长，花药顶端具 1 圆形的膜片；花粉块每室 1 个，下垂，长圆状膨胀；柱头扁平。蓇葖单生，向端部渐尖，基部钝形，中间膨大，长 9 cm，直径 5～10 mm；种子扁平，种毛白色，长约 3 cm。花期 4～8 月，果期 6～8 月。

生境与分布 生于海拔 100～1 800 m 的河边、干荒地及草丛中，山沟、林下草地常见。织金、七星关、黔西等地有分布。

采收加工 栽种 2～3 年后，在早春或晚秋，挖取根部，洗净、晒干。

性味归经 苦、咸，寒。归肺、肝、胃经。

功能主治 清热益阴，利尿通淋，解毒疗疮。用于温热病发热，身热斑疹，潮热骨蒸，肺热咳嗽，产后虚烦，热淋，血淋，咽喉肿痛，疮痈肿毒，毒蛇咬伤。

用法用量 内服：水煎，7.5～15 g；或入丸、散。

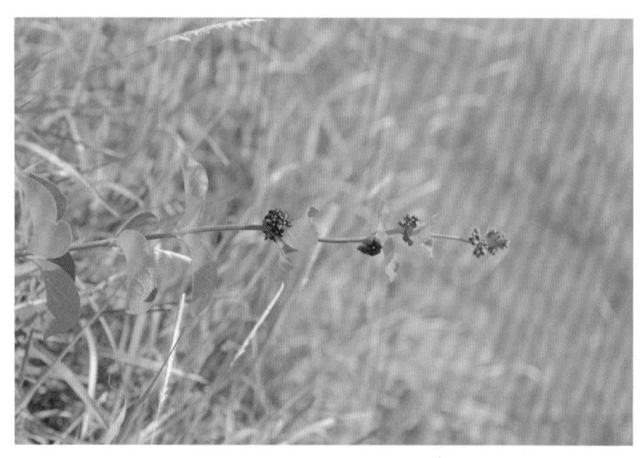

▲ 白薇植株

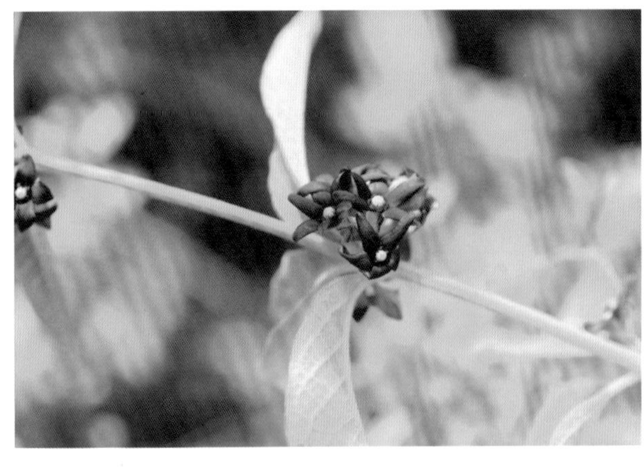

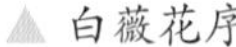

▲ 白薇花序

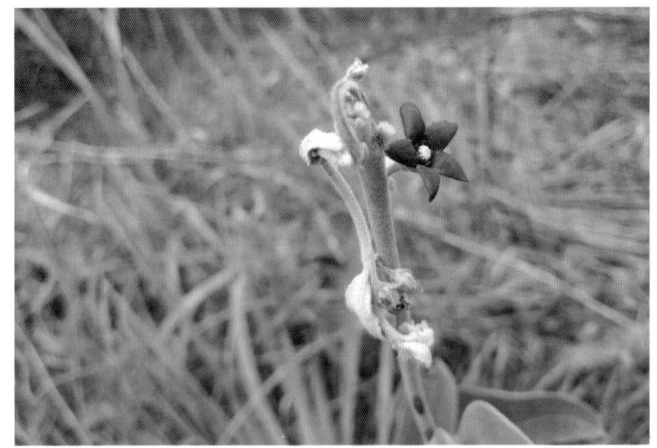

▲ 白薇花

牛皮消 *Cynanchum auriculatum* Royle ex Wight

别名 隔山消。

药材名 白首乌(块根)。

形态特征 蔓性半灌木;宿根肥厚,呈块状;茎圆形,被微柔毛。叶对生,膜质,被微毛,宽卵形至卵状长圆形,长 4～12 cm,宽 4～10 cm,顶端短渐尖,基部心形。聚伞花序伞房状,着花 30 朵;花萼裂片卵状长圆形;花冠白色,辐状,裂片反折,内面具疏柔毛;副花冠浅杯状,裂片椭圆形,肉质,钝头,在每裂片内面的中部有 1 个三角形的舌状鳞片;花粉块每室 1 个,下垂;柱头圆锥状,顶端 2 裂。蓇葖双生,披针形,长 8 cm,直径 1 cm;种子卵状椭圆形;种毛白色绢质。花期 6～9 月,果期 7～11 月。

生境与分布 生于从低海拔的沿海地区直到海拔 3 500 m 的山坡林缘及路旁灌木丛中或河流、水沟边潮湿地。大方、七星关、习水有分布。

采收加工 初春或秋季采挖,洗净,切片晒干,鲜用时随采随用。

性味归经 甘、微苦,平。归肝、肾、脾、胃经。

功能主治 补肝肾,强筋骨,益精血,健脾消食,解毒疗疮。用于腰膝酸痛,阳痿遗精,头晕耳鸣,心悸失眠,食欲不振,小儿食积,产后乳汁稀少,疮痈肿痛,毒蛇咬伤。

用法用量 内服:水煎,6～15 g,鲜品加倍;研末,每次 1～3 g;或浸酒。外用:适量,鲜品捣敷。

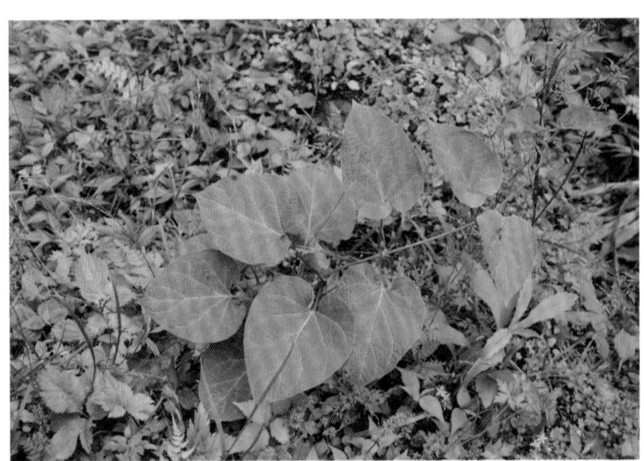

▲ 牛皮消植株

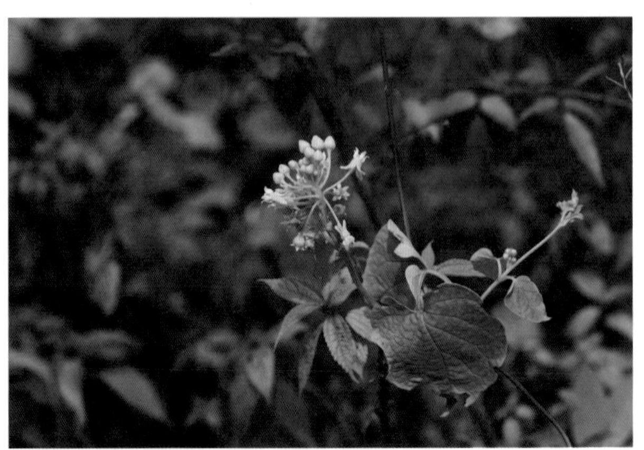

▲ 牛皮消花

白前 *Cynanchum glaucescens* (Decne.) Hand. -Mazz.

别名 老君须。

药材名 白前(根及根茎)。

形态特征 直立矮灌木,高达 50 cm;茎具二列柔毛。叶无毛,长圆形或长圆状披针形,长 1～5 cm,宽 0.7～1.2 cm,顶端钝或急尖,基部楔形或圆形,近无柄;侧脉不明显,3～5 对。伞形聚伞花序腋内或腋间生,比叶为短,无毛或具微毛,着花 10 余朵;花萼 5 深裂,内面基部有腺体 5 个,极小;花冠黄色、辐状;副花冠浅杯状,裂片 5,肉质,卵形,龙骨状内向,其端部倾倚于花药;花粉块每室 1 个,下垂;柱头扁平。蓇葖单生,纺锤形,长 6 cm,直径 1 cm;种子扁平;种毛白色绢质,长 2 cm。花期 5～11 月,果期 7～11 月。

生境与分布 生于海拔 100～300 m 的江边河岸及沙石间,也有在路边丘陵地区。纳雍、威宁、赫章、七星关、赤水等地有分布。

采收加工 栽后第 2 年秋后挖取全株,将根及根茎采下,洗净,晒干或烘干。

性味归经 辛、甘,微温。归肺经。

功能主治 祛痰止咳,泻肺降气,健胃调中。用于肺气壅实之咳嗽痰多,气逆喘促,胃脘疼痛,小儿疳积,跌打损伤。

用法用量 内服:水煎,3～10 g;或入丸、散。

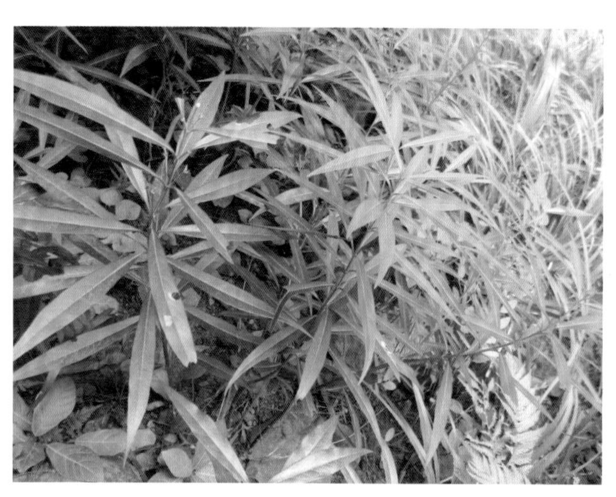

▲ 白前植株

黑龙骨 *Periploca forrestii* Schltr.

别名 西南杠柳、黑骨藤、柳叶过山龙、滇杠柳。

药材名 黑骨头(根或全株)。

形态特征 藤状灌木,长达 10 m,具乳汁。叶革质,披针形,长 3.5～7.5 cm,宽 5～10 mm,顶端渐尖,基部楔形;中脉两面略凸起,侧脉纤细,密生,几平行,在叶缘前连结成 1 条边脉。聚伞花序腋生,着花 1～3 朵;花小,直径约 5 mm,黄绿色;花冠近辐状,花冠筒短,裂片长圆形,长 2.5 mm,两面无毛;副花冠丝状,被微毛;花粉器匙形,四合花粉藏在载粉器内;雄蕊着生于花冠基部,花丝背部与副花冠裂片合生,花药彼此黏生,包围并黏在柱头上;柱头圆锥状,基部具五棱。蓇葖双生,长圆柱形;种子长圆形,扁平,顶端具白色绢质种毛;种毛长 3 cm。花期 3～4 月,果期 6～7 月。

生境与分布 生于海拔 2 000 m 以下的山地疏林向阳处或荫湿的杂木林下或灌木丛中。贵州乌蒙山各地均有分布。

采收加工 秋冬季采集,洗净,切片或切段晒干。

性味归经 苦、辛,温。小毒。

功能主治 祛风除湿,活血消痈。用于风湿痹痛,闭经,乳痈,跌打损伤,骨折。

用法用量 内服:水煎,3～6 g;或浸酒。外用:适量,捣敷。

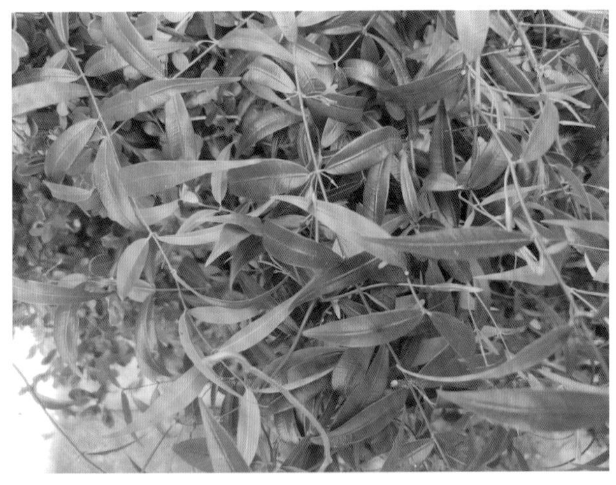
▲ 黑龙骨植株

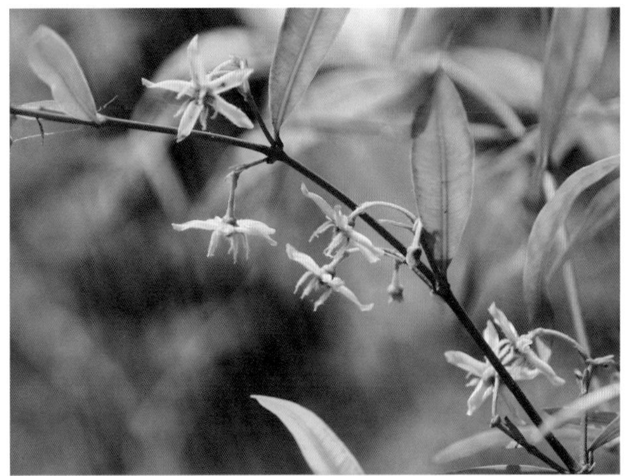
▲ 黑龙骨花

猪殃殃 *Galium aparine* L.

别名 拉拉藤。

药材名 猪殃殃(全草)。

形态特征 蔓状或攀缘状一年生草本。茎纤弱,四棱形,多分枝,有倒生小刺。叶6～8片轮生,无柄;叶片膜质,披针状条形至倒窄卵状长椭圆形,长1～2 cm或更长,边缘及下面中脉有倒生小刺。夏季开花,聚伞花序腋生,花小,白色或带淡黄色,花冠4裂,雄蕊4,子房下位,有细小密刺。果小,稍肉质,2心皮稍分离,各成一半球形,被密集钩刺。其嫩苗可做菜,但猪食之则病,故名猪殃殃。花期4～5月,果期6～8月。

生境与分布 生于海拔680 m左右的田野。贵州乌蒙山各地均有分布。

采收加工 夏季采收,鲜用或晒干用。

性味归经 辛、苦,凉。归心、脾、小肠经。

功能主治 清热解毒,利尿消肿。用于感冒,牙龈出血,急、慢性阑尾炎,疮疖肿毒,跌打损伤。

用法用量 内服:水煎,30～60 g。外用:适量,鲜品捣烂敷;或绞汁涂患处。

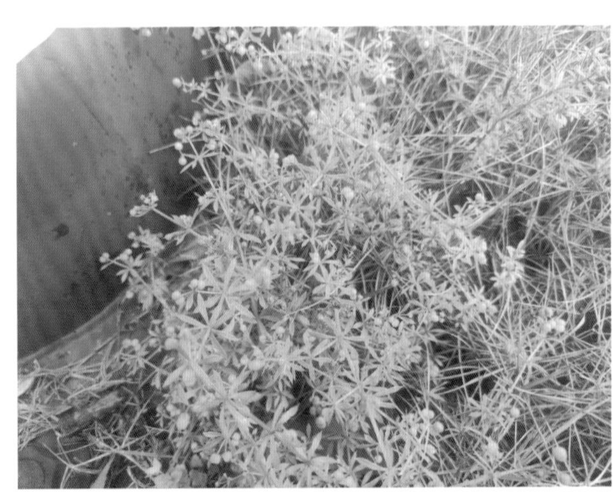
▲ 猪殃殃植株

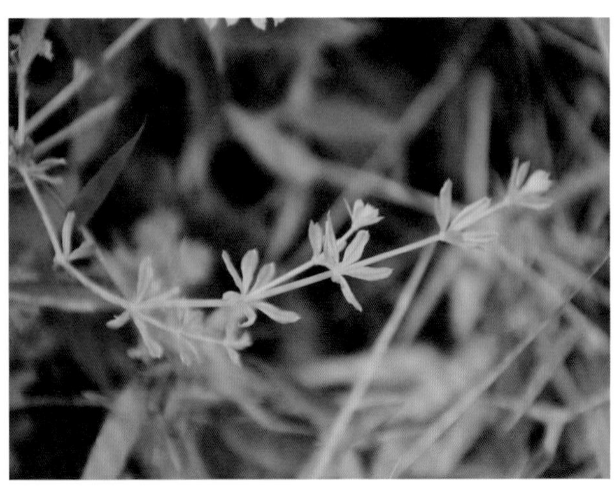
▲ 猪殃殃叶

栀子 *Gardenia jasminoides* J. Ellis Philos. Trans.

别名 枝子、黄鸡子。

药材名 栀子(果实)。

形态特征 灌木,高达 3 m。叶对生或 3 枚轮生,长圆状披针形、倒卵状长圆形、倒卵形或椭圆形,长 3~25 cm,宽 1.5~8.0 cm,先端渐尖或短尖,基部楔形,两面无毛,侧脉 8~15 对;叶柄长 0.2~1.0 cm;托叶膜质,基部合生成鞘。花芳香,单朵生于枝顶。花梗长 3~5 mm;萼筒倒圆锥形或卵形,长 0.8~2.5 cm,有纵棱,萼裂片 5~8,披针形或线状披针形,长 1~3 cm,宿存;花冠白或乳黄色,高脚碟状,冠筒长 3~5 cm,喉部有疏柔毛,裂片 5~8,倒卵形或倒卵状长圆形,长 1.5~4.0 cm;花药伸出,柱头纺锤形,伸出。果卵形、近球形、椭圆形或长圆形,黄或橙红色,长 1.5~7.0 cm,径 1.2~2.0 cm,有翅状纵棱 5~9,宿存萼裂片长达 4 cm,宽 6 mm。种子多数,近圆形。花期 3~7 月,果期 5 月至翌年 2 月。

生境与分布 贵州乌蒙山各县区均有栽培。

采收加工 9~11 月摘取果实,蒸至上汽或置沸水中略烫,取出,干燥。

性味归经 苦,寒。归心、肺、三焦经。

功能主治 泻火除烦,清热利湿,凉血解毒,消肿止痛。用于热病心烦,湿热黄疸,淋证涩痛,目赤肿痛,火毒疮疡,扭挫伤痛。

用法用量 内服:水煎,果实 6~10 g,根 30~60 g。外用:生品适量,研末调敷。

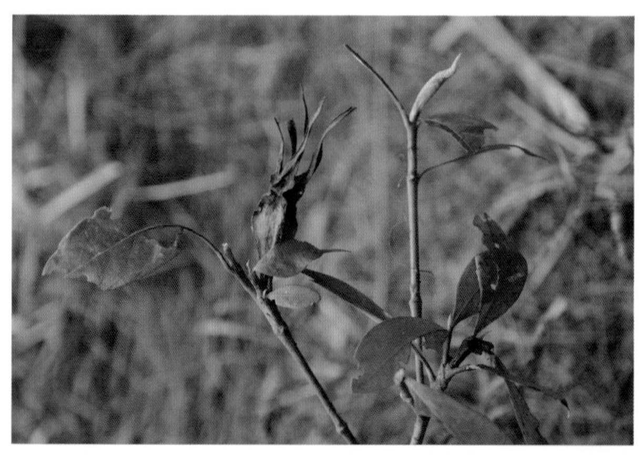

▲ 栀子植株

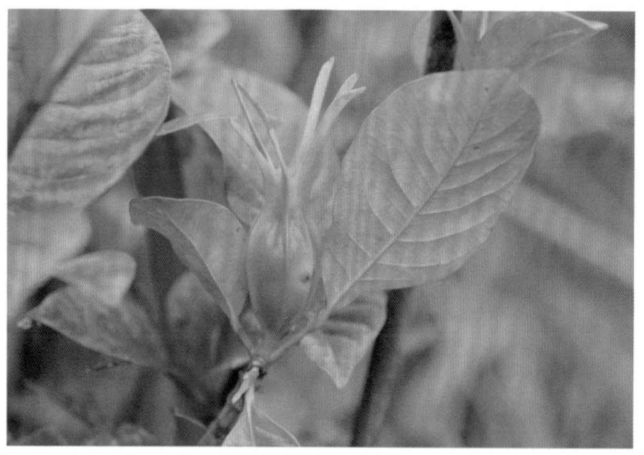

▲ 栀子果实

鸡矢藤 *Paederia foetida* L.

别名 臭狗藤、打屁藤。

药材名 鸡屎藤(全草)。

形态特征 多年生缠绕草质藤本,长 2~4 m,基部木质,全株均被灰色柔毛,揉碎后有恶臭。根长大,棕色。枝较纤弱,节稍膨大。叶对生,近膜质,卵形、椭圆形至椭圆状披针形,长 5~11 cm,宽 3~7 cm,先端短尖或渐尖,基部圆形或心形,上面深绿,下面浅绿,主脉明显;托叶三角形,脱落。夏季开花,聚伞圆锥花序顶生及腋生;花萼齿短,三角形;花冠管钟形,长约 1 cm,外面灰白色,具细茸毛,内面紫色，5 裂；雄蕊 5，着生于花冠管内；子房 2 室，每室 1 胚珠，花柱 2，丝状，基部愈合。核果球形，淡黄色，熟时光亮，内有 1～2 核。

生境与分布　生于丘陵、平地、林边、灌丛及荒山草地。贵州乌蒙山各地均有分布。

采收加工　夏采全草，秋、冬采根，洗净，晒干。

性味归经　甘、酸，平。归心、肝、脾、肾经。

功能主治　祛风利湿，消食化积，止咳，止痛。用于风湿筋骨痛，跌打损伤，外伤性疼痛，腹泻，痢疾，消化不良，小儿疳积，肝胆、胃肠绞痛，黄疸性肝炎，支气管炎。外用于皮炎，湿疹，疮疡肿毒。

用法用量　内服：水煎，15～30 g。外用：适量，捣烂敷患处。

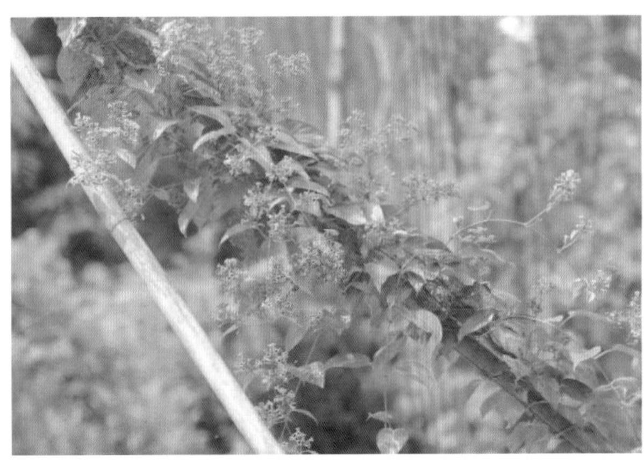

▲ 鸡矢藤植株

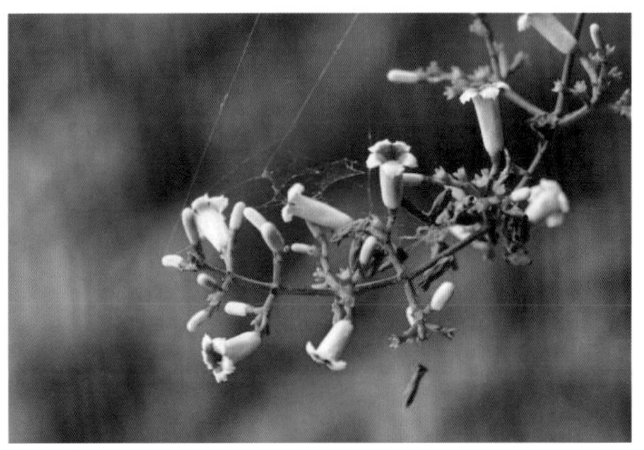

▲ 鸡矢藤花

披针叶茜草 *Rubia alata* Roxb.

别名　长叶茜草。

药材名　披针叶茜草（根及根茎）。

形态特征　叶 4 片轮生，革质，叶柄长 1～9 cm，被倒向小刺状糙毛；叶片披针形，长 2～9 cm，宽 0.5～2.0（～3.0）cm，先端渐尖，基部浅心形至近圆形，全缘，边缘反卷，被倒向小刺状糙毛，表面绿色，有光泽，背面淡绿色，两面脉上均被糙毛或短硬毛，基出脉 3，在表面凹下，背面凸起。聚伞花序排成大而疏散的圆锥花序，顶生和腋生；总花梗长而直立。花梗直而纤细，长约 5 mm；小苞片披针形，长 3～5 mm；花萼筒近球形，无毛；花冠辐状，黄绿色，筒部极短，檐部 5 裂片宽三角形；雄蕊 5，着生于花冠喉部，伸出；花柱 2 裂，柱头头状。果实球形，直径 4～5 mm，成熟后黑色，通常 2 室发育，呈双球形，无毛。种子 2 粒。花期 5～6 月，果期 8～9 月。

生境与分布　生于海拔 600～1 820 m 的山沟、山坡林下、河滩草地与农田边。七星关、大方等地有分布。

采收加工　春、秋二季采挖，除去泥沙，干燥。

性味归经　苦，寒。归肝经。

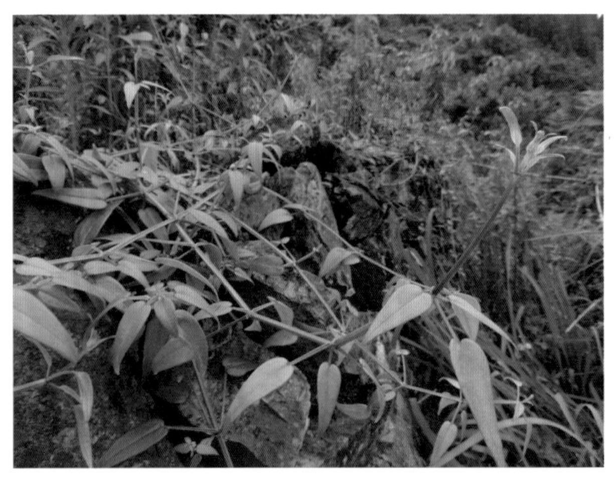

▲ 披针叶茜草植株

功能主治 凉血止血、活血化瘀。用于血热咯血、产后瘀阻腹痛、跌打损伤、风湿痹痛。

用法用量 内服:水煎,10～15 g;或入丸、散;或浸酒。

茜草 *Rubia cordifolia* L.

别名 锯锯藤、拉拉秧。

药材名 茜草(根及根茎)。

形态特征 草质攀援藤本。茎数至多条,有 4 棱,棱有倒生皮刺,多分枝。叶 4 片轮生,纸质,披针形或长圆状披针形,长 0.7～3.5 cm,先端渐尖或钝尖,基部心形,边缘有皮刺,两面粗糙,脉有小皮刺,基出脉 3,稀外侧有 1 对很小的基出脉;叶柄长 1.0～2.5 cm,有倒生皮刺。聚伞花序腋生和顶生,多 4 分枝,有花十余朵至数十朵,花序梗和分枝有小皮刺;花冠淡黄色,干后淡褐色,裂片近卵形,微伸展,长 1.3～1.5 mm,无毛。果球形,径 4～5 mm,成熟时橘黄色。花期 8～9 月,果期 10～11 月。

生境与分布 生于疏林、林缘、灌丛或草地上。贵州乌蒙山各地均有分布。

采收加工 春、秋季采挖,除去泥沙,洗净,晒干。

性味归经 苦,寒。归肝经。

功能主治 凉血,活血,祛瘀,通经。用于吐血,衄血,崩漏下血,外伤出血,经闭瘀阻,关节痹痛,跌扑肿痛。

用法用量 内服:水煎,3～9 g;或入丸、散。行血通经宜生用;止血宜炒炭用。

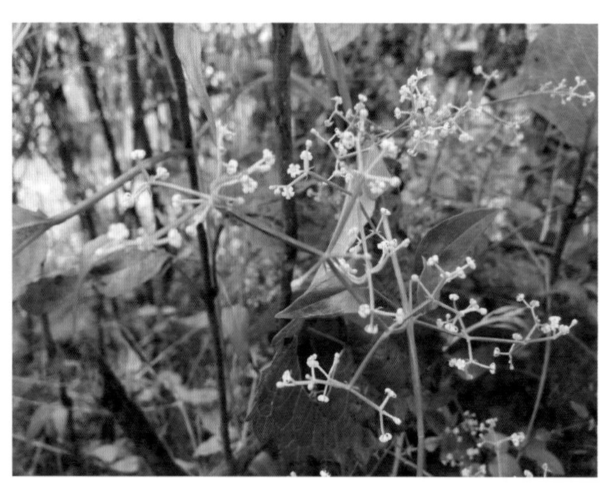

▲ 茜草植株

大叶茜草 *Rubia schumanniana* E. Pritzel Bot. Jahrb.

别名 四块瓦。

药材名 大叶茜草(全草)。

形态特征 草本,高约 1 m。茎和分枝近无毛,或有微小倒刺。叶 4 片轮生,披针形、长圆状卵形或卵形、宽卵形,长 4～10 cm,宽 2～4 cm,先端渐尖或近短尖,基部宽楔形、近钝圆或浅心形,边稍反卷而粗糙,上面脉有钩状硬毛,有时上面或两面均被硬毛,基出脉 3,如 5 条则近叶缘一对纤细而不明显,常在叶上面凹下;叶柄近等长或 2 长 2 短,长 0.5～3.0 cm。聚伞花序多具分枝,成圆锥花序式,顶生和腋生,花序梗长 3～4 cm,有直棱,无毛;小苞片披针形,长 3～4 mm,有缘毛。花径 3.5～4.0 mm;花冠白或绿黄色,干后常褐色,裂片 4～6,近卵形,先端渐尖或短尾尖,常内弯。浆果球状,径 5～7 mm,黑色。花果期夏秋季。

生境与分布 生于海拔 2 600～3 000 m 山地林中。大方、七星关、威宁有分布。

采收加工 夏、秋季采收,洗净,晒干。

性味归经 苦,寒。归心、肝经。

功能主治 止血,化瘀,消炎,解毒。用于血热引起的各种出血,便血,尿血,月经过多,肿瘤,经闭,水肿,崩漏,跌打损伤,肝炎,痈肿疔毒,蛇咬伤。

用法用量 内服:水煎,3～15 g。外用:适量,捣烂;或研末敷患处。

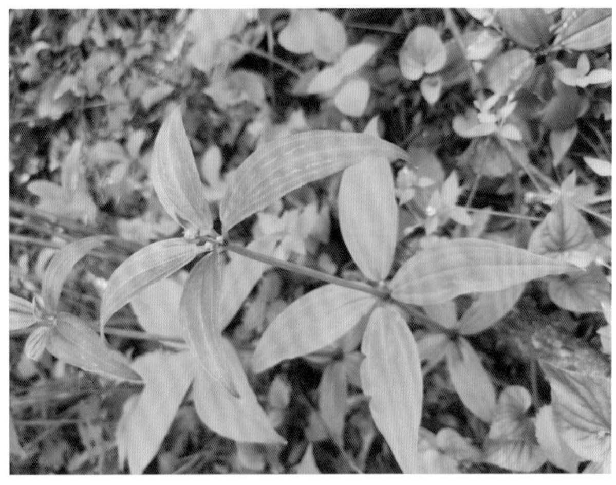

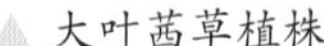
大叶茜草植株

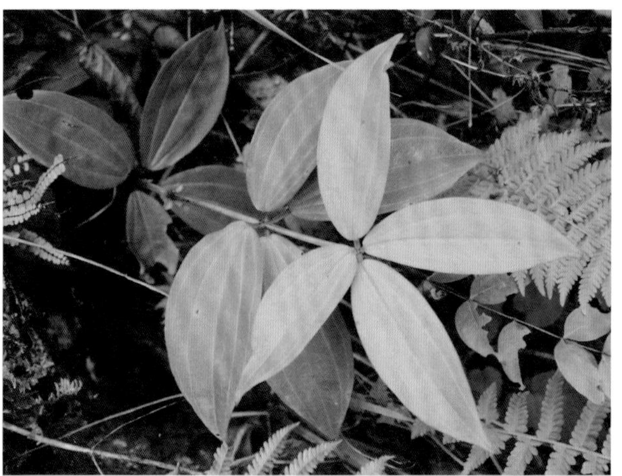
大叶茜草叶

钩藤 *Uncaria rhynchophylla* (Miquel) Miquel ex Haviland J. L.

别名 吊藤、双钩、倒挂刺。

药材名 钩藤(带钩枝条)。

形态特征 光滑藤本;小枝四棱柱形。叶对生,纸质,椭圆形,罕有卵形,长 6～10 cm,宽 3～6 cm,基部宽楔尖,上面光亮,下面在脉腋内常有束毛,略呈粉白色,干后变褐红色;叶柄长 8～12 mm;托叶 2 深裂,裂片条状钻形,长 6～12 mm。头状花序单个腋生或为顶生的总状花序,直径 2.0～2.5 cm;总花梗纤细,长 2～5 cm,中部着生几枚苞片;花 5 数;花萼长约 2 mm,被小粗毛,萼檐裂片长不及 1 mm;花冠黄色,长 6～7 mm,仅裂片外面被粉末状柔毛。蒴果倒圆锥形,长 7～10 mm,直径 1.5～2.0 mm,被疏柔毛。

生境与分布 生于山谷溪边的疏林或灌丛中。七星关、大方有分布。

采收加工 春、秋采收带钩的嫩枝,剪去无钩的藤茎,晒干,或置锅内蒸后再晒干。

性味归经 甘,凉。归肝经。

功能主治 清热平肝,息风定惊。用于小儿惊痫瘛疭,成人血压偏高,头晕目眩,妇人子痫。

用法用量 内服:水煎,10～15 g,不宜久煎。外用:适量。

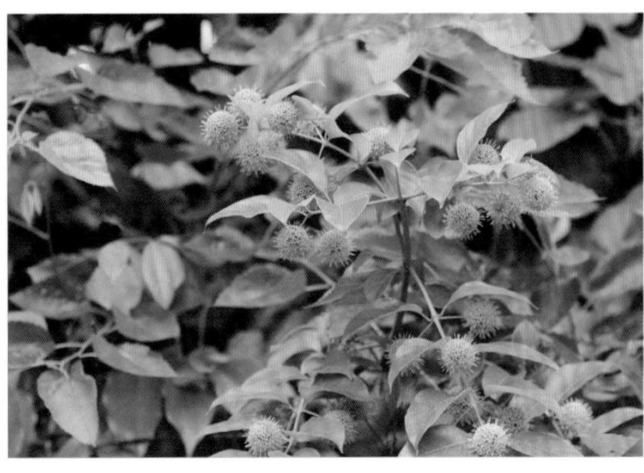
钩藤植株

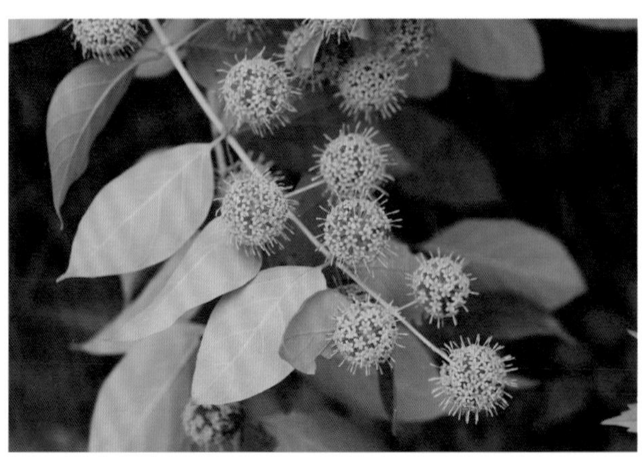
钩藤果实

打碗花 *Calystegia hederacea* Wall. ex. Roxb.

别名 钩耳蕨、面根藤、扶秧、走丝牡丹。

药材名 面根藤(全草)。

形态特征 一年生草本,全体不被毛,高 8～30(～40)cm,具细长白色的根。茎细,平卧,有细棱。基部叶片长圆形,长 2.0～3.0(～5.5)cm,宽 1.0～2.5 cm,顶端圆,基部戟形,上部叶片 3 裂,中裂片长圆形或长圆状披针形,侧裂片近三角形,全缘或 2～3 裂,叶片基部心形或戟形。花腋生,1 朵,花梗长于叶柄,有细棱;苞片宽卵形,长 0.8～1.6 cm,顶端钝或锐尖至渐尖;萼片长圆形,长 0.6～1.0 cm,顶端钝,具小短尖头;花冠淡紫色或淡红色,钟状,长 2～4 cm,冠檐近截形或微裂;雄蕊近等长,花丝基部扩大,贴生花冠管基部,被小鳞毛。蒴果卵球形,长约 1 cm。种子黑褐色,长 4～5 mm,表面有小疣。

生境与分布 生于农田、荒地、路旁。贵州乌蒙山各地均有分布。

采收加工 夏、秋季采收,洗净,鲜用或晒干。

性味归经 甘、微苦,平。归胃、大肠经。

功能主治 健脾,利湿,调经。用于脾胃虚弱,消化不良,小儿吐乳,疳积,五淋,带下,月经不调。

用法用量 内服:水煎,10～30 g。

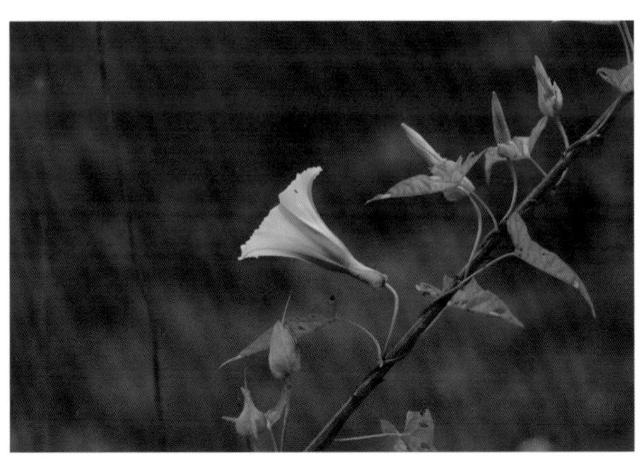

▲ 打碗花花

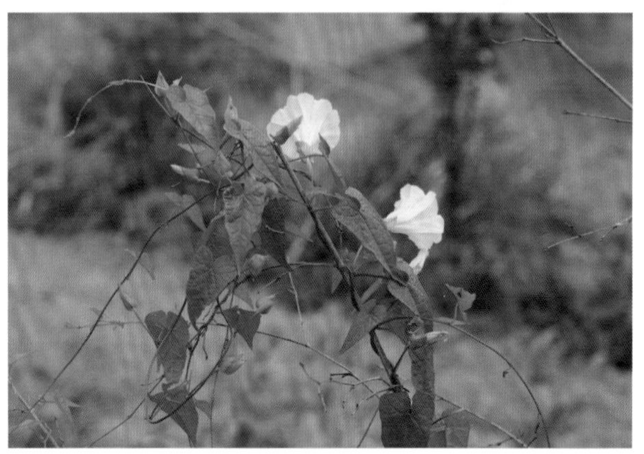

▲ 打碗花植株

菟丝子 *Cuscuta chinensis* Lam.

别名 无娘藤、无根藤。

药材名 菟丝子(种子)。

形态特征 一年生寄生草本。茎缠绕,黄色,纤细,直径约 1 mm,无叶。花序侧生,少花或多花簇生成小伞形或小团伞花序;苞片及小苞片小,鳞片状;花萼杯状,中部以下连合,裂片三角状,长约 1.5 mm,顶端钝;花冠白色,壶形,长约 3 mm,裂片三角状卵形,顶端锐尖或钝,向外反折,宿存;雄蕊着生花冠裂片弯缺微下处;鳞片长圆形,边缘长流苏状。蒴果球形,直径约 3 mm,几乎全为宿存的花冠所包围,成熟时整齐的周裂。种子 2～4,淡褐色,卵形,长约 1 mm,表面粗糙。

生境与分布 生于海拔 200～3 000 m 的田边、山坡阳处、路边灌丛或海边沙丘,通常寄生于豆科、菊科、蒺藜科等多种植物上。贵州乌蒙山各地均有分布。

采收加工 9～10 月收获，采收成熟果实，晒干，打出种子，簸去果壳，杂质。

性味归经 辛、甘，平。归肝、肾、脾经。

功能主治 补肾益精，养肝明目，固胎止泄。用于腰膝酸痛，遗精，阳痿，早泄，不育，消渴，淋浊，遗尿，目昏耳鸣，胎动不安，流产，泄泻。

用法用量 内服：水煎，6～15 g；或入丸、散。外用：适量，炒末调敷。

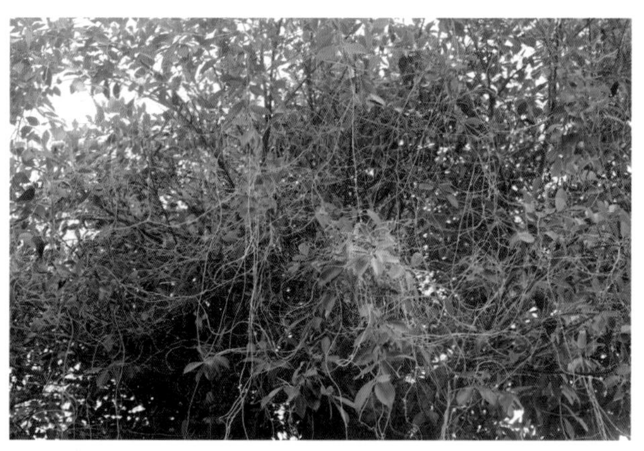

▲ 菟丝子植株

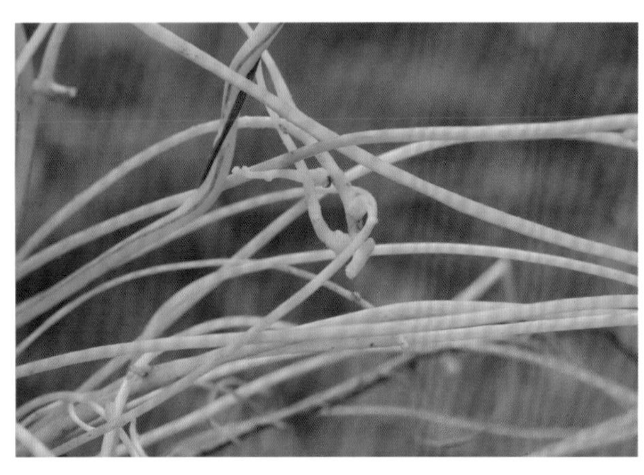

▲ 菟丝子茎

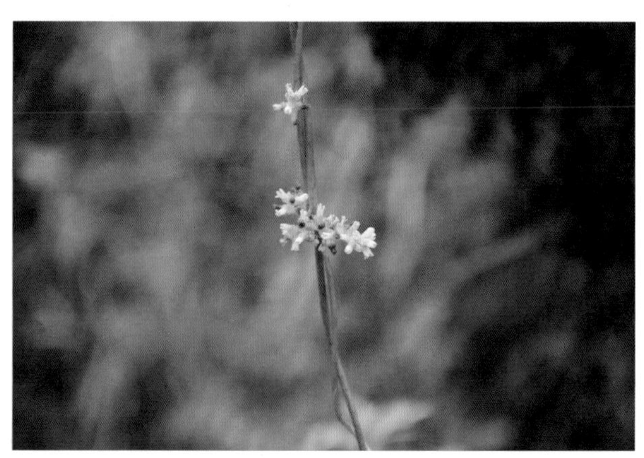

▲ 菟丝子花

牵牛 *Pharbitis nil*（L.）Choisy

别名 黑丑、裂叶牵牛。

药材名 牵牛子(种子)。

形态特征 一年生缠绕草本，茎上被倒向的短柔毛及杂有倒向或开展的长硬毛。叶宽卵形或近圆形，深或浅的 3 裂，偶 5 裂，长 4～15 cm，宽 4.5～14 cm，基部圆，心形，中裂片长圆形或卵圆形，渐尖或骤尖，侧裂片较短，三角形，裂口锐或圆，叶面或疏或密被微硬的柔毛。花腋生，单一或通常 2 朵着生于花序梗顶，长 1.5～18.5 cm；苞片线形或叶状，被开展的微硬毛；小苞片线形；萼片披针状线形，内面 2 片稍狭，外面被开展的刚毛，基部更密；花冠漏斗状，蓝紫色或紫红色，花冠管色淡；雄蕊及花柱内藏。蒴果近球形，3 瓣裂。种子卵状三棱形，长约 6 mm，黑褐色，被褐色短绒毛。

生境与分布 生于海拔 100～1 600 m 的山坡灌丛、干燥河谷路边、园边宅旁、山地路边，或为栽培。贵州乌蒙山各地均有分布。

采收加工 秋季果实成熟未开裂时将藤割下，晒干，种子自然脱落，除去果壳杂质。

性味归经 苦、辛，寒。有毒。归肺、肾、大肠经。

功能主治 利水通便，祛痰逐饮，消积杀虫。用于水肿，腹水，脚气，痰壅喘咳，大便秘结，食滞虫积，腰痛，阴囊肿胀，痈疽肿毒，痔漏便毒。

用法用量 内服：水煎，3～10 g；入丸、散，每次 0.3～1.0 g，每日 2～3 次。炒用药性较缓。

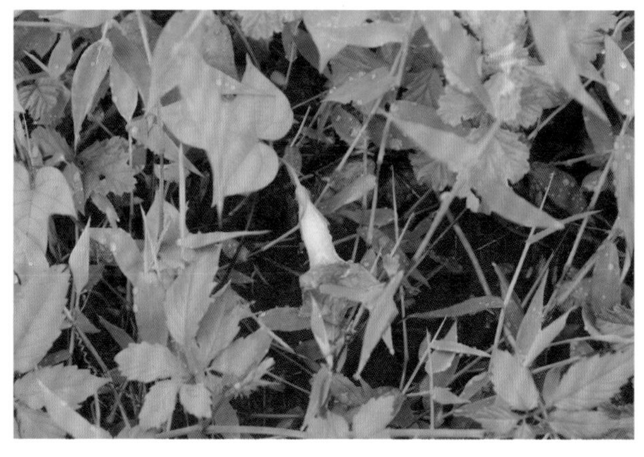

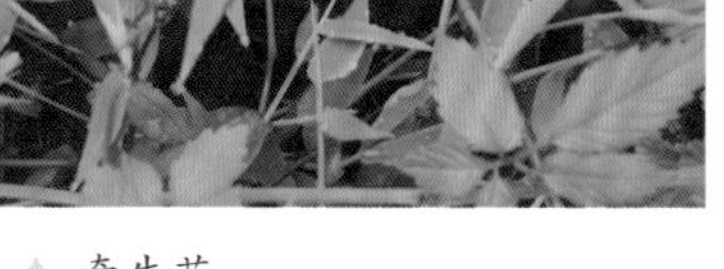

▲ 牵牛花

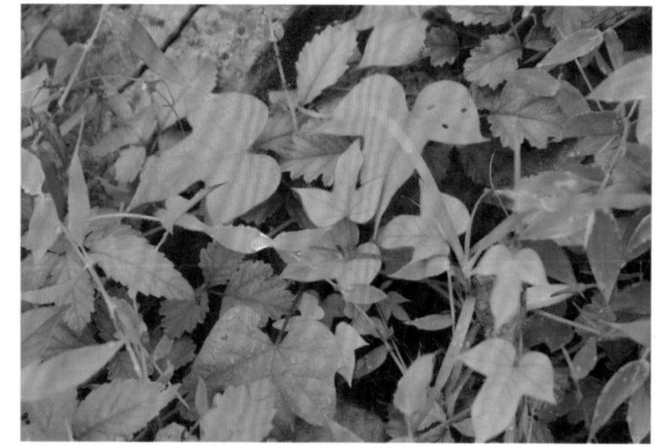

▲ 牵牛植株

圆叶牵牛 *Pharbitis purpurea*（L.）Voisgt

别名 喇叭花、丑牛。

药材名 牵牛子(种子)。

形态特征 一年生缠绕草本，茎上被倒向的短柔毛杂有倒向或开展的长硬毛。叶圆心形或宽卵状心形，长 4～18 cm，宽 3.5～16.5 cm，基部圆，心形，顶端锐尖、骤尖或渐尖，通常全缘，偶有 3 裂，两面疏或密被刚伏毛。花腋生，单一或 2～5 朵着生于花序梗顶端成伞形聚伞花序；苞片线形，被开展的长硬毛；萼片近等长，长 1.1～1.6 cm，外面 3 片长椭圆形，渐尖，内面 2 片线状披针形，外面均被开展的硬毛，基部更密；花冠漏斗状，长 4～6 cm，紫红色、红色或白色，花冠管通常白色，瓣中带于内面色深，外面色淡；雄蕊与花柱内藏。蒴果近球形，3 瓣裂。种子卵状三棱形，黑褐色，被极短的糠秕状毛。

生境与分布 生于田边、路旁或山坡灌丛中，多栽培。贵州乌蒙山各地均有分布。

采收加工 秋季采收果实，晒干，除去果壳杂质，取出种子。

性味归经 参见“牵牛”条目。

功能主治 参见“牵牛”条目。

用法用量 参见“牵牛”条目。

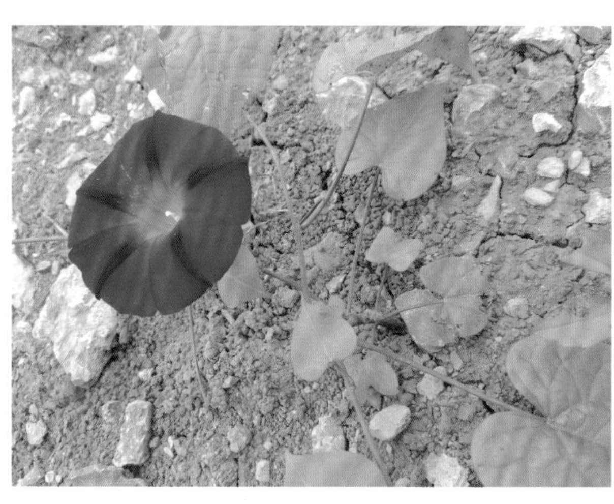

▲ 圆叶牵牛花

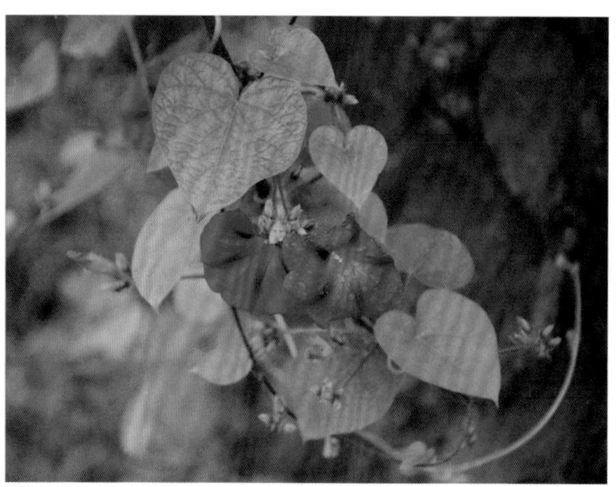

▲ 圆叶牵牛植株

飞蛾藤 *Porana racemosa* Roxb.

别名 马郎花、白花藤。

药材名 飞蛾藤(全草或根)。

形态特征 攀援灌木，茎缠绕，草质，圆柱形，高达10 m。叶卵形，长6～11 cm，宽5～10 cm，先端渐尖或尾状，基部深心形；两面极疏被紧贴疏柔毛；掌状脉基出，7～9条。圆锥花序腋生，苞片叶状，无柄或具短柄，抱茎，小苞片钻形；萼片相等，线状披针形，果时全部增大，长圆状匙形，钝或先端具短尖头，基部渐狭，具3条坚硬的纵向脉，被疏柔毛；花冠漏斗形，长约1 cm，白色，管部带黄色，无毛，5裂至中部，裂片开展，长圆形；雄蕊内藏；花丝短于花药，着生于管内不同水平面；柱头棒状，2裂。蒴果卵形，具小短尖头，无毛；种子1，卵形，长约6 mm，暗褐色或黑色，平滑。

生境与分布 生于海拔700～1 200 m的山坡灌丛或林缘。贵州乌蒙山各地均有分布。

采收加工 夏、秋季采收，除去杂质，切碎，鲜用或晒干。

性味归经 辛，温。归肺、胃经。

功能主治 解表，行气，活血，解毒。用于感冒风寒，食滞腹胀，无名肿毒。

用法用量 内服：水煎，9～15 g。外用：适量，捣敷。

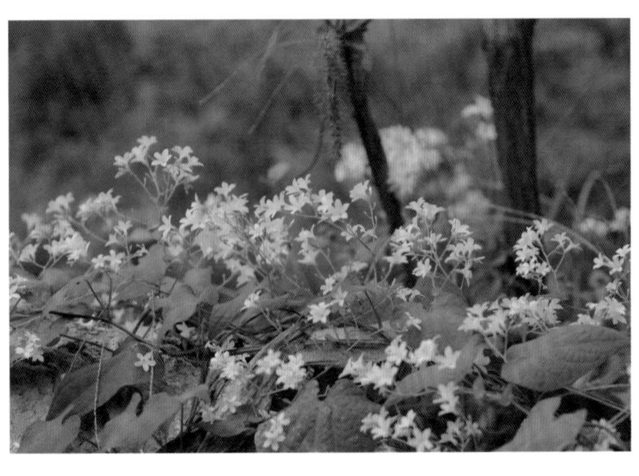

▲ 飞蛾藤植株

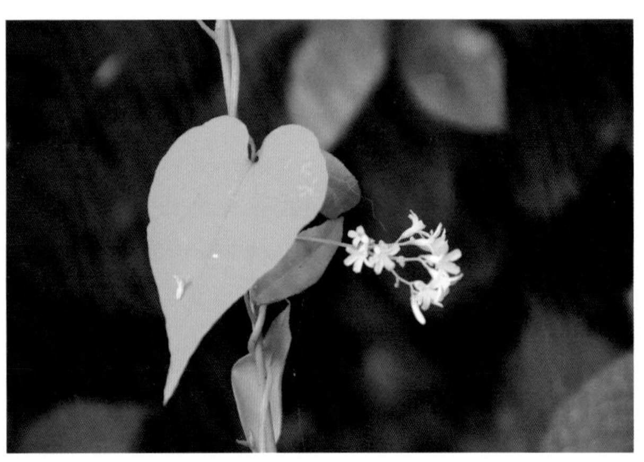

▲ 飞蛾藤花

滇紫草 *Onosma paniculatum* Bur. et Franch.

别名 紫丹、驴臭草、大紫草。

药材名 滇紫草(根或根皮)。

形态特征 二年生草本，高40～80 cm。主根粗壮，圆柱形，质坚硬，外皮暗红紫色。茎单一，不分枝，上部叶腋生花枝，被伸展的硬毛及稠密的短伏毛，硬毛具基盘。基生叶丛生，线状披针形或倒披针形，长10～20 cm，宽1.0～2.5 cm，先端渐尖，基部渐狭成柄；茎中部及上部叶逐渐变小，线状披针形，抱茎或稍抱茎。花序生茎顶及腋生小枝顶端，花后伸长呈总状，集为紧密或开展的圆锥状花序；苞片三角形；花冠蓝紫色，后变暗红色，筒状钟形，裂片小，宽三角形，边缘反卷，花冠外面密生向上的伏毛，内面仅裂片中肋有1列伏毛；花柱中部以下被毛。小坚果暗褐色，长2～3 mm，具疣状突起。花果期6～9月。

生境与分布 生于荒山顶部或干燥向阳的草坡上。

威宁、七星关有分布。

采收加工　秋季采，洗净，晒干或鲜用。

性味归经　甘、微涩，寒。

功能主治　清热、解毒、凉血、活血。用于麻疹肺炎，热病发斑，疮疡溃烂，湿疹，烫伤。

用法用量　内服：水煎，3～9 g。

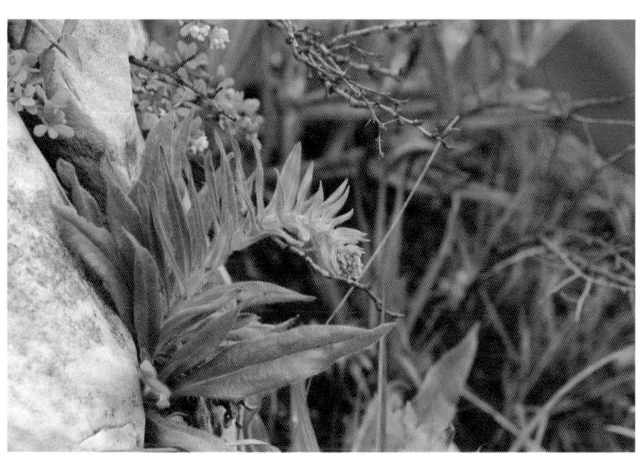

▲ 滇紫草植株

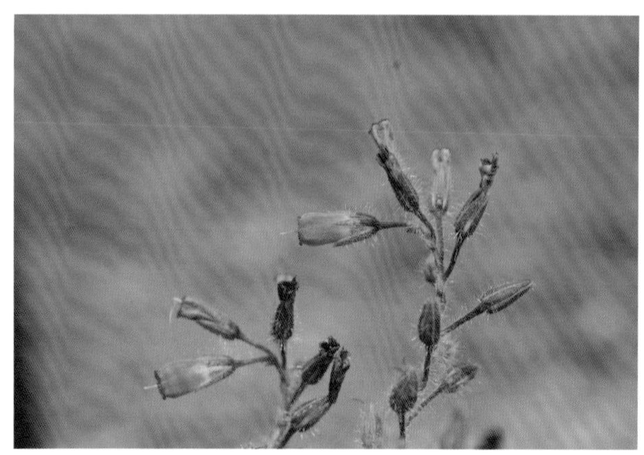

▲ 滇紫草花

紫珠　*Callicarpa bodinieri* Lévl.

别名　爆竹紫、白木姜、大叶鸦鹊饭、漆大伯、珍珠枫。

药材名　裸花紫珠(果实)。

形态特征　灌木；小枝、叶柄和花序均被粗糠状星状毛。叶片卵状长椭圆形至椭圆形，长 7～18 cm，宽 4～7 cm，顶端长渐尖至短尖，基部楔形，边缘有细锯齿，有短柔毛，背面灰棕色，密被星状柔毛，两面密生暗红色或红色细粒状腺点。聚伞花序 4～5 次分歧；苞片细小，线形；花萼长约 1 mm，外被星状毛和暗红色腺点，萼齿钝三角形；花冠紫色，被星状柔毛和暗红色腺点；雄蕊长约 6 mm。果实球形，熟时紫色，无毛，径约 2 mm。花期 6～7 月，果期 8～11 月。

生境与分布　生于海拔 400～1 500 m 的林缘、沟边或灌木丛中。七星关、大方、赤水有分布。

采收加工　秋季采收，除去杂质，晒干。

性味归经　苦、微辛，平。归脾、胃、肝经。

功能主治　发表散寒。用于风寒感冒。

用法用量　内服：9～30 g，水煎服或制成浸膏。外用：适量，煎洗或涂敷患处。

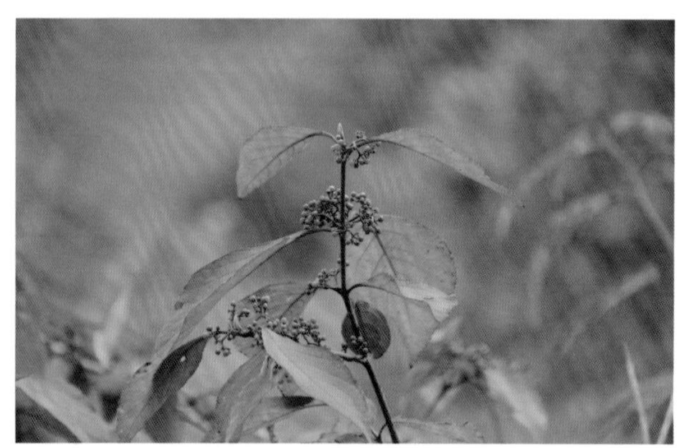

▲ 紫珠植株

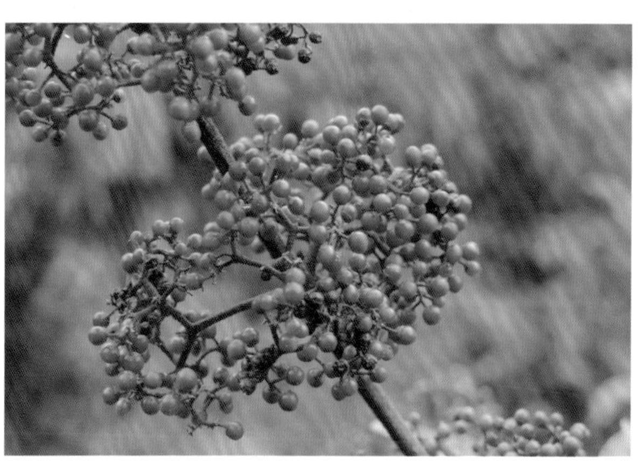

▲ 紫珠果实

老鸦糊 *Callicarpa giraldii* Hesse ex Rehd.

别名 没翻叶、大麻雀米、鸡米树、菜子木、红泡果。

药材名 老鸦糊(叶)。

形态特征 灌木;小枝圆柱形,灰黄色,被星状毛。叶片纸质,宽椭圆形至披针状长圆形,长 5~15 cm,宽 2~7 cm,顶端渐尖,基部楔形或下延成狭楔形,边缘有锯齿,表面黄绿色,稍有微毛,背面淡绿色,疏被星状毛和细小黄色腺点,侧脉 8~10 对,主脉、侧脉和细脉在叶背隆起,细脉近平行。聚伞花序宽 2~3 cm,4~5 次分歧,被毛与小枝同;花萼钟状,疏被星状毛,老后常脱落,具黄色腺点,长约 1.5 mm,萼齿钝三角形;花冠紫色,稍有毛,具黄色腺点,长约 3 mm;雄蕊长约 6 mm。果实球形,初时疏被星状毛,熟时无毛,紫色,径 2.5~4.0 mm。花期 5~6 月,果期 7~11 月。

生境与分布 生于海拔 400~1 300 m 的山坡灌木丛中。赫章、赤水有分布。

采收加工 夏季采收,晒干。

性味归经 微寒,辛。

功能主治 清热解毒,收敛止血。用于外伤出血,咯血,尿血,便血,崩漏,疔疮肿毒,毒蛇咬伤。

用法用量 内服:水煎,10~15 g;或研末。外用:捣敷;或煎水熏洗。

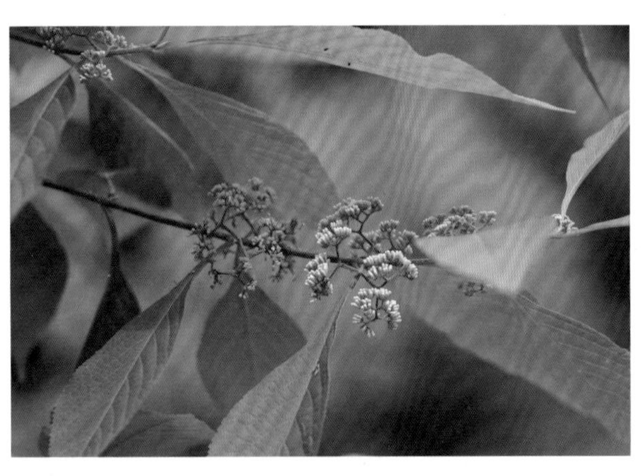

▲ 老鸦糊花

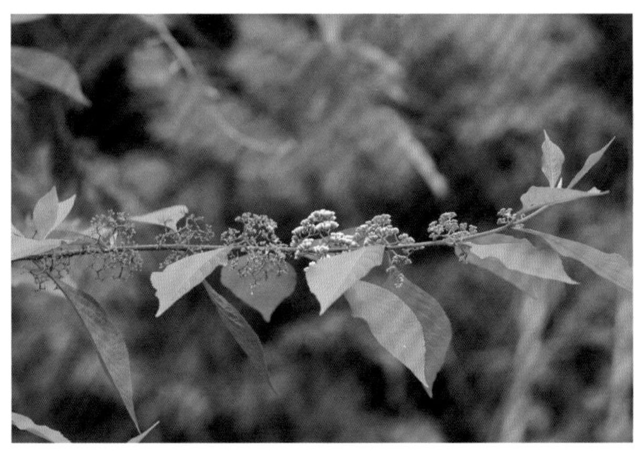

▲ 老鸦糊叶

臭牡丹 *Clerodendrum bungei* Steud.

别名 大红花、臭梧桐。

药材名 臭牡丹茎叶(茎叶)、臭牡丹根(根)。

形态特征 灌木,高 1~2 m,植株有臭味;花序轴、叶柄密被褐色、黄褐色或紫色脱落性的柔毛。叶片纸质,宽卵形或卵形,长 8~20 cm,宽 5~15 cm,顶端尖或渐尖,基部宽楔形、截形或心形,边缘具粗或细锯齿,侧脉 4~6 对,表面散生短柔毛,背面疏生短柔毛和散生腺点或无毛,基部脉腋有数个盘状腺体。伞房状聚伞花序顶生,密集;苞片叶状,小苞片披针形;花萼钟状,被短柔毛及少数盘状腺体,萼齿三角形或狭三角形,长 1~3 mm;花冠淡红色、红色或紫红色,花冠管长 2~3 cm,裂片倒卵形;雄蕊及花柱均突出花冠外。核果近球形,径 0.6~1.2 cm,成熟时蓝黑色。花果期 5~11 月。

生境与分布 生于海拔 500~1 800 m 的山谷湿地、沟边或灌木丛中。威宁、纳雍、七星关、大方等地有分布。

采收加工 1. 臭牡丹茎叶。夏季采集，晒干。

2. 臭牡丹根。夏、秋季采挖，洗净，切片晒干。

性味归经 1. 臭牡丹茎叶。辛、苦，平。归心、胃、大肠经。

2. 臭牡丹根。辛、苦，微温。归肝、脾、肾、肺经。

功能主治 1. 臭牡丹茎叶。行气健脾，祛风除湿，解毒消肿，降血压。用于食滞腹胀，头昏，虚咳，外痢脱肛，肠痔下血，淋浊带下，风湿痛，脚气，痈疽肿毒，漆疮，高血压。

2. 臭牡丹根。解毒消肿，祛风除湿，平肝潜阳。用于眩晕，痈疽，疔疮，乳痈，痔疮，湿疹，丹毒，风湿痹痛。

用法用量 1. 臭牡丹茎叶。内服：水煎，10～15 g，鲜品 30～60 g；或捣汁；或入丸剂。外用：适量，煎水熏洗；或捣敷；或研末调敷。

2. 臭牡丹根。内服：水煎，15～30 g；或浸酒。外用：适量，煎水熏洗。

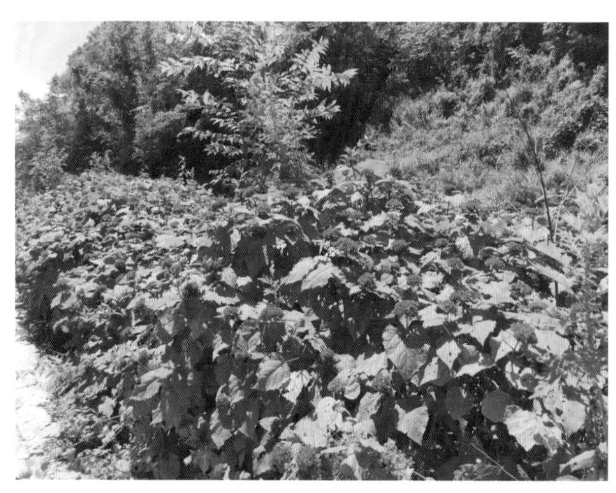

▲ 臭牡丹植株

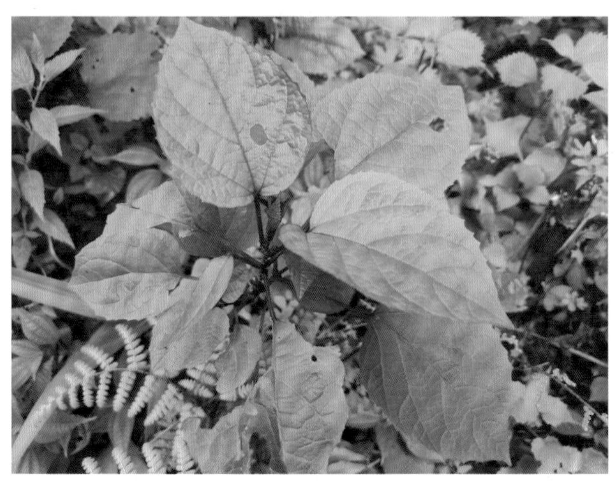

▲ 臭牡丹叶

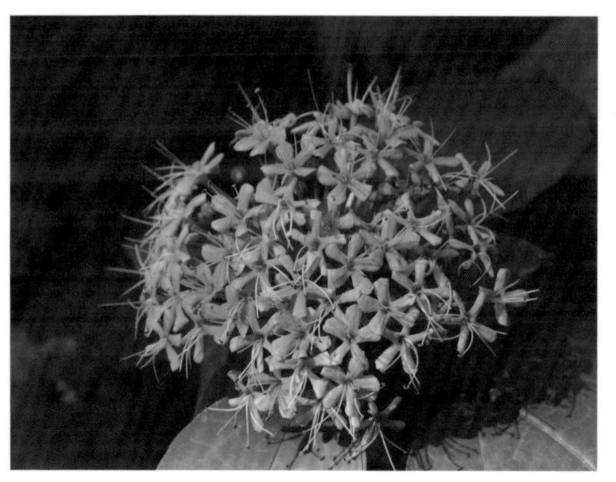

▲ 臭牡丹花

海州常山 *Clerodendrum trichotomum* Thunb.

别名 臭桐、臭芙蓉、地梧桐、臭牡丹、臭桐柴。

药材名 臭梧桐(嫩枝、叶、花、果实、根)。

形态特征 灌木或小乔木，高 1.5～10 m；幼枝、叶柄、花序轴等多少被黄褐色柔毛，老枝灰白色，髓白色，有淡黄色薄片状横隔。叶片纸质，卵形或三角状卵形，长 5～16 cm，宽 2～13 cm，顶端渐尖，基部宽楔形，表面深绿色，背面淡绿色，两面幼时被白色短柔毛，老时表面光滑无毛，背面仍被短柔毛或无毛，侧脉 3～5 对，全缘或有时边缘具波状齿。伞房状聚伞花序顶生或腋生，通常二歧分枝，末次分枝着花 3 朵；苞片叶状，椭圆形，早落；花萼蕾时绿白色，后紫红色，基部合生，中部略膨大，有 5 棱脊，顶端 5 深裂，裂片三角状披针形或卵形，顶端尖；花香，花冠白色或带粉红色，顶端 5 裂；雄蕊 4。核果近球形，包藏于增大的宿萼内，成熟时外果皮蓝紫色。花、果期 6～11 月。

生境与分布　生于海拔1000～2200 m的山谷林下或灌木丛中。威宁、纳雍、大方、桐梓等地有分布。

采收加工　1. 嫩枝、叶。夏秋季结果前采摘，晒干。

2. 花。7～9月采收，晒干。

3. 果实。9～10月果实成熟时采收，晒干或鲜用。

4. 根。春、秋采根，除去杂质，晒干。

性味归经　1. 嫩枝、叶。苦、甘，平。归胃、大肠经。

2. 花。苦，寒。归肺经。

3. 果实。苦、微辛，平。归肺、肝经。

4. 根。苦，寒。归肝经。

功能主治　1. 嫩枝、叶。祛风除湿，平肝潜阳，止痛截疟。用于风湿痹痛，半身不遂，眩晕，疟疾。外用于痈疽疮疥。

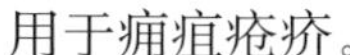

2. 花。祛风湿，平喘。用于气喘，风湿痛，疝气。

3. 果实。祛风，止痛，平喘。用于风湿痹痛，牙痛，气喘。

4. 根。祛风，止痛，降血压。用于风湿痛，高血压。

用法用量　1. 嫩枝、叶。内服：水煎，10～15 g，鲜品30～60 g；或浸酒；或入丸、散。外用：适量，煎水洗；或捣敷；研末掺或调敷。

2. 花。内服：水煎，5～10 g；或研末；或浸酒。

3. 果实。内服：水煎，10～15 g。外用：适量，捣敷。

4. 根。内服：水煎，10～15 g；或捣汁冲酒。

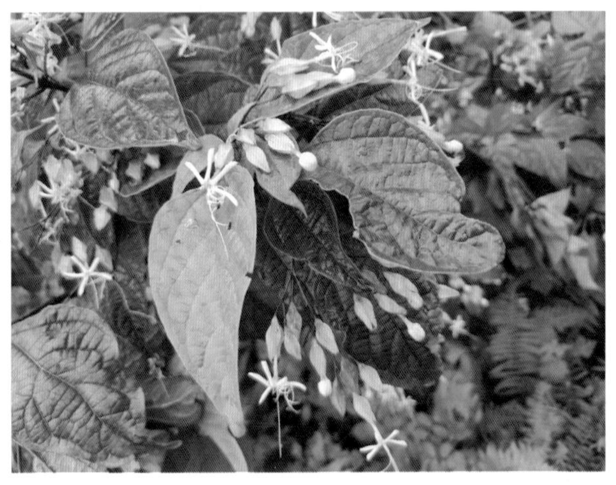

▲ 海州常山植株

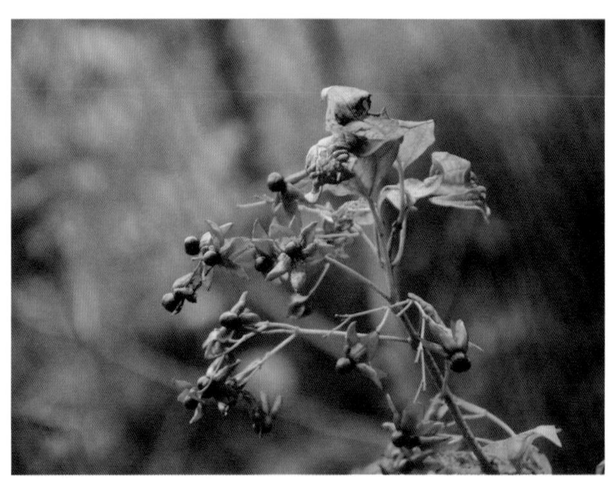

▲ 海州常山果实

马鞭草 *Verbena officinalis* L.

别名　马鞭梢、蜻蜓草。

药材名　马鞭草(全草)。

形态特征　多年生草本。茎四方形，节和棱上有硬毛。叶片卵圆形至倒卵形或长圆状披针形，长2～8 cm，宽1～5 cm，基生叶的边缘通常有粗锯齿和缺刻，茎生叶多数3深裂，裂片边缘有不整齐锯齿，两面均有硬毛，背面脉上尤多。穗状花序顶生和腋生，无柄，最初密集，结果时疏离；苞片稍短于花萼，具硬毛；花萼长约2 mm，有硬毛，有5脉，脉间凹穴处质薄而色淡；花冠淡紫至蓝色，长4～8 mm，外面有微毛，裂片5；雄蕊4，着生于花冠管的中部。果

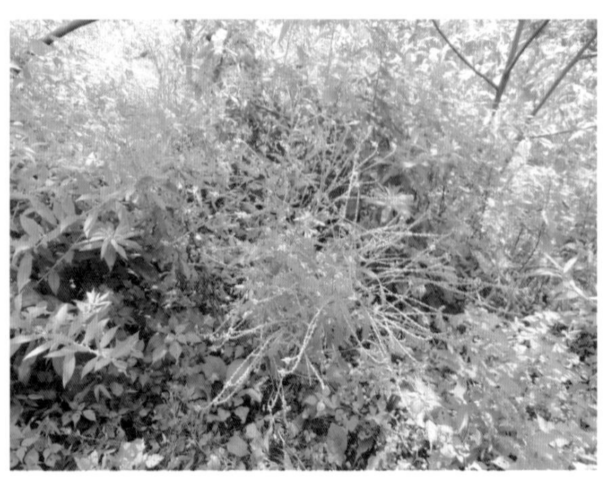

▲ 马鞭草植株

长圆形，长约 2 mm，成熟时 4 瓣裂。花期 6～8 月，果期 7～10 月。

生境与分布 生于海拔 700～2 380 m 山坡、路边及村寨旁。贵州乌蒙山各地均有分布。

采收加工 6～8 月花开时采割，除去杂质，晒干。

性味归经 苦，凉。归肝、脾经。

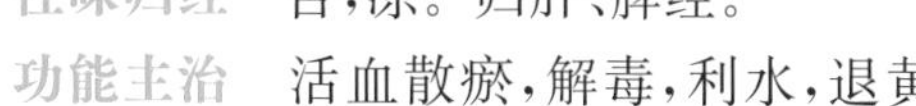

功能主治 活血散瘀，解毒，利水，退黄，截疟。用于癥瘕积聚，痛经经闭，喉痹，痈肿，水肿，黄疸，疟疾。

用法用量 内服：水煎，5～10 g。

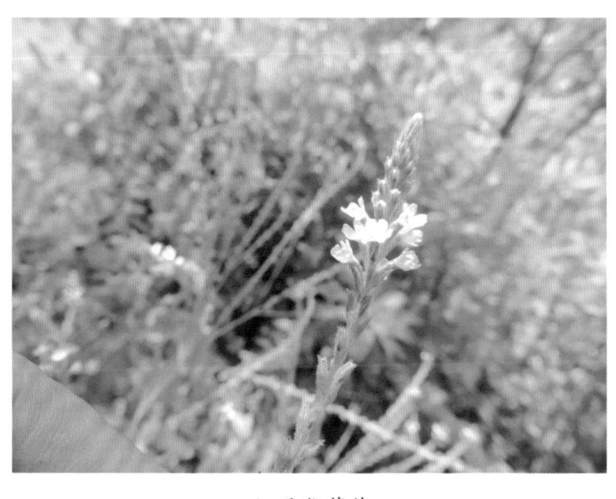

▲ 马鞭草花

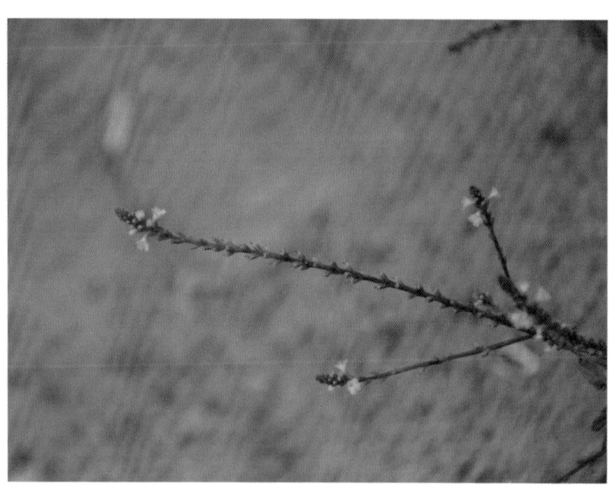

▲ 马鞭草穗状花序

藿香 *Agastache rugosa* (Fisch. et Mey.) O. Ktze.

别名 野藿香、土藿香。

药材名 藿香(地上部分)。

形态特征 多年生草本。茎直立，高 0.5～1.5 m，四棱形，上部被极短的细毛，分枝，下部无毛。叶心状卵形至长圆状披针形，长 4.5～11.0 cm，宽 3～6.5 cm，先端尾状长渐尖，基部心形，边缘具粗齿，纸质，上面橄榄绿色，近无毛，下面略淡，被微柔毛及点状腺体。穗状花序密集；苞叶披针状线形。花

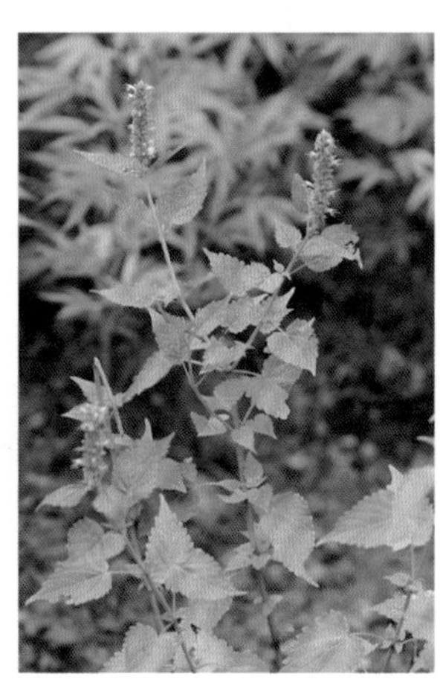

▲ 藿香植株

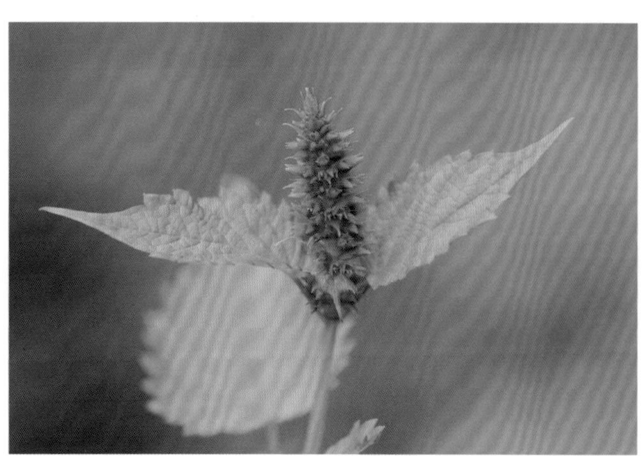

▲ 藿香花

萼管状倒圆锥形，被腺微柔毛及黄色小腺体，浅紫色或紫红色，萼齿三角状披针形，后 3 齿长，前 2 齿稍短。花冠淡紫蓝色，外被微柔毛，冠檐二唇形，上唇直伸，先端微缺，下唇 3 裂，中裂片较宽大，平展，边缘波状。雄蕊伸出花冠，花丝细，扁平，无毛。成熟小坚果卵状长圆形，长约 1.8 mm，宽约 1.1 mm，腹面具棱，先端具短硬毛，褐色。花期 6～9 月，果期 9～11 月。

生境与分布 生于高温、阳光充足的山林、溪边、路边及村寨旁。贵州乌蒙山各地均有栽培。

采收加工 夏、秋季采收，烘干或晒干。

性味归经 辛，微温。归肺、脾、胃经。

功能主治 祛暑解表，化湿和胃。用于夏令感冒，寒热头痛，胸脘痞闷，呕吐泄泻，妊娠呕吐，鼻渊。

用法用量 内服：水煎，6～10 g；或入丸、散。外用：适量，煎水洗；或研末搽。

风轮菜 *Clinopodium chinense* (Benth.) O. Ktze.

别名 蜂窝草、节节草。

药材名 断血流(全草)。

形态特征 多年生草本。茎基部匍匐生根，多分枝，四棱形，密被短柔毛及腺微柔毛。叶卵圆形，长 2～4 cm，宽 1.3～2.6 cm，先端急尖或钝，基部圆形呈阔楔形，边缘为圆齿状锯齿，坚纸质，上密被平伏短硬毛，下面灰白色，被疏柔毛，侧脉 5～7 对。轮伞花序多花密集，半球状；苞叶叶状，苞片针状，多数，被柔毛状缘毛及微柔毛。花萼狭管状，常染紫红色，长约 6 mm，上唇 3 齿，齿近外反，长三角形，下唇 2 齿，先端芒尖。花冠紫红色，冠筒伸出，向上渐扩大，冠檐二唇形，上唇直伸，下唇 3 裂；雄蕊 4；花柱微露出，先端不相等 2 浅裂。小坚果倒卵形，长约 1.2 mm，宽约 0.9 mm，黄褐色。花期 5～8 月，果期 8～10 月。

生境与分布 生于海拔 1000 m 以下的山坡、草丛、路边、沟边、灌丛、林下。织金有分布。

采收加工 夏季开花前采收，除去泥沙，晒干。

性味归经 微苦、涩，凉。归肝经。

功能主治 收敛止血。用于崩漏，尿血，鼻衄，牙龈出血，创伤出血。

用法用量 内服：水煎，9～15 g。外用：适量，研末敷患处。

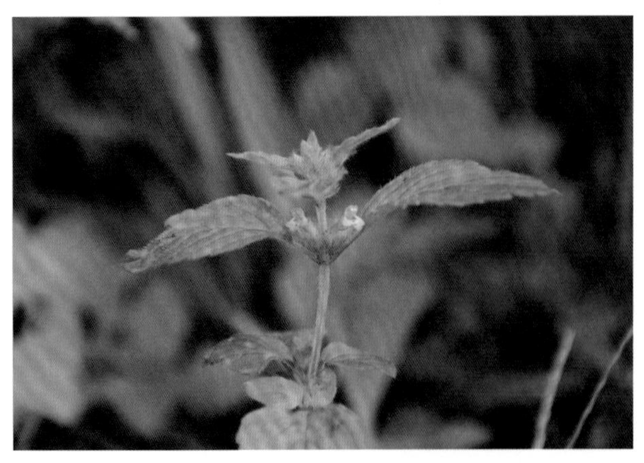

▲ 风轮菜植株

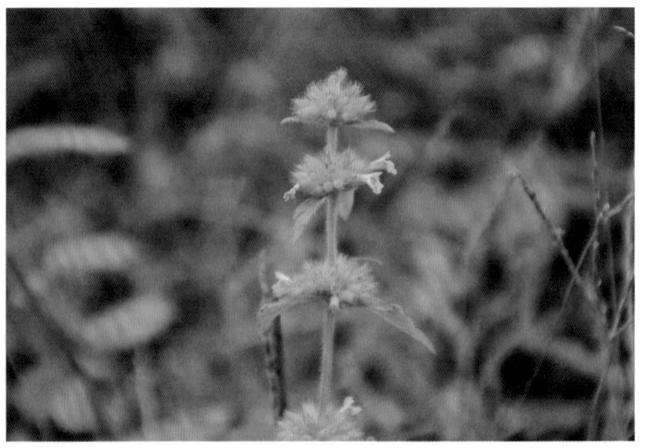

▲ 风轮菜花序

野草香 *Elsholtzia cypriani* (Pavol.) S. Chow ex P. S. Hsu

别名 木姜花。

药材名 野草香(叶、茎叶)。

形态特征 草本植物,高 20～100 cm。茎直立,四棱形,被短柔毛。叶对生;叶柄长 2～20 mm,被毛;叶片卵形或长圆状披针形,长 2.0～6.5 cm,宽 1～3 cm,先端急尖,叶边缘具锯齿,上面被柔毛,下面被柔毛及腺点。轮伞花序多花密集成假穗状花序,长 2.5～10.5 cm;苞片线形,被短柔毛;花萼管状钟形,长约 2 mm,外面被柔毛;花冠玫瑰红色,长约 2 mm,外面被柔毛;花药 2 室;子房 4 裂,花柱外露,柱头 2 浅裂。小坚果长圆状椭圆形,黑褐色,略被毛。花期 8～10 月,果期 9～11 月。

生境与分布 生于海拔 600～2 300 m 的田边、路旁、河边或林缘草地。威宁、织金、七星关等地有分布。

采收加工 夏、秋季采收,鲜用或晒干。

性味归经 辛,凉。

功能主治 解表,清热,解毒,截疟。用于风热感冒,咽喉肿痛,风湿关节痛,疟疾,疔疮肿毒。

用法用量 内服:水煎,10～30 g。外用:适量,捣汁涂。

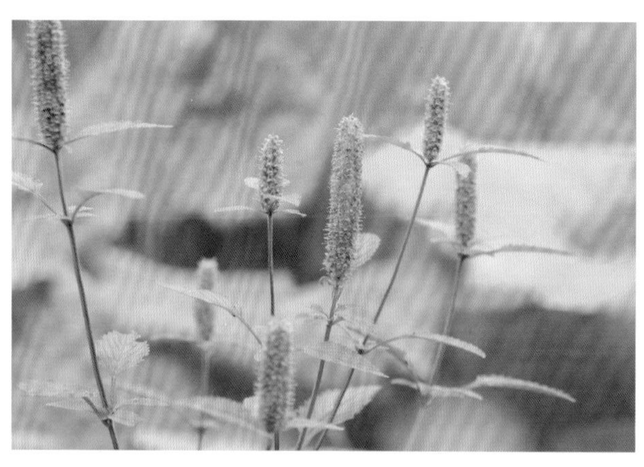

▲ 野草香植株

活血丹 *glechoma longituba* (Nakai) Kupr.

别名 连钱草、团经草。

药材名 连钱草(全草)。

形态特征 多年生草本,具匍匐茎,上升,逐节生根。茎高 10～20 cm,四棱形。叶片心形,边缘具圆

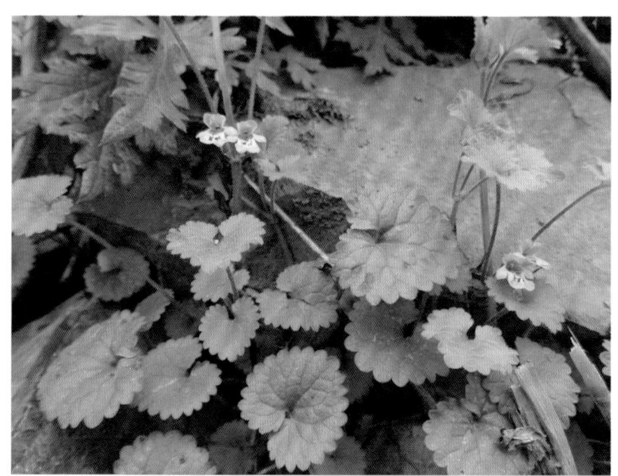

▲ 活血丹植株

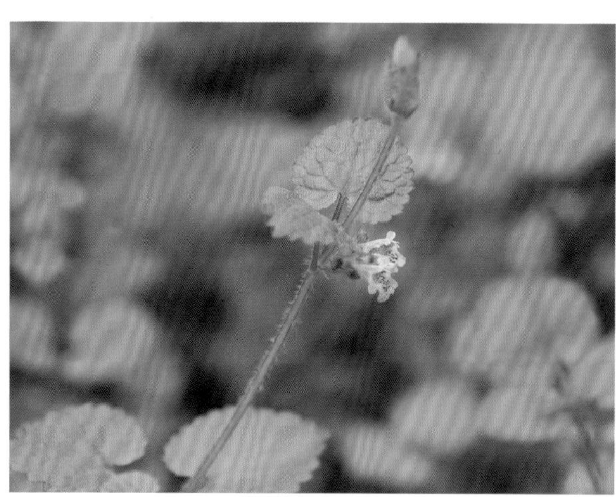

▲ 活血丹花

齿或粗锯齿状圆齿。轮伞花序通常 2 花,稀具 4～6 花;苞片及小苞片线形,长达 4 mm,被缘毛。花萼管状,外面被长柔毛。花冠淡蓝、蓝至紫色,上部膨大成钟形;花药 2 室,略叉开。子房 4 裂,无毛。花盘杯状,微斜,前方呈指状膨大。花柱细长,无毛,略伸出,先端近相等 2 裂。成熟小坚果深褐色,长圆状卵形,顶端圆,基部略呈三棱形,无毛,果脐不明显。花期 4～5 月,果期 5～6 月。

生境与分布　生于海拔 50～2 000 m 的林缘、疏林下、草地中、溪边等阴湿处。威宁、七星关、赫章有分布。

采收加工　春至秋季采收,除去杂质,晒干。

性味归经　辛、微苦,微寒。归肝、肾、膀胱经。

功能主治　利湿通淋,清热解毒,散瘀消肿。用于热淋,石淋,湿热黄疸,疮痈肿痛,跌打损伤。

用法用量　内服:水煎,15～30 g。外用:适量,水煎洗。

益母草 *Leonurus japonicus* Houttuyn

别名　四棱草。

药材名　益母草(全草)。

形态特征　一年生或二年生草本,有于其上密生须根的主根。茎直立,钝四棱形,多分枝。茎下部叶轮廓为卵形,基部宽楔形;花序最上部的苞叶线形或线状披针形;花梗无;花萼管状钟形,长 6～8 mm。花冠粉红至淡紫红色,长 1.0～1.2 cm。子房褐色,无毛。小坚果长圆状三棱形,顶端截平,基部楔形,淡褐色,光滑。花期 6～9 月,果期 9～10 月。

生境与分布　生于海拔 2 500 m 多种生境,尤以阳处为多。贵州乌蒙山各地均有分布。

采收加工　鲜品:春季幼苗期至初夏花前期采割;干品:夏季茎叶茂盛、花未开或初开时采割,晒干,或切段晒干。

性味归经　苦、辛,微寒。归肝、心包、膀胱经。

功能主治　活血调经,利尿消肿,清热解毒。用于月经不调,痛经经闭,恶露不尽,水肿尿少,疮疡肿毒。

用法用量　内服:水煎,9～30 g;鲜品 12～40 g。

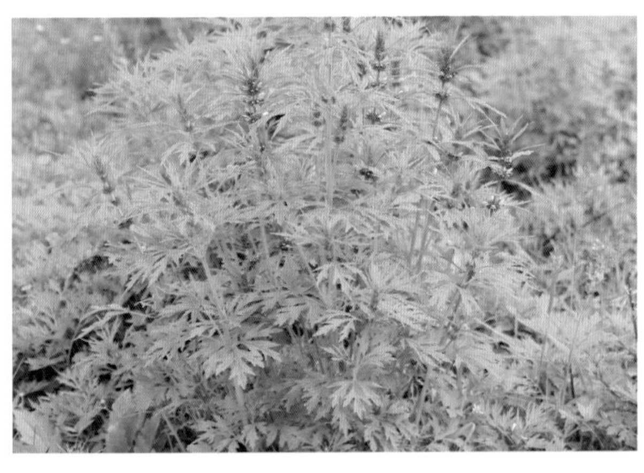

▲ 益母草植株

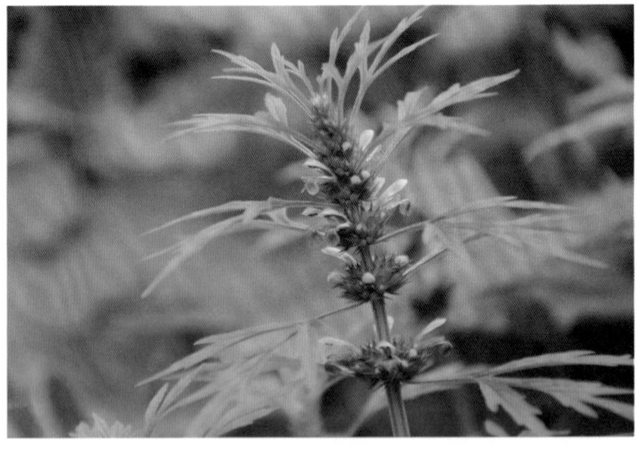

▲ 益母草花

地笋 *Lycopus lucidus* Turcz.

别名　野三七、水三七、旱藕。

药材名　地笋(根茎)。

形态特征　多年生草本。根茎横走,具节,节上密生须根。茎直立,四棱形。叶长圆状披针形,两面或上面具光泽，亮绿色。轮伞花序无梗，多花密集；花萼钟形；花冠白色，二唇形，上唇近圆形，下唇 3 裂；雄蕊超出于花冠；花柱伸出花冠，先端 2 浅裂，裂片线形。小坚果倒卵圆状四边形，基部略狭。花期 6～9 月，果期 8～11 月。

生境与分布 七星关有栽培。

采收加工 秋、冬两季采挖，洗净，干燥。

性味归经 甘、辛，平。归心、肝、脾、胃经。

功能主治 化瘀止血，益气利水。用于衄血，吐血，产后腹痛，黄疸，水肿，带下，气虚乏力。

用法用量 内服：水煎，4～9 g；或浸酒。外用：适量，捣敷；或浸酒涂。

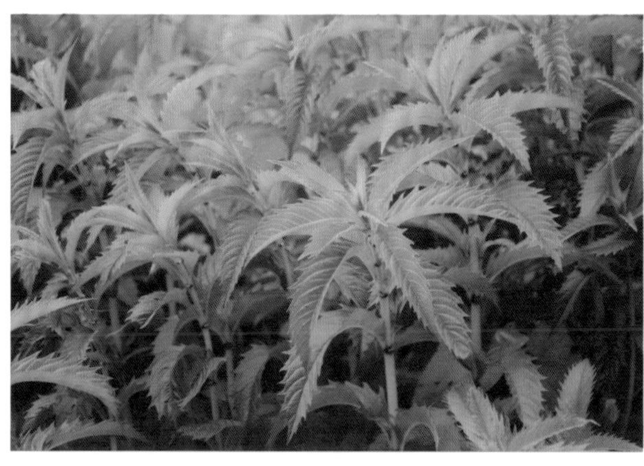

▲ 地笋植株

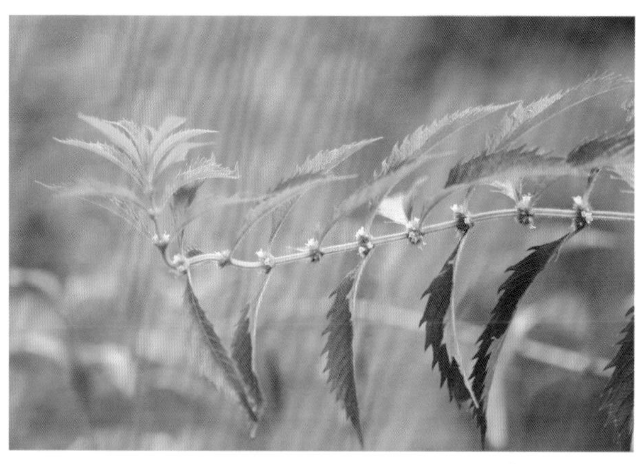

▲ 地笋花序

龙头草 *Meehania henryi* (Hemsl.) Sun ex C. Y. Wu

别名 鲤鱼草。

药材名 龙头草(根、叶)。

形态特征 多年生草本。茎四棱形。叶具长柄，腹面具槽，两侧边缘具疏长柔毛；叶片心形或卵形，长 4～13 cm，宽 1.8～4.0 cm。花序腋生和顶生，为聚伞花序组成的假总状花序，花序长 6～9 cm，密被微柔毛；花梗长 1～4 mm。花冠淡红紫或淡紫色，冠檐二唇形。雄蕊 4，二强，花药 2 室，被微柔毛。子房 4 裂，被微柔毛。花柱细长；花盘杯状。小坚果圆状长圆形，平滑，密被短柔毛，腹面微呈三棱形，基部具一小果脐。花期 9 月，果期 9 月以后。

生境与分布 生于海拔 1 000～2 000 m 山谷林下阴湿处。大方有分布。

采收加工 全年均可采收，鲜用或晒干。

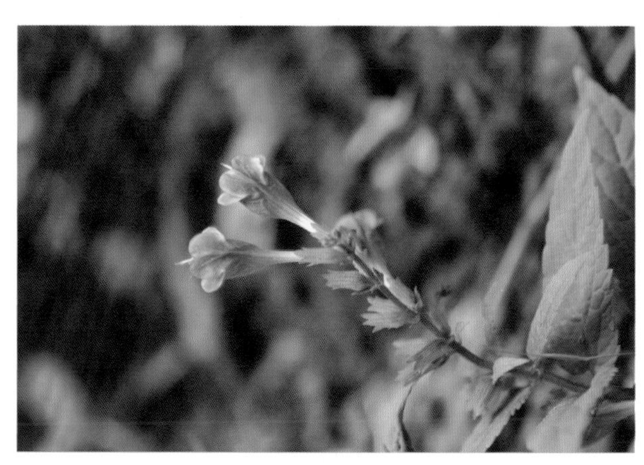

▲ 龙头草花

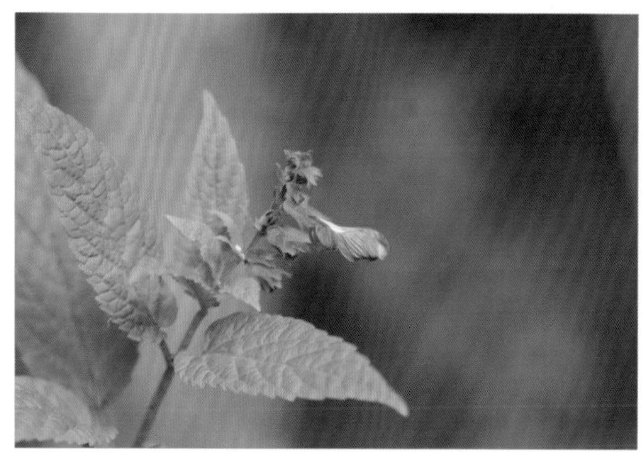

▲ 龙头草叶

性味归经 甘、辛，平。

功能主治 补气血，祛风湿，消肿毒。用于劳伤气血亏虚，脘腹疼痛，风湿痹痛，咽喉肿痛，痈肿疔毒，跌打损伤，蛇咬伤。

用法用量 内服：水煎，3～9 g；或泡酒。外用：适量，捣敷。

蜜蜂花 *Melissa axillaris*（Benth.）Bakh. F.

别名 红薄荷、土荆芥。

药材名 蜜蜂花（全草）。

形态特征 多年生草本，具地下茎。地上茎近直立或直立，分枝，四棱形被短柔毛。叶片卵圆形，长1.2～6.0 cm，宽0.9～3.0 cm，先端急尖或短渐尖，基部圆形、钝、近心形或急尖，边缘具锯齿状圆齿。轮伞花序少花或多花，在茎、枝叶腋内腋生，疏离；苞片小，近线形，具缘毛；花梗长约2 mm，被短柔毛。花萼钟形，二唇形；花冠白色或淡红色，冠檐二唇形。雄蕊4，花药2室，室略叉开。花盘浅盘状，4裂。小坚果卵圆形，腹面具棱。花、果期6～11月。

生境与分布 生于海拔600～2 500 m的山坡、山地、谷地或路旁。七星关有分布。

采收加工 夏、秋季采收，鲜用或晒干。

性味归经 辛，热。

功能主治 清热解毒，凉血止血。用于皮肤瘙痒，疥疮，蛇虫咬伤，口臭，吐血，鼻衄，崩漏，带下。

用法用量 内服：水煎，5～10 g。外用：适量。

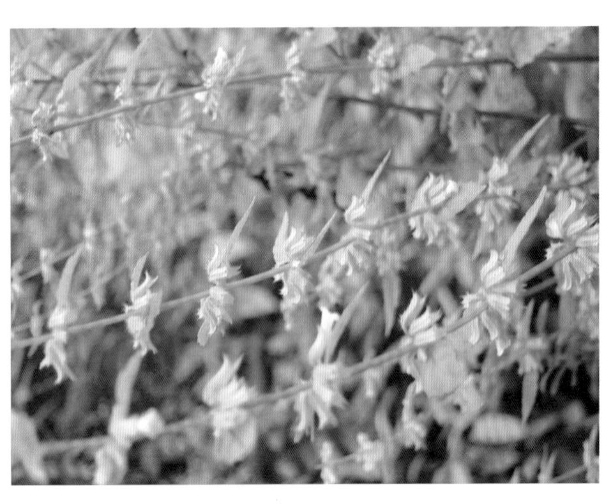

▲ 蜜蜂花花序

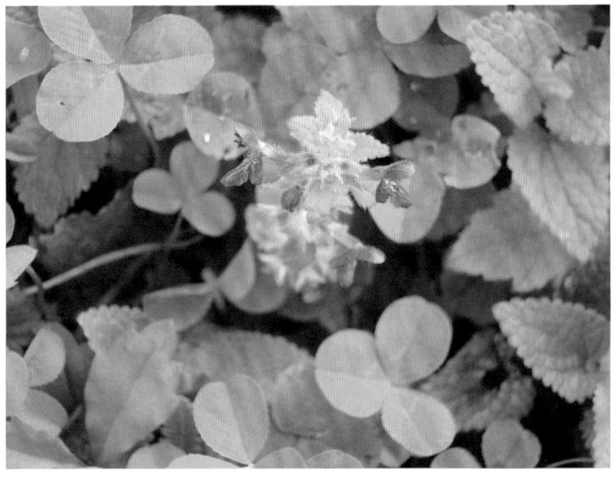

▲ 蜜蜂花植株

薄荷 *Mentha canadensis* L

别名 野薄荷。

药材名 薄荷（全草）。

形态特征 多年生草本。茎直立，锐四棱形，多分枝。叶片长圆状披针形、披针形、椭圆形或卵状披针形，稀长圆形，长3～5（7）cm，宽0.8～3 cm。轮伞花序腋生，轮廓球形，具梗或无梗；花梗纤细，长2.5 mm，被微柔毛或近于无毛。花萼管状钟形，萼齿5，狭三角状钻形；花冠淡紫，冠檐4裂。雄蕊4，花丝丝状，无毛，花药卵圆形，2室。花柱略超出雄蕊，先端近相等2浅裂，裂片钻形。小坚果卵珠形，黄褐色，具小腺窝。花期 7～9 月，果期 10 月。

生境与分布 生于海拔 400～2 100 m 的水旁潮湿地。七星关、威宁、大方等地有分布。

采收加工 夏、秋二季茎叶茂盛或花开至三轮时，选晴天，分次采割，晒干或阴干。

性味归经 辛，凉。归肺、肝经。

功能主治 疏散风热，清利头目，利咽，透疹，疏肝行气。用于风热感冒，风温初起，头痛，目赤，喉痹，口疮，风疹，麻疹，胸胁胀闷。

用法用量 内服：水煎，3～6 g，后下。

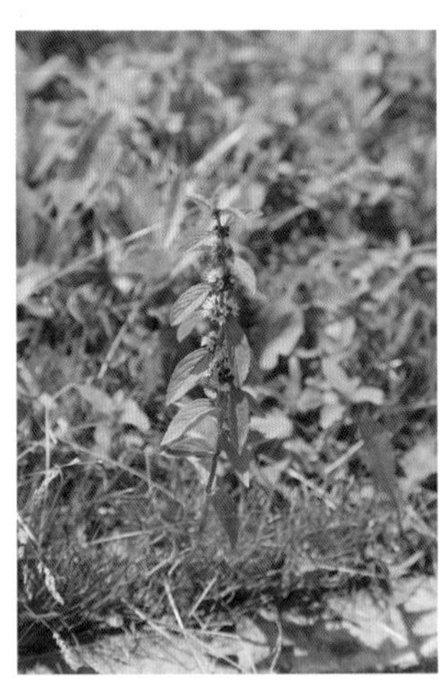

▲ 薄荷植株

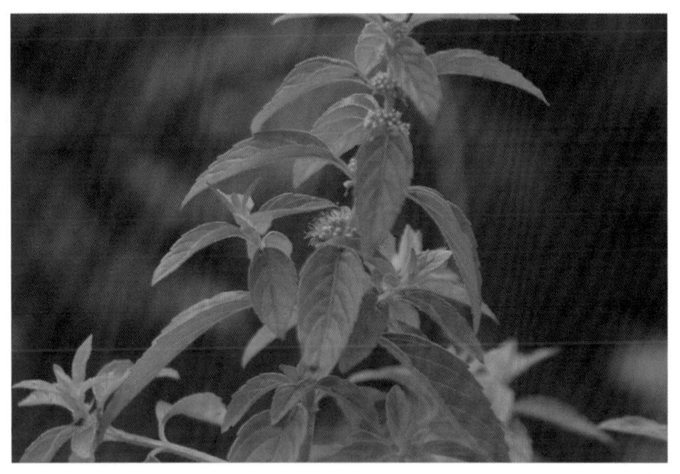

▲ 薄荷叶

留兰香 *Mentha spicata* L.

别名 鱼香菜、狗肉香。

药材名 留兰香(全草)。

形态特征 多年生草本。茎直立，钝四棱形，具槽及条纹，不育枝仅贴地生。叶无柄或近于无柄，卵状长圆形或长圆状披针形，长 3～7 cm，宽 1～2 cm。轮伞花序生于茎及分枝顶端；花萼钟形，萼齿 5，三角状披针形，长 1 mm。花冠淡紫色，冠筒长 2 mm，冠檐具 4 裂片；雄蕊 4，花药卵圆形，2 室；花柱伸出花冠很多，裂片钻形；花盘平顶，子房褐色，无毛。花期 7～9 月。

生境与分布 生于路旁或阴湿地。七星关、威宁、大方等地有分布。

采收加工 7～9 月采收，多为鲜用。

性味归经 辛，微温。

功能主治 解表，和中，理气。用于感冒，咳嗽，咽喉肿痛，目赤肿痛，腹胀，胃痛，痛经。

用法用量 内服：水煎，3～9 g；鲜品 15～30 g。外用：适量，捣敷；或绞汁点眼。

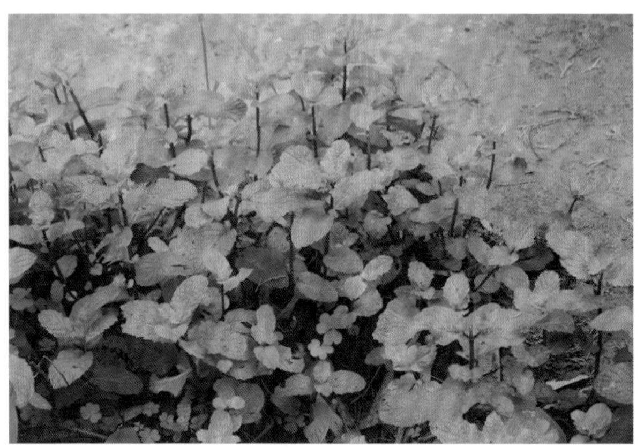

▲ 留兰香植株

荆芥 *Nepeta cataria* L.

别名 山藿香、心叶荆芥。

药材名 荆芥(全草)。

形态特征 多年生植物。茎多分枝,高 40～150 cm,被白色短柔毛。叶卵状至三角状心脏形,长 2.5～7.0 cm,宽 2.1～4.7 cm。花序为聚伞状,聚伞花序呈二歧状分枝;花萼花时管状;花冠白色,下唇有紫点,外被白色柔毛,冠檐二唇形;雄蕊内藏,花丝扁平,无毛;花柱线形,先端 2 等裂。花盘杯状,裂片明显;子房无毛。小坚果卵形,灰褐色,长约 1.7 mm,径约 1 mm。花期 7～9 月,果期 9～10 月。

生境与分布 生于海拔 2 500 m 以下的灌丛或草坡中。威宁有分布。

采收加工 夏、秋二季花开到顶、穗绿时采割,除去杂质,晒干。

性味归经 辛,微温。归肺、肝经。

功能主治 解表散风,透疹,消疮。用于感冒,头痛,麻疹,风疹,疮疡初起。

用法用量 内服:水煎,5～10 g。

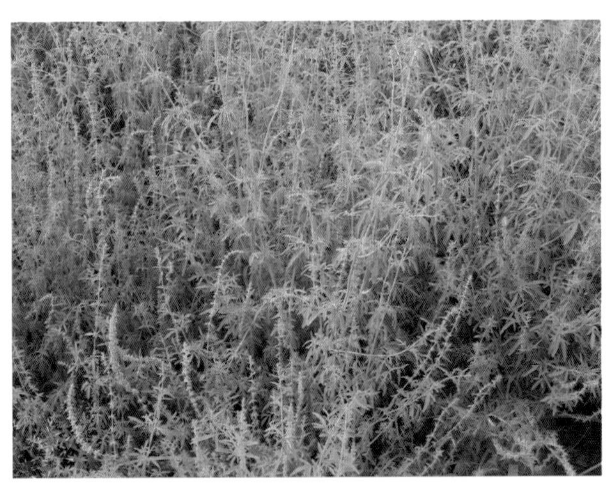

▲ 荆芥植株

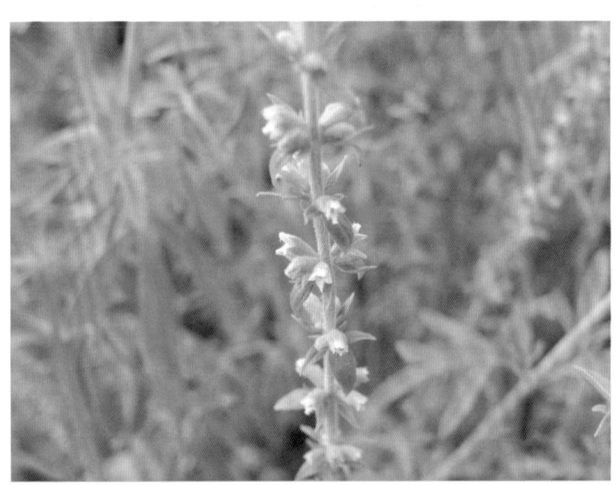

▲ 荆芥花

牛至 *Origanum vulgare* L.

别名 土香薷、小田草。

药材名 牛至(全草)。

形态特征 多年生草本或半灌木;根茎斜生。茎直立或近基部伏地,通常高 25～60 cm,四棱形,具倒向或微蜷曲的短柔毛。叶具柄,叶片卵圆形或长圆状卵圆形,长 1～4 cm,宽 0.4～1.5 cm。花序呈伞房状圆锥花序,多花密集;苞片长圆状倒卵形至倒卵形或倒披针形,具平行脉,全缘。花萼钟状,13 脉,萼齿 5,三角形,等大;花冠紫红至白色,管状钟

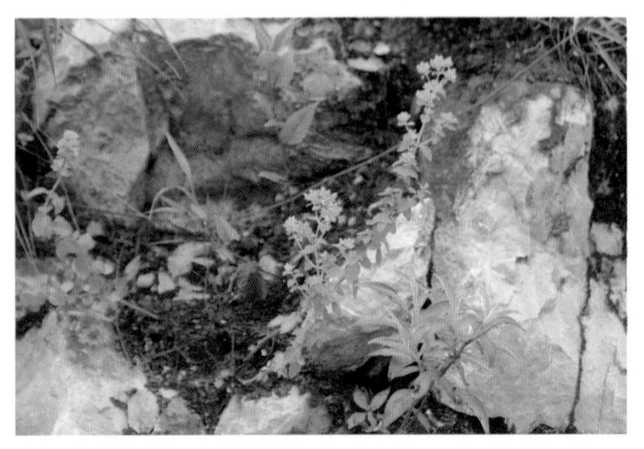

▲ 牛至植株

形，3 裂；雄蕊 4，花药卵圆形，2 室。小坚果卵圆形，长约 0.6 mm，先端圆，基部骤狭，微具棱，褐色，无毛。花期 7～9 月，果期 10～12 月。

生境与分布 生于海拔 500 m 以上的路旁、山地、林下及草地。贵州乌蒙山各地均有分布。

采收加工 夏秋二季花开时采收，除去杂质，晒干。

性味归经 辛、微苦，凉。归肺、胃、肝经。

功能主治 清暑解表，利水消肿。用于中暑，感冒，头痛身重，急性胃肠炎，腹痛吐泻，水肿。

用法用量 内服：水煎，3～9 g，大剂量用至 15～30 g；或泡茶。外用：适量，煎水洗；或鲜品捣敷。

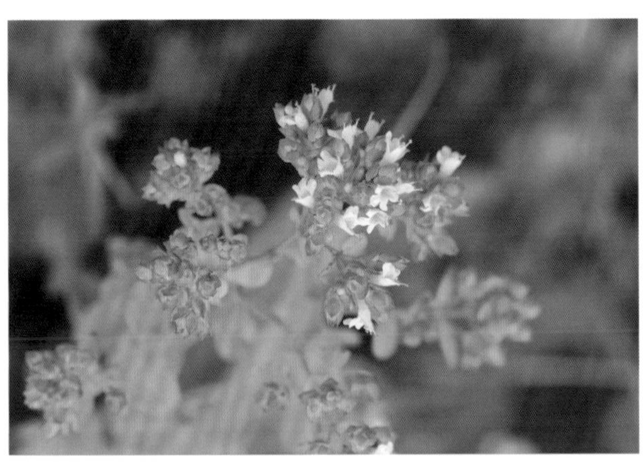

▲ 牛至花

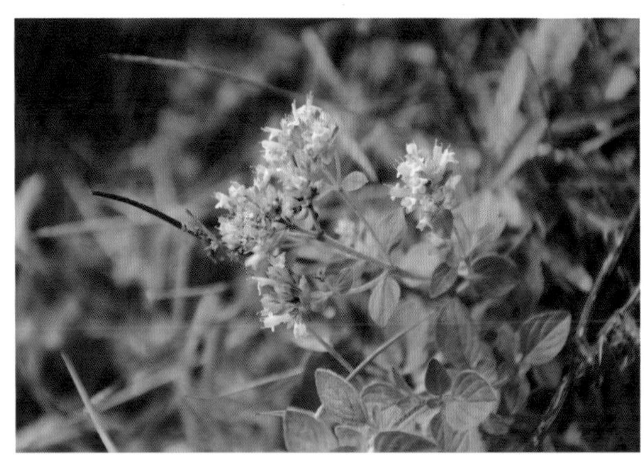

▲ 牛至花序

紫苏 *Perilla frutescens*（L.）Britt.

别名 白苏、山紫苏。

药材名 紫苏子(果实)、紫苏叶(叶)、紫苏梗(茎)。

形态特征 一年生、直立草本。茎高 0.3～2.0 m，绿色或紫色，钝四棱形，具四槽，密被长柔毛。叶阔卵形或圆形，长 7～13 cm，宽 4.5～10.0 cm。轮伞花序 2 花，偏向一侧的顶生及腋生总状花序；花梗长 1.5 mm，密被柔毛。花萼钟形，10 脉，长约 3 mm；花冠白色至紫红色，长 3～4 mm，喉部斜钟形，冠檐近二唇形。雄蕊 4，几不伸出，离生，插生喉部，花丝扁平，花药 2 室，其后略叉开或极叉开。花柱先端相等 2 浅裂；花盘前方呈指状膨大。小坚果近球形，灰褐色，直径约 1.5 mm，具网纹。花期 8～

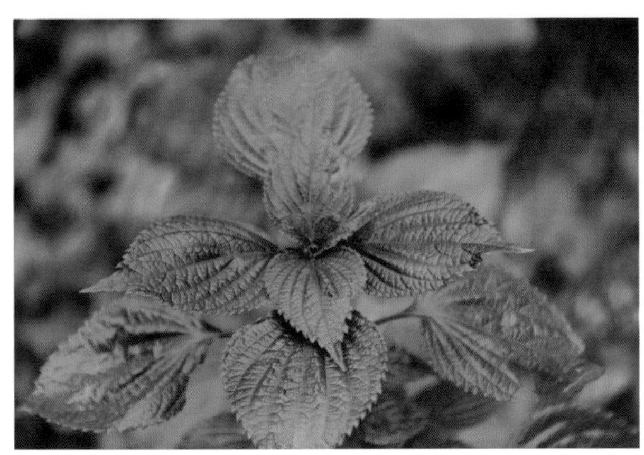

▲ 紫苏叶

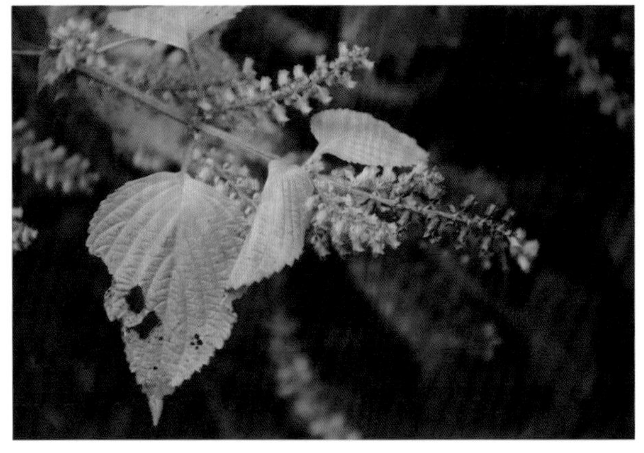

▲ 紫苏果实

11 月，果期 8～12 月。

生境与分布 生于山地路旁、村边荒地。贵州乌蒙山各地均有分布。

采收加工 1. 紫苏子。秋季果实成熟时采收，除去杂质，晒干。

2. 紫苏叶。夏季枝叶茂盛时采收，除去杂质，晒干。

3. 紫苏梗。秋季果实成熟后采割，除去杂质，晒干，或趁鲜切片，晒干。

性味归经 1. 紫苏子。辛，温。归肺经。

2. 紫苏叶、梗。辛，温。归肺、脾经。

功能主治 1. 紫苏子。降气化痰，止咳平喘，润肠通便。用于痰壅气逆，咳嗽气喘，肠燥便秘。

2. 紫苏叶。解表散寒，行气和胃。用于风寒感冒，咳嗽呕恶，妊娠呕吐，鱼蟹中毒。

3. 紫苏梗。理气宽中，止痛，安胎。用于胸膈痞闷，胃脘疼痛，嗳气呕吐，胎动不安。

用法用量 1. 紫苏子。内服：水煎，3～10 g。

2. 紫苏叶、梗。内服：水煎，5～10 g。

夏枯草 *Prunella vulgaris* L.

别名 蜂窝草、棒头花。

药材名 夏枯草（果穗）。

形态特征 多年生草木；根茎匍匐，在节上生须根。茎高 20～30 cm，自基部多分枝，钝四棱形，紫红色。茎叶卵状长圆形或卵圆形。轮伞花序密集组成顶生长 2～4 cm 的穗状花序；苞片宽心形，边缘具睫毛，膜质，浅紫色。花萼钟形，2 深裂；花冠紫、蓝紫或红紫色；雄蕊 4，花丝略扁平，无毛，花药 2 室，室极叉开。花柱纤细，裂片钻形，外弯；花盘近平顶。子房无毛。小坚果黄褐色，长圆状卵珠形，微具沟纹。花期 4～6 月，果期 7～10 月。

生境与分布 生于海拔高达 2 500 m 的山坡、草地、溪边或路旁湿润处。威宁、七星关、织金、黔西等地均有分布。

采收加工 夏季果穗呈棕红色时采收，除去杂质，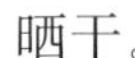晒干。

性味归经 辛、苦，寒。归肝、胆经。

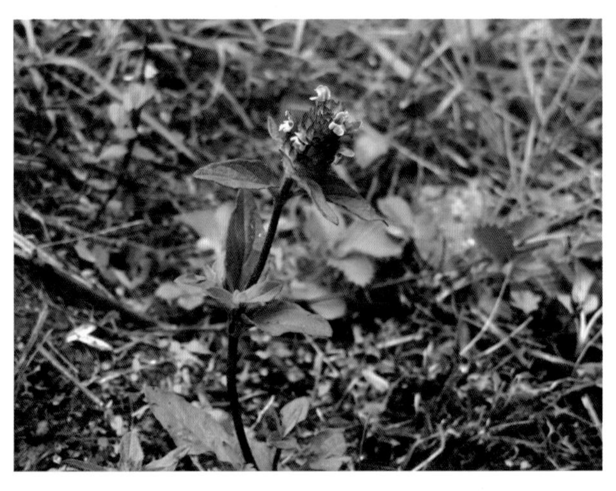

▲ 夏枯草植株

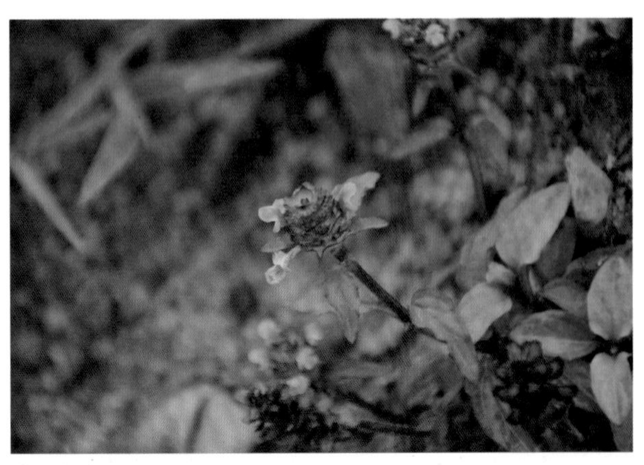

▲ 夏枯草花

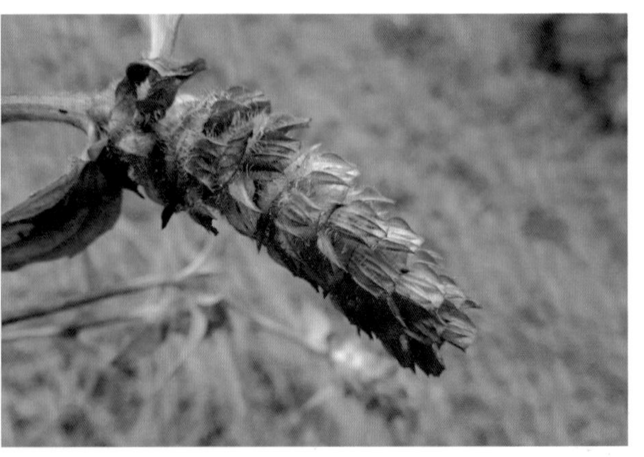

▲ 夏枯草果实

功能主治　清肝泻火，明目，散结消肿。用于目赤肿痛，目珠夜痛，头痛眩晕，瘰疬，瘿瘤，乳痈乳癖，乳房胀痛。

用法用量　内服：水煎，9～15 g。

丹参 *Salvia miltiorrhiza* Bunge

别名　紫丹参。

药材名　丹参（根和根茎）。

形态特征　多年生直立草本。根肥厚，肉质，外面朱红色，内面白色，长5～15 cm，直径4～14 mm，疏生支根。茎直立，四棱形，具槽，密被长柔毛，多分枝。叶常为奇数羽状复叶。轮伞花序；花萼钟形，带紫色，长约1.1 cm，具11脉，二唇形，深裂成2齿，齿三角形，先端渐尖。花冠紫蓝色，长2.0～2.7 cm，冠筒外伸，比冠檐短。花柱先端不相等2裂，后裂片极短，前裂片线形；花盘前方稍膨大。小坚果黑色，椭圆形。花期4～8月，花后见果。

生境与分布　七星关、大方、织金有栽培。

采收加工　春、秋二季采挖，除去泥沙，干燥。

性味归经　苦，微寒。归心、肝经。

功能主治　活血祛瘀，通经止痛，清心除烦，凉血消痈。用于胸痹心痛，脘腹胁痛，癥瘕积聚，热痹疼痛，心烦不眠，月经不调，痛经经闭，疮疡肿痛。

用法用量　内服：水煎，10～15 g。

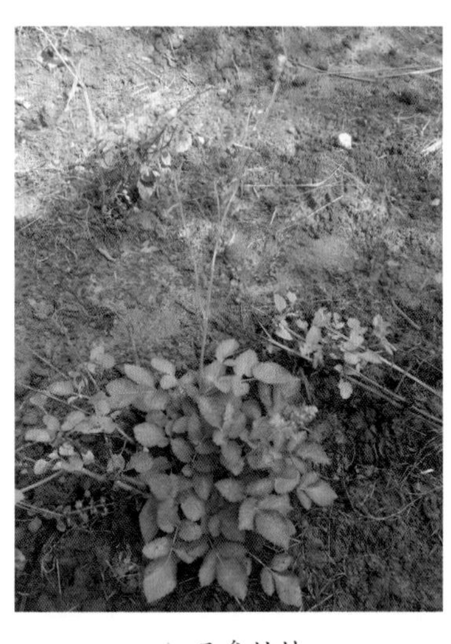

▲ 丹参植株

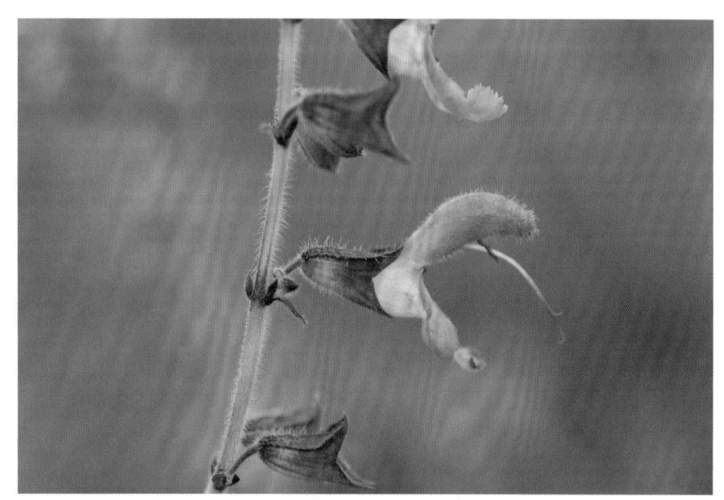

▲ 丹参花

滇黄芩 *Scutellaria amoena* C.H. Wright

别名　土黄芩。

药材名　滇黄芩（根茎、果实）。

形态特征　多年生草本。根茎肥厚，上部常分枝。茎直立，高12～26 cm，锐四棱形，略具四槽。叶草质，长圆状卵形或长圆形。花对生，总状花序；花梗长3～4 mm，与序轴被具腺微柔毛；花萼常带紫色，被具腺微柔毛。花冠紫色或蓝紫色，外被具腺微柔毛，内面无毛；冠筒近基部前方微囊大；冠檐2唇形。雄蕊4，二强；子房柄短；花柱细长。子房光滑，成熟小坚果卵球形，黑色，具瘤，腹面近基部具一果脐。花期 5～9 月，果期 7～10 月。

生境与分布 生于海拔 1 300～2 500 m 的山地林下草坡。威宁、赫章有分布。

采收加工 秋季采挖，除去泥土和茎叶，晒干或烘干。

性味归经 苦，寒。

功能主治 清热泻火，燥湿解毒，止血，安胎。用于肺热咳嗽，肝火头痛，目赤肿痛，湿热黄疸，泻痢，热淋，崩漏，胎热不安，痈肿疔疮。

用法用量 内服：水煎，3～9 g。

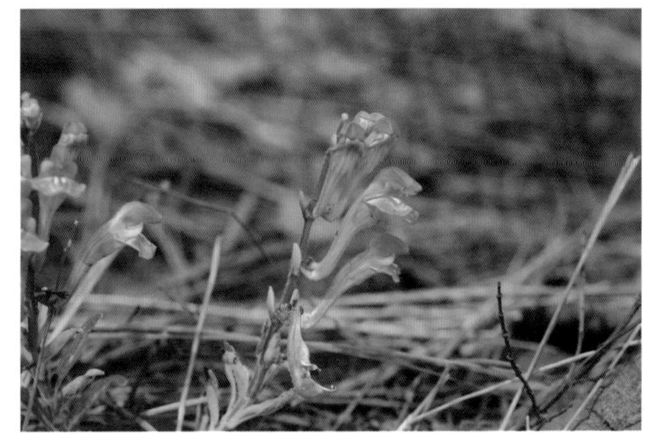

▲ 滇黄芩花

铁轴草 *Teucrium quadrifarium* Buch.-Ham. ex D. Don

别名 凤凰草、牛毛草。

药材名 铁轴草(全草)。

形态特征 半灌木。茎直立，高 30～110 cm，常不分枝，近圆柱形，被浓密向上的金黄色的长柔毛。叶片卵圆形，长 3.0～7.5 cm，宽 1.5～4.0 cm。假穗状花序；花萼钟形，萼齿 5，呈二唇形；花冠淡红色，长 1.2～1.3 cm，外面极疏被短柔毛。雄蕊稍短于花冠；花柱先端 2 浅裂；花盘盘状，4 浅裂。子房近球形。小坚果倒卵状近圆形，常非 4 枚同等发育，长约 1 mm，暗栗棕色，背面具网纹。花期 7～9 月。

生境与分布 生于海拔 700～1 500 m 的山坡草地或灌木林缘。大方有分布。

采收加工 全年均可采收，洗净，鲜用或晒干。

性味归经 辛、苦，凉。

功能主治 祛风解暑，利湿消肿，凉血解毒。用于风热感冒，中暑，肺热咳喘，肺痈，泻痢，水肿，劳伤吐血，便血，无名肿毒，湿疹，跌打损伤。

用法用量 内服：水煎，6～15 g；或泡酒。外用：适量，捣敷、研末撒或水煎洗。

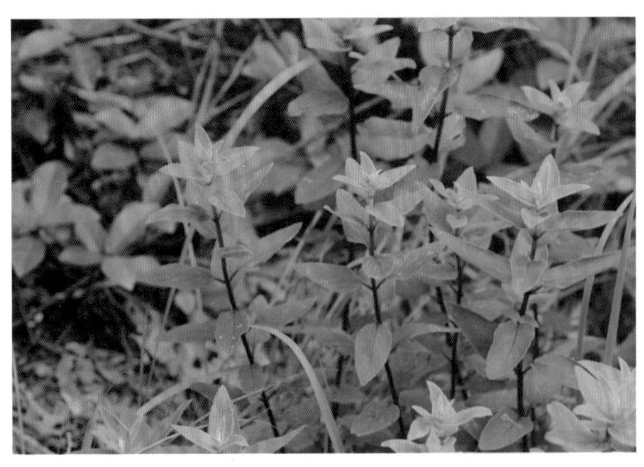

▲ 铁轴草植株

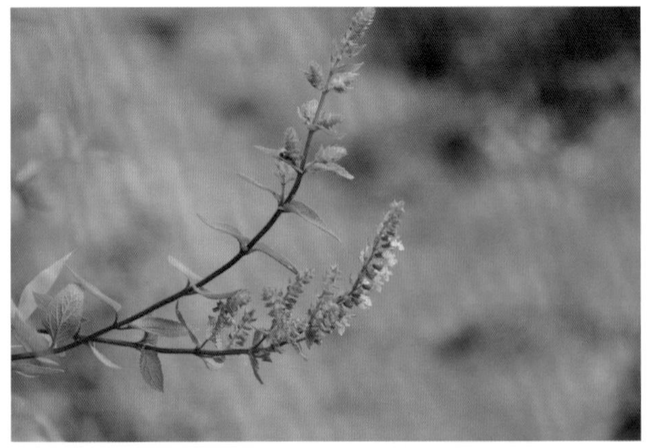

▲ 铁轴草花

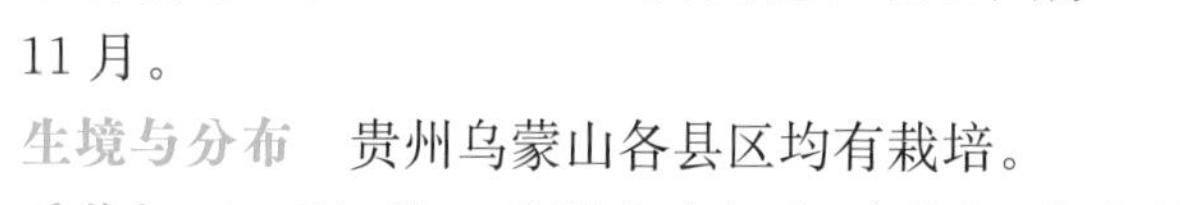

辣椒 *Capsicum annuum* L.

别名 辣角、辣子。

药材名 辣椒(果实)。

形态特征 一年生或有限多年生植物,高 40～80 cm。茎近无毛或微生柔毛,分枝稍"之"字形折曲。叶互生,全缘,顶端短渐尖或急尖,基部狭楔形;叶柄长 4～7 cm。花单生,俯垂;花萼杯状,不显著 5 齿;花冠白色,裂片卵形;花药灰紫色。果梗较粗壮,俯垂;果实长指状,顶端渐尖且常弯曲,未成熟时绿色,成熟后成红色、橙色或紫红色,味辣。种子扁肾形,长 3～5 mm,淡黄色。花、果期 5～11 月。

生境与分布 贵州乌蒙山各县区均有栽培。

采收加工 夏、秋二季果皮变红色时采收,除去枝梗,晒干。

性味归经 辛,热。归心、脾经。

功能主治 温中散寒,开胃消食。用于寒滞腹痛,呕吐,泻痢,冻疮。

用法用量 内服:水煎,0.9～2.4 g。外用:适量。

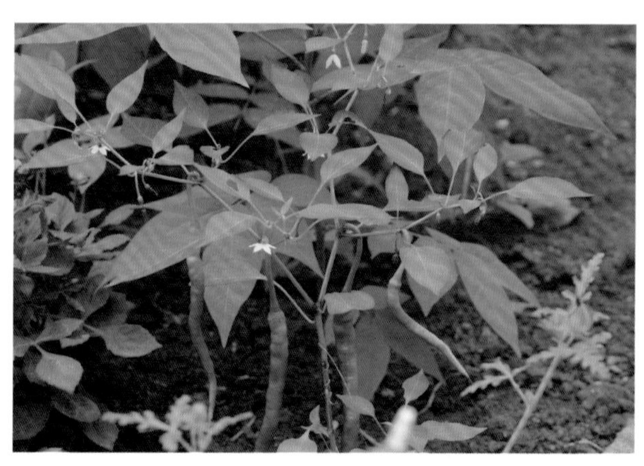

▲ 辣椒植株

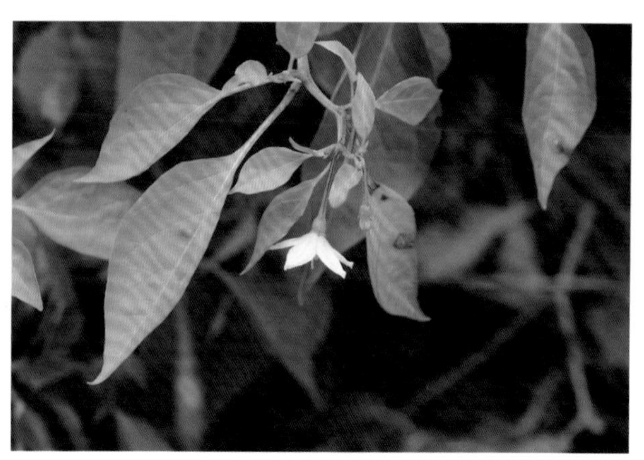

▲ 辣椒花

白花曼陀罗 *Datura metel* L.

别名 洋金花、闹羊花、大喇叭花、曼陀罗、山茄花。

药材名 洋金花(花)。

形态特征 一年生直立草木而呈半灌木状。高 0.5～1.5 m,全体近无毛;茎基部稍木质化。叶卵形或广卵形,顶端渐尖。花单生于枝叉间或叶腋,花梗长约 1 cm;花筒状,果时宿存部分增大成浅盘状;花冠长漏斗状;雄蕊 5;子房疏生短刺毛,花柱长 11～16 cm。蒴果近球状或扁球状。种子淡褐色,宽约 3 mm。花果期 3～12 月。

生境与分布 生于林下、水边阴湿处、向阳山坡、草地、路旁或宅边,多为栽培。贵州乌蒙山各地均有分布。

采收加工 4～11 月花初开时采收,晒干或低温干燥。

性味归经 辛,温。有毒。归肺、肝经。

功能主治 平喘止咳,解痉定痛。用于哮喘咳嗽,脘腹冷痛,风湿痹痛,小儿慢惊,外科麻醉。

用法与用量 内服:0.3～0.6 g,宜入丸、散;亦可作卷烟分次燃吸(一日量不超过 1.5 g)。外用:适量。

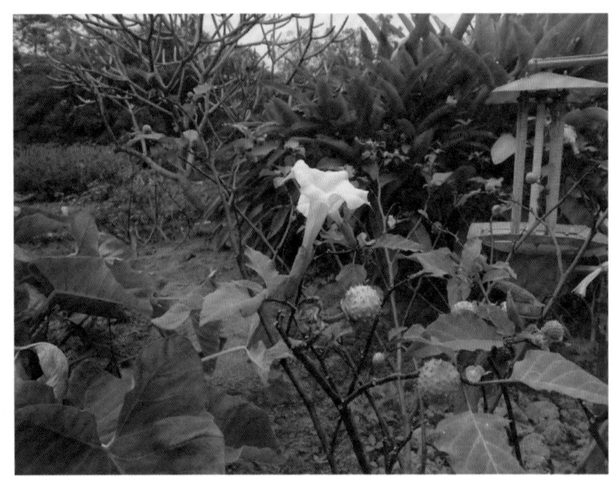

▲ 白花曼陀罗植株

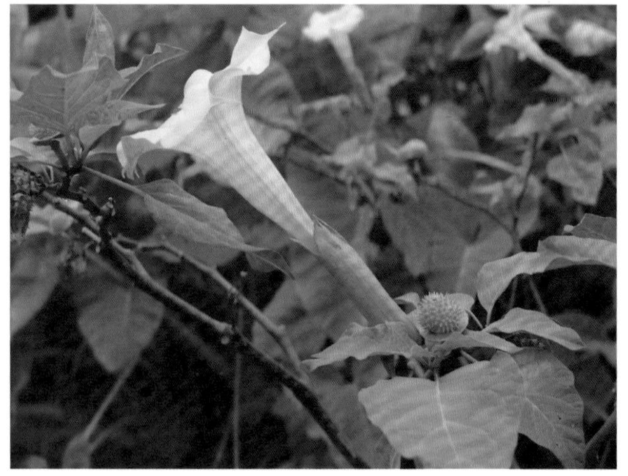

▲ 白花曼陀罗花

曼陀罗 *Datura stramonium* L.

别名 欧曼陀罗、狗核桃、醉仙桃。

药材名 曼陀罗花（花）、曼陀罗叶（叶）、曼陀罗种子（种子）、曼陀罗根（根）。

形态特征 草本或半灌木状。茎粗壮，圆柱状，淡绿色或带紫色，下部木质化。叶广卵形，顶端渐尖，基部不对称楔形，边缘有不规则波状浅裂，裂片顶端急尖。花单生于枝叉间或叶腋，直立，有短梗；花萼筒状，5浅裂；花冠漏斗状；子房密生柔针毛，花柱长约6 cm。蒴果直立生，卵状，长3～4.5 cm，直径2～4 cm，表面生有坚硬针刺或有时无刺而近平滑，成熟后淡黄色，规则4瓣裂。种子卵圆形，稍扁，长约4 mm，黑色。花期6～10月，果期7～11月。

生境与分布 生于山坡草地、路边或宅旁。贵州乌蒙山各地均有分布。

采收加工 1. 曼陀罗花。夏季采收，晒干或烘干。

2. 曼陀罗叶。7～8月采收，晒干或烘干。叶也可鲜用。

3. 曼陀罗种子。夏、秋果实成熟时采收。

4. 曼陀罗根。夏、秋季挖取，洗净，鲜用或晒干。

性味归经 1. 曼陀罗花。辛，温。有毒。归肺、肝经。

2. 曼陀罗叶。辛、苦，温。有毒。归肺、肝经。

3. 曼陀罗种子。辛、苦，温。有毒。归肝、脾经。

4. 曼陀罗根。辛、苦，温。有毒。归心、肝经。

功能主治 1. 曼陀罗花。平喘止咳，麻醉镇痛，祛风解痉。用于哮喘咳嗽，偏头痛，脘腹冷痛，损伤疼痛，风湿痹痛，寒湿脚气，癫痫，惊风，阴疽。外科用于手术麻醉。

2. 曼陀罗叶。镇咳平喘，止痛拔脓。用于喘咳，痹痛，脚气，脱肛，痈疽疮疖。

3. 曼陀罗种子。平喘，祛风，镇咳镇痛。用于喘咳，惊痫，风寒湿痹，泻痢，脱肛，跌打损伤。

4. 曼陀罗根。镇咳，止痛，拔脓。用于喘咳，风湿痹痛，疖癣，恶疮，狂犬咬伤。

用法用量 1. 曼陀罗花。内服：水煎，0.3～0.5 g；或入丸、散；或浸酒；或作卷烟吸。外用：适量，煎水洗；或研末调敷。

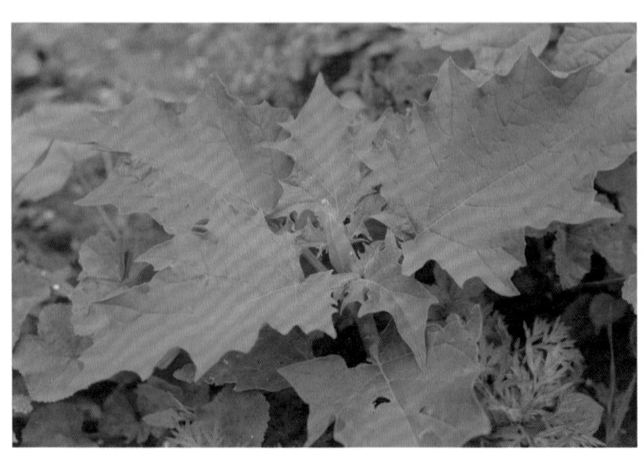

▲ 曼陀罗叶

2. 曼陀罗叶。内服：水煎，0.3～0.6 g；或浸酒。外用：适量，煎水洗；或捣汁涂。

3. 曼陀罗种子。内服：水煎，0.15～0.3 g；或浸酒。外用：适量，煎水洗；或浸酒涂擦。

4. 曼陀罗根。内服：水煎，0.9～1.5 g。外用：适量，煎水熏洗；或研末调涂。

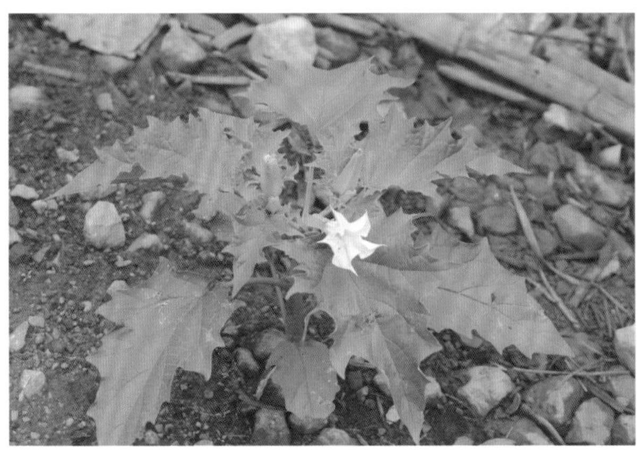

▲ 曼陀罗花

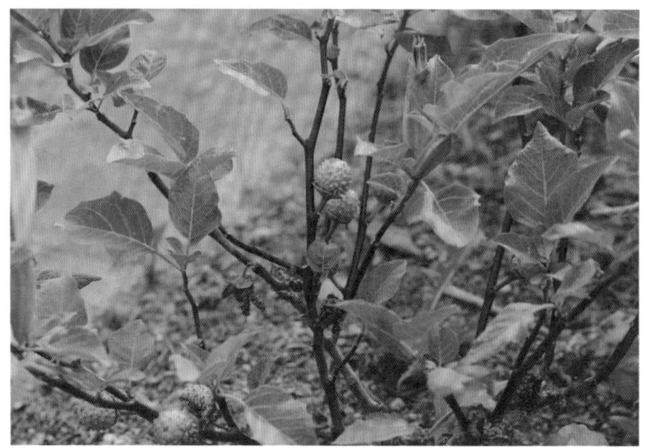

▲ 曼陀罗果实

单花红丝线 *Lycianthes lysimachioides* (Wallich) Bitter

别名 佛葵、锈草。

药材名 佛葵（全草）。

形态特征 多年生草本。茎纤细，延长，基部常匍匐。叶假双生，大小不相等，卵形，椭圆形至卵状披针形。花序无柄，花萼杯状钟形，萼外面毛被与花梗的相似；花冠白色至浅黄色，星形，直径约 1.8 cm；雄蕊 5 枚，着生于花冠筒喉部，花丝长约 1 mm，无毛，花药长椭圆形，长 4 mm，宽 1.2 mm，基部心形；子房近球形，光滑，花柱纤细，长约 9 mm。浆果球形。花期 7～8 月，果期 9～10 月。

生境与分布 生于林下阴湿处。赫章、七星关有分布。

采收加工 夏、秋季采收，鲜用或晒干。

性味归经 辛、温。小毒。归心、肺、肾经。

功能主治 解毒消肿。用于痈肿疮毒，鼻疮，耳疮。

用法用量 内服：水煎，3～6 g。外用：适量，鲜品捣敷；或煎水洗。

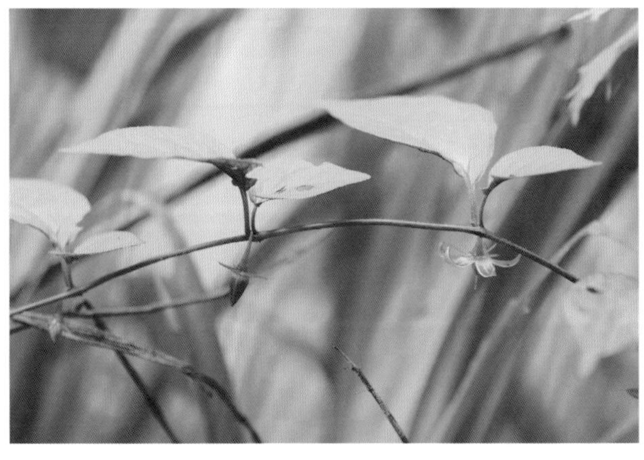

▲ 单花红丝线植株

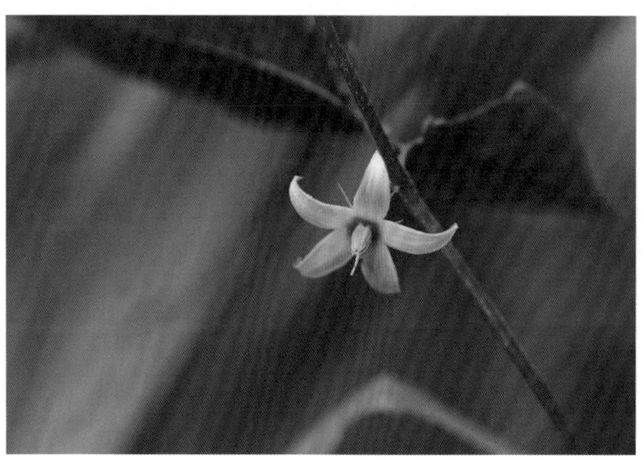

▲ 单花红丝线花

枸杞 *Lycium chinense* Miller

别名 狗奶子、狗牙子、枸杞菜、血杞子、地骨子。

药材名 枸杞子(果实)、地骨皮(根皮)、枸杞叶(叶)。

形态特征 多分枝灌木。高 0.5～1.0 m,栽培时可达 2 m 多;枝条细弱,弓状弯曲或俯垂,淡灰色。叶纸质或栽培者质稍厚,卵形、卵状菱形、长椭圆形、卵状披针形。花在长枝上单生或双生于叶腋,在短枝上则同叶簇生;花萼长 3～4 mm,通常 3 中裂或 4～5 齿裂;花冠漏斗状,5 深裂,裂片卵形;雄蕊较花冠稍短。浆果红色,卵状,栽培者可成长矩圆状或长椭圆状,顶端尖或钝,长 7～15 mm,栽培者长可达 2.2 cm,直径 5～8 mm。种子扁肾脏形,长 2.5～3.0 mm,黄色。果期 6～11 月。

生境与分布 生于山坡、荒地、丘陵地、盐碱地、路旁及村边宅旁,各地也有作药用、蔬菜或绿化栽培。贵州乌蒙山各地均有分布。

采收加工 1. 枸杞子。夏、秋二季果实呈红色时采收,热风烘干,除去果梗,或晾至皮皱后,晒干,除去果梗。

2. 地骨皮。春初或秋后采挖根部,洗净,剥取根皮,晒干。

3. 枸杞叶。春季至初夏采摘嫩茎叶,洗净,多鲜用。

性味归经 1. 枸杞子。甘,平。归肝、肾经。

2. 地骨皮。甘,寒。归肺、肝、肾经。

3. 枸杞叶。苦、甘,凉。归肝、脾、肾经。

功能主治 1. 枸杞子。滋补肝肾,益精明目。用于虚劳精亏,腰膝酸痛,眩晕耳鸣,阳痿遗精,内热消渴,血虚萎黄,目昏不明。

2. 地骨皮。凉血除蒸,清肺降火。用于阴虚潮热,骨蒸盗汗,肺热咳嗽,咯血,衄血,内热消渴。

3. 枸杞叶。补虚益精,清热,止渴,祛风明目。用于虚劳发热,烦渴,目赤昏痛,障翳夜盲,崩漏带下,热毒疮肿。

用法用量 1. 枸杞子。内服:水煎,6～12 g;或熬膏、浸酒;或入丸、散。

2. 地骨皮。内服:水煎,9～15 g;或入丸、散。外用:煎水含漱、淋洗;研末撒或调敷。

3. 枸杞叶。内服:水煎,鲜品,60～240 g;或煮食;或捣汁。外用:适量,煎水洗;或捣汁滴眼。

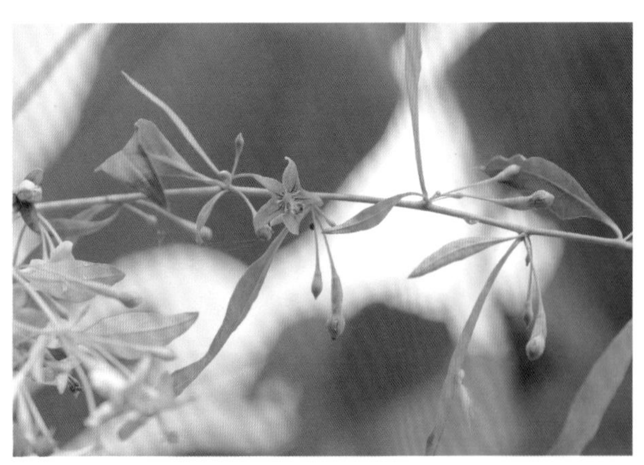

▲ 枸杞花

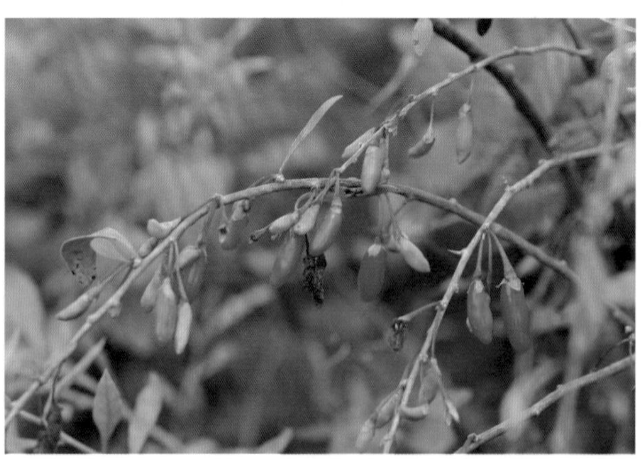

▲ 枸杞果实

番茄 *Lycopersicon esculentum* Miller

别名 毛辣角、西红柿、洋柿子。

药材名 西红柿(果实)。

形态特征 一年生或多年生草本,高 0.6～2.0 m,全体生黏质腺毛,有强烈气味。茎易倒伏。叶羽状复叶或羽状深裂,长 10～40 cm,边缘有不规则锯齿或裂片。花序总梗长 2～5 cm,常 3～7 朵花;花梗长 1.0～1.5 cm;花萼辐状,裂片披针形,果时宿存;花冠辐状,直径约 2 cm,黄色。浆果扁球状或近球状,肉质而多汁液,橘黄色或鲜红色,光滑;种子黄色。花果期夏秋季。

生境与分布 贵州乌蒙山各县区均有栽培。

采收加工 夏、秋季果实成熟时采收,洗净,鲜用。

性味归经 酸、甘,微寒。归肝、脾、胃经。

功能主治 生津止渴,健胃消食。用于口渴,食欲不振。

用法用量 内服:水煎,适量;或生食。

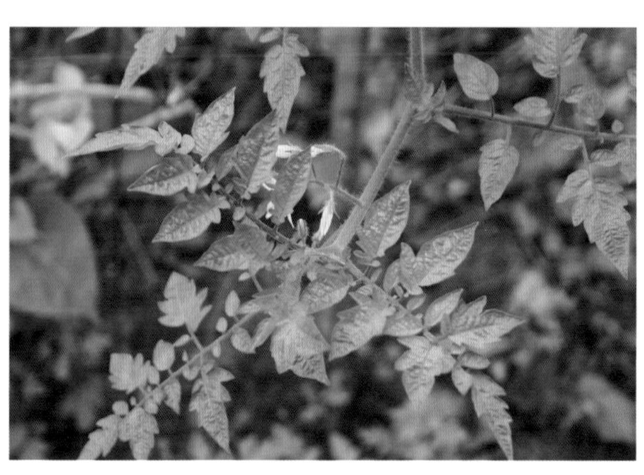

▲ 番茄植株

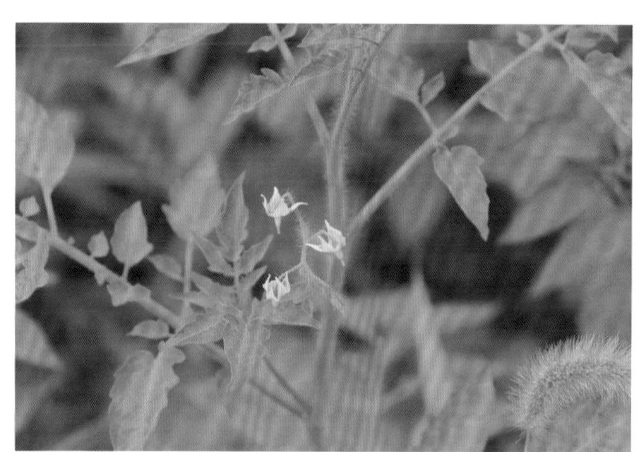

▲ 番茄花

假酸浆 *Nicandra physalodes* (L.) Gaertner

别名 水晶凉粉、天泡果、冰粉子、鞭打绣球、田珠。

药材名 大千生(全草)、大千生种子(种子)、大千生花(花)。

形态特征 一年生草本。茎直立,有棱条,无毛。叶卵形或椭圆形,草质,长 4～12 cm,宽 2～8 cm;叶柄长约为叶片长的 1/3～1/4。花单生于枝腋而与叶对生,通常具较叶柄长的花梗,俯垂;花萼 5 深裂,裂片顶端尖锐;花冠钟状,浅蓝色,直径达 4 cm,檐部有折襞,5 浅裂。浆果球状,直径 1.5～2.0 cm,黄色。种子淡褐色,直径约 1 mm。花果期夏秋季。

生境与分布 生于荒地、田边或路旁,或栽培。贵州乌蒙山各地均有分布。

采收加工 1. 大千生。秋季采收全草,将果实与之分开,分别洗净,鲜用或晒干。
2. 大千生种子。秋季采收,洗净,鲜用或晒干。
3. 大千生花。夏、秋季开花时采收,晒干。

性味归经 1. 大千生。甘、酸、微苦,平。有小毒。归肺、肝经。
2. 大千生种子。酸、涩,平。小毒。归肺、肝经。
3. 大千生花。辛、微甘,平。归肺、肝经。

功能主治 1. 大千生。清热解毒,镇静,利尿。用于感冒发烧，热淋，鼻渊，痈肿疮疖，癫痫。

2. 大千生种子。祛风，消炎。用于风湿性关节炎。

3. 大千生花。祛风，消炎。用于鼻渊。

用法用量 1. 大千生。内服：水煎，3～9 g，鲜品 15～30 g。

2. 大千生种子。内服：水煎，1.5～3 g，鲜品 2.5～5 g。

3. 大千生花。内服：水煎，3～9 g。

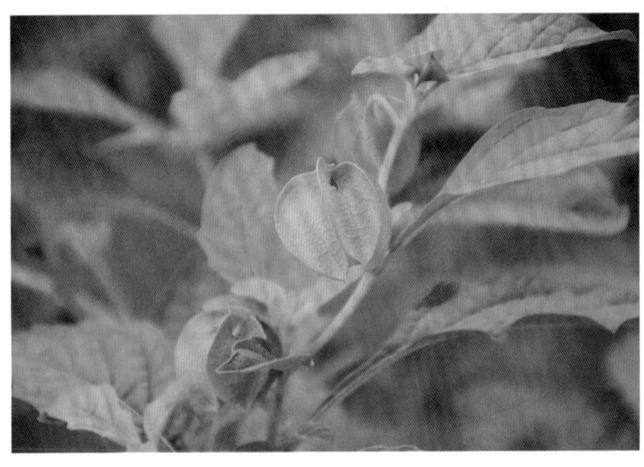

▲ 假酸浆植株

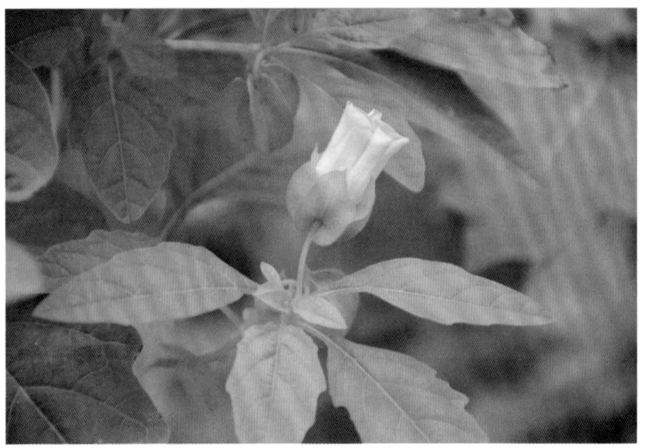

▲ 假酸浆花

挂金灯 *Physalis alkekengi* var. *franchetii* (Masters) Makino

别名 灯笼果、天泡果、锦灯笼、酸浆实。

药材名 锦灯笼宿萼(宿萼)、锦灯笼(全草)、锦灯笼根(根)、锦灯笼果实(果实)。

形态特征 多年生草本。基部常匍匐生根。茎高 40～80 cm，茎较粗壮。叶长 5～15 cm，宽 2～8 cm，长卵形至阔卵形；叶柄长 1～3 cm。花梗长 6～16 mm，花梗近无毛或仅有稀疏柔毛，果时无毛；花萼阔钟状，萼齿三角形。花冠辐状，白色；雄蕊及花柱均较花冠为短。果梗多少被宿存柔毛；果萼卵状，有 10 纵肋，橙色或火红色，被宿存的柔毛；浆果球状，橙红色，直径 10～15 mm，柔软多汁。种子肾脏形，淡黄色，长约 2 mm。花期 5～9 月，果期 6～10 月。

生境与分布 生于山坡、林下、沟边、村边、路旁、田野草丛中。贵州乌蒙山各地均有分布。

采收加工 1. 锦灯笼宿萼。秋季果实成熟、宿萼呈红色或红黄色时摘下，去掉果实或连同果实一起晒干。

2. 锦灯笼。夏、秋季采收，鲜用或晒干。

3. 锦灯笼根。夏、秋季采挖，洗净，鲜用或晒干。

4. 锦灯笼果实。秋季采收，晒干。

性味归经 1. 锦灯笼宿萼。酸、甘，寒。归肺、脾、肾经。

2. 锦灯笼。酸，寒。归肝、肺、膀胱经。

3. 锦灯笼根。苦，寒。归肺、脾经。

4. 锦灯笼果实。酸、甘，寒。归肺、肾经。

功能主治 1. 锦灯笼宿萼。清热解毒，利咽化痰，利尿通淋。用于咽痛音哑，痰热咳嗽，小便不利，热淋涩痛；外用于天疱疮，湿疹。

2. 锦灯笼。清热毒，利咽喉，通利二便。用于咽喉肿痛，肺热咳嗽，黄疸，痢疾，水肿，小便涩痛，便秘，湿疹，疝气。

3. 锦灯笼根。清热，利湿。用于黄疸，疟疾，疝气。

4. 锦灯笼果实。清肺利咽，化痰利水。用于咽喉肿痛，骨蒸劳热，小便不利。

用法用量 1. 锦灯笼宿萼。内服：水煎，4.5～9 g。外用：适量，捣敷或煎水洗。

2. 锦灯笼。内服：水煎，9～15 g，鲜品 30～60 g；或研末；或鲜品绞汁饮。外用：适量，煎水洗；或捣烂敷;或捣汁涂;或煎水漱口。

3. 锦灯笼根。内服:水煎,3～6 g,鲜品 24～30 g。

4. 锦灯笼果实。内服:水煎,4.5～9 g。外用:适量,捣敷;或煎水洗。

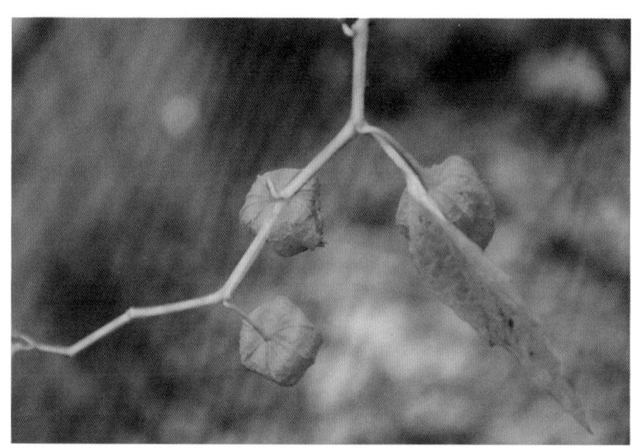

▲ 挂金灯果实

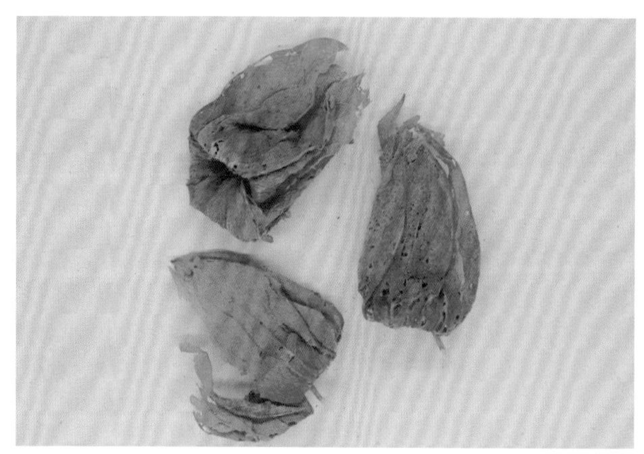

▲ 挂金灯药材

千年不烂心 *Solanum cathayanum* C.Y. Wu et S.C. Huang

别名 毛母猪藤、排风藤。

药材名 千年不烂心(全草)。

形态特征 草质藤本,多分枝,长 0.5～3.0 m,茎、叶各部密被多节的长柔毛。叶互生,多数为心脏形。聚伞花序顶生或腋外生,疏花,花梗顶端稍膨大萼杯状,萼齿 5 枚;花冠蓝紫色或白色,5 裂,裂片椭圆状披针形;花丝长不到 1 mm,花药长圆形,长约 3 mm,顶孔略向内;子房卵形,花柱丝状。浆果成熟时红色,直径约 8 mm,果柄无毛,常作弧形弯曲;种子近圆形,两侧压扁,直径约 1.5 mm,外面具细致凸起的网纹。花期夏秋间,果期秋末。

生境与分布 生于海拔 500～1 200 m 的灌丛中、山谷或山坡阴湿处、路边、山野草丛或灌丛中。七星关区、赤水有分布。

采收加工 夏、秋季采收,晒干。

性味归经 甘、苦,寒。归肺、肝经。

功能主治 清热解毒,息风定惊。用于小儿发热惊风,黄疸,肺热咳嗽,风火牙痛,瘰疬,妇女崩漏、带下、盆腔炎。

用法用量 内服:水煎,9～15 g。

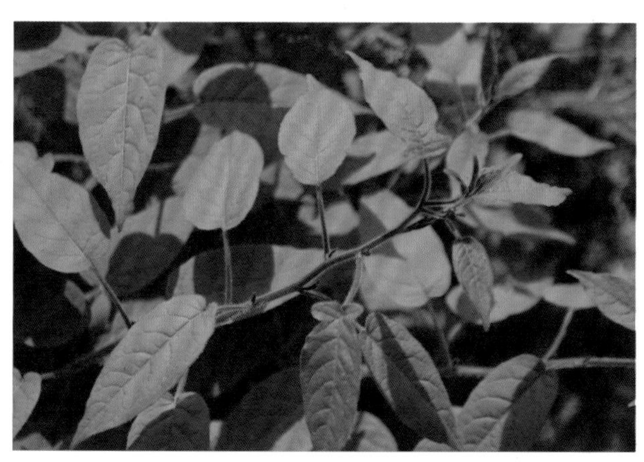

▲ 千年不烂心植株

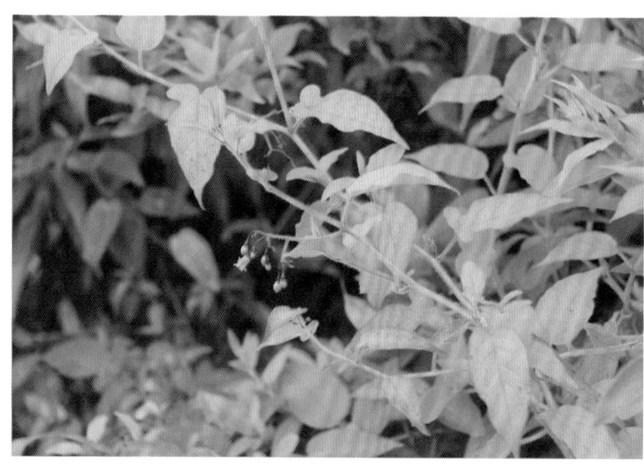

▲ 千年不烂心花

白英 *Solanum lyratum* Thunberg

别名 白草、山甜菜、白毛藤。

药材名 白英(全草)、白英果实(果实)、白英根(根)。

识别特性 草质藤本,长0.5～1.0 m,茎及小枝均密被具节长柔毛。叶互生,多数为琴形。聚伞花序顶生或腋外生,疏花,花梗长0.8～1.5 cm,无毛,顶端稍膨大,基部具关节;萼环状,萼齿5枚,冠檐5深裂,裂片椭圆状披针形;花丝长约1 mm,花药长圆形;子房卵形,花柱丝状,柱头小,头状。浆果球状,成熟时红黑色,直径约8 mm;种子近盘状,扁平,直径约1.5 mm。花期夏秋,果期秋末。

生境与分布 生于山谷草地、路旁或田边、海拔500～1 800 m的林下、沟边或山坡上。贵州乌蒙山各地均有分布。

采收加工 1. 白英。夏、秋季采收,鲜用或晒干。

2. 白英果实。冬季采收果实,鲜用或晒干。

3. 白英根。夏、秋季采收,鲜用或晒干。

性味归经 1. 白英。苦,微寒。有小毒。归肝、胃经。

2. 白英果实。酸,平。归肝、胃经。

3. 白英根。苦,微寒。有小毒。归肝、胃经。

功能主治 1. 白英全草及根。清热利湿,解毒消肿。用于湿热黄疸,胆囊炎,肾炎水肿,风湿关节痛,头痛,带下,小儿高热惊搐,痈疮肿毒,湿疹。

2. 白英果实。明目,止痛。用于眼花目赤,迎风流泪,翳障,牙痛。

用法用量 1. 白英。内服:煎服,15～30 g。外用:适量,煎水洗;或捣敷;或捣汁涂。

2. 白英果实。内服:水煎,6 g;或研末服。外用:适量,研末涂。

3. 白英根。内服:煎服,15～30 g。

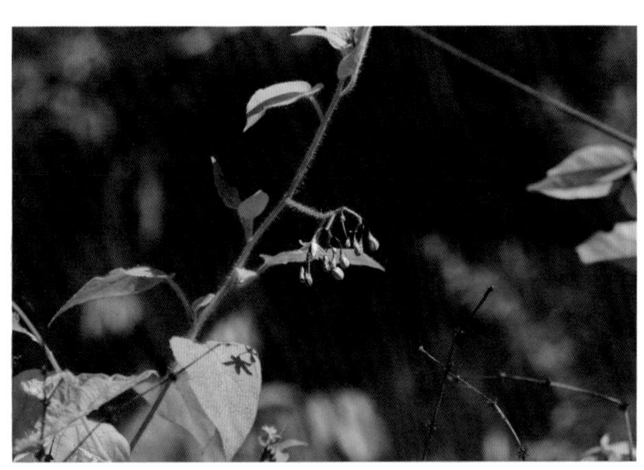

▲ 白英花

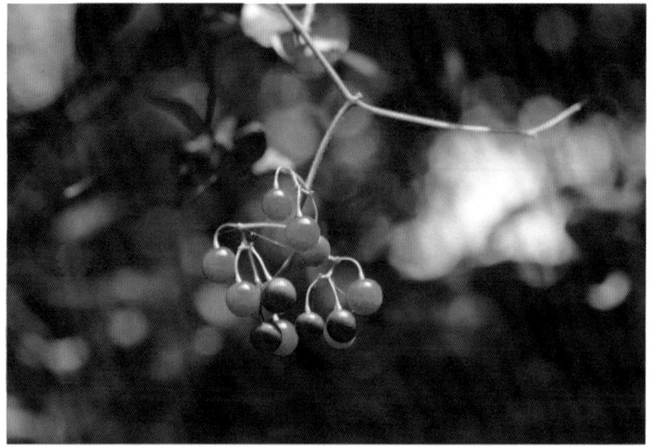

▲ 白英果实

茄 *Solanum melongena* L.

别名 茄子、矮瓜、东风草、吊菜子。

药材名 茄子(果实、根、叶)。

形态特征 直立分枝草本至亚灌木。高可达1 m。叶大,卵形至长圆状卵形。能孕花单生,花柄长1～1.8 cm,毛被较密;萼近钟形,萼裂片披针形,先端锐尖,内面疏被星状绒毛,花冠辐状,外面被较密星状毛,内面仅裂片先端疏被星状绒毛,花冠筒长约2 mm,冠檐长约2.1 cm,裂片三角形,长约1 cm;花丝长约 2.5 mm，花药长约 7.5 mm；子房圆形，顶端密被星状毛，花柱长 4～7 mm，中部以下被星状绒毛，柱头浅裂。果的形态大小变异极大。

生境与分布 贵州乌蒙山各县区均有栽培。

采收加工 1. 果实。夏、秋季果实成熟时采收，鲜用。

2. 根。9～10 月，全植物枯萎时连根拔起，除去干叶，洗净泥土，晒干。

3. 叶。夏季采收，鲜用或晒干。

性味归经 1. 果实。甘，凉。归脾、胃、大肠经。

2. 根。甘、辛，寒。归脾、胃、大小肠经。

3. 叶。甘、辛，平。归脾、胃、大肠经。

功能主治 1. 果实。清热止痛，活血消肿。用于热毒疮痈，肠风下血，皮肤溃疡。

2. 根。清热止血，祛风利湿。用于风湿热痹，脚气，便血，阴痒，皮肤瘙痒，冻疮。

3. 叶。散血消肿。用于血淋，血痢，痈肿。

用法用量 1. 果实。内服：水煎，15～30 g。外用：适量，捣敷。

2. 根。内服：水煎，9～18 g；或入散剂。外用：适量，煎水洗；捣汁或烧存性研末调敷。

3. 叶。内服：研末，6～9 g。外用：适量，煎水浸洗；捣敷；或烧存性研末调敷。

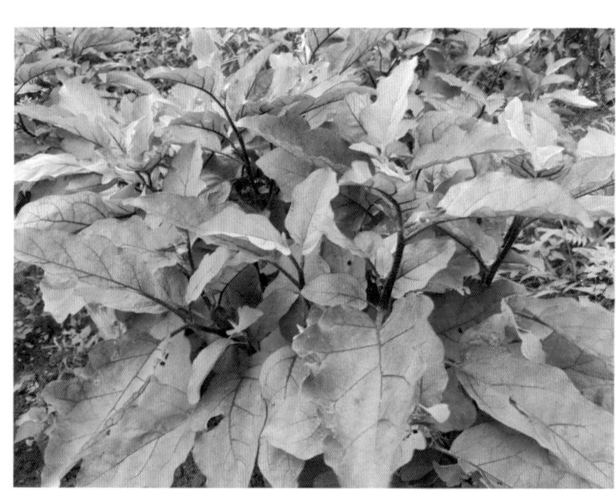

▲ 茄植株

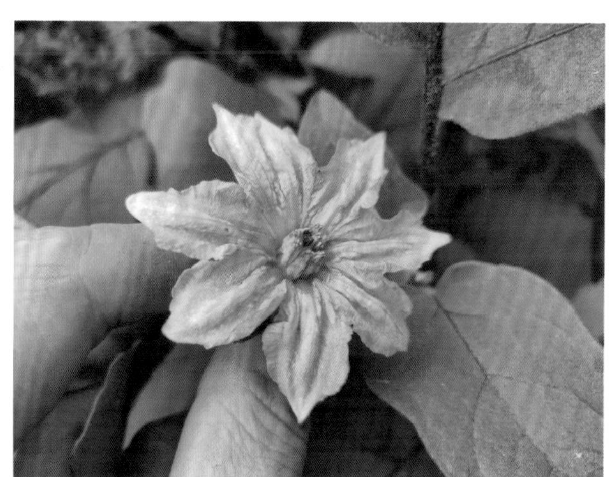

▲ 茄花

龙葵 *Solanum nigrum* L.

别名 天茄菜、天泡果、天茄子、黑姑娘、天天茄。

药材名 龙葵（全草）。

形态特征 一年生直立草本。高 25～100 cm，茎无棱或棱不明显，绿色或紫色，近无毛或被微柔毛。叶卵形。蝎尾状花序腋外生；萼小，浅杯状，直径 1.5～2.0 mm，齿卵圆形，先端圆，基部两齿间连接处成角度；花冠白色，筒部隐于萼内，5 深裂，裂片卵圆形；花丝短，花药黄色；子房卵形，柱头小，头状。浆果球形，直径约 8 mm，熟时黑色。种子多数，近卵形，直径 1.5～2.0 mm，两侧压扁。

生境与分布 生于山野、路旁或荒坡草丛中、田边、

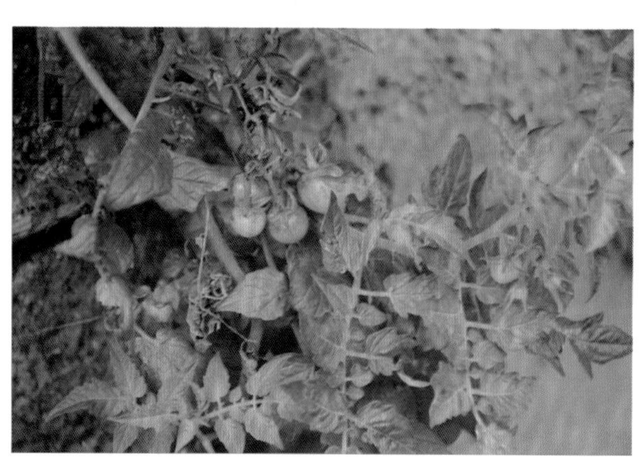

▲ 龙葵植株

荒地及村寨附近。贵州乌蒙山各地均有分布。

采收加工 夏、秋季采收，鲜用或晒干。

性味归经 苦，寒。归肝、肾经。

功能主治 清热解毒，活血消肿。用于痈肿，疔疮，丹毒，跌打扭伤，肾炎水肿。

用法用量 内服：水煎，0.5～1.0 g。外用：捣敷或煎水洗。

珊瑚豆 *Solanum pseudocapsicum* var. *diflorum* (Vellozo) Bitter

别名 冬珊瑚、珊瑚子、野辣茄。

药材名 珊瑚豆(全草)。

形态特征 直立分枝小灌木，高 0.3～1.5 m。叶双生，大小不相等，椭圆状披针形。花序短，腋生，单生或成蝎尾状花序；萼绿色，5 深裂，裂片卵状披针形，花冠白色，5 深裂，裂片卵圆形；花丝长约 1 mm，花药长圆形；子房近圆形，柱头截形。浆果单生，球状，珊瑚红色或橘黄色，直径 1～2 cm。种子扁平，直径约 3 mm。花期 4～7 月，果熟期 8～12 月。

生境与分布 生于路旁、田边或沟边、多栽培于庭院、山坡、草地。贵州乌蒙山各地均有分布。

采收加工 夏、秋季采集，晒干。

性味归经 咸、微苦，温。归肝、肾经。

功能主治 祛风通络，消肿止痛。用于风湿痹痛，跌打损伤，腰背疼痛，无名肿毒。

用法用量 内服：浸酒，0.5～1.0 g。

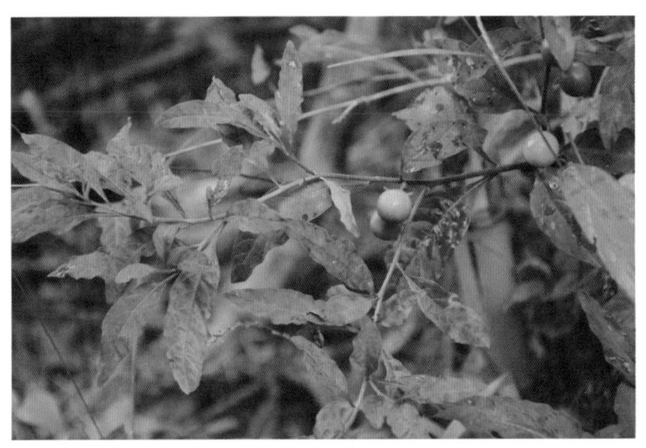

▲ 珊瑚豆植株

马铃薯 *Solanum tuberosum* L.

别名 土豆、洋芋、阳芋。

药材名 马铃薯(块茎)。

形态特征 草本。高 30～80 cm，无毛或被疏柔毛。地下茎块状，扁圆形或长圆形，外皮白色，淡红色或紫色。叶为奇数不相等的羽状复叶。伞房花序顶生，后侧生，花白色或蓝紫色；萼钟形，5 裂，裂片披针形，先端长渐尖；花冠辐状，花冠筒隐于萼内，冠檐长约 1.5 cm，裂片 5，三角形；雄蕊长约 6 mm，花药长为花丝长度的 5 倍；子房卵圆形，无毛，花柱长约 8 mm，柱头头状。浆果圆球状，光滑，直径约 1.5 cm。花期夏季。

生境与分布 贵州乌蒙山各县区均有栽培。

采收加工 夏、秋季采收。洗净，鲜用或晒干。

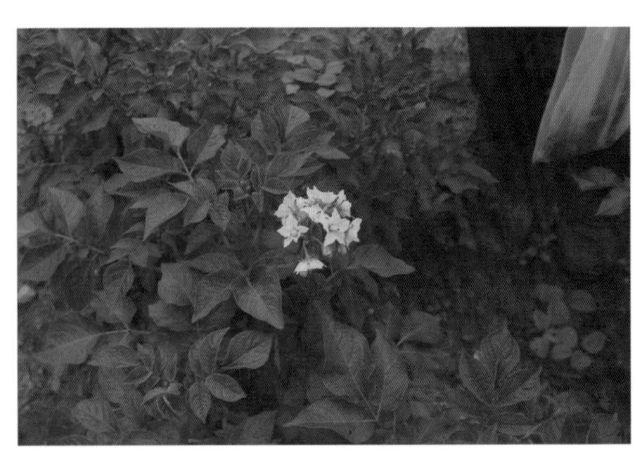

▲ 马铃薯植株

性味归经 甘，平。归胃、大肠经。

功能主治 和胃健中，解毒消肿。用于胃痛，痈肿，湿疹，烫伤。

用法用量 内服：适量，煮食或水煎。外用：适量，磨汁涂。

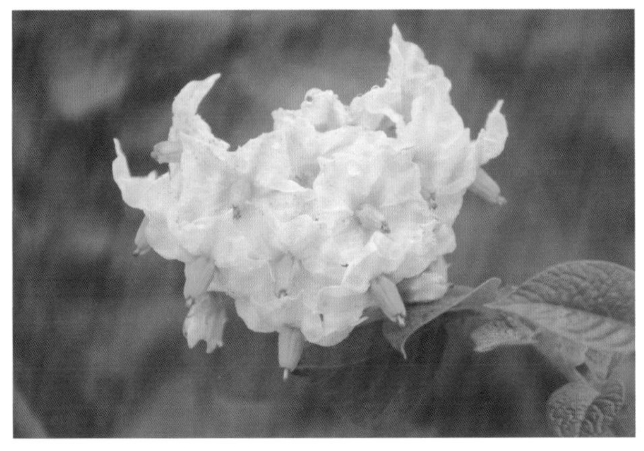

▲ 马铃薯花

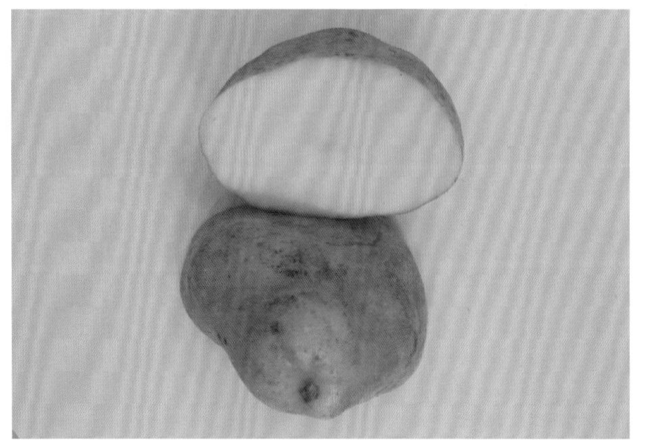

▲ 马铃薯块茎（土豆）

刺天茄 *Solanum violaceum* Ortega

别名 紫花茄、苦颠茄、苦天茄。

药材名 刺天茄（果实）。

形态特征 多枝灌木。小枝，叶下面，叶柄，花序均密被8～11分枝，长短不相等的具柄星状绒毛。叶卵形。蝎尾状花序腋外生，密被星状绒毛及钻形细直刺；花蓝紫色，或少为白色；萼杯状，先端5裂；花冠辐状，先端深5裂，裂片卵形；花丝长约1 mm，基部稍宽大，花药黄色；子房长圆形，具棱，花柱丝状，长约8 mm。浆果球形，光亮，成熟时橙红色，直径约1 cm，宿存萼反卷。种子淡黄色，近盘状，直径约2 mm。全年开花结果。

生境与分布 生于海拔400～1 000 m的林下、灌丛及荒坡草地、荒地、沟边或路旁。织金、赫章、纳雍、七星关、习水等地有分布。

采收加工 全年均可采收，洗净，鲜用或晒干。

性味归经 微苦，寒。有小毒。归心、肝、肾经。

功能主治 祛风，清热，解毒，止痛。用于头痛，鼻渊，牙痛，咽喉肿痛，风湿关节痛，跌打损伤，疮痈肿毒。

用法用量 内服：水煎，1～2 g。外用：捣涂或研末调敷。

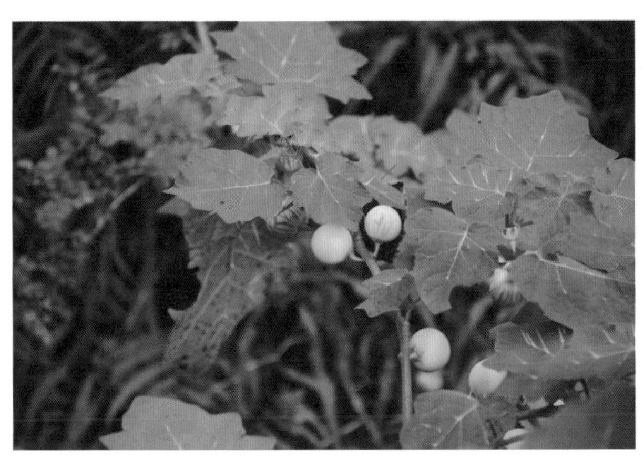

▲ 刺天茄植株

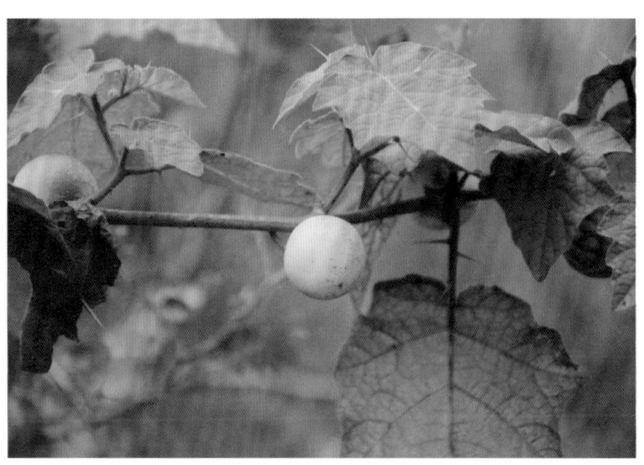

▲ 刺天茄果实

鞭打绣球 *Hemiphragma heterophyllum* Wallich

别名 红顶珠、羊膜草、活血丹。

药材名 鞭打绣球(全草或根)。

形态特征 多年生铺散匍匐草本。全体被短柔毛，茎纤细，多分枝，节上生根，茎皮薄，老后易于破损剥落。叶2型；主茎上的叶对生，叶片圆形，心形至肾形。花单生叶腋，近于无梗；花萼裂片5近于相等，三角状狭披针形；花冠白色至玫瑰色，辐射对称，花冠裂片5，圆形至矩圆形；雄蕊4，内藏；花柱长约1 mm，柱头小，不增大，钻状或2叉裂。果实卵球形，红色，近于肉质，有光泽；种子卵形，长不及1 mm，浅棕黄色，光滑。花期4～6月，果期6～8月。

生境与分布 生于海拔1 200～2 200 m的山坡草地或石缝中。赫章有分布。

采收加工 夏、秋采收，晒干。

性味归经 微甘、淡，温。归心、肝经。

功能主治 益气止痛，去瘀止血，除湿祛风。用于咳嗽吐血，神经衰弱，风湿腰疼，经闭腹痛，瘰疬，疮肿湿毒，跌打损伤，破伤风。

用法用量 内服：水煎，10～15 g；或研末。外用：适量，水煎含漱；或鲜品捣敷；或捣汁搽。

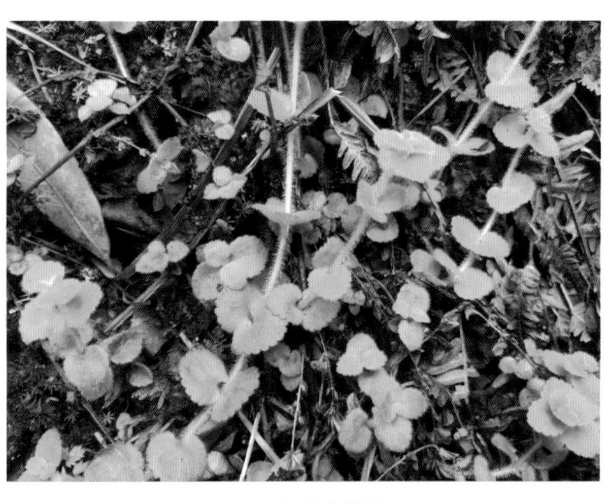

▲ 鞭打绣球植株

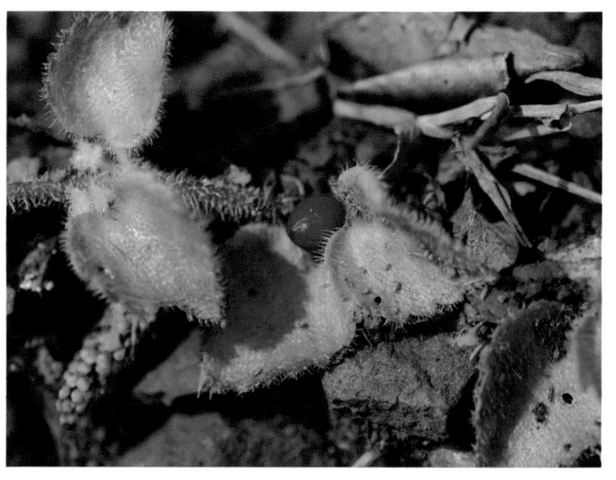

▲ 鞭打绣球果实

阴行草 *Siphonostegia chinensis* Bentham

别名 刘寄奴、土茵陈、罐子草、油蒿菜、油罐草。

药材名 铃茵陈(全草)。

形态特征 一年生草本，直立，高30～60 cm。主根不发达，木质。茎多单条，中空；枝对生，密被无腺短毛。叶对生；叶片厚纸质，广卵形。花对生于茎枝上部，构成疏稀的总状花序；苞片叶状，羽状深裂或全裂，密被短毛；花萼管部很长，齿5枚，绿色，质地较厚，密被短毛；花冠上唇红紫色，下唇黄色；雄蕊二强，花药2室，长椭圆形；子房长卵形，柱头头状。蒴果被包于宿存的萼内。种子多数，黑色，长卵圆形，具微高的纵横凸起，将种皮隔成许多横长的网眼。花期6～8月。

生境与分布 生于海拔800～1 000 m的山坡草地、旷野或路旁。威宁有分布。

采收加工 8～9 月割取全草，晒干。

性味归经 苦，凉。归肝经。

功能主治 清热利湿，活血祛瘀。用于黄疸，小便不利，水肿腹胀，跌损瘀痛，血痢，血淋，白带过多，月经不调，癥瘕积聚，产后血瘀腹痛。

用法用量 内服：水煎，6～9 g；或研末。外用：适量，捣敷。

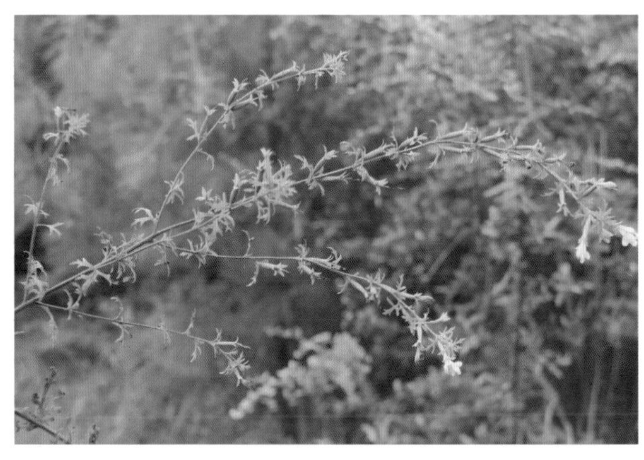

▲ 阴行草植株

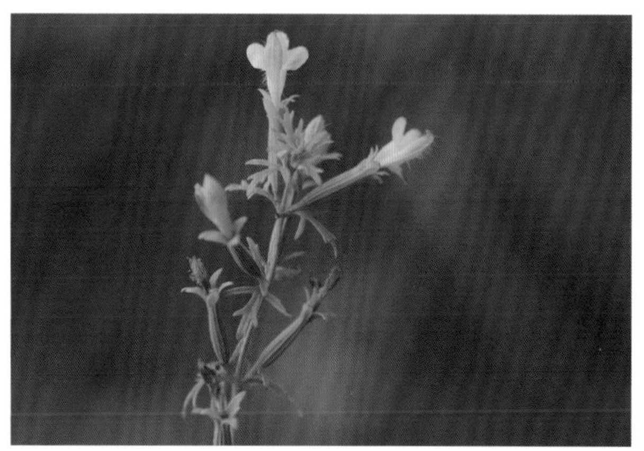

▲ 阴行草花

婆婆纳 *Veronica polita* Fries

别名 双铜锤、双肾草。

药材名 婆婆纳（全草）。

形态特征 铺散多分枝草本。多少被长柔毛，高 10～25 cm。叶仅 2～4 对，叶片心形至卵形。总状花序很长；苞片叶状，下部的对生或全部互生；花梗比苞片略短；花冠淡紫色、蓝色、粉色或白色，裂片圆形至卵形；雄蕊比花冠短。朔果近于肾形，密被腺毛，略短于花萼，宽 4～5 mm，凹口约为 90°角，裂片顶端圆，脉不明显，宿存的花柱与凹口齐或略过之。种子背面具横纹，长约 1.5 mm。花期 3～10 月。

生境与分布 生于路边、荒地、菜园或宅旁。贵州乌蒙山各地均有分布。

采收加工 3～4 月采，晒干或鲜用。

性味归经 甘，淡，凉。归肝、肾经。

功能主治 补肾强腰，解毒消肿。用于肾虚腰痛，疝气，睾丸肿痛，痈肿。

用法用量 内服：水煎，15～30 g，鲜品 60～90 g；或捣汁饮。

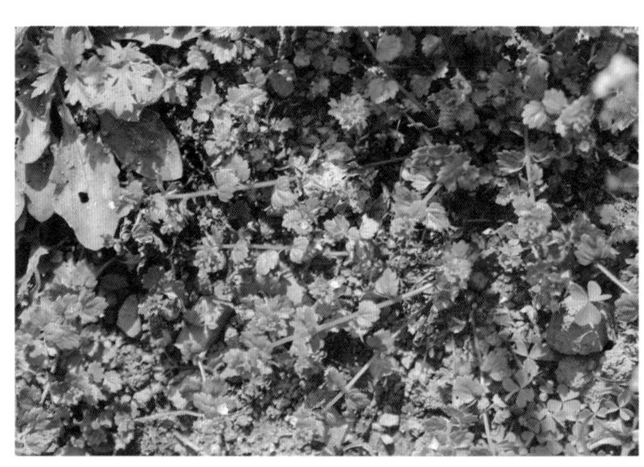

▲ 婆婆纳植株

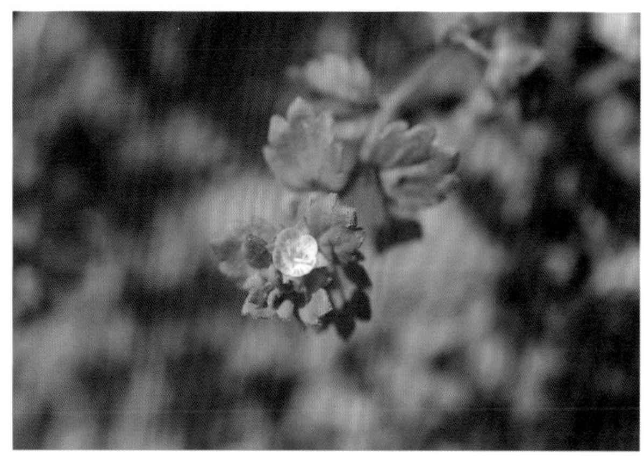

▲ 婆婆纳花

楸 *Catalpa bungei* C.A. Meyer

别名 楸树、木王、旱楸蒜台、金丝楸、梓桐。

药材名 楸树(皮、叶、果实)。

形态特征 小乔木,高8～12 m。叶三角状卵形或卵状长圆形,长6～15 cm,宽达8 cm,顶端长渐尖,基部截形,阔楔形或心形,有时基部具有1～2牙齿,叶面深绿色,叶背无毛;叶柄长2～8 cm。顶生伞房状总状花序,有花2～12朵;花萼蕾时圆球形,2唇开裂,顶端有2尖齿;花冠淡红色,内面具有2黄色条纹及暗紫色斑点,长3.0～3.5 cm。蒴果线形,长25～45 cm,宽约6 mm。种子狭长椭圆形,长约1 cm,宽约2 cm,两端生长毛。花期5～6月,果期6～10月。

生境与分布 贵州乌蒙山各县区均有栽培。

采收加工 1. 皮。包括楸树皮、楸根皮。春夏秋挖根剥皮,洗净晒干。
2. 叶。夏季采叶,晒干。
3. 果实。秋季采摘,去果柄,晒干。

性味归经 1. 皮。苦,凉。归肺、大肠经。
2. 叶。苦,凉。归肺经。
3. 果实。苦,凉。归肺、大肠经。

功能主治 1. 皮。降逆气,解毒。用于吐逆,咳嗽,痈肿疮疡,痔漏。
2. 叶。解毒。外用于疮疡脓肿。
3. 果实。利尿通淋,清热解毒。用于热淋,石淋,热毒疮疖。

用法用量 1. 皮。内服:水煎,3～9 g。外用:适量,捣敷或熬膏涂。
2. 叶。外用:适量,捣汁涂;熬膏涂;或研末撒。
3. 果实。内服:水煎,30～60 g。

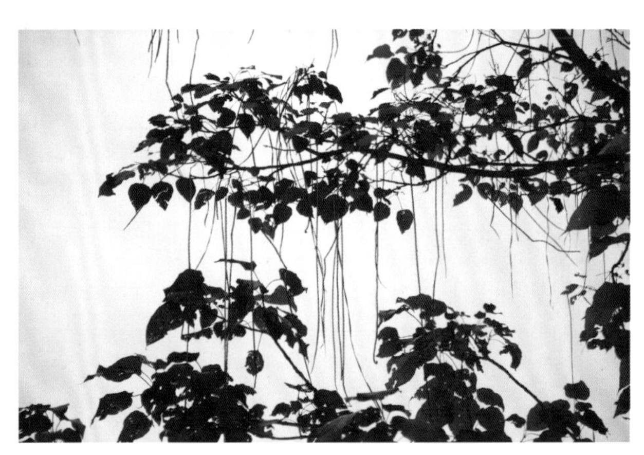

▲ 楸植株

梓 *Catalpa ovata* G. Don

别名 臭梧桐、黄金树、豇豆树、水桐、雷电子。

药材名 梓树(木材、根皮或树皮的韧皮部、果实、叶)。

形态特征 乔木,高达15 m,树冠伞形,主干通直,嫩枝具稀疏柔毛。叶对生或近于对生,阔卵形。顶生圆锥花序,花序梗微被疏毛;花萼蕾时圆球形,2唇开裂;花冠钟状,淡黄色,内面具2黄色条纹及紫色斑点;能育雄蕊2,花丝插生于花冠筒上,花药叉开,退化雄蕊3;子房上位,棒状;花柱丝形,柱头2裂。蒴果线形,下垂,长20～30 cm,粗5～7 mm。种子长椭圆形,长6～8 mm,宽约3 mm,两端具有平展的长毛。

生境与分布 纳雍、大方等地有栽培。

采收加工 1. 木材。全年可采,切薄片,晒干。
2. 韧皮部。冬春可采剥树皮及根皮,去外层粗皮,晒干。
3. 果实。秋季果实成熟时摘下果实,阴干或晒干。
4. 叶。春、夏季采摘,鲜用或晒干。

性味归经 1. 木材。苦,寒。归肺、肝、大肠经。

2. 韧皮部。苦,寒。归胆、胃经。
3. 果实。甘,平。归肾、膀胱经。
4. 叶。苦,寒。归心、肺经。

功能主治 1. 木材。催吐,止痛。用于霍乱不吐不泻,手足痛风。
2. 韧皮部。清热利湿,降逆止吐,杀虫止痒。用于湿热黄疸,胃逆呕吐,疮疥,湿疹,皮肤瘙痒。
3. 果实。利水消肿。用于小便不利,浮肿,腹水。
4. 叶。清热解毒,杀虫止痒。用于小儿发热,疮疖,疥癣。

用法用量 1. 木材。内服:水煎,5～9 g。外用:适量,水煎熏蒸。
2. 韧皮部。内服:水煎,5～9 g。外用:适量,研末调敷;或煎水洗浴。
3. 果实。内服:水煎,9～15 g。
4. 叶。外用:适量,水煎洗;或煎汁涂;或鲜品捣敷。

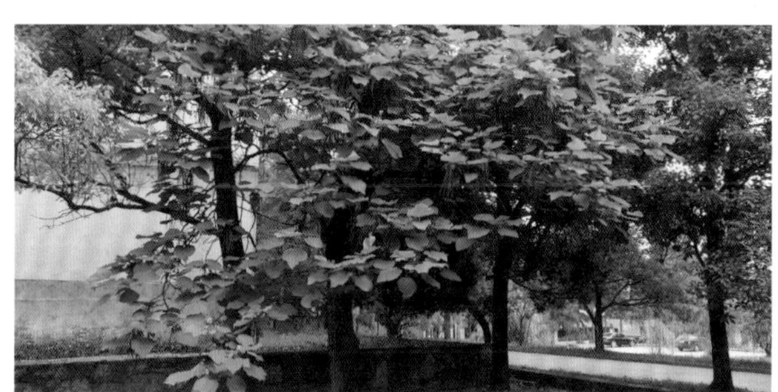
▲ 梓植株

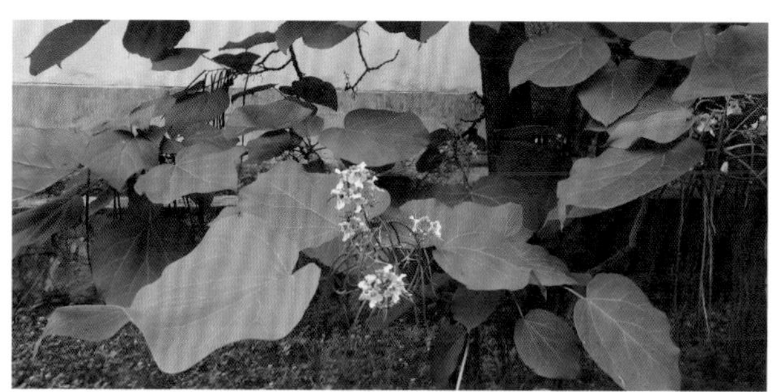
▲ 梓花

两头毛 *Incarvillea arguta* (Royle) Royle

别名 结石草、炮仗花、毛子草。

药材名 唢呐花(带根茎全草)。

形态特征 多年生具茎草本。分枝,高达 1.5 m。叶互生,为 1 回羽状复叶。顶生总状花序;花梗长 0.8～2.5 cm;花萼钟状,萼齿 5,基部近三角形;花冠淡红色、紫红色或粉红色,钟状长漏斗形;花冠筒基部紧缩成细筒,裂片半圆形;雄蕊 4,2 强,着生于花冠筒近基部;花药成对连着,"丁"字形着生;花柱细长,柱头舌状,极薄,2 片裂,子房细圆柱形。蒴果线状圆柱形,革质,长约 20 cm。种子细小,多数,长椭圆形,两端尖,被丝状种毛。花期 3～7 月,果期 9～12 月。

生境与分布 生于海拔 1 300～2 800 m 的路旁、灌丛中或岩石上。威宁、赫章、纳雍、七星关等地有分布。

采收加工 秋季采挖,洗净,鲜用或切段晒干。

性味归经 苦、微辛,平。归肺、胃、肝经。

功能主治 健脾利湿,行气活血。用于泄泻,痢疾,胃痛,胁痛,风湿疼痛,月经不调,痈肿,骨折。

用法用量 内服:水煎,10～30 g。外用:适量,捣烂敷患处。

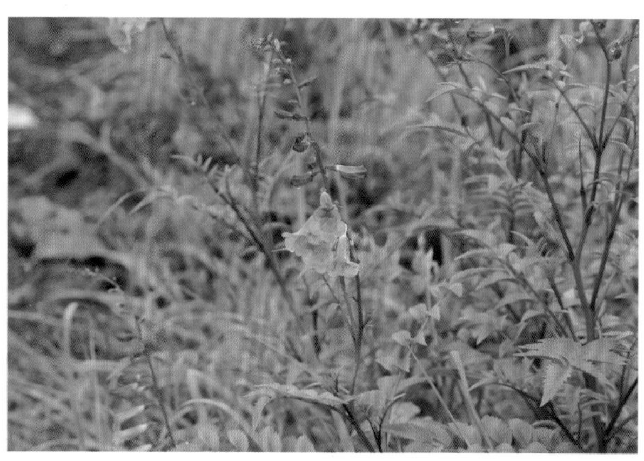
▲ 两头毛植株

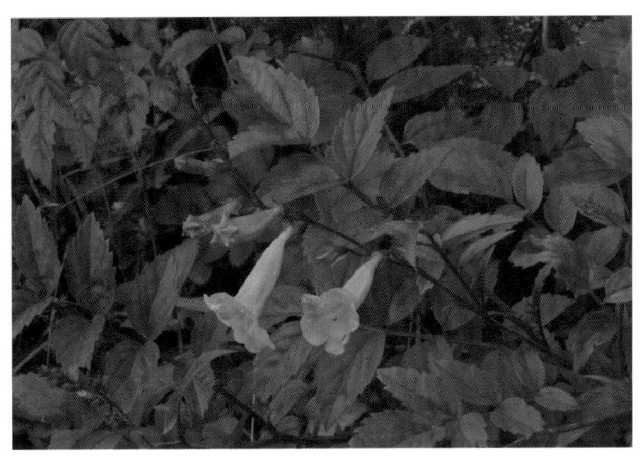

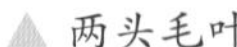

▲ 两头毛叶

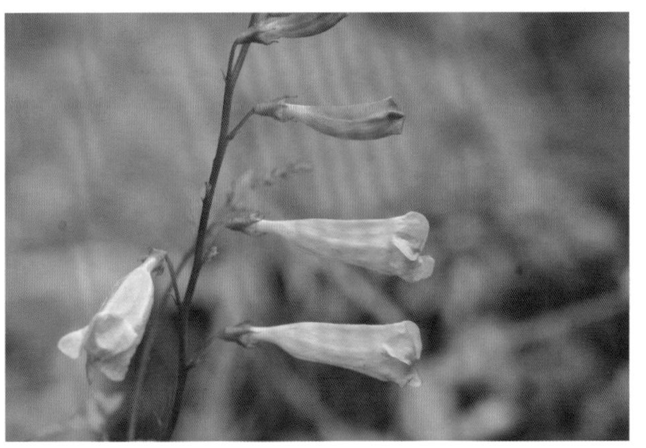

▲ 两头毛花

穿心莲 *Andrographis paniculata*（Burm. F.）Nees

别名 一见喜、苦胆草、四方草。

药材名 穿心莲（地上部分）。

形态特征 一年生草本。茎高 50～80 cm，4 棱，下部多分枝，节膨大。叶卵状矩圆形至矩圆状披针形，长 4～8 cm，宽 1.0～2.5 cm，顶端略钝。花序轴上叶较小，总状花序顶生和腋生，集成大型圆锥花序；苞片和小苞片微小，长约 1 mm；花萼裂片三角状披针形，长约 3 mm，有腺毛和微毛；花冠白色而小，下唇带紫色斑纹，长约 12 mm，外有腺毛和短柔毛，2 唇形，上唇微 2 裂，下唇 3 深裂，花冠筒与唇瓣等长；雄蕊 2，花药 2 室，一室基部和花丝一侧有柔毛。蒴果扁，中有一沟，长约 10 mm，疏生腺毛；种子 12 粒，四方形，有皱纹。

生境与分布 七星关有栽培。

采收加工 秋初茎叶茂盛时采割，晒干。

性味归经 苦，寒。归心、肺、大肠、膀胱经。

功能主治 清热解毒，凉血，消肿。用于感冒发热，咽喉肿痛，口舌生疮，顿咳劳嗽，泄泻痢疾，热淋涩痛，痈肿疮疡，蛇虫咬伤。

用法用量 内服：水煎，6～9 g。外用：适量。

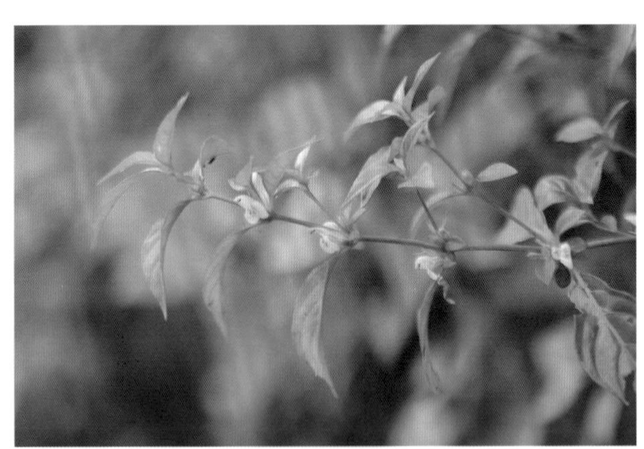

▲ 穿心莲植株

白接骨 *Asystasia neesiana*（Wallich）Nees

别名 接骨草、血见愁、玉龙盘。

药材名 白接骨（全草）。

形态特征 多年生草本。具白色，富黏液，竹节形根状茎；茎高达 1 m；略呈 4 棱形。叶卵形至椭圆状矩圆形，长5～20 cm，顶端尖至渐尖，边缘微波状至具浅齿，基部下延成柄，叶片纸质，侧脉6～7条，两面凸起，疏被微毛。总状花序或基部有分枝，顶生，长6～12 cm；花单生或对生；苞片2，微小，长1～2 mm；花萼裂片5，长约6 mm，主花轴和花萼被有柄腺毛；花冠淡紫红色，漏斗状，外疏生腺毛，花冠筒细长，长3.5～4 cm，裂片5，略不等，长约1.5 cm；雄蕊2强，长花丝3.5 mm，短花丝2 mm，着生于花冠喉部，2药室等高。蒴果长18～22 mm，上部具4粒种子，下部实心细长似柄。

生境与分布 生于海拔650～1 900 m的山坡林下或灌木丛中。大方、纳雍、七星关、习水等地有分布。

采收加工 夏、秋季采收，洗净，晒干或鲜用。

性味归经 苦、淡，凉。归肺经。

功能主治 化瘀止血，续筋接骨，利尿消肿，清热解毒。用于吐血，便血，跌打瘀肿，扭伤骨折，风湿肿痛，腹水，疮疡溃烂，咽喉肿痛。

用法用量 内服：水煎，9～15 g，鲜品30～60 g；或捣烂绞汁；或研末。外用：适量，鲜品捣敷或研末撒。

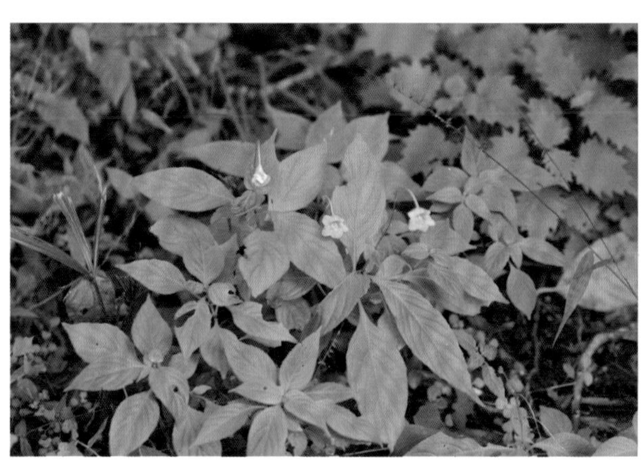

▲ 白接骨植株

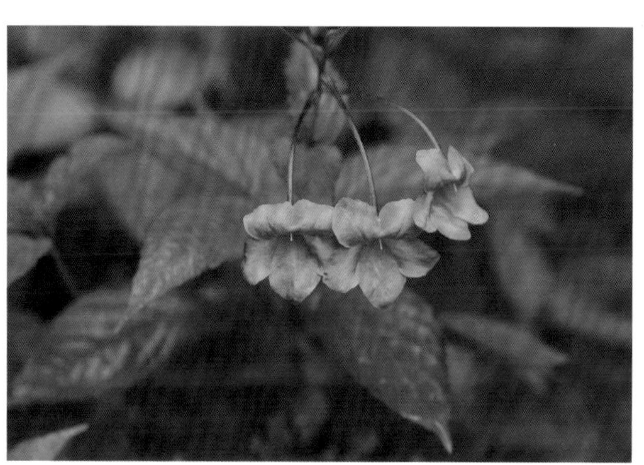

▲ 白接骨花

九头狮子草 *Peristrophe japonica* (Thunb.) Bremek.

别名 辣叶青药、尖惊药、辣叶青药。

药材名 九头狮子草（全草）。

形态特征 多年生草本，高20～50 cm，叶卵状矩圆形，长5～12 cm，宽2.5～4.0 cm，顶端渐尖或尾尖，基部钝或急尖。花序顶生或腋生于上部叶腋，由2～8(10)聚伞花序组成，每个聚伞花序下托以2枚总苞状苞片，一大一小，卵形，几倒卵形，长1.5～2.5 cm，宽5～12 mm，顶端急尖，基部宽楔形或平截，全缘，近无毛，羽脉明显，内有1至少数花；花萼裂片5，钻形，长约3 mm；花冠粉红色至微紫色，长2.5～3.0 cm，外疏生短柔毛，2唇形，下唇3裂；雄蕊2，花丝细长，伸出，花药被长硬毛，2室叠生，一上一下，线形纵裂。蒴果长1.0～1.2 cm，疏生短柔毛，开裂时胎座不弹起，上部具4粒种子，下部实心；种子有小疣状突起。

生境与分布 生于海拔550～1 400 m的山坡路旁、草地或林下湿处。七星关、习水有分布。

采收加工 夏、秋季采收，鲜用或晒干。

性味归经 辛、微苦、甘，凉。归肝、肺经。

功能主治 祛风清热，凉肝定惊，散瘀解毒。用于感冒发热，肺热咳喘，肝热目赤，小儿惊风，咽喉肿痛，乳痈，跌打损伤，痈肿疔毒。

用法用量 内服：水煎，9～5 g；或绞汁饮。外用：适量，捣敷，或煎液熏洗。

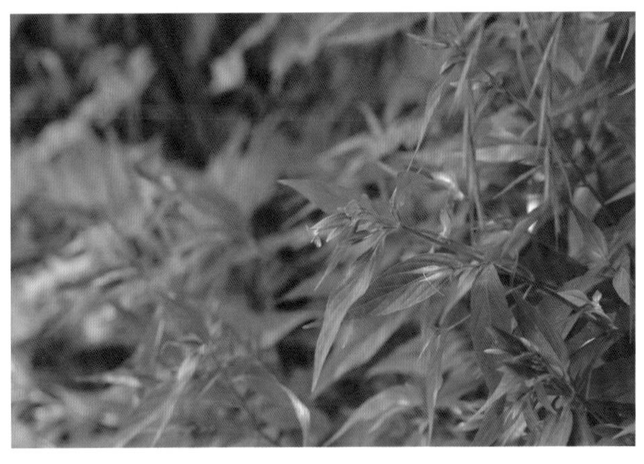

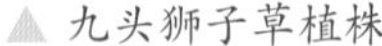

▲ 九头狮子草植株

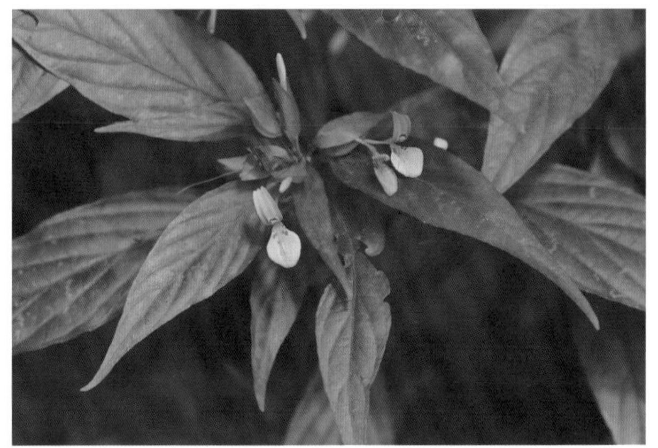

▲ 九头狮子草花

爵床 *Rostellularia procumbens*（L.）Ness

别名　狗尾草、四季青、蚱蜢腿。

药材名　爵床(全草)。

形态特征　一年生草本，高 10～30 cm。茎常簇生，柔弱，基部伏地，节上生根，上部披散或直立，绿色有毛，多具纵棱 6 条，节部膨大成膝状。叶对生，具柄；叶片椭圆形或卵形，长 1～5 cm，宽 0.5～2.0 cm，先端急尖，基部楔形，边全缘，两面有短柔毛。夏、秋开花，穗状花序顶生或腋生，圆柱状，长 1～4 cm，花稠密；苞片条状披针形，被粗毛；花小，花萼 5 裂，裂片条状披针形或条形，被长毛；花冠二唇形，较萼略长，粉红色或淡蓝紫色；雄蕊 2，基部有毛，药 2 室，室不育，并呈矩状而下垂；子房卵形，有毛，2 室。蒴果条状倒披针形，被白色短柔毛。

生境与分布　生于水沟边或草地阴湿处。贵州乌蒙山各地均有分布。

采收加工　8～9 月盛花期采收，割取地上部分，晒干。

性味归经　苦、咸、辛，寒。归肺、肝、膀胱经。

功能主治　清热解毒，利湿消积，活血止痛。用于感冒发热，咳嗽，咽喉肿痛，目赤肿痛，黄疸，疳积，湿热泻痢，疟疾，浮肿，小便淋浊，筋骨疼痛，跌打损伤，痈疽疔，湿疹。

用法用量　内服：水煎，10～15 g，大剂量可用至 120 g，鲜品 30～60 g 捣汁，或研末。外用：鲜品适量，捣敷；或水煎洗浴。

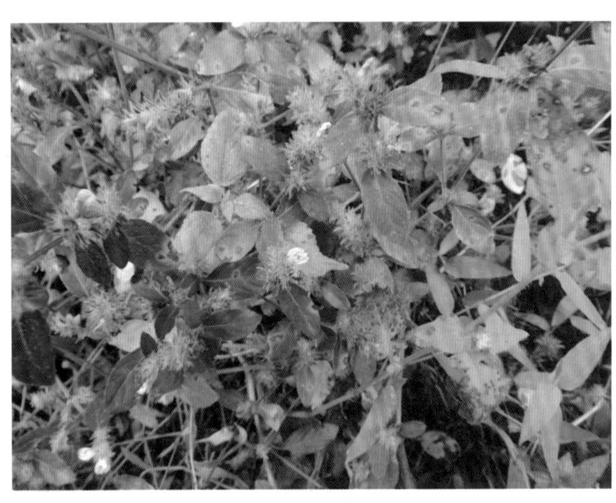

▲ 爵床植株

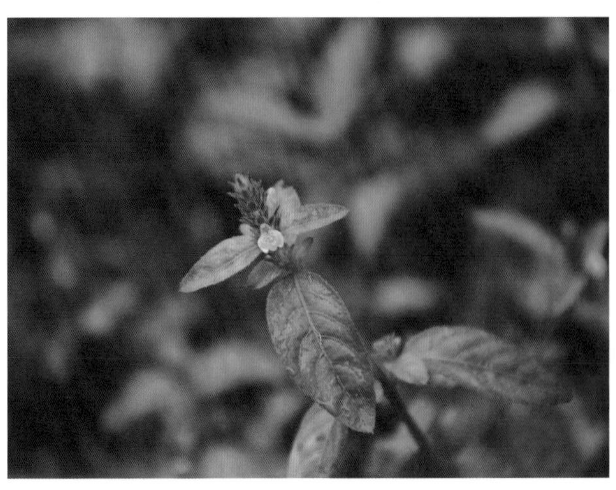

▲ 爵床花

球花马蓝 *Strobilanthes dimorphotricha* Hance

别名 野板蓝根、温大青。

药材名 球花马蓝(根)。

形态特征 多年生草本，高 40～100 cm。茎暗紫色，有棱，节膨大，叶对生；柄长 1.5 cm，上部对生叶一大一小，先端长渐尖；基部楔形，边缘有锯齿，上面深绿色，脉上有短毛，下面苍绿色。花 3～5 朵集成头状花序；花序外有数个苞片，苞片卵状椭圆形，早落；花萼裂片 5；深裂几达基部，裂片线状披针形，长 7～9 mm，结果时增长约达 16 mm，被腺毛；花冠淡红紫色，长约 4 cm，稍弯曲，外被短柔毛，内面无毛或在喉部有 2 行短柔毛，裂片 5，几相等；雄蕊 4，外侧一对花丝很长，内侧一对花丝极短，花丝基部有膜相连；子房上位，被毛，柱头稍弯。蒴果长 1.0～1.8 cm，有腺毛。种子 4 颗，长椭圆形，有微毛。花期 9～10 月。

生境与分布 生于山坡林缘或山谷溪旁阴湿处。大方、赤水有分布。

采收加工 夏、秋季采收地上部分或挖取根部，洗净，晒干或鲜用。

性味归经 甘、凉。归肾、肝二经。

功能主治 清热解毒。用于温病烦渴，发斑，咽喉肿痛，口疮、肺热咳喘，丹毒、痄腮，痈肿，疮毒，湿热泻痢，夏季热痹，肝炎，钩端螺旋体病，蛇伤。

用法用量 内服：水煎，10～30 g；或代茶饮。外用：适量，捣敷或水煎洗。

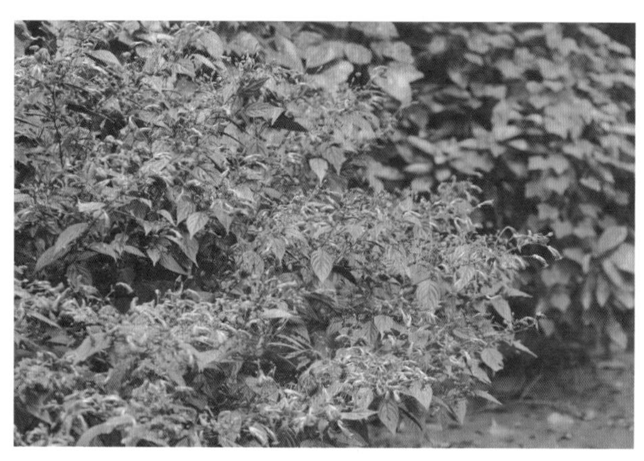

▲ 球花马蓝植株

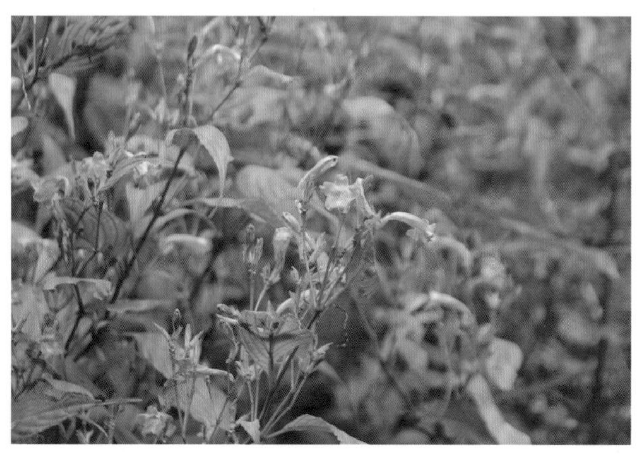

▲ 球花马蓝花序

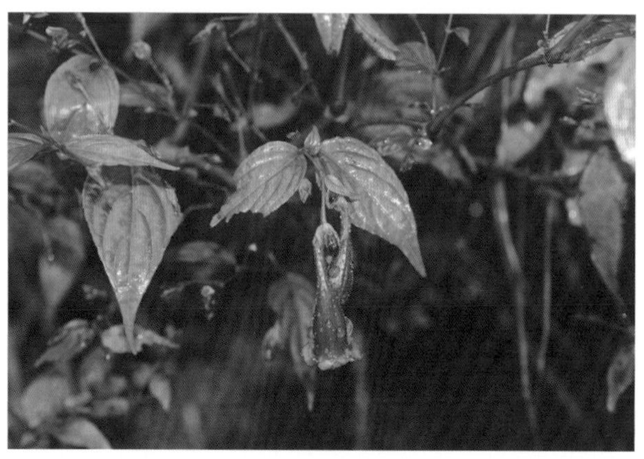

▲ 球花马蓝花

牛耳朵 *Chirita eburnea* Hance

别名　岩白菜、猫耳朵。

药材名　牛耳朵(全草)。

形态特征　多年生草本,具粗根状茎。叶均基生,肉质;叶片卵形或狭卵形,长 3.5～17.0 cm,宽 2.0～9.5 cm,顶端微尖或钝,基部渐狭或宽楔形,边缘全缘,两面均被贴伏的短柔毛,有时上面毛稀疏,侧脉约 4 对;叶柄扁,长 1～8 cm,宽达 1 cm,密被短柔毛。聚伞花序 2～6 条,不分枝或一回分枝,每花序有 2～13 花;花序梗长 6～30 cm,被短柔毛;苞片 2,对生,卵形、宽卵形或圆卵形,长 1.0～4.5 cm,宽 0.8～2.8 cm,密被短柔毛;花梗长达 2.3 cm,密被短柔毛及短腺毛。花萼长 0.9～1.0 cm,5 裂达基部,裂片狭披针形,宽 2.0～2.5 mm,外面被短柔毛及腺毛,内面被疏柔毛。花冠紫色或淡紫色,有时白色,喉部黄色,长 3.0～4.5 cm,两面疏被短柔毛,与上唇 2 裂片相对有 2 纵条毛;筒长 2～3 cm,口部直径 1.0～1.4 cm;上唇长 5～9 mm,2 浅裂,下唇长 1.2～1.8 cm,3 裂。雄蕊的花丝着生于距花冠基部 1.2～1.6 cm 处,长 9～10 mm,下部宽,被疏柔毛,向上变狭,并膝状弯曲,花药长约 5 mm;退化雄蕊 2,着生于距基部 1.1～1.5 mm 处,长 4～6 mm,有疏柔毛。花盘斜,高约 2 mm,边缘有波状齿。雌蕊长 2.2～3.0 cm,子房及花柱下部密被短柔毛,柱头二裂。蒴果长 4～6 cm,粗约 2 mm,被短柔毛。花期 4～7 月。

生境与分布　生于海拔 400～1 200 m 的山地或林下岩石上。大方、赤水、习水有分布。

采收加工　全年均可采收,鲜用或晒干。

性味归经　甘,微苦,凉。归肺经。

功能主治　清肺止咳,凉血止血,解毒。用于阴虚肺热,咳嗽咯血,崩漏,带下,痈肿疮毒,外伤出血。

用法用量　内服:水煎,3～10 g,鲜品 10～20 g。外用:适量,鲜品捣烂敷患处。

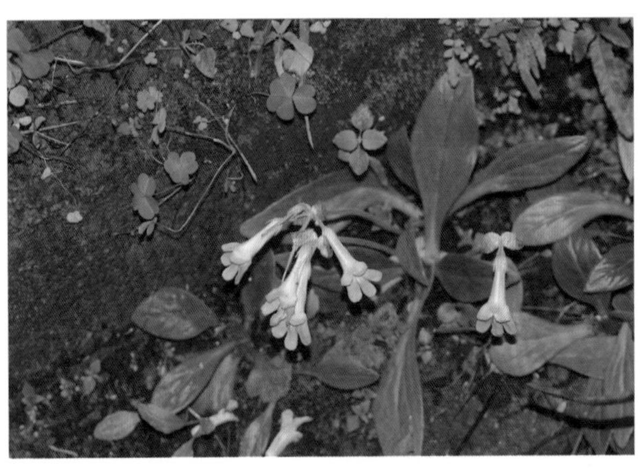

▲ 牛耳朵植株

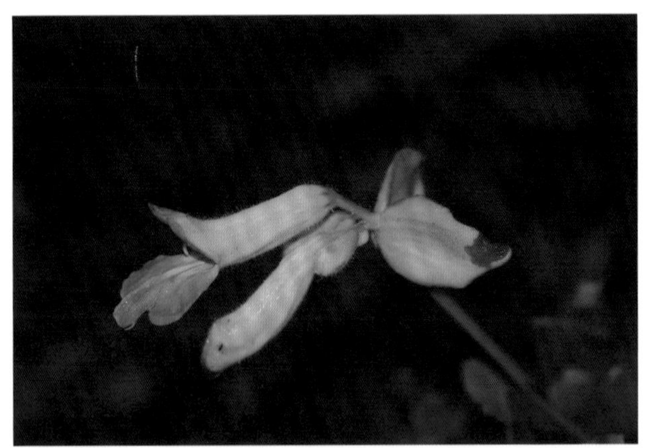

▲ 牛耳朵花

吊石苣苔 *Lysionotus pauciflorus* Maximowicz

别名　岩豇豆、石吊兰、岩茶、岩泽兰。

药材名　石吊兰(全草)。

形态特征　小灌木。茎长 7～30 cm,分枝或不分枝,无毛或上部疏被短毛。叶 3 枚轮生或对生,具短柄或近无柄；叶片革质，形状变化大，线形、狭长圆形或倒卵状长圆形，长1.5～5.8 cm，宽0.4～1.5(2)cm，顶端急尖或钝，基部钝、宽楔形或近圆形，边缘在中部以上或上部有少数牙齿或小齿，有时近全缘，面无毛，中脉上面下陷，侧脉每侧3～5条，不明显；叶柄上面常被短伏毛。花序有1～2(5)花；花序梗纤细，长0.4～2.6(4)cm，无毛；苞片披针状线形，长1～2 mm，疏被短毛或近无毛；花梗长3～10 mm，无毛；花萼长3～4(5)mm，5裂达或近基部，无毛或疏被短伏毛；裂片狭三形或线状三角形；花冠白色带淡紫色条纹或淡紫色，长3.5～4.8 cm，无毛；筒细漏斗状，长2.5～3.5 cm，口部直径1.2～1.5 cm；上唇长约4 mm，2浅裂，下唇长10 mm，3裂；雄蕊无毛，花丝着生于距花冠基部13～15 mm处，狭线形，长约12 mm，花药直径约1.2 mm，药隔背面突起长约0.8 mm；退化雄蕊3，无毛，中央的长约1 mm，侧生的狭线形，长约5 mm，弧状弯曲；花盘杯状，高2.5～4.0 mm，有尖齿；雌蕊长2.0～3.4 cm，无毛。蒴果线形，长5.5～9.0 cm，宽2～3 mm，无毛。种子纺锤形，长0.6～1.0 mm，毛长1.2～1.5 mm。花期7～10月。

生境与分布　生于海拔300～2 000 m的丘陵、山地林中树上或岩石上。贵州乌蒙山各地均有分布。

采收加工　夏、秋二季叶茂盛时采割，除去杂质，鲜用或晒干。

性味归经　苦，温。归肝、肺经。

功能主治　祛风除湿，化痰止咳，祛瘀通络。用于风湿痹痛，咳喘痰多，月经不调，痛经，腰腿酸痛，跌打肿痛。

用法用量　内服：水煎，9～15 g；或浸酒服。外用：适量，捣敷；或煎水外洗。

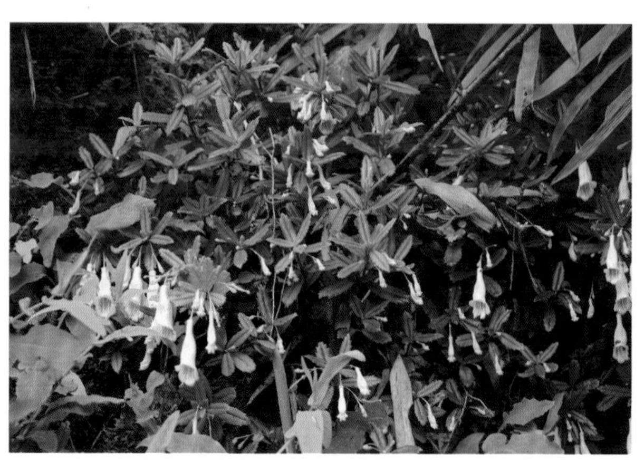

▲ 吊石苣苔植株

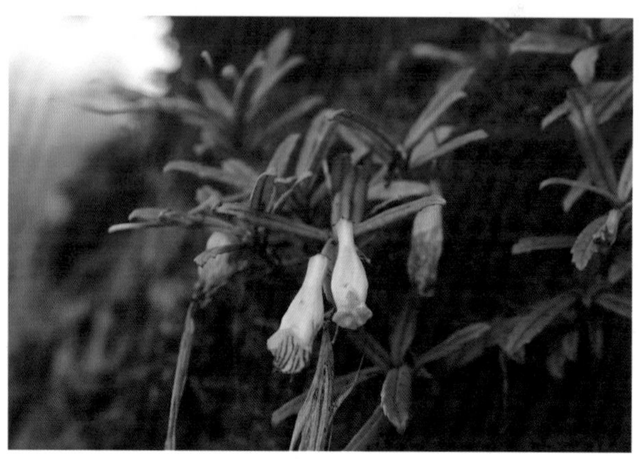

▲ 吊石苣苔花

车前　*Plantago asiatica* L.

别名　客妈叶、蛤蟆草、猪肚菜、灰盆草、车轱辘菜。

药材名　车前子(种子)。

形态特征　二年生或多年生草本。须根多数。根茎短，稍粗。叶基生呈莲座状，平卧、斜展或直立；叶片薄纸质或纸质，宽卵形至宽椭圆形，长4～12 cm，宽2.5～6.5 cm，先端钝圆至急尖，边缘波状、全缘或中部以下有锯齿、牙齿或裂齿，基部宽楔形或近圆形，多少下延，两面疏生短柔毛；脉5～7条；叶柄长2～15(～27)cm，基部扩大成鞘，疏生短柔毛。花序3～10个，直立或弓曲上升；花序梗长5～30 cm，有纵条纹，疏生白色短柔毛；穗状花序细圆柱状，长3～40 cm，紧密或稀疏，下部常间断；苞片狭卵状三角形或三角状披针形，长2～3 mm，长过于宽，龙骨突宽厚，无毛或先端疏生短毛。花具短梗；花萼长2～3 mm，萼片先端钝圆或钝尖，龙骨突不延至顶端，前对萼片椭圆形，龙骨突较宽，两侧片稍不对称，后对萼片宽倒卵状椭圆形或宽倒卵形。花冠白色，无毛，冠筒与萼片约等长，裂片狭三角形，长约 1.5 mm，先端渐尖或急尖，具明显的中脉，于花后反折。雄蕊着生于冠筒内面近基部，与花柱明显外伸，花药卵状椭圆形，长 1.0～1.2 mm，顶端具宽三角形突起，白色，干后变淡褐色。胚珠 7～15(～18)。蒴果纺锤状卵形、卵球形或圆锥状卵形，长 3.0～4.5 mm，于基部上方周裂。种子 5～6(～12)，卵状椭圆形或椭圆形，长(1.2～)1.5～2 mm，具角，黑褐色至黑色，背腹面微隆起；子叶背腹向排列。花期 4～8 月，果期 6～9 月。

生境与分布　生于海拔 600～3 000 m 的沟旁、湿地、草坡。贵州乌蒙山各地均有分布。

采收加工　夏、秋季采收成熟黄色果穗，晒干，搓出种子，除去杂质。

性味归经　甘，微寒。归肝、脾经。

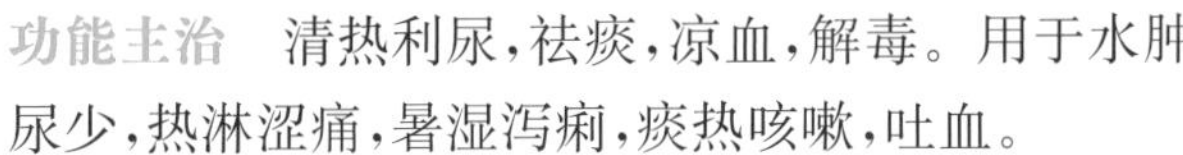

功能主治　清热利尿，祛痰，凉血，解毒。用于水肿尿少，热淋涩痛，暑湿泻痢，痰热咳嗽，吐血。

用法用量　内服：鲜品 30～60 g，煎服或捣汁服。外用：鲜品适量，捣敷患处。

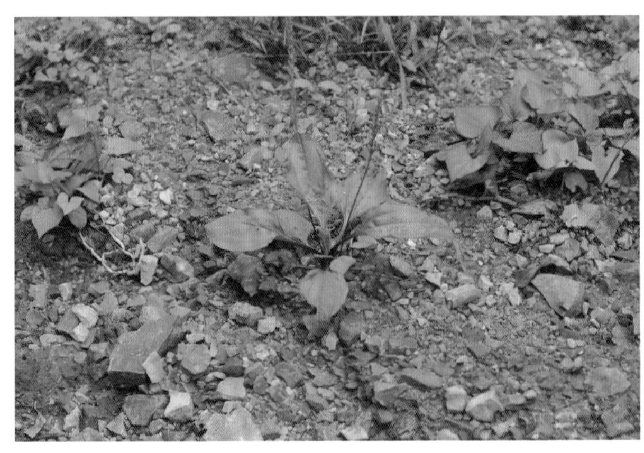

▲ 车前植株

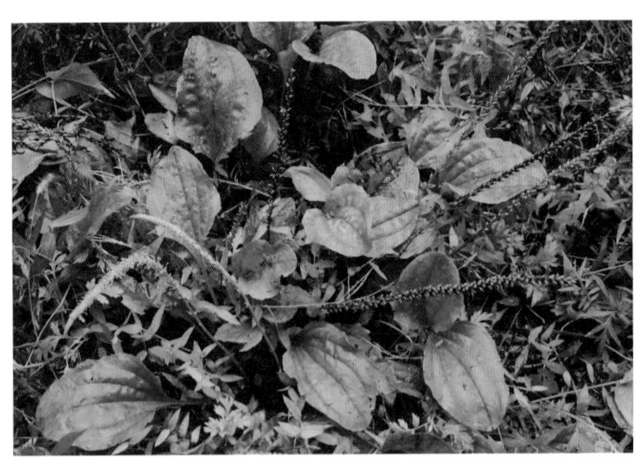

▲ 车前叶

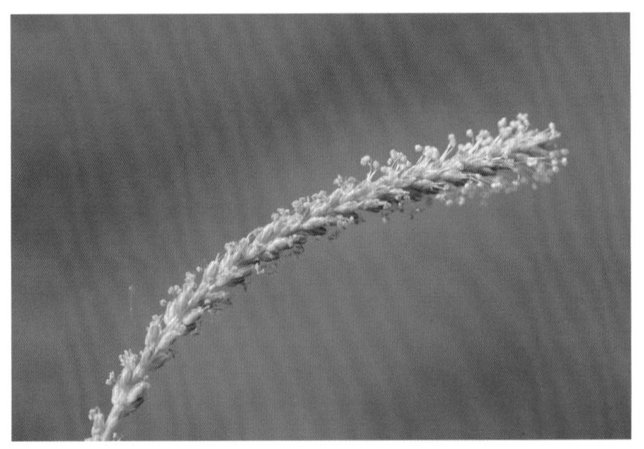

▲ 车前花序

大车前 *Plantago major* L.

别名　大客妈叶。

药材名　大车前子(种子)。

形态特征　二年生或多年生草本。根茎粗短。叶基生呈莲座状，宽卵形至宽椭圆形，长 3～18 cm，宽 2～11 cm。花序 1 至数个，花序梗直立或弓曲上升；穗状花序细圆柱状；花无梗；花冠白色，无毛；雄蕊着生于冠筒内面近基部，与花柱明显外伸，花药椭圆形，长 1.0～1.2 mm，通常初为淡紫色，稀白色，干后变淡褐色。蒴果近球形、卵球形或宽椭圆球形，长 2～3 mm。种子卵形、椭圆形或菱形，具角，黄褐色。花期 6～8 月，果期 7～9 月。

生境与分布　生于海拔 2 800 m 以下的草地、草甸、河滩、沟边、沼泽地、山坡路旁、田边或荒地。贵州乌蒙山各地均有分布。

采收加工　秋季果实成熟时剪取果穗，晒干后打下种子，去净杂质备用。夏季开花前采集全草，晒干备用,或随用随采。

性味归经 甘,寒。归肝、肾、肺、小肠经。

功能主治 清热利尿,祛痰,凉血,解毒。用于水肿,尿少,热淋涩痛,暑湿泻痢,痰热咳嗽,吐血,痈肿疮毒。

用法用量 内服:水煎,鲜品 30～100 g;种子 10～20 g。外用:鲜品适量,捣烂敷。

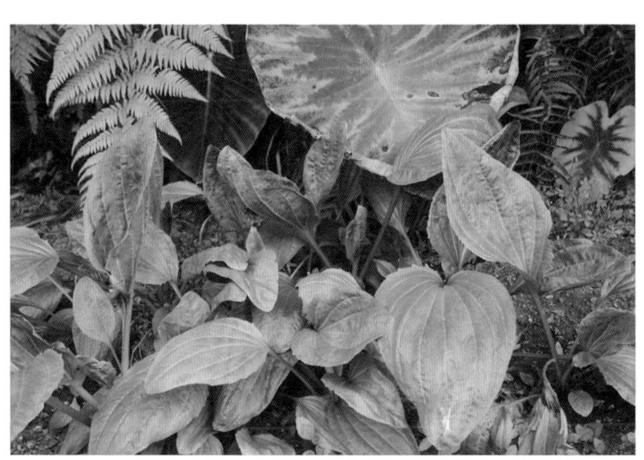

▲ 大车前叶

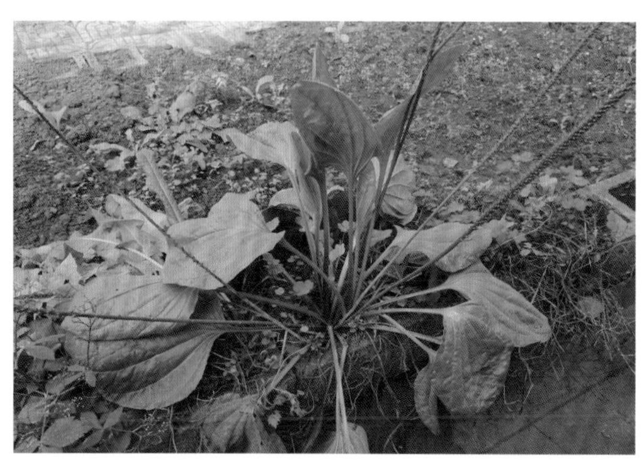

▲ 大车前植株

黄褐毛忍冬 *Lonicera fulvotomentosa* Hsu et S.C. Cheng

别名 银花。

药材名 山银花(花蕾)。

形态特征 藤本;幼枝、叶柄、叶下面、总花梗、苞片、小苞片和萼齿均密被开展或弯伏的黄褐色毡毛状糙毛,幼枝和叶两面还散生橘红色短腺毛。冬芽约具 4 对鳞片。叶纸质,卵状矩圆形至矩圆状披针形,长 3～8(～11)cm,顶端渐尖,基部圆形、浅心形或近截形,上面疏生短糙伏毛,中脉毛较密;叶柄长 5～7 mm。双花排列成腋生或顶生的短总状花序,花序梗长达 1 cm;总花梗长约 2 mm,下托以小形叶 1 对;苞片钻形,长 5～7 mm;小苞片卵形至条状披针形,长为萼筒的 1/2 至略较长;萼筒倒卵状椭圆形,长约 2 mm,无毛,萼齿条状披针形,长 2～3 mm;花冠先白色后变黄色,长 3.0～3.5 cm,唇形,筒略短于唇瓣,外面密被黄褐色倒伏毛和开展的短腺毛,上唇裂片长圆形,长约 8 mm,下唇长约 1.8 cm;雄蕊和花柱均高出花冠,无毛;柱头近圆形,直径约 1 mm。花期 6～7 月。

生境与分布 生于海拔 850～1 300 m 的山坡岩旁灌木林或林中。织金、黔西、纳雍等地有分布。

采收加工 夏初花开放前采收,干燥。

性味归经 甘,寒。归肺、胃经。

功能主治 清热解毒,疏散风热。用于痈肿疔疮,喉痹,丹毒,热毒血痢,风热感冒,温病发热。

用法用量 内服:水煎,10～20 g;或入丸、散。外用:适量,捣敷。

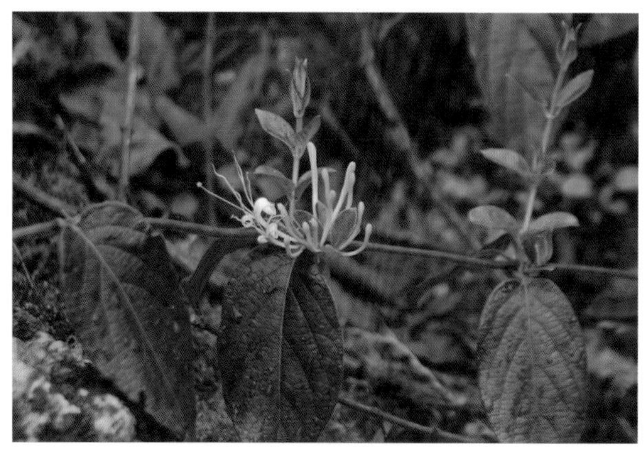

▲ 黄褐毛忍冬花

忍冬 *Lonicera japonica* Thunberg in Murray Syst.

别名 双花、二花。

药材名 金银花(花蕾)。

形态特征 半常绿藤本。幼枝暗红褐色，密被硬直糙毛、腺毛和柔毛，下部常无毛。叶纸质，卵形或长圆状卵形，有时卵状披针形，稀圆卵状或倒卵形，极少有1至数个钝缺刻，长3.0～5.0(～9.5)cm，基部圆或近心形，有糙缘毛，下面淡绿色，小枝上部叶两面均密被糙毛，下部叶常无毛，下面多少带青灰色；叶柄长4～8 mm，密被柔毛。总花梗常单生小枝上部叶腋，与叶柄等长或较短，下方者长2～4 cm，密被柔毛，兼有腺毛；苞片卵形或椭圆形，长2～3 cm，两面均有柔毛或近无毛。小苞片先端圆或平截，长约1 mm，有糙毛和腺毛；萼筒长约2 mm，无毛，萼齿卵状三角形或长，有长毛，外面和边缘有密毛；花冠白色，后黄色，长(2.0)3.0～4.5(～6.0)cm，唇形，冠筒稍长于唇瓣，被倒生糙毛和长腺毛，上唇裂片先端钝，下唇带状反曲；雄蕊和花柱高出花冠。果圆形，径6～7 mm，熟时蓝黑色。花期4～6月，果期10～11月。

生境与分布 生于海拔1 500 m以下山坡灌丛或疏林中、乱石堆及村边。贵州乌蒙山各地均有分布。

采收加工 夏初当花含苞未放时采摘，阴干。生用，炒用或制成露剂使用。

性味归经 甘，寒。归肺、心、胃经。

功能主治 清热解毒，疏散风热。用于痈肿疔毒初起，红肿热痛，外感风热，温病初起，热毒血痢，暑热烦渴，咽喉肿痛。

用法用量 内服：水煎，9～30 g。

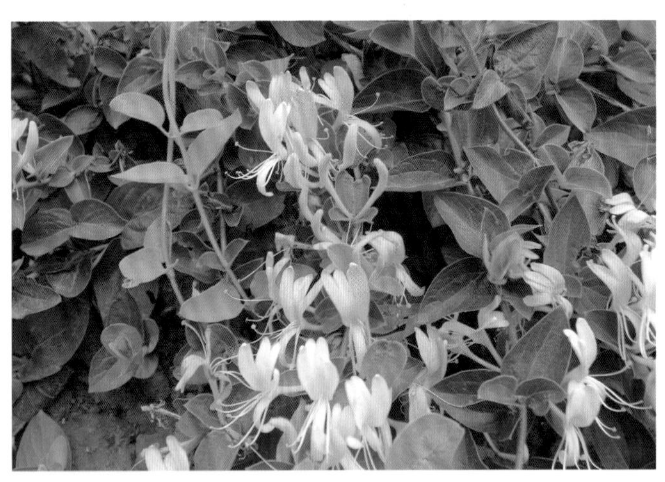

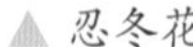

▲ 忍冬花

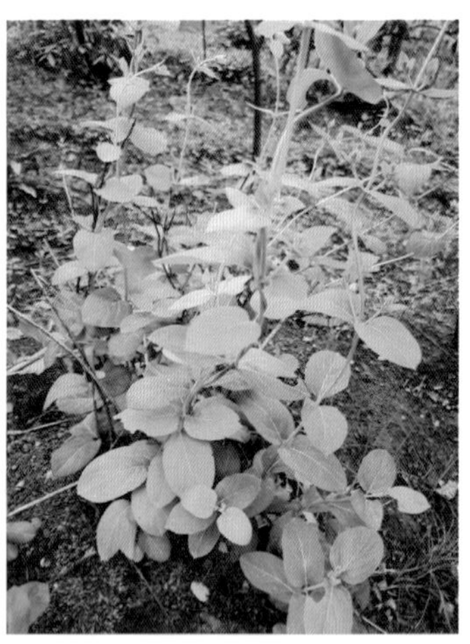

▲ 忍冬植株

金银忍冬 *Lonicera maackii* f. *podocarpa* Franch. ex Rehd.

别名 鸡骨头树。

药材名 金银忍冬(花蕾)。

形态特征 藤本；幼枝和叶柄密被土黄色卷曲的短糙毛，后变紫褐色而无毛。叶有时3片轮生，薄革质，矩圆状披针形、狭椭圆形至卵状披针形，长3～10 cm，顶端渐尖，有时急窄而具短尖头，基部浅心形，两面中脉有短糙毛，下面幼时常疏生短糙毛，边缘略背卷，有疏缘毛；叶柄短，长2～5 mm。双花数朵集生于幼枝顶端或单生于幼枝上部叶腋，芳香；总花梗极短或几不存；苞片、小苞片和萼齿均有短糙毛；苞片狭披针形至卵状披针形，有时呈叶状，长5～15 mm；小苞片圆卵形或卵形，长为萼筒的1/2～2/3；萼筒长不到2 mm，萼齿卵状三角形至长三角形，比萼筒短，外面有短糙伏毛，有缘毛；花冠白色而常带微紫红色，后变黄色，唇形，长1.5～2.0 cm，外面密被倒生短糙伏毛和腺毛，唇瓣略短于筒，上下唇均反曲；雄蕊和花柱略伸出，花丝基部有柔毛，花药长约2 mm；花柱无毛。果实圆形，蓝黑色或黑色，直径5～6 mm。花期5～6月，果期10～11月。

生境与分布　生于海拔1 300～2 800 m的林下、林缘、山坡、河岸及路旁。七星关、赤水有分布。

采收加工　夏季花蕾未开放时采收，晾干或晒干。

性味归经　苦，凉。归胆经。

功能主治　凉血止血，清热止痢。用于血热妄行之吐血、衄血、咳血等出血证，痢疾。

用法用量　内服：水煎，9～15 g。外用：适量，捣敷；或煎水洗。

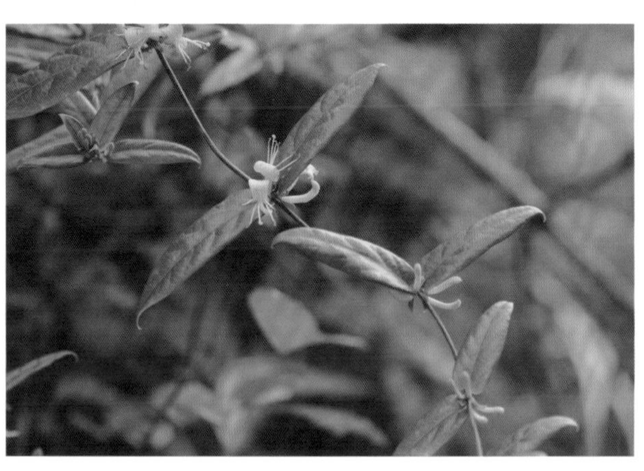

▲ 金银忍冬叶

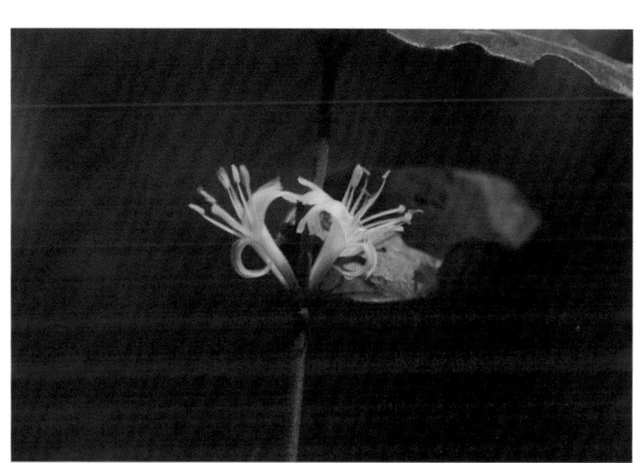

▲ 金银忍冬花

细毡毛忍冬 *Lonicera similis* Hemsley J. L.

别名　岩银花、吊子银花。

药材名　细毡毛忍冬（花蕾）。

形态特征　落叶藤本。幼枝、叶柄和总花梗均被黄褐色、开展长糙毛或柔毛，并疏生腺毛，或无毛。叶纸质，卵形、卵状长圆形、卵状披针形或披针形，长3.0～10.0（～13.5）cm，基部圆、平截或微心形，有或无糙缘毛，上面初时中脉有糙伏毛，后无毛，侧脉和小脉下陷，下面被灰白或灰黄色细毡毛，脉有长糙毛或无毛，老叶毛稀；叶柄长0.3～0.8（～1.2）cm。双花单生叶腋或少数集生枝端成总状花序；总花梗下方者长达4 cm；苞片三角状披针形或线状披针形，长2.0（～4.5）mm，与小苞片和萼齿均有疏糙毛及缘毛或无毛。小苞片卵形或圆形，长为萼筒1/3；萼筒椭圆形，长2（～3）mm，无毛，萼齿近三角形，长达1 mm；花冠先白后淡黄色，长4～6 cm，外被开展糙毛和腺毛或无毛，唇形，冠筒细，长3.0～3.6 cm，超过唇瓣，内有柔毛，上唇长1.4～2.2 cm，裂片长圆形或卵状长圆形，长2.0～5.5 mm，下唇线形，长约2 cm，内面有柔毛；雄蕊与花冠几等高；花柱稍超过花冠，无毛。果熟时蓝黑色，卵圆形，长7～9 mm。花期5～6月，果期9～10月。

生境与分布　生于海拔2 200 m的山谷溪旁或向阳山坡灌丛或林中。大方、赤水、习水有分布。

采收加工　夏初当花含苞未放时采摘，阴干。生用，炒用或制成露剂使用。

性味归经　甘，寒。归肺、心、胃经。

功能主治 清热解毒，抗炎，补虚疗风。用于胀满下疾，温病发热，热毒痈疡，肿瘤。

用法用量 内服：水煎，9～30 g。

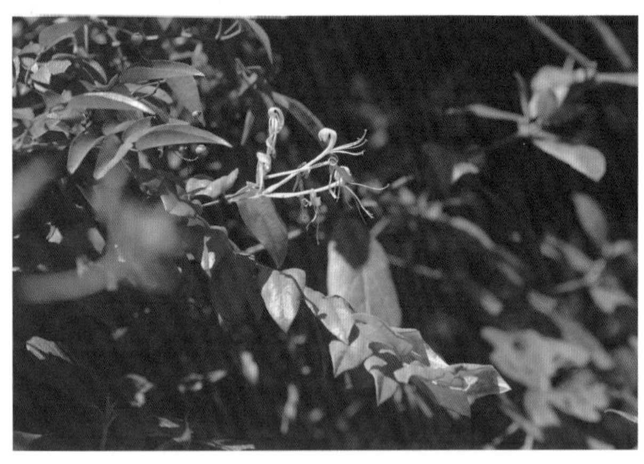

▲ 细毡毛忍冬花

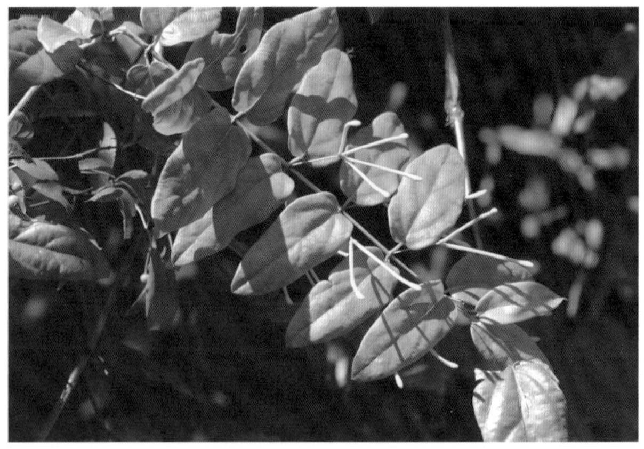

▲ 细毡毛忍冬叶

接骨草 *Sambucus chinensis* Lindl.

别名 陆英、臭草。

药材名 接骨草(全草)。

形态特征 高大草本或半灌木，高 1～2 m；茎有棱条，髓部白色。羽状复叶的托叶叶状或有时退化成蓝色的腺体；小叶 2～3 对，互生或对生，狭卵形，长 6～13 cm，宽 2～3 cm，嫩时上面被疏长柔毛，先端长渐尖，基部钝圆，两侧不等，边缘具细锯齿，近基部或中部以下边缘常有 1 或数枚腺齿；顶生小叶卵形或倒卵形，基部楔形，有时与第一对小叶相连，小叶无托叶，基部一对小叶有时有短柄。复伞形花序顶生，大而疏散，总花梗基部托以叶状总苞片，分枝 3～5 出，纤细，被黄色疏柔毛；杯形不孕性花不脱落，可孕性花小；萼筒杯状，萼齿三角形；花冠白色，仅基部联合，花药黄色或紫色；子房 3 室，花柱极短或几无，柱头 3 裂。果实红色，近圆形，直径 3～4 mm；核 2～3 粒，卵形，长 2.5 mm，表面有小疣状突起。花期 4～5 月，果期 8～9 月。

生境与分布 生于海拔 300～2 600 m 的山坡、林下、

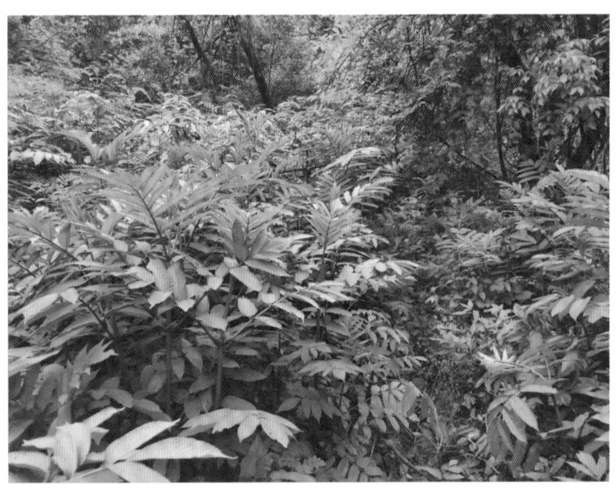

▲ 接骨草植株

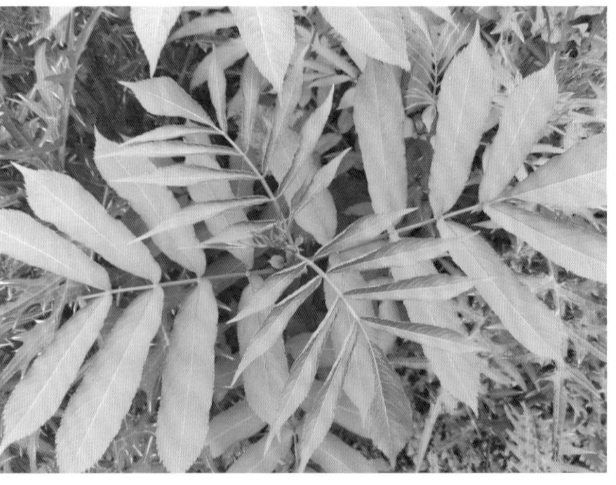

▲ 接骨草叶

沟边和草丛中。贵州乌蒙山各地均有分布。

采收加工 春至秋季采集全草或根茎，多鲜用。

性味归经 苦，平。归肝经。

功能主治 活血散瘀，消肿止咳。用于跌打扭伤，痄腮，闭经，咳嗽。

用法用量 内服：水煎，15～30 g；或入丸、散。外用：适量，捣敷或水煎熏洗；或研末撒。

接骨木 *Sambucus williamsii* Hance

别名 大接骨丹、大婆参。

药材名 接骨木（茎枝）。

形态特征 落叶灌木或小乔木，高 5～6 m；老枝淡红褐色，具明显的长椭圆形皮孔，髓部淡褐色。羽状复叶，有小叶 2～3 对，有时仅 1 对或多达 5 对，侧生小叶片卵圆形、狭椭圆形至倒矩圆状披针形，长 5～15 cm，宽 1.2～7.0 cm，顶端尖、渐尖至尾尖，边缘具不整齐锯齿，有时基部或中部以下具 1 至数枚腺齿，基部楔形或圆形，有时心形，两侧不对称，最下一对小叶有时具长 0.5 cm 的柄，顶生小叶卵形或倒卵形，顶端渐尖或尾尖，基部楔形，具长约 2 cm 的柄，初时小叶上面及中脉被稀疏短柔毛，后光滑无毛，叶搓揉后有臭气；托叶狭带形，或退化成带蓝色的突起。花与叶同出，圆锥形聚伞花序顶生，长 5～11 cm，宽 4～14 cm，具总花梗，花序分枝多成直角开展，有时被稀疏短柔毛，随即光滑无毛；花小而密；萼筒杯状，长约 1 mm，萼齿三角状披针形，稍短于萼筒；花冠蕾时带粉红色，开后白色或淡黄色，筒短，裂片矩圆形或长卵圆形，长约 2 mm；雄蕊与花冠裂片等长，开展，花丝基部稍肥大，花药黄色；子房 3 室，花柱短，柱头 3 裂。果实红色，极少蓝紫黑色，卵圆形或近圆形，直径 3～5 mm；分核 2～3 枚，卵圆形至椭圆形，长 2.5～3.5 mm，略有皱纹。花期 4～5 月，果期 9～10 月。

生境与分布 生于海拔 540～1 600 m 的山坡、灌丛、沟边、路旁、宅边等地。纳雍有分布。

采收加工 全年可采，鲜用或切段晒干。

性味归经 甘、苦，平。归肝经。

功能主治 祛风利湿，活血，止血，止痛，接骨续筋。用于风湿痹痛，痛风，大骨节病，风湿性关节炎，急慢性肾炎，风疹，跌打损伤，骨折肿痛，外伤出血。

用法用量 内服：水煎，15～30 g；或入丸、散。外用：适量，捣敷或水煎熏洗；或研末撒。

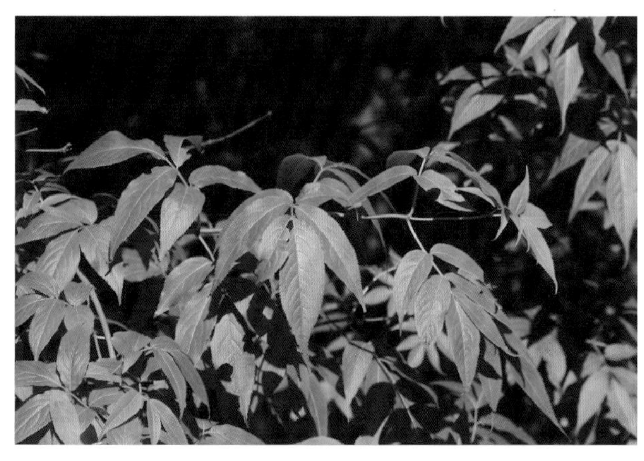

▲ 接骨木植株

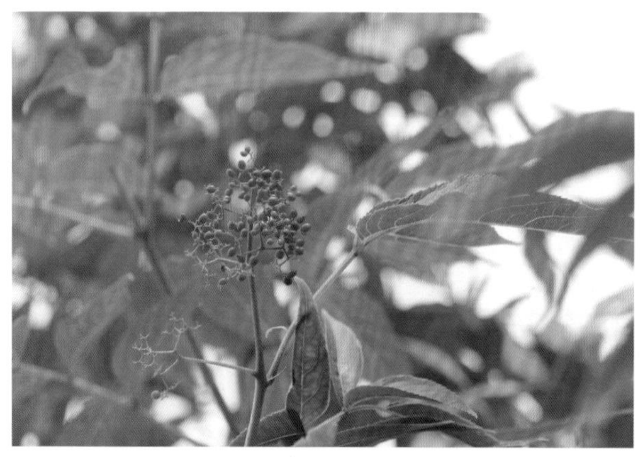

▲ 接骨木果实

珍珠荚蒾 *Viburnum foetidum* var. *ceanothoides* (C. H. Wright) Hand. -Mazz.

别名 冷饭子。

药材名 珍珠荚蒾(叶、果实)。

形态特征 为常绿灌木,高 1～3 m;幼枝密被黄褐色簇状短柔毛,老枝红褐色,无毛。单叶对生,叶片坚纸质或近革质,倒卵状椭圆形或倒卵形,长 3.0～6.5 cm,宽 1.5～2.5 cm,先端钝,基部楔形或圆形,边缘向顶端疏生牙齿,叶面绿色,除沿主脉被簇状短柔毛外,无毛,背面淡绿色,除主脉、侧脉和脉腋被簇状短柔毛外,无毛,基出三脉,侧脉直伸达齿尖;叶柄长 5～10 mm,密被黄褐色簇状短柔毛,总花梗极短或无几,第一级辐射枝 5～7 条;苞片和小苞片线状长圆形或匙状长圆形,长约 1.5 mm,被簇状毛;花生于第二及第三级辐射轴上;花萼筒长约 1 mm,檐部 5 裂,裂齿三角形,微小,无毛;花冠白色,长 1.5 mm,辐状,无毛,檐部 5 裂,裂片圆形,长约 1 mm;雄蕊 5,稍伸花冠。核果状椭圆形,长约 7 mm;成熟时红色;核扁,具纵棱槽。花期 5～8 月,果期 9～12 月。

生境与分布 生于海拔 900～2 600 m 山坡密林或灌丛中。七星关、大方、纳雍、织金、赤水等地有分布。

采收加工 春、夏季采收,鲜用或晒干。

性味归经 酸、甘,平。

功能主治 清热解毒,止咳,消炎,接骨,止痛止泻,除湿,止血。用于感冒发热,咳嗽,喉痛,头痛,牙痛,火眼等。

用法用量 内服:水煎,6～9 g。外用:适量,捣烂敷患处。

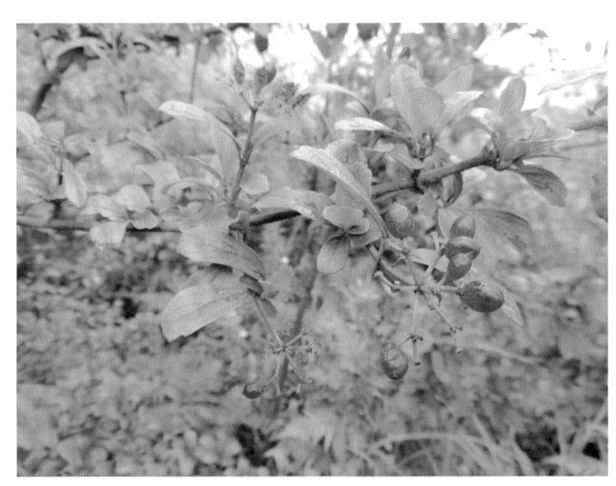

▲ 珍珠荚蒾植株

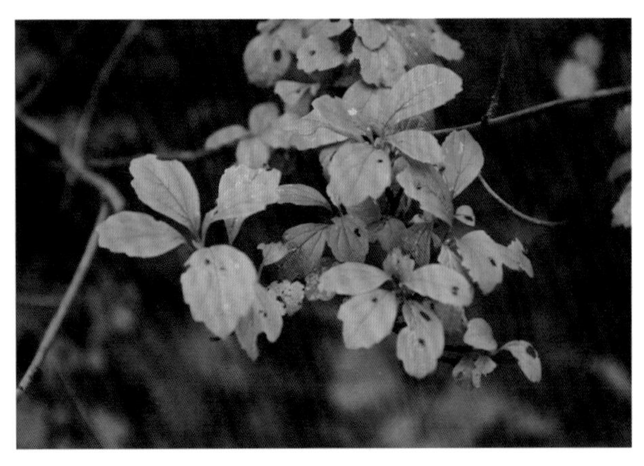

▲ 珍珠荚蒾叶

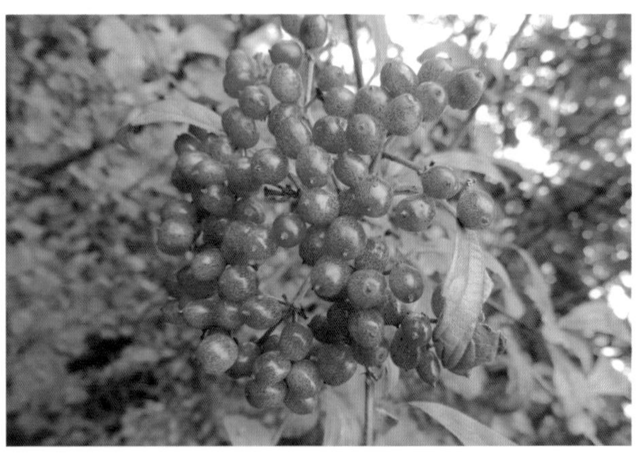

▲ 珍珠荚蒾果实

茶荚蒾 *Viburnum setigerum* Hance

别名 鸡公柴。

药材名 饭汤子(果实)。

形态特征 落叶灌木,高达 4 m;芽及叶干后变黑色、黑褐色或灰黑色;当年小枝浅灰黄色,多少有棱角,无毛,二年生小枝灰色,灰褐色或紫褐色。冬芽通常长 5 mm 以下,最长可达 1 cm 许,无毛,外面 1 对鳞片为芽体长的 1/3~1/2。叶纸质,卵状矩圆形至卵状披针形,稀卵形或椭圆状卵形长 7~12(~15)cm,顶端渐尖,基部圆形,边缘基部除外疏生尖锯齿,上面初时中脉被长纤毛,后变无毛,下面仅中脉及侧脉被浅黄色贴生长纤毛,近基部两侧有少数腺体,侧脉 6~8 对,笔直而近并行,伸至齿端,上面略凹陷,下面显著凸起;叶柄长 1.0~1.5(~2.5)cm,有少数长伏毛或近无毛。复伞形式聚伞花序无毛或稍被长伏毛,有极小红褐色腺点,直径 2.5~4.0(~5.0)cm,常弯垂,总花梗长 1.0~2.5(~3.5)cm,第一级辐射枝通常 5 条,花生于第三级辐射枝上,有梗或无,芳香;萼筒长约 1.5 mm,无毛和腺点,萼齿卵形,长约 0.5 mm,顶钝形;花冠白色,干后变茶褐色或黑褐色,辐状,直径 4~6 mm,无毛,裂片卵形,长约 2.5 mm,比筒长;雄蕊与花冠几等长,花药圆形,极小;花柱不高出萼齿。果序弯垂,果实红色,卵圆形,长 9~11 mm;核甚扁,卵圆形,长 8~10 mm,直径 5~7 mm,凹凸不平,腹面扁平或略凹陷。花期 4~5 月,果期 9~10 月。

生境与分布 生于海拔(200~)800~1 650 m 的山谷溪涧旁疏林或山坡灌丛中。大方、赤水有分布。

采收加工 秋季果实成熟时采收,晒干。

性味归经 微苦,平。

功能主治 清热,利湿,活血化瘀。用于小便淋浊,肺痈,咳吐脓血,热瘀经闭。

用法用量 内服:水煎,10~15 g。

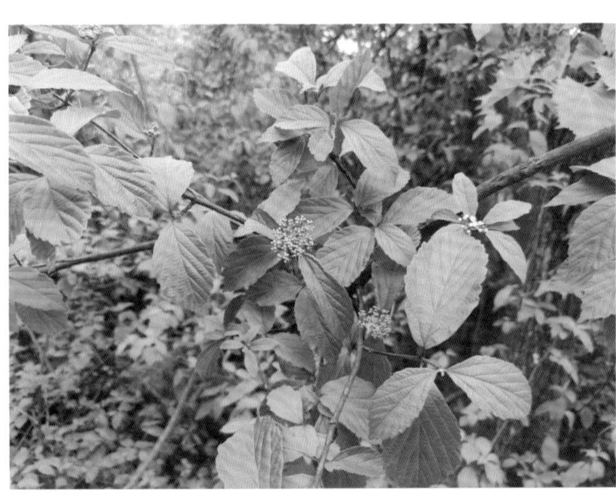

▲ 茶荚蒾植株

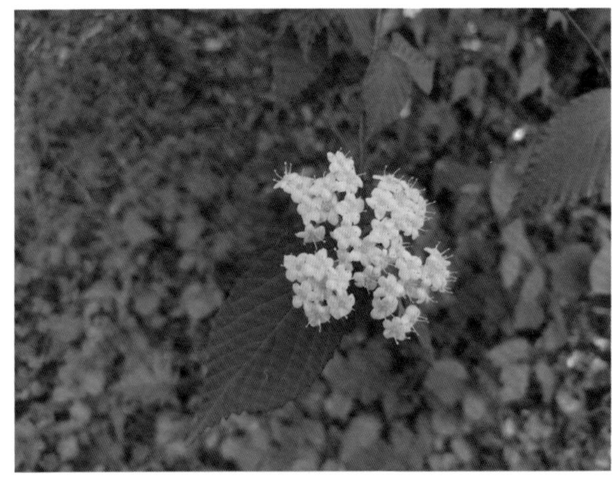

▲ 茶荚蒾花

烟管荚蒾 *Viburnum utile* Hemsley J. L.

别名 冷饭团。

药材名 羊屎条根(根)。

形态特征 落叶灌木。叶下面、叶柄及花序均被灰白或黄白色绒毛。当年小枝被带黄褐或带灰白色绒毛,后无毛,翌年红褐色,散生小皮孔。叶革质,卵圆状长圆形,稀卵圆形或卵圆状披针形,长 2.0~

5.0(～8.5)cm，先端圆或稍钝，有时微凹，基部圆，全缘，稀有少数不明显疏浅齿，边稍内卷，上面深绿色有光泽而无毛，或暗绿色而被簇状毛，侧脉 5～6 对，近缘网结，上面略凸起或不明显，有时被锈色簇状毛；叶柄长 0.5～1.0(～1.5)cm。聚伞花序径 5～7 cm，总花梗粗，长 1～3 cm，第一级辐射枝通常 5。花通常生于第二、三级辐射枝；萼筒筒状，长约 2 mm，无毛，萼齿卵状三角形，长约 0.5 mm，无毛或具少数簇状缘毛；花冠白色，花蕾时带淡红色，辐状，径 6～7 mm，无毛，裂片圆卵形，长约 2 mm，与筒部等长或略长；雄蕊与花冠裂片几等长。果熟时红色，后黑色，椭圆状，长(6～)7～8 mm；核稍扁。花期 3～4 月，果期 8 月。

生境与分布　生于海拔 500～1 800 m 山坡林缘或灌丛中。大方、威宁、赫章等地有分布。

采收加工　全年均可采挖，洗净，切片晒干。

性味归经　酸、涩，平。

功能主治　清热利湿，祛风活络，凉血止血。用于泄泻，下血，痔疮脱肛，风湿痹痛，带下病，疮疡，风湿筋骨痛，跌打损伤。

用法用量　内服：水煎，鲜品 30～50 g。

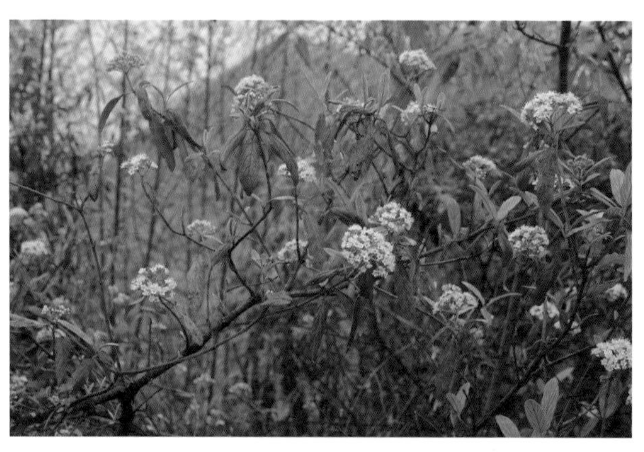

▲ 烟管荚蒾植株

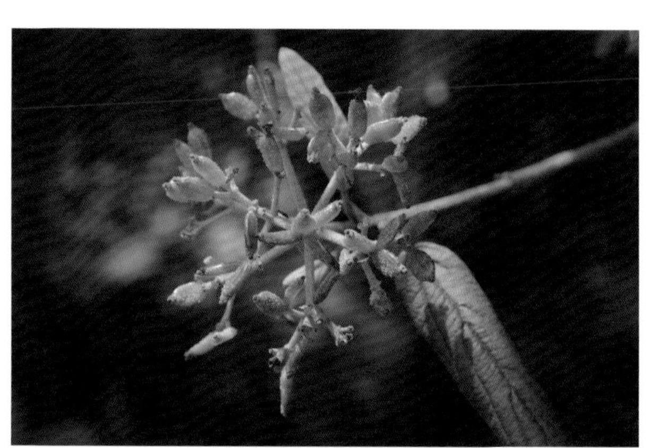

▲ 烟管荚蒾果实

败酱　*Patrinia scabiosifolia* Link

别名　豆豇草、豆渣草。

药材名　败酱草(全草)。

形态特征　多年生草本，高 30～100(～200)cm；根状茎横卧或斜生，节处生多数细根；茎直立，黄绿色至黄棕色，有时带淡紫色，下部常被脱落性倒生白色粗毛或几无毛，上部常近无毛或被倒生稍弯糙毛，或疏被 2 列纵向短糙毛。基生叶丛生，花时枯落，卵形、椭圆形或椭圆状披针形，长(1.8～)3.0～10.5 cm，宽 1.2～3.0 cm，不分裂或羽状分裂或全裂，顶端钝或尖，基部楔形，边缘具粗锯齿，上面暗绿色，背面淡绿色，两面被糙伏毛或几无毛，具缘毛；叶柄长 3～12 cm；茎生叶对生，宽卵形至披针形，长 5～15 cm，常羽状深裂或全裂，具 2～3(～5)对侧裂片，顶生裂片卵形、椭圆形或椭圆状披针形，先端渐尖，具粗锯齿，两面密被或疏被白色糙毛，或几无毛，上部叶渐变窄小，无柄。花序为聚伞花序组成的大型伞房花序，顶生，具 5～6(7)级分枝；花序梗上方一侧被开展白色粗糙毛；总苞线形，甚小；苞片小；花小，萼齿不明显；花冠钟形，黄色，冠筒长 1.5 mm，上部宽 1.5 mm，基部一侧囊肿不明显，内具白色长柔毛，花冠裂片卵形，长 1.5 mm，宽 1.0～1.3 mm；雄蕊 4，稍超出或几不超出花冠，花丝不等长，近蜜囊的 2 枚长 3.5 mm，下部被柔毛，另 2 枚长 2.7 mm，无毛，花药长圆形，长约 1 mm；子房椭圆状长圆形，长约 1.5 mm，花柱长 2.5 mm，柱头盾状或截头状，径 0.5～0.6 mm。瘦果长圆形，长 3～

4 mm，具 3 棱，2 不育子室中央稍隆起成上粗下细的棒槌状，能育子室略扁平，向两侧延展成窄边状，内含 1 椭圆形、扁平种子。花期 7～9 月。

生境与分布　生于海拔(50～)400～2 100(～2 600)m 的山坡林下、林缘和灌丛中以及路边、田埂边的草丛中。贵州乌蒙山各地均有分布。

采收加工　夏季采收，洗净，干燥。

性味归经　苦，平。归肝、胃、大肠经。

功能主治　清热解毒，排脓破瘀。用于肠痈，下痢，赤白带下，产后瘀滞腹痛，目赤肿痛，痈肿疥癣。

用法用量　内服：水煎，15～25 g，鲜品 10～200 g。外用：捣敷。

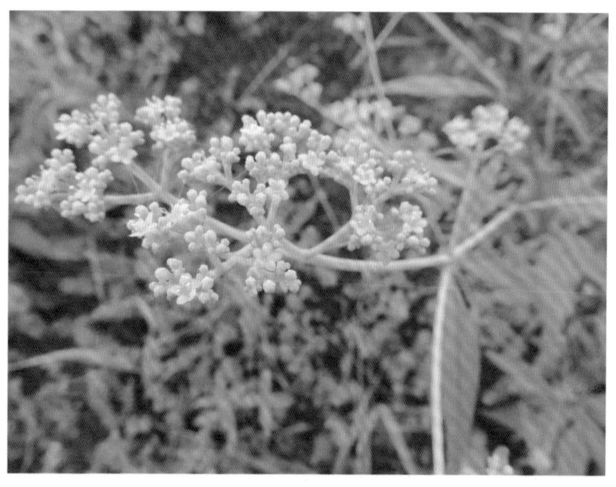

▲ 败酱花

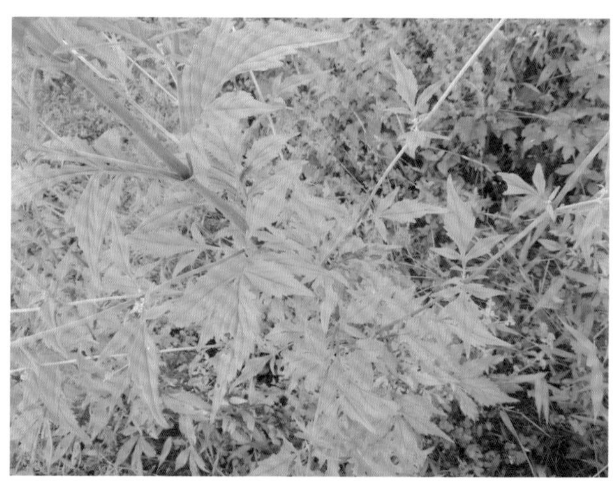

▲ 败酱叶

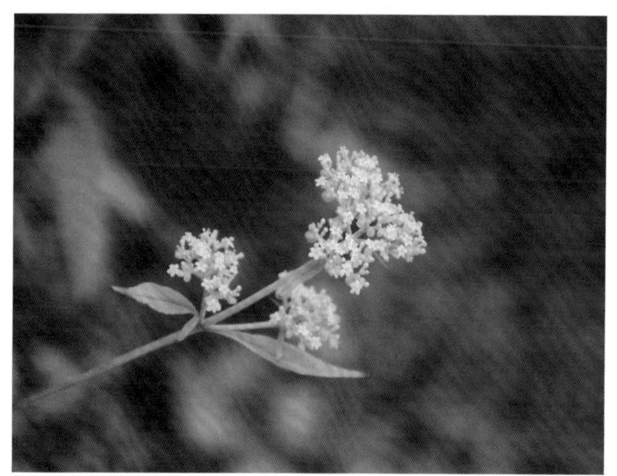

▲ 败酱花序

蜘蛛香　*Valeriana jatamansi* Jones Asiat.

别名　雷公七。

药材名　蜘蛛香(根茎)。

形态特征　多年生草本，高达 70 cm。根茎块茎状，节密。茎 1 至数个，丛生。基生叶心状圆形或卵状心形，长 2～9 cm，具疏浅波齿，被短毛或无毛，叶柄长为叶 2～3 倍；茎生叶不发达，每茎 2(3)对，下部的心状圆形，近无柄，上部的常羽裂，无柄。聚伞花序顶生；苞片和小苞片长钻形，中肋明显，最上部的小苞片常与果等长。花白或微红色，杂性；雌花长 1.5 mm，不育花药着生在极短的花丝上，位于花冠喉部，雌蕊伸出花冠，柱头 3 深裂；两性花较大，长

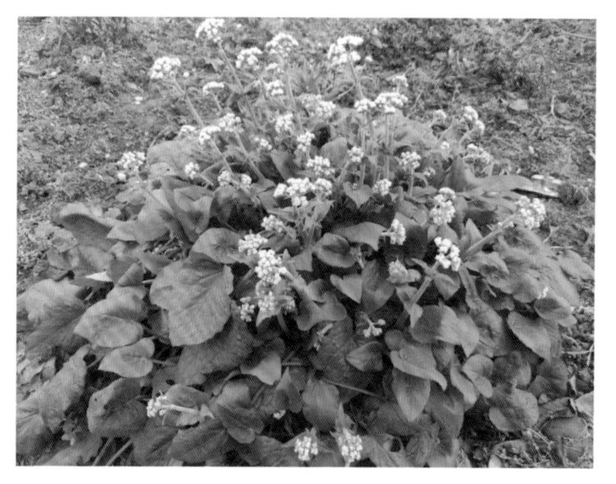

▲ 蜘蛛香植株

3～4 mm，雌、雄蕊与花冠等长。瘦果长卵圆形，两面被毛。花期 5～7 月，果期 6～9 月。

生境与分布 生于海拔 2 500 m 以下的山顶草地、林中或溪边。威宁、黔西、纳雍、织金等地有分布。

采收加工 9～10 月采挖，除去茎叶，选净，晒干。

性味归经 辛、微苦，温。归心、脾、胃经。

功能主治 理气和中，散寒除湿，活血消肿。用于脘腹胀痛，呕吐泄泻，小儿疳积，风寒湿痹，肢体水肿，月经不调，跌打损伤，疮疖。

用法用量 内服：水煎，3～9 g。外用：适量，磨汁涂。

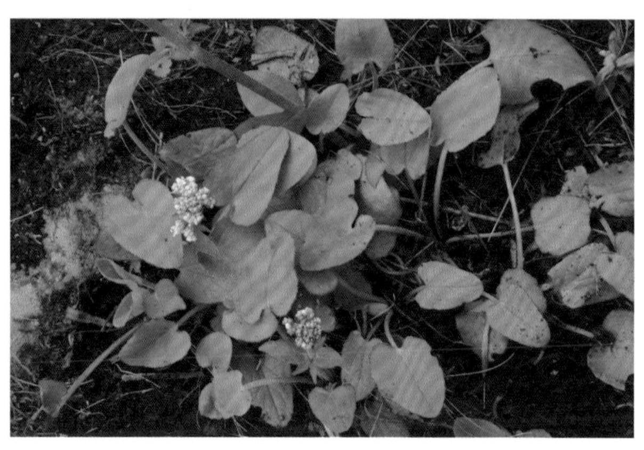

▲ 蜘蛛香叶

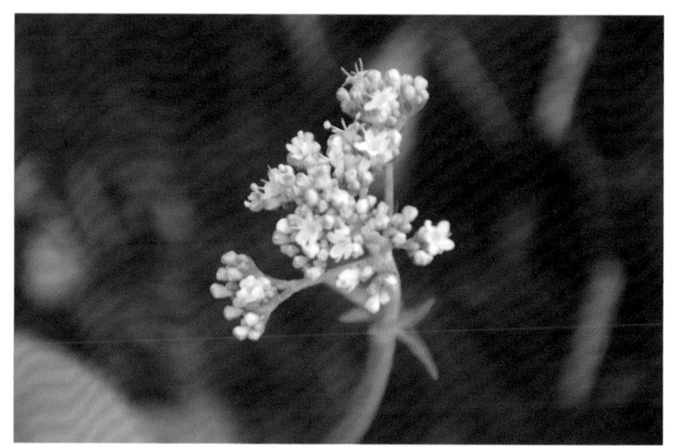

▲ 蜘蛛香花

川续断 *Dipsacus asperoides* C.Y. Cheng et T.M. Ai

别名 和尚头、山萝卜、接骨。

药材名 续断(根)。

形态特征 多年生草本。主根圆柱形，黄褐色。茎中空，具 6～8 条棱，棱上有硬刺。基生叶丛生，长 15～25 cm，宽 5～20 cm；茎生叶为羽状深裂，长 11 cm，宽 5 cm，下部的茎生叶具长柄，向上叶柄渐短。头状花序，球形；总苞片 5～7 枚，叶状，被硬毛；小苞片倒卵形，被短柔毛，具喙尖；花萼四棱、皿状，外面被短毛；花冠白色或黄色；雄蕊 4，花丝扁平，花药椭圆形；子房下位，柱头短棒状。瘦果长倒卵柱状，藏于小总苞内，仅顶端外露于小总苞外。花期 7～9 月，果期 9～11 月。

生境与分布 生于沟边、林缘、草丛和潮湿的山坡。贵州乌蒙山各地均有分布。

采收加工 8～10 月份采挖，除去残留根头及细根，微火烘至半干，堆置“发汗”至内部变绿色时，再烘干。

性味归经 苦、辛，微温。归肝、肾经。

功能主治 补肝肾，强筋骨，续折伤，止崩漏。用于腰膝酸软，风湿痹痛，崩漏，胎漏，跌扑损伤。酒续断多用于风湿痹痛，跌扑损伤。盐续断多用于腰膝酸软。

用法用量 内服：水煎，9～15 g。

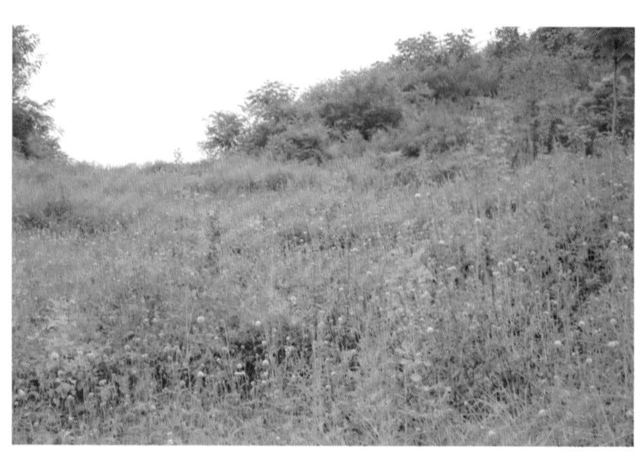

▲ 川续断野生群落

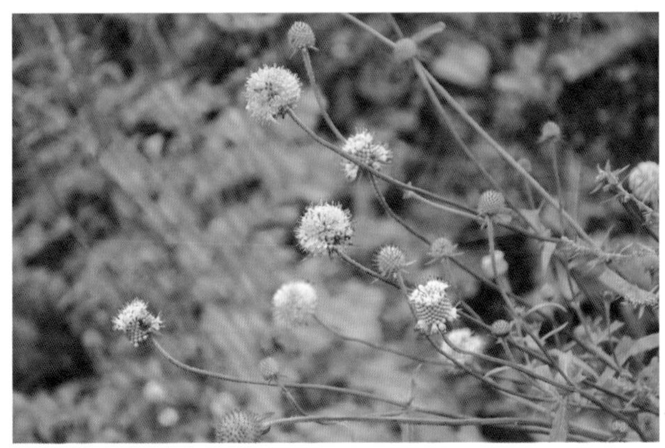

▲ 川续断植株

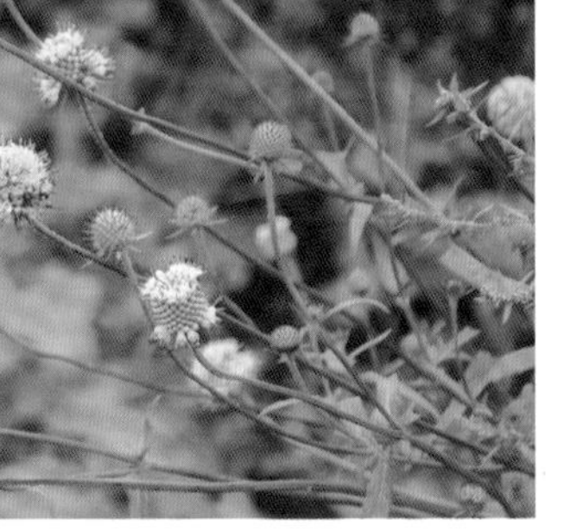

▲ 川续断花

轮叶沙参 *Adenophora tetraphylla* (Thunb.) Fisch.

别名 南沙参、泡参、泡沙参。

药材名 沙参(根)。

形态特征 多年生草本。茎高可达 1.5 m,不分枝,无毛,少有毛。茎生叶 3～6 枚轮生,无柄或有不明显叶柄,叶片卵圆形至条状披针形,长 2～14 cm,边缘有锯齿,两面疏生短柔毛。花序狭圆锥状,花序分枝(聚伞花序)大多轮生,细长或很短,生数朵花或单花。花萼无毛,筒部倒圆锥状,裂片钻状,长 1.0～2.5(4.0)mm,全缘;花冠筒状细钟形,口部稍缢缩,蓝色、蓝紫色,长 7～11 mm,裂片短,三角形,长 2 mm;花盘细管状,长 2～4 mm;花柱长约 20 mm。蒴果球状圆锥形或卵圆状圆锥形,长 5～7 mm,直径 4～5 mm。种子黄棕色,矩圆状圆锥形,稍扁,有一条棱,并由棱扩展成一条白带,长 1 mm。花期 7～9 月。

生境与分布 生于海拔 2 000 m 草地和灌丛中。贵州乌蒙山各地均有分布。

采收加工 播种后 2～3 年采收,秋季挖取根部,除去茎叶及须根,洗净泥土,趁鲜用竹片刮去外皮,切片,晒干。

性味归经 甘、微苦,微寒。归肺、胃经。

功能主治 养阴清热,润肺化痰,益胃生津。用于

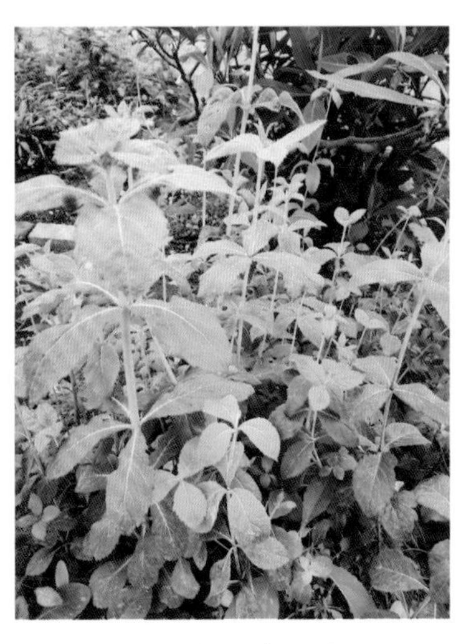

▲ 轮叶沙参植株

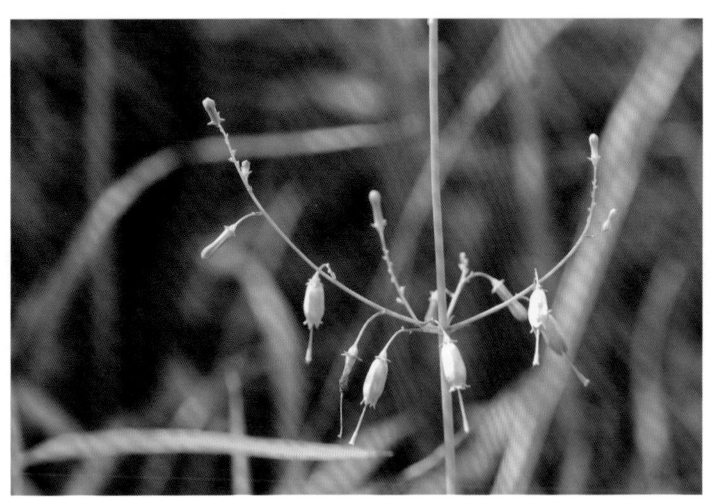

▲ 轮叶沙参花

阴虚久咳，痨嗽痰血，燥咳痰少，虚热喉痹，津伤口渴。

用法用量　内服：水煎，10～15 g，鲜品 15～30 g；或入丸、散。

大花金钱豹 *Campanumoea javanica* Blume.

别名　野党参、柴党参。

药材名　土党参(根)。

形态特征　多年生草质藤本。长可达 2 m，全株光滑无毛，具苍白粉霜，有特殊臭气及乳汁。根肥大，肉质，长圆柱形，有分枝，外表淡黄色，鲜时光滑，干后有明显纵纹。茎细弱，缠绕。单叶对生或互生，叶柄几乎与叶片等长或稍短，常扭曲；叶片卵状心形，长 2～8 cm，先端钝尖，基部心形，边缘有钝齿。夏季开花，花单生于叶腋，萼管极短，与子房贴生，上端 5 裂，裂片长 0.9～1.5 cm，卵状披针形；花冠钟状，长 2.0～3.2 cm，5 裂片，向外反卷，黄绿色，有紫色条纹；雄蕊 5；子房上位，5 室。浆果半球形，熟时红紫色。花期 8～9 月，果期 9～10 月。

生境与分布　生于海拔 400～1 800 m 的向阳草坡或丛林中。织金有分布。

采收加工　以秋、冬采集为好，采后不要立即水洗，以免折断，待根内缩水变软后再洗净蒸熟，晒干。

性味归经　甘，平。归肺、脾经。

功能主治　健脾益气，补肺止咳，下乳。用于虚劳内伤，气虚乏力，心悸，多汗，脾虚泄泻，遗尿，肺虚咳嗽。

用法用量　内服：水煎，15～30 g；干品 9～15 g。外用：鲜品适量，捣烂敷。

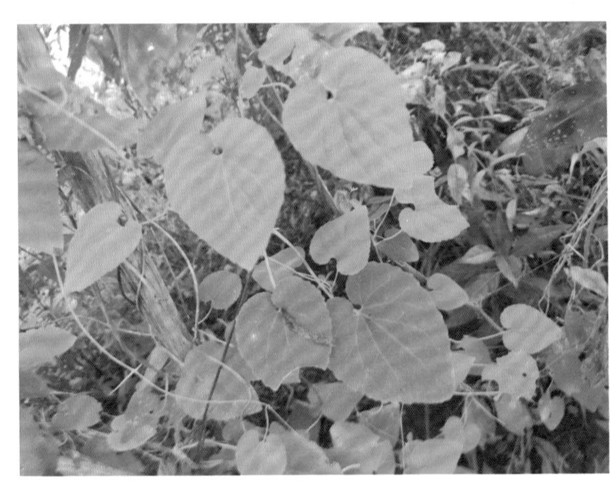

▲ 大花金钱豹叶

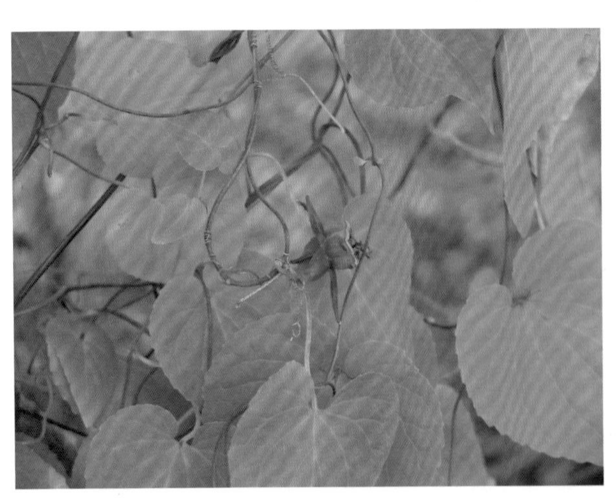

▲ 大花金钱豹植株

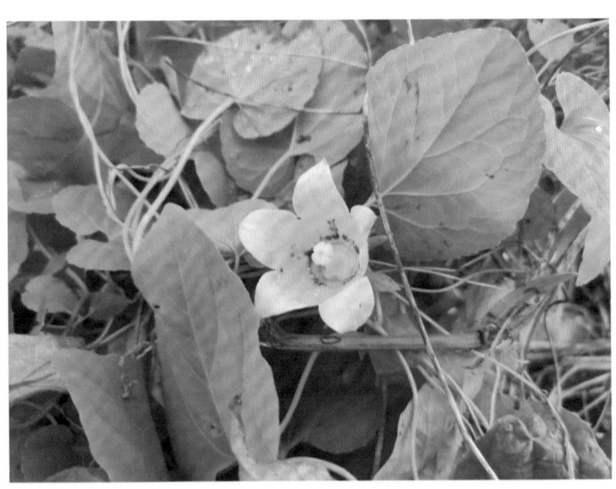

▲ 大花金钱豹花

长叶轮钟草 *Campanumoea lancifolia* (Roxb.) Merr.

别名 蜘蛛果、山荸荠荠。

药材名 蜘蛛果茎叶(茎叶)。

形态特征 多年生直立或蔓性草本。茎高可达3 m。根胡萝卜状。通常全株无毛,中空,分枝多而长,平展或下垂。叶对生,偶有3枚轮生的,且短柄;叶片卵形,卵状披针形至披针形,长6~15 cm,宽1~5 cm,先端渐尖,边缘具细锯齿。花通常单朵,顶生和腋生;花梗或花序梗长1~10 cm;花梗中上部或在药基部有一对丝状小苞片;花萼仅贴生在子房下部,裂片通常5枚,相互间远离,丝状或条形,边缘分枝状细长齿;花冠白色或淡红色,管状钟形,长约1 cm,5~6裂至中部,裂片卵形三角形;雄蕊5~6枚,花丝与花药等长,长丝基部宽而成片状,边缘具长毛;花柱有或无毛,柱头(4~)5~6裂,子房(4~)5~6室。浆果球状(4~)5~6室,熟时紫黑色,直径5~10 mm。种子极多数,呈多角体。花期7~10月。

生境与分布 生于海拔1 500 m以下的林中、灌丛中以及草地中。纳雍有分布。

采收加工 夏、秋季采收,晒干。

性味归经 甘、苦,平。归肺经。

功能主治 益气,祛瘀,止痛。用于气虚乏力,跌打损伤。

用法用量 内服:水煎,9~15 g。

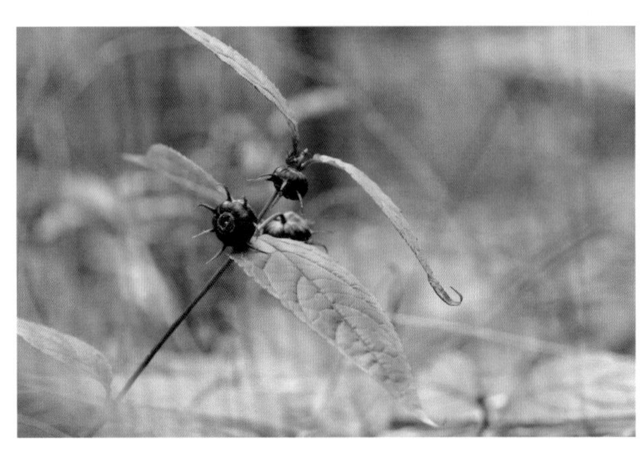

▲ 长叶轮钟草果实

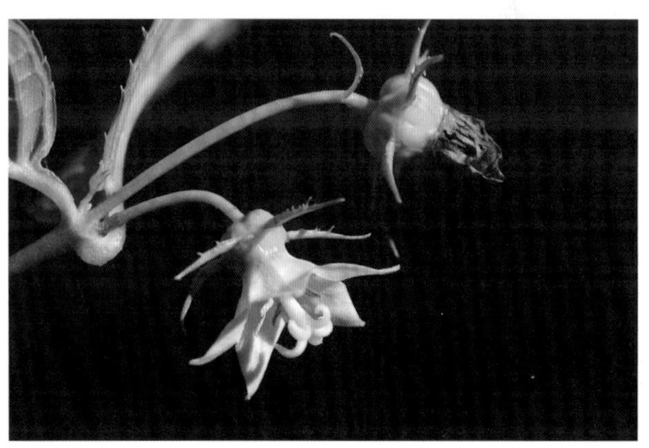

▲ 长叶轮钟草花

党参 *Codonopsis pilosula* (Franch.) Nannf.

别名 上党人参、黄参、上党参、狮头参。

药材名 党参(根)。

形态特征 多年生草本。根常肥大呈纺锤状或纺锤状圆柱形,较少分枝或中下部稍有分枝,长15~30 cm,表面灰黄色,上端5~10 cm部分有细密环纹,而下部则疏生横长皮孔,肉质。茎缠绕,长1~2 m,直径2~3 mm,有多数分枝,侧枝15~50 cm,小枝1~5 cm,具叶,黄绿色或黄白色,无毛。叶在主茎及侧枝上的互生,在小枝上的近对生,卵形或窄卵形,长1.0~6.5 cm,宽0.8~5.0 cm,端钝或微尖,基部近心形,边缘具波状钝锯齿,分枝上叶渐趋狭窄,基部圆或楔形,上面绿色,下面灰绿色,两面疏或密被贴伏长硬毛或柔毛,稀无毛;叶柄长0.5~2.5 cm,有疏短刺毛。花单生于枝端,与叶柄互生或近于对生,有梗。花萼贴生至子房中部,筒部半球状,裂片宽披针形或狭矩圆形,长1~2 cm,宽6~

8 mm，顶端钝或微尖，微波状或近于全缘，其间弯缺尖狭；花冠上位，阔钟状，长 1.8～2.3 cm，直径 1.8～2.5 cm，黄绿色，内面有明显紫斑，浅裂，裂片正三角形，端尖，全缘；花丝基部微扩大，长约 5 mm，花药长形，长 5～6 mm；柱头有白色刺毛。蒴果下部半球状，上部短圆锥状。种子多数，卵形，无翼，细小，棕黄色，光滑无毛。花果期 7～10 月。

生境与分布　生于海拔 1 560～3 100 m 的山地林边及灌丛中。威宁、赫章有栽培。

采收加工　移栽后第 2 或第 3 年 9～10 月，将根挖出，洗净，晒 4～6 h，用绳捆起，揉搓使根充实，经反复 3～4 次处理后，即可扎成小捆，贮藏或进行加工。

性味归经　甘，平。归脾、肺经。

功能主治　健脾补肺，益气生津。用于脾胃虚弱，四肢乏力，肺虚喘咳，气短自汗，气血两亏诸证。

用法用量　内服：水煎，6～15 g；或熬膏，入丸、散。

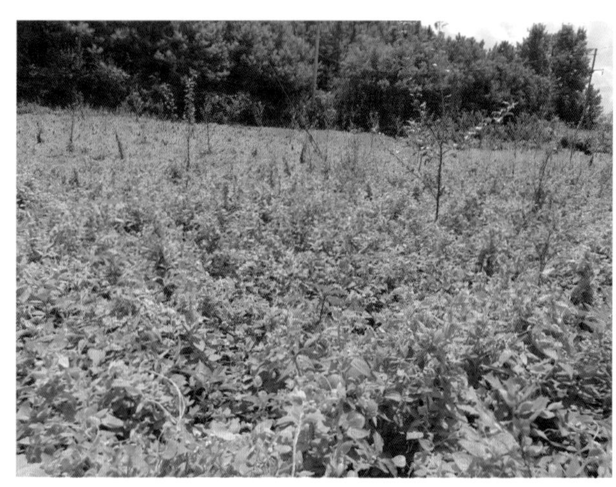

▲ 党参种植基地

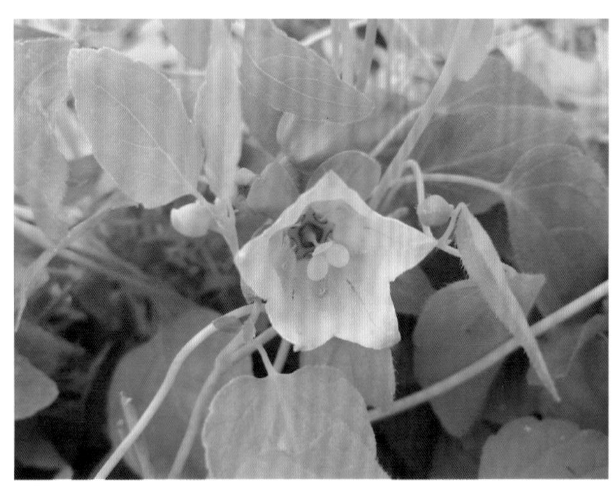

▲ 党参花冠

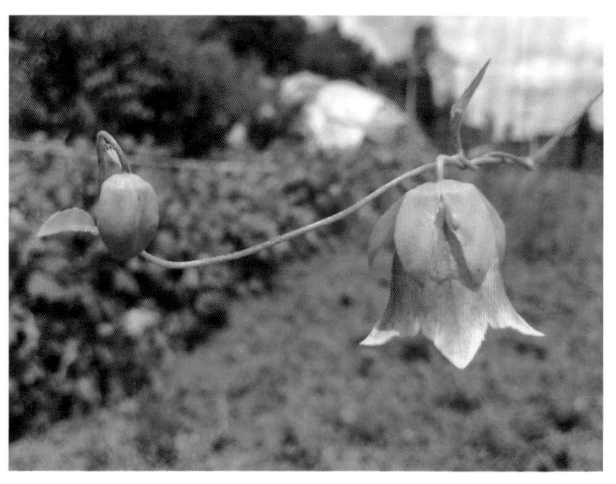

▲ 党参花萼

川党参 *Codonopsis pilosula* subsp. *tangshen* (Oliv.) D. Y. Hong.

别名　东党、台党、潞党、口党。

药材名　党参(根)。

形态特征　多年生草本。植株除叶片两面密被微柔毛外，全体几近于光滑无毛。根常肥大呈纺锤状或纺锤状圆柱形，较少分枝或中部以下略有分枝，长 15～30 cm，直径 1.0～1.5 cm，表面灰黄色，上端 1～2 cm 部分有稀或较密的环纹，而下部则疏生横长皮孔，肉质。茎缠绕，长可达 3 m，有多数分枝，侧枝长 15～50 cm，小枝长 1～5 cm，具叶，不育或顶端着花。叶在主茎及侧枝上的互生，在小枝上的近于对生，叶柄长 0.7～2.4 cm，叶片卵形、狭卵形或披针形，长 2～8 cm，宽 0.8～3.5 cm，顶端钝或急尖，基部楔形或较圆钝。花单生于枝端，与叶柄互生或近于对生；花有梗；花萼几乎完全不贴生于子房上，近全裂，裂片矩圆状披针形，长 1.4～1.7 cm，宽 5～7 mm，顶端急尖，微波状或近于全缘；花冠上位，与花萼裂片着生处相距约 3 mm,钟状,长 1.5～2.0 cm,淡黄绿色而内有紫斑,浅裂,裂片近于正三角形;花丝基部微扩大,长 7～8 mm,花药长 4～5 mm。蒴果下部近于球状,上部短圆锥状,直径 2.0～2.5 cm。种子椭圆状,无翼,细小,光滑,棕黄色。花果期 7～10 月。

生境与分布　生于海拔 900～2 300 m 的山地林边灌丛中,现已大量栽培。大方、威宁有分布。

采收加工　秋季采挖,除去地上部分,洗净泥土,晒至半干,用手或木板搓揉,使皮部与木质部贴紧,饱满柔软,然后再晒再搓,反复 3～4 次,最后晒干即成。

性味归经　甘,平。归脾、肺经。

功能主治　补中益气,健脾益肺。用于脾肺虚弱,气短心悸,食少便溏,虚喘咳嗽,内热消渴。

用法用量　内服:水煎,9～30 g;或熬膏,入丸、散。

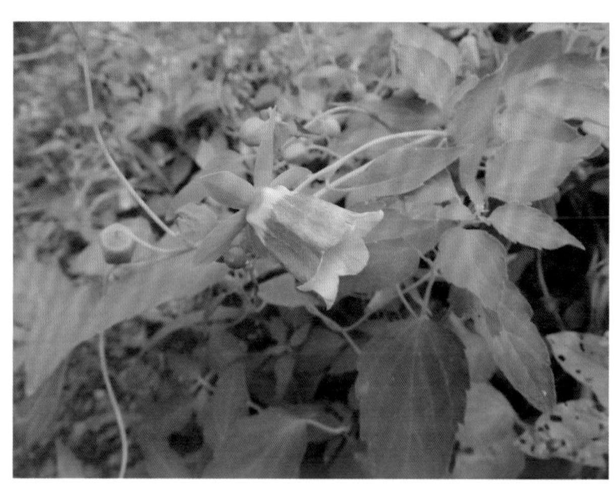

▲ 川党参花

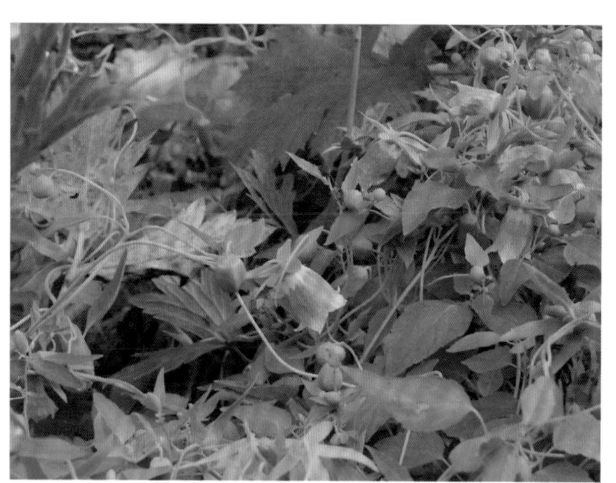

▲ 川党参植株

管花党参 *Codonopsis tubulosa* Kom.

别名　上党参、狮头参、上党人参、黄参、防党参。

药材名　党参(根)。

形态特征　多年生草本。根不分枝或中部以下略有分枝,长 10～20 cm,表面灰黄色,上部有稀疏环纹,下部则疏生横长皮孔。茎蔓生,长 50～75 cm,直径 3～4 mm,主茎明显,有分枝,侧枝及小枝具叶,不育或顶端着花,淡绿色或黄绿色,近无毛或疏生短柔毛。叶对生或在茎顶部趋于互生;叶柄极短,长 1～5 mm,被柔毛;叶片卵形、卵状披针形或狭卵形,长 8 cm,顶端急尖或钝,叶基楔形或较圆钝,边缘具浅波状锯齿或近于全缘,上面绿色,疏生短柔毛,下面灰绿色。花顶生,花梗短,长 1～6 cm,被柔毛;花萼贴生至子房中部,筒部半球状,密被长柔毛,裂片阔卵形,顶端钝,边缘有波状疏齿,内侧无毛,外侧疏生柔毛及缘毛,长约 1.2 cm,宽约 8 mm;花冠管状,长 2～3.5 cm,黄绿色,全部近于光滑无毛,浅裂,裂片三角形,顶端尖;花丝被毛,基部微扩大,长约 1 cm,花药龙骨状,长 3～5 mm。蒴果下部半球状,上部圆锥状。种子卵状,无翼,棕黄色,光滑无毛。花果期 7～10 月。

生境与分布　生于海拔 1 900～3 000 m 的山地灌木林下及草丛中。织金、七星关、赫章、纳雍、威宁等地有分布。

采收加工　移栽后第 2 或第 3 年 9～10 月,将根挖出,洗净,晒 4～6 h,用绳捆起,揉搓使根充实,经反复 3～4 次处理后,即可扎成小捆,贮藏或进行加工。

性味归经　甘,平。归肺、脾经。

功能主治　健脾补肺，益气生津。用于脾胃虚弱，食少便溏，四肢乏力，肺虚喘咳，气短自汗，气血两亏诸证。

用法用量　内服：水煎，6～15 g；或熬膏，入丸、散。生津、养血宜生用；补脾益肺宜炙用。

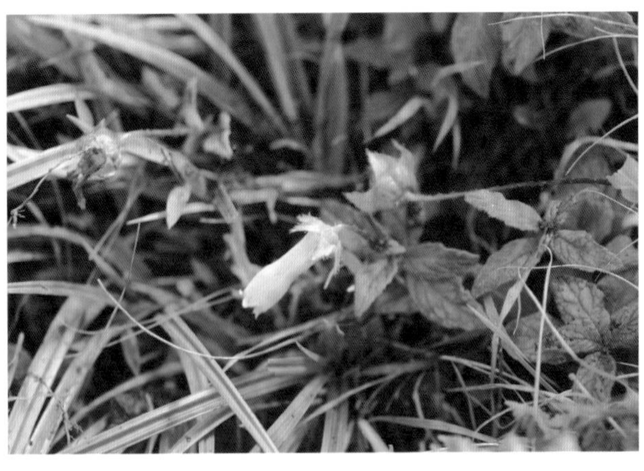

▲ 管花党参植株

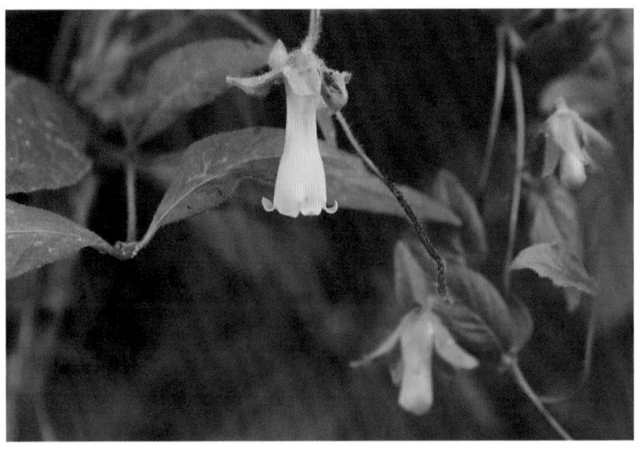

▲ 管花党参花

半边莲 *Lobelia chinensis* Lour.

别名　蛇舌草、奶儿草、半边花、箭豆草。

药材名　半边莲（全草）。

形态特征　多年生草本。茎细弱，匍匐，节上生根，分枝直立，高 6～15 cm，无毛。叶互生，无柄或近无柄，椭圆状披针形至条形，长 8～25 cm，宽 2～6 cm，先端急尖，基部圆形至阔楔形，全缘或顶部有明显的锯齿，无毛。花通常 1 朵，生分枝的上部叶腋；花梗细，长 1.2～2.5(3.5)cm，基部有长约 1 mm 的小苞片 2 枚、1 枚或者没有，小苞片无毛；花萼筒倒长锥状，基部渐细而与花梗无明显区分，长 3～5 mm，无毛，裂片披针形，约与萼筒等长，全缘或下部有 1 对小齿；花冠粉红色或白色，长 10～15 mm，背面裂

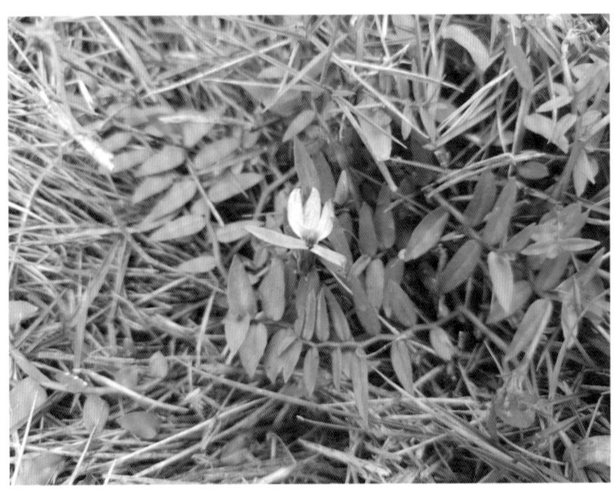

▲ 半边莲植株

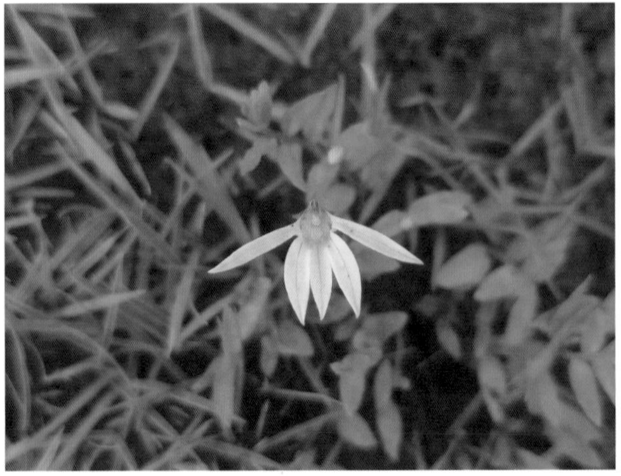

▲ 半边莲花

至基部，喉部以下生白色柔毛，裂片全部平展于下方，2 侧裂片披针形，较长，中间 3 枚裂片椭圆状披针形，较短；雄蕊长约 8 mm，花丝中部以上连合，花丝筒无毛，未连合部分的花丝侧面生柔毛，花药管长约 2 mm，背部无毛或疏生柔毛。蒴果倒锥状，长约 6 mm。种子椭圆状，稍扁压，近肉色。花果期 5～10 月。

生境与分布 生于水田边、沟边及潮湿草地上。贵州乌蒙山各地均有分布。

采收加工 夏季采收，除去泥沙，洗净，晒干。

性味归经 辛，平。归心、小肠、肺经。

功能主治 清热解毒，利尿消肿。用于痈肿疔疮，蛇虫咬伤，臌胀水肿，湿热黄疸，湿疹湿疮。

用法用量 内服：水煎，15～30 g；或捣汁。外用：适量，捣敷；或捣汁调涂。

西南山梗菜 *Lobelia seguinii* H. Lév. & Vaniot.

别名 野莴笋、红麻菠萝、破天菜、毒人参、野叶烟。

药材名 野烟（根或茎叶）。

形态特征 亚灌木状草本。株高 1.0～2.5 m，茎无毛，多分枝。叶螺旋状排列，下部的长圆形，长达 25 cm，具长柄，中部以上叶披针形，长 6～20 cm，宽 1.2～4.0 cm，先端长渐尖，基部渐狭成短柄或无柄，边缘有小齿，无毛。总状花序生茎或枝的顶端，无毛；花极密集，有短梗；花萼无毛，裂片 5，钻状条形，长 1.2～1.6 cm，全缘；花冠淡蓝紫色，近一唇形，长 2.5～3.0 cm，筒内面有短柔毛，裂片 5，无毛；雄蕊 5，合生，下面 2 花药顶端有髯毛；子房下位，花柱 2 裂。蒴果长圆状，长 1.0～1.2 cm，倒垂。种子长圆形，有蜂窝状纹饰。花果期 8～10 月。

生境与分布 生于山坡草地、林边和路旁。贵州乌蒙山各地均有分布。

采收加工 秋季采收，洗净，鲜用或晒干。

性味归经 辛，寒。大毒。

功能主治 祛风活血，清热解毒。用于风湿疼痛，跌打损伤，痈肿疔疮，痄腮，乳蛾，蛇虫咬伤。

用法用量 外用：适量，捣敷；或酒浸涂擦。

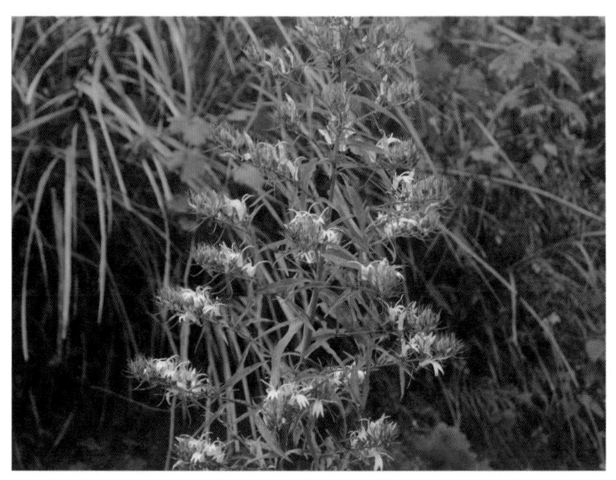

▲ 西南山梗菜植株

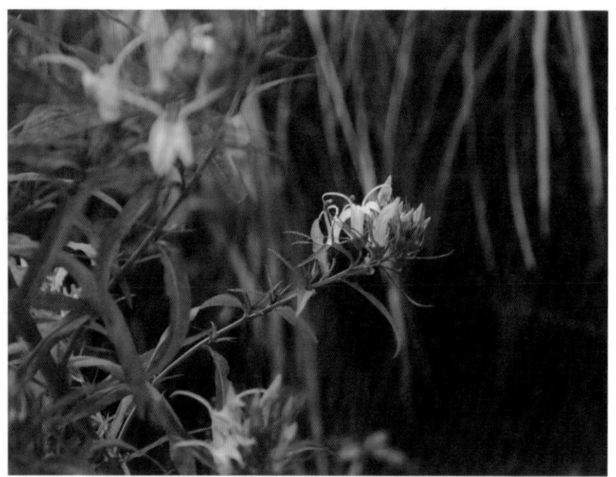

▲ 西南山梗菜花

桔梗 *Platycodon grandiflorum* (Jacq.) A. DC.

别名 苦梗、铃铛花。

药材名 桔梗(根)。

形态特征 多年生草本。根胡萝卜状。茎高 20～120 cm,不分枝。叶全部轮生,叶片卵形,卵状椭圆形至披针形。花单朵顶生,或数朵集成假总状花序,或有花序分枝而集成圆锥花序;花萼筒部半圆球状或圆球状倒锥形,被白粉;花冠大,长 1.5～4.0 cm,蓝色或紫色。蒴果球状,或球状倒圆锥形,或倒卵状,长 1.0～2.5 cm,直径约 1 cm。花期 7～9 月。

生境与分布 生于海拔 2 000 m 以下的阳处草丛、灌丛中,少生于林下。贵州乌蒙山各地均有分布。

采收加工 播种两年或栽培当年秋季采挖,割去茎叶,挖出全根,洗净泥土,趁鲜刮去外皮,放清水中浸 2～3 h,捞起,晒干;或去芦切片,晒干。

性味归经 苦、辛,平。归肺、胃经。

功能主治 宣肺,利咽,祛痰,排脓。用于咳嗽痰多,胸闷不畅,咽痛音哑,肺痈吐脓。

用法用量 内服:水煎,3～10 g;或入丸、散。外用:适量,烧灰研末敷。

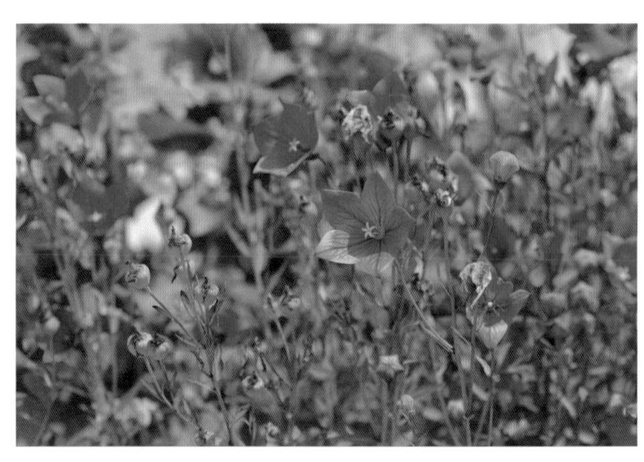

▲ 桔梗植株

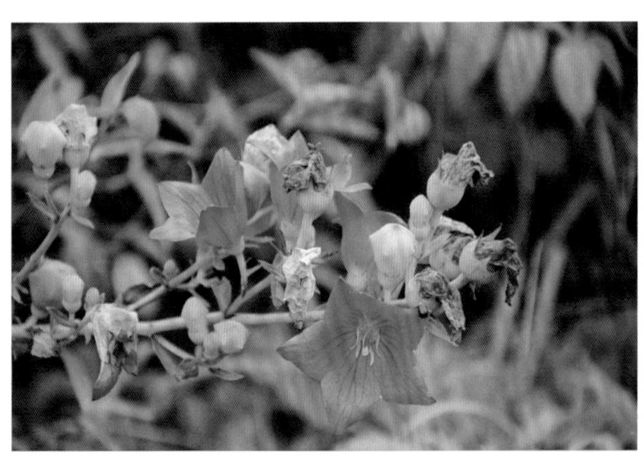

▲ 桔梗花

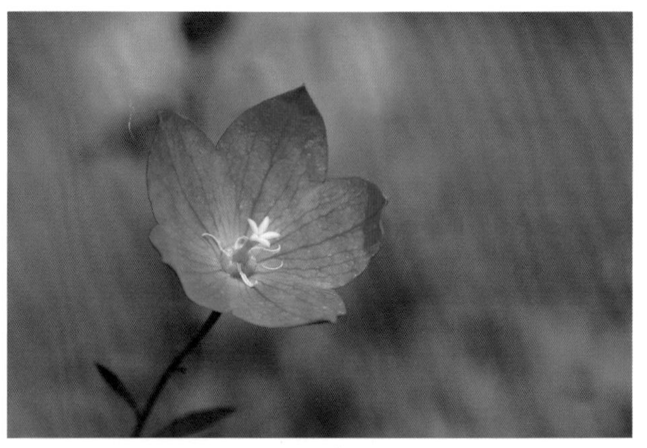

▲ 桔梗花冠

铜锤玉带草 *Lobelia nummularia* Lam.

别名 地茄子草、地钮子、地扣子、翳子草、棱茎半边莲。

药材名 铜锤玉带草(全草)、地茄子(果实)。

形态特征 多年生匍匐草本。长 30～50 cm。须根较多,微黄色。茎呈方形,绿色带紫,有短柔毛,节处生根,肉质。单叶互生,具短柄,柄长 2～5 mm,叶片圆形至心状卵圆形,长 1.0～1.5 cm,宽 1～2 cm,先端钝,基部心脏形,边缘有粗锯齿,上面绿色,下面淡绿色,叶脉掌状,5～7 条,叶面脉上疏生短毛,叶背脉隆起,上被长柔毛。花小,呈淡紫色,单生于叶腋或与叶对生;花萼基部合生,壶状,萼齿 5 裂,裂片狭长披针形,边缘有肉刺;花冠左右对称,2 唇形,上唇 2 裂,下唇 3 裂;雄蕊 5,着生于花冠管上;子房下位,2 室,柱头 2 裂。浆果,椭圆形,长 1.0～1.5 cm,紫蓝色,萼齿宿存,内藏多数种子。种子细小,鲜红色,卵圆形。花期 4～5 月。

生境与分布　生于田边、路旁以及丘陵、低山草坡或疏林中的潮湿地。贵州乌蒙山各地均有分布。

采收加工　1. 铜锤玉带草。夏季采收,洗净,鲜用或晒干。

2. 地茄子。8～9 月采收,鲜用或晒干。

性味归经　1. 铜锤玉带草。辛、甘、苦,平。归心、肺、肝经。

2. 地茄子。苦、辛,平。归肝、肾经。

功能主治　1. 铜锤玉带草。补虚弱,祛风利湿,清肺热,接骨生肌,活血解毒。用于风湿疼痛,跌打损伤,乳痈,无名肿毒。

2. 地茄子。祛风,利湿,理气,散瘀。用于风湿痹痛,疝气,跌打损伤,遗精。

用法用量　1. 铜锤玉带草。内服:水煎,9～15 g;研末吞服,每次 0.9～1.2 g;或浸酒。外用:适量,捣敷。

2. 地茄子。内服:水煎,30～60 g。外用:适量,鲜品捣敷。

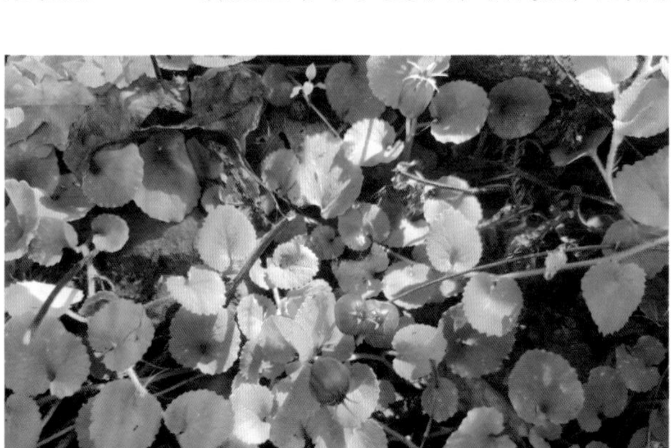

▲ 铜锤玉带草植株

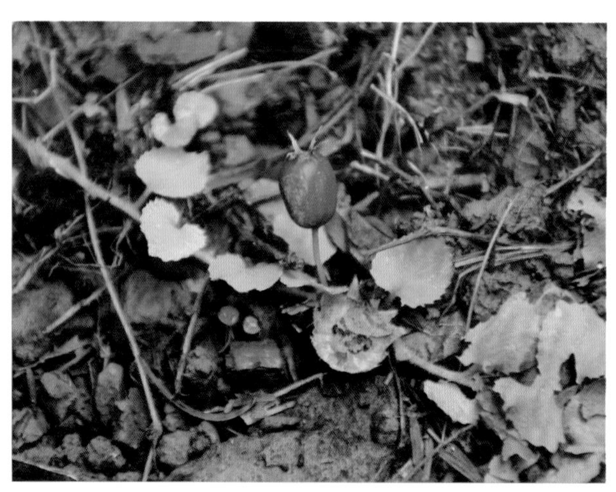

▲ 铜锤玉带草果实

蓝花参 *Wahlenbergia marginata* (Thunb.) A. DC.

别名　娃儿菜、拐棒参、毛鸡腿。

药材名　蓝花参(根或全草)。

形态特征　多年生草本。有白色乳汁。根细长,外面白色,细胡萝卜状,直径可达 4 mm,长约 10 cm。茎自基部多分枝,长 10～40 cm,无毛或下部疏生长硬毛。叶互生,无柄或具长至 7 mm 的短柄,常在茎下部密集,下部的匙形、倒披针形或椭圆形,上部的条状披针形或椭圆形,长 1～3 cm,宽 2～8 mm,边缘波状或具疏锯齿,或全缘,无毛或疏生长硬毛。花梗极长,细而伸直,长可达 15 cm;花萼无毛,筒部倒卵状圆锥形,裂片三角状钻形;花冠钟状,蓝色,长 5～8 mm,分裂达 2/3,裂片倒卵状长圆形。蒴果倒圆锥状或倒卵状圆锥形,有 10 条不甚明显的肋,长 5～7 mm,直径约 3 mm。种子矩圆状,光滑,黄棕色,长 0.3～0.5 mm。花果期 2～5 月。

生境与分布　生于低海拔的田边、路边、荒地或山坡、沟边。威宁有分布。

采收加工　秋季采根，春、夏、秋采挖全草，鲜用或晒干。

性味归经　甘，平。归肺经。

功能主治　益气补虚，祛痰，截疟。用于病后体虚，小儿疳积，支气管炎，肺虚咳嗽，疟疾，高血压。

用法用量　水煎，0.5～2 g。

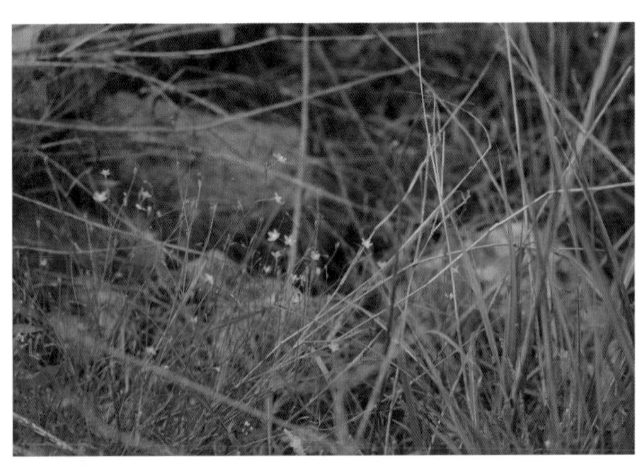

▲ 蓝花参植株

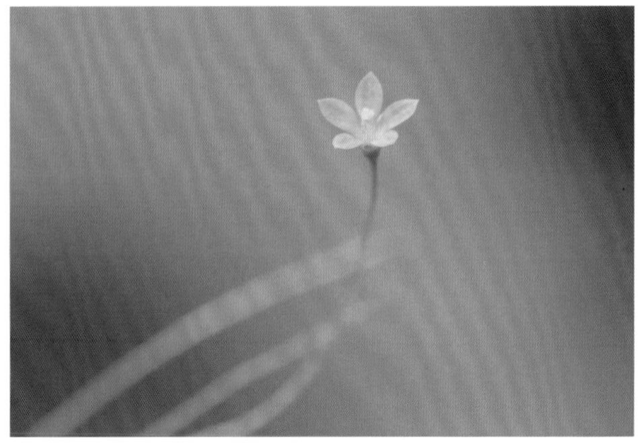

▲ 蓝花参花

长穗兔儿风 *Ainsliaea henryi* Diels.

别名　心肺草、石风丹。

药材名　长穗兔儿风(全草)。

形态特征　多年生草本。根状茎粗短，直径 4～6 mm，根纤细，长 5～20 cm。茎直立，不分枝，高 40～80 cm，直径 1.5～2.0 mm。叶基生，莲座状，叶片稍厚，长卵形或长圆形，长 3～8 cm，宽 2～3 cm，顶端钝短尖，基部楔状长渐狭成翅柄，边缘具波状圆齿，上面绿色，被疏柔毛，下面淡绿或有时带淡紫色，其与边缘被绢质长柔毛；中脉在上面平坦，在下面增宽而稍凸起，侧脉通常 3 对，无明显网脉；叶柄长 2～5 cm，被柔毛，上部具阔翅，翅向下渐狭，下部无翅；茎生叶极少而小，苞片状，卵形，长 8～25 cm，被柔毛。头状花序含花 3 朵，常 2～3 聚集成小聚伞花序，小聚伞花序无梗或中央者具纤细的梗，于茎顶复作长的穗状花序排列，花序轴被柔毛；总苞圆筒形，直径约 2 mm；总苞片约 5 层，顶端具长尖头，外层卵形，长 1.5～2.0 mm，宽 1.0～1.5 mm，有时呈紫红色，中层卵状披针形，长 4～6 mm，宽 1.4～2.0 mm，最内层线形，长可达 16 mm，宽近 1 mm，上部常带紫红色。花两性，闭花受精的花冠圆筒形，隐藏于冠毛之中，长约 3.2 mm；花药长约 1.5 mm，顶端钝，基部的尾长为花药的 1/2；花柱长约 2.7 mm，花柱分枝顶端钝。瘦果圆柱形，长约 6 mm，无毛，有粗纵棱。冠毛污白至污黄色，羽毛状，长约 8 mm。花期 7～9 月。

生境与分布　生于海拔 700～2 070 m 的坡地或林下沟边。赫章、威宁、纳雍、桐梓有分布。

采收加工　春、夏、秋采挖全草，鲜用或晒干。

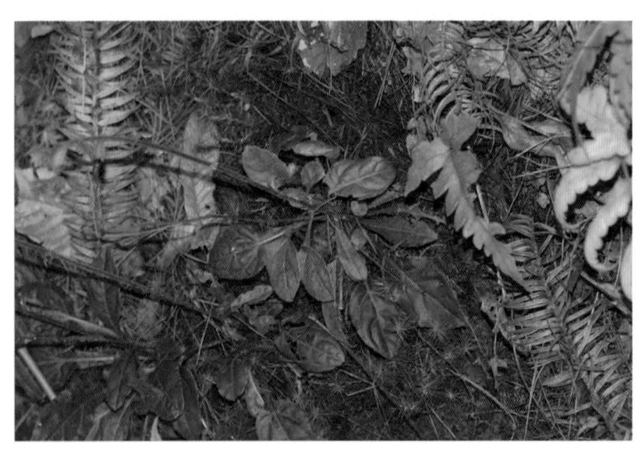

▲ 长穗兔儿风植株

性味归经 甘，平。归肺经。

功能主治 润肺止咳，平喘，用于肺燥咳嗽，外感咳嗽，哮喘。

用法用量 内服：水煎，3～9 g。

牛蒡 *Arctium lappa* L.

别名 黑风子、毛锥子、粘苍子、牛子。

药材名 牛蒡(根)、牛蒡子(果实)。

形态特征 二年生草本。具粗大的肉质直根，长达15 cm，径可达2 cm，有分枝支根。茎直立，高达2 m，基部直径达2 cm，通常带紫红或淡紫红色，有多数高起的条棱，分枝斜升，全部茎枝被稀疏的乳突状短毛及长蛛丝毛并混杂以棕黄色的小腺点。基生叶宽卵形，长达30 cm，宽达21 cm，边缘稀疏的浅波状凹齿或齿尖，基部心形，有长达32 cm的叶柄，两面异色，上面绿色，有稀疏的短糙毛及黄色小腺点，下面灰白色或淡绿色，被薄绒毛或绒毛稀疏，有黄色小腺点，叶柄灰白色，被稠密的蛛丝状绒毛及黄色小腺点，茎生叶与基生叶同形或近同形。头状花序多数或少数在茎枝顶端排成疏松的伞房花序或圆锥状伞房花序，花序梗粗壮。总苞卵形或卵球形，直径1.5～2.0 cm。总苞片多层，多数，外层三角状或披针状钻形，宽约1 mm，中内层披针状或线状钻形，宽1.5～3.0 mm；全部苞近等长，长约1.5 cm，顶端有软骨质钩刺。小花紫红色，花冠长1.4 cm，细管部长8 mm，外面无腺点，花冠裂片长约2 mm。瘦果倒长卵形或偏斜倒长卵形，长5～7 mm，宽2～3 mm，两侧压扁，浅褐色，有多数细脉纹，有深褐色的色斑或无色斑。冠毛多层，浅褐色；冠毛刚毛糙毛状，不等长，长达3.8 mm。花果期6～9月。

生境与分布 生于海拔750～3 500 m的山坡、山谷、林缘、林中、灌木丛中、河边潮湿地、村庄路旁或荒地。贵州乌蒙山各地均有分布。

采收加工 1. 牛蒡。四季可采，洗净切片晒干用。2. 牛蒡子。秋季果实成熟时采收果序，晒干，打下果实，除去杂质，晒干。

性味归经 1. 牛蒡。苦、辛，寒。归肺、心经。2. 牛蒡子。辛，平。归肺、胃经。

功能主治 1. 牛蒡。清热解毒，疏风利咽。用于风热感冒，咳嗽，咽喉肿痛，疮疖肿毒，脚癣，湿疹。2. 牛蒡子。疏散风热，宣肺透疹，散结解毒。用于风热咳嗽，咽喉肿痛，斑疹不透，风疹瘙痒，疮疡肿毒。

用法用量 内服：牛蒡9～15 g，牛蒡子4.5～9 g。

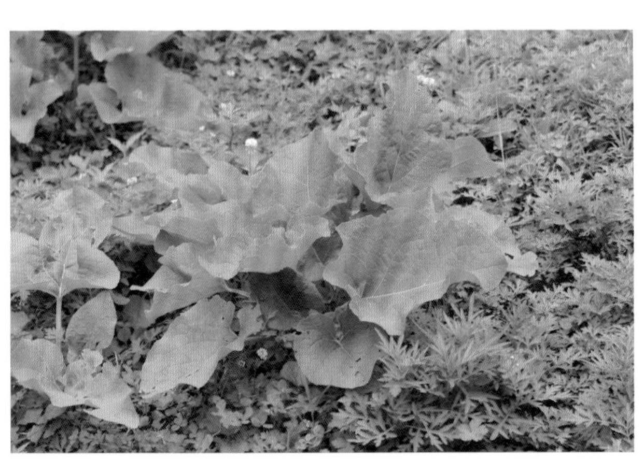

▲ 牛蒡植株

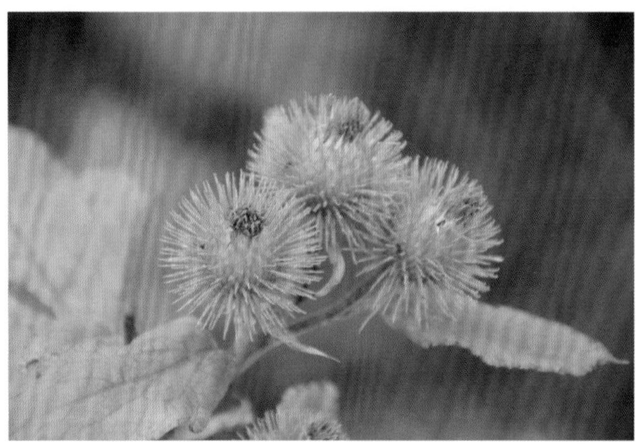

▲ 牛蒡果实

黄花蒿 *Artemisia annua* L.

别名 马尿蒿、苦蒿。

药材名 青蒿(全草)。

形态特征 一年生草本。根单生,垂直,狭纺锤形;茎单生,有纵棱,多分枝;茎、枝、叶两面及总苞片背面无毛或初时背面微有极稀疏短柔毛。叶纸质,茎下部叶宽卵形或三角状卵形,长 3～7 cm,宽 2～6 cm,两面具细小脱落性的白色腺点及细小凹点,三(至四)回栉齿状羽状深裂,裂片长椭圆状卵形,再次分裂,小裂片边缘具多枚栉齿状三角形或长三角形的深裂齿,裂齿长 1～2 mm,宽 0.5～1.0 mm,中肋明显,在叶面上稍隆起,中轴两侧有狭翅而无小栉齿,稀上部有数枚小栉齿,叶柄长 1～2 cm,基部有半抱茎的假托叶;中部叶二(至三)回栉齿状的羽状深裂,小裂片栉齿状三角形。上部叶与苞片叶一(至二)回栉齿状羽状深裂,近无柄。头状花序球形,直径 1.5～2.5 mm,有短梗,基部有线形的小苞叶,在分枝上排成总状圆锥花序;总苞片 3～4 层,外层总苞片长卵形或狭长椭圆形,中肋绿色,中层、内层总苞片宽卵形或卵形,花序半球形;花深黄色,雌花 10～18 朵,花冠狭管状,外面有腺点,花柱线形,伸出花冠外,先端 2 叉,叉端钝尖;内部多为两性花,10～30 朵,花冠管状,花药线形,花柱近与花冠等长,先端 2 叉,叉端截形。瘦果椭圆状卵形,略扁。花期 6～7 月,果期 9～10 月。

生境与分布 生于路旁、荒地、山坡、林缘处。黔西、威宁、织金、纳雍、赤水等地有分布。

采收加工 秋季割取,晒干或切段晒干。

性味归经 苦、辛,寒。归肝、胆经。

功能主治 清热解暑,除蒸,截疟。用于暑邪发热,阴虚发热,夜热早凉,骨蒸劳热,疟疾寒热,湿热黄疸。

用法用量 内服:6～12 g,入煎剂宜后下。

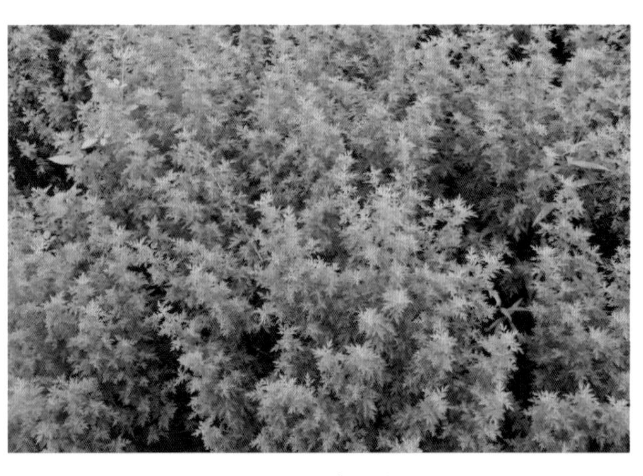

▲ 黄花蒿植株

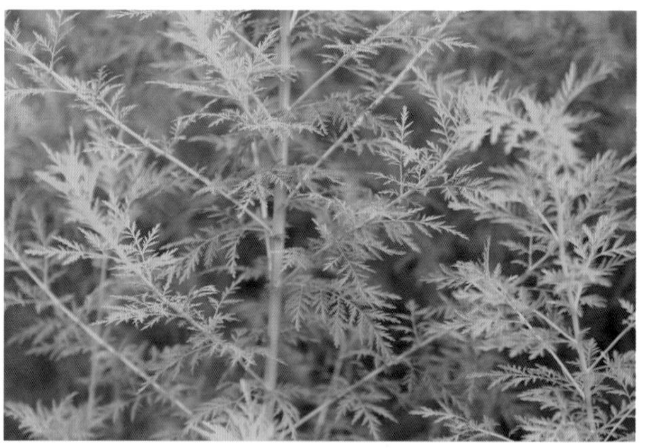

▲ 黄花蒿叶

马兰 *Aster indicus* L.

别名 鱼鳅串、田蒿子、田菊、马兰菊、竹节草。

药材名 马兰(全草或根)。

形态特征 多年生草本。根状茎有匍枝,有时具直根。茎直立,高 30～70 cm,上部有短毛,上部或从下部起有分枝。基部叶在花期枯萎;茎部叶倒披针形或倒卵状矩圆形,长 3～6 cm,宽 0.8～2.0 cm,顶端钝或尖，基部渐狭成具翅的长柄，边缘从中部以上具有小尖头的钝或尖齿或有羽状裂片，上部叶小，全缘，基部急狭无柄，全部叶稍薄质，两面或上面有疏微毛或近无毛，边缘及下面沿脉有短粗毛，中脉在下面凸起。头状花序单生于枝端并排列成疏伞房状。总苞半球形，径 6～9 mm，长 4～5 mm；总苞片 2～3 层，覆瓦状排列；外层倒披针形，长 2 mm，内层倒披针状矩圆形，长达 4 mm，顶端钝或稍尖，上部草质，有疏短毛，边缘膜质，有缘毛。花托圆锥形。舌状花 1 层，15～20 个，管部长 1.5～1.7 mm；舌片浅紫色，长达 10 mm，宽 1.5～2.0 mm；管状花长 3.5 mm，管部长 1.5 mm，被短密毛。瘦果倒卵状矩圆形，极扁，长 1.5～2.0 mm，宽 1 mm，褐色，边缘浅色而有厚肋，上部被腺及短柔毛。冠毛长 0.1～0.8 mm，弱而易脱落，不等长。花期 5～9 月，果期 8～10 月。

生境与分布　生于路边、田野或山坡上。贵州乌蒙山各地均有分布。

采收加工　夏、秋季采收，鲜用或晒干。

性味归经　辛，凉。归肺、肝、胃、大肠经。

功能主治　凉血止血，清热利湿，解毒消肿。用于吐血，血痢，黄疸，水肿，感冒咳嗽，咽痛喉痹，小儿疳积。

用法用量　内服：水煎，10～30 g，鲜品 30～60 g；或捣汁。外用：适量，捣敷；或煎水熏洗。

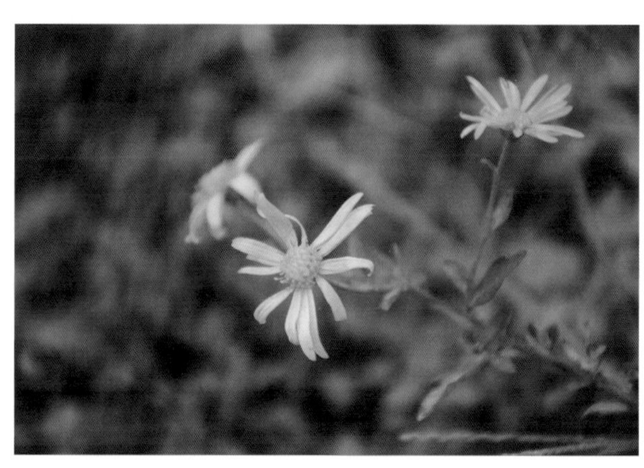

▲ 马兰植株

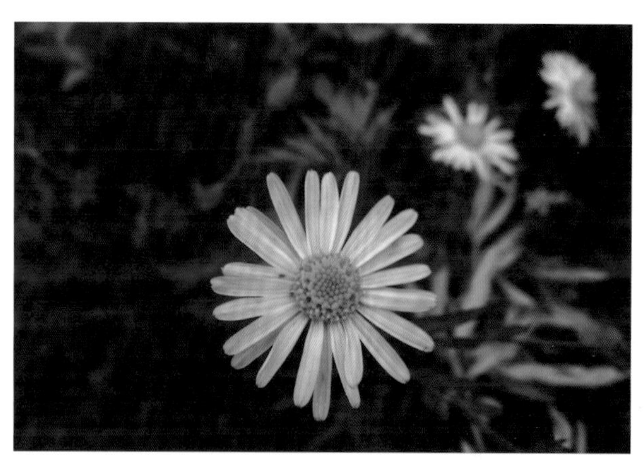

▲ 马兰花

白术　*Atractylodes macrocephala* Koidz.

别名　山蓟、天蓟、山姜、山精、冬白术。

药材名　白术(根茎)。

形态特征　多年生草本。根茎肥厚，块状。茎直立，通常自中下部长分枝，全部光滑无毛。中部茎叶有长 3～6 cm 的叶柄，叶片通常 3～5 羽状全裂。侧裂片 1～2 对，倒披针形、椭圆形或长椭圆形，长 4.5～7.0 cm，宽 1.5～2.0 cm；顶裂片比侧裂片大，长倒卵形、长椭圆形或椭圆形；自中部茎叶向上向下，叶渐小，与中部茎叶等样分裂，接花序下部的叶不裂，椭圆形或长椭圆形，无柄；或大部茎叶不裂，但总兼杂有 3～5 羽状全裂的叶。叶质地薄，纸质，

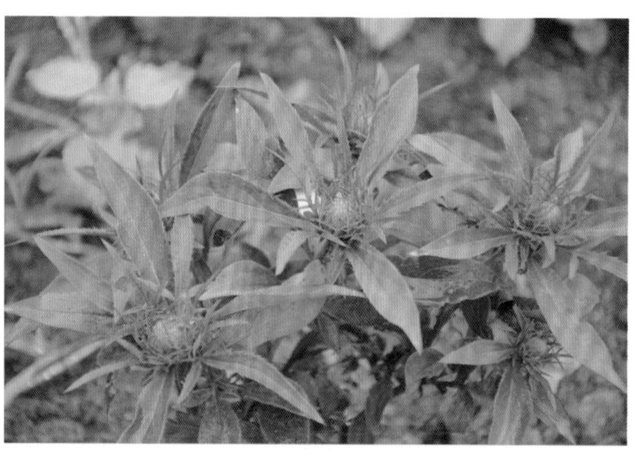

▲ 白术植株

两面绿色，无毛，边缘或裂片边缘有长或短针刺状缘毛或细刺齿。头状花序单生茎枝顶端，植株通常有6～10个头状花序，但不形成明显的花序式排列。苞叶绿色，长3～4 cm，针刺状羽状全裂。总苞大，宽钟状，直径3～4 cm。总苞片9～10层，覆瓦状排列；外层及中外层长卵形或三角形，长6～8 mm；中层披针形或椭圆状披针形，长11～16 mm；最内层宽线形，长2 cm，顶端紫红色。全部苞片顶端钝，边缘有白色蛛丝毛。小花长1.7 cm，紫红色。瘦果倒圆锥状，长7.5 mm，被顺向顺伏的稠密白色的长直毛。冠毛刚毛羽毛状，污白色，长1.5 cm，基部联合。花期9～10月，果期10～12月。

生境与分布 大方、纳雍、赤水有栽培。

采收加工 冬季下部叶枯黄、上部叶变脆时采挖，除去泥沙，烘干或晒干，再除去须根。

性味归经 苦、甘，温。归脾、胃经。

功能主治 健脾益气，燥湿利水，止汗，安胎。用于脾虚食少，腹胀泄泻，痰饮眩悸，水肿，自汗，胎动不安。

用法用量 内服：水煎，3～15 g；或熬膏；或入丸、散。

金盏银盘 *Bidens biternata*（Lour.）Merr. & Sherff

别名 鬼针草、婆婆针、感暑草、盲肠草。

药材名 金盏银盘（全草）。

形态特征 一年生草本。茎直立，高30～150 cm，略具四棱，无毛或被稀疏卷曲短柔毛，基部直径1～9 mm。叶为一回羽状复叶，顶生小叶卵形至长圆状卵形或卵状披针形，长2～7 cm，宽1.0～2.5 cm，先端渐尖，基部楔形，边缘具锯齿，两面均被柔毛，侧生小叶1～2对，卵形或卵状长圆形，无柄或具短柄，下部的一对约与顶生小叶相等，具明显的柄，三出复叶状分裂或仅一侧具一裂片，裂片椭圆形，边缘有锯齿；总叶柄长1.5～5.0 cm，无毛或被疏柔毛。头状花序直径7～10 mm，花序梗长1.5～5.5 cm，果时长4.5～11.0 cm。总苞基部有短柔毛，外层苞片8～10枚，草质，条形，长3.0～6.5 mm，先端锐尖，背面密被短柔毛，内层苞片长椭圆形或长圆状披针形，长5～6 mm，背面褐色，有深色纵条纹，被短柔毛。舌状花通常3～5朵，不育，舌片淡黄色，长椭圆形，长约4 mm，宽2.5～3.0 mm，先端3齿裂，或有时无舌状花；盘花筒状，长4.0～5.5 mm，冠檐5齿裂。瘦果条形，黑色，长9～19 mm，宽1 mm，具四棱，两端稍狭，多少被小刚毛，顶端芒刺3～4枚，长3～4 mm，具倒刺毛。

生境与分布 生于路边、村旁及荒地中。威宁、七星关有分布。

采收加工 夏、秋采收，晒干。

性味归经 甘、微苦，凉。归心、肝、肺、大肠经。

功能主治 疏表清热，解毒，散瘀。用于流感，咽喉肿痛，肠炎，痢疾，黄疸，肠痈，小儿惊风，疳积。

用法用量 内服：水煎，10～30 g；或浸酒饮。外用：适量，捣敷；或煎水洗。

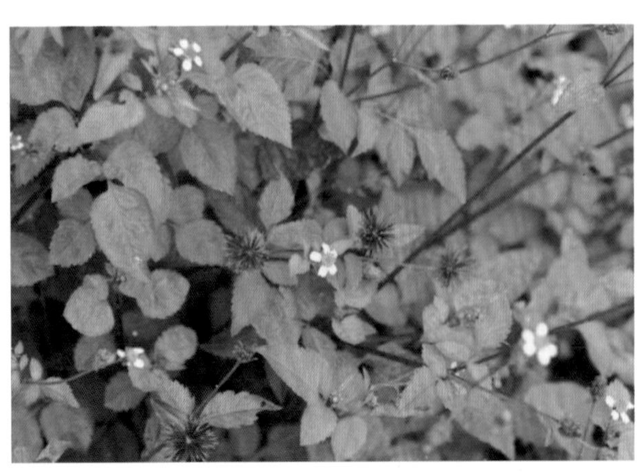

▲ 金盏银盘植株

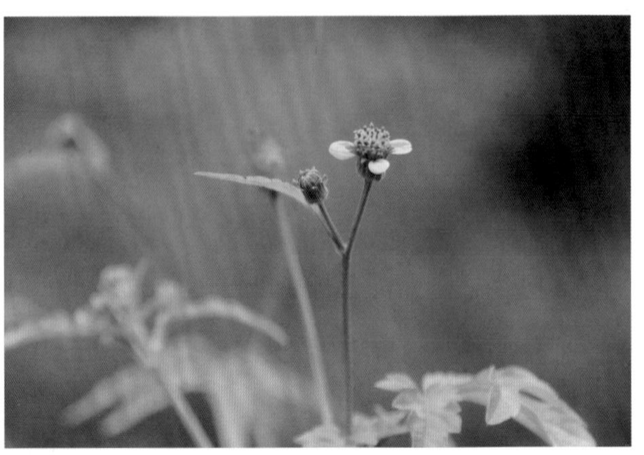

▲ 金盏银盘花

鬼针草 *Bidens pilosa* L.

别名 鬼针草、婆婆针、感暑草、盲肠草。

药材名 鬼针草(全草)。

形态特征 一年生草本。茎直立,高 30～100 cm,钝四棱形,无毛或上部被极稀疏的柔毛,基部直径可达 6 mm。茎下部叶较小,3 裂或不分裂,通常在开花前枯萎,中部叶具长 1.5～5.0 cm 无翅的柄,三出,小叶 3 枚,两侧小叶椭圆形或卵状椭圆形,长 2.0～4.5 cm,宽 1.5～2.5 cm,先端锐尖,基部近圆形或阔楔形,有时偏斜,不对称,具短柄,边缘有锯齿、顶生小叶较大,长椭圆形或卵状长圆形,长 3.5～7.0 cm,先端渐尖,基部渐狭或近圆形,具长 1～2 cm 的柄,边缘有锯齿,无毛或被极稀疏的短柔毛,上部叶小,3 裂或不分裂,条状披针形。头状花序直径 8～9 mm,有长 1～6(果时长 3～10)cm 的花序梗。总苞基部被短柔毛,苞片 7～8 枚,条状匙形,上部稍宽,开花时长 3～4 mm,果时长至 5 mm,草质,边缘疏被短柔毛或几无毛,外层托片披针形,果时长 5～6 mm,干膜质,背面褐色,具黄色边缘,内层较狭,条状披针形。无舌状花,盘花筒状,长约 4.5 mm,冠檐 5 齿裂。瘦果黑色,条形,略扁,具棱,长 7～13 mm,宽约 1 mm,上部具稀疏瘤状突起及刚毛,顶端芒刺 3～4 枚,长 1.5～2.5 mm,具倒刺毛。花期 8～9 月,果期 9～11 月。

生境与分布 生于路边、村旁及荒地中。贵州乌蒙山各地均有分布。

采收加工 夏、秋间采收地上部分,晒干。

性味归经 苦,微寒。归肝、肺、大肠经。

功能主治 清热解毒,祛风除湿,活血消肿。用于咽喉肿痛,泄泻,痢疾,黄疸,肠痈,疔疮肿毒,蛇咬伤,风湿痹痛,跌打损伤。

用法用量 内服:水煎,15～30 g,鲜品倍量,或捣汁。外用:适量,捣敷或取汁涂;或煎水熏洗。

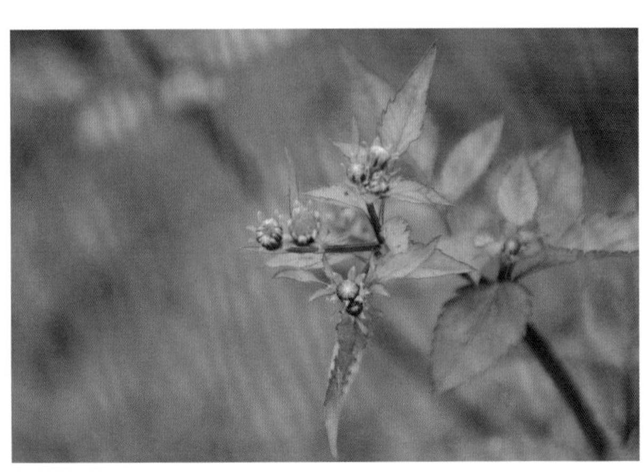

▲ 鬼针草植株

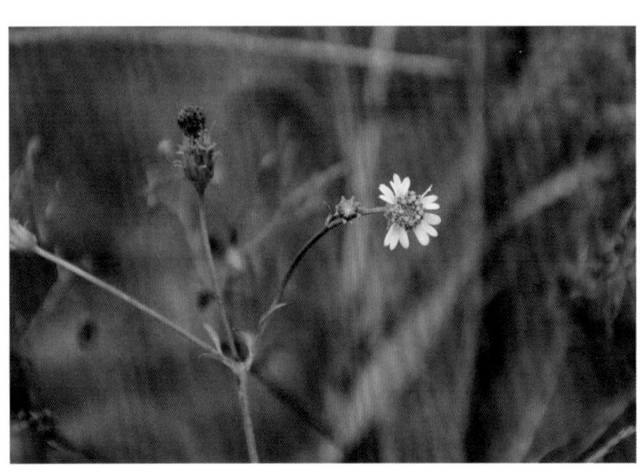

▲ 鬼针草花

天名精 *Carpesium abrotanoides* L.

别名 山烟、野叶子烟、癞格宝草、玉门精。

药材名 天名精(全草)、鹤虱(果实)。

形态特征 多年生粗壮草本。茎高 60～100 cm,圆柱状,下部木质,近于无毛,上部密被短柔毛,有明显的纵条纹,多分枝。基叶于开花前凋萎,茎下部叶互生,稍有柄,叶片广椭圆形或长椭圆形,长 8～

16 cm,宽 4～7 cm,先端钝或锐尖,基部楔形,被短柔毛,老时脱落,几无毛,叶面粗糙,下面淡绿色,密被短柔毛,有细小腺点,边缘具不规整的钝齿,齿端有腺体状胼胝体;叶柄长 5～15 mm,密被短柔毛;茎上部节间长 1～2.5 cm,叶较密,长椭圆形或椭圆状披针形,先端渐尖或锐尖,基部阔楔形,无柄或具短柄。头状花序多数,生茎端及沿茎、枝生于叶腋,近无梗,成穗状花序式排列,着生于茎端及枝端者具椭圆形或披针形长 6～15 mm 的苞叶 2～4 枚,腋生头状花序无苞叶或有时具 1～2 枚甚小的苞叶。总苞钟球形,基部宽,上端稍收缩,成熟时开展成扁球形,直径 6～8 mm;苞片 3 层,外层较短,卵圆形,先端钝或短渐尖,膜质或先端草质,具缘毛,背面被短柔毛,内层长圆形,先端圆钝或具不明显的啮蚀状小齿。雌花狭筒状,长 1.5 mm,两性花筒状,长 2～2.5 mm,向上渐宽,冠檐 5 齿裂。瘦果长约 3.5 mm,有纵沟多条,顶端有线形短喙,无冠毛。花期 6～8 月,果期 9～10 月。

生境与分布 生于垂直分布可达海拔 2 000 m 的村旁、路边荒地、溪边及林缘。威宁、七星关、习水有分布。

采收加工 1. 天名精。7～8 月采收,洗净,鲜用或晒干。

2. 鹤虱。秋季果实成熟时采收,晒干,除去杂质。

性味归经 1. 天名精。苦、辛,寒。归肝、肺经。

2. 鹤虱。苦、辛,平。归脾、胃经。

功能主治 1. 天名精。清热化痰,解毒,杀虫,破瘀,止血。用于乳蛾,喉痹,急慢惊风,牙痛,疔疮肿毒,皮肤痒疹,毒蛇咬伤,虫积,吐血,衄血,血淋,创伤出血。

2. 鹤虱。杀虫消积。用于蛔虫病,蛲虫病,绦虫病,虫积腹痛,小儿疳积。

用法用量 1. 天名精。内服:水煎,9～15 g;或研末,3～6 g;或捣汁;或入丸、散。外用:适量,捣敷;或煎水熏洗及含漱。

2. 鹤虱。内服:3～9 g。

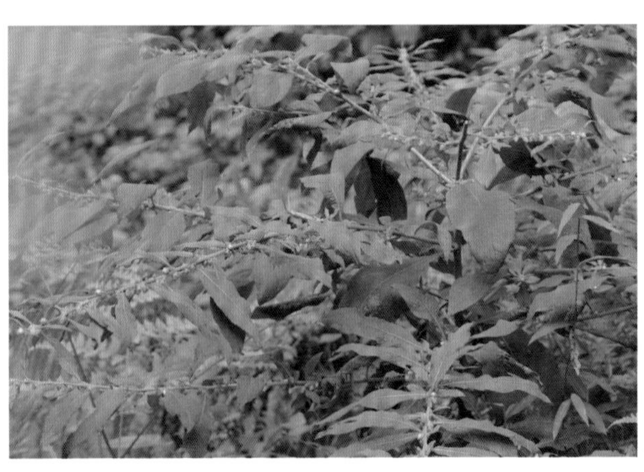

▲ 天名精植株

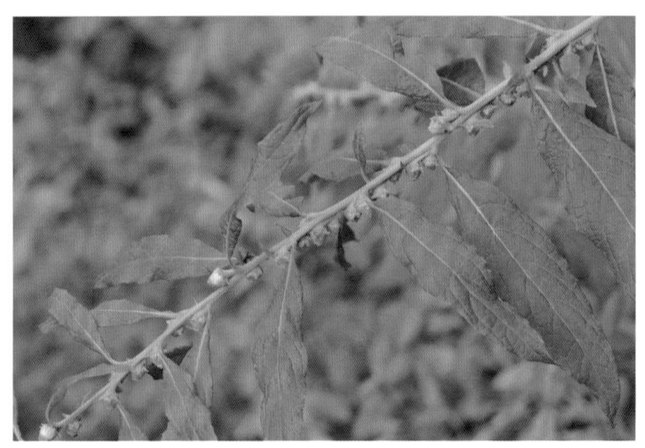

▲ 天名精花

烟管头草 *Carpesium cernuum* L.

别名 挖耳草、芸香草、杓儿菜、牛儿草。

药材名 杓儿菜(全草)、挖耳草根(根)。

形态特征 多年生草本。茎高 50～100 cm,下部密被白色长柔毛及卷曲的短柔毛,基部及叶腋尤密,常成棉毛状,有明显的纵条纹,多分枝。基叶于开花前凋萎,稀宿存,茎下部叶较大,具长柄,柄长约为叶片的 2/3 或近等长,下部具狭翅,向叶基渐宽,叶片长椭圆形或匙状长椭圆形,长 6～12 cm,宽 4～6 cm,先端锐尖或钝。头状花序单生茎端及枝端,开花时下垂;苞叶多枚,大小不等,其中 2～3 枚较大,椭圆状披针形,长 2～5 cm,两端渐狭,具短柄,密被柔毛及腺点,其余较小,条状披针形或条状匙形，稍长于总苞。总苞壳斗状，直径1～2 cm，长7～8 mm；苞片4层，外层苞片叶状，披针形，与内层苞片等长或稍长，草质或基部干膜质，密被长柔毛，先端钝。雌花狭筒状，长约1.5 mm，中部较宽，两端稍收缩，两性花筒状。瘦果长4.0～4.5 mm。花期秋季。

生境与分布　生于路边荒地及山坡、沟边等处。威宁、赫章、赤水有分布。

采收加工　1. 杓儿菜。秋季初开花时采收，鲜用或切段晒干。

2. 挖耳草根。秋季采收，切段晒干。

性味归经　1. 杓儿菜。苦、辛，寒。归心经。

2. 挖耳草根。苦、辛，寒。归心经。

功能主治　1. 杓儿菜。清热解毒，消肿止痛。用于感冒发热，高热惊风，咽喉肿痛，痄肋，牙痛，尿路感染，淋巴结结核，疮疡疖肿。

2. 挖耳草根。清热解毒。用于痢疾，牙痛，子宫脱垂，脱肛。

用法用量　1. 杓儿菜。内服：水煎，5～15 g，鲜品15～30 g；或鲜品捣汁。外用：适量，鲜品捣敷。

2. 挖耳草根。内服：水煎，5～15 g。

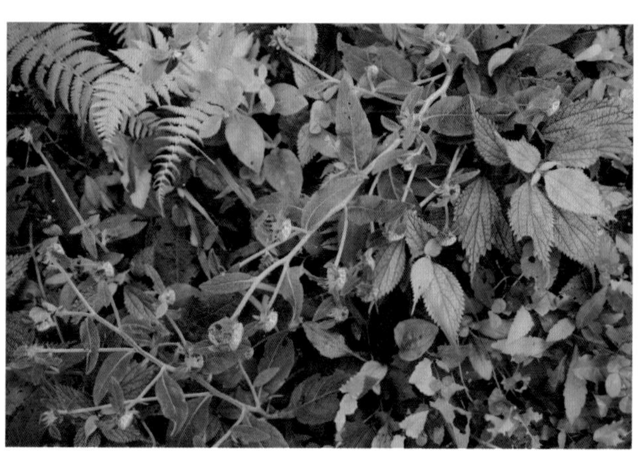

▲ 烟管头草植株

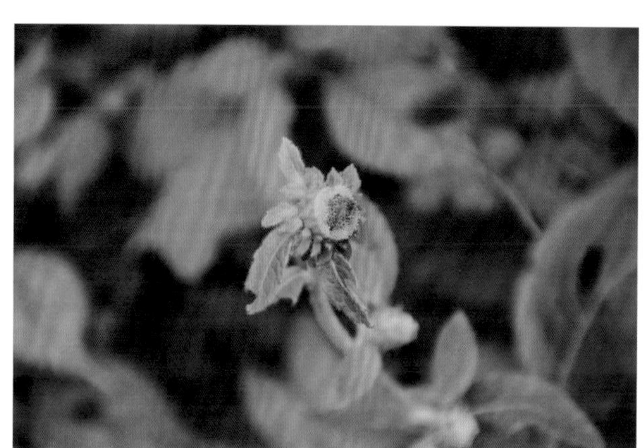

▲ 烟管头草花

野菊 *Chrysanthemum indicum* L.

别名　土菊花、草菊。

药材名　野菊花（头状花序）。

形态特征　多年生草本，高25～100 cm，有地下长或短匍匐茎。茎直立或铺散，分枝或仅在茎顶有伞房状花序分枝。茎枝被稀疏的毛，上部及花序枝上的毛稍多或较多。基生叶和下部叶花期脱落。中部茎叶卵形、长卵形或椭圆状卵形，长3～7 cm，宽2～4 cm，羽状半裂、浅裂或分裂不明显而边缘有浅锯齿。基部截形或稍心形或宽楔形，叶柄长1～2 cm，柄基无耳或有分裂的叶耳。两面同色或几同色，淡绿色，或干后两面成橄榄色，有稀疏的短柔毛，或下面的毛稍多。头状花序直径1.5～2.5 cm，

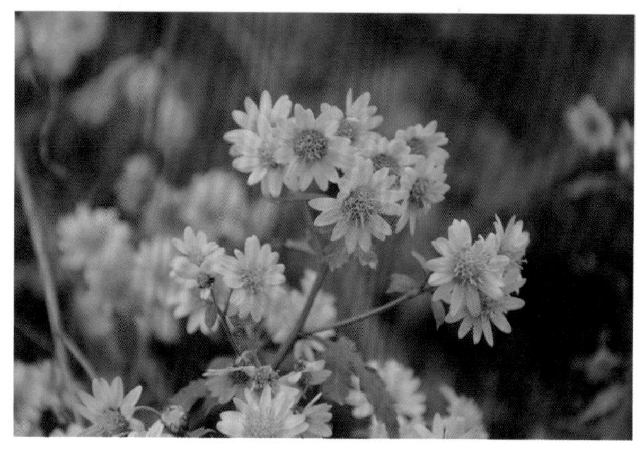

▲ 野菊花

多数在茎枝顶端排成疏松的伞房圆锥花序或少数在茎顶排成伞房花序。总苞片约5层，外层卵形或卵状三角形，长2.5～3.0 mm，中层卵形，内层长椭圆形，长11 mm。全部苞片边缘白色或褐色宽膜质，顶端钝或圆。舌状花黄色，舌片长10～13 mm，顶端全缘或2～3齿。瘦果长1.5～1.8 mm。花期6～11月。

生境与分布　生于山坡草地、灌丛或河边水湿地等处。贵州乌蒙山各地均有分布。

采收加工　秋、冬二季花初开放时采摘，晒干，或蒸后晒干。

性味归经　苦、辛，微寒。归肝、心经。

功能主治　清热解毒，泻火平肝。用于疔疮痈肿，目赤肿痛，头痛眩晕。

用法用量　内服：9～15 g。外用：适量，水煎外洗或制膏外涂。

菊 *Chrysanthemum morifolium* Ramat.

别名　野菠菜、兰铁草。

药材名　菊花(头状花序)。

形态特征　多年生草本，高60～150 cm。茎直立，分枝或不分枝，被柔毛。叶卵形至披针形，长5～15 cm，羽状浅裂或半裂，有短柄，叶下面被白色短柔毛。头状花序直径2.5～20.0 cm，大小不一。总苞片多层，外层外面被柔毛，舌状花颜色各种，管状花黄色。

生境与分布　贵州乌蒙山各县区均有栽培。

采收加工　9～11月花盛开时分批采收，阴干或焙干，或熏、蒸后晒干。

性味归经　甘、苦，微寒。归肺、肝经。

功能主治　散风清热，平肝明目，清热解毒。用于风热感冒，头痛眩晕，目赤肿痛，眼目昏花，疮痈肿毒。

用法用量　内服：5～10 g。外用：适量，水煎外洗或制膏外涂。

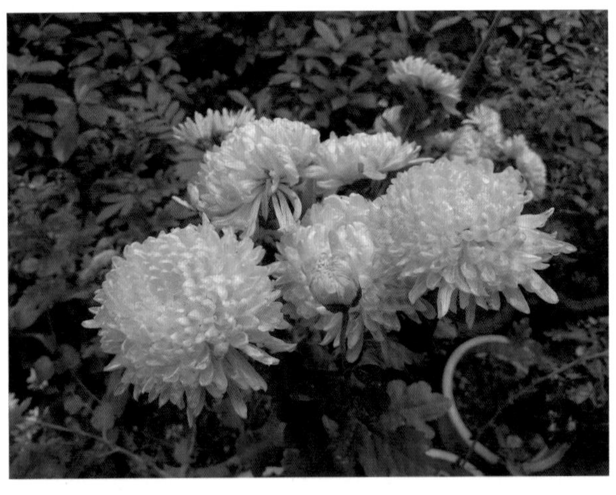

▲ 菊植株

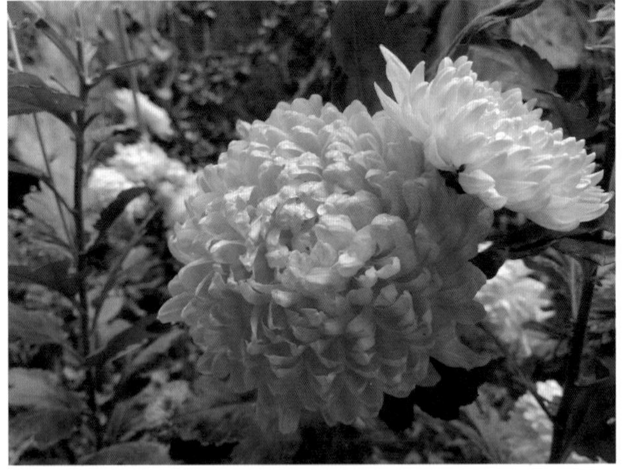

▲ 菊花

大蓟 *Cirsium japonicum* Fisch. ex DC.

别名　恶鸡婆、大刺儿菜、大牛喳口、山萝卜。

药材名　大蓟(地上部分或根)。

形态特征　多年生草本。根呈长纺锤形，常簇生而扭曲，表面暗褐色，有不规则的纵皱纹。茎高100～

150 cm,直立,有纵条纹,密被白软毛。叶互生;根生叶倒卵状长椭圆形,长 15～30 cm,羽状分裂,裂片 5～6 对,先端尖,边缘具不等长浅裂和斜刺,基部渐狭,形成两侧有翼的扁叶柄,被毛;茎生叶向上逐渐变小,形状与根生叶相似,基部抱茎,下表面密被白绵毛。头状花序,单生在枝端;柄短;着生披针状叶片 1～2;总苞球形,径 15～20 mm,苞片 6～7 列,披针形,在基部外面的较短,内面的较长,锐头,有刺,全缘;全部为管状花,紫红色,两性,长约 20 mm,先端 5 裂,裂片线形;雄蕊 6,花药相连呈管状,先端分离,基部左右各有一下垂尖尾;雌蕊 1,子房下位,瘦果扁椭圆形。花期 5～6 月,果期 6～8 月。

生境与分布　生于山坡、草地、路旁。贵州乌蒙山各地均有分布。

采收加工　夏、秋二季花开时采割地上部分,或秋末挖根,除去杂质,晒干。

性味归经　甘、微苦,凉。归心、肝经。

功能主治　凉血止血,祛瘀消肿。用于衄血,吐血,尿血,便血,崩漏下血,外伤出血,痈肿疮毒。

用法用量　内服:水煎服,9～15 g。外用:鲜品适量,捣烂敷患处。

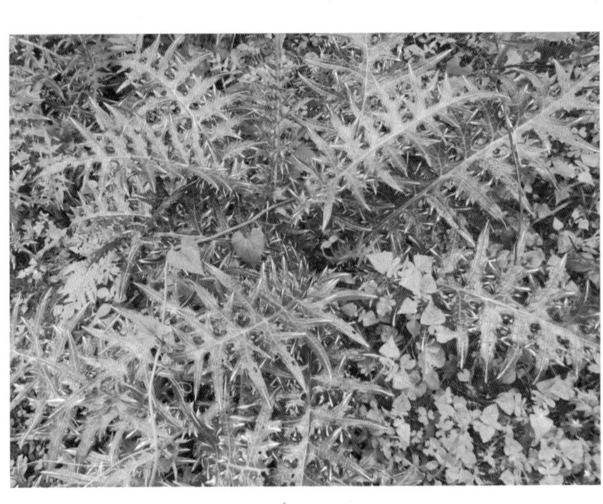

▲ 大蓟植株

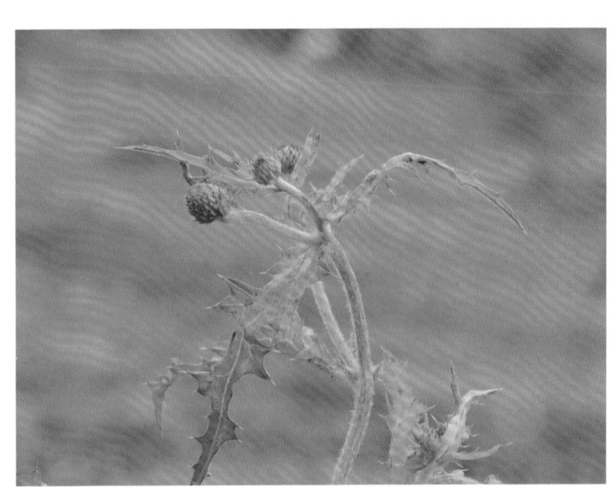

▲ 大蓟花

刺儿菜 *Cirsium setosum* (Willd.) Kitam.

别名　小蓟、刺菜、曲曲菜。

药材名　小蓟(地上部分或根)。

形态特征　多年生草本。具长匍匐根。茎直立,高 30～80 cm,基部直径 3～5 mm,有时可达 1 cm,上部有分枝,花序分枝无毛或有薄绒毛。基生叶和中部茎叶椭圆形、长椭圆形或椭圆状倒披针形,顶端钝或圆形,基部楔形,叶缘有细密的针刺。头状花序单生茎端,或植株含少数或多数头状花序在茎枝顶端排成伞房花序。总苞卵形、长卵形或卵圆形,直径 1.5～2.0 cm。总苞片约 6 层,覆瓦状排列,向内层渐长,外层与中层宽 1.5～2.0 mm,包括顶端针刺长 5～8 mm;中外层苞片顶端有长不足 0.5 mm 的短针刺,膜质,短针刺。小花紫红色或白色,雌花花冠长 2.4 cm,两性花花冠长 1.8 cm,细管部细丝状,长 1.2 mm。瘦果淡黄色,椭圆形或偏斜椭圆形,顶端斜截形。冠毛污白色,多层,整体脱落;冠毛刚毛长羽毛状,长 3.5 cm,顶端渐细。花果期 5～9 月。

生境与分布　生于平原、丘陵和山地。贵州乌蒙山各地均有分布。

采收加工　夏、秋二季花开时采割,除去杂质,晒干。

性味归经 甘、苦，凉。归心、肝经。

功能主治 凉血止血，祛瘀消肿。用于衄血，吐血，尿血，便血，崩漏下血，外伤出血，痈肿疮毒。

用法用量 内服：水煎，4.5～9 g。外用：鲜品适量，捣烂敷患处。

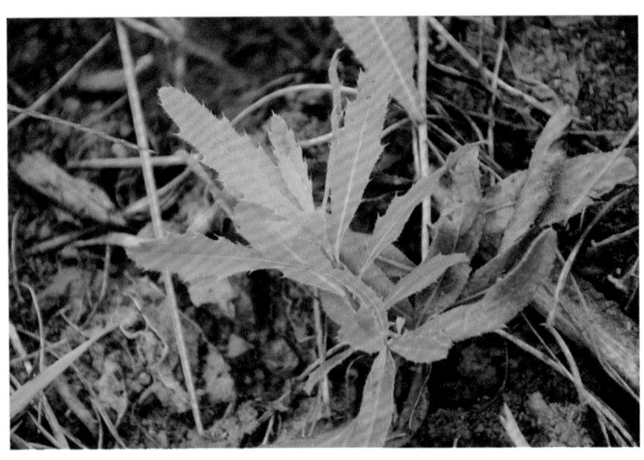

▲ 刺儿菜植株

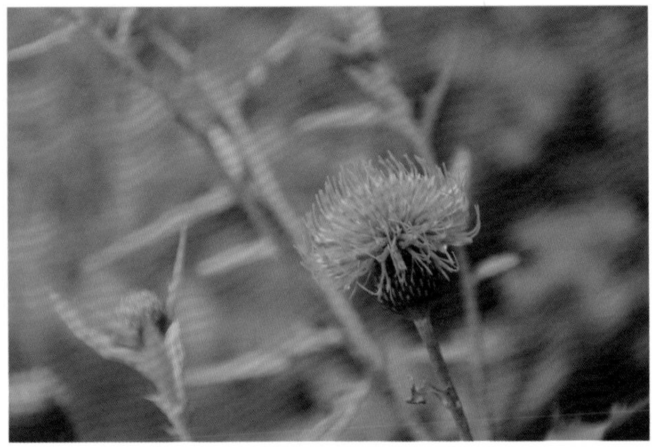

▲ 刺儿菜花

鱼眼草 *Dichrocephala integrifolia* (L. f.) Kuntze

别名 地胡椒、明头草、三仙草、星宿草。

药材名 鱼眼草(全草)。

形态特征 一年生草本。直立或铺散，高 12～50 cm。茎通常粗壮，少有纤细的，不分枝或分枝自基部而铺散，或分枝自中部而斜升，基部径 2～5 mm；茎枝被白色长或短绒毛，上部及接花序处的毛较密，或果期脱毛或近无毛。叶卵形，椭圆形或披针形；中部茎叶长 3～12 cm，宽 2.0～4.5 cm，大头羽裂，顶裂片宽大，宽达 4.5 cm，侧裂片 1～2 对，通常对生而少有偏斜的，基部渐狭成具翅的长或短柄，柄长 1.0～3.5 cm。自中部向上或向下的叶渐小同形；基部叶通常不裂，常卵形。全部叶边缘重粗锯齿或缺刻状，少有规则圆锯齿的，叶两面被稀疏的短柔毛，下面沿脉的毛较密，或稀毛或无毛。中下部叶的叶腋通常有不发育的叶簇或小枝；叶簇或小枝被较密的绒毛。头状花序小，球形，直径 3～5 mm，生枝端，多数头状花序在枝端或茎顶排列成疏松或紧密的伞房状花序或伞房状圆锥花序；花序梗纤细，或长达 3 cm 或长达 2 mm。总苞片 1～2 层，长圆形或长圆状披针形，长约 1 mm，顶端急尖，微锯齿状撕裂。外围雌花多层，紫色，花冠极细，线形，长 0.5 mm，顶端通常 2 齿；中央两性花黄绿色，长 0.5 mm，管部短，狭细，檐部长钟状，顶端 4～5 齿。瘦果压扁，倒披针形，边缘脉状加厚。无冠毛，或两性花瘦果顶端有 1～2 个细毛状冠毛。花果期全年。

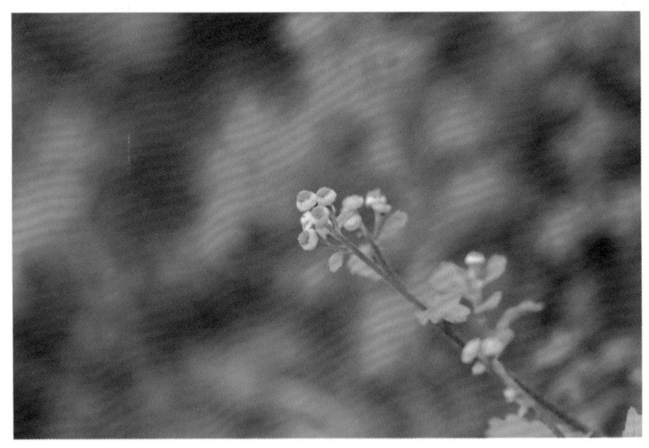

▲ 鱼眼草花

生境与分布 生于山坡、山谷、山坡林下或水沟边。

贵州乌蒙山各地均有分布。

采收加工 夏、秋季采收，鲜用或晒干。

性味归经 辛，微寒。归肺经。

功能主治 清热解毒，消痈排脓，利尿通淋。用于肺痈吐脓，痰热喘咳，热痢，热淋，痈肿疮毒。

用法用量 内服：水煎，15～25 g。

一年蓬 *Erigeron annuus* (L.) Pers.

别名 墙头草、野蒿、瞌睡草。

药材名 一年蓬(全草)。

形态特征 一年生或二年生草本，茎粗壮，高 30～100 cm，基部径 6 mm，直立，上部有分枝，下部被开展的长硬毛，上部被较密的上弯的短硬毛。基部叶花期枯萎，长圆形或宽卵形，长 4～17 cm，宽 1.5～4.0 cm，基部狭成具翅的长柄，边缘具粗齿，下部叶与基部叶同形，但叶柄较短，中部和上部叶较小，长圆状披针形或披针形，长 1～9 cm，宽 0.5～2.0 cm，顶端尖，具短柄或无柄，边缘有不规则的齿或近全缘，最上部叶线形，全部叶边缘被短硬毛，两面被疏短硬毛，或近无毛。头状花序数个或多数，排列成疏圆锥花序，长 6～8 mm，宽 10～15 mm，总苞半球形，总苞片 3 层，草质，披针形，长 3～5 mm，宽 0.5～1.0 mm，近等长或外层稍短，淡绿色或少褐色，背面密被腺毛和疏长节毛；外围的雌花舌状，2 层，长 6～8 mm，管部长 1.0～1.5 mm，上部被疏微毛，舌片平展，白色，或淡天蓝色，线形，宽 0.6 mm，顶端具 2 小齿，花柱分枝线形；中央的两性花管状，黄色，管部长约 0.5 mm，檐部近倒锥形，裂片无毛；瘦果披针形，长约 1.2 mm，扁压，被疏贴柔毛；冠毛异形，雌花的冠毛极短，膜片状连成小冠，两性花的冠毛 2 层，外层鳞片状，内层为 10～15 条长约 2 mm 的刚毛。花期 6～9 月。

生境与分布 生于山坡、路边或田野中。贵州乌蒙山各地均有分布。

采收加工 夏、秋季采收，洗净，鲜用或晒干。

性味归经 甘、苦，凉。归胃、大肠经。

功能主治 消食止泻，清热解毒，截疟。用于消化不良，胃肠炎，疟疾，毒蛇咬伤。

用法用量 内服：水煎，30～60 g。外用：适量，捣敷。

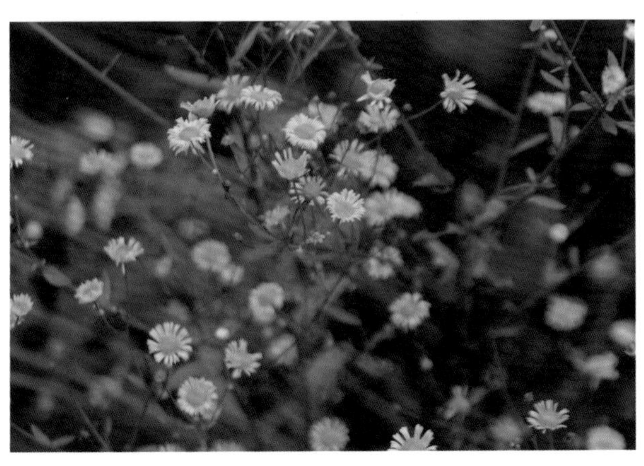

▲ 一年蓬植株

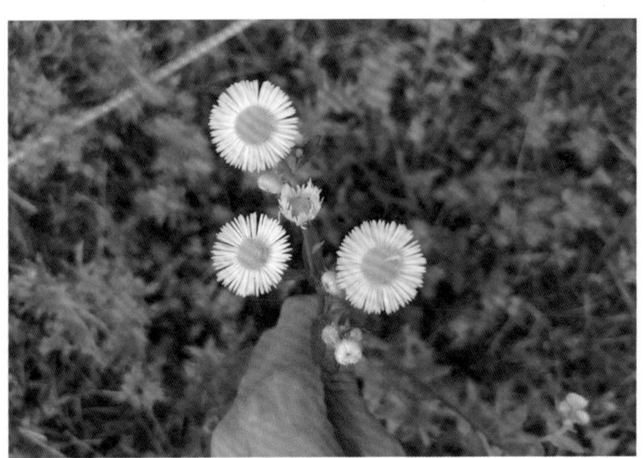

▲ 一年蓬花

佩兰 *Eupatorium fortunei* Turcz.

别名 兰草、香草。

药材名 佩兰(地上部分)。

形态特征 多年生草本,高 40～100 cm。根茎横走,淡红褐色。茎直立,绿色或红紫色,基部茎达 0.5 cm,分枝少或仅在茎顶有伞房状花序分枝。全部茎枝被稀疏的短柔毛,花序分枝及花序梗上的毛较密。中部茎叶较大,三全裂或三深裂,总叶柄长 0.7～1.0 cm;中裂片较大,长椭圆形或长椭圆状披针形或倒披针形,长 5～10 cm,宽 1.5～2.5 cm,顶端渐尖,侧生裂片与中裂片同形但较小,上部的茎叶常不分裂;或全部茎叶不裂,披针形或长椭圆状披针形或长椭圆形,长 6～12 cm,宽 2.5～4.5 cm,叶柄长 1.0～1.5 cm。全部茎叶两面光滑,无毛无腺点,羽状脉,边缘有粗齿或不规则的细齿。中部以下茎叶渐小,基部叶花期枯萎。头状花序多数在茎顶及枝端排成复伞房花序,花序径 3～6 cm。总苞钟状,长 6～7 mm;总苞片 2～3 层,覆瓦状排列,外层短,卵状披针形,中内层苞片渐长,长约 7 mm,长椭圆形;全部苞片紫红色,外面无毛无腺点,顶端钝。花白色或带微红色,花冠长约 5 mm,外面无腺点。瘦果黑褐色,长椭圆形,5 棱,长 3～4 mm,无毛无腺点;冠毛白色,长约 5 mm。花、果期 7～11 月。

生境与分布 生于路边灌丛或溪边。大方、七星关区有分布。

采收加工 夏、秋二季分两次采割,除去杂质,晒干。

性味归经 辛,平。归脾、胃、肺经。

功能主治 芳香化湿,醒脾开胃,发表解暑。用于湿浊中阻,脘痞呕恶,口中甜腻,口臭,多涎,暑湿表证,湿温初起,发热倦怠,胸闷不舒。

用法用量 内服:水煎,3～10 g。

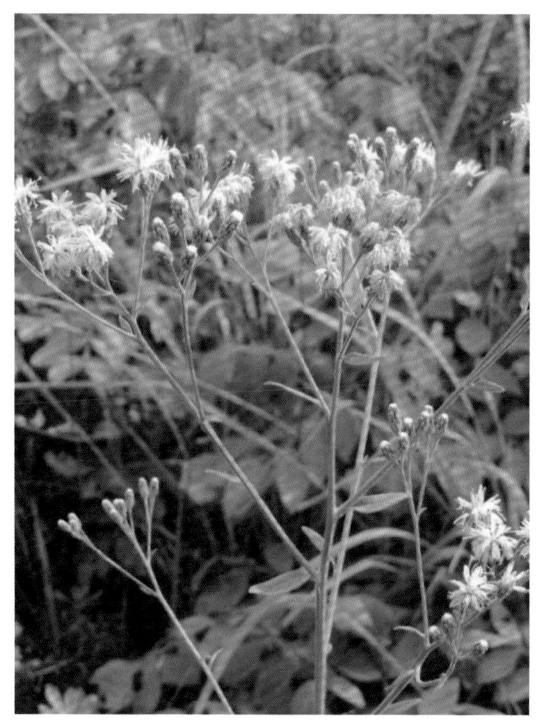

▲ 佩兰植株

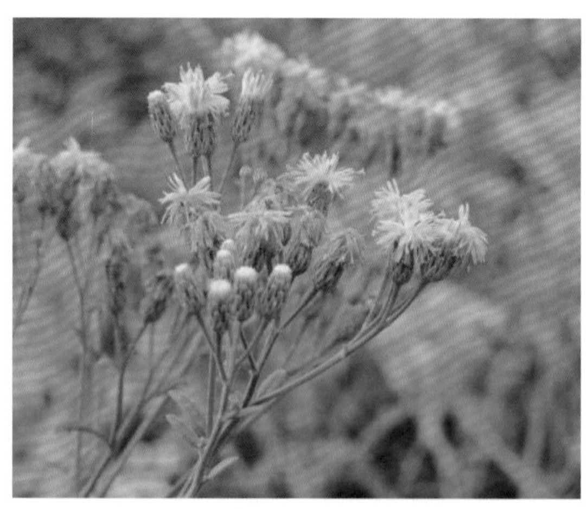

▲ 佩兰花

菊三七 *Gynura japonica* (Thunb.) Juel

别名 三七草、土三七、天青地红、白田七草。

药材名 菊三七(根或全草)。

形态特征 多年生草本,高 60～150 cm,根粗大成块状,有多数纤维状根茎直立,中空,基部木质,有明显的沟棱，幼时被卷柔毛，后变无毛，多分枝，小枝斜升。基部叶在花期常枯萎。基部和下部叶较小，椭圆形，不分裂至大头羽状，顶裂片大，中部叶大，叶柄基部有圆形，具齿或羽状裂的叶耳；叶片椭圆形或长圆状椭圆形，羽状深裂，顶裂片大，长圆形至长圆状披针形，侧生裂片 3～6 对，椭圆形，长圆形至长圆状线形，长 1.5～5.0 cm，宽 0.5～2.0 cm，顶端尖或渐尖，边缘有大小不等的粗齿或锐锯齿。上面绿色，下面绿色或变紫色，两面被贴生短毛或近无毛。上部叶较小，羽状分裂，渐变成苞叶。头状花序多数，直径 1.5～1.8 cm，花序枝端排成伞房状圆锥花序；每一花序枝有 3～8 个头状花序；花序梗细，长 1～3 cm，被短柔毛，有 1～3 线形的苞片；总苞狭钟状，基部有 9～11 线形小苞片；总苞片 1 层，13 个，线状披针形，顶端渐尖，边缘干膜质，背面无毛或被疏毛。小花 50～100 个，花冠黄色或橙黄色，长 13～15 mm，管部细，长 10～12 mm，上部扩大，裂片卵形，顶端尖；花药基部钝；花柱分枝有钻形附器，被乳头状毛。瘦果圆柱形，棕褐色，长 4～5 mm，具 10 肋，肋间被微毛。冠毛丰富，白色，绢毛状，易脱落。花果期 8～10 月。

生境与分布　生于沟边、山坡草地、林下或林缘。黔西有分布。

采收加工　秋冬挖根，除去残茎、须根及泥土晒干。

性味归经　甘、微苦，温。

功能主治　止血，散瘀，消肿止痛，清热解毒。用于吐血等各种出血，痛经，跌打损伤，风湿痛，疮痈疽疔，蛇虫咬伤。

用法用量　内服：水煎，10～30 g。外用：适量，鲜品捣敷；或研末敷。

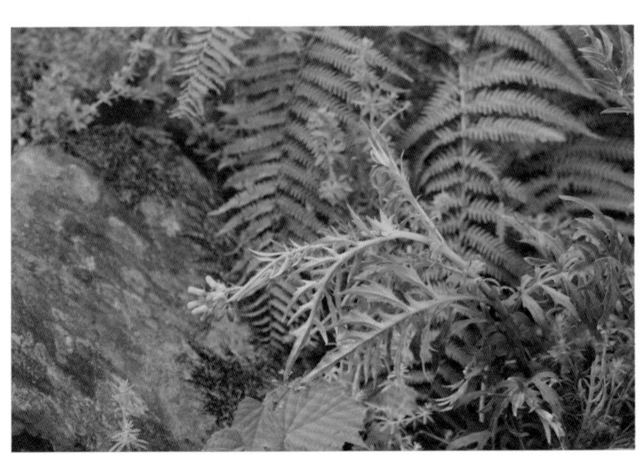

▲ 菊三七植株

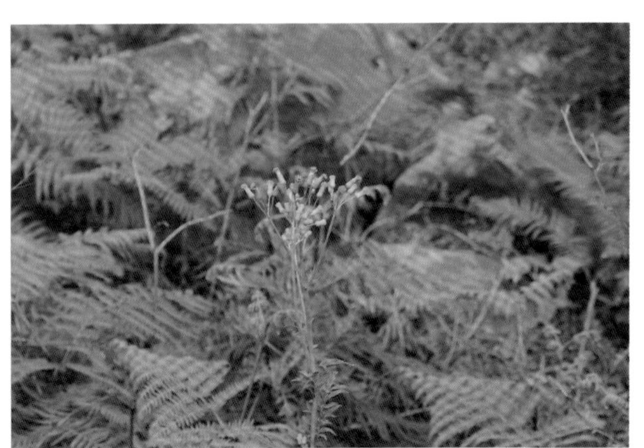

▲ 菊三七花

向日葵 *Helianthus annuus* L.

别名　葵花、向阳花、望日葵、朝阳花。

药材名　向日葵子（果实）、向日葵花盘（花盘）、向日葵茎髓（茎髓）、向日葵花（花）、向日葵叶（叶）、向日葵根（根）。

形态特征　一年生高大草本。茎直立，高 1～3 m，粗壮，被白色粗硬毛，不分枝或有时上部分枝。叶互生，心状卵圆形或卵圆形，顶端急尖或渐尖，有三基出脉，边缘有粗锯齿，两面被短糙毛，有长柄。头状花序极大，径 10～30 cm，单生于茎端或枝端，常下倾。总苞片多层，叶质，覆瓦状排列，卵形至卵状披针形，顶端尾状渐尖，被长硬毛或纤毛。花托平或稍凸、有半膜质托片。舌状花多数，黄色、舌片开展，长圆状卵形或长圆形，不结实。管状花极多数，棕色或紫色，有披针形裂片，结果实。瘦果倒卵形或卵状长圆形，稍扁压，长 10～15 mm，有细肋，常被白色短柔毛，上端有 2 个膜片状早落的冠毛。花期 7～9 月，果期 8～9 月。

生境与分布　贵州乌蒙山各县区均有栽培。

采收加工　1. 向日葵子。秋季果实成熟后，割取花盘，晒干，打下果实，再晒干。
2. 向日葵花盘。秋季采收，去净果实，鲜用或晒干。
3. 向日葵茎髓。秋季采收，鲜用或晒干。
4. 向日葵花。夏季开花时采摘，鲜用或晒干。
5. 向日葵叶。夏、秋两季采收，鲜用或晒干。
6. 向日葵根。夏、秋季采挖，洗净，鲜用或晒干。

性味归经　1. 向日葵子。甘，平。归大肠经。
2. 向日葵花盘。甘，寒。归肝经。
3. 向日葵茎髓。甘，平。归膀胱经。
4. 向日葵花。微甘，平。归肝经。
5. 向日葵叶。苦，凉。归肝、胃经。
6. 向日葵根。甘、淡，微寒。归胃、膀胱经。

功能主治　1. 向日葵子。透疹，止痢，透痈脓。用于疹发不透，血痢，慢性骨髓炎。
2. 向日葵花盘。清热，平肝，止痛，止血。用于高血压，头痛，子宫出血。
3. 向日葵茎髓。清热，利尿，止咳。用于淋浊，百日咳。
4. 向日葵花。祛风，平肝，利湿。用于头晕，耳鸣，小便淋沥。
5. 向日葵叶。降压，截疟，解毒。用于高血压，疔疮。
6. 向日葵根。清热利湿，行气止痛。用于淋浊，水肿，疝气，脘腹胀痛。

用法用量　1. 向日葵子。内服：15～30 g，捣碎或开水炖。外用：适量，捣敷或榨油涂。
2. 向日葵花盘。内服：水煎，15～60 g。外用：适量，捣敷；或研粉敷。
3. 向日葵茎髓。内服：水煎，9～15 g。
4. 向日葵花。内服：水煎，15～30 g。
5. 向日葵叶。内服：水煎，25～30 g，鲜者加量。外用：适量，捣敷。
6. 向日葵根。内服：水煎，9～15 g，鲜者加倍；或研末。外用：适量，捣敷。

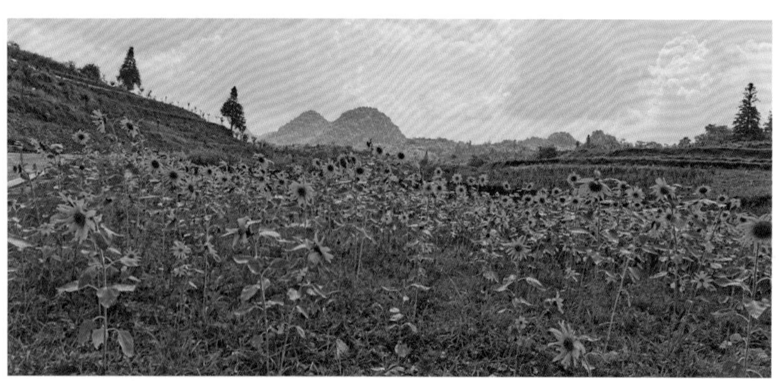
▲ 向日葵植株

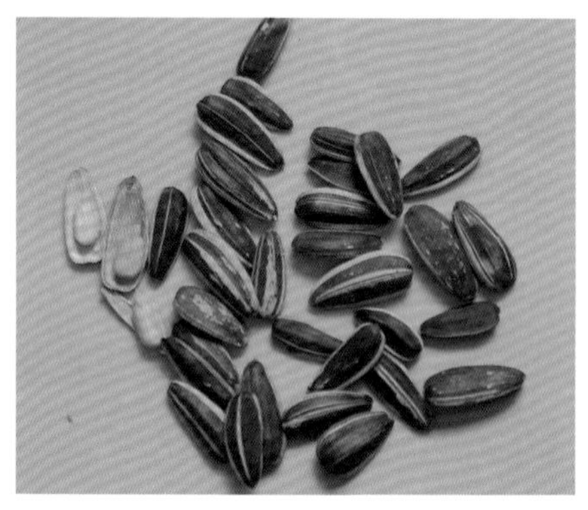
▲ 向日葵果实

水朝阳　*Inula helianthus-aquatica* C. Y. Wu ex Ling

别名　金沸草。

药材名　水朝阳草（全草）。

形态特征　多年生草本。根状茎长，常有具鳞片状叶和顶芽的细铺枝，茎下部也常有不定根。茎直立，高 30～80 cm，上端分枝，绿色而染以紫斑。单叶互生；叶片卵圆状披针形或披针形，长 4～10 cm，宽 1.4～4.0 cm，下部叶渐狭成柄状，花期枯萎；叶部以上叶无柄，基部圆形或楔形，半抱茎，上面无毛，下面有黄色腺点，脉上具短柔毛。头状花序生于茎端，径 2.5～4.5 cm；总苞半球形；总苞片多层，外层线形，内层线状披针形；舌状花较总苞片 2～3 倍，舌片黄色，线形，长约 1.5 cm；管状花花冠长约 3 mm，有披针形裂片，裂片有腺点；冠毛污白色。瘦果圆柱形，有 10 条深沟，无毛。花期 6～10 月，果期9～10月。

生境与分布 生于低山湿润坡地、林中溪岸、稻田或河流旁。威宁、七星关、纳雍、大方等地有分布。

采收加工 夏季采收,洗净,鲜用或晒干。

性味归经 辛、甘,温。归肺经。

功能主治 降气化痰,祛风除湿。用于咳嗽痰多,胸闷气喘,风湿痹痛,疔疮肿毒。

用法用量 内服:水煎,6～15 g。外用:适量,捣敷。

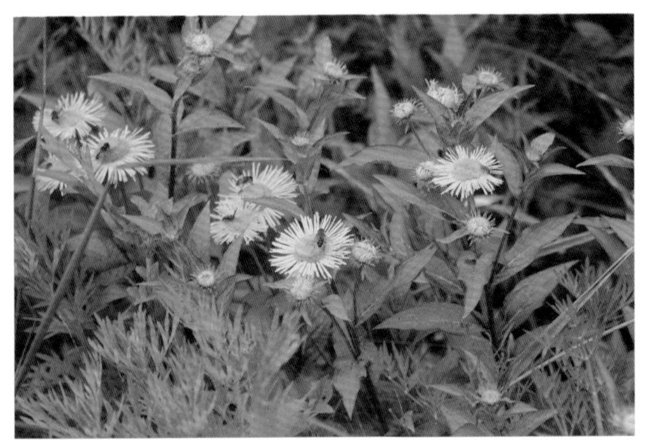

▲ 水朝阳植株

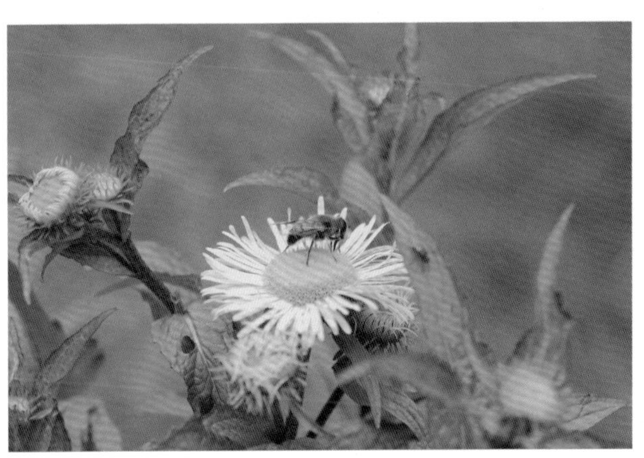

▲ 水朝阳花

旋覆花 *Inula japonica* Thunb.

别名 铜钱花、金钱花、满天星、六月菊。

药材名 旋覆花(头状花序)、旋覆花根(根)。

形态特征 多年生草本。根状茎短,横走或斜升,有多少粗壮的须根。茎单生,有时2～3个簇生,直立,高30～70 cm,有时基部具不定根,基部径3～10 mm,有细沟,被长伏毛,或下部有时脱毛,上部有上升或开展的分枝,全部有叶;节间长2～4 cm。基部叶常较小,在花期枯萎;中部叶长圆形,长圆状披针形或披针形,长4～13 cm,宽1.5～3.5 cm,基部多少狭窄,常有圆形半抱茎的小耳,无柄,顶端稍尖或渐尖,边缘有小尖头状疏齿或全缘,上面有疏毛或近无毛,下面有疏伏毛和腺点;中脉和侧脉有较密的长毛;上部叶渐狭小,线状披针形。头状花序径3～4 cm,多数或少数排列成疏散的伞房花序;花序梗细长。总苞半球形,径13～17 mm,长7～8 mm;总苞片约6层,线状披针形,近等长,但最外层常叶质而较长;外层基部革质,上部叶质,背面有伏毛或近无毛,有缘毛;内层除绿色中脉外干膜质,渐尖,有腺点和缘毛。舌状花黄色,较总苞长2.0～2.5倍;舌片线形,长10～13 mm;管状花花冠长约5 mm,有三角披针形裂片;冠毛1层,白色有20余个微糙毛,与管状花近等长。瘦果长1.0～1.2 mm,圆柱形,有10条沟,顶端截形,被疏短毛。花期6～10月,果期9～11月。

生境与分布 生于路边或水旁岩石上。纳雍有分布。

采收加工 1. 旋覆花。夏、秋二季花开放时采收,除去杂质,阴干或晒干。

2. 旋覆花根。秋季采挖,洗净,晒干。

性味归经 1. 旋覆花。苦、辛、咸,微温。归肺、脾、胃、大肠经。

2. 旋覆花根。咸,温。归肺经。

功能主治 1. 旋覆花。降气,消痰,行水,止呕。用于风寒咳嗽,痰饮蓄结,胸膈痞闷,喘咳痰多,呕吐噫气,心下痞硬。

2. 旋覆花根。祛风湿,平喘咳,解毒生肌。用于风湿痹痛,喘咳,疔疮。

用法用量 1. 旋覆花。内服:3～9 g,包煎。

2. 旋覆花根。内服:水煎,9～15 g。外用:适量,捣敷。

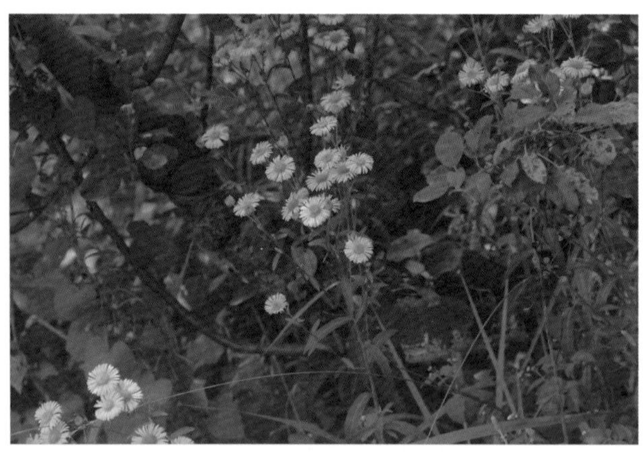

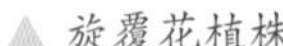
▲ 旋覆花植株

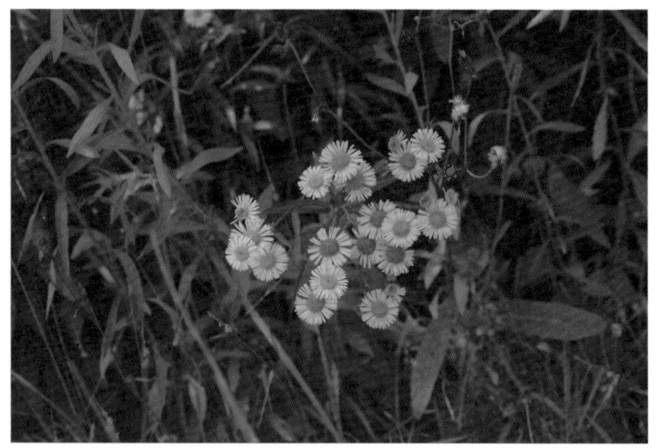

▲ 旋覆花花

千里光 *Senecio scandens* Buch.-Ham. ex D. Don

别名 九里光、野菊花、天青红、青龙梗、箭草。

药材名 千里光(地上部分)。

形态特征 多年生攀援草本。根状茎木质，径达 1.5 cm。茎伸长，弯曲，长 2～5 m，多分枝，被柔毛或无毛，老时变木质，皮淡色。叶具柄，叶片卵状披针形至长三角形，顶端渐尖，基部宽楔形，截形，戟形或稀心形，通常具浅或深齿，有时具细裂或羽状浅裂；羽状脉，侧脉 7～9 对，弧状，叶脉明显；叶柄长 0.5～1.0 cm，具柔毛或近无毛，无耳或基部有小耳；上部叶变小，披针形或线状披针形，长渐尖。头状花序有舌状花，多数，在茎枝端排列成顶生复聚伞圆锥花序；分枝和花序梗被密至疏短柔毛；花序梗长 1～2 cm，具苞片，小苞片通常 1～10，线状钻形。总苞圆柱状钟形，具外层苞片；苞片约 8，线状钻形，长 2～3 mm。总苞片线状披针形，渐尖，上端和上部边缘有缘毛状短柔毛，草质，边缘宽干膜质，背面有短柔毛或无毛，具 3 脉。舌状花 8～10，管部长 4.5 mm；舌片黄色，长圆形，具 3 细齿，具 4 脉；管状花多数；花冠黄色，长 7.5 mm，管部长 3.5 mm，檐部漏斗状；裂片卵状长圆形，尖，上端有乳头状毛。花药长 2.3 mm，基部有钝耳；耳长约为花药颈部 1/7；附片卵状披针形；花药颈部伸长，向基部略膨大；花柱分枝长 1.8 mm，顶端截形，有乳头状毛。瘦果圆柱形，长 3 mm，被柔毛；冠毛白色，长 7.5 mm。

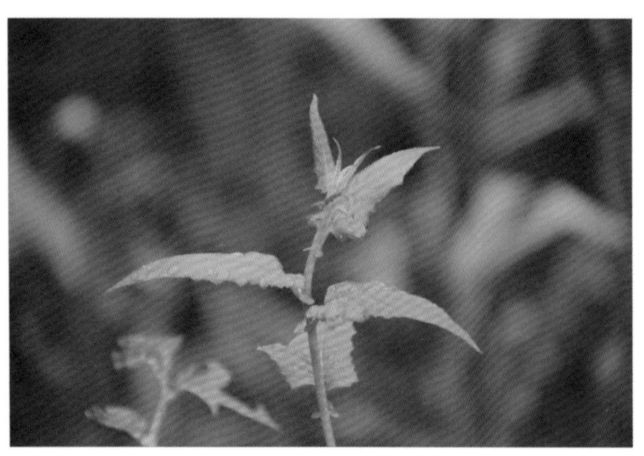

▲ 千里光植株

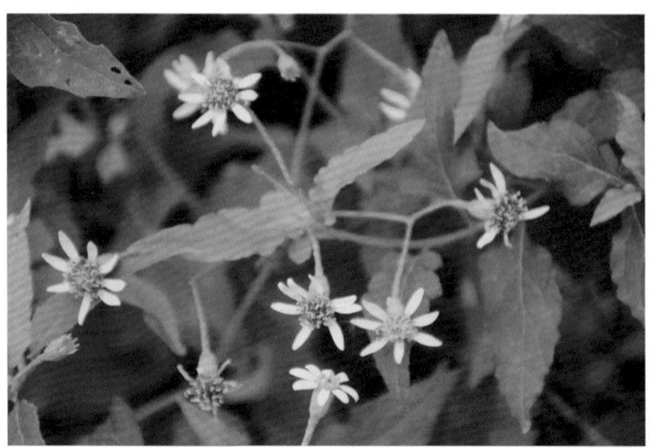

▲ 千里光花

生境与分布 生于路旁或旷野间。贵州乌蒙山各地均有分布。

采收加工 全年均可采收，除去杂质，阴干。

性味归经 苦，寒。归肺、肝经。

功能主治 清热解毒，明目，利湿。用于痈肿疮毒，感冒发热，目赤肿痛，泄泻痢疾，皮肤湿疹。

用法用量 内服：15～30 g。外用：适量，煎水熏洗。

豨莶 *Sigesbeckia orientalis* L.

别名 肥猪苗、珠草、肥猪草。

药材名 豨莶草（地上部分）。

形态特征 一年生草本。茎上部分枝常成复2歧状，分枝被灰白色柔毛，茎中部叶三角状卵圆形或卵状披针形，长4～10 cm，基部下延成具翼的柄，边缘有不规则浅裂或粗齿，下面淡绿，具腺点，两面被毛，基脉3出。上部叶卵状长圆形，边缘浅波状或全缘，近无柄。头状花序径1.5～2.0 cm，多数聚生枝端，排成具叶圆锥花序，花序梗长1.5～4.0 cm，密被柔毛。总苞宽钟状，总苞片2层，叶质，背面被紫褐色腺毛，外层5～6，线状匙形或匙形，长0.8～1.1 cm，内层苞片卵状长圆形或卵圆形，长约5 mm。瘦果倒卵圆形，有4棱，顶端有灰褐色环状突起，长3.0～3.5 mm。

生境与分布 生于山野、荒草地、灌丛或林下。威宁、织金有分布。

采收加工 夏、秋二季花开前和花期均可采割，除去杂质，晒干。

性味归经 辛、苦，寒。归肝、肾经。

功能主治 祛风湿，利关节，解毒。用于风湿痹痛，筋骨无力，腰膝酸软，四肢麻痹，半身不遂，风疹湿疮。

用法用量 内服：水煎，9～12 g。

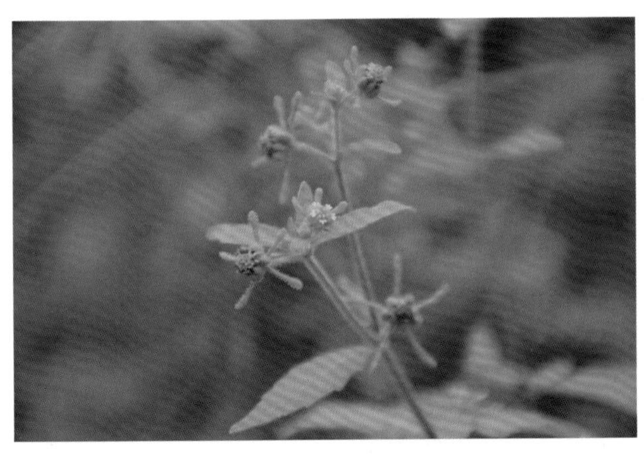

▲ 豨莶花

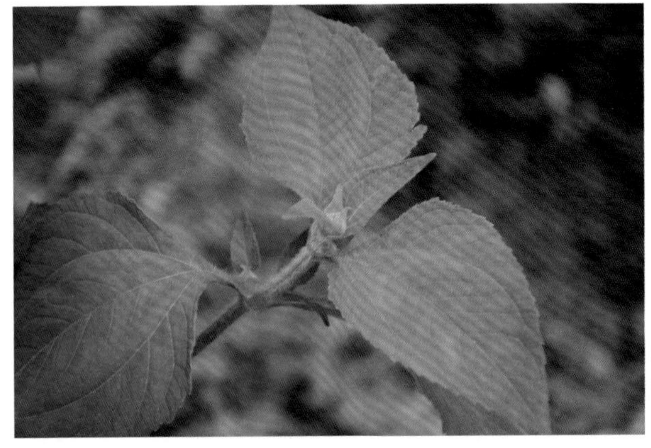

▲ 豨莶叶

一枝黄花 *Solidago decurrens* Lour.

别名 金柴胡、野黄菊、洒金花、黄花细辛。

药材名 一枝黄花（全草）。

形态特征 多年生草本，高35～100 cm。茎直立，通常细弱，单生或少数簇生，不分枝或中部以上有分枝。中部茎叶椭圆形，长椭圆形、卵形或宽披针形，长 2～5 cm，宽 1.0～1.5 cm，下部楔形渐窄，有具翅的柄，仅中部以上边缘有细齿或全缘；向上叶渐小；下部叶与中部茎叶同形，有长 2～4 cm 或更长的翅柄。全部叶质地较厚，叶两面、沿脉及叶缘有短柔毛或下面无毛。头状花序较小，长 6～8 mm，宽 6～9 mm，多数在茎上部排列成紧密或疏松的长 6～25 cm 的总状花序或伞房圆锥花序，少有排列成复头状花序的。总苞片 4～6 层，披针形或狭披针形，顶端急尖或渐尖，中内层长 5～6 mm。舌状花舌片椭圆形，长 6 mm。瘦果长 3 mm，无毛，极少有在顶端被稀疏柔毛的。花果期 4～11 月。

生境与分布　生于山坡草地、林下或灌丛中。纳雍、七星关、赫章等地有分布。

采收加工　秋季花果期采挖，除去泥沙，晒干。

性味归经　辛、苦，凉。归肺、肝经。

功能主治　清热解毒，疏散风热。用于喉痹，乳蛾，咽喉肿痛，疮疖肿毒，风热感冒。

用法用量　内服：水煎，9～15 g。

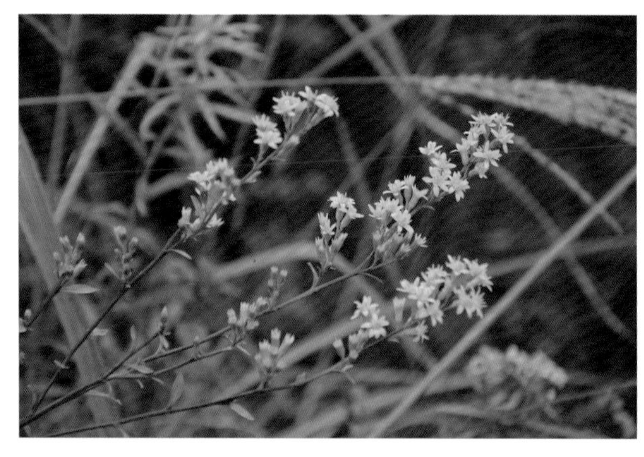

▲ 一枝黄花植株

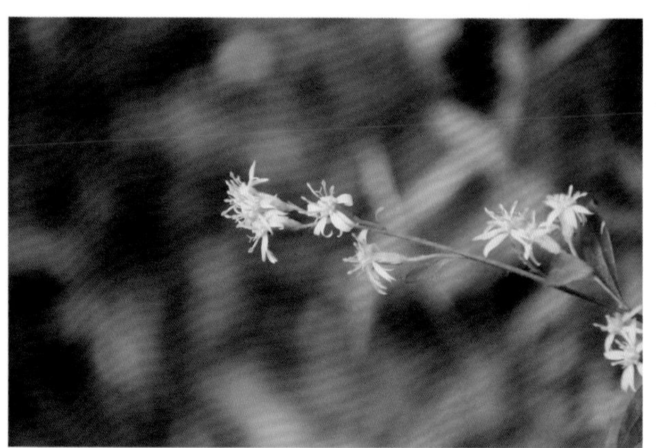

▲ 一枝黄花花

万寿菊 *Tagetes erecta* L.

别名　臭草、金盏菊、孔雀菊、臭菊花。

药材名　万寿菊花(花)。

形态特征　一年生草本，高 50～150 cm。茎直立，粗壮，具纵细条棱，分枝向上平展。叶羽状分裂，长 5～10 cm，宽 4～8 cm，裂片长椭圆形或披针形，边缘具锐锯齿，上部叶裂片的齿端有长细芒；沿叶缘

▲ 万寿菊植株

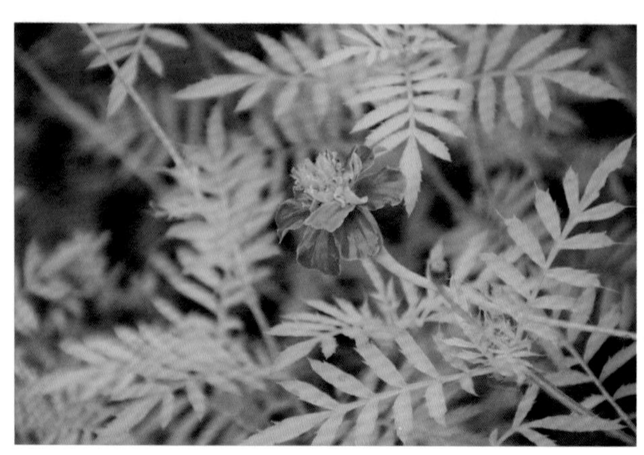

▲ 万寿菊花

有少数腺体。头状花序单生，径 5～8 cm，花序梗顶端棍棒状膨大；总苞长 1.8～2.0 cm，宽 1.0～1.5 cm，杯状，顶端具齿尖；舌状花黄色或暗橙色；长 2.9 cm，舌片倒卵形，长 1.4 cm，宽 1.2 cm，基部收缩成长爪，顶端微弯缺；管状花花冠黄色，长约 9 mm，顶端具 5 齿裂。瘦果线形，基部缩小，黑色或褐色，长 8～11 mm，被短微毛；冠毛有 1～2 个长芒和 2～3 个短而钝的鳞片。花期 7～9 月。

生境与分布　生于海拔 1 150～1 500 m 的路旁草地，或栽培。七星关有分布。

采收加工　夏、秋季采花，鲜用或晒干。

性味归经　苦，凉。归肺经。

功能主治　清热解毒，化痰止咳。用于上呼吸道感染，百日咳，结膜炎，痈疮肿毒。

用法用量　内服：水煎，9～15 g；或研末。外用：适量，研末醋调敷；或鲜品捣敷。

蒲公英 *Taraxacum mongolicum* Hand.-Mazz.

别名　婆婆丁、蒲公草。

药材名　蒲公英（全草）。

形态特征　多年生草本。根圆柱状，黑褐色，粗壮。叶倒卵状披针形、倒披针形或长圆状披针形，长 4～20 cm，宽 1～5 cm，先端钝或急尖，边缘有时具波状齿或羽状深裂，有时倒向羽状深裂或大头羽状深裂，顶端裂片较大，三角形或三角状戟形，全缘或具齿，每侧裂片 3～5 片，裂片三角形或三角状披针形，通常具齿，平展或倒向，裂片间常夹生小齿，基部渐狭成叶柄，叶柄及主脉常带红紫色，疏被蛛丝状白色柔毛或几无毛。花葶 1 至数个，与叶等长或稍长，高 10～25 cm，上部紫红色，密被蛛丝状白色长柔毛；头状花序直径 30～40 mm；总苞钟状，长 12～14 mm，淡绿色；总苞片 2～3 层，外层总苞片卵状披针形或披针形，长 8～10 mm，宽 1～2 mm，边缘宽膜质，基部淡绿色，上部紫红色，先端增厚或具小到中等的角状突起；内层总苞片线状披针形，长 10～16 mm，宽 2～3 mm，先端紫红色，具小角状突起；舌状花黄色，舌片长约 8 mm，宽约 1.5 mm，边

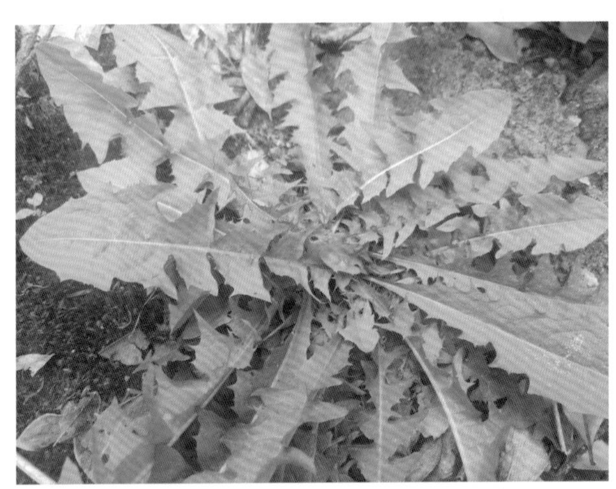

▲ 蒲公英植株

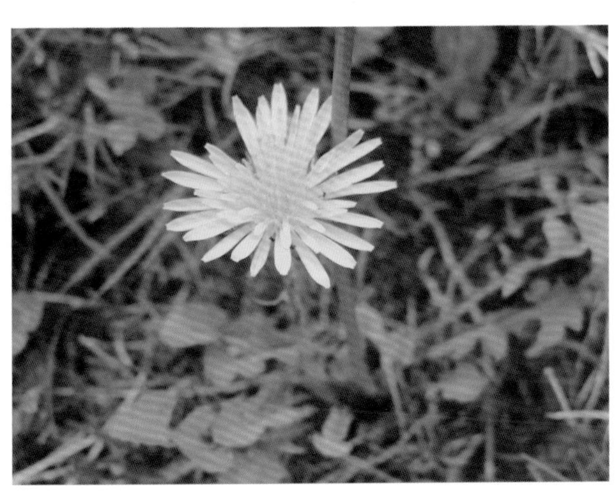

▲ 蒲公英花

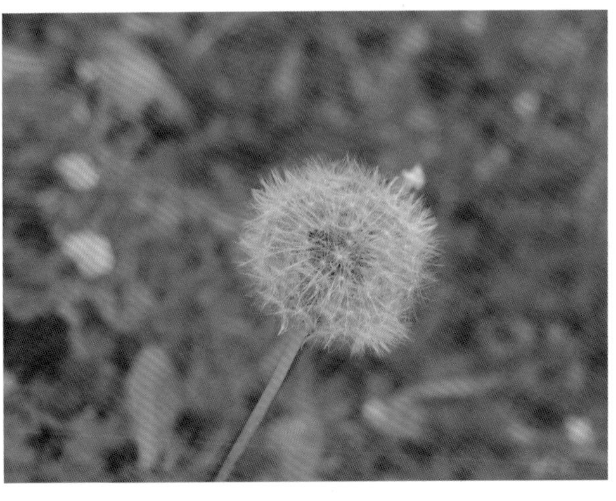

▲ 蒲公英冠毛

缘花舌片背面具紫红色条纹，花药和柱头暗绿色。瘦果倒卵状披针形，暗褐色，长 4～5 mm，宽 1.0～1.5 mm，上部具小刺，下部具成行排列的小瘤，顶端逐渐收缩为长约 1 mm 的圆锥至圆柱形喙基，喙长 6～10 mm，纤细；冠毛白色，长约 6 mm。花期 4～9 月，果期 5～10 月。

生境与分布　生于山坡草地、路旁、河岸沙地或田间。贵州乌蒙山各地均有分布。

采收加工　春至秋季花初开时采挖，除去杂质，洗净，晒干。

性味归经　苦、甘，寒。归肝、胃经。

功能主治　清热解毒，消肿散结，利尿通淋。用于疔疮肿毒，乳痈，瘰病，目赤，咽痛，肺痈，肠痈，湿热黄疸，热淋涩痛。

用法用量　内服：水煎，10～15 g。

苍耳 *Xanthium sibiricum* L.

别名　牛虱子、卷耳。

药材名　苍耳子(带总苞的果实)。

形态特征　一年生草本，高 20～90 cm。根纺锤状，分枝或不分枝。茎直立不枝或少有分枝，下部圆柱形，径 4～10 mm，上部有纵沟，被灰白色糙伏毛。叶三角状卵形或心形，长 4～9 cm，宽 5～10 cm，近全缘，或有 3～5 不明显浅裂，顶端尖或钝，基部稍心形或截形，与叶柄连接处成相等的楔形，边缘有不规则的粗锯齿，有三基出脉，侧脉弧形，直达叶缘，脉上密被糙伏毛，上面绿色，下面苍白色，被糙伏毛；叶柄长 3～11 cm。雄性的头状花序球形，径 4～6 mm，有或无花序梗，总苞片长圆状披针形，长 1.0～1.5 mm，被短柔毛，花托柱状，托片倒披针形，长约 2 mm，顶端尖，有微毛，有多数的雄花，花冠钟形，管部上端有 5 宽裂片；花药长圆状线形；雌性的头状花序椭圆形，外层总苞片小，披针形，长约 3 mm，被短柔毛，内层总苞片结合成囊状，宽卵形或椭圆形，绿色，淡黄绿色或有时带红褐色，在瘦果成熟时变坚硬，连同喙部长 12～15 mm，宽 4～7 mm，外面有疏生的具钩状的刺，刺极细而直，基部微增粗或几不增粗，长 1.0～1.5 mm，基部被柔毛，常有腺点，或全部无毛；喙坚硬，锥形，上端略呈镰刀状，长 1.5～2.5 mm，常不等长，少有结合而成 1 个喙。瘦果 2，倒卵形。花期 7～8 月，果期 9～10 月。

生境与分布　生于荒野、沟旁、田边或草地等处。贵州乌蒙山各地均有分布。

采收加工　秋季果实成熟时采收，干燥，除去梗、叶等杂质。

性味归经　辛、苦，温。有毒。归肺经。

功能主治　散风寒，通鼻窍，祛风湿。用于风寒头痛，鼻塞流涕，鼻鼽，鼻渊，风疹瘙痒，湿痹拘挛。

用法用量　内服：水煎，3～10 g。

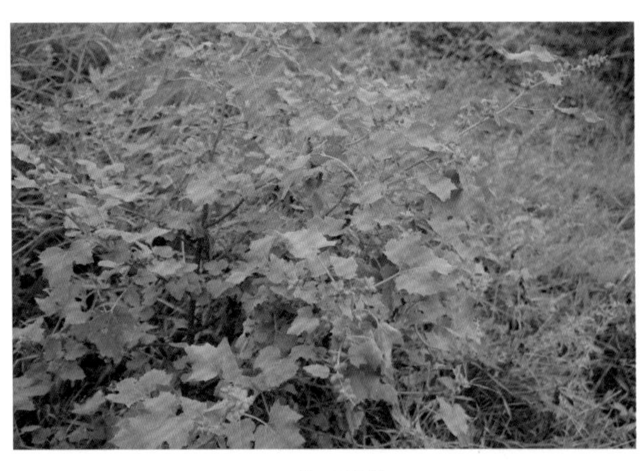

▲ 苍耳植株

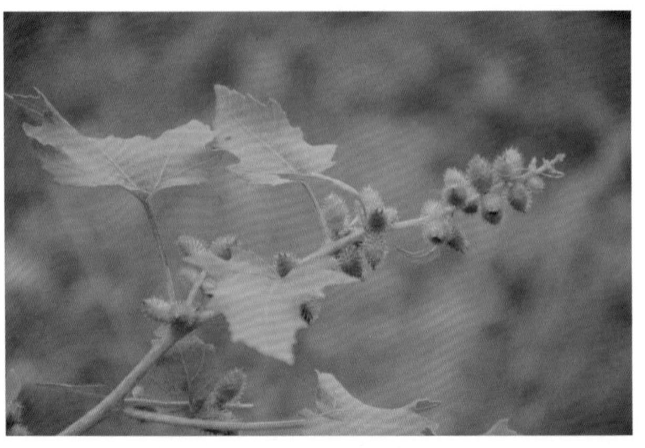

▲ 苍耳果实

慈姑 *Sagittaria trifolia* subsp. *leucopetala* (Miquel) Q.F. Wang

别名 剪刀菜、华夏慈姑。

药材名 慈姑(球茎)。

形态特征 多年生直立水生草本。有匐枝,枝端膨大成球茎。叶具长柄,长 20～40 cm,叶形变化极大,通常为戟形,宽大,连基部裂片长 5～40 cm,宽 0.4～13.0 cm,先端圆钝,基部裂片短,与叶片等长或较长,多少向两侧开展。花葶同圆锥花序长 20～60 cm。花 3～5 朵为 1 轮,单性,下部 3～4 轮为雌花,具短梗,上部多轮为雄花,具细长花梗。苞片披针形。外轮花被片 3,萼片状,卵形,先端钝。内轮花被片 3,花瓣状,白色,基部常有紫斑。雄蕊多枚。心皮多数,密集成球形。瘦果斜倒卵形,直径 4～5 mm,背腹两面有翅。种子褐色,具小凸起。花期 8～10 月。

生境与分布 生于湖泊、池塘、沼泽、水塘,常栽培于水田。贵州乌蒙山各县区均有栽培。

采收加工 秋季茎叶枯黄,到翌春发芽前,均可随时采挖,洗净,鲜用或晒干。

性味归经 甘、苦、辛,微寒。归肝、肺、脾、膀胱经。

功能主治 活血凉血,清热解毒,行血通淋。用于产后血昏,胎衣不下,咯血吐血,咳嗽痰血,目赤肿痛,骨膜炎。

用法用量 内服:水煎,15～30 g;或绞汁。外用:适量,捣敷;或磨汁沉淀后点眼。

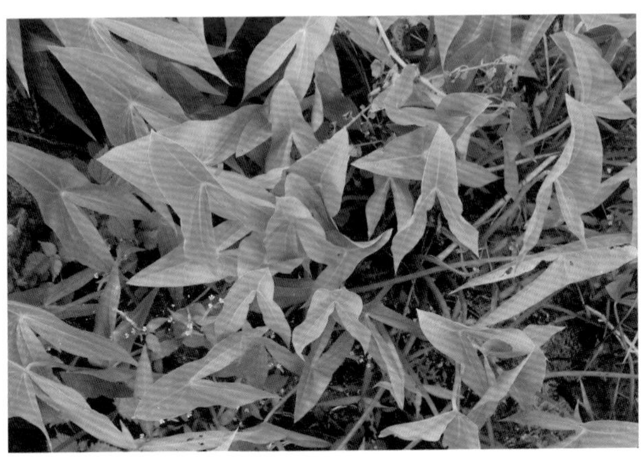

▲ 慈姑植株

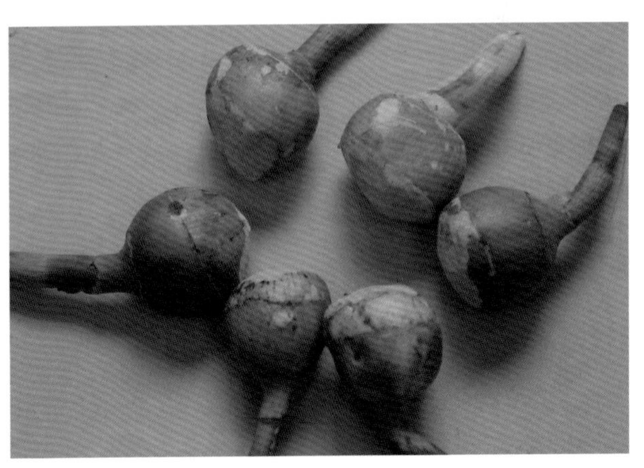

▲ 慈姑球茎

粉条儿菜 *Aletris spicata* (Thunb.) Franch.

别名 肺筋草、金钱吊白米。

药材名 肺筋草(根及全草)。

形态特征 多年生草本。植株具多数须根,根毛局部膨大;膨大部分长 3～6 mm,宽 0.5～0.7 mm,白色。叶簇生,纸质,条形,有时下弯,长 10～25 cm,宽 3～4 mm,先端渐尖。花葶高 40～70 cm,有棱,密生柔毛,中下部有几枚长 1.5～6.5 cm 的苞片状叶;总状花序长 6～30 cm,疏生多花;苞片 2 枚,窄条形,位于花梗的基部,长 5～8 mm,短于花;花梗极短,有毛;花被黄绿色,上端粉红色,外面有柔毛,长 6～7 mm,分裂部分占 1/3～1/2;裂片条状披针形,长 3.0～3.5 mm,宽 0.8～1.2 mm;雄蕊着生于花被裂片的基部,花丝短,花药椭圆形;子房卵形,花柱长 1.5 mm。蒴果倒卵形或矩圆状倒卵形,有棱角,长3～4 mm,宽2.5～3.0 mm,密生柔毛。花期4～5月,果期6～7月。

生境与分布 生于低山地区阳光充足的林边草地上、山坡、路旁或灌丛边。七星关、赫章、织金、赤水等地有分布。

采收加工 5～6月采收,鲜用或晒干。

性味归经 甘、苦,平。归肺、肝经。

功能主治 清热,润肺止咳,活血调经,杀虫。用于咳嗽,百日咳,哮喘,盗汗,咯血,乳痈,经闭,小儿疳积,蛔虫病。

用法用量 内服:水煎,10～30 g;鲜品60～120 g。外用:适量,捣敷。

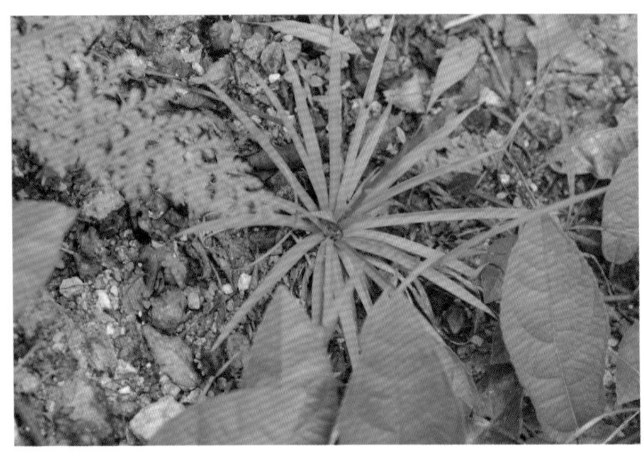

▲ 粉条儿菜植株

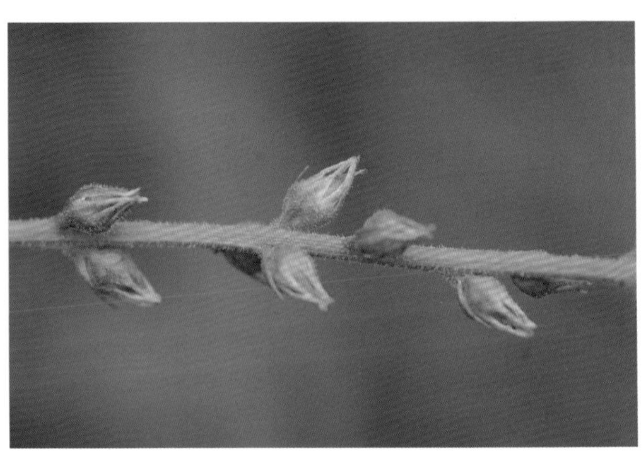

▲ 粉条儿菜果实

大蒜 *Allium sativum* L.

别名 青蒜、胡蒜、独蒜、蒜头。

药材名 大蒜(鳞茎)。

形态特征 越年生草本。鳞茎球状至扁球状,通常由多数肉质、瓣状的小鳞茎紧密地排列而成,外面被数层白色至带紫色的膜质鳞茎外皮。叶宽条形至条状披针形,扁平,先端长渐尖,比花葶短,宽可达2.5 cm。花葶实心,圆柱状,高可达60 cm,中部以下被叶鞘;总苞具长7～20 cm的长喙,早落;伞形花序密具珠芽,间有数花;小花梗纤细;小苞片大,卵形,膜质,具短尖;花常为淡红色;花被片披针形至卵状披针形,长3～4 mm,内轮的较短;花丝比花被片短,基部合生并与花被片贴生,内轮的基部扩大,扩大部分每侧各具1齿,齿端成长丝状,长超过花被片,外轮的锥形;子房球状;花柱不伸出花被外。花期7月。

生境与分布 贵州乌蒙山各县区均有栽培。

采收加工 夏季叶枯时采挖,除去须根和泥沙,通风晾晒至外皮干燥。

性味归经 辛,温。归脾、胃、肺经。

功能主治 解毒消肿,杀虫,止痢。用于痈肿疮疡,疥癣,肺痨,顿咳,泄泻,痢疾。

用法用量 内服:水煎,9～15 g。

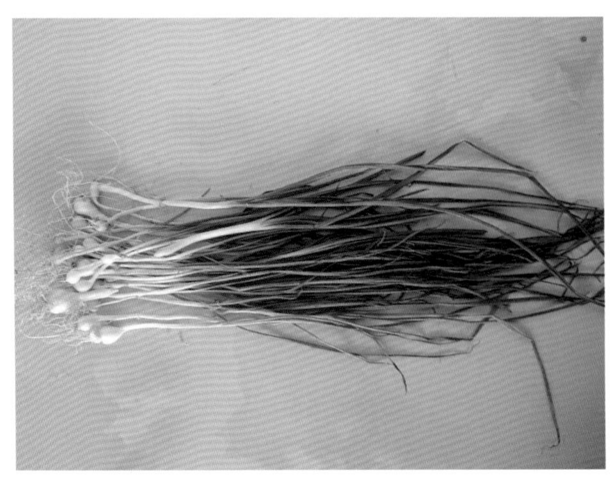

▲ 大蒜植株

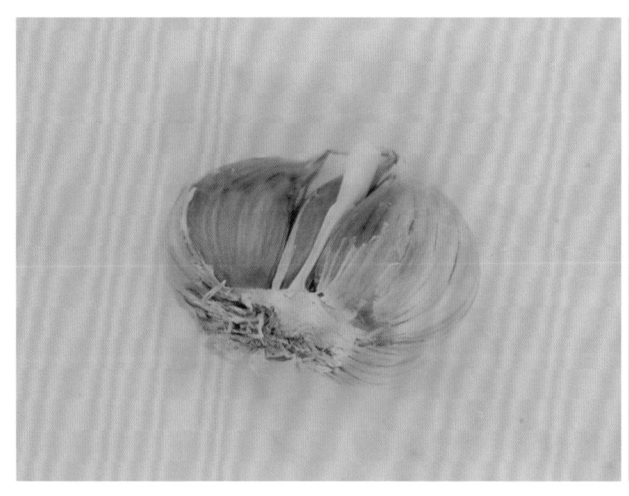

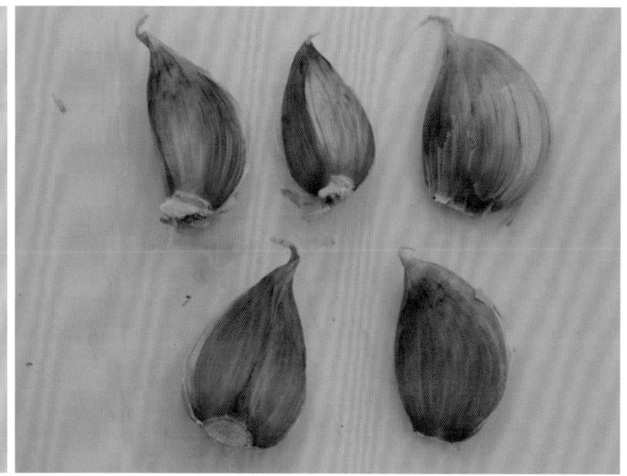

▲ 大蒜鳞茎

芦荟 *Aloe vera*（L.）Burm. f.

别名 斑纹芦荟、油葱、白夜城、中华芦荟、库拉索芦荟。

药材名 芦荟（叶的汁液浓缩干燥物）、芦荟叶（叶）、芦荟花（花）、芦荟根（根）。

形态特征 多年生肉质草本。茎较短。叶近簇生或稍二列（幼小植株），肥厚多汁，条状披针形，粉绿色，长 15～35 cm，基部宽 4～5 cm，顶端有几个小齿，边缘疏生刺状小齿。花葶高 60～90 cm，不分枝或有时稍分枝；总状花序具几十朵花；苞片近披针形，先端锐尖；花点垂，稀疏排列，淡黄色而有红斑；花被长约 2.5 cm，裂片先端稍外弯；雄蕊与花被近等长或略长，花柱明显伸出花被外。

生境与分布 贵州乌蒙山各县区均有栽培。

采收加工 1. 芦荟。种植 2～3 年后即可收获。将采收的鲜叶片口向下直放于盛器中，取流出的液汁干燥即成。或将叶片洗净，横切成片，加入等量水，煎煮 2～3 h，过滤浓缩成黏稠状。

2. 芦荟叶。全年均可采，鲜用或晒干。

3. 芦荟花。7～8 月采收，鲜用或阴干。

4. 芦荟根。全年均可采，切段晒干。

性味归经 1. 芦荟。苦，寒。归肝、胃、大肠经。

2. 芦荟叶。苦、涩，寒。归肝、大肠经。

3. 芦荟花。甘、淡，凉。归肺、脾、胃、膀胱经。

4. 芦荟根。甘、淡，凉。归脾、胃、膀胱经。

功能主治 1. 芦荟。泻下通便，清肝泻火，杀虫疗疳。用于热结便秘，惊痫抽搐，小儿疳积。外用于癣疮。

2. 芦荟叶。泻火，解毒，化瘀，杀虫。用于目赤，便秘，白浊，尿血，小儿惊痫，疳积，烧烫伤，妇女经闭，痔疮，疥疮，痈疖肿毒，跌打损伤。

3. 芦荟花。止咳，凉血化瘀。用于咳嗽，咳血，吐血，白浊。

4. 芦荟根。清热利湿，化瘀。用于小儿疳积，尿路

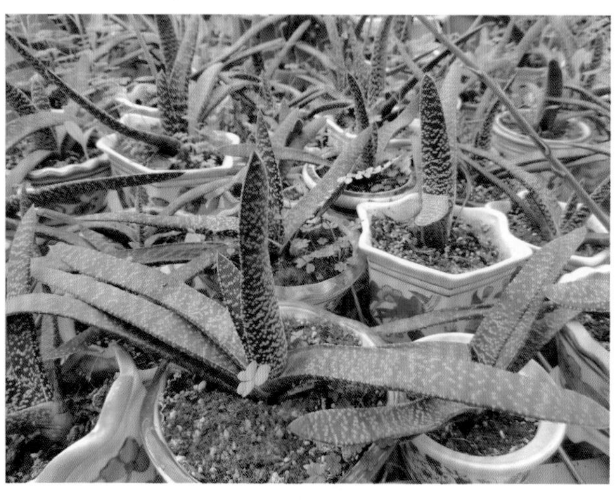

▲ 芦荟植株

感染。

用法用量 1. 芦荟。内服：2～5 g，宜入丸散。外用：适量，研末敷患处。

2. 芦荟叶。内服：水煎，15～30 g；或捣汁。外用：适量，鲜品捣敷或绞汁涂。

3. 芦荟花。内服：水煎，3～6 g。外用：适量，煎水洗。

4. 芦荟根。内服：水煎，15～30 g。

天冬 *Asparagus cochinchinensis*（Lour.）Merr.

别名 天棘、多儿母。

药材名 天冬(块根)。

形态特征 多年生攀援植物。根在中部或近末端成纺锤状膨大，膨大部分长 3～5 cm，粗 1～2 cm。茎平滑，常弯曲或扭曲，长可达 1～2 m，分枝具棱或狭翅。叶状枝通常每 3 枚成簇，扁平或由于中脉龙骨状而略呈锐三棱形，稍镰刀状，长 0.5～8.0 cm，宽 1～2 mm；茎上的鳞片状叶基部延伸为长 2.5～3.5 mm 的硬刺，在分枝上的刺较短或不明显。花通常每 2 朵腋生，淡绿色；花梗长 2～6 mm，关节一般位于中部，有时位置有变化；雄花花被长 2.5～3 mm；花丝不贴生于花被片上；雌花大小和雄花相似。浆果直径 6～7 mm，熟时红色，有 1 颗种子。花期 5～6 月，果期 8～10 月。

生境与分布 生于海拔 1 750 m 以下的山坡、路旁、疏林下、山谷或荒地上。贵州乌蒙山各地均有分布。

采收加工 秋、冬二季采挖，洗净，除去茎基和须根，置沸水中煮或蒸至透心，趁热除去外皮，洗净，干燥。

性味归经 甘、苦，寒。归肺、肾经。

功能主治 养阴润燥，清肺生津。用于肺燥干咳，顿咳痰黏，腰膝酸痛，骨蒸潮热，内热消渴，热病津伤，咽干口渴，肠燥便秘。

用法用量 内服：水煎，6～12 g。

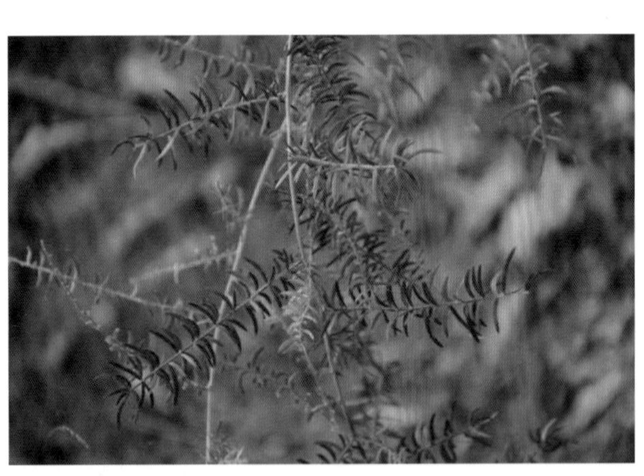

▲ 天冬植株

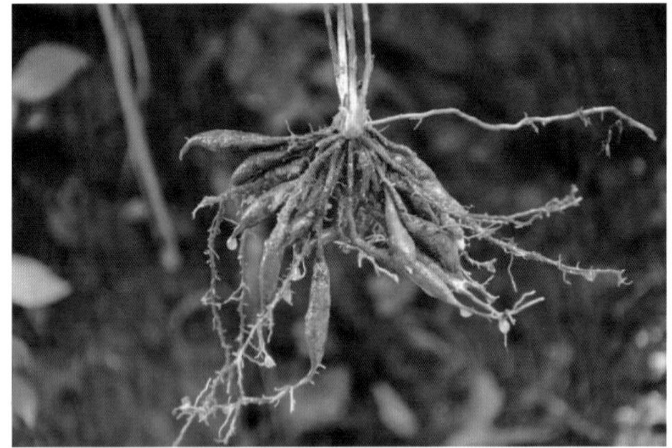

▲ 天冬块根

大百合 *Cardiocrinum giganteum*（Wall.）Makino

别名 雷百合、荞麦叶贝母、百合、水百合。

药材名 水百合(鳞茎)。

形态特征 多年生草本。小鳞茎卵形，高 3.5～4.0 cm，直径 1.2～2.0 cm，干时淡褐色；茎直立，中空，高 1～2 m，直径 2～3 cm，无毛。叶纸质，网状脉；基生叶卵状心形或近宽矩圆状心形，茎生叶卵状心形，下面的长 15～20 cm，宽 12～15 cm，叶柄长 15～20 cm，向上渐小，靠近花序的几枚为船形。总状花序有花 10～16 朵，无苞片；花狭喇叭形，白色，里面具淡紫红色条纹；花被片条状倒披针形，长 12～15 cm，宽 1.5～2.0 cm；雄蕊长 6.5～7.5 cm，长约为花被片的 1/2；花丝向下渐扩大，扁平；花药长椭圆形，长约 8 mm，宽约 2 mm；子房圆柱形，长 2.5～3.0 cm，宽 4～5 mm；花柱长 5～6 cm，柱头膨大，微 3 裂。蒴果近球形，长 3.5～4.0 cm，宽 3.5～4.0 cm，顶端有 1 小尖突，基部有粗短果柄，红褐色，具 6 钝棱和多数细横纹，3 瓣裂。种子呈扁钝三角形，红棕色，长 4～5 mm，宽 2～3 mm，周围具淡红棕色半透明的膜质翅。花期 6～7 月，果期 9～10 月。

生境与分布 生于海拔 200～1 050 m 的较阴湿的山谷中水沟旁或树林中。纳雍、大方、赫章、七星关有分布。

采收加工 春、夏季采挖，洗净，鲜用或晒干。

性味归经 苦、微甘，凉。

功能主治 清肺止咳，宽胸利气。用于肺结核咯血，小儿高热，肺热咳嗽，胃痛，反胃呕吐。

用法用量 内服：水煎，6～15 g。外用：适量，捣烂绞汁，滴鼻、耳；或捣敷。

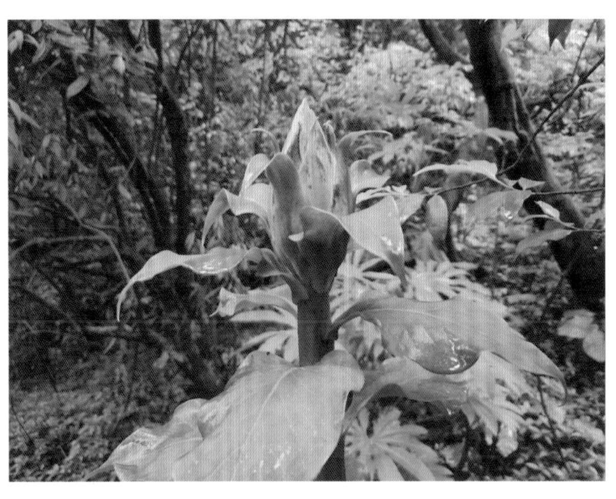

▲ 大百合花蕾

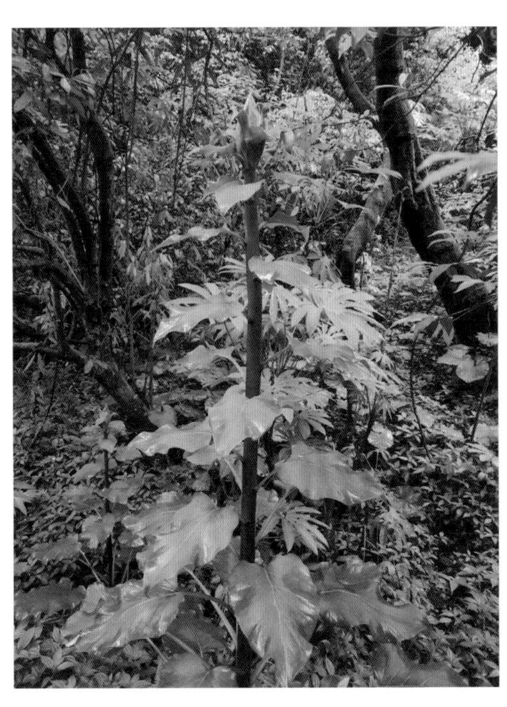

▲ 大百合植株

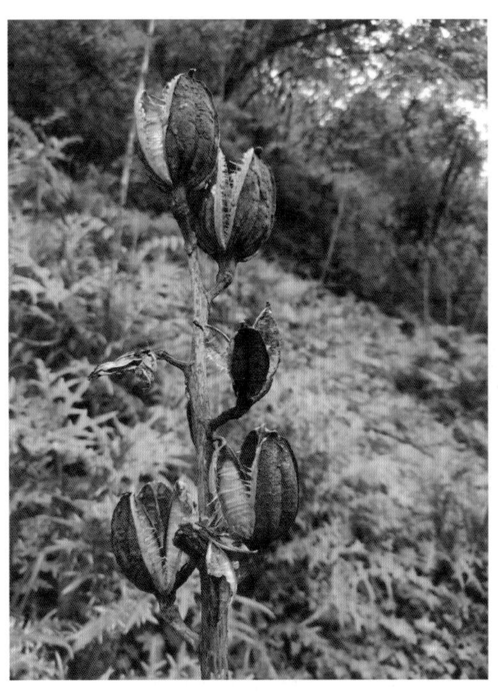

▲ 大百合果实

吊兰 *Chlorophytum comosum* (Thunb.) Jacques

别名 金边吊兰。

药材名 吊兰(全草或根)。

形态特征 多年生草本。根状茎短,根稍肥厚。叶剑形,绿色或有黄色条纹,长10～30 cm,宽1～2 cm,向两端稍变狭。花葶比叶长,有时长可达50 cm,常变为匍枝而在近顶部具叶簇或幼小植株;花白色,常2～4朵簇生,排成疏散的总状花序或圆锥花序;花梗长7～12 mm,关节位于中部至上部;花被片长7～10 mm,3脉;雄蕊稍短于花被片;花药矩圆形,长1～1.5 mm,明显短于花丝,开裂后常卷曲。蒴果三棱状扁球形,长约5 mm,宽约8 mm,每室具种子3～5颗。花期5月,果期8月。

生境与分布 贵州乌蒙山各县区均有栽培。

采收加工 全年均可采收,洗净,鲜用。

性味归经 甘、微苦,凉。归心、肝、肺经。

功能主治 接骨止痛,活血散瘀,解蛇毒。用于跌打损伤,风湿痹痛,肾亏腰痛,毒蛇咬伤。

用法用量 内服:水煎,6～15 g,鲜品15～30 g。外用:适量,捣敷;或煎水洗。

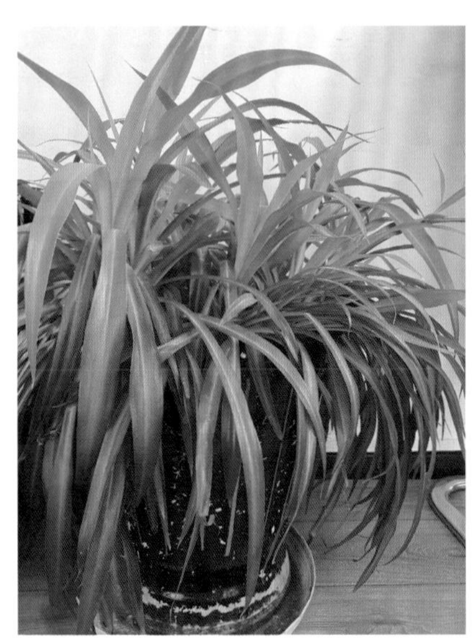

▲ 吊兰植株

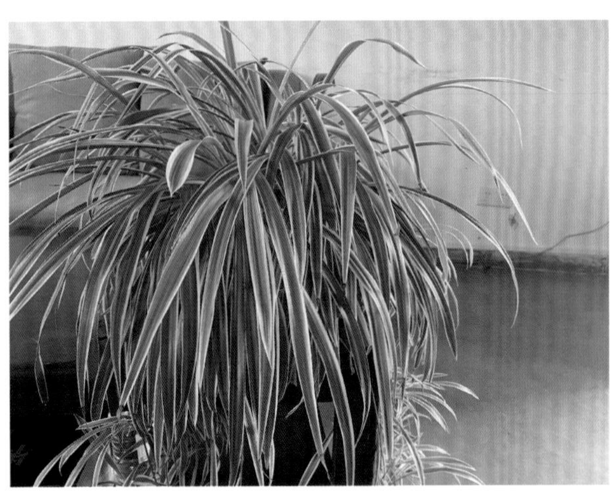

▲ 吊兰植株

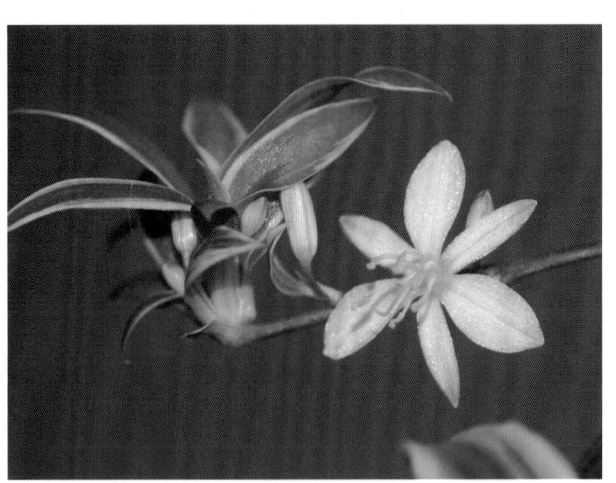

▲ 吊兰花

万寿竹 *Disporum cantoniense* (Lour.) Merr.

别名 百尾笋、白龙须、竹林消。

药材名 竹叶参(根及根茎)。

形态特征 多年生草本。根状茎横出,质地硬,呈结节状;根粗长,肉质。茎高50～150 cm,直径约

1 cm，上部有较多的叉状分枝。叶纸质，披针形至狭椭圆状披针形，长 5～12 cm，宽 1～5 cm，先端渐尖至长渐尖，基部近圆形，有明显的 3～7 脉，下面脉上和边缘有乳头状突起，叶柄短。伞形花序有花 3～10 朵，着生在与上部叶对生的短枝顶端；花梗长 1～4 cm，稍粗糙；花紫色；花被片斜出，倒披针形，长 1.5～2.8 cm，宽 4～5 mm，先端尖，边缘有乳头状突起，基部有长 2～3 mm 的距；雄蕊内藏，花药长 3～4 mm，花丝长 8～11 mm；子房长约 3 mm，花柱连同柱头长为子房的 3～4 倍。浆果直径 8～10 mm，具 2～5 颗种子。种子暗棕色，直径约 5 mm。花期 5～7 月，果期 8～10 月。

生境与分布　生于海拔 700～3 000 m 的灌丛中或林下、山坡或草地。贵州乌蒙山各地均有分布。

采收加工　夏、秋间采挖，洗净，鲜用或晒干。

性味归经　苦、辛，凉。归肝、肾经。

功能主治　健脾消积，润肺止咳。用于食积胀满，肠风下血，痰中带血，虚损咳喘。

用法用量　内服：水煎，9～15 g；或研末；或浸酒。外用：适量，捣敷；或根熬膏涂。

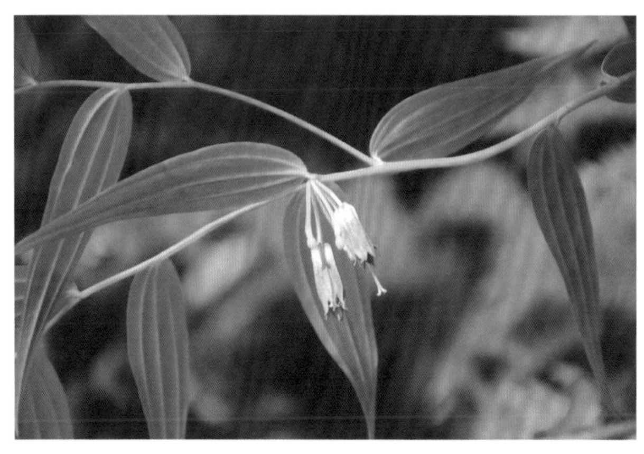

▲ 万寿竹叶

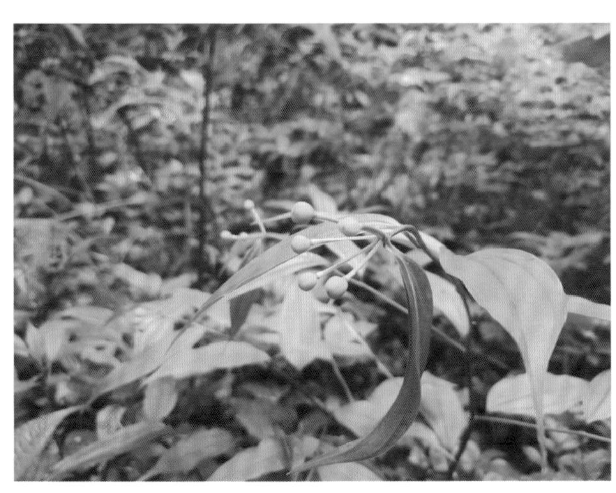

▲ 万寿竹植株

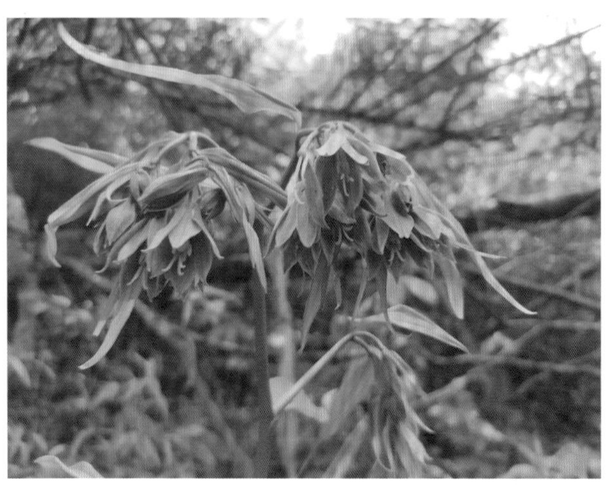

▲ 万寿竹花

百合 *Lilium brownii* var. *viridulum* Baker

别名　夜合花。

药材名　百合（鳞叶）、百合花（花）、百合子（种子）。

形态特征　多年生草本，高 70～150 cm。茎上有紫色条纹，无毛；鳞茎球形，直径约 5 cm，鳞茎瓣广展，无节，白色。叶散生，具短柄；上部叶常小于中部叶，叶片倒披针形至倒卵形。长 7～10 cm，宽 2～3 cm，先端急尖基部斜窄，全缘，无毛，有 3～5 条脉。花 1～4 朵。喇叭形，有香味；花被片 6，倒卵形，长 15～20 cm，宽 3.0～4.5 cm，多为白色，背面带紫褐色，无斑点，先端弯而不卷，蜜腺两边具小乳头状突起；雄蕊 6，前弯，花丝长 9.5～11.0 cm，具柔毛，花药椭圆形，丁字着生，花粉粒褐红色；子房长柱形，长约 3.5 cm，花柱长 11 cm，无毛，柱头 3 裂。蒴果长圆形，长约 5 cm，宽约 3 cm，有棱。种子多数。花、果期 6～9 月。

生境与分布 贵州乌蒙山各地均有分布。

采收加工 1. 百合。秋季采挖，洗净，剥取鳞叶，置沸水中略烫，干燥。

2. 百合花。6～7 月采摘，阴干或晒干。

3. 百合子。夏、秋季采收，晒干备用。

性味归经 1. 百合。甘，寒。归心、肺经。

2. 百合花。甘、微苦，微寒。归肺、心经。

3. 百合子。甘、微苦，凉。归大肠经。

功能主治 1. 百合。养阴润肺，清心安神。用于阴虚燥咳，劳嗽咳血，虚烦惊悸，失眠多梦，精神恍惚。

2. 百合花。清热润肺，宁心安神。用于咳嗽痰少或黏，眩晕，心烦，夜寐不安，天疱湿疮。

3. 百合子。清热止血。用于肠风下血。

用法用量 1. 百合。内服：6～12 g。

2. 百合花。内服：水煎，6～12 g。外用：适量，研末调敷。

3. 百合子。内服：3～9 g。

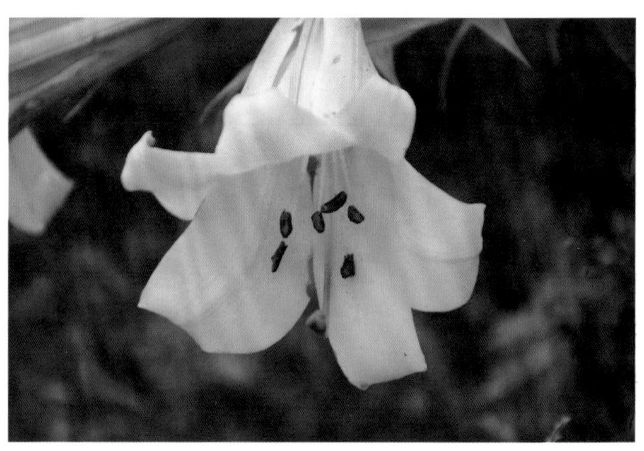

▲ 百合花

沿阶草 *Ophiopogon bodinieri* H. Lév.

别名 铺散沿阶草、矮小沿阶草。

药材名 沿阶草（块根）。

形态特征 多年生草本。根纤细，近末端处有时具膨大成纺锤形的小块根；地下走茎长，直径 1～2 mm，节上具膜质的鞘。茎很短。叶基生成丛，禾叶状，长 20～40 cm，宽 2～4 mm，先端渐尖，具 3～5 条脉，边缘具细锯齿。花葶较叶稍短或几等长，总状花序长 1～7 cm，具几朵至十几朵花；花常单生或 2 朵簇生于苞片腋内；苞片条形或披针形，少数呈针形，稍带黄色，半透明，最下面的长约 7 mm，少数更长些；花梗长 5～8 mm，关节位于中部；花被片卵状披针形、披针形或近矩圆形，长 4～6 mm，内轮三片宽于外轮三片，白色或稍带紫色；花丝很短，长不及 1 mm；花药狭披针形，长约 2.5 mm，常呈绿黄色；花柱细，长 4～5 mm。种子近球形或椭圆形，直径 5～6 mm。花期 6～8 月，果期 8～10 月。

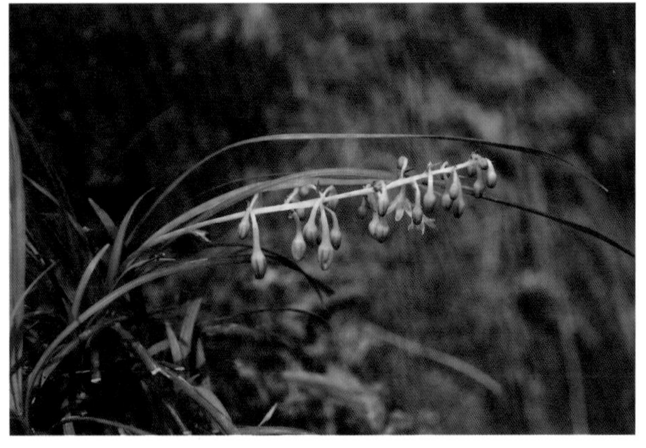

▲ 沿阶草花

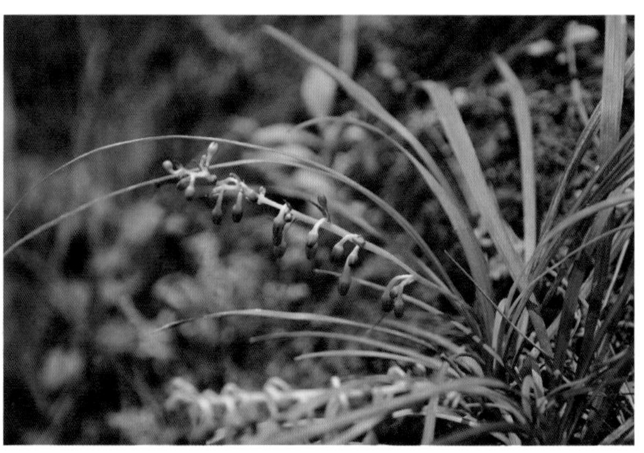

▲ 沿阶草植株

生境与分布　生于海拔600～3 400 m的山坡、山谷潮湿处、沟边灌丛中或林下。贵州乌蒙山各地均有分布。

采收加工　于清明后采挖，洗净，晒干。

性味归经　甘、微苦，微寒。归肺、胃、心经。

功能主治　滋阴润肺，益胃生津，清心除烦。用于肺燥干咳，肺痈，阴虚劳嗽，津伤口渴，消渴，心烦失眠，咽喉疼痛，肠燥便秘，血热吐衄。

用法用量　内服：水煎，6～15 g；或入丸、散、膏。外用：适量，研末调敷；水煎涂；或鲜品捣汁搽。

麦冬 *Ophiopogon japonicus*（L.f.）Ker-Gawl.

别名　寸冬、麦门冬。

药材名　麦冬（块根）。

形态特征　多年生草本。根较粗，中间或近末端常膨大成椭圆形或纺锤形的小块根；小块根长1.0～1.5 cm，或更长些，宽5～10 mm，淡褐黄色；地下走茎细长，直径1～2 mm，节上具膜质的鞘。茎很短，叶基生成丛，禾叶状，长10～50 cm，少数更长些，宽1.5～3.5 mm，具3～7条脉，边缘具细锯齿。花葶长6～15（～27）cm，通常比叶短得多，总状花序长2～5 cm，或有时更长些，具几朵至十几朵花；花单生或成对着生于苞片腋内；苞片披针形，先端渐尖，最下面的长可达7～8 mm；花梗长3～4 mm，关节位于中部以上或近中部；花被片常稍下垂而不展开，披针形，长约5 mm，白色或淡紫色；花药三角状披针形，长2.5～3.0 mm；花柱长约4 mm，较粗，宽约1 mm，基部宽阔，向上渐狭。种子球形，直径7～8 mm。花期5～8月，果期8～9月。

生境与分布　生于海拔2 000 m以下的山坡阴湿处、林下或溪旁。贵州乌蒙山各地均有分布。

采收加工　夏季采挖，洗净，反复暴晒、堆置，至七八成干，除去须根，干燥。

性味归经　甘、微苦，微寒。归心、肺、胃经。

功能主治　养阴生津，润肺清心。用于肺燥干咳，阴虚痨嗽，喉痹咽痛，津伤口渴，内热消渴，心烦失眠，肠燥便秘。

用法用量　内服：水煎，6～12 g。

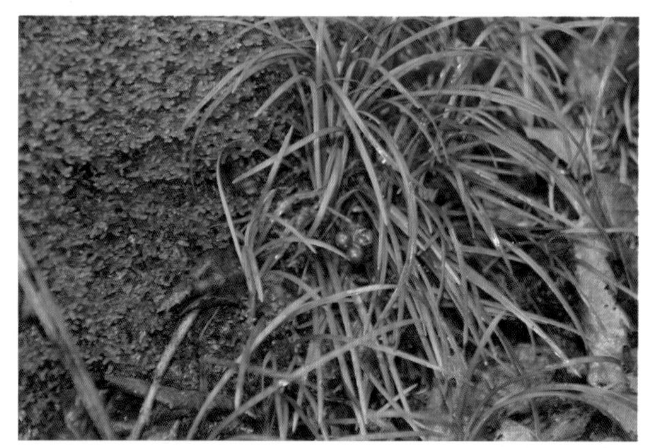

▲ 麦冬植株

七叶一枝花 *Paris polyphylla* Sm.

别名　蚤休、独脚莲。

药材名　重楼（根茎）。

形态特征　植株高35～100 cm，无毛；根状茎粗厚，直径1.0～2.5 cm，外面棕褐色，密生多数环节和许多须根。茎通常带紫红色，直径0.8～1.5 cm，基部有灰白色干膜质的鞘1～3枚。叶5～10枚，矩圆形、椭圆形或倒卵状披针形，长7～15 cm，宽2.5～5.0 cm，先端短尖或渐尖，基部圆形或宽楔形；叶柄明显，长2～6 cm，带紫红色。花梗长5～30 cm；外轮花被片绿色，3～6枚，狭卵状披针形，长3～7 cm；内轮花被片狭条形，通常比外轮长；雄蕊8～12枚，花药短，长5～8 mm，与花丝近等长或稍长，药隔突出部分长0.5～2.0 mm；子房近球形，具棱，顶端具一盘状花柱基，花柱粗短，具4～5分枝。蒴果紫色，直径 1.5～2.5 cm，3～6 瓣裂开。种子多数，具鲜红色多浆汁的外种皮。花期 4～7 月，果期 8～11 月。

生境与分布 生于海拔 1 800～3 200 m 的山坡林下或灌木丛阴湿处。贵州乌蒙山各地均有分布。

采收加工 秋季采挖，除去须根，洗净，晒干。

性味归经 苦，微寒，有小毒。归肝经。

功能主治 清热解毒，消肿止痛，凉肝定惊。用于疔疮痈肿，咽喉肿痛，蛇虫咬伤，跌扑伤痛，惊风抽搐。

用法用量 内服：水煎，3～9 g。外用：适量，研末调敷。

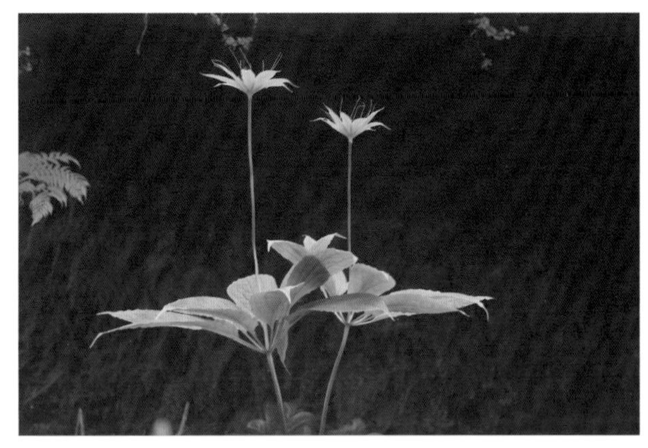

▲ 七叶一枝花花叶

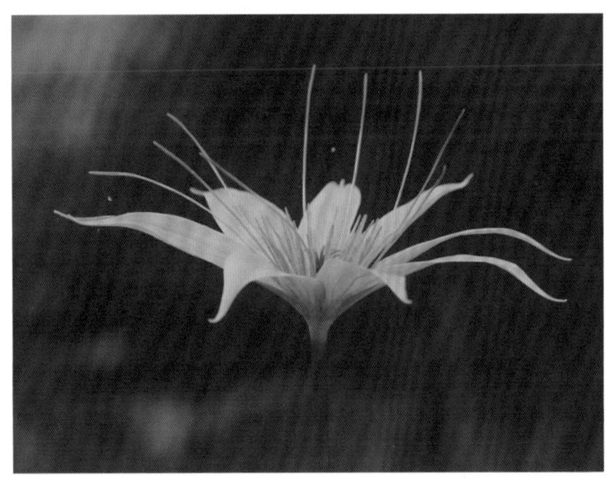

▲ 七叶一枝花花

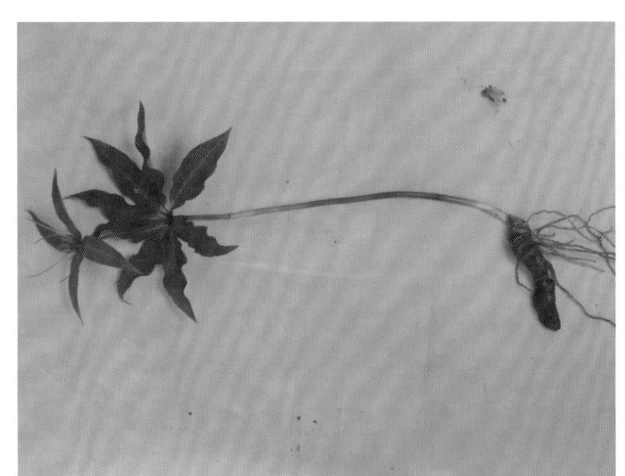

▲ 七叶一枝花植株

多花黄精 *Polygonatum cyrtonema* Hua

别名 囊丝黄精。

药材名 黄精(根茎)。

形态特征 多年生草本。根状茎肥厚，通常连珠状或结节成块，少有近圆柱形，直径 1～2 cm。茎高 50～100 cm，通常具 10～15 枚叶。叶互生，椭圆形、卵状披针形至矩圆状披针形，少有稍作镰状弯曲，长 10～18 cm，宽 2～7 cm，先端尖至渐尖。花序具(1～)2～7(～14)花，伞形，总花梗长 1～4(～6)cm，花梗长 0.5～1.5(～3)cm；苞片微小，位于花梗中部以下，或不存在；花被黄绿色，全长 18～25 mm，裂片长约 3 mm；花丝长 3～4 mm，两侧扁或稍扁，

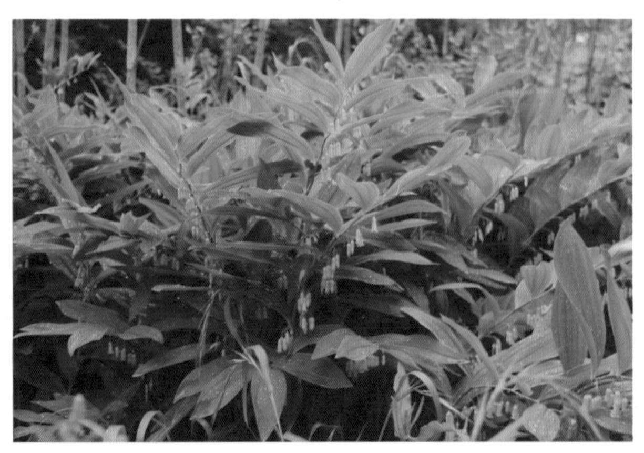

▲ 多花黄精植株

具乳头状突起至具短绵毛，顶端稍膨大乃至具囊状突起，花药长 3.5～4.0 mm；子房长 3～6 mm，花柱长 12～15 mm。浆果黑色，直径约 1 cm，具 3～9 颗种子。花期 5～6 月，果期 8～10 月。

生境与分布 生于海拔 1 300～1 500 m 的林下、灌丛或山坡阴处。贵州乌蒙山各地均有分布。

采收加工 春、秋二季采挖，除去须根，洗净，置沸水中略烫或蒸至透心，干燥。

性味归经 甘，平。归脾、肺、肾经。

功能主治 补气养阴，健脾，润肺，益肾。用于脾胃气虚，体倦乏力，胃阴不足，口干食少，肺虚燥咳，劳嗽咳血，精血不足，腰膝酸软，须发早白，内热消渴。

用法用量 内服：水煎，9～15 g。

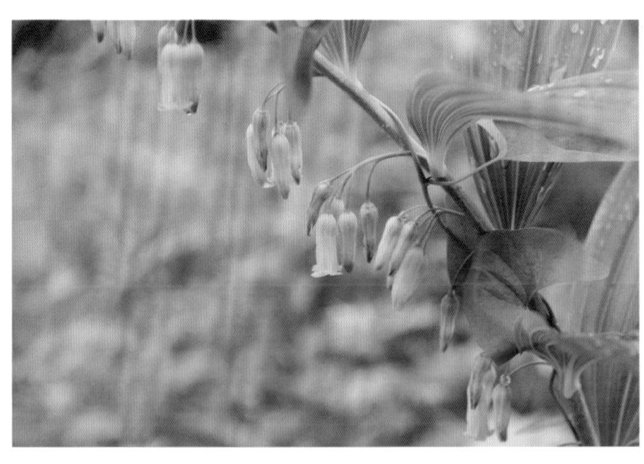

▲ 多花黄精花

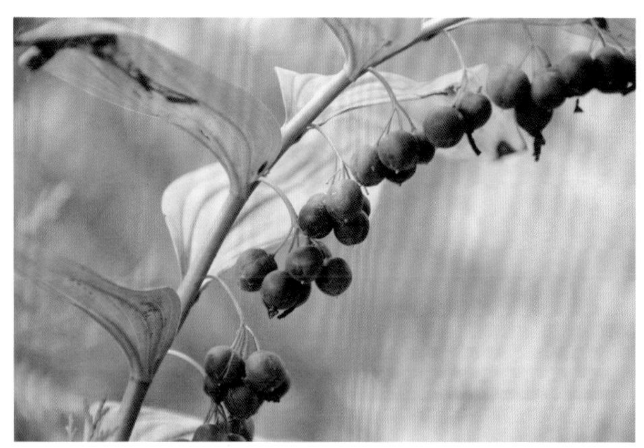

▲ 多花黄精果实

黄精 *Polygonatum sibiricum* Redouté

别名 鸡爪参、老虎姜、笔管菜、黄鸡菜、鸡头黄精。

药材名 黄精（根茎）。

形态特征 多年生草本。根状茎圆柱状，由于结节膨大，因此“节间”一头粗、一头细，在粗的一头有短分枝（鸡头黄精），直径 1～2 cm。茎高 50～90 cm，或可达 1 m 以上，有时呈攀援状。叶轮生，每轮 4～6 枚，条状披针形，长 8～15 cm，宽 4～16 mm，先端拳卷或弯曲成钩。花序通常具 2～4 朵花，似呈伞形状，总花梗长 1～2 cm，花梗长 2.5～10.0 mm，俯垂；苞片位于花梗基部，膜质，钻形或条状披针形，长 3～5 mm，具 1 脉；花被乳白色至淡黄色，全长 9～12 mm，花被筒中部稍缢缩，裂片长约 4 mm；花丝长 0.5～1 mm，花药长 2～3 mm；子房长约 3 mm，花柱长 5～7 mm。浆果直径 7～10 mm，黑色，具 4～7 颗种子。花期 5～6 月，果期 8～9 月。

生境与分布 贵州乌蒙山各县区均有栽培。

采收加工 春、秋二季采挖，除去须根，洗净，置沸水中略烫或蒸至透心，干燥。

性味归经 甘，平。归脾、肺、肾经。

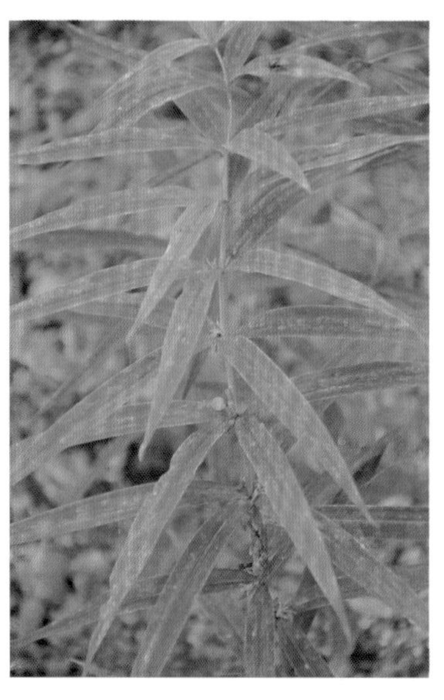

▲ 黄精植株

功能主治 补气养阴，健脾，润肺，益肾。用于脾胃气虚，体倦乏力，胃阴不足，口干食少，肺虚燥咳，劳嗽咳血，精血不足，腰膝酸软，须发早白，内热消渴。

用法用量 内服：水煎，9～15 g。

玉竹 *Polygonatum odoratum* (Mill.) Druce

别名 十样错、竹七根、竹节黄、黄脚鸡、百解药。

药材名 玉竹(根茎)。

形态特征 多年生草本。根状茎圆柱形，直径5～14 mm。茎高20～50 cm，具7～12叶。叶互生，椭圆形至卵状矩圆形，长5～12 cm，宽3～16 cm，先端尖，下面带灰白色，下面脉上平滑至呈乳头状粗糙。花序具1～4花(在栽培情况下，可多至8朵)，总花梗(单花时为花梗)长1.0～1.5 cm，无苞片或有条状披针形苞片；花被黄绿色至白色，全长13～20 mm，花被筒较直，裂片长3～4 mm；花丝丝状，近平滑至具乳头状突起，花药长约4 mm；子房长3～4 mm，花柱长10～14 mm。浆果蓝黑色，直径7～10 mm，具7～9颗种子。花期5～6月，果期7～9月。

生境与分布 七星关有栽培。

采收加工 秋季采挖，除去须根，洗净，晒至柔软后，反复揉搓、晾晒至无硬心，晒干；或蒸透后，揉至半透明，晒干。

性味归经 甘，微寒。归肺、胃经。

功能主治 养阴润燥，生津止渴。用于肺胃阴伤，燥热咳嗽，咽干口渴，内热消渴。

用法用量 内服：水煎，6～12 g。

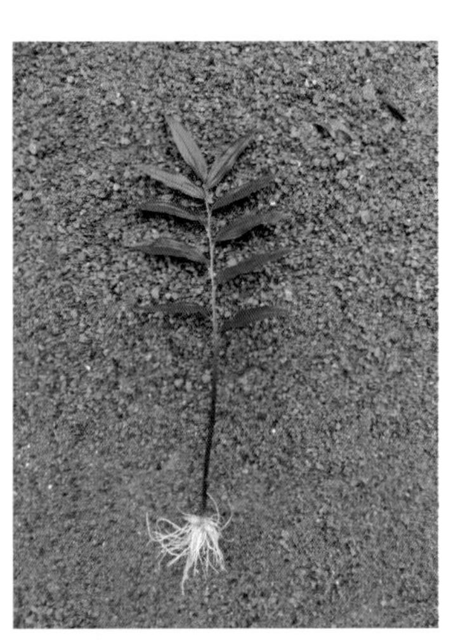

▲ 玉竹植株

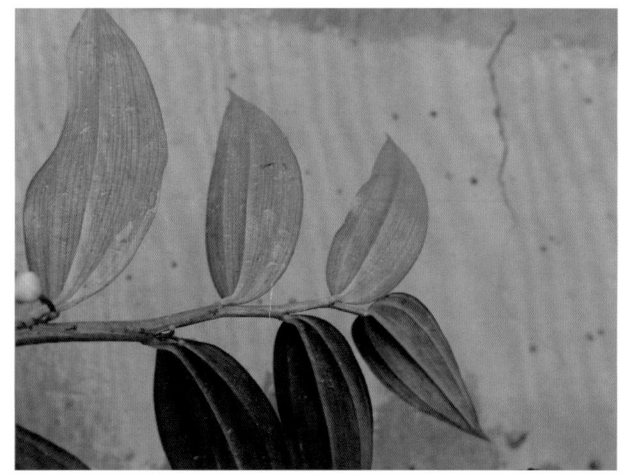

▲ 玉竹叶背面

菝葜 *Smilax china* L.

别名 金刚藤、铁罗汉。

药材名 菝葜(根茎)。

形态特征 攀援灌木。根状茎不规则块状，径2～3 cm；茎长1～5 m，疏生刺。叶薄革质，干后常红褐或近古铜色，圆形、卵形或宽卵形，长3～10 cm，宽1.5～6.0(～10.0) cm，下面粉霜多少可脱落，常淡绿色；叶柄长0.5～1.5 cm，鞘一侧宽0.5～1.0 mm，长为叶柄1/2～2/3，与叶柄近等宽，几乎都有卷须，脱落点近卷须。花绿黄色，外花被片长3.5～4.5 mm，宽1.5～2.0 mm，内花被片稍窄；雄花花药比花丝稍宽，常弯曲；雌花与雄花大小相似，有6枚退化雄蕊。浆果径0.6～1.5 cm，熟时红色，有粉霜。花期2～5月，果期9～11月。

生境与分布 生于海拔2 000 m以下的林下、灌丛中、路旁、河谷或山坡上。贵州乌蒙山各地均有分布。

采收加工 秋末至次年春采挖，除去须根，洗净，晒干或趁鲜切片，干燥。

性味归经 甘、微苦、涩，平。归肝、肾经。

功能主治 利湿去浊，祛风除痹，解毒散瘀。用于小便淋浊，带下量多，风湿痹痛，疔疮痈肿。

用法用量 内服：水煎，10～15 g。

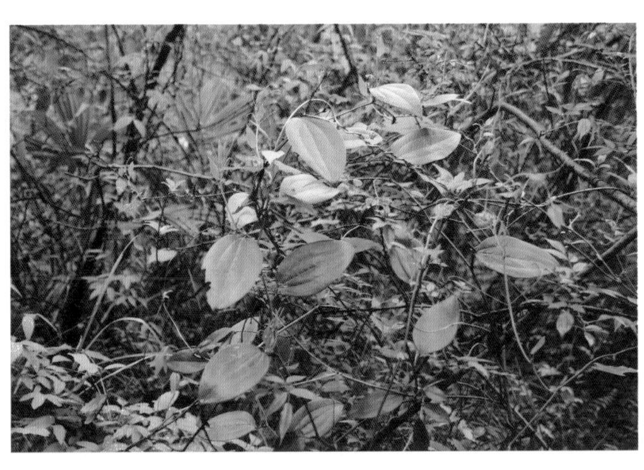

▲ 菝葜植株

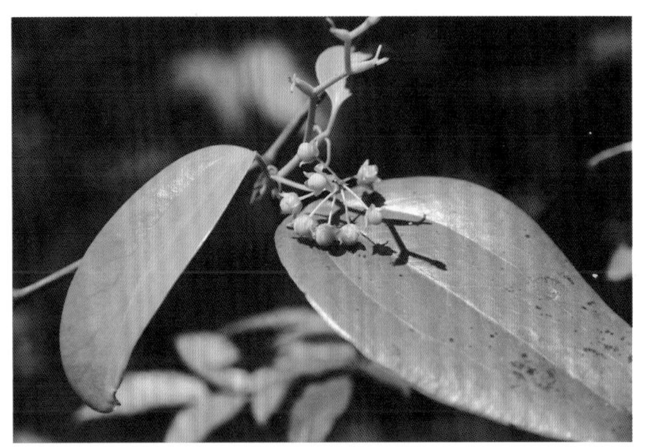

▲ 菝葜果实

光叶菝葜 *Smilax corbularia* var. *woodii* (Merr.) T. Koyama

别名 金刚豆藤。

药材名 土茯苓(根茎)。

形态特征 攀援灌木，长1～4 m。茎光滑，无刺。根状茎粗厚、块状，常由匍匐茎相连接，粗2～5 cm。叶互生；叶柄长5～15(～20) mm，具狭鞘，常有纤细的卷须2条；叶卵形至卵状椭圆形，长4.0～7.5 cm，基部浅心形、圆形至宽楔形，边缘明显下卷，上面光亮，且网脉不很明显；叶片卵形至椭圆形，正面发亮，正面的网脉不明显，基部浅心形到宽楔形，边缘强烈下弯。伞形花序单生于叶腋，通常具10余朵花；雄花序总花梗长2～5 mm，花序托膨大，连同多数宿存的小苞片呈莲座状，花绿白色，六棱状球形，雄花外花被片近扁圆形，兜状，背面中央具纵槽，内花被片近圆形，边缘有不规则的齿，雄蕊靠合，花丝极短；雌花序的总梗长约1 cm，雌花外形与雄花相似，但内花被片边缘无齿，有3枚退化雄蕊。浆果熟时黑色。花期5～11月，果期11月至

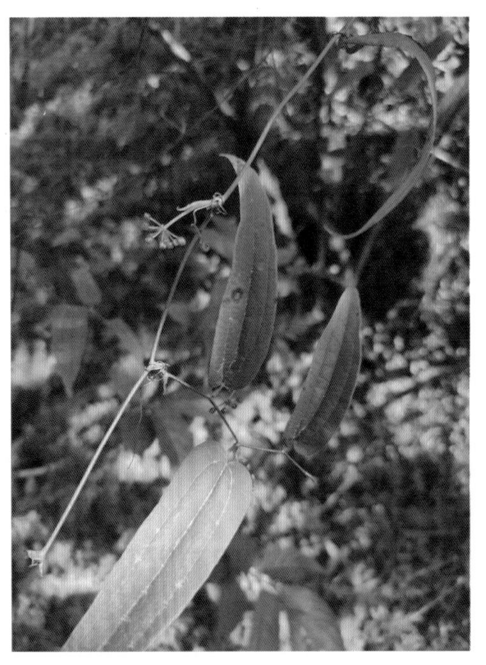

▲ 光叶菝葜叶

翌年4月。

生境与分布 生于海拔1 800 m以下的林下、灌木丛中、河岸、山谷中、林缘或疏林中。贵州乌蒙山各地均有分布。

采收加工 夏、秋二季采挖，除去须根，洗净，干燥；或趁鲜切成薄片，干燥。

性味归经 甘、淡，平。归肝、胃经。

功能主治 解毒，除湿，通利关节。用于梅毒及汞中毒所致的肢体拘挛，筋骨疼痛，湿热淋浊，带下，痈肿，瘰疬，疥癣。

用法用量 内服：水煎，15～60 g。

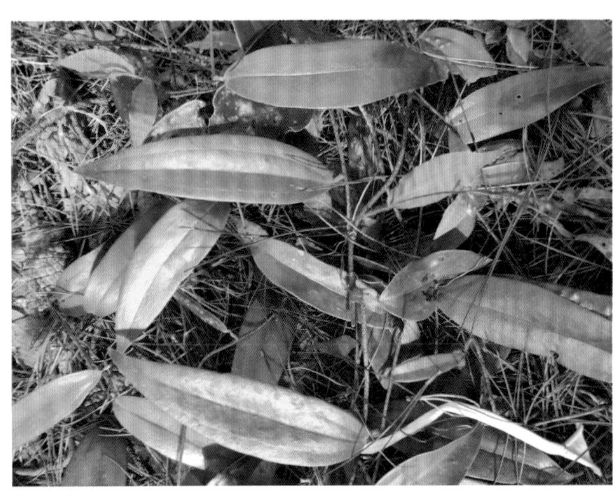

▲ 光叶菝葜植株

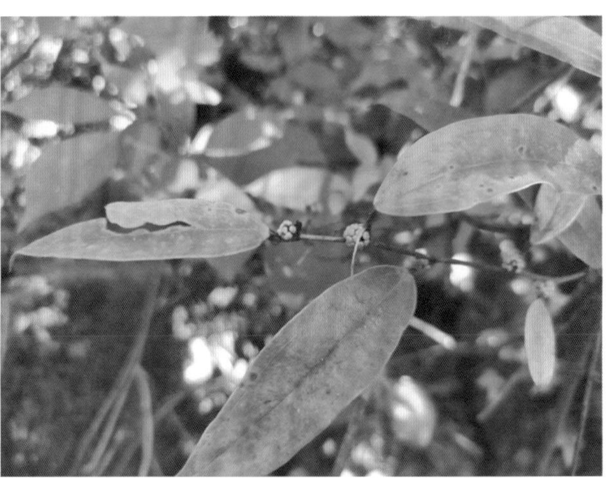

▲ 光叶菝葜花

牛尾菜 *Smilax riparia* A. DC.

别名 草菝葜、金刚豆藤。

药材名 牛尾菜(根及根茎)。

形态特征 多年生草质藤本。具根状茎；茎长1～2 m，中空，有少量髓，干后具槽。叶较厚，卵形、椭圆形或长圆状披针形，长7～15 cm，下面绿色，无毛或具乳突状微柔毛(脉上毛更多)；叶柄长0.7～2.0 cm，常在中部以下有卷须，脱落点位于上部。花单性，雌雄异株，淡绿色；伞形花序总花梗较纤细，长3～5(～10)cm；花序托有多数小苞片，小苞片长1～2 mm，花期常不脱落；雄花花药线形，多少弯曲，长约1.5 mm；雌花稍小于雄花，无退化雄蕊或具钻形退化雄蕊。浆果径7～9 mm，成熟时黑色。花期6～7月，果期10月。

生境与分布 生于海拔1 600 m以下的林下、灌丛、山沟或山坡草丛中。贵州乌蒙山各地均有分布。

采收加工 夏、秋季采挖，洗净，晾干。

性味归经 甘、微苦，平。归肝、肺经。

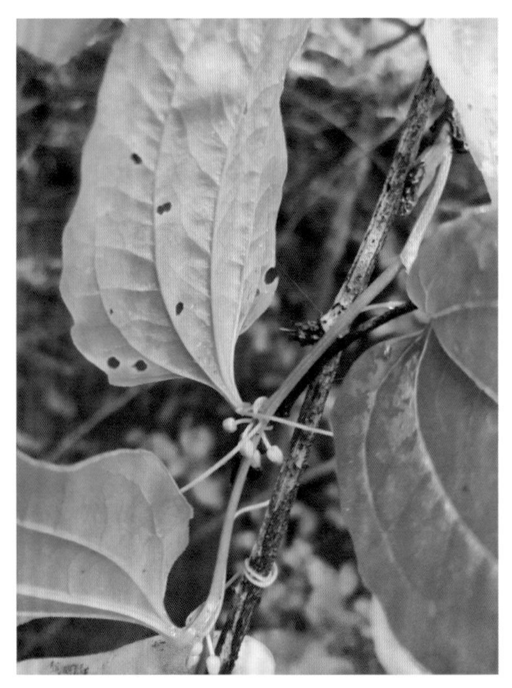

▲ 牛尾菜叶背面

功能主治 祛风湿，通经络，祛痰止咳。用于风湿痹证，劳伤腰痛，跌打损伤，咳嗽气喘。

用法用量 内服：9～15 g，大剂量可用至 30～60 g；浸酒或炖肉。外用：适量，捣敷。

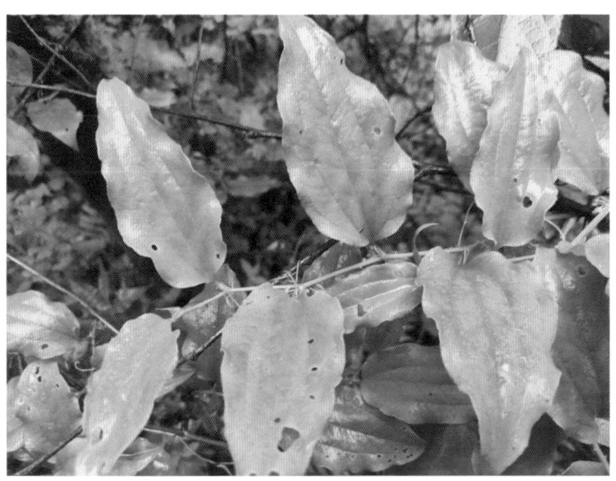

▲ 牛尾菜植株

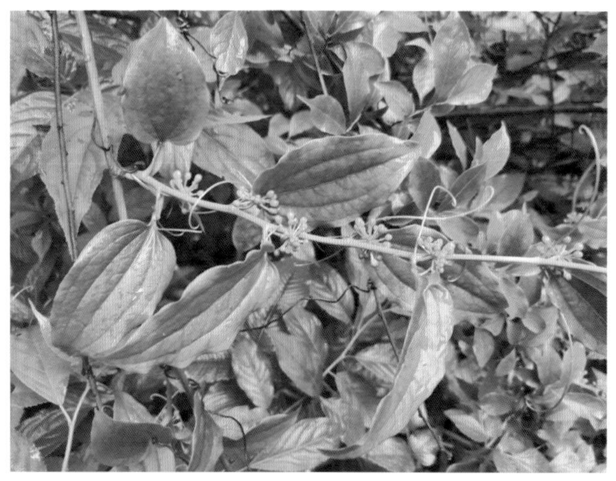

▲ 牛尾菜花

石蒜 *Lycoris radiata*（L'Hér.）Herb.

别名 鼻血花、老鸦蒜。

药材名 石蒜（鳞茎）。

形态特征 多年生草本。鳞茎近球形，直径 1～3 cm。秋季出叶，叶狭带状，长约 15 cm，宽约 0.5 cm，顶端钝，深绿色，中间有粉绿色带。花茎高约 30 cm；总苞片 2 枚，披针形，长约 35 cm，宽约 0.5 cm；伞形花序有花 4～7 朵，花鲜红色；花被裂片狭倒披针形，长约 3 cm，宽约 0.5 cm，强度皱缩和反卷，花被筒绿色，长约 0.5 cm；雄蕊显著伸出于花被外，比花被长 1 倍左右。花期 8～9 月，果期 10 月。

生境与分布 生于 800～1 000 m 的山地阴湿处或林缘、溪边、路旁，庭园亦栽培。黔西、七星关、纳雍、赤水等地有分布。

采收加工 秋季将鳞茎挖出，选大者洗净，晒干入药，小者做种。野生者四季均可采挖鲜用或洗净晒干。

性味归经 辛、甘，温。有毒。归肺、胃、肝经。

功能主治 祛痰催吐，解毒散结。用于喉风，单双乳蛾，咽喉肿痛，痰涎壅塞，食物中毒，胸腹积水，恶疮肿毒，痰核瘰疬，痔漏，跌打损伤，风湿关节痛，顽癣，烫火伤，蛇咬伤。

用法用量 内服：1.5～3 g；或捣汁。外用：适量，捣敷；或绞汁涂；或煎水熏洗。

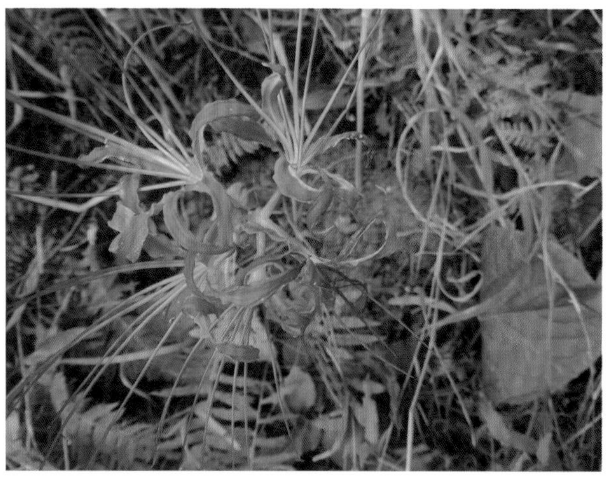

▲ 石蒜花

黄独 *Dioscorea bulbifera* L.

别名 黄药、零余薯、金线吊虾蟆、香芋、黄狗头。

药材名 黄药子(块茎)、黄独零余子(珠芽)。

形态特征 缠绕草质藤本。块茎卵圆形或梨形,直径 4~10 cm,通常单生,每年由去年的块茎顶端抽出,很少分枝,外皮棕黑色,表面密生须根。茎左旋,浅绿色稍带红紫色,光滑无毛。叶腋内有紫棕色、球形或卵圆形珠芽,大小不一,表面有圆形斑点。单叶互生;叶片宽卵状心形或卵状心形,长 15(~26)cm,宽 2~14(26)cm,顶端尾状渐尖,边缘全缘或微波状,两面无毛。雄花序穗状,下垂,常数个丛生于叶腋,有时分枝呈圆锥状;雄花单生,密集,基部有卵形苞片 2 枚;花被片披针形,新鲜时紫色;雄蕊 6 枚,着生于花被基部,花丝与花药近等长。雌花序与雄花序相似,常 2 至数个丛生叶腋,长 20~50 cm;退化雄蕊 6 枚,长仅为花被片 1/4。蒴果反折下垂,三棱状长圆形,长 1.5~3.0 cm,宽 0.5~1.5 cm,两端浑圆,成熟时草黄色,表面密被紫色小斑点,无毛;种子深褐色,扁卵形,通常两两着生于每室中轴顶部,种翅栗褐色,向种子基部延伸呈长圆形。花期 7~10 月,果期 8~11 月。

生境与分布 生于海拔 10~2 000 m 的山地,多生于河谷边、山谷阴沟或杂木林缘。织金有分布。

采收加工 1. 黄药子。黄药子栽种 2~3 年后在冬季采挖,把块茎径粗在 30 cm 以上的洗去泥土,剪去须根后,横切成厚 1 cm 的片,晒或炕干,或鲜用。

2. 黄独零余子。夏末、秋初采收,鲜用或切片晒干。

性味归经 1. 黄药子。苦,寒。小毒。归肺、肝经。

2. 黄独零余子。苦、辛,寒。有小毒。归肺、胃经。

功能主治 1. 黄药子。散结消瘿,清热解毒,凉血止血。用于瘿瘤,喉痹,痈肿疮毒,毒蛇咬伤,肿瘤,吐血,衄血,咯血,百日咳,肺热咳喘。

2. 黄独零余子。清热化痰,止咳平喘,散结解毒。用于痰热咳喘,百日咳,咽喉肿痛,瘿瘤,瘰疬,疮疡肿毒,蛇犬咬伤。

用法用量 1. 黄药子。内服:3~9 g;或浸酒;研末 1~2 g。外用:适量,鲜品捣敷;或研末调敷;或磨汁涂。

2. 黄独零余子。内服:6~15 g;或磨汁、浸酒。外用:适量,切片贴或捣敷。

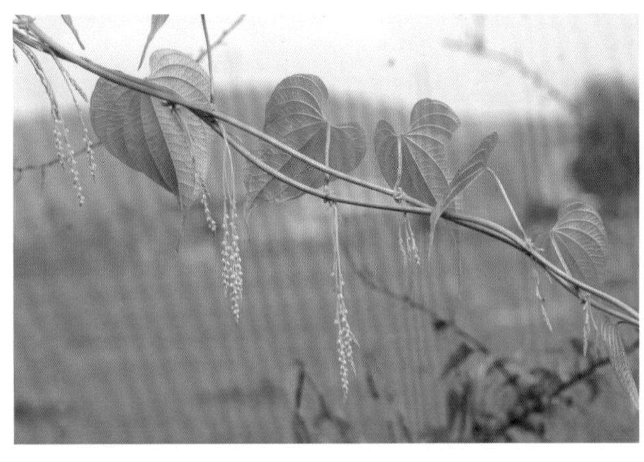

▲ 黄独花序

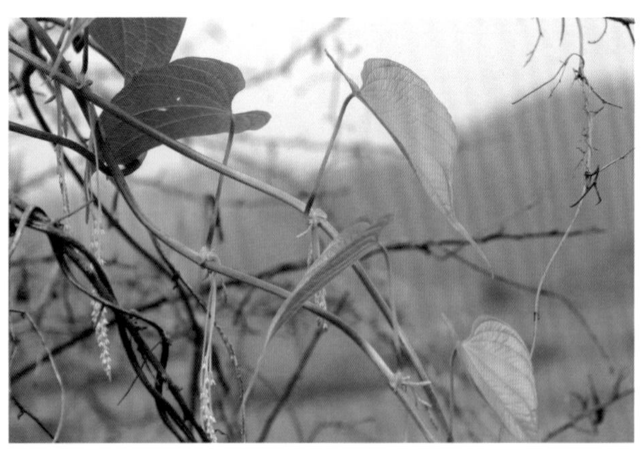

▲ 黄独茎

日本薯蓣 *Dioscorea japonica* Thunb.

别名 狂风藤、淮山药。

药材名 日本薯蓣(块茎)。

形态特征 缠绕草质藤本。块茎长圆柱形,垂直生长,直径达 3 cm 左右,外皮棕黄色,干时皱缩,断面白色,或有时带黄白色。茎绿色,有时带淡紫红色,右旋。单叶,在茎下部的互生,中部以上的对生;叶片纸质,变异大,通常为三角状披针形,长椭圆状狭三角形至长卵形,有时茎上部的为线状披针形至披针形,下部的为宽卵心形,长 3～11(～19)cm,宽(1～)2～5(～18)cm,顶端长渐尖至锐尖,基部心形至箭形或戟形,有时近截形或圆形,全缘,两面无毛;叶柄长 1.5～6.0 cm。叶腋内有各种大小形状不等的珠芽。雌雄异株,雄花序为穗状花序,长 2～8 cm,近直立,2 至数个或单个着生于叶腋;雄花绿白色或淡黄色,花被片有紫色斑纹,外轮为宽卵形,长约 1.5 mm,内轮为卵状椭圆形,稍小;雄蕊 6,雌花序为穗状花序,长 6～20 cm,1～3 个着生于叶腋;雌花的花被片为卵形或宽卵形,6 个退化雄蕊与花被片对生。蒴果不反折,三棱状扁圆形或三棱状圆形,长 1.5～2.0(～2.5)cm,宽 1.5～3.0(～4.0)cm;种子着生于每室中轴中部,四周有膜质翅。花期 5～10 月,果期 7～11 月。

生境与分布 生于海拔 800～1 400 m 的向阳山坡、林下、灌丛中、路旁的杂木林下或溪沟边。七星关有分布。

采收加工 秋季采挖,洗净,切片晒干。

性味归经 甘,平。归脾、肺、肾经。

功能主治 健脾补肺,固肾益精。用于脾胃虚弱,泄泻,食少倦怠,虚劳咳嗽,消渴,无名肿毒。

用法用量 内服:水煎,15～30 g。

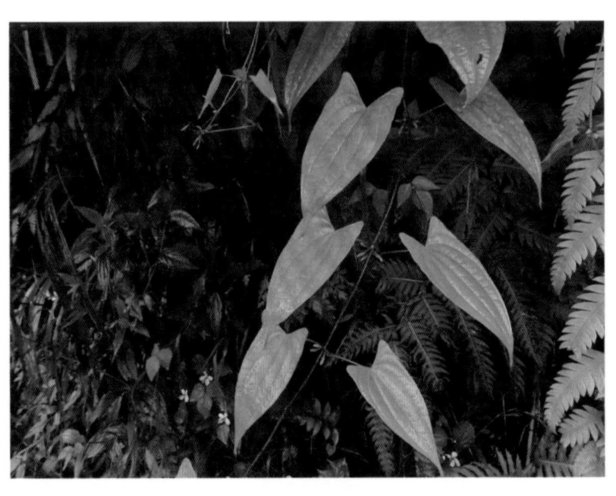

▲ 日本薯蓣叶

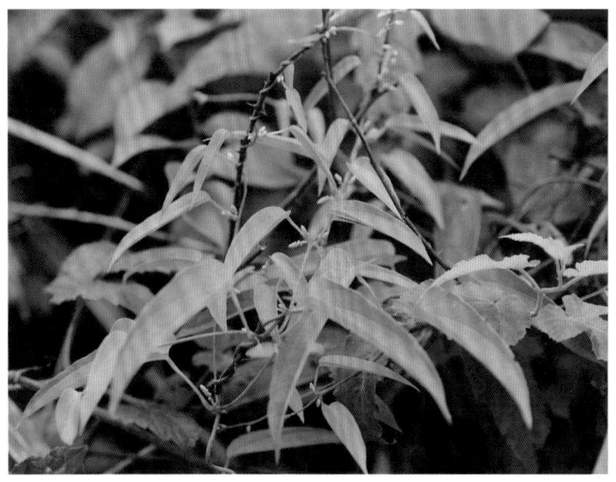

▲ 日本薯蓣植株

高山薯蓣 *Dioscorea delavayi* Franch.

别名 马蹄细辛、滇白药子、野山药。

药材名 高山薯蓣(块茎)。

形态特征 缠绕草质藤本。块茎长圆柱形,向基部变粗,垂直生长。茎有短柔毛,后变疏至近无毛。掌状复叶有 3～5 小叶;叶片倒卵形、宽椭圆形至长椭圆形,最外侧的小叶片常为斜卵形至斜卵状椭圆形，长 2.5～16.0 cm，宽 1～10 cm，顶端渐尖或锐尖，全缘，两面疏生贴伏柔毛，或表面近无毛。雄花序为总状花序，单一或分枝，1 至数个着生叶腋；花序轴、花梗有短柔毛；小苞片 2，宽卵形，顶端渐尖或凸尖，边缘不整齐，外面疏生短柔毛或近无毛；雄花花被外面无毛；3 个雄蕊与 3 个不育雄蕊互生。雌花序为穗状花序，1～3 个着生叶腋；花序轴、小苞片、子房、花被片外面均有短柔毛，子房尤密。蒴果三棱状倒卵长圆形或三棱状长圆形，长 1.2～2.0 cm，宽 1.0～1.2 cm，外面疏生柔毛；种子着生于每室中轴顶部，种翅向蒴果基部延伸。花期 6～8 月，果期 8～11 月。

生境与分布 生于海拔 700～2 200 m 的次生灌丛、山坡路旁或林缘。七星关、威宁有分布。

采收加工 秋季采挖，洗净，切片晒干或鲜用。

性味归经 甘、微苦，平。归脾、肺、肾经。

功能主治 敛肺止咳，补脾益肾，解毒消肿。用于虚劳咳嗽，肾虚阳痿，脾虚腹泻，遗精，无名肿毒。

用法用量 内服：水煎，15～30 g。

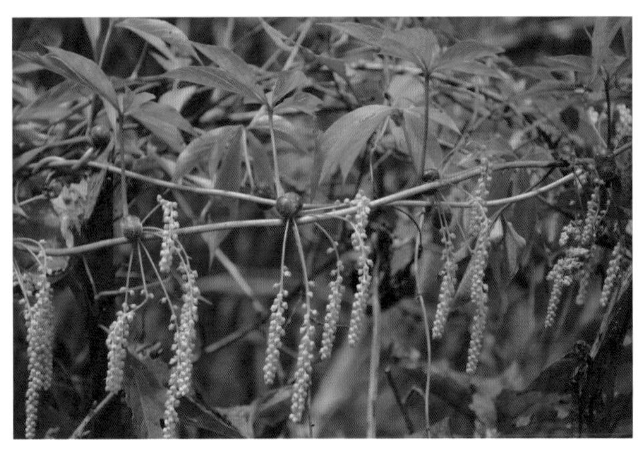

▲ 高山薯蓣植株

黑珠芽薯蓣 *Dioscorea melanophyma* Prain & Burkill

别名 野胭脂、毛狗卵。

药材名 黑珠芽薯蓣(块茎)。

形态特征 缠绕草质藤本。块茎卵圆形或梨形，有多数细长须根。茎无毛。掌状复叶互生，小叶 3～5(～7)，有时茎顶部为单叶；小叶片为披针形、长椭圆形至卵状披针形，顶生小叶片较两侧小叶片大，长 2.5～13.0 cm，宽 1～4 cm，顶端渐尖，全缘或边缘微波状，两面光滑无毛，或仅沿主脉稍有短柔毛。叶腋内常有圆球形珠芽，成熟时黑色，直径 5～7 mm，表面光滑。花单性，雌雄异株。雄花序总状(花未完全开放时呈穗状)，再排列成圆锥状，远比叶长，花序轴有短柔毛；雄花黄白色，花梗极短；苞片和花被外面有短柔毛；3 个发育雄蕊和 3 个不育的雄蕊互生。雌花序下垂，单生或 2 个生于叶腋。蒴果反折，三棱形，两端钝圆，每棱翅状，长圆形，长约 1.5 cm，宽约 1 cm，表面光滑；种子通常两两着生于每室中轴顶端，种翅向基部延伸，呈长圆形。花期 8～10 月，果期 10～12 月。

生境与分布 生于海拔 1 200～1 900 m 的林缘或稀疏灌丛中。七星关有分布。

采收加工 秋、冬季采挖，除去茎叶及须根，洗净，切片晒干或鲜用。

性味归经 甘、微苦，凉。归肝、肾经。

功能主治 健脾益肺，清热解毒。用于食少倦怠，虚咳，咽喉肿痛，痈肿热毒。

用法用量 内服：水煎，9～15 g；或入丸、散。外用：适量，捣烂敷。

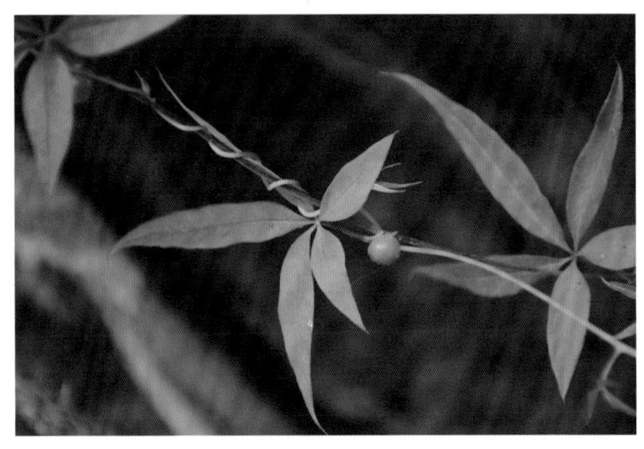

▲ 黑珠芽薯蓣植株

薯蓣 *Dioscorea polystachya* Turcz.

别名 家山药、山药。

药材名 山药(根茎)。

形态特征 缠绕草质藤本。块茎长圆柱形，垂直生长，长可达1 m多，断面干时白色。茎通常带紫红色，右旋，无毛。单叶，在茎下部的互生，中部以上的对生，很少3叶轮生；叶片变异大，卵状三角形至宽卵形或戟形，长3～9(～16)cm，宽2～7(～14)cm，顶端渐尖，基部深心形、宽心形或近截形，边缘常3浅裂至3深裂，中裂片卵状椭圆形至披针形，侧裂片耳状，圆形、近方形至长圆形；幼苗时一般叶片为宽卵形或卵圆形，基部深心形。叶腋内常有珠芽。雌雄异株。雄花序为穗状花序，长2～8 cm，近直立，2～8个着生于叶腋，偶而呈圆锥状排列；花序轴明显地呈"之"字状曲折；苞片和花被片有紫褐色斑点；雄花的外轮花被片为宽卵形，内轮卵形，较小；雄蕊6。雌花序为穗状花序，1～3个着生于叶腋。蒴果不反折，三棱状扁圆形或三棱状圆形，长1.2～2.0 cm，宽1.5～3.0 cm，外面有白粉；种子着生于每室中轴中部，四周有膜质翅。花期6～9月，果期7～11月。

生境与分布 生于海拔600～1 300 m山坡、山谷林下，溪边、路旁的灌丛中或杂草中；或为栽培。大方有分布。

采收加工 霜降后叶呈黄色采挖，洗净，削皮，晒干或烘干。

性味归经 甘，平。归脾、肺、肾经。

功能主治 补脾养胃，生津益肺，补肾涩精。用于脾虚食少，久泻不止，肺虚喘咳，肾虚遗精，带下，尿频，虚热消渴。

用法用量 内服：水煎，15～30 g。

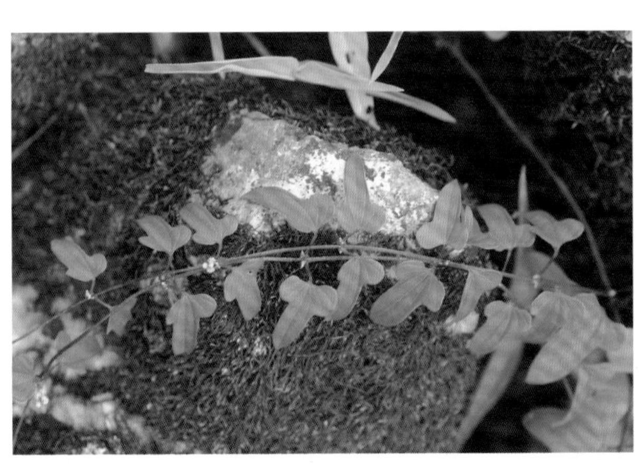

▲ 薯蓣植株

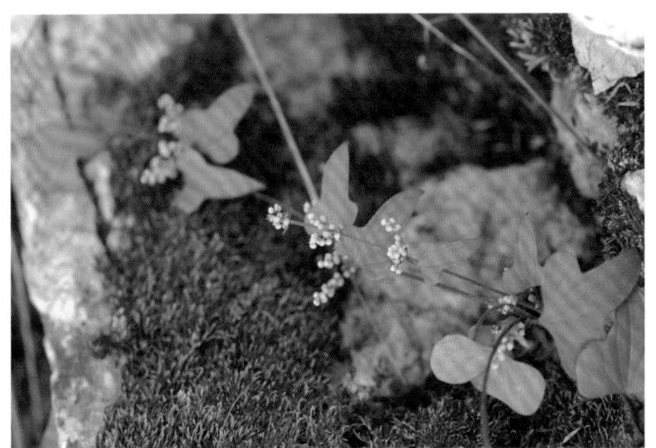

▲ 薯蓣花

射干 *Belamcanda chinensis* (L.) Redouté

别名 扁竹根、野萱花、交剪草、口喉箭。

药材名 射干(根茎)。

形态特征 多年生草本。根状茎为不规则的块状，斜伸，黄色或黄褐色；须根多数，带黄色。茎高1.0～1.5 m，实心。叶互生，嵌迭状排列，剑形，长20～60 cm，宽2～4 cm，基部鞘状抱茎，顶端渐尖，无中脉。花序顶生，叉状分枝，每分枝的顶端聚生有数朵花；花梗细，长约1.5 cm；花梗及花序的分枝处均包有膜质的苞片，苞片披针形或卵圆形；花橙红色，散生紫褐色的斑点，直径 4～5 cm；花被裂片6，2 轮排列，外轮花被裂片倒卵形或长椭圆形，长约2.5 cm，宽约 1 cm，顶端钝圆或微凹，基部楔形，内轮较外轮花被裂片略短而狭；雄蕊 3，长 1.8～2.0 cm，着生于外花被裂片的基部，花药条形，外向开裂，花丝近圆柱形，基部稍扁而宽；花柱上部稍扁，顶端 3 裂，裂片边缘略向外卷，有细而短的毛，子房下位，倒卵形，3 室，中轴胎座，胚珠多数。蒴果倒卵形或长椭圆形，长 2.5～3.0 cm，直径 1.5～2.5 cm，顶端无喙，常残存有凋萎的花被，成熟时室背开裂，果瓣外翻，中央有直立的果轴；种子圆球形，黑紫色，有光泽，直径约 5 mm，着生在果轴上。花期 6～8 月，果期 7～9 月。

生境与分布　生于海拔 600～1 800 m 的山坡草地、田野旷地、河谷或林缘。威宁、织金、七星关等地有分布。

采收加工　春初刚发芽或秋末茎叶枯萎时采挖，除去须根和泥沙，干燥。

性味归经　苦，寒。归肺经。

功能主治　清热解毒，消痰，利咽。用于热毒痰火郁结，咽喉肿痛，痰涎壅盛，咳嗽气喘。

用法用量　内服：水煎，3～10 g。

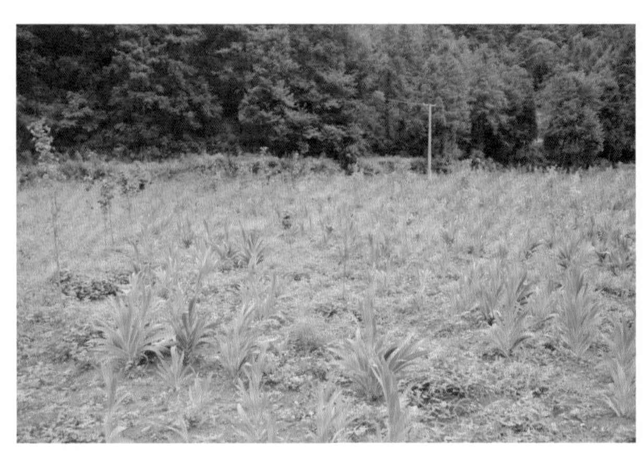

▲ 射干种植基地

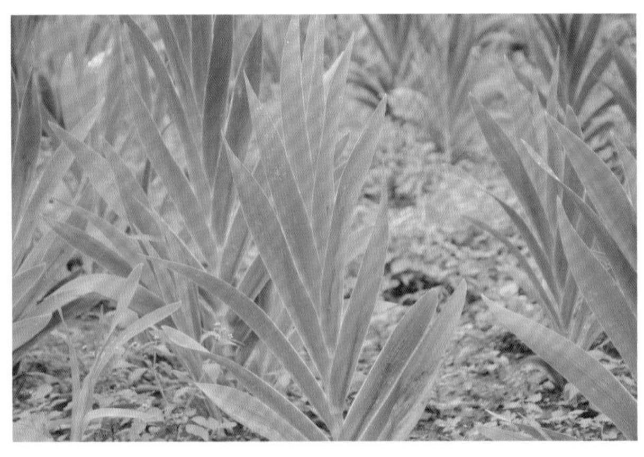

▲ 射干叶

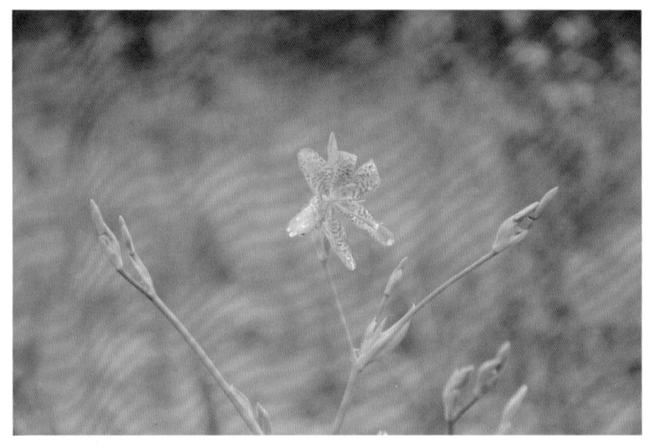

▲ 射干花序

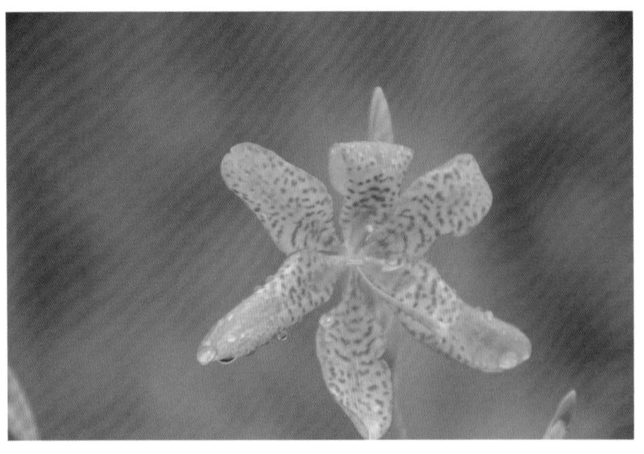

▲ 射干花

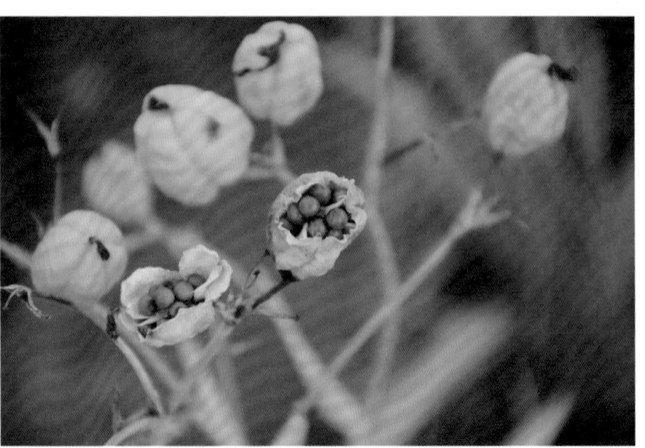

▲ 射干果实

蝴蝶花 *Iris japonica* Thunb.

别名 豆豉叶、扁竹根、铁豆柴。

药材名 蝴蝶花(全草)、扁竹根(根茎或根)。

形态特征 多年生草本。根状茎可分为直立根状茎和横走根状茎,直立根状茎扁圆形,节间较短,棕褐色,横走根状茎节间长,黄白色;须根生于根状茎的节上,分枝多。叶基生,暗绿色,有光泽,剑形,长25~60 cm,宽1.5~3.0 cm,顶端渐尖,无明显的中脉。花茎直立,顶生稀疏总状聚伞花序,分枝5~12个,与苞片等长或略超出;苞片叶状,3~5枚,宽披针形或卵圆形,长0.8~1.5 cm,顶端钝,其中包含有2~4朵花,花淡蓝色或蓝紫色,直径4.5~5.0 cm;花梗长1.5~2.5 cm;花被管明显,长1.1~1.5 cm,外花被裂片倒卵形或椭圆形,长2.5~3.0 cm,宽1.4~2.0 cm,顶端微凹,基部楔形,边缘波状,有细齿裂,中脉上有隆起的黄色鸡冠状附属物,内花被裂片椭圆形或狭倒卵形,长2.8~3.0 cm,宽1.5~2.1 cm,爪部楔形,顶端微凹,边缘有细齿裂;雄蕊长0.8~1.2 cm,花药长椭圆形,白色;花柱中肋处淡蓝色,顶端裂片縫状丝裂,子房纺锤形,长0.7~1.0 cm。蒴果椭圆状柱形,长2.5~3.0 cm,直径1.2~1.5 cm,顶端微尖,基部钝,无喙,6条纵肋明显,成熟时自顶端开裂至中部;种子黑褐色。花期3~4月,果期5~6月。

生境与分布 生于山坡较阴蔽而湿润的草地、林缘或疏林下。七星关、大方、织金有分布。

采收加工 1. 蝴蝶花。春、夏季采收,切段晒干或鲜用。

2. 扁竹根。夏季采挖,除去叶、花,洗净,鲜用或切片晒干。

性味归经 1. 蝴蝶花。苦,寒。小毒。归心、肝经。

2. 扁竹根。苦、辛,寒。小毒。归心、肝、胃、大肠经。

功能主治 1. 蝴蝶花。清热解毒,消肿止痛。用于肝炎,肝肿大,咽喉肿痛,胃痛,便血,跌打损伤。

2. 扁竹根。活血止痛,解毒杀虫,消食,通便利水。用于疮肿,咽喉肿痛,牙痛,蛇犬咬伤,虫积腹痛,腹胀,水肿,热燥便秘。

用法用量 1. 蝴蝶花。内服:6~15 g。

2. 扁竹根。内服:6~9 g;或研末、或泡酒。外用:适量,鲜品捣敷。

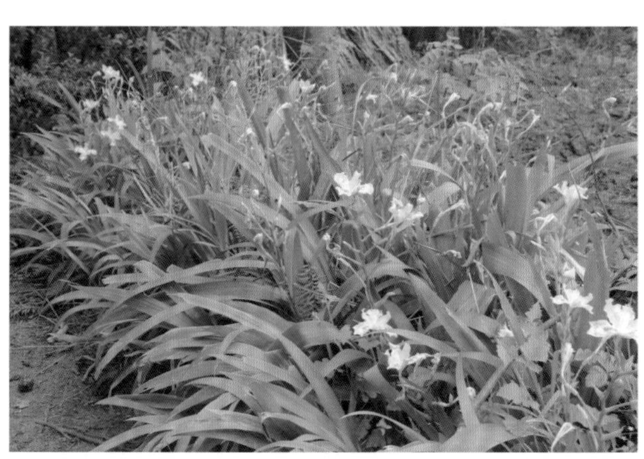

▲ 蝴蝶花群落

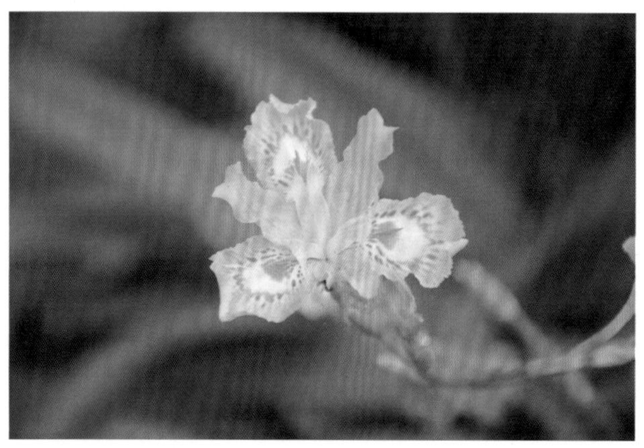

▲ 蝴蝶花花

鸢尾 *Iris tectorum* Maxim.

别名　蓝蝴蝶、射干。

药材名　鸢尾(叶或全草)、鸢根(根茎)。

形态特征　多年生草本。根状茎粗壮,二歧分枝,直径约1 cm;须根较细而短。叶基生,黄绿色,稍弯曲,中部略宽,宽剑形,长15～50 cm,宽1.5～3.5 cm,顶端渐尖或短渐尖,基部鞘状,有数条不明显的纵脉。花茎光滑,高20～40 cm,顶部常有1～2个短侧枝,中、下部有1～2枚茎生叶;苞片2～3枚,绿色,草质,边缘膜质,色淡,披针形或长卵圆形,长5.0～7.5 cm,宽2.0～2.5 cm,顶端渐尖或长渐尖,内包含有1～2朵花;花蓝紫色,直径约10 cm;花梗甚短;花被管细长,长约3 cm,上端膨大成喇叭形,外花被裂片圆形或宽卵形,长5～6 cm,宽约4 cm,顶端微凹,爪部狭楔形,中脉上有不规则的鸡冠状附属物,内花被裂片椭圆形,长4.5～5.0 cm,宽约3 cm,花盛开时向外平展,爪部突然变细;雄蕊长约2.5 cm,花药鲜黄色,花丝细长,白色;花柱分枝扁平,淡蓝色,长约3.5 cm,顶端裂片近四方形,有疏齿,子房纺锤状圆柱形,长1.8～2.0 cm。蒴果长椭圆形或倒卵形,长4.5～6.0 cm,直径2.0～2.5 cm,有6条明显的肋;种子黑褐色,梨形,无附属物。花期4～5月,果期6～8月。

生境与分布　生于林缘、水边湿地及向阳坡地。七星关有分布。

采收加工　1. 鸢尾。夏、秋季采收,洗净,切碎鲜用。

2. 鸢根。全年均可采,挖出根茎,除去茎叶及须根,洗净,鲜用或切片晒干。

性味归经　1. 鸢尾。辛、苦,凉。有毒。归脾、肝、肺经。

2. 鸢根。苦、辛,寒。有毒。归脾、胃、大肠经。

功能主治　1. 鸢尾。清热解毒,祛风利湿,消肿止痛。用于咽喉肿痛,肝炎、肝肿大,膀胱炎,风湿痛,跌打肿痛,疮疖,皮肤瘙痒。

2. 鸢根。消积杀虫,破瘀行水,解毒。用于食积胀满,蛔虫腹痛,癥瘕臌胀,咽喉肿痛,痔瘘,跌打伤肿,疮疖肿毒,蛇犬咬伤。

用法用量　1. 鸢尾。内服:6～15 g;或绞汁;或研末。外用:适量,捣敷;或水煎洗。

2. 鸢根。内服:1～3 g;磨汁或研末。外用:适量。

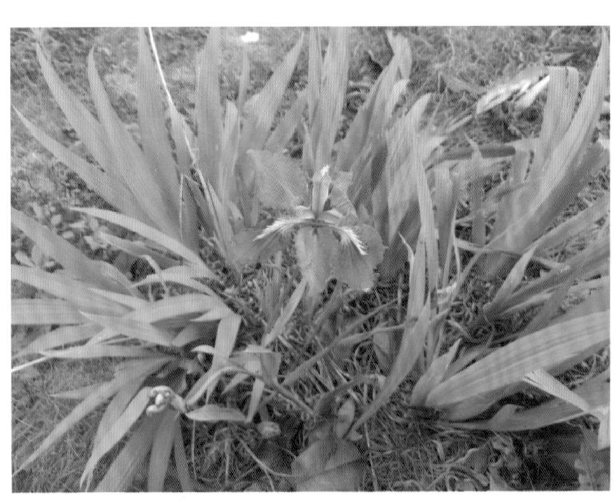

▲ 鸢尾植株

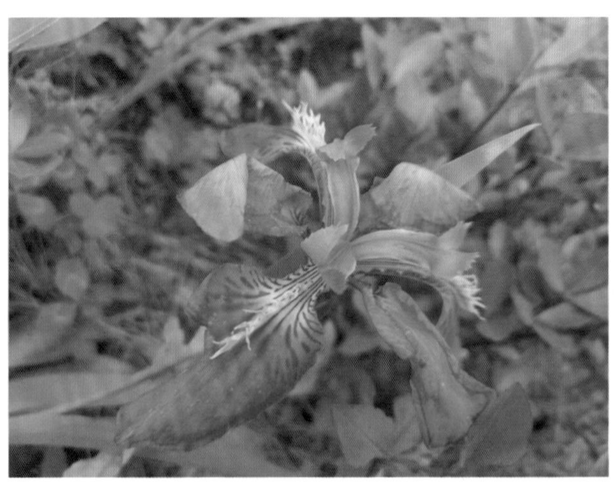

▲ 鸢尾花

水玉簪 *Burmannia disticha* L.

别名 青竹、草莲。

药材名 水玉簪(全草、根)。

形态特征 一年生、稍粗壮草本。茎通常不分枝，高 30～60 cm。基生叶多数，莲座式排列，线形或披针形，长 3～8 cm，宽 6～15 mm；茎生叶少数，愈上愈小，紧贴茎上。花序通常为二歧蝎尾状聚伞花序，分枝长 2.5～8.0 cm，或有时仅为一花簇；苞片披针形，长 5～12 mm；翅蓝色或紫色；花被裂片微黄色，外轮的三角形，长 2.5～3.0 mm，边缘质厚，基部双边，内轮的线状披针形，长 1～2 mm，花被管筒状，长 3～5 mm；花药隔顶部有 2 个锐尖的鸡冠状突起，基部有一个长圆形的距；子房椭圆形或倒卵形，基部楔尖；花柱线形，顶 3 裂，柱头 3。翅椭圆形，长 1～2 cm，宽 1.5～3.0 mm。蒴果倒卵形，不规则开裂。花期夏季。

生境与分布 生于海拔 600～1 400 m 的中山或低山的溪边或草边潮湿处。大方有分布。

采收加工 夏、秋季采收，洗净，晒干。

性味归经 淡，寒。归肺、肾经。

功能主治 清热利湿，止咳。用于小便黄赤，咳嗽。

用法用量 内服：水煎，6～9 g。

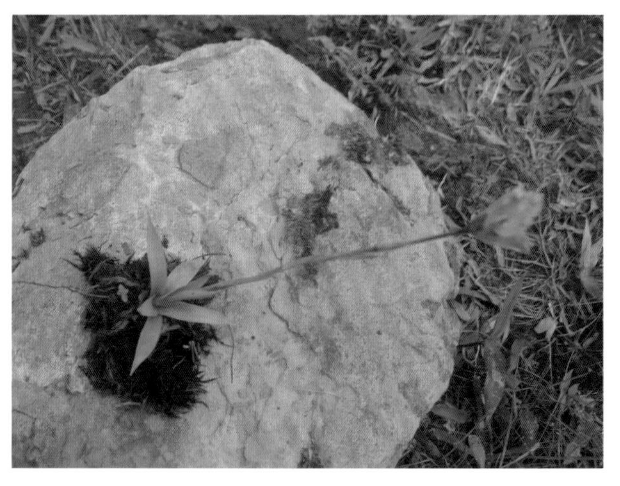

▲ 水玉簪植株

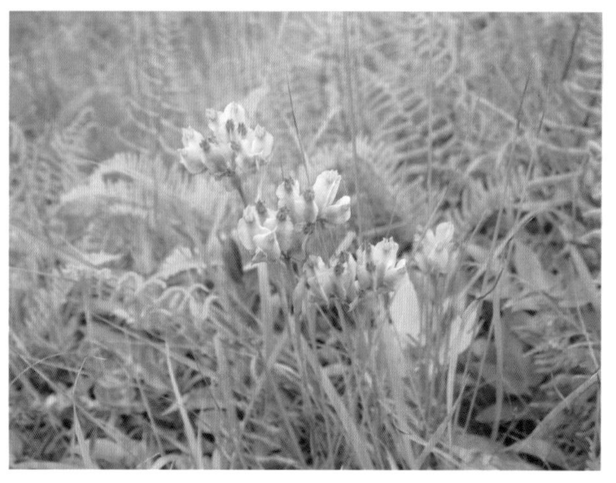

▲ 水玉簪花

灯心草 *Juncus effusus* L.

别名 水灯心、灯芯草。

药材名 灯心草(茎髓)。

形态特征 多年生草本，高 27～91 cm。根状茎粗壮横走，具黄褐色稍粗的须根。茎丛生，直立，圆柱形，淡绿色，具纵条纹，直径 1～4 mm，茎内充满白色的髓心。叶全部为低出叶，呈鞘状或鳞片状，包围在茎的基部，长 1～22 cm，基部红褐至黑褐色；叶片退化为刺芒状。聚伞花序假侧生，含多花，排列紧密或疏散；总苞片圆柱形，生于顶端，似茎的延伸，直立，长 5～28 cm，顶端尖锐；小苞片 2 枚，宽卵形，膜质，顶端尖；花淡绿色；花被片线状披针形，长 2.0～12.7 mm，宽约 0.8 mm，顶端锐尖，背脊增厚突出，黄绿色，边缘膜质，外轮者稍长于内轮；雄蕊 3 枚(偶有 6 枚)，长约为花被片的 2/3；花药长圆形，黄色,长约 0.7 mm,稍短于花丝;雌蕊具 3 室子房;花柱极短;柱头 3 分叉,长约 1 mm。蒴果长圆形或卵形,长约 2.8 mm,顶端钝或微凹,黄褐色。种子卵状长圆形,长 0.5～0.6 mm,黄褐色。花期 4～7 月,果期 6～9 月。

生境与分布 生于海拔 1 650～3 400 m 的河边、池旁、水沟、稻田旁、草地及沼泽湿处。贵州乌蒙山各地均有分布。

采收加工 夏末至秋季割取茎,晒干,取出茎髓,理直,扎成小把。

性味归经 甘、淡,微寒。归心、肺、小肠经。

功能主治 清心火,利小便。用于心烦失眠,尿少涩痛,口舌生疮。

用法用量 内服:水煎,1～3 g。

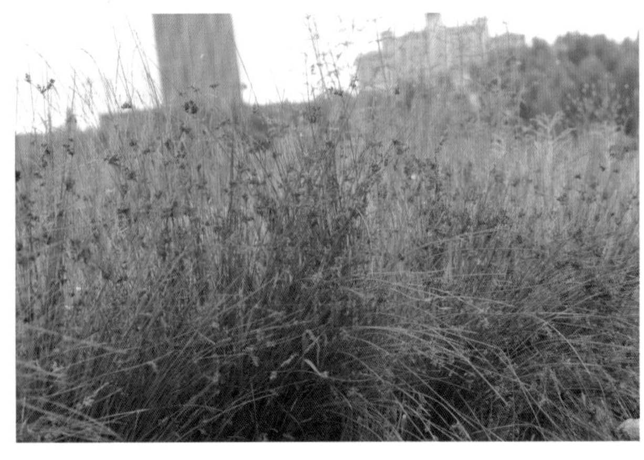

▲ 灯心草植株

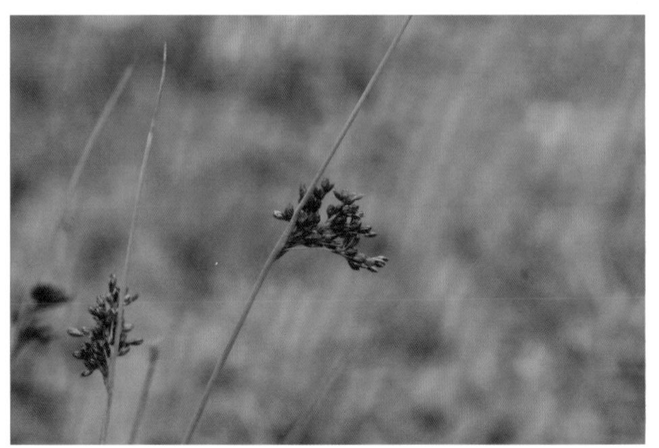

▲ 灯心草果实

鸭跖草 *Commelina communis* L.

别名 竹叶兰、挂梁青、鸭儿草、竹芹菜。

药材名 鸭跖草(地上部分)。

形态特征 一年生披散草本。茎匍匐生根,多分枝,长可达 1 m,下部无毛,上部被短毛。叶披针形至卵状披针形,长 3～9 cm,宽 1.5～2.0 cm。总苞片佛焰苞状,有 1.5～4.0 cm 的柄,与叶对生,折叠状,展开后为心形,顶端短急尖,基部心形,长 1.2～2.5 cm,边缘常有硬毛;聚伞花序,下面一枝仅有花 1 朵,具长 8 mm 的梗,不孕;上面一枝具花 3～4 朵,具短梗,几乎不伸出佛焰苞。花梗花期长仅 3 mm,果期弯曲,长不过 6 mm;萼片膜质,长约 5 mm,内面 2 枚常靠近或合生;花瓣深蓝色;内面 2 枚具爪,

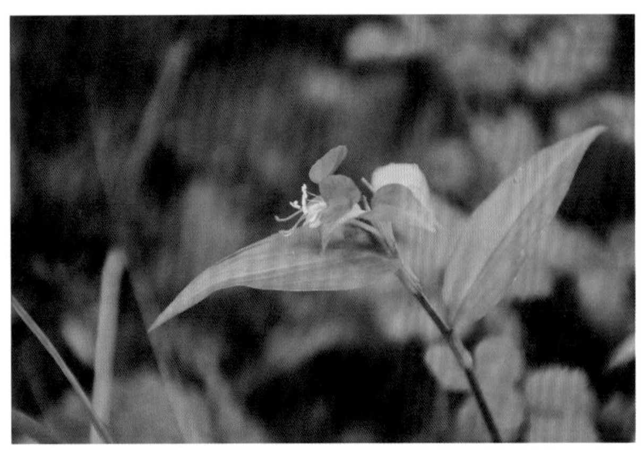

▲ 鸭跖草植株

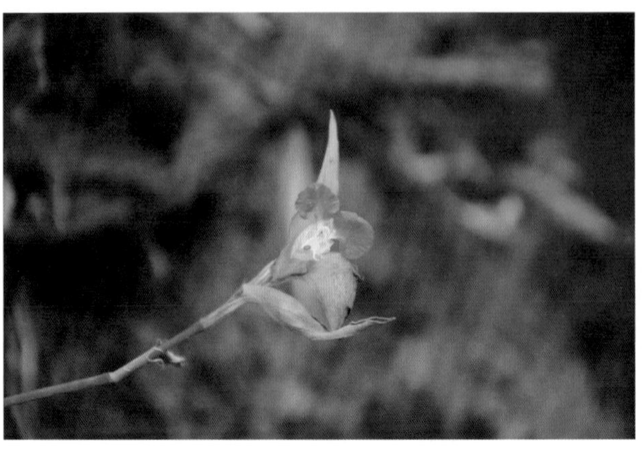

▲ 鸭跖草花

长近 1 cm。蒴果椭圆形，长 5～7 mm，2 室，2 裂片，有种子 4 颗。种子长 2～3 mm，棕黄色，一端平截、腹面平，有不规则窝孔。

生境与分布 生于湿润阴处、沟边、路边、山坡或林缘草丛等地。贵州乌蒙山各地均有分布。

采收加工 夏、秋二季采收，晒干。

性味归经 甘、淡，寒。归肺、胃、小肠经。

功能主治 清热泻火，解毒，利水消肿。用于感冒发热，热病烦渴，咽喉肿痛，水肿尿少，热淋涩痛，痈肿疔毒。

用法用量 内服：水煎，15～30 g。外用：适量。

竹叶吉祥草 *Spatholirion longifolium* (gagnep.) Dunn

别名 竹叶细辛、棱罗藤、白龙须、猪叶菜、马耳草。

药材名 竹叶吉祥草(花)。

形态特征 多年生缠绕草本，全体近无毛或被柔毛。根须状，数条，粗壮，直径约 3 mm。茎长达 3 m。叶具 1～3 cm 长的叶柄；叶片披针形至卵状披针形，长 10～20 cm，宽 1.5～6.0 cm，顶端渐尖。圆锥花序总梗长达 10 cm；总苞片卵圆形，长 4～10 cm，宽 2.5～6.0 cm；花无梗；萼片长 6 mm，草质；花瓣紫色或白色，略短于萼片。蒴果卵状三棱形，长 12 mm，顶端有芒状突尖，每室有种子 6～8 颗。种子酱黑色。花期 6～8 月，果期 7～9 月。

生境与分布 生于海拔 700～2 200 m 的林下灌丛中、山坡或草地。黔西、大方、七星关等地有分布。

采收加工 夏季采收花序，晒干。

性味归经 涩，凉。归肝经。

功能主治 调治气血，止痛。用于月经不调，神经性头痛。

用法用量 内服：水煎，9～15 g。

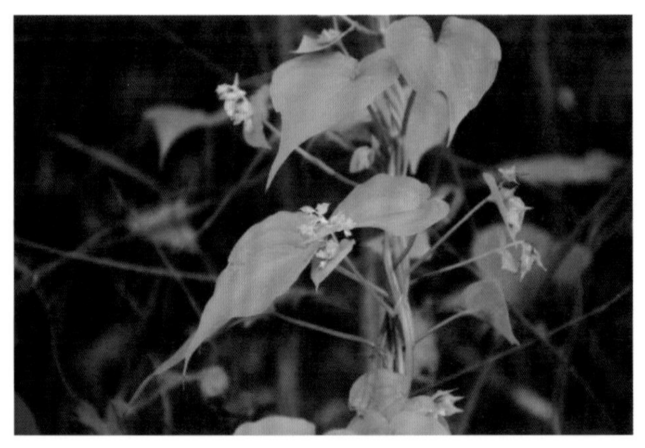

▲ 竹叶吉祥草植株

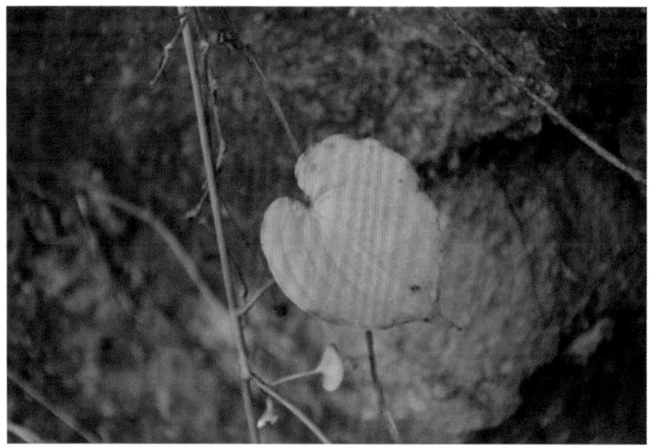

▲ 竹叶吉祥草叶

谷精草 *Eriocaulon buergerianum* Körn.

别名 珍珠草、佛顶珠、连萼谷精草。

药材名 谷精草(头状花序)。

形态特征 一年生草本。叶线形，丛生，半透明，具横格，长 4～20 cm，中部宽 2～5 mm，脉 7～18 条。花葶多数，长达 25～30 cm，粗 0.5 mm，扭转，具 4～5 棱；鞘状苞片长 3～5 cm，口部斜裂；花序熟时近球形，禾秆色，长 3～5 mm，宽 4～5 mm；总苞片倒卵形至近圆形，禾秆色，下半部较硬，上半部纸质，不反折，长 2～2.5 mm，宽 1.5～1.8 mm，无毛或边缘有少数毛，下部的毛较长；总(花)托常有密柔毛；苞片倒卵形至长倒卵形，长 1.7～2.5 mm，宽 0.9～1.6 mm，背面上部及顶端有白短毛；雄花花萼佛焰苞状，外侧裂开，3 浅裂，长 1.8～2.5 mm，背面及顶端多少有毛；花冠裂片 3，近锥形，几等大，近顶处各有 1 黑色腺体，端部常有白短毛；雄蕊 6 枚，花药黑色，雌花：萼合生，外侧开裂，顶端 3 浅裂，长 1.8～2.5 mm，背面及顶端有短毛，外侧裂口边缘有毛，下长上短；花瓣 3 枚，离生，扁棒形，肉质，顶端各具 1 黑色腺体及若干白短毛，果成熟时毛易落，内面常有长柔毛；子房 3 室，花柱分枝 3，短于花柱。种子矩圆状，长 0.75～1 mm，表面具横格及 T 字形突起。花果期 7～12 月。

生境与分布 生于海拔 400～2 000 m 的沼泽、溪边或田边阴湿处。威宁、赫章、习水、赤水有分布。

采收加工 秋季采收，将花序连同花茎拔出，晒干。

性味归经 辛、甘，平。归肝、肺经。

功能主治 疏散风热，明目退翳。用于风热目赤，肿痛羞明，眼生翳膜，风热头痛。

用法用量 内服：水煎，5～10 g。

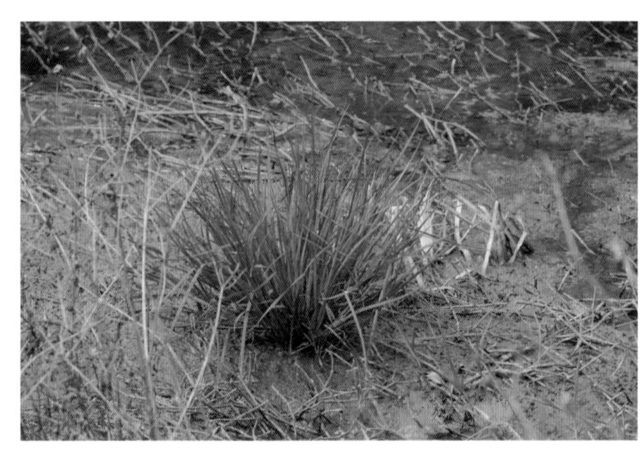

▲ 谷精草植株

荩草 *Arthraxon hispidus* (Thunb.) Makino

别名 马耳朵草、马耳草、黄草。

药材名 荩草(全草)。

形态特征 一年生草本。秆细弱，无毛，基部倾斜，高 30～60 cm，具多节，常分枝，基部节着地易生根。叶鞘短于节间，生短硬疣毛；叶舌膜质，长 0.5～1 mm，边缘具纤毛；叶片卵状披针形，长 2～4 cm，宽 0.8～1.5 cm，基部心形，抱茎，除下部边缘生疣基毛外余均无毛。总状花序细弱，长 1.5～4.0 cm，2～10 枚呈指状排列或簇生于秆顶；总状花序轴节间无毛，长为小穗的 2/3～3/4。无柄小穗卵状披针形，呈两侧压扁，长 3～5 mm，灰绿色或带紫；第一颖草质，边缘膜质，包住第二颖 2/3，具 7～9 脉，脉

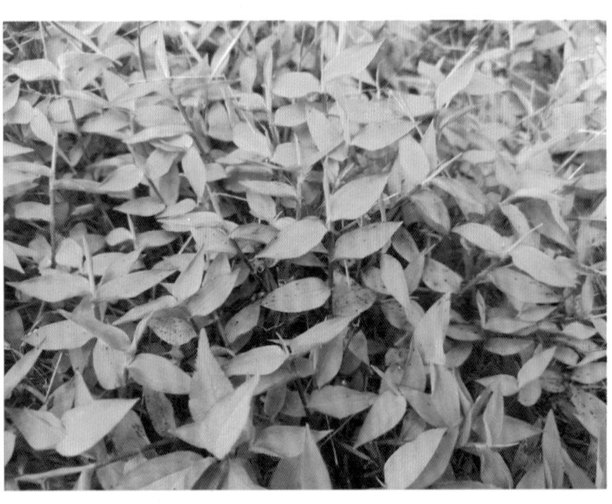

▲ 荩草植株

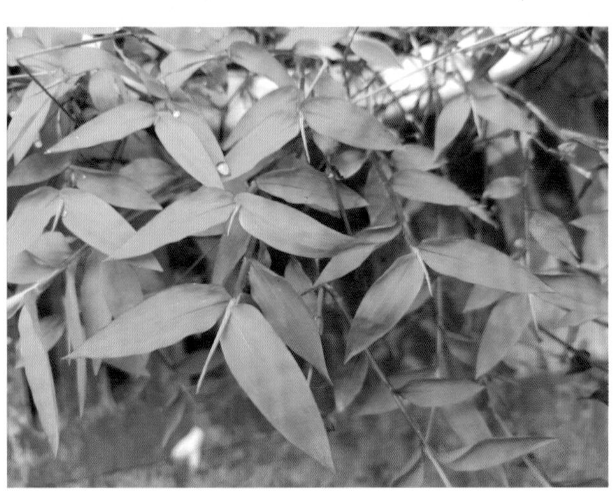

▲ 荩草叶

上粗糙至生疣基硬毛，尤以顶端及边缘为多，先端锐尖；第二颖近膜质，与第一颖等长，舟形，脊上粗糙，具3脉而2侧脉不明显，先端尖；第一外稃长圆形，透明膜质，先端尖，长为第一颖的2/3；第二外稃与第一外稃等长，透明膜质，近基部伸出一膝曲的芒；芒长6～9 mm，下几部扭转；雄蕊2。花药黄色或带紫色，长0.7～1 mm。颖果长圆形，与稃体等长。有柄小穗退化仅到针状刺，柄长0.2～1 mm。花果期9～11月。

生境与分布 生于山坡草地、林边路旁或阴湿地。贵州乌蒙山各地均有分布。

采收加工 7～9月采收，晒干。

性味归经 苦，平。归肺、小肠经。

功能主治 解毒，止咳，润肺，杀虫。用于鼻炎，乳腺炎，咽喉炎，久咳，肺虚喘咳，疮疡疥癣。

用法用量 内服：水煎，6～15 g。外用：适量，煎水洗或捣敷。

薏苡 *Coix lacryma-jobi* L.

别名 薏珠子。

药材名 薏苡仁(种仁)。

形态特征 一年生粗壮草本，须根黄白色，海绵质，直径约3 mm。秆直立丛生，高1～2 m，具10多节，节多分枝。叶鞘短于其节间，无毛；叶舌干膜质，长约1 mm；叶片扁平宽大，开展，长10～40 cm，宽1.5～3.0 cm，基部圆形或近心形，中脉粗厚，在下面隆起，边缘粗糙，通常无毛。总状花序腋生成束，长4～10 cm，直立或下垂，具长梗。雌小穗位于花序之下部，外面包以骨质念珠状之总苞，总苞卵圆形，长7～10 mm，直径6～8 mm，珐琅质，坚硬，有光泽；第一颖卵圆形，顶端渐尖呈喙状，具10余脉，包围着第二颖及第一外稃；第二外稃短于颖，具3脉，第二内稃较小；雄蕊常退化；雌蕊具细长之柱头，从总苞之顶端伸出，颖果小，含淀粉少，常不饱满，雄小穗2～3对，着生于总状花序上部，长1～2 cm；无柄雄小穗长6～7 mm，第一颖草质，边缘内折成脊，具有不等宽之翼，顶端钝，具多数脉，第二颖舟形；外稃与内稃膜质；第一及第二小花常具雄蕊3枚，花药橘黄色，长4～5 mm；有柄雄小穗与无柄者相似，或较小而呈不同程度的退化。花果期6～12月。

生境与分布 生于屋旁、荒野、河边或阴湿山谷中。织金、七星关区有栽培。

采收加工 秋季果实成熟时采割植株，晒干，打下果实，再晒干，除去外壳，黄褐色种皮和杂质，收集种仁。

性味归经 甘、淡，凉。归脾、胃、肺经。

功能主治 利水渗湿，健脾止泻，除痹，排脓，解毒散结。用于水肿，脚气，小便不利，脾虚泄泻，湿痹拘挛，肺痈，肠痈，赘疣，癌肿。

用法用量 内服：水煎，9～30 g。

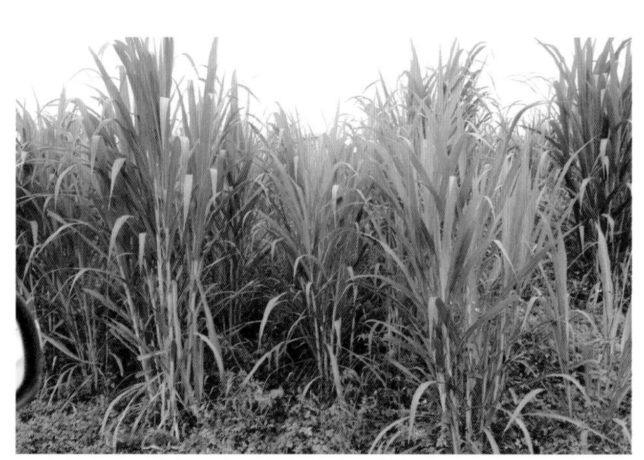

▲ 薏苡植株

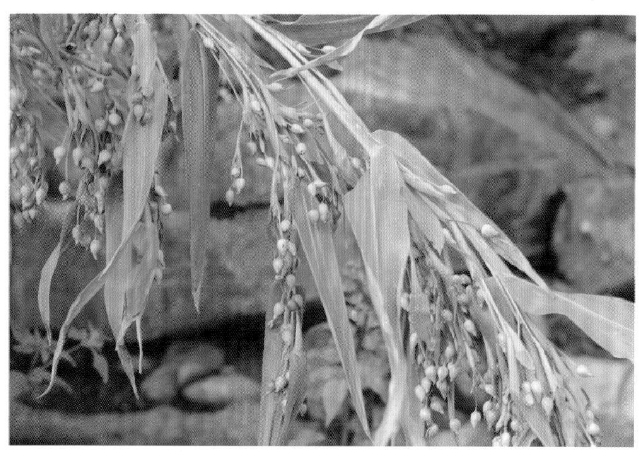

▲ 薏苡果实

白茅 *Imperata cylindrica* (L.) P. Bcauv.

别名 茅草、白茅草、丝茅草。

药材名 白茅根(根茎)。

形态特征 多年生草本,具粗壮的长根状茎。秆直立,高 30～80 cm,具 1～3 节,节无毛。叶鞘聚集于秆基,甚长于其节间,质地较厚,老后破碎呈纤维状;叶舌膜质,长约 2 mm,紧贴其背部或鞘口具柔毛,分蘖叶片长约 20 cm,宽约 8 mm,扁平,质地较薄;秆生叶片长 1～3 cm,窄线形,通常内卷,顶端渐尖呈刺状,下部渐窄,或具柄,质硬,被有白粉,基部上面具柔毛。圆锥花序稠密,长 20 cm,宽达 3 cm,小穗长 4.5～5.0 mm,基盘具长 12～16 mm 的丝状柔毛;两颖草质及边缘膜质,近相等,具 5～9 脉,顶端渐尖或稍钝,常具纤毛,脉间疏生长丝状毛,第一外稃卵状披针形,长为颖片的 2/3,透明膜质,无脉,顶端尖或齿裂,第二外稃与其内稃近相等,长约为颖之半,卵圆形,顶端具齿裂及纤毛;雄蕊 2 枚,花药长 3～4 mm;花柱细长,基部多少连合,柱头 2,紫黑色,羽状,长约 4 mm,自小穗顶端伸出。颖果椭圆形,长约 1 mm,胚长为颖果之半。花果期 4～6 月。

生境与分布 生于路旁向阳干草地或山坡上。贵州乌蒙山各地均有分布。

采收加工 春、秋二季采挖,洗净,晒干,除去须根和膜质叶鞘,捆成小把。

性味归经 甘,寒。归肺、胃、膀胱经。

功能主治 凉血止血,清热利尿。用于血热吐血,尿血,热病烦渴,湿热黄疸,水肿尿少,热淋涩痛。

用法用量 内服:水煎,9～30 g。

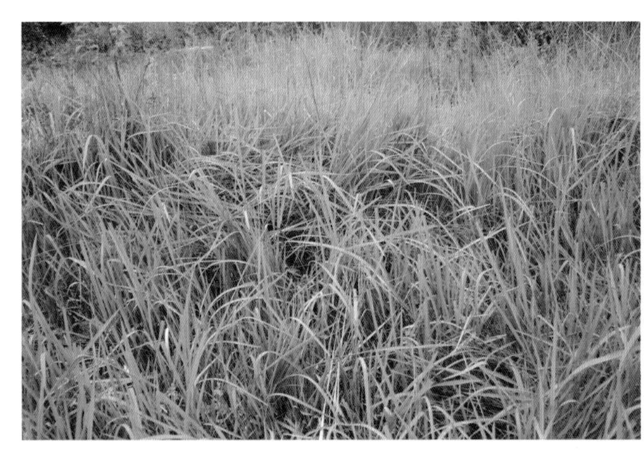

▲ 白茅野生群落

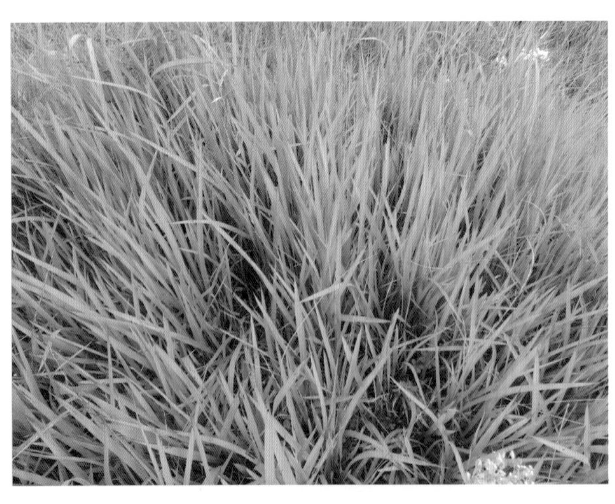

▲ 白茅植株

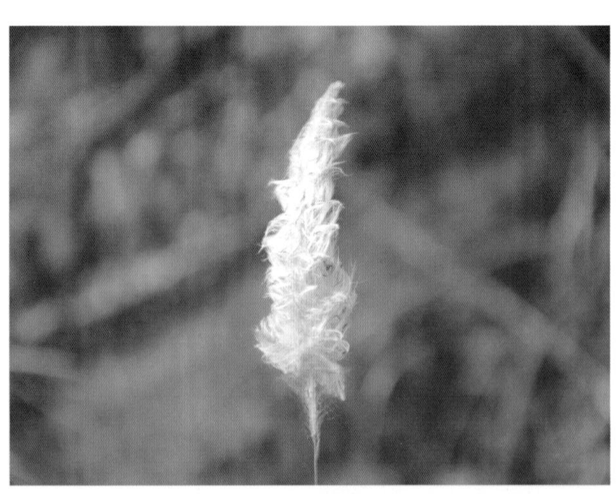

▲ 白茅花序

淡竹叶 *Lophatherum gracile* Brongn.

别名 碎骨子、山冬、山鸡米。

药材名 淡竹叶(茎叶)。

形态特征 多年生，具木质根头。须根中部膨大呈纺锤形小块根。秆直立，疏丛生，高 40～80 cm，具 5～6 节。叶鞘平滑或外侧边缘具纤毛；叶舌质硬，长 0.5～1 mm，褐色，背有糙毛；叶片披针形，长 6～20 cm，宽 1.5～2.5 cm，具横脉，有时被柔毛或疣基小刺毛，基部收窄成柄状。圆锥花序长 12～25 cm，分枝斜升或开展，长 5～10 cm；小穗线状披针形，长 7～12 mm，宽 1.5～2 mm，具极短柄；颖顶端钝，具 5 脉，边缘膜质，第一颖长 3.0～4.5 mm，第二颖长 4.5～5.0 mm；第一外稃长 5.0～6.5 mm，宽约 3 mm，具 7 脉，顶端具尖头，内稃较短，其后具长约 3 mm 的小穗轴；不育外稃向上渐狭小，互相密集包卷，顶端具长约 1.5 mm 的短芒；雄蕊 2 枚。颖果长椭圆形。花果期 6～10 月。

生境与分布 生于海拔 700～1 000 m 的山坡林下或沟边路旁阴湿处。七星关有分布。

采收加工 夏季未抽花穗前采割，晒干。

性味归经 甘、淡，寒。归心、胃、小肠经。

功能主治 清热泻火，除烦止渴，利尿通淋。用于热病烦渴，小便短赤涩痛，口舌生疮。

用法用量 内服：水煎，6～10 g。

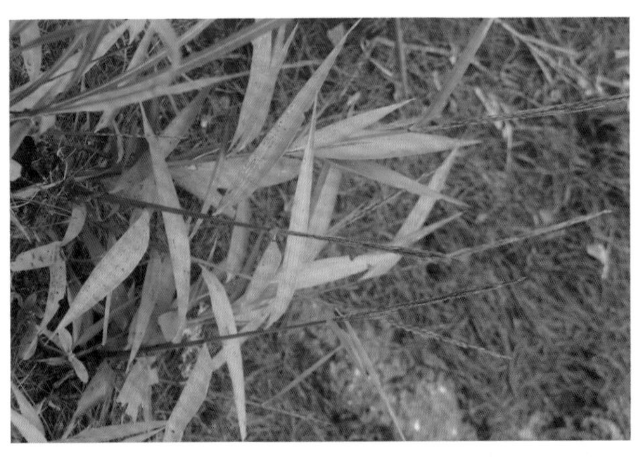

▲ 淡竹叶植株

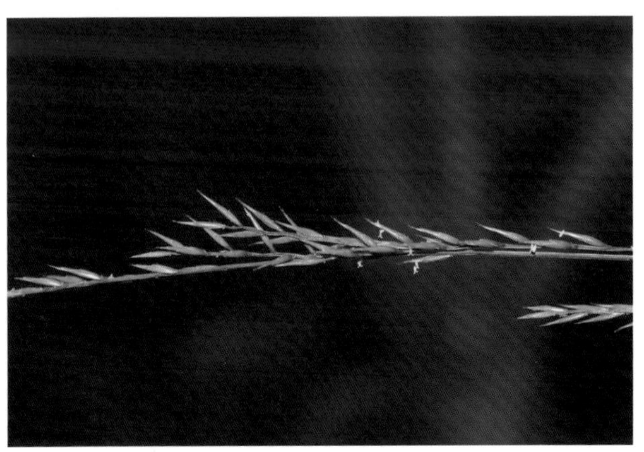

▲ 淡竹叶花

狼尾草 *Pennisetum alopecuroides* (L.) Spreng.

别名 大狗尾巴草、狼茅、狼尾。

药材名 狼尾草(全草)。

形态特征 一年生草本。须根较粗壮。秆直立，丛生，高 30～120 cm，在花序下密生柔毛。叶鞘光滑，两侧压扁，主脉呈脊，在基部者跨生状，秆上部者长于节间；叶舌具长约 2.5 mm 纤毛；叶片线形，长 10～80 cm，宽 3～8 mm，先端长渐尖，基部生疣毛。圆锥花序直立，长 5～25 cm，宽 1.5～3.5 cm；主轴密生柔毛；总梗长 2～3 mm；刚毛粗糙，淡绿色或紫色，长 1.5～3.0 cm；小穗通常单生，偶有双生，线状披针形，长 5～8 mm；第一颖微小或缺，长 1～3 mm，膜质，先端钝，脉不明显或具 1 脉；第二颖卵状披针形，先端短尖，具3～5脉，长约为小穗1/3～2/3；第一小花中性，第一外稃与小穗等长，具7～11脉；第二外稃与小穗等长，披针形，具5～7脉，边缘包着同质的内稃；鳞被2，楔形；雄蕊3，花药顶端无毫毛；花柱基部联合。颖果长圆形，长约3.5 mm。叶片表皮细胞结构为上下表皮不同；上表皮脉间细胞2～4行，为长筒状、有波纹、壁薄的长细胞；下表皮脉间5～9行，为长筒形，壁厚，有波纹长细胞与短细胞交叉排列。花果期夏秋季。

生境与分布　生于田边、道旁、荒地或山坡上。贵州乌蒙山各地均有分布。

采收加工　夏、秋季采收，洗净，晒干。

性味归经　甘，平。归脾、胃、肺经。

功能主治　清肺止咳，明目，凉血。用于肺热咳嗽，目赤肿痛。

用法用量　内服：水煎，9～15 g。

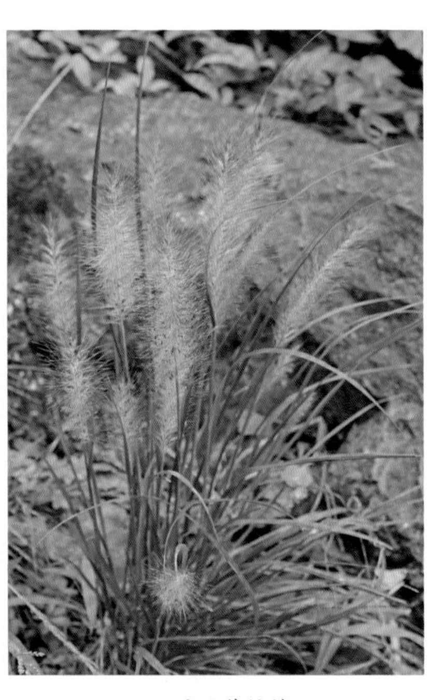

▲ 狼尾草植株

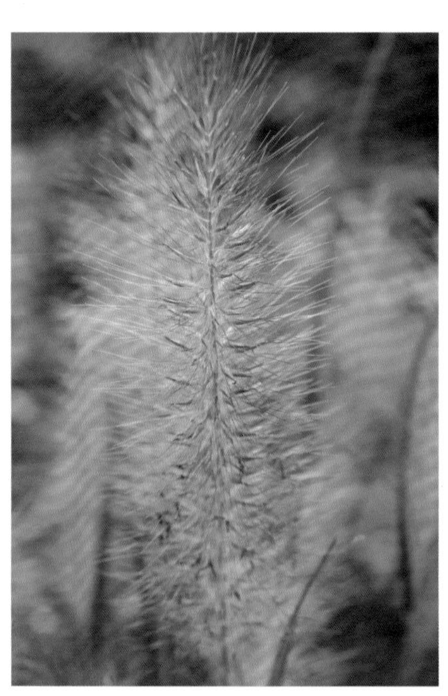

▲ 狼尾草花

斑茅　*Saccharum arundinaceum* Retz.

别名　大密、芭茅。

药材名　斑茅(根)。

形态特征　多年生高大丛生草本。秆粗壮，高2～4 m，直径1～2 cm，具多数节，无毛。叶鞘长于其节间，基部或上部边缘和鞘口具柔毛；叶舌膜质，长1～2 mm，顶端截平；叶片宽大，线状披针形，长1～2 m，宽2～5 cm，顶端长渐尖，基部渐变窄，中脉粗壮，无毛，上面基部生柔毛，边缘锯齿状粗糙。圆锥花序大型，稠密，长30～80 cm，宽5～10 cm，主轴无毛，每节着生2～4枚分枝，分枝2～3回分出，腋间被微毛；总状花序轴节间与小穗柄细线形，长3～5 mm，被长丝状柔毛，顶端稍膨大；无柄与有柄小穗狭披针形，长3.5～4.0 mm，黄绿色或带紫色，基盘小，具长约1 mm的短柔毛；两颖近等长，草质或稍厚，顶端渐尖，第一颖沿脊微粗糙，两侧脉不明显，背部具长于其小穗一倍以上之丝状柔毛；第二颖具3脉，脊粗糙，上部边缘具纤毛，背部无毛，但在有柄小穗中，背部具有长柔毛；第一外稃等长或稍短于颖，具1～3脉，顶端尖，上部边缘具小纤毛；第二外稃披针形，稍短或等长于颖；顶端具小尖头，或在有柄小穗中，具长3 mm之短芒，上部边缘具细纤毛；第二内稃长圆形，长约为其外稃之半，顶端具纤毛；花药长 1.8～2.0 mm；柱头紫黑色，长约 2 mm，为其花柱之 2 倍，自小穗中部两侧伸出。颖果长圆形，长约 3 mm，胚长为颖果之半。花果期 8～12 月。

生境与分布 生于山坡或河岸草地。贵州乌蒙山各地均有分布。

采收加工 秋、冬季采挖，鲜用或晒干。

性味归经 甘，平。归脾、胃、膀胱经。

功能主治 利水，通窍，通经，破血。用于水肿臌胀，筋骨疼痛，经闭，跌打损伤。

用法用量 内服：水煎，9～60 g。

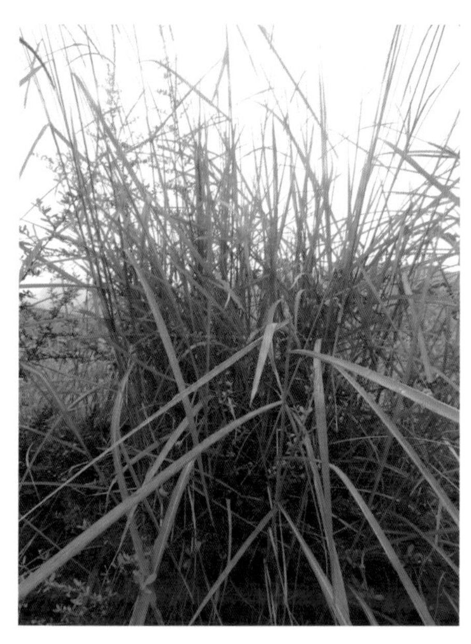

▲ 斑茅植株

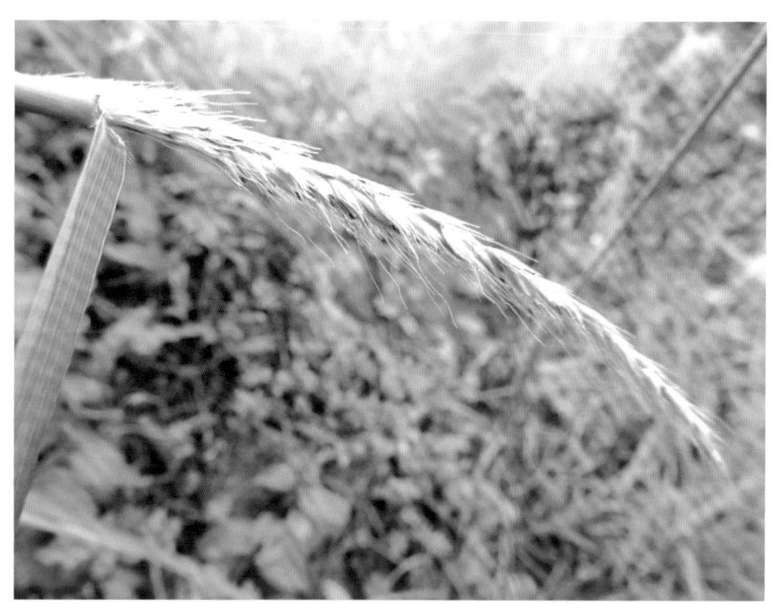

▲ 斑茅花

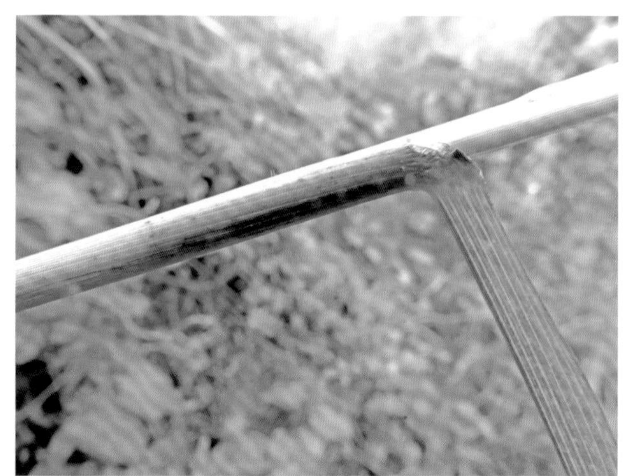

▲ 斑茅茎

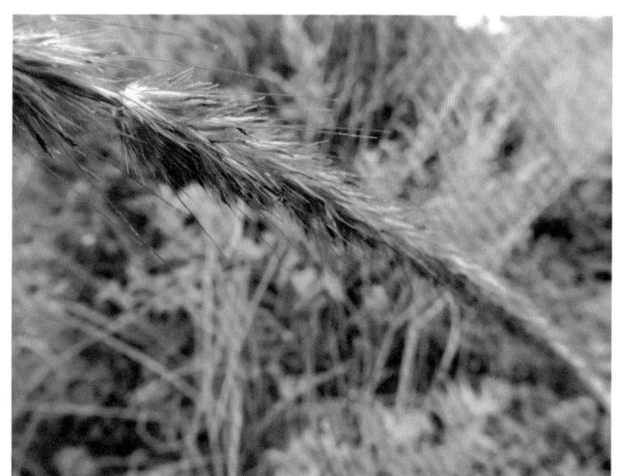

▲ 斑茅花序

狗尾草 *Setaria viridis* (L.) P. Beauv.

别名 光明草、狗尾巴草、莠。

药材名 狗尾草(全草)。

形态特征 一年生。根为须状，高大植株具支持根。秆直立或基部膝曲，高 10～100 cm，基部径达

3～7 mm。叶鞘松弛，无毛或疏具柔毛或疣毛，边缘具较长的密绵毛状纤毛；叶舌极短，缘有长 1～2 mm 的纤毛；叶片扁平，长三角状狭披针形或线状披针形，先端长渐尖或渐尖，基部钝圆形，几呈截状或渐窄，长 4～30 cm，宽 2～18 mm，通常无毛或疏被疣毛，边缘粗糙。圆锥花序紧密呈圆柱状或基部稍疏离，直立或稍弯垂，主轴被较长柔毛，长 2～15 cm，宽 4～13 mm(除刚毛外)，刚毛长 4～12 mm，粗糙或微粗糙，直或稍扭曲，通常绿色或褐黄到紫红或紫色；小穗 2～5 个簇生于主轴上或更多的小穗着生在短小枝上，椭圆形，先端钝，长 2.0～2.5 mm，铅绿色；第一颖卵形、宽卵形，长约为小穗的 1/3，先端钝或稍尖，具 3 脉；第二颖几与小穗等长，椭圆形，具 5～7 脉；第一外稃与小穗第长，具 5～7 脉，先端钝，其内稃短小狭窄；第二外稃椭圆形，顶端钝，具细点状皱纹，边缘内卷，狭窄；鳞被楔形，顶端微凹；花柱基分离；叶上下表皮脉间均为微波纹或无波纹的、壁较薄的长细胞。花果期 5～10 月。

生境与分布 生于海拔 4 000 m 以下的荒野、道旁，为旱地作物常见的一种杂草。贵州乌蒙山各地均有分布。

采收加工 夏、秋季采收，鲜用或晒干。

性味归经 甘、淡，凉。归心、肝经。

功能主治 清热利尿，除热祛湿，祛风明目。用于风热感冒，黄疸，小儿疳积，痢疾，痈肿，目赤肿痛，疮癣。

用法用量 内服：水煎，6～12 g。外用：适量，煎水洗或捣敷。

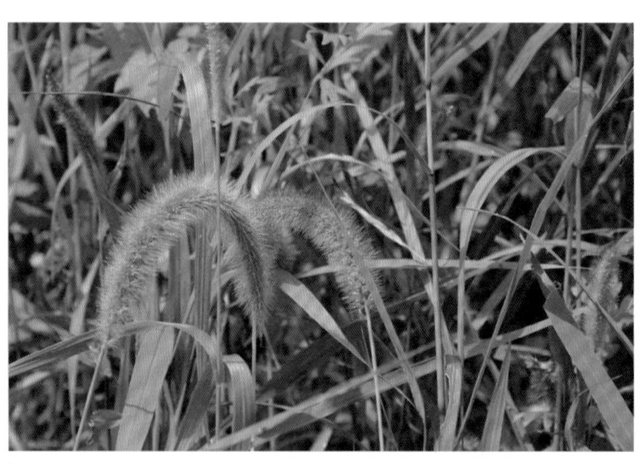

▲ 狗尾草植株

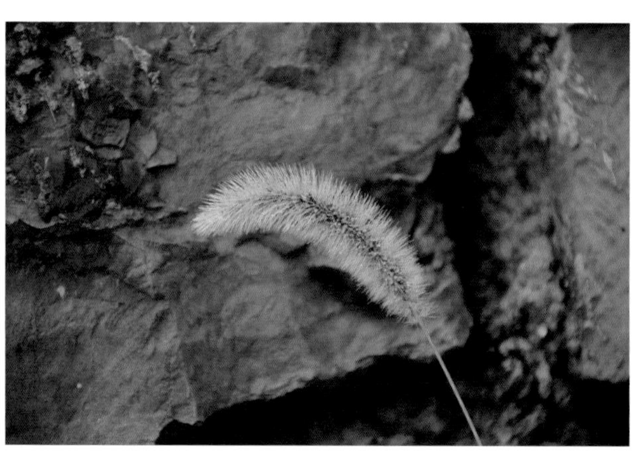

▲ 狗尾草花

菖蒲 *Acorus calamus* L.

别名 水菖蒲、浦剑。

药材名 菖蒲(根茎)。

形态特征 多年生草本。根茎横走，稍扁，分枝，直径 5～10 mm，外皮黄褐色，芳香，肉质根多数，长 5～6 cm，具毛发状须根。叶基生，基部两侧膜质叶鞘宽 4～5 mm，向上渐狭。叶片剑状线形，长 90～150 cm，中部宽 1～3 cm，基部宽、对褶，中部以上渐狭，草质，绿色，光亮；中肋在两面均明显隆起，侧脉 3～5 对，平行，纤弱，大都伸延至叶尖。花序柄三棱形；长 15～50 cm；叶状佛焰苞剑状线形，长 30～40 cm；肉穗花序斜向上或近直立，狭锥状圆柱形，长 4.5～8.0 cm，直径 6～12 mm。花黄绿色，花被片长约 2.5 mm，宽约 1 mm；花丝长 2.5 mm，宽约 1 mm；子房长圆柱形。浆果长圆形，红色。花期 2～9 月。

生境与分布 生于海拔 2 500 m 以下的水边或沼泽湿地。贵州乌蒙山各地均有分布。

采收加工 全年均可采挖，但以 8～9 月采挖的根茎质量较佳，洗净泥土，除去须根，晒干。

性味归经 辛、苦，温。归心、肝、胃经。

功能主治 化痰开窍，除湿健胃，杀虫止痒。用于痰厥昏迷，中风，癫痫，惊悸健忘，耳鸣耳聋，食积腹痛，痢疾泄泻，风湿疼痛，湿疹，疥疮。

用法用量　内服：水煎，3～6 g；或入丸、散。外用：适量，煎水洗或研末调敷。

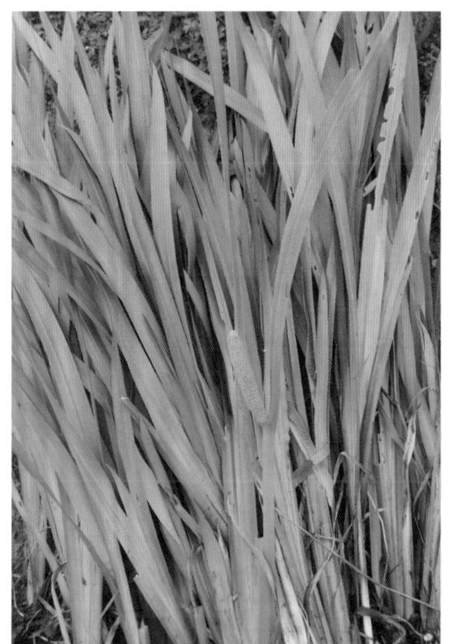

▲ 菖蒲叶

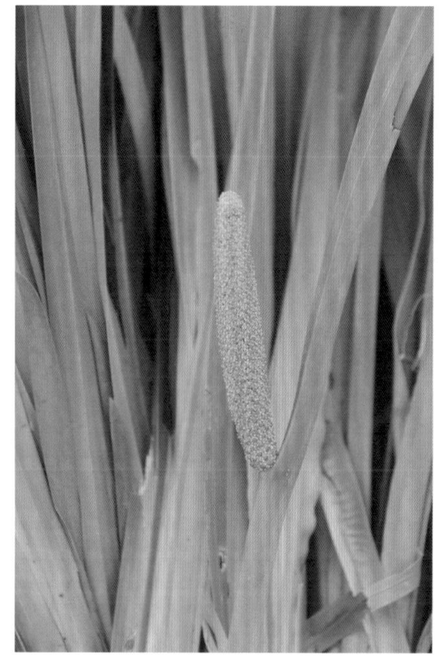

▲ 菖蒲肉穗花序

石菖蒲 *Acorus tatarinowii* Schott

别名　金钱蒲、剑草。

药材名　石菖蒲(根茎)。

形态特征　多年生草本。根茎芳香，粗 2～5 mm，外部淡褐色，节间长 3～5 mm，根肉质，具多数须根，根茎上部分枝甚密，植株因而成丛生状，分枝常被纤维状宿存叶基。叶无柄，叶片薄，基部两侧膜质叶鞘宽可达 5 mm，上延几达叶片中部，渐狭，脱落；叶片暗绿色，线形，长 20～50 cm，基部对折，中部以上平展，宽 7～13 mm，先端渐狭，无中肋，平行脉多数，稍隆起。花序柄腋生，长 4～15 cm，三棱形。叶状佛焰苞长 13～25 cm，为肉穗花序长的 2～5 倍或更长，稀近等长；肉穗花序圆柱状，长 2.5～8.5 cm，粗 4～7 mm，上部渐尖，直立或稍弯。花白色。成熟果序长 7～8 cm，粗可达 1 cm。幼果绿色，成熟时黄绿色或黄白色。花果期 2～6 月。

生境与分布　生于海拔 2 000 m 以下的山间泉流的水旁湿地或水石间。贵州乌蒙山各地均有分布。

采收加工　秋、冬二季采挖，除去须根和泥沙，晒干。

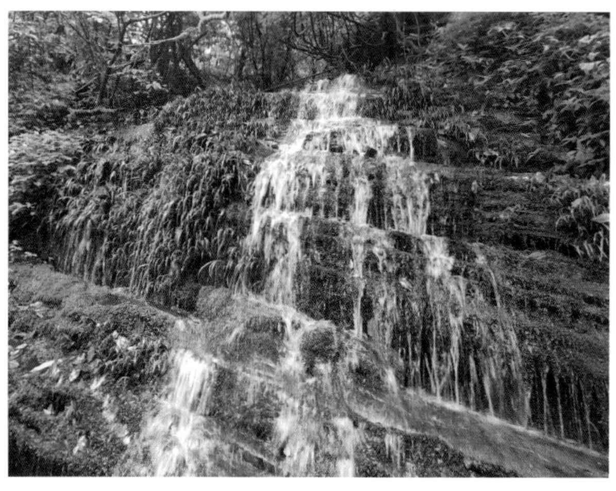

▲ 石菖蒲野生群落

性味归经 辛、苦，温。归心、胃经。

功能主治 开窍豁痰，醒神益智，化湿开胃。用于神昏癫痫，健忘失眠，耳鸣耳聋，脘痞不饥，噤口下痢。

用法用量 内服：水煎，3～10 g。

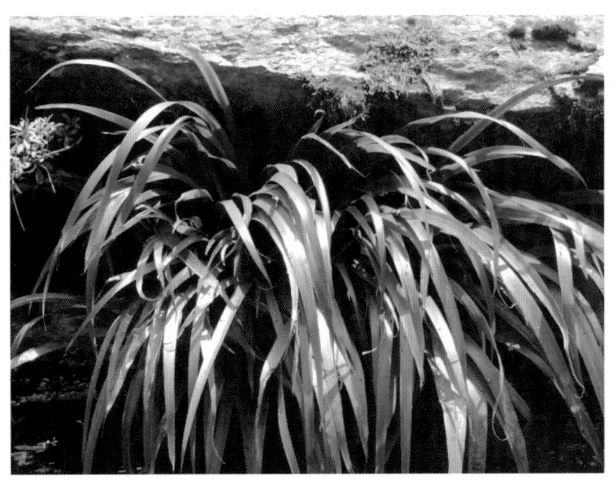

▲ 石菖蒲植株

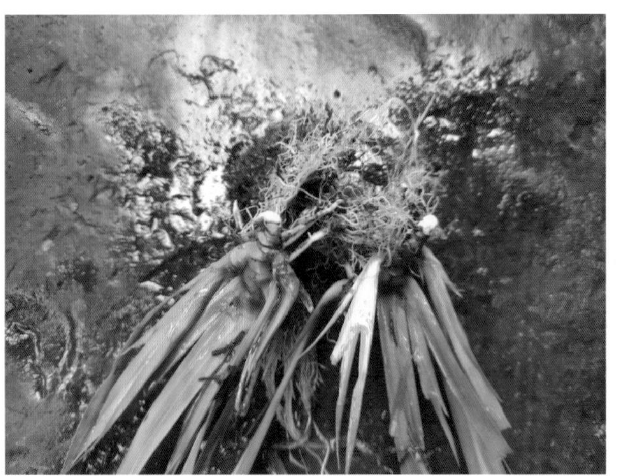

▲ 石菖蒲根茎

魔芋 *Amorphophallus konjac* K. Koch

别名 黑芋头。

药材名 魔芋(块茎)。

形态特征 多年生草本。块茎扁球形，直径 4～8 cm，顶部中央明显下凹成圆窝，暗红褐色。叶柄及花序柄基部均围以膜质鳞叶，内面鳞叶椭圆形，长 15 cm，宽 2.5 cm；叶柄长 30～100 cm，光滑，灰色或灰白色，具绿色斑块；叶片 3 全裂，裂片 2～3 次羽状深裂，小裂片椭圆形，长 3～6 cm，宽 1～2 cm，基部宽楔形，外侧下延；花序柄长 40～60 cm，圆柱形，粗可达 1 cm；佛焰苞大，直立，倒钟形，展开，基部席卷，先端长渐尖，长 12～39 cm，宽 7～15 cm，紫红色，不具斑块，内面基部紫褐色，具疣皱。花序 1，具长柄，佛焰苞宽卵形或长圆形，基部钟形，内卷，檐部展开，凋萎脱落或缩存；肉穗花序直立，长于佛焰苞，下部为雌花序，上接能育雄花序，最后为附属器，附属器延长。浆果球形或扁球形，成熟时黄绿色。花期 4～6 月，果期 8～9 月。

生境与分布 生于疏林下、山坡或溪谷两旁润湿地，也有栽培。贵州乌蒙山各地均有分布。

采收加工 10～11 月采挖，洗净，鲜用或切片晒干。

性味归经 辛、苦，寒。有毒。归心、肝经。

功能主治 解毒散结，行瘀止痛，化痰消积。用于痈疖肿毒，跌打损伤，疔疮，毒蛇咬伤，疟疾，痰嗽，积滞。

用法用量 内服：水煎，9～15 g(需久煎 2 h 以上)。外用：适量，捣敷；或磨醋涂。

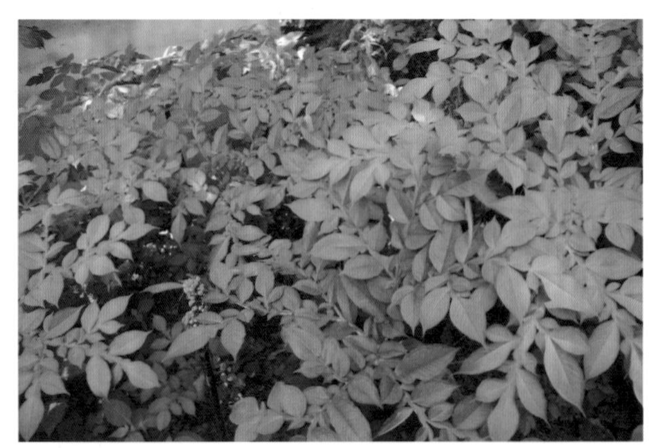

▲ 魔芋植株

一把伞天南星 *Arisaema erubescens*（Wall.）Schott

别名 蛇包谷、天南星。

药材名 天南星(块茎)。

形态特征 多年生草本。块茎扁球形，直径可达6 cm，表皮黄色，有时淡红紫色。鳞叶绿白色、粉红色、有紫褐色斑纹。叶1，极稀2，叶柄长40～80 cm，中部以下具鞘，鞘部粉绿色，上部绿色，有时具褐色斑块；叶片放射状分裂，幼株裂片少则3～4枚，多年生植株有多至20枚的，常1枚上举，余放射状平展，披针形、长圆形至椭圆形，无柄，长6～24 cm，宽6～35 mm，长渐尖，具线形长尾。花序柄比叶柄短，直立，果时下弯或否。佛焰苞绿色，背面有清晰的白色条纹，或淡紫色至深紫色而无条纹，管部圆筒形，长4～8 mm，粗9～20 mm；喉部边缘截形或稍外卷；檐部通常颜色较深，三角状卵形至长圆状卵形，有时为倒卵形，长4～7 cm，宽2.2～6.0 cm，先端渐狭，略下弯，有长5～15 cm的线形尾尖或否。肉穗花序单性，雄花序长2.0～2.5 cm，花密；雌花序长约2 cm，粗6～7 mm；各附属器棒状、圆柱形，中部稍膨大或否，直立，长2.0～4.5 cm，中部粗2.5～5.0 mm，先端钝，光滑，基部渐狭；雄花序的附属器下部光滑或有少数中性花；雌花序上的具多数中性花。雄花具短柄，淡绿色、紫色至暗褐色，雄蕊2～4，药室近球形，顶孔开裂成圆形。雌花子房卵圆形，柱头无柄。果序柄下弯或直立，浆果红色，种子1～2，球形，淡褐色。花期5～7月，果期9月。

生境与分布 生于海拔3 200 m以下的林下、沟谷湿地、灌丛、草坡、荒地。贵州乌蒙山各地均有分布。

采收加工 秋、冬二季茎叶枯萎时采挖，除去须根及外皮，干燥。

性味归经 苦、辛，温，有毒。归肺、肝、脾经。

功能主治 散结消肿。外用于痈肿，蛇虫咬伤。

用法用量 外用：生品适量，研末以醋或酒调敷患处。

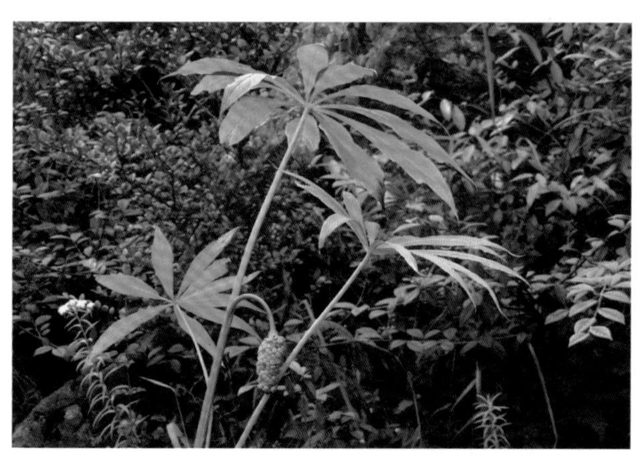

▲ 一把伞天南星植株

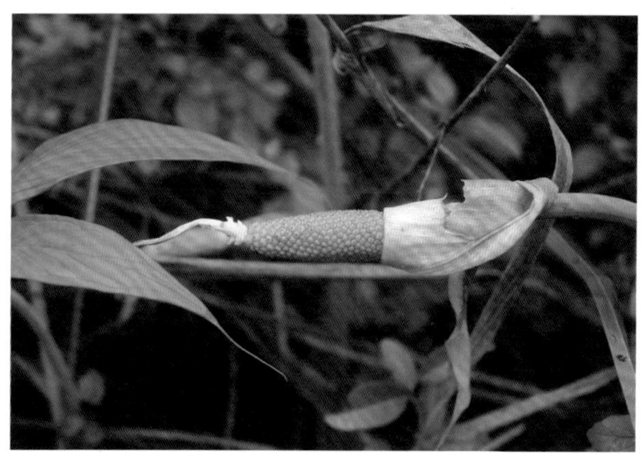

▲ 一把伞天南星果实

异叶天南星 *Arisaema heterophyllum* Bl.

别名 天南星、半边莲。

药材名 天南星(块茎)。

形态特征 多年生草本。块茎扁球形，直径2～4 cm，顶部扁平，周围生根，常有若干侧生芽眼。叶常单1,叶柄圆柱形,粉绿色,长30～50 cm,下部鞘筒状,鞘端斜截形;叶片鸟足状分裂,裂片13～19,倒披针形或线状长圆形,基部楔形,先端骤狭渐尖,全缘,暗绿色,背面淡绿色,中裂片无柄或具长15 mm的短柄,长3～15 cm,宽0.7～5.8 cm,比两侧短小。花序柄长30～55 cm,从叶柄鞘筒内抽出;佛焰苞管部圆柱形,长3.2～8.0 cm,粗1.0～2.5 cm,粉绿色,内面绿白色,喉部截形,外缘稍外卷;檐部卵形或卵状披针形,宽2.5～8.0 cm,长4～9 cm,下弯几成盔状,背面深绿色、淡绿色至淡黄色,先端骤狭渐尖。肉穗花序两性和雄花序单性;两性花序下部雌花序长1.0～2.2 cm,上部雄花序长1.5～3.2 cm,此中雄花疏,大部分不育。单性雄花序长3～5 cm,粗3～5 mm,各种花序附属器基部粗5～11 mm,苍白色,向上细狭,长10～20 cm,至佛焰苞喉部以外"之"字形上升(稀下弯);雌花球形,花柱明显,柱头小,胚珠3～4,直立于基底胎座上;具柄,花药2～4,白色,顶孔横裂。浆果黄红色、红色,圆柱形,长约5 mm,内有棒头状种子1枚,不育胚珠2～3枚,种子黄色,具红色斑点。花期4～5月,果期7～9月。

生境与分布　生于海拔900～2 500 m的林下、沟谷、灌丛或草地。贵州乌蒙山各地均有分布。

采收加工　秋、冬二季茎叶枯萎时采挖,除去须根及外皮,干燥。

性味归经　苦、辛,温。有毒。归肺、肝、脾经。

功能主治　散结消肿。外用于痈肿,蛇虫咬伤。

用法用量　外用:生品适量,研末以醋或酒调敷患处。

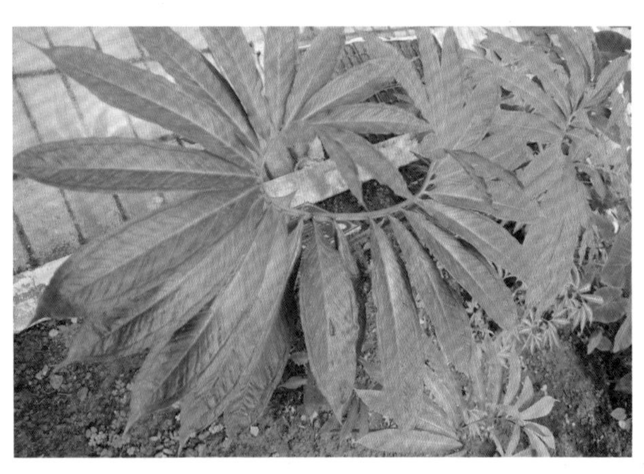

▲ 异叶天南星植株

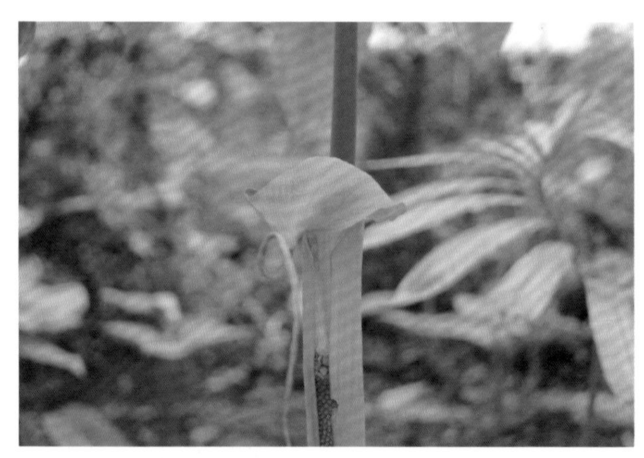

▲ 异叶天南星佛焰苞

虎掌 *Pinellia pedatisecta* Schott

别名　麻芋果、掌叶半夏、狗爪半夏。

药材名　虎掌(块茎)。

形态特征　多年生草本。块茎近圆球形,直径可达4 cm,根密集,肉质,长5～6 cm;块茎四旁常生若干小球茎。叶1～3或更多,叶柄淡绿色,长20～70 cm,下部具鞘;叶片鸟足状分裂,裂片6～11,披针形,渐尖,基部渐狭,楔形,中裂片长15～18 cm,宽3 cm,两侧裂片依次渐短小,最外的有时长仅4～5 cm;侧脉6～7对,离边缘3～4 mm处弧曲,连结为集合脉,网脉不明显。花序柄长20～50 cm,直立。佛焰苞淡绿色,管部长圆形,长2～4 cm,直径约1 cm,向下渐收缩;檐部长披针形,锐尖,长8～15 cm,基部展平宽1.5 cm。肉穗花序,雌花序长1.5～3.0 cm;雄花序长5～7 mm;附属器黄绿色,细线形,长10 cm,直立或略呈"S"形弯曲。浆果卵圆形,绿色至黄白色,小,藏于宿存的佛焰苞管部内。花期6～7月,果期9～11月。

生境与分布　生于海拔1 100 m以下的沟谷阴湿

地、林缘坡地或山谷、河岸、草地。七星关、纳雍、桐梓有分布。

采收加工 9～11月挖取块茎，筛去泥土，于流水下用棍棒捣脱皮，或用脱皮机脱皮，洗净，晒干或烘干。

性味归经 苦、辛，温。有毒。归肺、肝、脾经。

功能主治 清热解毒，散瘀消肿。用于无名肿毒，毒蛇咬伤。

用法用量 内服：水煎，3～9 g，一般制后用；或入丸、散。外用：生品适量，研末以醋或酒调敷。

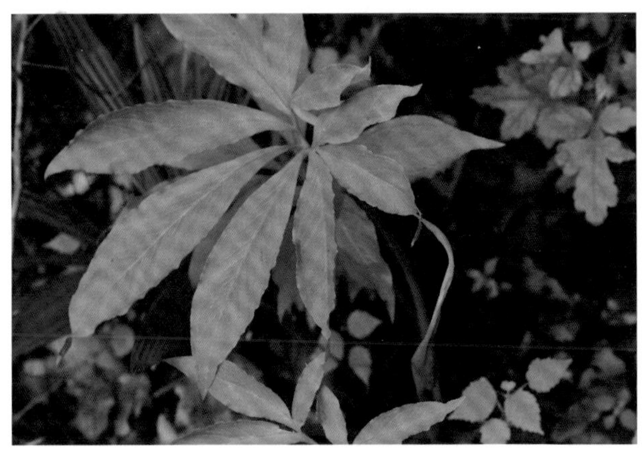

▲ 虎掌植株

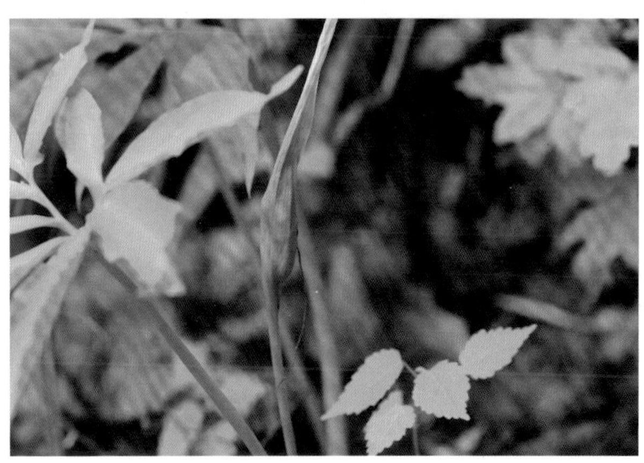

▲ 虎掌佛焰苞

半夏 *Pinellia ternata* (Thunb.) Ten. ex Breitenb.

别名 三步跳、麻芋果、三叶半夏。

药材名 半夏(块茎)。

形态特征 多年生草本。块茎圆球形，直径1～2 cm，具须根。叶2～5枚，有时1枚。叶柄长15～20 cm，基部具鞘，鞘内、鞘部以上或叶片基部(叶柄顶头)有直径3～5 mm的珠芽，珠芽在母株上萌发或落地后萌发；幼苗叶片卵状心形至戟形，为全缘单叶，长2～3 cm，宽2.0～2.5 cm；老株叶片3全裂，裂片绿色，背淡，长圆状椭圆形或披针形，两头锐尖，中裂片长3～10 cm，宽1～3 cm；侧裂片稍短；全缘或具不明显的浅波状圆齿，侧脉8～10对，细弱，细脉网状，密集，集合脉2圈。花序柄长25～30(～35) cm，长于叶柄。佛焰苞绿色或绿白色，管部狭圆柱形，长1.5～2.0 cm；檐部长圆形，绿色，有时边缘青紫色，长4～5 cm，宽1.5 cm，钝或锐尖。肉穗花序：雌花序长2 cm，雄花序长5～7 mm，其中间隔3 mm；附属器绿色变青紫色，长6～10 cm，直立，有时"S"形弯曲。浆果卵圆形，黄绿色，先端渐狭为明显的花柱。花期5～7月，果期8月。

生境与分布 生于海拔2 500 m以下的荒地、玉米地、田边、草坡或疏林下。贵州乌蒙山各地均有分布。

采收加工 夏、秋二季采挖，洗净，除去外皮和须根，晒干。

性味归经 辛、温。有毒。归脾、胃、肺经。

功能主治 燥湿化痰，降逆止呕，消痞散结。用于

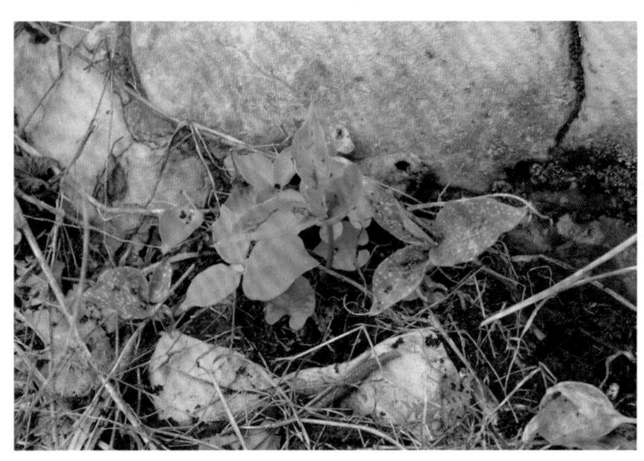

▲ 野生半夏

湿痰寒痰，咳喘痰多，痰饮眩悸，风痰眩晕，痰厥头痛，呕吐反胃，胸脘痞闷，梅核气；外用于痈肿痰核。

用法用量 内服：一般炮制后使用，3～9 g。外用：适量，磨汁涂；或研末以酒调敷患处。

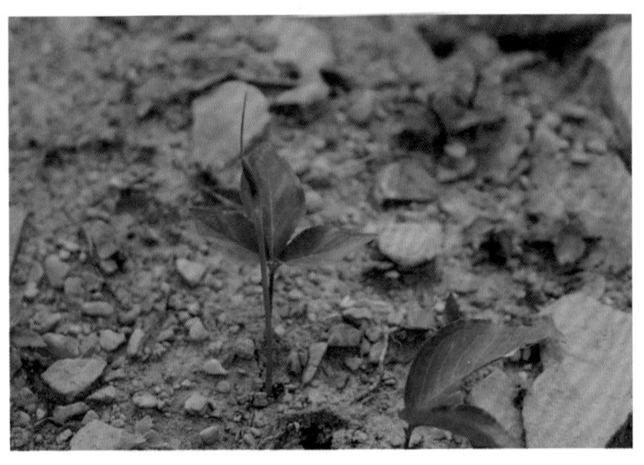

▲ 种植半夏

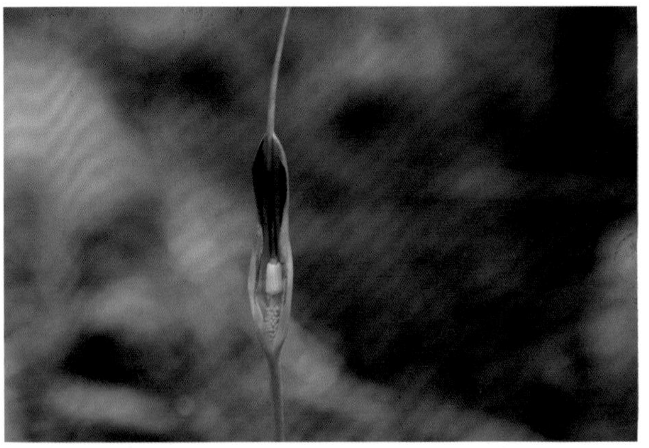

▲ 半夏佛焰苞

香蒲 *Typha orientalis* C. Presl

别名 毛腊烛。

药材名 蒲黄（花粉）。

形态特征 多年生水生或沼生草本。根状茎乳白色。地上茎粗壮，向上渐细，高 1.3～2.0 m。叶片条形，长 40～70 cm，宽 0.4～0.9 cm，光滑无毛，上部扁平，下部腹面微凹，背面逐渐隆起呈凸形，横切面呈半圆形，细胞间隙大，海绵状。叶鞘抱茎。雌雄花序紧密连接。雄花序长 2.7～9.2 cm，花序轴具白色弯曲柔毛，自基部向上具 1～3 枚叶状苞片，花后脱落。雌花序长 4.5～15.2 cm，基部具 1 枚叶状苞片，花后脱落。雄花通常由 3 枚雄蕊组成，有时 2 枚，或 4 枚雄蕊合生，花药长约 3 mm，2 室，条形，花粉粒单体，花丝很短，基部合生成短柄。雌花无小苞片。孕性雌花柱头匙形，外弯，长 0.5～0.8 mm，花柱长 1.2～2.0 mm，子房纺锤形至披针形，子房柄细弱，长约 2.5 mm。不孕雌花子房长约 1.2 mm，近于圆锥形，先端呈圆形，不发育柱头宿存。白色丝状毛通常单生，有时几枚基部合生，稍长于花柱，短于柱头。小坚果椭圆形至长椭圆形。果皮具长形褐色斑点。种子褐色，微弯。花果期 5～8 月。

生境与分布 生于水旁或沼泽中。贵州乌蒙山各地均有分布。

采收加工 夏季采收蒲棒上部的黄色雄花序，晒干后碾轧，筛取花粉。

性味归经 甘，平。归肝、心包经。

功能主治 止血，化瘀，通淋。用于吐血，衄血，咯血，崩漏，外伤出血，经闭痛经，胸腹刺痛，跌扑肿痛，血淋涩痛。

用法用量 内服：5～10 g，包煎。外用：适量，敷患处。

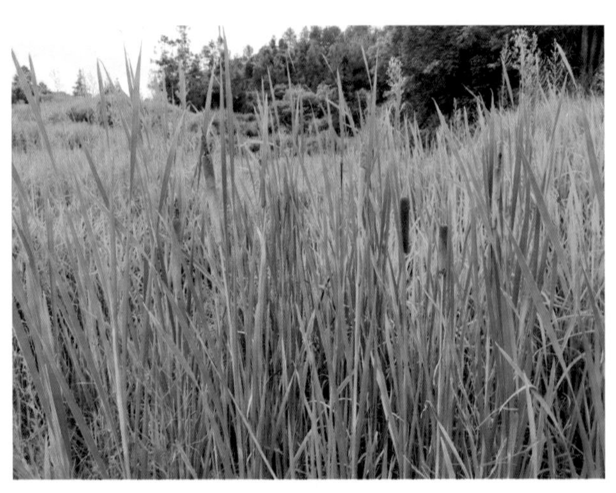

▲ 香蒲植株

莎草 *Cyperus rotundus* L.

别名 香附子、雷公头。

药材名 香附(根茎)。

形态特征 多年生草本。匍匐根茎长,先端具肥大纺锤形的块茎,外皮紫褐色,有棕毛或黑褐色的毛状物。茎高15～95 cm,锐三棱形,基部呈块茎状。叶窄线形,短于秆,宽2～5 mm,鞘棕色,常裂成纤维状。叶状苞片2～5,长侧枝聚伞花序简单或复出,辐射枝3～10。穗状花序轮廓为陀螺形,小穗3～10,线形,长1～3 cm,具花8～28朵。小穗轴具较宽的、白色透明的翅。鳞片覆瓦状排列,膜质,卵形或长圆状卵形,长约3 mm,中间绿色,两侧紫红色或红棕色,具脉5～7条。雄蕊3,药线形。花柱长,柱头3。小坚果长圆状倒卵形。花期5～8月,果期7～11月。

生境与分布 生于海拔350～1 400 m的山坡草地、耕地或路旁水边潮湿处。贵州乌蒙山各地均有分布。

采收加工 秋季采挖,燎去毛须,置沸水中略煮或蒸透后晒干,或燎后直接晒干。

性味归经 辛、微苦、微甘,平。归肝、脾、三焦经。

功能主治 疏肝解郁,理气宽中,调经止痛。用于肝郁气滞,胸胁胀痛,疝气疼痛,乳房胀痛,脾胃气滞,脘腹痞闷,胀满疼痛,月经不调,经闭痛经。

用法用量 内服:煎服,6～10 g。醋制增强疏肝止痛作用。

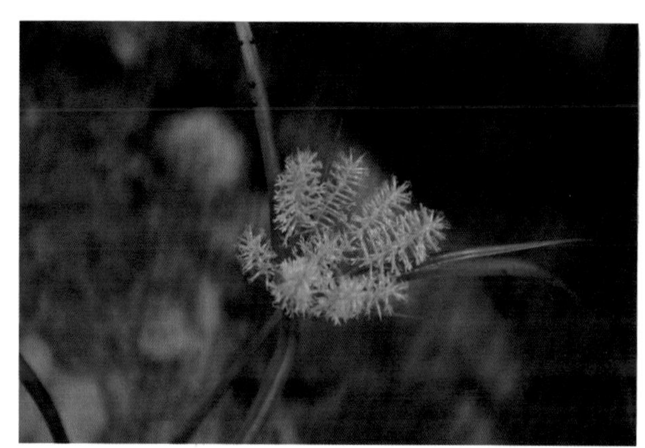

▲ 莎草花序

草果 *Amomum tsaoko* Crevost & Lem.

别名 草果仁、草果子。

药材名 草果(果实)。

形态特征 多年生草本植物。茎丛生,高达3 m,全株有辛香气,地下部分略似生姜。叶片长椭圆形或长圆形,长40～70 cm,宽10～20 cm,顶端渐尖,基部渐狭,边缘干膜质,两面光滑无毛,无柄或具短柄,叶舌全缘,顶端钝圆,长0.8～1.2 cm。穗状花序不分枝,长13～18 cm,宽约5 cm,每花序有花5～30朵;总花梗长10 cm或更长,被密集的鳞片,鳞片长圆形或长椭圆形,长5.5～7.0 cm,宽2.3～3.5 cm,顶端圆形,革质,干后褐色;苞片披针形,长约4 cm,宽0.6 cm,顶端渐尖;小苞片管状,长3 cm,

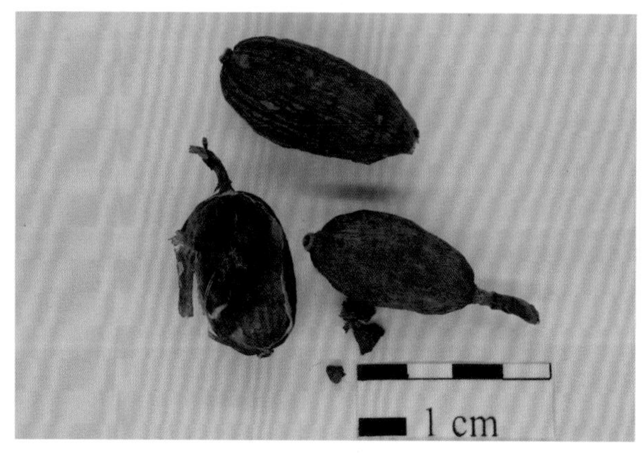

▲ 草果药材

宽0.7 cm，一侧裂至中部，顶端2～3齿裂，萼管约与小苞片等长，顶端具钝三齿；花冠红色，管长2.5 cm，裂片长圆形，长约2 cm，宽约0.4 cm；唇瓣椭圆形，长约2.7 cm，宽1.4 cm，顶端微齿裂；花药长1.3 cm，药隔附属体3裂，长4 mm，宽11 mm，中间裂片四方形，两侧裂片稍狭。蒴果密生，熟时红色，干后褐色，不开裂，长圆形或长椭圆形，长2.5～4.5 cm，宽约2 cm，无毛，顶端具宿存花柱残迹，干后具皱缩的纵线条，果梗长2～5 mm，基部常具宿存苞片，种子多角形，直径4～6 mm，有浓郁香味。花期4～6月，果期9～12月。

生境与分布　贵州乌蒙山各县区均有栽培。

采收加工　秋季果实成熟时采收，除去杂质，晒干或低温干燥。

性味归经　辛，温。归脾、胃经。

功能主治　燥湿温中，截疟除痰。用于寒湿内阻，脘腹胀痛，痞满呕吐，疟疾寒热，瘟疫发热。

用法用量　内服：水煎，3～6 g。

姜　*Zingiber officinale* Roscoe

别名　生姜。

药材名　生姜(根茎)。

形态特征　株高0.5～1.0 m；根茎肥厚，多分枝，有芳香及辛辣味。叶片披针形或线状披针形，长15～30 cm，宽2.0～2.5 cm，无毛，无柄；叶舌膜质，长2～4 mm。总花梗长达25 cm；穗状花序球果状，长4～5 cm；苞片卵形，长约2.5 cm，淡绿色或边缘淡黄色，顶端有小尖头；花萼管长约1 cm；花冠黄绿色，管长2.0～2.5 cm，裂片披针形，长不及2 cm；唇瓣中央裂片长圆状倒卵形，短于花冠裂片，有紫色条纹及淡黄色斑点，侧裂片卵形，长约6 mm；雄蕊暗紫色，花药长约9 mm；药隔附属体钻状，长约7 mm。花期秋季。

生境与分布　贵州乌蒙山各县区均有栽培。

采收加工　秋、冬二季采挖根茎，除茎叶，须根。

性味归经　辛，微温。归肺、脾、胃经。

功能主治　解表散寒，温中止呕，化痰止咳，解鱼蟹毒。用于风寒感冒，胃寒呕吐，寒痰咳嗽，鱼蟹中毒。

用法用量　内服：水煎，3～10 g。

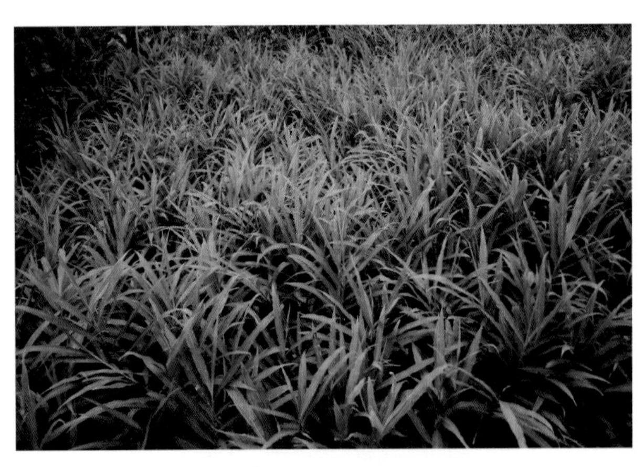

▲ 姜种植地

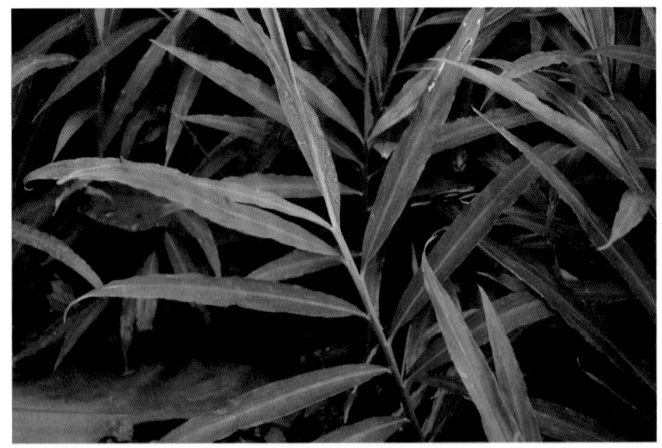

▲ 姜植株

蘘荷 *Zingiber mioga* (Thunb.) Rosc.

别名 山姜、阳荷。

药材名 蘘荷(根茎)、蘘荷花(花)、蘘荷子(果实)。

形态特征 多年生草本,高 0.5～1.0 m。根茎肥厚,圆柱形,淡黄色。叶柄长 0.5～1.7 cm 或无柄;叶舌膜质,2 裂,长 0.3～1.2 cm;叶片披针状椭圆形或线状披针形,长 20～37 cm,宽 3～6 cm,叶面无毛,叶背无毛或被稀疏的长柔毛;中脉粗壮,侧脉羽状,近平行。穗状花序椭圆形,长 5～7 cm,单独由根茎生出,总花梗无到长达 17 cm,被长圆形鳞片状鞘;苞片覆瓦状排列,椭圆形,红绿色,具紫脉;花萼管状,长 2.5～3.0 cm,一侧开裂,花冠管长 4～5 cm,裂片披针形,长 2.7～3.0 cm,宽约 7 mm,淡黄色;唇瓣卵形,3 裂,中裂片长约 2.5 cm,宽约 1.8 cm,中部黄色,边缘白色,侧裂片长约 1.3 cm,宽约 4 mm;花药、药隔附属体各长约 1 cm。蒴果倒卵形,熟时裂成 3 瓣,果皮里面鲜红色;种子黑色,被白色假种皮。花期 8～10 月。

生境与分布 贵州乌蒙山各县区均有栽培。

采收加工 1. 蘘荷。夏、秋季采收,鲜用或切片晒干。

2. 蘘荷花。花开时采收,鲜用或烘干。

3. 蘘荷子。果实成熟开裂时采收,晒干。

性味归经 1. 蘘荷。辛,温。归肝、肺经。

2. 蘘荷花。辛,温。归肺、肝经。

3. 蘘荷子。辛,温。归胃经。

功能主治 1. 蘘荷。活血调经,祛痰止咳,解毒消肿。用于月经不调,痛经,跌打损伤,咳嗽气喘,痈疽肿毒,瘰疬。

2. 蘘荷花。温肺化痰。用于肺寒咳嗽。

3. 蘘荷子。温胃止痛。用于胃痛。

用法用量 1. 蘘荷。内服:6～15 g;或研末;或鲜品绞汁。外用:适量,捣敷;捣汁含漱或点眼。

2. 蘘荷花。内服:水煎,3～6 g。

3. 蘘荷子。内服:水煎,9～15 g。

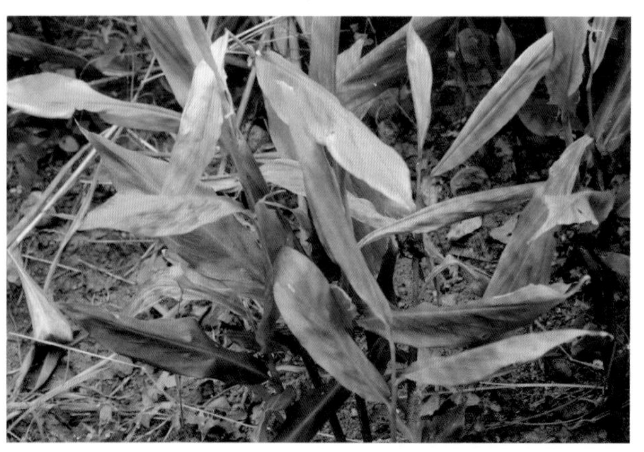

▲ 蘘荷植株

小白及 *Bletilla formosana* (Hayata) Schlt.

别名 台湾白及、白及儿。

药材名 小白及(块茎)。

形态特征 草本植物。植株高 15～50 cm。假鳞茎扁卵球形,较小,上面具荸荠似的环带,富黏性。茎纤细或较粗壮,具 3～5 枚叶。叶一般较狭,通常线状披针形、狭披针形至狭长圆形,长 6～20(～40)cm,宽 5～10(20～45)mm,先端渐尖,基部收狭成鞘并抱茎。总状花序具(1～)2～6 朵花;花序轴或多或少呈"之"字状曲折;花苞片长圆状披针形,长 1.0～1.3 cm,先端渐尖,开花时凋落;子房圆柱形,扭转,长 8～12 mm;花较小,淡紫色或粉红色,罕白色;萼片和花瓣狭长圆形,长 15～21 mm,宽 4.0～6.5 mm,近等大;萼片先端近急尖;花瓣先端稍钝;唇瓣椭圆形,长 15～18 mm,宽 8～9 mm,中部以上 3 裂;侧裂片直立,斜的半圆形,围抱蕊柱,先端稍尖或急尖,常伸达中裂片的 1/3 以上;中裂片近圆形或近倒卵形，长4～5 mm，宽4～5 mm，边缘微波状，先端钝圆，罕略凹缺；唇盘上具5条纵脊状褶片；褶片从基部至中裂片上面均为波状；蕊柱长12～13 mm，柱状，具狭翅，稍弓曲。花期4～5(～6)月。

生境与分布 生于海拔600～3 100 m的常绿阔叶林、栎林、针叶林下、路边、沟谷草地或草坡及岩石缝中。贵州乌蒙山各地均有分布。

采收加工 9～10月采挖，洗净，除去鳞叶、残茎及须根，置沸水中蒸至无白心，晒至半干，撞去外皮，或趁鲜切纵片，晒干。

性味归经 苦、甘、涩，微寒。归肺、胃经。

功能主治 润肺止咳，收敛止血，消肿生肌。用于肺痨咯血，咳血吐血，溃疡出血，外伤出血，疮疡肿毒，皮肤皲裂。

用法用量 内服：6～15 g；研粉吞服3～6 g。外用：适量，研末调敷。

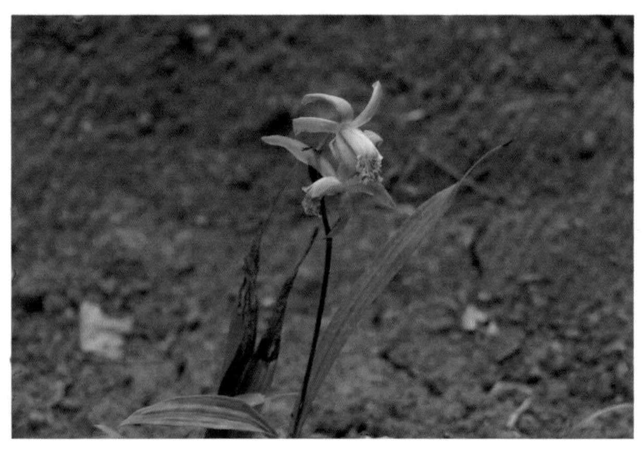

▲ 小白及植株

黄花白及 *Bletilla ochracea* Schltr.

别名 狭叶白及、白及儿。

药材名 黄花白及(块茎)。

形态特征 植株高25～55 cm。假鳞茎扁斜卵形，较大，上面具荸荠似的环带，富黏性。茎较粗壮，常具4枚叶。叶长圆状披针形，长8～35 cm，宽1.5～2.5 cm，先端渐尖或急尖，基部收狭成鞘并抱茎。花序具3～8朵花，通常不分枝或极罕分枝；花序轴或多或少呈“之”字状折曲；花苞片长圆状披针形，长1.8～2.0 cm，先端急尖，开花时凋落；花中等大，黄色或萼片和花瓣外侧黄绿色，内面黄白色，罕近白色；萼片和花瓣近等长，长圆形，长18～23 mm，宽5～7 mm，先端钝或稍尖，背面常具细紫点；唇瓣椭圆形，白色或淡黄色，长15～20 mm，宽8～12 mm，在中部以上3裂；侧裂片直立，斜的长圆形，围抱蕊柱，先端钝，几不伸至中裂片旁；中裂片近正方形，边缘微波状，先端微凹；唇盘上面具5条纵脊状褶片；褶片仅在中裂片上面为波状；蕊柱长15～18 mm，柱状，具狭翅，稍弓曲。花期6～7月。

生境与分布 威宁、赫章、大方等地有栽培。

采收加工 9～10月采挖，洗净，除去鳞叶、残茎及须根，置沸水中蒸至无白心，晒至半干，撞去外皮，或趁鲜切纵片，晒干。

性味归经 苦、甘、涩，微寒。归肺、胃经。

功能主治 润肺止咳，收敛止血，消肿生肌。用于肺痨咯血，咳血吐血，溃疡出血，外伤出血，疮疡肿毒，皮肤皲裂。

用法用量 内服：6～15 g；研粉吞服3～6 g。外用：适量，研末调敷。

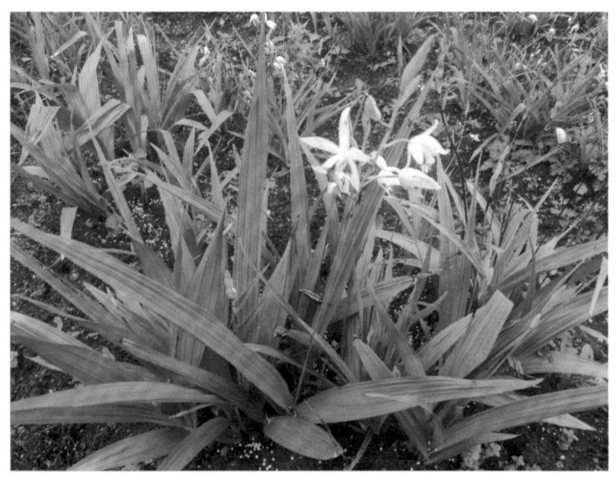

▲ 黄花白及植株

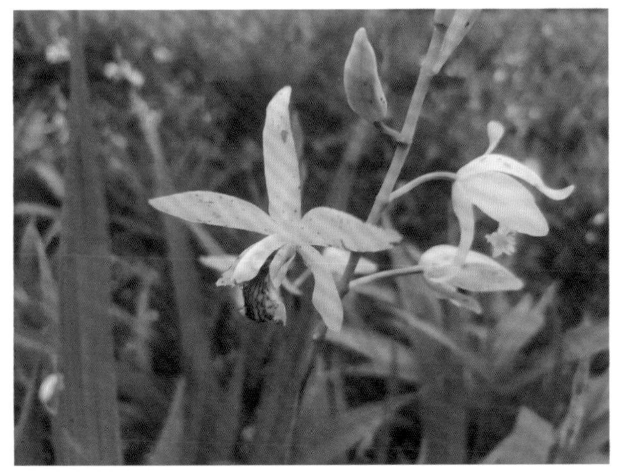

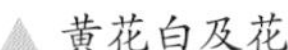
▲ 黄花白及花

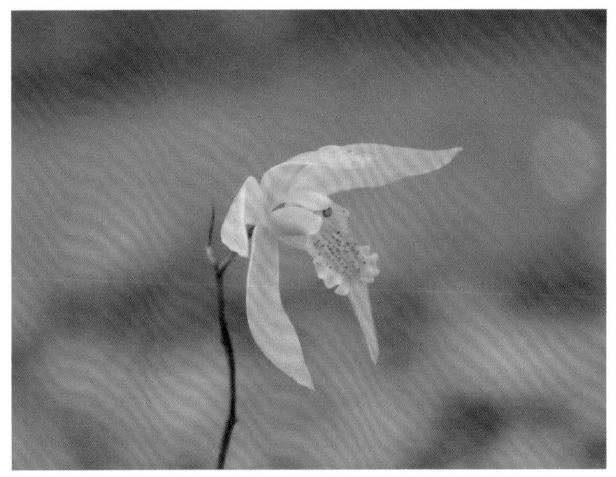

▲ 黄花白及花冠

白及 *Bletilla striata* (Thunb. ex A. Murray) Rchb. f.

别名 冰球子、白及儿。

药材名 白及(块茎)。

形态特征 植株高 18～60 cm。假鳞茎扁球形,上面具荸荠似的环带,富黏性。茎粗壮,劲直。叶 4～6 枚,狭长圆形或披针形,长 8～29 cm,宽 1.5～4.0 cm,先端渐尖,基部收狭成鞘并抱茎。花序具 3～10 朵花,常不分枝或极罕分枝;花序轴或多或少呈"之"字状曲折;花苞片长圆状披针形,长 2.0～2.5 cm,开花时常凋落;花大,紫红色或粉红色;萼片和花瓣近等长,狭长圆形,长 25～30 mm,宽 6～8 mm,先端急尖;花瓣较萼片稍宽;唇瓣较萼片和花瓣稍短,倒卵状椭圆形,长 23～28 mm,白色带紫

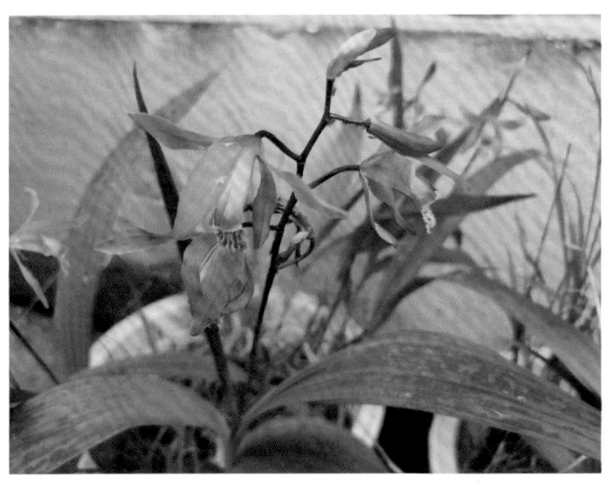

▲ 白及植株

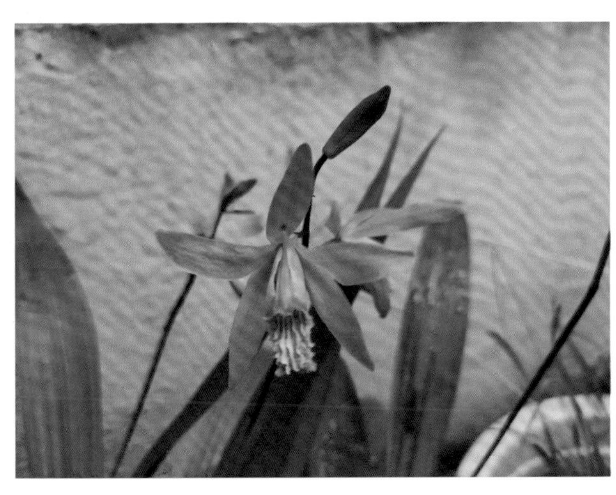

▲ 白及花冠

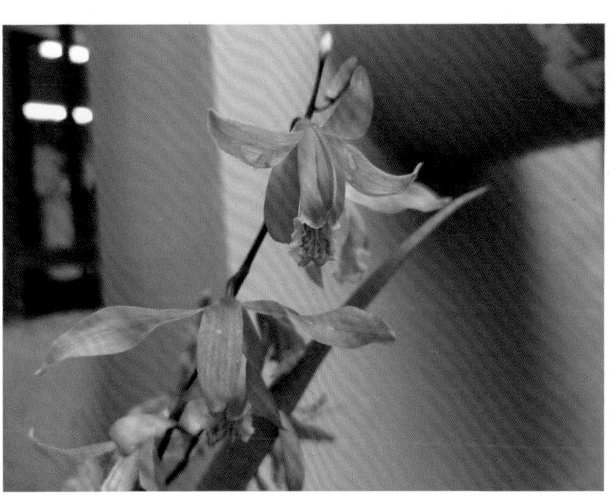

▲ 白及花序

红色，具紫色脉；唇盘上面具5条纵褶片，从基部伸至中裂片近顶部，仅在中裂片上面为波状；蕊柱长18～20 mm，柱状，具狭翅，稍弓曲。花期4～5月。

生境与分布 贵州乌蒙山各地均有分布。

采收加工 夏、秋二季采挖，除去须根，洗净，置沸水中煮或蒸至无白心，晒至半干，除去外皮，晒干。

性味归经 苦、甘、涩，微寒。归肺、肝、胃经。

功能主治 收敛止血，消肿生肌。用于咯血，吐血，外伤出血，疮疡肿毒，皮肤皲裂。

用法用量 内服：6～15 g；研末吞服3～6 g。外用：适量。

生境与分布 生于海拔100～3 200 m常绿阔叶林下，栎树林或针叶林下、路边草丛或岩石缝中。

虾脊兰 *Calanthe discolor* Lindl.

别名 九子连环草、一串钮子、九节虫。

药材名 硬九子连环草（全草、根状茎）。

形态特征 地生草本。根状茎不甚明显。假鳞茎粗短，近圆锥形，具3～4枚鞘和3枚叶。假茎长6～10 cm，粗达2 cm。叶在花期全部未展开，倒卵状长圆形至椭圆状长圆形，长达25 cm，宽4～9 cm，基部收狭为长4～9 cm的柄，背面密被短毛。花葶从假茎上端的叶间抽出，密被短毛，总状花序长6～8 cm，疏生约10朵花；花苞片宿存，膜质，卵状披针形，长4～7 mm，近无毛；花梗和子房长6～13 mm，弧曲，密被短毛，子房棒状；萼片和花瓣褐紫色；中萼片稍斜的椭圆形，长11～13 mm，背面中部以下被短毛；侧萼片相似于中萼片；花瓣近长圆形或倒披针形，中部宽3.5～5.0 mm，先端稍钝，基部收狭，具3条脉，两侧的2条常分支，无毛；唇瓣白色，扇形，与蕊柱翅合生，约等长于萼片，3深裂；侧裂片镰状倒卵形或楔状倒卵形，先端向中裂片弯曲，基部约一半合生在蕊柱翅的外侧边缘；中裂片倒卵状楔形，先端深凹缺，前端边缘有时具不整齐的齿；唇盘上具3条膜片状褶片；褶片平直，全缘，延伸到中裂片的中部，前端呈三角形隆起；距圆筒形，长5～10 mm；蕊柱翅下延到唇瓣基部；蕊喙2裂；裂片牙齿状三角形；药帽在前端稍收狭，先端近截形；花粉团棒状，长约1.8 mm。花期4～5月。

生境与分布 生于海拔500～1 500 m的溪沟边或山坡林下阴湿处、常绿阔叶林下。大方有分布。

采收加工 春、夏季花后采收，洗净，晒干或鲜用。

性味归经 辛，平。归心、肝、胃经。

功能主治 清热解毒，活血化瘀，消肿止痛。用于淋巴结结核，痈疮肿毒，风湿痹痛，跌打损伤，痔疮。

用法用量 内服：9～15 g；或研末。外用：捣敷；或研末调敷。

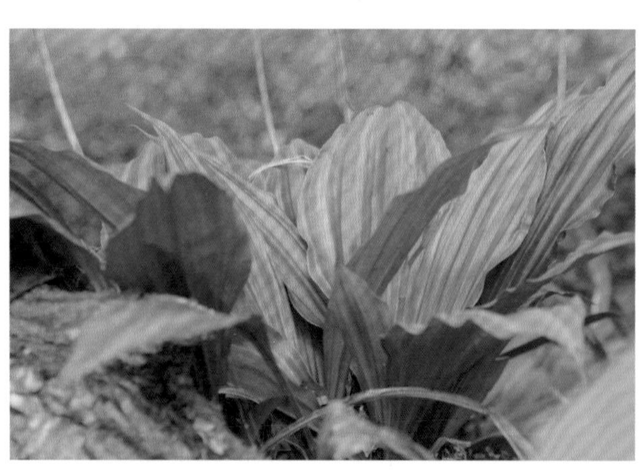

▲ 虾脊兰植株

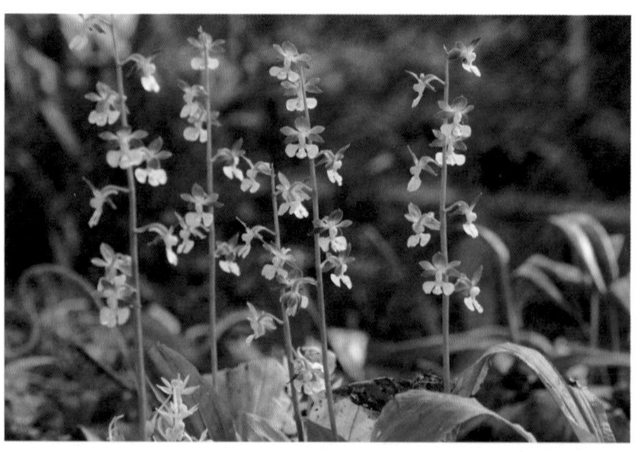

▲ 虾脊兰花

金兰 *Cephalanthera falcata*（Thunb. ex A. Murray）Blume

别名 头蕊兰、桠雀兰。

药材名 金兰(全草)。

形态特征 地生草本,高20～50 cm。茎直立,下部具3～5枚长1～5 cm的鞘。叶4～7枚;叶片椭圆形、椭圆状披针形或卵状披针形,长5～11 cm,宽1.5～3.5 cm,先端渐尖或钝,基部收狭并抱茎。总状花序长3～8 cm,通常有5～10朵花;花苞片很小,长1～2 mm,最下面的1枚非叶状,长度不超过花梗和子房;花黄色,直立,稍微张开;萼片菱状椭圆形,长1.2～1.5 cm,宽3.5～4.5 mm,先端钝或急尖,具5脉;花瓣与萼片相似,但较短,一般长1.0～1.2 cm;唇瓣长8～9 mm,3裂,基部有距;侧裂片三角形,多少围抱蕊柱;中裂片近扁圆形,长约5 mm,宽8～9 mm,上面具5～7条纵褶片,中央的3条较高(0.5～1.0 mm),近顶端处密生乳突;距圆锥形,长约3 mm,明显伸出侧萼片基部之外,先端钝;蕊柱长6～7 mm,顶端稍扩大。蒴果狭椭圆状,长2.0～2.5 cm,宽5～6 mm。花期4～5月,果期8～9月。

生境与分布 生于海拔880～1 800 m的山坡林下或灌丛中、草地上或沟谷旁。纳雍有分布。

采收加工 夏、秋季采收,洗净,鲜用或晒干。

性味归经 甘,寒。归肝经。

功能主治 清热泻火,解毒。用于牙痛,咽喉肿痛,毒蛇咬伤。

用法用量 内服:水煎,9～15 g;鲜品加倍。外用:适量,捣敷。

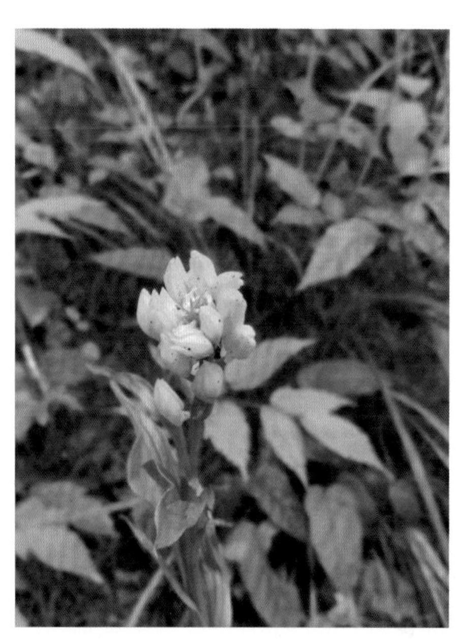

▲ 金兰植株

金钗石斛 *Dendrobium nobile* Lindl.

别名 吊兰花、大黄草。

药材名 石斛(茎)。

形态特征 多年生附生草本。茎丛生,直立,高30～50 cm,直径1.0～1.3 cm。黄绿色,多节,节间长2.5～3.5 cm。叶近革质,常3～5枚生于茎上端;叶片长圆形或长圆状披针形,长6～12 cm,宽1.5～2.5 cm,先端2圆裂,叶脉平行,通常9条;叶鞘紧抱于节间,长1.5～2.7 cm;无叶柄。总状花序自茎节生出,通常具2～3花;苞片卵形,小,膜质,花大,下垂,直径6～8 cm;花萼及花瓣白色,末端呈淡红色;萼片3,中萼片离生,两侧萼片斜生于蕊柱足上,长圆形,长3.5～4.5 cm,宽1.2～1.5 cm;花瓣卵状长圆形或椭圆形,与萼片几等长,宽2.1～2.5 cm,唇瓣近圆卵形,生于蕊柱足的前方,长4.0～4.5 cm,宽3.0～3.5 cm,先端圆,基部有短爪,下半部向上反卷包围蕊柱,两面被茸毛,近基部的中央有一块深紫色的斑点;合蕊柱长6～7 mm,连足部长约12 mm;雄蕊圆锥状,花药2室,花药块

4,蜡质。蒴果。花期 5～6 月。

生境与分布 生于海拔 600～1 700 m 的山林中树干上或岩石上。赤水、习水、大方有分布。

采收加工 全年均可采收,鲜用者除去根和泥沙;干用者采收后,除去杂质,用开水略烫或烘软,再边搓边烘晒,至叶鞘搓净,干燥。

性味归经 甘,微寒。归胃、肾经。

功能主治 益胃生津,滋阴清热。用于热病津伤,口干烦渴,胃阴不足,食少干呕,病后虚热不退,阴虚火旺,骨蒸劳热,目暗不明,筋骨痿软。

用法用量 内服:6～12 g,鲜品 15～30 g。

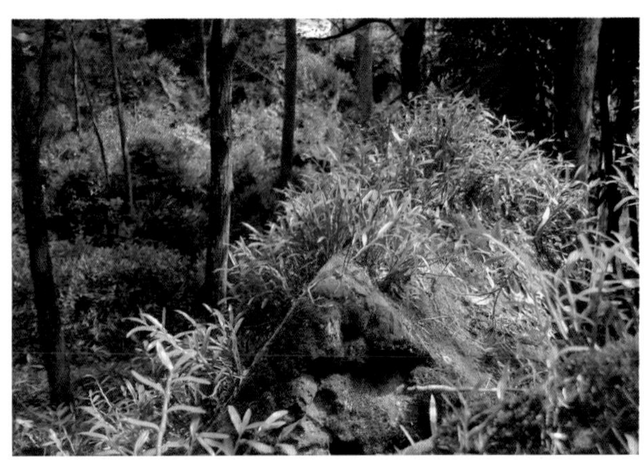

▲ 金钗石斛种植基地

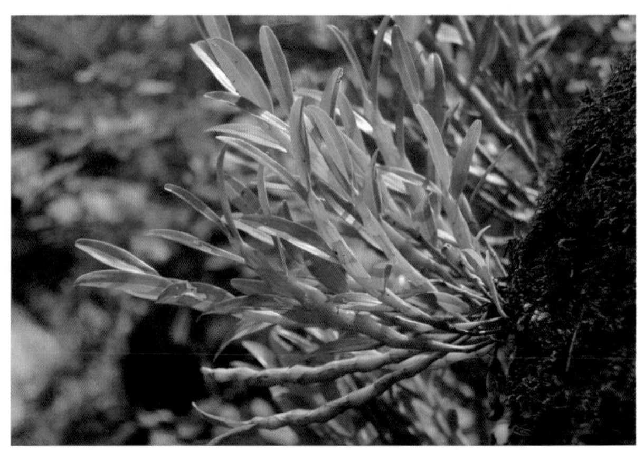

▲ 金钗石斛植株

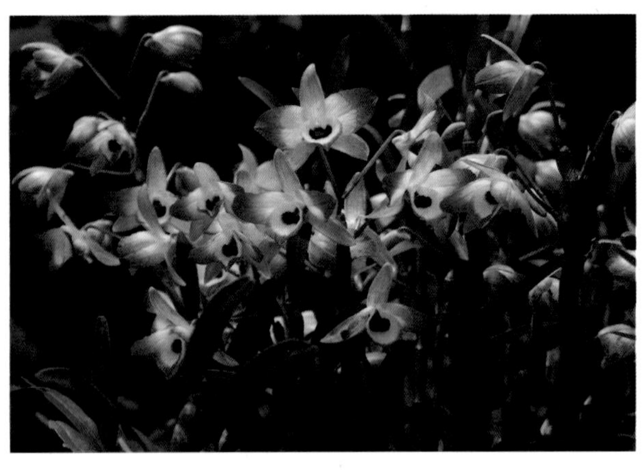

▲ 金钗石斛花序

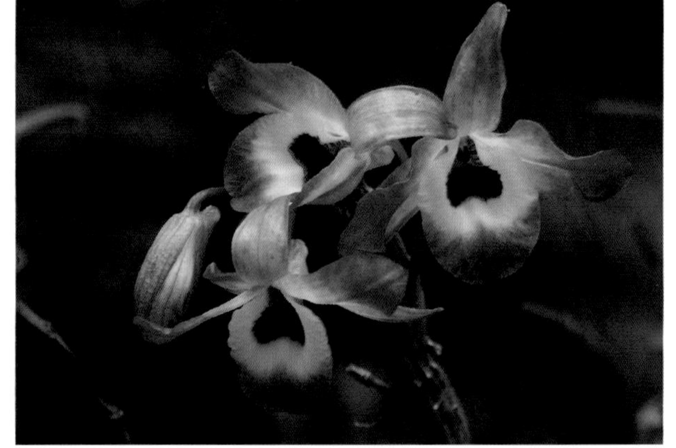

▲ 金钗石斛花冠

铁皮石斛 *Dendrobium officinale* Kimura & Migo

别名 黑节草。

药材名 铁皮石斛(茎)。

形态特征 茎直立,圆柱形,长 9～35 cm,粗 2～4 mm,不分枝,具多节,节间长 1.0～1.7(～3.0) cm,常在中部以上互生 3～5 枚叶;叶二列,纸质,长圆状披针形,长 3～4(～7) cm,宽 9～11(～15) mm,先端钝并且多少钩转,基部下延为抱茎的鞘,边缘和中肋常带淡紫色;叶鞘常具紫斑,老时其上缘与茎松离而张开,并且与节留下 1 个环状铁青的间隙。总状花序常从落了叶的老茎上部发出,具 2～3 朵花;花序柄长 5～10 mm,基部具 2～3 枚短鞘;花序轴回折状弯曲,长 2～4 cm;花苞片干膜质,浅白色，卵形，长 5～7 mm，先端稍钝；花梗和子房长 2.0～2.5 cm；萼片和花瓣黄绿色，近相似，长圆状披针形，长约 1.8 cm，宽 4～5 mm，先端锐尖，具 5 条脉；侧萼片基部较宽阔，宽约 1 cm；萼囊圆锥形，长约 5 mm，末端圆形；唇瓣白色，基部具 1 个绿色或黄色的胼胝体，卵状披针形，比萼片稍短，中部反折，先端急尖，不裂或不明显 3 裂，中部以下两侧具紫红色条纹，边缘多少波状；唇盘密布细乳突状的毛，并且在中部以上具 1 个紫红色斑块；蕊柱黄绿色，长约 3 mm，先端两侧各具 1 个紫点；蕊柱足黄绿色带紫红色条纹，疏生毛；药帽白色，长卵状三角形，长约 2.3 mm，顶端近锐尖并且 2 裂。花期 3～6 月。

生境与分布　生于海拔 1 100～1 600 m 的山地半阴湿的岩石上。威宁有分布。

采收加工　11 月至翌年 3 月采收，除去杂质，剪去部分须根，边加热边扭成螺旋形或弹簧状，烘干；或切成段，干燥或低温烘干，前者习称“铁皮枫斗”(耳环石斛)；后者习称“铁皮石斛”。

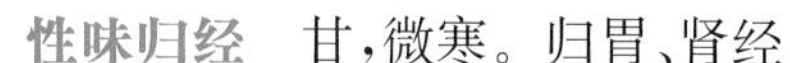

性味归经　甘，微寒。归胃、肾经。

功能主治　益胃生津，滋阴清热。用于热病津伤，口干烦渴，胃阴不足，食少干呕，病后虚热不退，阴虚火旺，骨蒸劳热，目暗不明，筋骨痿软。

用法用量　内服：水煎，6～12 g。

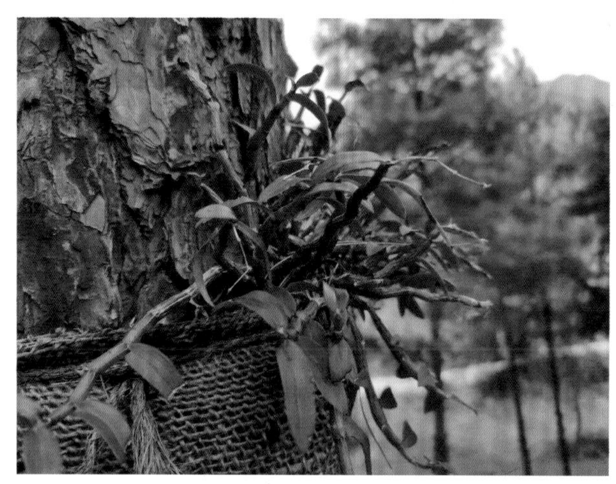

▲ 铁皮石斛种植基地

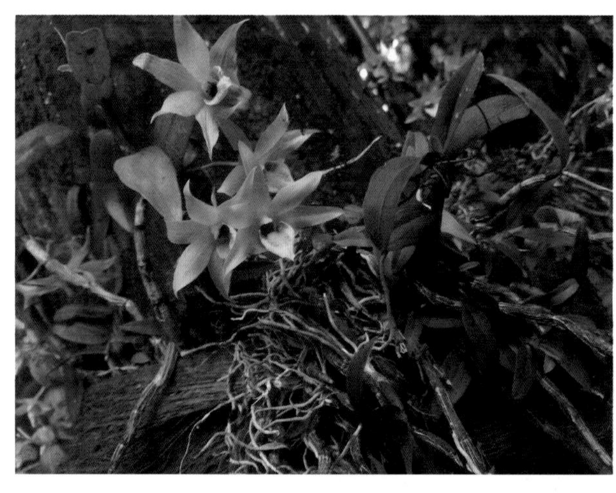

▲ 铁皮石斛花

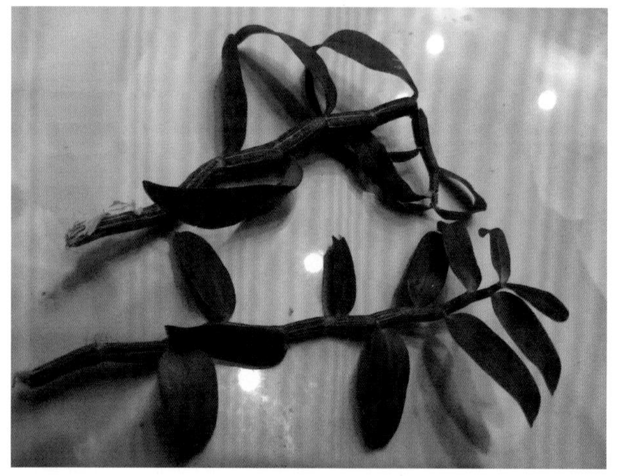

▲ 铁皮石斛茎

火烧兰 *Epipactis helleborine*（L.）Crantz

别名　膀胱七。

药材名　野竹兰(根)。

形态特征　地生草本，高 20～70 cm；根状茎粗短。茎上部被短柔毛，下部无毛，具 2～3 枚鳞片状鞘。叶 4～7 枚，互生；叶片卵圆形、卵形至椭圆状披针形，罕有披针形，长 3～13 cm，宽 1～6 cm，先端通常渐尖至长渐尖；向上叶逐渐变窄而成披针形或线状披针形。总状花序长 10～30 cm，通常具 3～40 朵花；花苞片叶状，线状披针形，下部的长于花 2～3 倍或更多，向上逐渐变短；花梗和子房长 1.0～

1.5 cm，具黄褐色绒毛；花绿色或淡紫色，下垂，较小；中萼片卵状披针形，较少椭圆形，舟状，长 8～13 mm，宽 4～5 mm，先端渐尖；侧萼片斜卵状披针形，长 9～13 mm，宽约 4 mm，先端渐尖；花瓣椭圆形，长 6～8 mm，宽 3～4 mm，先端急尖或钝；唇瓣长 6～8 mm，中部明显缢缩；下唇兜状，长 3～4 mm；上唇近三角形或近扁圆形，长约 3 mm，宽 3～4 mm，先端锐尖，在近基部两侧各有一枚长约 1 mm 的半圆形褶片，近先端有时脉稍呈龙骨状；蕊柱长 2～5 mm。蒴果倒卵状椭圆状，长约 1 cm，具极疏的短柔毛。花期 7 月，果期 9 月。

生境与分布　生于海拔 600～1 800 m 的山坡林下、草丛或沟边、灌木丛中。赫章、织金有分布。

采收加工　秋季采挖，除去茎与叶，洗净，晒干。

性味归经　甘、淡，平。归肺经。

功能主治　解毒，清肺，止咳，活血。用于肺热咳嗽，咽喉肿痛，牙痛，目赤肿痛，腰痛，跌打损伤。

用法用量　内服：水煎，9～15 g。

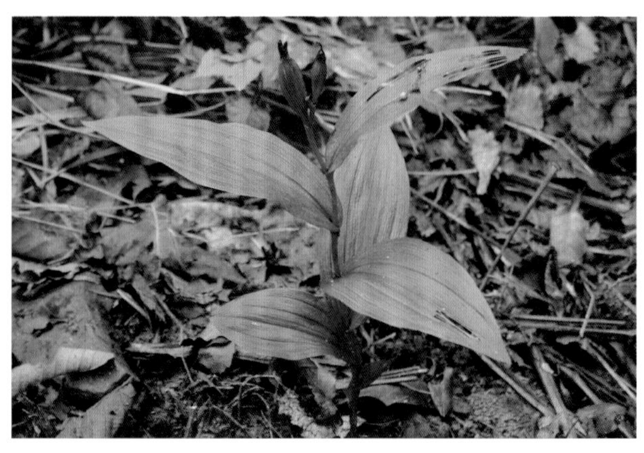

▲ 火烧兰

天麻　*Gastrodia elata* Bl.

别名　定风草、赤箭、神草、定风草。

药材名　天麻(块茎)。

形态特征　植株高 30～100 cm，有时可达 2 m；块茎肥厚，椭圆形至近哑铃形，肉质，长 8～12 cm，直径 3～5(～7)cm，有时更大，具较密的节，节上被许多三角状宽卵形的鞘。茎直立，橙黄色、黄色、灰棕色或蓝绿色，无绿叶，下部被数枚膜质鞘。总状花序长 5～30(～50)cm，通常具 30～50 朵花；花苞片长圆状披针形，长 1.0～1.5 cm，膜质；花梗和子房长 7～12 mm，略短于花苞片；花扭转，橙黄、淡黄、蓝绿或黄白色，近直立；萼片和花瓣合生成的花被筒长约 1 cm，直径 5～7 mm，近斜卵状圆筒形，顶端具 5 枚裂片，但前方亦即两枚侧萼片合生处的裂口深达 5 mm，筒的基部向前方凸出；外轮裂片(萼片离

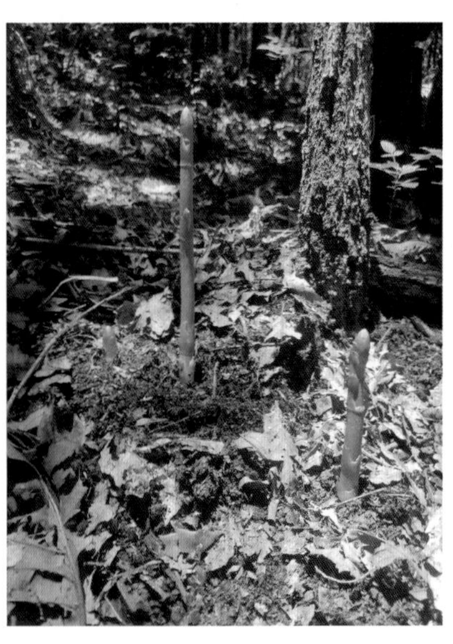

▲ 天麻野生群落

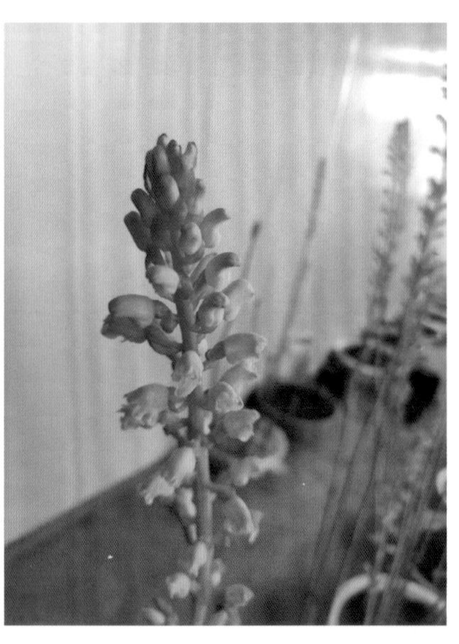

▲ 天麻花序

生部分)卵状三角形,先端钝;内轮裂片(花瓣离生部分)近长圆形,较小;唇瓣长圆状卵圆形,长6～7 mm,宽3～4 mm,3裂,基部贴生于蕊柱足末端与花被筒内壁上并有一对肉质胼胝体,上部离生,上面具乳突,边缘有不规则短流苏;蕊柱长5～7 mm,有短的蕊柱足。蒴果倒卵状椭圆形,长1.4～1.8 cm,宽8～9 mm。花果期5～7月。

生境与分布 生于海拔400～3200 m的疏林下,林中空地、林缘、灌丛边缘。贵州乌蒙山各地均有分布。

采收加工 立冬后至次年清明前采挖,立即洗净,蒸透,敞开低温干燥。

性味归经 甘,平。归肝经。

功能主治 息风止痉,平抑肝阳,祛风通络。用于小儿惊风,癫痫抽搐,破伤风,头痛眩晕,手足不遂,肢体麻木,风湿痹痛。

用法用量 内服:水煎,3～10 g;研末冲服,1～1.5 g。

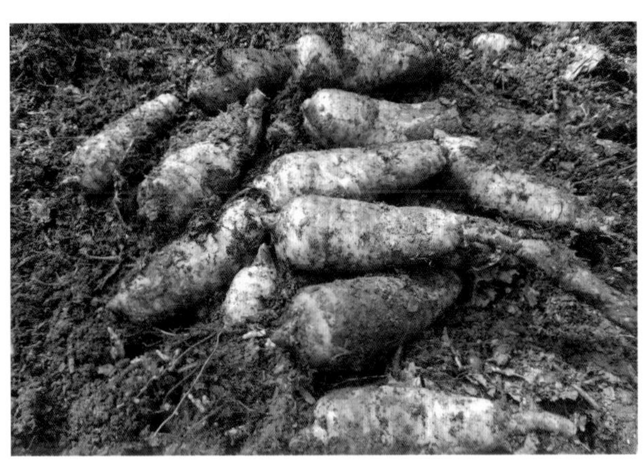

▲ 天麻块茎

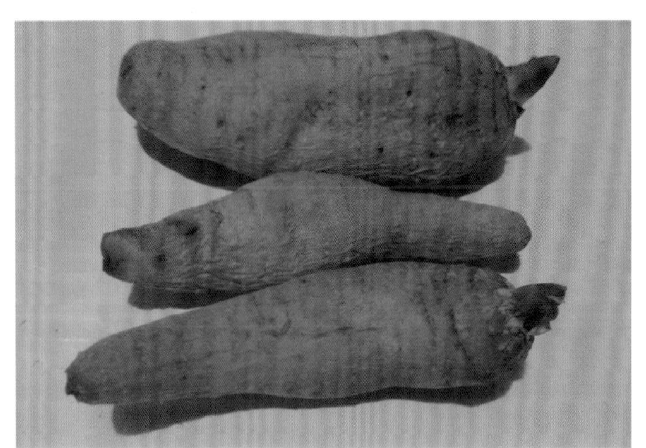

▲ 天麻药材

羊耳蒜 *Liparis campylostalix* Rchb. f.

别名 鸡心七、算盘七。

药材名 羊耳蒜(带根全草)。

形态特征 地生草本。假鳞茎宽卵形,较小,长5～10 mm,直径6～12 mm,外被白色的薄膜质鞘。叶2枚,卵形至卵状长圆形,长2.0～5.5 cm,宽1～2(～3)cm,先端急尖或钝,近全缘,基部收狭成鞘状

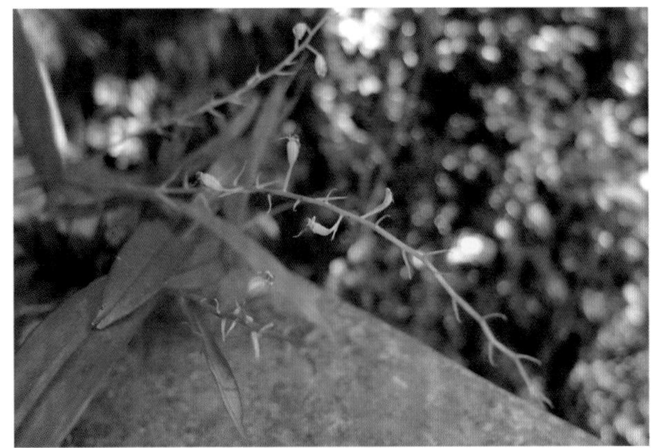

▲ 羊耳蒜植株

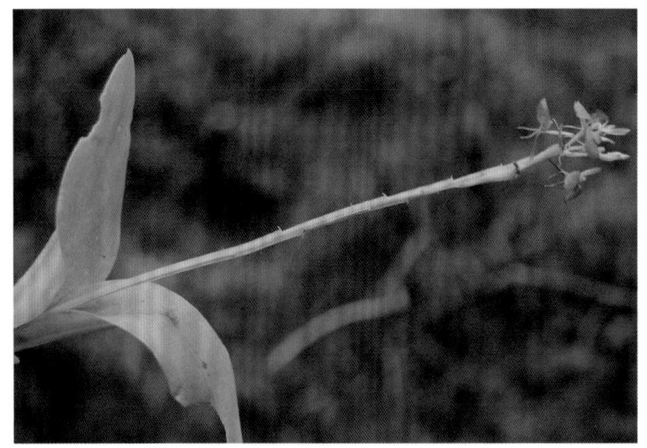

▲ 羊耳蒜花

柄，无关节；鞘状柄长 1.5～5.0 cm。花葶长 10～25 cm；总状花序具数朵至 10 余朵花；花苞片卵状披针形，长 12 mm；花梗和子房长 5～10 mm；花淡紫色；中萼片线状披针形，长 5～6 mm，宽约 1.4 mm，具 3 脉；侧萼片略斜歪，比中萼片宽（约 1.8 mm），亦具 3 脉；花瓣丝状，长 5～6 mm，宽约 0.5 mm；唇瓣近倒卵状椭圆形，长 5～6 mm，宽约 3.5 mm，从中部多少反折，先端近浑圆并有短尖，边缘具不规则细齿，基部收狭，无胼胝体；蕊柱长约 2.5 mm，稍向前弯曲，顶端具钝翅，基部多少扩大、肥厚。花期 7 月。

生境与分布　生于海拔 850～2 500 m 的山坡林下、灌木丛下阴湿处。威宁、大方有分布。

采收加工　夏、秋季采挖，鲜用或切段晒干。

性味归经　甘，微酸，平。归脾、肝、胆经。

功能主治　消肿止痛，活血止血。用于扁桃体炎，产后腹痛，白带过多，崩漏，烧伤，跌打损伤。

用法用量　内服：6～9 g。外用：适量，鲜品捣敷。

药用动物资源

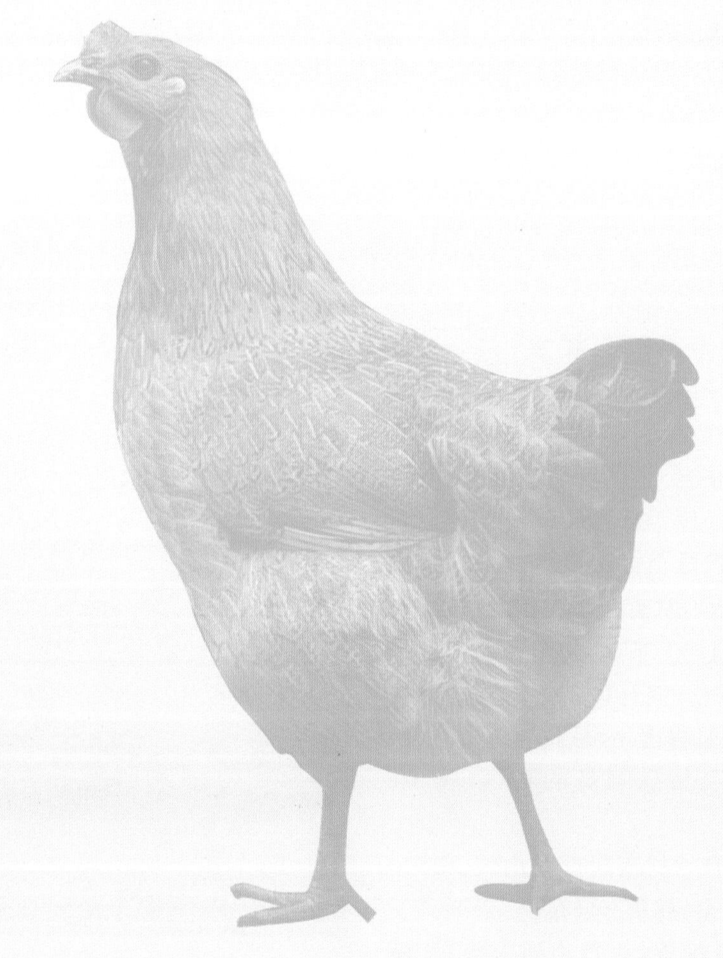

蚂蟥 *Whitmania pigra* Whitman

药材名 水蛭(干燥全体)。

形态特征 呈扁平纺锤形,有多数环节,长4～10 cm,宽0.5～2.0 cm。背部黑褐色或黑棕色,稍隆起,用水浸后,可见黑色斑点排成5条纵纹;腹面平坦,棕黄色。两侧棕黄色,前端略尖,后端钝圆,两端各具1吸盘,前吸盘不显著,后吸盘较大。质脆,易折断,断面胶质状。气微腥。

生境与分布 栖息于水田、沟渠中。威宁、赫章有分布。

采收加工 夏、秋二季捕捉,用沸水烫死,晒干或低温干燥。

性味归经 咸、苦,平。有小毒。归肝经。

功能主治 破血通经,逐瘀消癥。用于血瘀经闭,癥瘕痞块,中风偏瘫,跌扑损伤。

用法用量 内服:水煎,1～3 g。

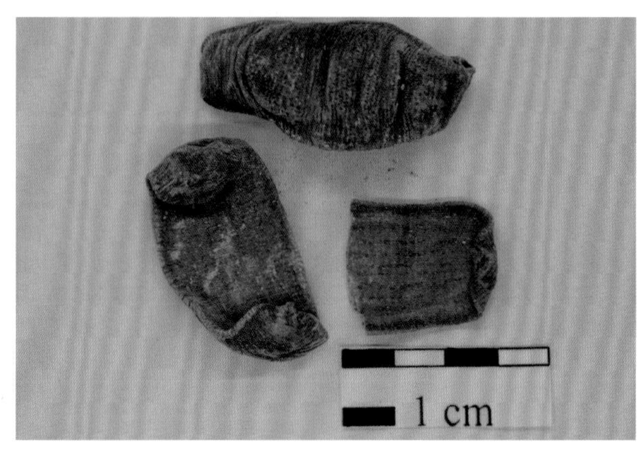

▲ 水蛭

少棘巨蜈蚣 *Scolopendra subspinipes* mutilans L. Koch

药材名 蜈蚣(干燥体)。

形态特征 本品呈扁平长条形,长9～15 cm,宽0.5～1.0 cm。由头部和躯干部组成,全体共22个环节。头部暗红色或红褐色,略有光泽,有头板覆盖,头板近圆形,前端稍突出,两侧贴有颚肢一对,前端两侧有触角一对。躯干部第一背板与头板同色,其余20个背板为棕绿色或墨绿色,具光泽,自第四背板至第二十背板上常有两条纵沟线;腹部淡黄色或棕黄色,皱缩;自第二节起,每节两侧有步足一对;步足黄色或红褐色,偶有黄白色,呈弯钩形,最末一对步足尾状,故又称尾足,易脱落。质脆,断面有裂隙。气微腥,有特殊刺鼻的臭气,味辛、微咸。

生境与分布 栖息于自然村落附近的山坡、田畔、路旁岩石间。威宁、织金、赫章有分布。

采收加工 春、夏二季捕捉,用竹片插入头尾,绷直,干燥。

性味归经 辛,温。有毒。归肝经。

功能主治 息风镇痉,通络止痛,攻毒散结。用于肝风内动,痉挛抽搐,小儿惊风,中风口㖞,半身不遂,破伤风,风湿顽痹,偏正头痛,疮疡,瘰疬,蛇虫咬伤。

用法用量 内服:水煎,3～5 g。

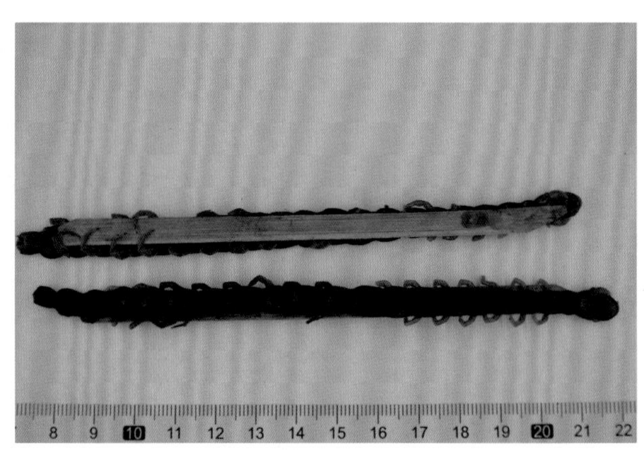

▲ 蜈蚣

大刀螂 *Tenodera sinensis* Seussure

别名 流尿狗。

药材名 桑螵蛸(干燥卵鞘)。

形态特征 略呈圆柱形或半圆形,由多层膜状薄片叠成,长2.5～4.0 cm,宽2～3 cm。表面浅黄褐色,上面带状隆起不明显,底面平坦或有凹沟。体轻,质松而韧,横断面可见外层为海绵状,内层为许多放射状排列的小室,室内各有一细小椭圆形卵,深棕色,有光泽。气微腥,味淡或微咸。

生境与分布 栖息于草丛及树枝上。贵州乌蒙山各地均有分布。

采收加工 深秋至次春收集,除去杂质,蒸至虫卵死后,干燥。

性味归经 甘、咸,平。归肝、肾经。

功能主治 固精缩尿,补肾助阳。用于遗精滑精,遗尿尿频,小便白浊。

用法用量 内服:水煎,5～10 g。

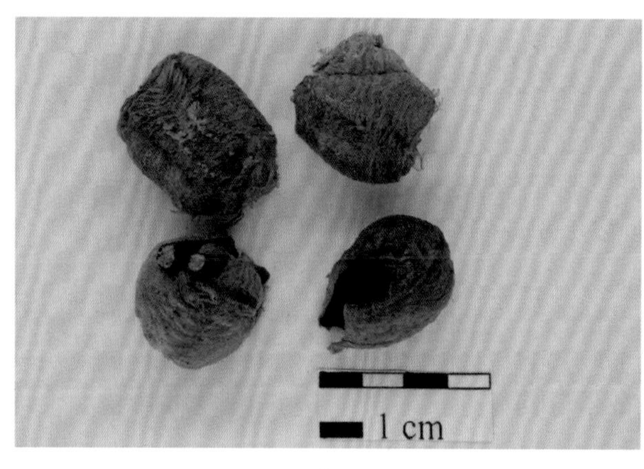

▲ 桑螵蛸

黑蚱 *Cryptotympana pustulata* Fabricius

别名 虫退。

药材名 蝉蜕(若虫羽化时脱落的皮壳)。

形态特征 本品略呈椭圆形而弯曲,长约3.5 cm,宽约2 cm。表面黄棕色,半透明,有光泽。头部有丝状触角1对,多已断落,复眼突出。额部先端突出,口吻发达,上唇宽短,下唇伸长成管状。胸部背面呈十字形裂开,裂口向内卷曲,脊背两旁具小翅2对;腹面有足3对,被黄棕色细毛。腹部钝圆,共9节。体轻,中空,易碎。气微,味淡。

生境与分布 栖息于杨、柳、榆、槐、枫杨等树上。七星关、织金、赤水、习水有分布。

采收加工 夏、秋二季收集,除去泥沙,晒干。

性味归经 甘,寒。归肺、肝经。

功能主治 疏散风热,利咽,透疹,明目退翳,解痉。用于风热感冒,咽痛音哑,麻疹不透,风疹瘙痒,目赤翳障,惊风抽搐,破伤风。

用法用量 内服:水煎,3～6 g。

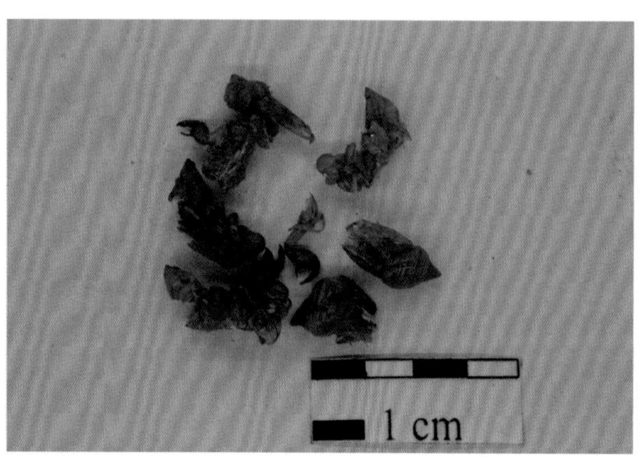

▲ 蝉蜕

南方大斑蝥 *Mylabris phalerata* Pallas

别名 小豆虫。

药材名 斑蝥(干燥体)。

形态特征 呈长圆形,长1.5~2.5 cm,宽0.5~1.0 cm。头及口器向下垂,有较大的复眼及触角各1对,触角多已脱落。背部具革质鞘翅1对,黑色,有3条黄色或棕黄色的横纹;鞘翅下面有棕褐色薄膜状透明的内翅2片。胸腹部乌黑色,胸部有足3对。有特殊的臭气。

生境与分布 喜群集栖息和取食。七星关、威宁、织金、大方、赫章、黔西有分布。

采收加工 夏、秋二季捕捉,闷死或烫死,晒干。

性味归经 辛,热。有大毒。归肝、胃、肾经。

功能主治 破血逐瘀,散结消癥,攻毒蚀疮。用于癥瘕,经闭,顽癣,瘰疬,赘疣,痈疽不溃,恶疮死肌。

用法用量 内服:0.03~0.06 g,炮制后多入丸散用。

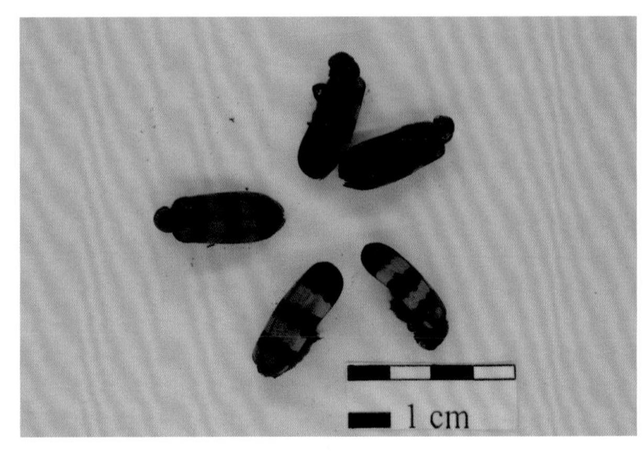

▲ 斑蝥

蛤蚧 *Gekko gecko* Linnaeus

别名 大壁虎。

药材名 蛤蚧(干燥体)。

形态特征 本品呈扁片状,头颈部及躯干部长9~18 cm,头颈部约占三分之一,腹背部宽6~11 cm,尾长6~12 cm。头略呈扁三角状,两眼多凹陷成窟窿,口内有细齿,生于颚的边缘,无异型大齿。吻部半圆形,吻鳞不切鼻孔,与鼻鳞相连,上鼻鳞左右各1片,上唇鳞12~14对,下唇鳞(包括颏鳞)21片。腹背部呈椭圆形,腹薄。背部呈灰黑色或银灰色,有黄白色、灰绿色或橙红色斑点散在或密集成不显著的斑纹,脊椎骨和两侧肋骨突起。四足均具5趾;趾间仅具蹼迹,足趾底有吸盘。尾细而坚实,微现骨节,与背部颜色相同,有6~7个明显的银灰色环带,有的再生尾较原生尾短,且银灰色环带不明显。全身密被圆形或多角形微有光泽的细鳞。气腥,味微咸。

生境与分布 多栖于山岩、树洞或墙壁上,昼伏夜出。织金、大方、威宁有分布。

采收加工 全年均可捕捉,除去内脏,拭净,用竹片撑开,使全体扁平顺直,低温干燥。

性味归经 咸,平。归肺、肾经。

功能主治 补肺益肾,纳气定喘,助阳益精。用于肺肾不足,虚喘气促,劳嗽咳血,阳痿,遗精。

用法用量 内服:3~6 g,多入丸散或酒剂。

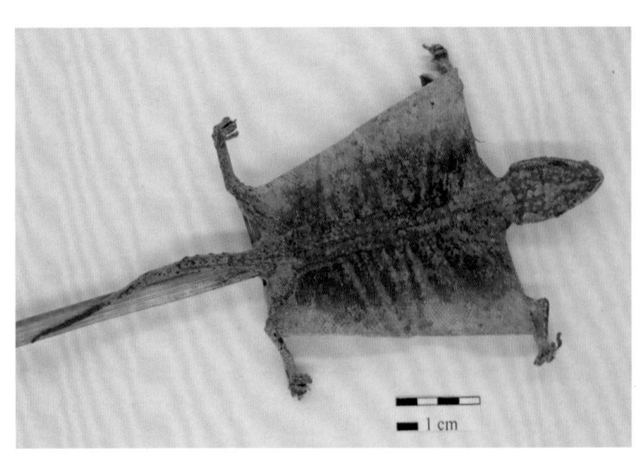

▲ 蛤蚧

鸡 *Gallus gallus domesticus* Brisson

药材名 鸡内金(干燥砂囊内壁)。

形态特征 本品为不规则卷片,厚约 2 mm。表面黄色、黄绿色或黄褐色,薄而半透明,具明显的条状皱纹。质脆,易碎,断面角质样,有光泽。气微腥,味微苦。

生境与分布 贵州乌蒙山各县区均有养殖。

采收加工 杀鸡后,取出鸡肫,立即剥下内壁,洗净,干燥。

性味归经 甘,平。归脾、胃、小肠、膀胱经。

功能主治 健胃消食,涩精止遗,通淋化石。用于食积不消,呕吐泻痢,小儿疳积,遗尿,遗精,石淋涩痛,胆胀胁痛。

用法用量 内服:水煎,3～10 g。研末冲服,1.5～3.0 g。

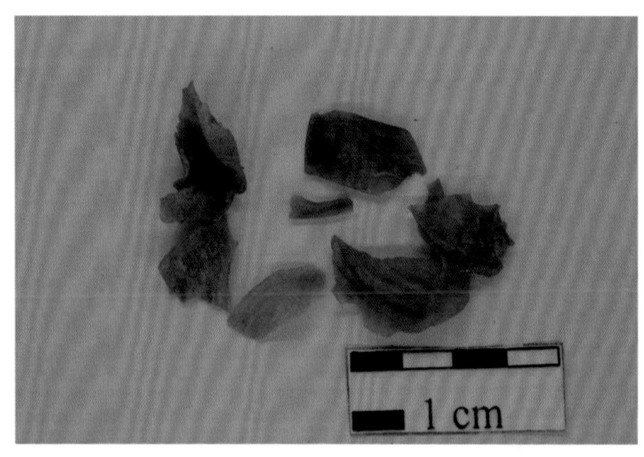

▲ 鸡内金

穿山甲 *Manis pentadactyla* Linnaeus

地方名 甲片、山甲片。

药材名 穿山甲(鳞甲)。

识别特征 本品呈扇面形、三角形、菱形或盾形的扁平片状或半折合状,中间较厚,边缘较薄,大小不一,长宽各为 0.7～5 cm。外表面黑褐色或黄褐色,有光泽,宽端有数十条排列整齐的纵纹及数条横线纹;窄端光滑。内表面色较浅,中部有一条明显突起的弓形横向棱线,其下方有数条与棱线相平行的细纹。角质,半透明,坚韧而有弹性,不易折断。气微腥,味淡。

生境与分布 栖息于树林、灌丛、草莽中。七星关、织金、黔西、威宁、大方有分布。

采收加工 收集鳞甲,洗净,晒干。

性味归经 咸,微寒。归肝、胃经。

功能主治 活血消癥,通经下乳,消肿排脓,搜风通络。用于经闭癥瘕,乳汁不通,痈肿疮毒,风湿痹痛,中风瘫痪,麻木拘挛。

用法用量 5～9 g,一般炮炙后用。

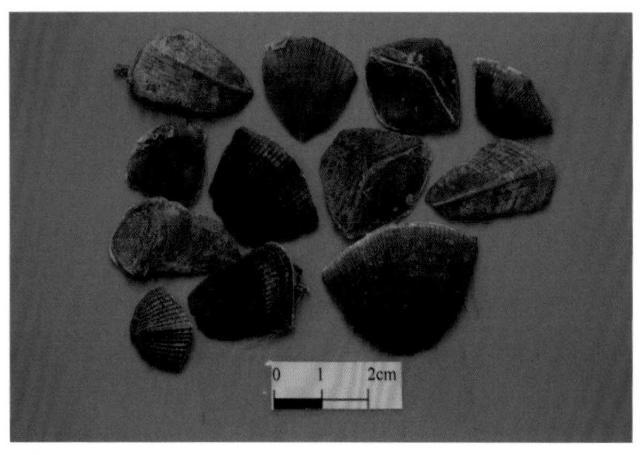

▲ 穿山甲

其他类药用资源

朱砂 Cinnabaris

药材名 朱砂。

来源 硫化物类矿物辰砂族辰砂，主含硫化汞。

形态特征 粒状或块状集合体。鲜红色或暗红色，条痕红色至褐红色，具光泽。体重，质脆，片状者易破碎，粉末状者有闪烁的光泽。

生境与分布 常呈矿脉产于石灰岩、板岩、砂岩中。威宁有分布。

采收加工 采挖后，选取纯净者，用磁铁吸净含铁的杂质，再用水淘去杂石和泥沙。

性味归经 甘，微寒。有毒。归心经。

功能主治 清心镇惊，安神，明目，解毒。用于心悸易惊，失眠多梦，癫痫发狂，小儿惊风，视物昏花，口疮，喉痹，疮疡肿毒。

用法与用量 内服：0.1～0.5 g，多入丸散服，不宜入煎剂。外用：适量。

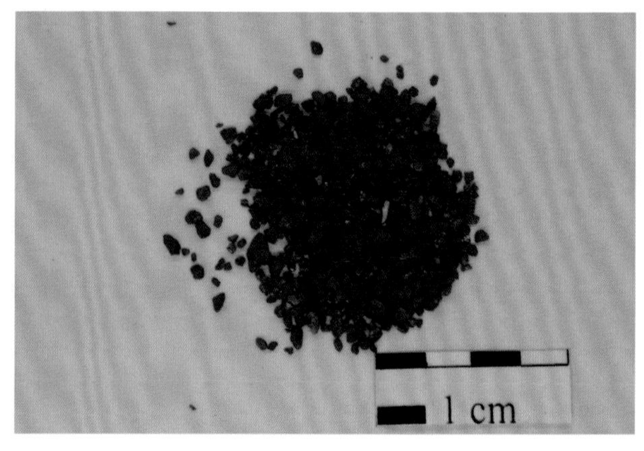

▲ 朱砂

自然铜 Pyritum

药材名 自然铜。

来源 硫化物类矿物黄铁矿族黄铁矿，主含二硫化铁。

形态特征 晶形多为立方体，集合体呈致密块状。表面亮淡黄色，有金属光泽；有的黄棕色或棕褐色，无金属光泽。具条纹，条痕绿黑色或棕红色。体重，质坚硬或稍脆，易砸碎，断面黄白色，有金属光泽；或断面棕褐色，可见银白色亮星。

生境与分布 为分布较广的硫化物，能在各种地质条件下形成。威宁、桐梓有分布。

采收加工 采挖后，除去杂石。

性味归经 辛，平。归肝经。

功能主治 散瘀止痛，续筋接骨。用于跌打损伤，筋骨折伤，瘀肿疼痛。

用法用量 内服：3～9 g，多入丸散服，若入煎剂宜先煎。外用：适量。

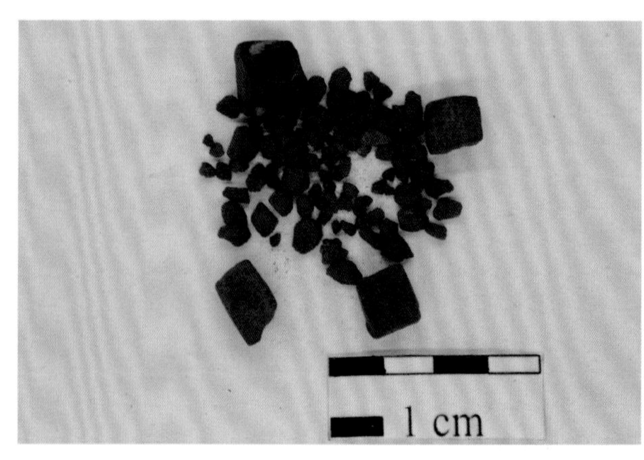

▲ 自然铜

赭石 Haematitum

药材名 赭石。

来源 氧化物类矿物刚玉族赤铁矿，主含三氧化二铁。

形态特征 本品为鲕状、豆状、肾状集合体，多呈不规则的扁平块状。暗棕红色或灰黑色，条痕樱红色或红棕色，有的有金属光泽。一面多有圆形的突起，习称“钉头”另一面与突起相对应处有同样大小的凹窝。体重，质硬，砸碎后断面显层叠状。

生境与分布 是自然界分布很广的铁矿物之一，可以形成于各种地质作用中。威宁有分布。

采收加工 采挖后，除去杂石。

性味归经 苦，寒。归肝、心、肺、胃经。

功能主治 平肝潜阳，重镇降逆，凉血止血。用于眩晕耳鸣，呕吐，噫气，呃逆，喘息，吐血，衄血，崩漏下血。

用法用量 内服：9～30 g，先煎。

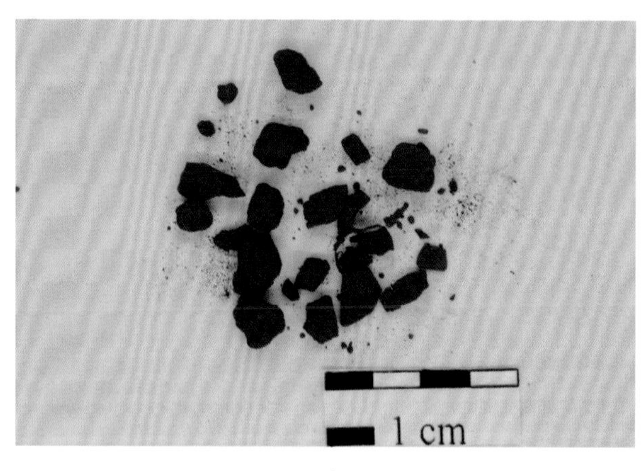

▲ 赭石

龙骨 Os Dracouis

药材名 龙骨。

来源 为古代哺乳动物如象类、犀牛类、三趾马等的骨骼的化石。

形态特征 形似兽骨而较粗大，大小不一。表面灰白色或黄白色，较光滑，有的具纹理与裂隙，或具棕色条纹和斑点。质硬，断面不平坦，色白，细腻如粉质。在关节处膨大，断面有数蜂窝状小孔。吸湿力亦强。无臭，无味。

生境与分布 埋藏于石缝或土中。威宁、织金、习水有分布。

采收加工 挖出后，除去泥土及杂质。

性味归经 甘、涩，平。无毒，归心、肝、肾、大肠经。

功能主治 镇静，敛汗涩精，生肌敛疮。用于神经衰弱，心悸，失眠，多梦，自汗，盗汗，遗精，遗尿，崩漏，带下；外用于疮疡久溃不敛。

用法用量 内服：水煎；或入丸散。

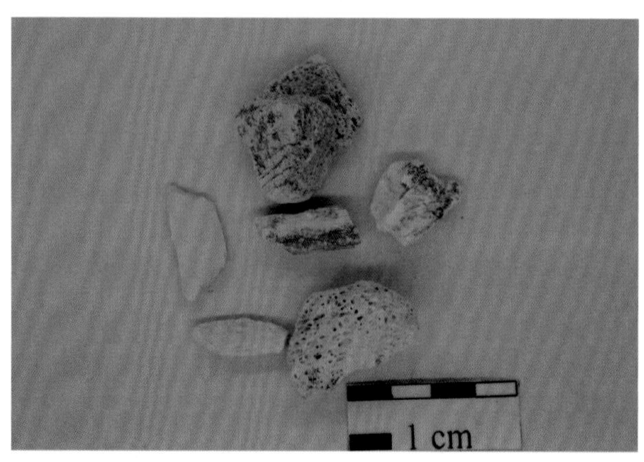

▲ 龙骨

滑石 Talcum

药材名 滑石。

来源 硅酸盐类矿物滑石族滑石，主含含水硅酸镁。

形态特征 多为块状集合体。呈不规则的块状。白色、黄白色或淡蓝灰色，有蜡样光泽。质软，细腻，手摸有滑润感，无吸湿性，置水中不崩散。

生境与分布 多产于变质岩、石灰岩、白云岩、菱镁矿及页岩中。七星关、织金、黔西、大方、纳雍、习水有分布。

采收加工 采挖后，除去泥沙和杂石。

性味归经 甘、淡，寒。归膀胱、肺、胃经。

功能主治 利尿通淋，清热解暑。外用于祛湿敛疮。用于热淋，石淋，尿热涩痛，暑湿烦渴，湿热水泻；外用于湿疹，湿疮，痱子。

用法用量 内服：10～20 g。外用：适量。

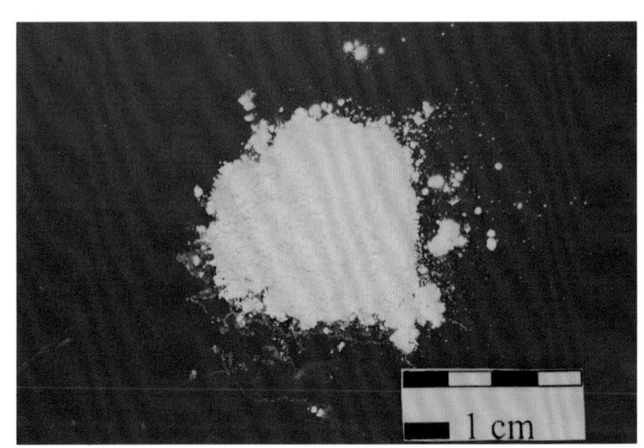

▲ 滑石

石膏 Gypsum Fibrosum

药材名 石膏。

来源 硫酸盐类矿物石膏族石膏，主含含水硫酸钙。

形态特征 本品为纤维状的集合体，呈长块状、板块状或不规则块状。白色、灰白色或淡黄色，有的半透明。体重，质软，纵断面具绢丝样光泽。

生境与分布 常产于内陆湖泊形成的沉积岩中。威宁有分布。

采收加工 采挖后，除去杂石及泥沙。

性味归经 甘、辛，大寒。归肺、胃经。

功能主治 清热泻火，除烦止渴。用于外感热病，高热烦渴，肺热喘咳，胃火亢盛，头痛，牙痛。

用法用量 内服：15～60 g，先煎。

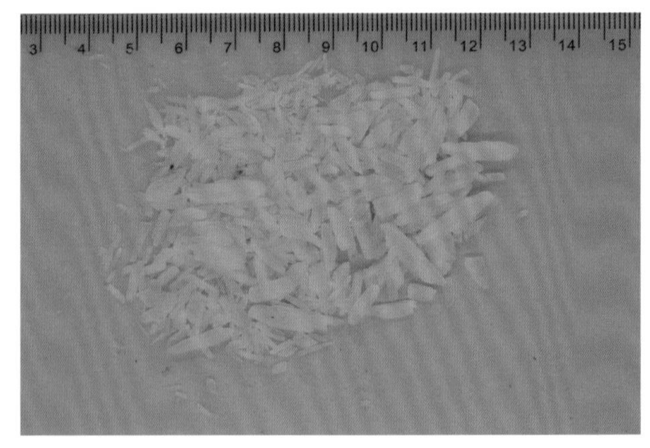

▲ 石膏

芒硝 Natrii Sulfas

药材名 芒硝。

来源 硫酸盐类矿物芒硝族芒硝，经加工精制而成的结晶体。主含含水硫酸钠。

形态特征 本品为棱柱状、长方形或不规则块状及粒状。无色透明或类白色半透明。质脆，易碎，断面呈玻璃样光泽。

生境与分布 多产于潮湿的山洞中。七星关、大方有分布。

采收加工 取天然产之不纯芒硝，俗称“土硝”，加水溶解，放置，使杂质沉淀，过滤，滤液加热浓缩，放冷后即析出结晶，取出晾干，通称“皮硝”。

性味归经 咸、苦，寒。归胃、大肠经。

功能主治 泻下通便，润燥软坚，清火消肿。用于实热积滞，腹满胀痛，大便燥结，肠痈肿痛；外用于乳痈，痔疮肿痛。

用法用量 内服：6～12 g，一般不入煎剂，待汤剂煎得后，溶入汤剂中服用。外用：适量。

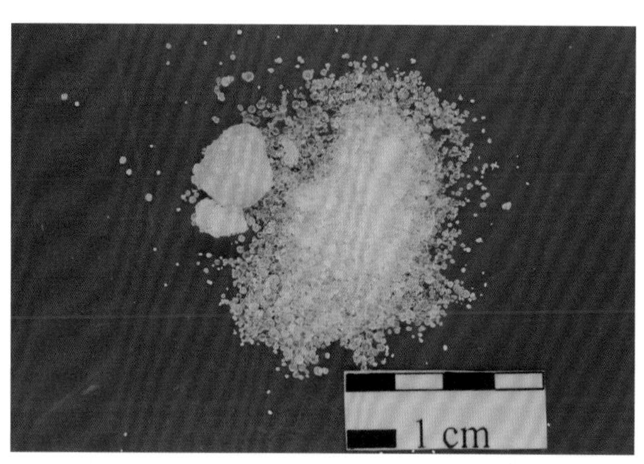

▲ 芒硝

主要参考文献

1. 毕节市地方志编纂委员会. 毕节地区志. 医药志[M]. 北京:中国文化出版社,2012.
2. 毕节市地方志编纂委员会. 毕节地区通志(贰)[M]. 北京:方志出版社,2019.
3. 中国科学院中国植物志编辑委员会. 中国植物志[M]. 北京:科学出版社,2016.
4. 何顺志,徐文芬. 贵州中草药资源研究[M]. 贵阳:贵州科技出版社,2007.
5. 《贵州植物志》编委会. 贵州植物志[M]. 贵阳:贵州人民出版社,1982.
6. 江维克,周涛,黄璐琦. 新资源的发现及功效研究[M]. 上海:上海科学技术出版社,2019.
7. 孙庆文,江维克. 贵州中药资源普查重点品种识别手册[M]. 贵阳:贵州科技出版社,2014.
8. 胡成刚,江维克,魏志丹. 贵州省中药资源普查标本图集·卷1[M]. 贵阳:贵州科学技术出版社,2020.
9. 胡成刚,柴慧芳,魏志丹,等. 贵州省中药资源普查标本图集·卷2[M]. 贵阳:贵州科技出版社,2022.
10. 胡成刚,柴慧芳,何席呈,等. 贵州省中药资源普查标本图集·卷3[M]. 贵阳:贵州科技出版社,2022.
11. 周涛,江维克,肖承鸿,等. 滇桂黔石漠化区中药材生产加工适宜技术[M]. 北京:中国医药科学技术出版社,2021.
12. 周涛,江维克,肖承鸿. 贵州常用中药材种植及加工技术规范[M]. 福州:福建科学技术出版社,2018.
13. 孙庆文. 贵州中草药资源图典·第1卷[M]. 贵阳:贵州科技出版社,2020.
14. 孙庆文. 贵州中草药资源图典·第5卷[M]. 贵阳:贵州科技出版社,2022.
15. 孙庆文. 贵州中草药资源图典·第4卷[M]. 贵阳:贵州科技出版社,2021.
16. 孙庆文. 贵州中草药资源图典·第3卷[M]. 贵阳:贵州科技出版社,2021.
17. 孙庆文. 贵州中草药资源图典·第2卷[M]. 贵阳:贵州科技出版社,2020.
18. 罗迎春,孙庆文. 贵州民族常用天然药物·第2卷[M]. 贵阳:贵州科技出版社,2013.
19. 孙庆文,罗迎春. 贵州民族常用天然药物·第1卷[M]. 贵阳:贵州科技出版社,2013.
20. 何顺志. 贵阳市中草药资源[M]. 贵阳:贵州科技出版社,2005.
21. 黄璐琦. 中国中药资源发展报告(2020)[M]. 上海:上海科学技术出版社,2022.
22. 黄璐琦. 中国中药资源发展报告(2019)[M]. 上海:上海科学技术出版社,2020.

索　引

一、物种中文名称索引

A

矮地茶 232
矮瓜 282
矮零子 233
矮小沿阶草 344
安石榴 207
凹叶厚朴 79
凹叶景天 110

B

八角刺 175
八角枫 210
八角莲 89
八仙花 112
八月瓜 93,94
八月札 93,94
八爪金龙 231
芭茅 366
菝葜 348
掰果 246
白草 282
白车轴草 149
白赤木 187
白地莓 119
白冬瓜 199
白瓜 199
白花曼陀罗 275
白花苜蓿 149
白花前胡 226
白花藤 258
白花仔 75
白及 379
白及儿 377—379
白接骨 290
白金条 210
白客妈叶 244
白蜡树 240
白辣蓼 62
白簕 215
白龙须 210,342,361
白毛藤 282
白茅 364
白茅草 364
白木姜 259
白木通 94
白牛膝 72
白泡儿 119
白前 249
白三七 110
白三叶 149
白色木 187
白术 319
白苏 271
白天竹 92
白田七草 328
白头公公 85
白薇 247
白夜城 339
白英 282
百合 340,343
百解药 348
百两金 231
百脉根 139
百尾笋 342
百雨金 87
柏脉根 139
败毒草 206
败酱 304
斑茅 366
斑纹芦荟 339
板凳果 180
板栗 48
半边风药 37
半边花 312
半边蕨 37
半边莲 312,371
半边旗 37
半边梳 37
半边牙 37
半夏 373
棒头花 272
傍雪开 242
爆竹紫 259
北柴胡 217
北防风 227
北五味子 79
倍子树 171,173
豍豆 145
鼻血花 351
笔管菜 347
笔管草 22
笔筒草 22
毕豆 145
荜澄茄 82
萹蓄 62
鞭打绣球 279,286
扁豆 144
扁核木 126
扁心草 13
扁枝石松 13
扁竹根 355,357
杓儿菜 322
冰粉子 279
冰球子 379
勃勒回 106
博落回 106
薄荷 268
薄叶鼠李 187

C

菜豆 144
菜子木 260
蚕桑 55
苍耳 336
草菝葜 350
草果 375
草果仁 375
草果子 375
草菊 323
草莲 359
草莓 119
草乌 83
草血竭 67
茶 101

茶荚莲 303
茶辣 162
茶树 101
柴党参 308
柴胡 217
菖蒲 368
长豆 151
长根金星蕨 45
长生果 133
长寿菜 71
长穗兔儿风 316
长叶甘草蕨 38
长叶轮钟草 309
长叶茜草 252
常春油麻藤 142
朝阳花 329
车轱辘菜 295
车前 295
扯丝皮 50
辰砂草 168
齿果酸模 68
齿果羊蹄 68
赤地利 61
赤箭 384
赤朴 78,79
赤芝 9
重皮 78,79
虫退 389
抽筋草 72
丑牛 257
臭草 300,334
臭常山 163
臭橙 160
臭芙蓉 261
臭狗藤 251
臭菊花 334
臭辣子 162
臭牡丹 260,261
臭桐 261
臭桐柴 261
臭梧桐 260,288
臭柚 160
楮实子 51
楮桃 51
川参 147
川党参 310
川牛膝 76
川朴 78,79
川溲疏 112
川乌 83
川芎 224
川续断 306
川榛 48
穿山甲 391
穿心莲 290
垂盆草 111
垂序商陆 70
春播参 67
春甜树 167
春阳树 167
椿 167
椿芽 167
慈姑 337
刺菜 325
刺儿菜 325
刺儿槐 146
刺拐棒 133
刺槐 146
刺黄檗 91,92
刺老包 213
刺梨 130
刺犁头 61
刺天茄 285
刺头 129
楤木 213
粗齿铁线莲 85
粗毛牛膝 74
粗毛淫羊藿 90
酢浆草 152
翠云草 21
寸冬 345

D

打屁藤 251
打破碗花花 84
打碗花 255
打油果 126
大百合 340
大壁虎 390
大车前 296
大疮药 235
大刺儿菜 324
大刀螂 389
大狗尾巴草 365
大红花 260
大红袍 100,233
大花椒 165
大花金钱豹 308
大黄草 381
大蓟 324
大接骨丹 301
大救驾 164
大蕨萁 28
大客妈叶 296
大喇叭花 275
大老鸦酸 153
大龙叶 97
大麻雀米 260
大密 366
大木漆 173
大南蛇 177
大泥炭藓 11
大牛喳口 324
大婆参 301
大山羊 163
大酸味草 153
大蒜 338
大蓑衣藤 85
大血藤 95,142
大叶酢浆草 153
大叶黄柏 91,92
大叶卷柏 16
大叶茜草 253
大叶鸦鹊饭 259
大枣 188
大种鹅儿肠 72
大紫草 258
丹参 273
丹若 207
单花红丝线 277
单叶铁线莲 86
淡竹叶 365
党参 309
刀豆 144
刀皂 136
倒梗草 74
倒钩草 74
倒钩笋 128
倒挂刺 254
倒挂金钩 129
倒扣草 74
倒山黑豆 110
灯笼果 280
灯台树 211
灯心草 359
灯芯草 359
灯盏窝 154
地瓣草 156
地槟榔 124
地耳草 102
地骨 147
地骨子 278
地瓜 53
地管子 124
地果 53,133
地胡椒 326
地槐 147
地锦 189
地锦草 156,189
地扣子 314
地苦胆 96
地里根 86
地麦子 153
地莓 119
地扭子 75
地钮子 314
地钱 12
地钱草 218
地茄子草 314
地松 97
地笋 266
地梭罗 12,140
地棠 122,123
地藤草 168
地梧桐 261
地五加 189
地星宿 224
地榆 132
地栀子 163
棣棠花 122
滇白药子 353
滇白珠 227
滇杠柳 249
滇黄芩 273

滇龙胆草 242
滇野豌豆 150
滇紫草 258
垫状卷柏 20
吊壁伸筋草 14
吊菜子 282
吊兰 342
吊兰花 381
吊石苣苔 294
吊藤 254
吊子银花 299
疔药 242
定风草 384
东党 310
东风草 282
冬白术 319
冬菇 8
冬瓜 199
冬葵 193
冬青 174
冬青树 239
冬珊瑚 284
冬苋菜 193
都哥杆(苗语) 94
都牛膝 76
斗雪红 128
豆瓣柴 233
豆豉叶 357
豆豇草 304
豆角 151
豆渣草 304
毒人参 313
毒鱼草 241
独钉子 73
独定子 73
独脚莲 89,345
独蒜 338
独叶一支枪 25
独叶一枝花 89
杜鹃 230
杜仲 50
断肠草 106
对节子茶 240
对叶草 105
对叶七 73
对月莲 105,206
多儿母 340
多花黄精 346

E

鹅儿花 83
鹅毛通 112
恶鸡婆 324
耳朵草 113
二花 298

F

番豆 133
番瓜 201
番南瓜 201
番茄 279
翻背白草 124
饭豆 151
饭瓜 201
饭蕨 34
防党参 311
防风 227
飞疔草 75
飞蛾藤 258
飞龙斩血 164
飞龙掌血 164
肥猪草 333
肥猪苗 333
肺筋草 337
肺心草 234
肺形草 245
费菜 110
粉背黄栌 171
粉葛 145
粉条儿菜 337
风轮菜 264
枫树 107
枫香树 107
蜂窝草 264,272
蜂药 21
凤凰草 274
凤凰木 48
凤尾蕨 34
凤仙花 184
凤丫蕨 42
佛顶珠 361
佛葵 277
肤杨树 171
伏地卷柏 19
芙蕖 97
芙蓉 97
扶秧 255
茯苓 10
茯苓个 10
福音草 202
富贵花 87

G

干葛 145
干漆 173
感暑草 320,321
感应草 142
杠板归 61
高脚贯众 26
高山薯蓣 353
鸽子花 210
隔山消 248
葛麻藤 145
葛藤 145
蛤蚧 390
公黄珠子 182,183
公接骨丹 236
功劳叶 91
勾儿茶 185
钩耳蕨 255
钩藤 254
狗骨刺 175
狗核桃 276
狗筋蔓 72
狗奶子 278
狗肉香 269
狗尾巴草 367
狗尾草 292,367
狗牙子 278
狗爪半夏 372
枸骨 175
枸杞 278
枸杞菜 278
构树 51
谷精草 361
瓜蒌 204
瓜楼 204
瓜子菜 71
瓜子金 168
栝楼 204
挂金灯 280
挂梁青 360
拐棒参 315
拐牛膝 76
拐枣 186
拐子药 86
观音莲 32
管花党参 311
管仲 124
贯叶连翘 104
贯叶蓼 61
贯枣 188
罐子草 286
光里白 29
光明草 367
光阳草 208
光叶菝葜 349
光叶珙桐 210
光叶金星蕨 44
鬼箭羽 178
鬼针草 320,321
贵州金丝桃 103
贵州卷柏 16
桂花 240
滚地龙 106
国槐 148
果山藤 177
过路黄 103,234
过山龙 53,189

H

蛤蟆草 295
海蚌含珠 154
海草 32
海金沙 30
海金砂 30
海州常山 261
含羞草 142
含羞草决明 135
寒豆 145
寒瓜 200
旱莲子 209
旱楸蒜台 288
豪猪刺 89

好汉枝 147
号筒杆 106
喝呼草 142
合欢 133
何首乌 65
和尚头 306
荷花 97
核桃 46
黑丑 256
黑风子 317
黑姑娘 283
黑骨藤 249
黑鸡尾金粉蕨 40
黑及草 243
黑荚苜蓿 140
黑节草 382
黑龙骨 249
黑芋头 370
黑蚱 389
黑珠芽薯蓣 354
红薄荷 268
红顶珠 286
红冬蛇菰 59
红姑娘 203
红花草 134
红花酢浆草 153
红花夹竹桃 245
红花龙胆 242
红荆藤 128
红萝卜 222
红麻菠萝 313
红泡果 260
红羊 203
红枣树 188
红芝 9
红籽 70
猴毛头 31
猴子根 160
厚皮 78,79
厚朴 78
胡柑 160
胡椒七 110
胡萝卜 222
胡蒜 338
胡荽 219
胡桃 46
胡藤 146
胡颓子 195
蝴蝶花 357
虎耳草 113
虎葛 189
虎掌 372
虎杖 64
花椒 165
花商陆 69
花生 133
华夏慈姑 337
华中五味子 80
滑滑菜 193
滑石 396
淮山药 353
槐 148
槐蕊 148
槐树 148
还魂草 20
黄柏 163
黄柏树 91,92
黄檗皮 163
黄参 309,311
黄参草 234
黄草 362
黄茶瓶 129
黄疸卷柏 18
黄独 352
黄度梅 122,123
黄葛根 145
黄根根 67
黄狗头 31,352
黄瓜香 132,135
黄褐毛忍冬 297
黄花白及 378
黄花蒿 318
黄花细辛 333
黄鸡菜 347
黄鸡子 251
黄脚鸡 348
黄金花 139
黄金树 288
黄精 347
黄毛草莓 119
黄皮 163
黄皮血藤 79
黄蜀葵 192
黄锁梅 131
黄藤 141
黄药 352
黄榆叶梅 122,123
灰菜 74
灰灰菜 74
灰藋 74
灰盆草 295
灰条菜 74
回阳草 21
茴香 223
活血丹 265,286
火把果 127
火棘 127
火烧兰 383
火炭母 63
藿香 263

J

鸡 391
鸡蛋果 126
鸡公柴 303
鸡公花 76
鸡骨头树 298
鸡冠花 76
鸡冠头 76
鸡髻花 76
鸡脚草 34,36
鸡橘子 186
鸡毛箭 135
鸡米树 260
鸡桑 55
鸡矢藤 251
鸡头黄精 347
鸡心七 385
鸡血藤 141
鸡眼草 138
鸡眼睛 179
鸡爪参 347
鸡爪子 186
积雪草 218
寄生 58
夹竹桃 245
家山药 355
架豆 144
假牛甘 135
假酸浆 279
假阳桃 192
尖惊药 291
坚龙胆 242
剪刀菜 337
见血飞 164
见肿消 69,70
剑草 369
渐尖毛蕨 43
箭草 332
箭豆草 312
江南卷柏 18
姜 376
豇豆 151
豇豆树 288
交剪草 355
郊李子 187
椒目 165
角豆 151
绞股蓝 202
接骨 306
接骨草 290,300
接骨木 301
节节草 23,264
节节花 75
结留子 186
结石草 289
截叶铁扫帚 138
金边吊兰 342
金钗石斛 381
金柴胡 333
金棣棠 122,123
金沸草 330
金刚豆藤 349,350
金刚藤 348
金狗脊 31
金龟莲 202
金果榄 96
金花草 32
金花茶 149
金鸡尾 34
金鸡尾巴草 44
金兰 381
金铃子 166
金毛狗 31

金毛狗脊 31
金毛狮子 31
金牛草 39
金盆 202
金钱草 234
金钱吊白米 337
金钱花 331
金钱蒲 369
金荞麦 61
金沙粉 30
金丝矮陀陀 73
金丝草 39
金丝荷叶 113
金丝楸 288
金锁匙 168
金铁锁 73
金线草 59
金线吊芙蓉 113
金线吊虾蟆 352
金星草 43
金腰莲 202
金银忍冬 298
金罂 207
金樱子 129
金鱼藻 99
金盏菊 334
金盏银盘 320
筋骨草 72
锦灯笼 280
锦荔枝 203
荩草 362
荆芥 270
惊风草 236
井边凤尾 34,36
井口边草 34,36
井栏边草 36
九节虫 380
九里光 332
九死还魂草 21
九头狮子草 291
九子连环草 380
柏子树 159
救兵粮 127
救军粮 127
救命粮 127
疽疮药 192
桔梗 314
菊 324
菊花菇 8
菊三七 328
锯锯草 35
锯锯藤 253
聚花过路黄 235
卷柏 21
卷耳 336
卷筋草 17
蕨 33
蕨粉 33
蕨鸡根 33
蕨萁 27
爵床 292

K

开喉箭 231
瞌睡草 327
客妈叶 295
孔雀菊 334
孔雀尾 32
口党 310
口喉箭 355
苦参 147
苦刺头 215
苦胆草 290
苦颠茄 285
苦丁香 70
苦梗 314
苦骨 147
苦瓜 203
苦蒿 318
苦金盆 202
苦楝 166
苦楝树 166
苦皮树 176
苦皮藤 176
苦树皮 176
苦天茄 285
库拉索芦荟 339
狂风藤 353
葵花 329
昆明沙参 73
捆仙绳 57
阔叶十大功劳 91

L

拉拉藤 54,250
拉拉秧 54,253
喇叭花 257
腊子树 159
蜡梅 81
蜡树 239
蜡子树 187
辣椒 275
辣角 275
辣叶青药 291
辣子 162,275
癞格宝草 321
癞瓜 203
癞葡萄 203
兰草 328
兰翘摇 149
兰铁草 324
蓝布正 121
蓝蝴蝶 358
蓝花参 315
烂耳草 113
狼毒 160
狼茅 365
狼萁 27
狼尾 365
狼尾草 365
狼牙草 114
崂山茶 240
老虎刺 175
老虎姜 347
老虎麻 176
老虎台 26
老蕨基菜 37
老君须 247,249
老麻藤 176
老鼠刺 91,92
老鼠屎 188
老鸦糊 260
老鸦蒜 351
勒草 54
雷百合 340
雷电子 288
雷公七 305
雷公头 375
棱茎半边莲 314
棱罗藤 361
冷饭团 303
冷饭子 302
犁头草 197
藜 74
里白 28
鲤鱼草 267
栗 48
连萼谷精草 361
连钱草 265
莲 97
莲花 97
莲子草 75
镰刀叶黄皮树 163
楝 166
良旺头 216
两头毛 289
蓼子草 234
烈朴 78,79
裂叶牵牛 256
临时救 235
灵芝草 9
铃铛花 314
菱叶红景天 109
零余薯 352
刘寄奴 103,286
留兰香 269
流尿狗 389
柳叶菜 208
柳叶过山龙 249
六角莲 89
六月菊 331
龙胆 242,243
龙骨 395
龙葵 283
龙头草 267
龙吐珠 117
龙芽草 114
芦荟 339
陆英 300
路边香 121
路路通 107
路萁 27
潞党 310
驴臭草 258
葎草 54

轮叶沙参 307
罗浮槭 183
洛阳花 87
洛得打 218
落花参 133
落花生 133
落回 106

M

麻叶棣棠 122,123
麻芋果 372,373
马比木 182
马鞭草 262
马鞭梢 262
马齿菜 71
马齿苋 71
马兜铃 99
马断肠 176
马耳草 361,362
马耳朵草 362
马棘 137
马兰 318
马兰菊 318
马郎花 258
马铃薯 284
马尿蒿 318
马三七 110
马桑 169
马桑柴 169
马桑泡 169
马蹄细辛 353
马苋菜 71
马牙半支 110
蚂蟥 388
麦冬 345
麦门冬 345
满路金鸡 138
满天星 84,331
曼陀罗 275,276
芒萁 27
芒萁骨 27
芒硝 397
盲肠草 320,321
猫儿刺 175
猫儿屎 94
猫儿眼睛 66
猫耳朵 294
猫猫头 211
猫屎瓜 94
毛板栗 49
毛椿 167
毛茛 88
毛狗卵 354
毛鸡腿 315
毛蕨 34
毛腊烛 374
毛辣角 279
毛蓼 59
毛母猪藤 281
毛粟 49
毛桃 115
毛轴蕨 34
毛锥子 317
毛子草 289
茅草 364
茅栗 49
茅栗子 48
没翻叶 260
玫瑰 131
玫花 131
眉风草 42
煤炭果 227
煤炭子 227
美国商陆 70
美商陆 70
美味羊肚菌 8
美洲商陆 70
闷头花 106
蜜蜂花 268
面根藤 255
明头草 326
魔芋 370
末利 238
茉莉 238
牡丹 87
木姜花 265
木腊树 159
木梨花 238
木麻黄 14
木芍药 87
木王 288
木五倍子 171
木樨 240
木子树 159

N

奶儿草 312
奶浆果 52
南方大斑蝥 390
南瓜 201
南鹤风 221
南沙参 307
南蛇风 177
南蛇藤 177
南天竹 92
南天烛 92
南烛 229
囊丝黄精 346
闹羊花 275
尼泊尔蓼 66
泥炭藓 11
匿鼻药 97
鸟不宿 175
鸟距草 139
牛蒡 317
牛儿草 322
牛耳大黄 67
牛耳朵 294
牛角花 139
牛角藤 246
牛肋巴 38
牛李 187
牛马藤 142
牛毛草 274
牛皮消 248
牛虱子 336
牛尾菜 350
牛膝 76
牛至 270
牛子 317
女贞 239
糯米草 57
糯米菜 57
糯米团 57

O

欧曼陀罗 276

P

爬地黄 235
爬墙虎 189
爬山虎 189
怕丑草 142
怕痒树 205
排风藤 281
徘徊花 131
膀胱七 383
螃蟹花 149
炮仗花 289
泡参 307
泡沙参 307
泡通 216
佩兰 328
披针叶茜草 252
枇杷 118
枇杷树 118
片鸡尾草 35
平地木 232
瓶尔小草 25
婆婆丁 335
婆婆纳 287
婆婆针 320,321
破天菜 313
铺地锦 189
铺散沿阶草 344
葡萄 191
蒲公草 335
蒲公英 335
浦剑 368

Q

七叶胆 202
七叶树 183
七叶一枝花 345
漆 173
漆大伯 259
漆姑草 97
漆树 173
荠菜粑粑叶 193
掐不齐 138
千层塔 12
千金子 156
千里光 332
千年不烂心 281

千年树 81
千屈菜 206
牵牛 256
前胡 226
茜草 253
枪刺果 126
枪子柴 185
墙头草 327
荞麦叶贝母 340
翘摇 134
茄 282
茄子 282
窃衣子 221
青刺尖 126
青麸杨 173
青冈 50
青冈栎 50
青龙梗 332
青木香 99
青牛胆 96
青皮活血 141
青蒜 338
青桐 194
青鱼胆草 242
青竹 359
清酒缸 140
清水胆 84
清香桂 181
蜻蜓草 262
秋葵 192
楸 288
楸树 288
球花马蓝 293
曲曲菜 325
鹊不踏 213

R

蘘荷 377
人字草 138
忍冬 298
日本常山 163
日本薯蓣 353
绒花树 133
柔毛路边青 121
软草 99
瑞木 211

S

洒金花 333
三百棒 164
三步跳 373
三加 215
三加皮 215
三颗针 89
三匹风 119
三七草 328
三仙草 326
三叶半夏 373
三叶木通 93
三叶青 190
三叶崖爬藤 190
伞叶排草 236
桑 55
桑寄生 58
桑上寄生 58
桑树 55
骚牯羊 163
缫丝花 130
森树 166
沙蒺藜 134
莎草 375
晒不死 43
山白果根 210
山板凳 180
山荸荠荠 309
山赤芍 87
山慈姑 96
山地梅 234
山冬 365
山高粱 234
山谷子 60
山归来 230
山号筒 106
山黄芩 92
山藿香 270
山鸡椒 82
山鸡米 365
山蓟 319
山姜 319,377
山精 319
山荔枝 212
山蓼 59
山绿豆 137
山萝卜 69,306,324
山棉花 84
山木香 128
山漆 173
山茄花 275
山芍药 87
山甜菜 282
山通草 198
山巷子 82
山烟 321
山羊蹄 67
山洋桃 100
山药 355
山枣子 132
山皂角 137
山踯躅 230
山紫苏 271
珊瑚豆 284
珊瑚子 284
骟鸡尾草 35
商陆 69
上八角 209
上党参 309,311
上党人参 309,311
上天梯 103
芍药 87
芍药花 87
苕子菜 134
少棘巨蜈蚣 388
蛇包谷 371
蛇包五披风 125
蛇不过 61
蛇倒退 61
蛇菇 59
蛇菰 59
蛇果草 117
蛇含草 125
蛇含委陵菜 125
蛇莲 202
蛇莓 117
蛇盘草 117
蛇泡草 117
蛇舌草 312
蛇退草 138
蛇足石杉 12
射干 355,358
伸筋草 13,15
深绿卷柏 16
神草 384
神砂草 168
生扯拢 21
生姜 376
生血草 143
胜春 128
狮头参 309,311
十样错 348
石柏 18
石板菜 110
石菖蒲 369
石打穿 114
石吊兰 294
石凤丹 316
石膏 396
石荷叶 113
石榴 207
石荠草 63
石松 15
石蒜 351
石指甲 111
柿 236
书带蕨 43
舒筋草 38
薯蓣 355
树梅 45
双钩 254
双花 298
双肾草 287
双铜锤 287
水白芷 220
水百合 340
水菖蒲 368
水朝阳 330
水灯心 359
水冬瓜 94
水茛 88
水红藤 95
水化香 47
水黄连 106
水晶凉粉 279
水麻 56
水芹 225
水芹菜 220,225

水三七 266
水桐 288
水细麻 56
水香柴 103
水玄麻 56
水杨梅 121
水玉簪 359
水皂角 135
水芝 199
丝茅草 364
丝绵皮 50
四川溲疏 112
四方草 290
四季豆 144
四季花 128
四季青 174,292
四块瓦 253
四棱草 266
四照花 212
松藻 99
酸浆草 152
酸浆实 280
酸模 67
酸母 67
酸汤菜 67
酸汤杆 64
蒜头 338
算盘七 385
算盘子 157
碎骨子 365
碎米柴 233
娑罗子 183
梭罗草 16

T

台党 310
台湾白及 377
太阳花 111
糖罐子 129
桃 115
藤石松 14
藤序络石 246
天冬 340
天胡荽 224
天棘 340
天蓟 319
天蓝 140
天蓝苜蓿 140
天麻 384
天名精 321
天南星 371
天泡果 279,280,283
天荞麦 61
天茄菜 283
天茄子 283
天青地红 328
天青红 332
天全牛膝 76
天天茄 283
天仙藤 99
天竹 92
天竹子 92
田蒿子 318
田基黄 102
田菊 318
田珠 279
调经草 234
铁包金 185
铁打杵 233
铁豆柴 357
铁蒿 84
铁花 83
铁筷子 81
铁罗汉 348
铁皮石斛 382
铁丝草 41
铁苋菜 154
铁线草 41
铁线蕨 41
铁皂角 137
铁轴草 274
铁仔 233
通草 216
通打树 198
通大海 216
通经草 39
通脱木 216
铜锤玉带草 314
铜钱花 331
铜丝草 39
头花蓼 63
头蕊兰 381
头晕药 121
透骨香 227
秃叶黄檗 163
土白芍 87
土白头翁 84
土大黄 68
土冬青 81
土豆 284
土黄芪 193
土黄芩 273
土藿香 263
土荆芥 268
土菊花 323
土牛膝 74
土三七 328
土文花 138
土香薷 270
土茵陈 286
兔耳草 196
菟丝子 255
团经草 265
退烧草 138
脱力草 114
椭圆叶花锚 243

W

挖耳草 322
娃儿菜 315
豌豆 145
晚饭花 70
晚晚花 70
碗莲 97
万年青 81
万寿菊 334
万寿竹 342
望日葵 329
微草 247
卫矛 178
温大青 293
文旦 160
文光果 130
乌饭草 227
乌饭果 229
乌饭子 229
乌韭 32
乌桕 159
乌蕨 32
乌蔹莓 189
乌梢蛇 185
乌头 83
乌药 83
无根藤 255
无花果 52
无娘藤 255
吴椒 162
吴萸 162
吴茱萸 162
梧桐 194
蜈蚣草 38,206
蜈蚣蕨 38
五倍子 171,173
五灯草 155
五朵云 155
五凤草 155
五花血藤 95
五加 214
五加皮 214
五皮风 125
五匹风 125,196
五香血藤 80
五叶草 139
五叶莓 189
五爪龙 189

X

西瓜 200
西红柿 279
西南杠柳 249
西南山梗菜 313
西南委陵菜 124
西芎 224
稀子蕨 32
溪边凤尾蕨 37
溪凤尾蕨 37
豨莶 333
喜马拉雅旌节花 198
喜树 209
细草 99
细杠木 135
细花草 138
细毡毛忍冬 299
细柱五加 214

虾脊兰 380
狭叶白及 378
狭叶凤尾蕨 35,37
狭叶落地梅 236
夏枯草 272
仙鹤草 114
仙灵毗 90
仙灵脾 90
线木通 85
香菜 219
香草 328
香椿 167
香附子 375
香菇 8
香花条 103
香花崖豆藤 141
香椒 165
香龙草 177
香蒲 374
香纹 8
香信 8
香叶树 81
香叶子 81
香油果 81
香芋 352
香子 223
向日葵 329
向阳花 329
小白及 377
小豆虫 390
小对叶草 104
小对月草 104
小凤尾草 35
小果南烛 228
小果蔷薇 128
小果十大功劳 92
小果珍珠花 228
小过路黄 104
小黑白 27
小化香 47
小茴香 223
小蓟 325
小龙肚 242
小木漆 173
小木通 85
小青鱼胆 242
小田草 270
小通草 198
小铜钱草 224
小五加皮 216
小血藤 80
小杨柳 208
小野鸡尾 40
小叶川芎 224
小叶女贞 240
小叶桑 55
小叶野鸡尾 32
小种黄 104
小种夜关门 138
心肺草 316
心叶堇菜 197
心叶荆芥 270
心叶双蝴蝶 245
辛氏黄檗 163
星宿草 97,326
绣球 112
锈草 277
续随子 156
旋覆花 331
雪胆 202
雪豆 145
雪里花 81
雪里开 86
血防藤 141
血见愁 164,290
血杞子 278
血藤 141

Y

桠雀兰 381
鸭儿草 360
鸭儿芹 220
鸭脚板 88
鸭跖草 360
牙皂 136
胭脂花 70
烟管荚蒾 303
烟管头草 322
芫荽 219
岩白菜 294
岩柏草 18
岩茶 294
岩桂 240
岩豇豆 294
岩银花 299
岩泽兰 294
沿阶草 344
盐肤木 171
盐肤子 171
兖州卷柏 17
艳山花 230
羊不吃 106
羊肚菌 8
羊耳蒜 385
羊藿叶 90
羊角 151
羊角风 90
羊膜草 286
羊奶奶 195
羊蹄 68
羊蹄大黄 68
阳荷 377
阳雀菌 8
阳芋 284
杨梅 45
洋笔桃 245
洋槐 146
洋金花 275
洋莓 119
洋柿子 279
洋芋 284
养心草 110
药瓜 204
野板蓝根 293
野菠菜 324
野薄荷 268
野草香 265
野党参 308
野丁香 70
野芙蓉 192
野葛 145
野蒿 327
野胡萝卜 221
野花生 106,140
野槐树 137
野黄菊 333
野藿香 263
野鸡尾金粉蕨 40
野菊 323
野菊花 332
野辣蓼 63
野辣茄 284
野棉花 84
野荞麦 66
野芹菜 88
野三七 266
野山药 353
野扇花 181
野芍药 87
野豌豆 150
野莴笋 313
野萱花 355
野鸦椿 179
野胭脂 354
野叶烟 313
野叶子烟 321
野雉尾金粉蕨 40
野猪粪 10
夜合花 343
夜合欢 133
夜交藤 65
夜门关 133
一把伞 89,236
一把伞天南星 371
一串钮子 380
一朵云 24
一见喜 290
一年蓬 327
一支箭 25,138
一支枪 25
一枝黄花 333
姨妈菜 226
异叶梁王茶 216
异叶天南星 371
益母草 266
薏苡 363
薏珠子 363
翳子草 314
翼梗五味子 79
阴地蕨 24
阴行草 286
银粉背蕨 39
银花 297
银毛委陵菜 124

银叶铁线莲 85
樱桃 116
樱珠 116
映山红 230
硬苗柴胡 217
油葱 339
油罐草 286
油蒿菜 286
柚 160
柚子 160
莠 367
鱼草 99
鱼疔草 88
鱼鳅串 318
鱼鳅藤 245
鱼香菜 269
鱼眼草 326
玉兰 77
玉兰花 77
玉龙盘 290
玉门精 321
玉札 132
玉竹 348
鸢尾 358
渊头鸡 60
元宝草 105
圆果化香树 47
圆木 209
圆叶红景天 109
圆叶牵牛 257
远志草 168
月贵花 128
月季花 128
月月红 128
云南勾儿茶 185
云南红景天 109
芸豆 144
芸香草 322

Z

栽秧泡 131
旱藕 266
枣 188
枣子树 188
蚤休 345
皂荚 136
皂荚树 136
皂角 136
泽漆 155
蚱蜢腿 292
粘苍子 317
掌叶半夏 372
獐牙菜 244
赭石 395
针毛蕨 44
珍珠菜 234
珍珠草 97,361
珍珠枫 259
珍珠花 229
珍珠荚蒾 302
榛子 48
镇头迦 236
枝子 251
知羞草 142
栀子 251
栀子黄 163
蜘蛛果 309
蜘蛛香 305
枳椇 186
指甲花 184
雉鸡尾 32
中国旌节花 198
中华芦荟 339
中华猕猴桃 100
中华绣线梅 123
肿果红景天 109
朱砂 394
朱砂根 231
珠草 333
珠红 45
珠芽蓼 60
珠芽拳参 60
猪肚菜 295
猪茯苓 10
猪苓 10
猪毛七 41
猪母菜 71
猪牙草 62
猪殃殃 250
猪叶菜 361
竹参 9
竹节草 318
竹节黄 348
竹林消 342
竹七根 348
竹芹菜 360
竹笙 9
竹荪 9
竹叶吉祥草 361
竹叶兰 360
竹叶细辛 361
追风伞 182,183,236
追风药 192
梓 288
梓桐 288
紫丹 258
紫丹参 273
紫花酢浆草 153
紫花地丁 196
紫花地料梢 137
紫花络石 246
紫花茄 285
紫花树 166
紫金牛 232
紫堇 106
紫荆花 205
紫茉莉 70
紫萁 26
紫萁贯众 26
紫雀花 143
紫苏 271
紫薇 205
紫阳花 112
紫油厚朴 78,79
紫云英 134
紫珠 259
自然铜 394
走丝牡丹 255
走游草 234
钻地风 131
醉仙桃 276
醉鱼草 241
左转藤灰 30

二、物种拉丁学名索引

A

Abelmoschus manihot (L.) Medic. 192
Acalypha australis L. 154
Acer fabri Hance 183
Achyranthes aspera L. 74
Aconitum carmichaelii Debeaux 83
Acorus calamus L. 368
Acorus tatarinowii Schott 369
Actinidia chinensis Planchon 100
Adenophora tetraphylla (Thunb.) Fisch. 307
Adiantum capillus-veneris L. 41
Aesculus chinensis Bunge 183
Agastache rugosa (Fisch. et Mey.) O. Ktze. 263
Agrimonia pilosa Ledeb. 114
Ainsliaea henryi Diels. 316
Akebia trifoliata subsp. *australis* (Diels) T. Shimizu 94

Akebia trifoliate (Thunb.) Koidz. 93
Alangium chinense (Loureiro) Harms 210
Albizia julibrissin Durazz. 133
Aletris spicata (Thunb.) Franch. 337
Aleuritopteris argentea (gmel.) Fée 39
Allium sativum L. 338
Aloe vera (L.) Burm. f. 339
Alternanthera sessilis (L.) R. Br. ex DC. 75
Amomum tsaoko Crevost & Lem. 375
Amorphophallus konjac K. Koch 370
Amygdalus persica L. 115
Andrographis paniculata (Burm. F.) Nees 290
Anemone hupehensis (Lemoine) Lemoine 84
Anemone vitifolia Buch.-Ham. ex DC. 84
Antenoron filiforme (Thunb.) Rob. et Vaut. 59
Arachis hypogaea L. 133
Aralia elata (Miquel) Seemann 213
Arctium lappa L. 317
Ardisia crenata Sims 231
Ardisia crispa (Thunberg) A. de Candolle 231
Ardisia japonica (Thunberg) Blume 232
Arisaema erubescens (Wall.) Schott 371
Arisaema heterophyllum Bl. 371
Aristolochia debilis Sieb. et Zucc. 99
Artemisia annua L. 318
Arthraxon hispidus (Thunb.) Makino 362
Asparagus cochinchinensis (Lour.) Merr. 340
Aster indicus L. 318
Astragalus sinicus L. 134
Asystasia neesiana (Wallich) Nees 290
Atractylodes macrocephala Koidz. 319

B

Balanophora harlandii Hook. f. 59
Belamcanda chinensis (L.) Redouté 355
Benincasa hispida (Thunberg) Cogn. 199
Berberis julianae Schneid. 89
Berchemia sinica Schneid. 185
Berchemia yunnanensis Franch. 185
Bidens biternata (Lour.) Merr. & Sherff 320
Bidens pilosa L. 321
Bistorta vivipara (L.) Delarbre 60
Bletilla formosana (Hayata) Schlt. 377
Bletilla ochracea Schltr. 378
Bletilla striata (Thunb. ex A. Murray) Rchb. f. 379
Broussonetia papyrifera (L.) L'Her. ex Vent. 51
Buddleja lindleyana Fort. 241
Bupleurum chinense de Candolle 217
Burmannia disticha L. 359

C

Calanthe discolor Lindl. 380
Callicarpa bodinieri Lévl. 259
Callicarpa giraldii Hesse ex Rehd. 260
Calystegia hederacea Wall. ex. Roxb. 255
Camellia sinensis (L.) Kuntze 101
Campanumoea javanica Blume. 308
Campanumoea lancifolia (Roxb.) Merr. 309
Camptotheca acuminata Decaisne 209
Capsicum annuum L. 275
Cardiocrinum giganteum (Wall.) Makino 340
Carpesium abrotanoides L. 321
Carpesium cernuum L. 322
Cassia mimosoides L. 135
Castanea mollissima Bl. 48
Castanea seguinii Dode 49
Catalpa bungei C. A. Meyer 288
Catalpa ovata G. Don 288
Cayratia japonica (Thunb.) Gagnep. 189
Celastrus angulatus Maxim. 176
Celastrus orbiculatus Thunb. 177
Celosia cristata L. 76
Centella asiatica (L.) Urban 218
Cephalanthera falcata (Thunb. ex A. Murray) Blume 381
Cerasus pseudocerasus (Lindl.) G. Don 116
Ceratophyllum demersum L. 99
Chenopodium album L. 74
Chimonanthus praecox (L.) Link 81
Chirita eburnea Hance 294
Chlorophytum comosum (Thunb.) Jacques 342
Chrysanthemum indicum L. 323
Chrysanthemum morifolium Ramat. 324
Cibotium barometz (L.) J. Smith. 31
Cinnabaris 394
Cirsium japonicum Fisch. ex DC. 324
Cirsium setosum (Willd.) Kitam. 325
Citrullus lanatus (Thunberg) Matsumura & Nakai Cat. 200
Citrus maxima (Burm.) Merr. 160
Clematis grandidentata (Rehder & E. H. Wilson) W. T. Wang 85

Clematis henryi Oliv. 86
Clerodendrum bungei Steud. 260
Clerodendrum trichotomum Thunb. 261
Clinopodium chinense (Benth.) O. Ktze. 264
Codonopsis pilosula (Franch.) Nannf. 309
Codonopsis pilosula subsp. *tangshen* (Oliv.) D. Y. Hong. 310
Codonopsis tubulosa Kom. 311
Coix lacryma-jobi L. 363
Commelina communis L. 360
Coniogramme japonica (Thunb.) Diels 42
Coriandrum sativum L. 219
Coriaria sinica Maxim. 169
Cornus controversa Hemsley 211
Cornus kousa subsp. *chinensis* (Osborn) Q. Y. Xiang 212
Corydalis edulis Maxim. 106
Corylus heterophylla var. *sutchuenensis* Franch. 48
Cotinus coggygria var. *glaucophylla* C. Y. Wu 171
Cryptotaenia japonica Hasskarl 220
Cryptotympana pustulata Fabricius 389
Cucurbita moschata (Duch. ex Lam.) Duch. ex Poiret 201
Cuscuta chinensis Lam. 255
Cyathula officinalis K. C. Kuan 76
Cyclobalanopsis glauca (Thunb.) Oerst. 50
Cyclosorus acuminatus (Houtt.) Nakai ex H. Ito 43
Cynanchum atratum Bunge 247
Cynanchum auriculatum Royle ex Wight 248
Cynanchum glaucescens (Decne.) Hand.-Mazz. 249
Cyperus rotundus L. 375

D

Datura metel L. 275
Datura stramonium L. 276
Daucus carota L. 221
Daucus carota var. *sativa* Hoffmann 222
Davidia involucrata var. *vilmoriniana* (Dode) Wanger. 210
Debregeasia orientalis C. J. Chen 56
Decaisnea insignis (griff.) Hook. f. et Thoms. 94
Dendrobium nobile Lindl. 381
Dendrobium officinale Kimura & Migo 382
Deutzia setchuenensis Franch. 112
Dichrocephala integrifolia (L. f.) Kuntze 326
Dicranopteris pedata (Houttuyn) Nakaike 27
Dictyophora indusiata (Vent. ex Pers) Fisch 9
Dioscorea bulbifera L. 352
Dioscorea delavayi Franch. 353
Dioscorea japonica Thunb. 353
Dioscorea melanophyma Prain & Burkill 354
Dioscorea polystachya Turcz. 355
Diospyros kaki Thunb. 236
Diphasiastrum complanatum (L.) Holub 13
Diplopterygium glaucum (Thunberg ex Houttuyn) Nakai 28
Diplopterygium laevissimum (Christ) Nakai 29
Dipsacus asperoides C. Y. Cheng et T. M. Ai 306
Disporum cantoniense (Lour.) Merr. 342
Duchesnea indica (Andr.) Focke 117
Dysosma versipellis (Hance) M. Cheng ex Ying 89

E

Elaeagnus pungens Thunberg 195
Eleutherococcus nodiflorus (Dunn) S. Y. Hu 214
Eleutherococcus trifoliatus (L.) S. Y. Hu 215
Elsholtzia cypriani (Pavol.) S. Chow ex P. S. Hsu 265
Epilobium hirsutum L. 208
Epimedium acuminatum Franch. 90
Epipactis helleborine (L.) Crantz 383
Erigeron annuus (L.) Pers. 327
Eriobotrya japonica (Thunb.) Lindl. 118
Eriocaulon buergerianum Körn. 361
Eucommia ulmoides Oliv. 50
Euonymus alatus (Thunb.) Sieb. 178
Eupatorium fortunei Turcz. 328
Euphorbia helioscopia L. 155
Euphorbia humifusa Willd. ex Schlecht. 156
Euphorbia lathyris L. 156
Euscaphis japonica (Thunb.) Dippel 179
Evodia rutaecarpa (Juss.) Benth. 162

F

Fagopyrum dibotrys (D. Don) Hara 61
Ficus carica L. 52
Ficus tikoua Bur. 53
Firmiana simplex (L.) W. Wight 194
Foeniculum vulgare (L.) Miller 223
Fragaria ananassa Duch. 119
Fragaria nilgerrensis Schlecht. ex Gay 119

G

Galium aparine L. ········ 250
Gallus gallus domesticus Brisson ········ 391
Ganoderma lucidum (Leyss. ex Fr.) Karst. ········ 9
Gardenia jasminoides J. Ellis Philos. Trans. ········ 251
Gastrodia elata Bl. ········ 384
Gaultheria leucocarpa var. *yunnanensis* (Franchet) T. Z. Hsu & R. C. Fang ········ 227
Gekko gecko Linnaeus ········ 390
Gentiana rhodantha Franch. ex Hemsl. ········ 242
Gentiana rigescens Franch. ex Hemsl. ········ 242
Geum japonicum var. *chinense* F. Bolle ········ 121
glechoma longituba (Nakai) Kupr. ········ 265
Gleditsia sinensis Lam. ········ 136
Glochidion puberum (L.) Hutch. ········ 157
Gonostegia hirta (Bl.) Miq. ········ 57
Gynostemma pentaphyllum (Thunberg) Makino ········ 202
Gynura japonica (Thunb.) Juel ········ 328
Gypsum Fibrosum ········ 396

H

Haematitum ········ 395
Halenia elliptica D. Don ········ 243
Helianthus annuus L. ········ 329
Hemiphragma heterophyllum Wallich ········ 286
Hemsleya chinensis Cogniaux ex F. B. Forbes & Hemsley ········ 202
Hippochaete debilis (Roxb. ex Vaucher) Holub ········ 22
Hippochaete ramosissima (Desf.) Böern. ········ 23
Hovenia acerba Lindl. ········ 186
Humulus scandens (Lour.) Merr. ········ 54
Huperzia serrata (Thunb.) Trev. ········ 12
Hydrangea macrophylla (Thunb.) Seringe ········ 112
Hydrocotyle sibthorpioides Lamarck ········ 224
Hypericum japonicum Thunberg ········ 102
Hypericum kouytchense H. Lév. ········ 103
Hypericum perforatum L. ········ 104
Hypericum sampsonii Hance ········ 105

I

Ilex chinensis Sims ········ 174
Ilex cornuta Lindl. et Paxt. ········ 175
Impatiens biepharosepala Pritz. ex Diels ········ 184
Imperata cylindrica (L.) P. Beauv. ········ 364
Incarvillea arguta (Royle) Royle ········ 289
Indigofera pseudotinctoria Matsum. ········ 137
Inula helianthus-aquatica C. Y. Wu ex Ling ········ 330
Inula japonica Thunb. ········ 331
Iris japonica Thunb. ········ 357
Iris tectorum Maxim. ········ 358

J

Jasminum sambac (L.) Ait. ········ 238
Juglans regia L. ········ 46
Juncus effusus L. ········ 359

K

Kerria japonica (L.) DC. ········ 122
Kummerowia striata (Thunb.) Schindl. ········ 138

L

Lagerstroemia indica L. ········ 205
Lentinus edodes (Berk.) Sing. ········ 8
Leonurus japonicus Houttuyn ········ 266
Lespedeza cuneata (Dum.-Cours.) G. Don ········ 138
Ligusticum chuanxiong Hort. ········ 224
Ligustrum lucidum Ait. ········ 239
Ligustrum quihoui Carr. ········ 240
Lilium brownii var. *viridulum* Baker ········ 343
Lindera communis Hemsl. ········ 81
Liparis campylostalix Rchb. f. ········ 385
Liquidambar formosana Hance ········ 107
Litsea cubeba (Lour.) Pers. ········ 82
Lobelia chinensis Lour. ········ 312
Lobelia nummularia Lam. ········ 314
Lobelia seguinii H. Lév. & Vaniot. ········ 313
Lonicera fulvotomentosa Hsu et S. C. Cheng ········ 297
Lonicera japonica Thunberg in Murray Syst. ········ 298
Lonicera maackii f. *podocarpa* Franch. ex Rehd. ········ 298
Lonicera similis Hemsley J. L. ········ 299
Lophatherum gracile Brongn. ········ 365
Lotus corniculatus L. ········ 139
Lycianthes lysimachioides (Wallich) Bitter ········ 277
Lycium chinense Miller ········ 278
Lycopersicon esculentum Miller ········ 279
Lycopodiastrum casuarinoides (Spring) Holub ········ 14
Lycopodium japonicum Thunb. ········ 15
Lycopus lucidus Turcz. ········ 266
Lycoris radiata (L'Hér.) Herb. ········ 351
Lygodium japonicum (Thunb.) Sw. ········ 30
Lyonia ovalifolia var. *elliptica* (Siebold & Zuccarini) Hand.-Mazz. ········ 228

Lysimachia christiniae Hance ··· 234
Lysimachia clethroides Duby ··· 234
Lysimachia congestiflora Hemsley ··· 235
Lysimachia paridiformis var. *stenophylla* Franchet ··· 236
Lysionotus pauciflorus Maximowicz ··· 294
Lythrum salicaria L. ··· 206

M

Macleaya cordata (Willd.) R. Br. ··· 106
Macrothelypteris oligophlebia (Bak.) Ching ··· 44
Magnolia denudata Desr. ··· 77
Magnolia officinalis Rehd. et Wils. ··· 78
Magnolia officinalis subsp. *biloba* (Rehd. et Wils.) Law ··· 79
Mahonia bealei (Fort.) Carr. ··· 91
Mahonia bodinieri Gagnep. ··· 92
Malva crispa L. ··· 193
Manis pentadactyla Linnaeus ··· 391
Marchantia polymorpha L. ··· 12
Medicago lupulina L. ··· 140
Meehania henryi (Hemsl.) Sun ex C. Y. Wu ··· 267
Melia azedarach L. ··· 166
Melissa axillaris (Benth.) Bakh. F. ··· 268
Mentha canadensis L ··· 268
Mentha spicata L. ··· 269
Metapanax davidii (Franchet) J. Wen & Frodin ··· 216
Millettia dielsiana Harms. ··· 141
Mimosa pudica L. ··· 142
Mirabilis jalapa L. ··· 70
Momordica charantia L. Sp. Pl ··· 203
Monachosorum henryi Christ ··· 32
Morchella esculenta (L.) Pers. ··· 8
Morus alba L. ··· 55
Morus australis Poir. ··· 55
Mucuna sempervirens Hemsl. ··· 142
Mylabris phalerata Pallas ··· 390
Myrica rubra (Lour.) Sieb. et Zucc. ··· 45
Myrsine africana L. ··· 233

N

Nandina domestica Thunb. ··· 92
Natrii Sulfas ··· 397
Neillia thyrsiflora D. Don ··· 123
Nelumbo nucifera Gaertn. ··· 97
Nepeta cataria L. ··· 270
Nerium indicum Mill. ··· 245
Nicandra physalodes (L.) Gaertner ··· 279
Nothapodytes pittosporoides (Oliv.) Sleumer ··· 182

O

Odontosoria chinensis J. S m. ··· 32
Oenanthe javanica (Blume) de Candolle ··· 225
Onosma paniculatum Bur. et Franch. ··· 258
Onychium japonicum (Thunb.) Ktze. ··· 40
Ophioglossum vulgatum L. ··· 25
Ophiopogon bodinieri H. Lév. ··· 344
Ophiopogon japonicus (L. f.) Ker-Gawl. ··· 345
Origanum vulgare L. ··· 270
Orixa japonica Thunb. ··· 163
Os Dracouis ··· 395
Osmanthus fragrans (Thunb.) Lour. ··· 240
Os munda japonica Thunb. ··· 26
Oxalis corniculata L. ··· 152
Oxalis corymbosa DC. ··· 153

P

Pachysandra axillaris Franch. ··· 180
Paederia foetida L. ··· 251
Paeonia lactiflora Pall. ··· 87
Paeonia suffruticosa Andr. ··· 87
Parathelypteris beddomei (Bak.) Ching ··· 45
Paris polyphylla Sm. ··· 345
Parochetus communis Buch. -Ham. ex D. Don ··· 143
Parthenocissus tricuspidata (Sieb. et Zucc.) Planch. ··· 189
Patrinia scabiosifolia Link ··· 304
Pennisetum alopecuroides (L.) Spreng. ··· 365
Perilla frutescens (L.) Britt. ··· 271
Periploca forrestii Schltr. ··· 249
Peristrophe japonica (Thunb.) Bremek. ··· 291
Persicaria perfoliata (L.) H. gross ··· 61
Peucedanum praeruptorum Dunn ··· 226
Pharbitis nil (L.) Choisy ··· 256
Pharbitis purpurea (L.) Voisgt ··· 257
Phaseolus vulgaris L. ··· 144
Phellodendron chinense var. *glabriusculum* Schneid. ··· 163
Physalis alkekengi var. *franchetii* (Masters) Makino ··· 280
Phytolacca acinosa Roxb. ··· 69
Phytolacca americana L. ··· 70

Pinellia pedatisecta Schott 372
Pinellia ternata (Thunb.) Ten. ex Breitenb. 373
Pisum sativum L. 145
Plantago asiatica L. 295
Plantago major L. 296
Platycarya longipes Wu 47
Platycodon grandiflorum (Jacq.) A. DC. 314
Polygala japonica Houtt. 168
Polygonatum cyrtonema Hua 346
Polygonatum odoratum (Mill.) Druce 348
Polygonatum sibiricum Redouté 347
Polygonum aviculare L. 62
Polygonum capitatum Buch.-Ham. ex D. Don 63
Polygonum chinense L. 63
Polygonum cuspidatum Sieb. et Zucc. 64
Polygonum multiflorum Thunb. 65
Polygonum nepalense Meisn. 66
Polygonum paleaceum Wall. ex Hook. f. 67
Polyporus umbellatus (Pers.) Fries 10
Porana racemosa Roxb. 258
Poria cocos (Schw.) Wolf 10
Portulaca oleracea L. 71
Potentilla fulgens Wall. ex Hook. 124
Potentilla kleiniana Wight et Arn. 125
Prinsepia utilis Royle 126
Prunella vulgaris L. 272
Psammosilene tunicoides W. C. Wu & C. Y. Wu 73
Pteridium aquilinum var. *latiusculum* (Desv.) Underw. ex Heller 33
Pteridiu mrevolutum (Bl.) Nakai 34
Pteris cretica L. 34
Pteris henryi Christ 35
Pteris multifida Poir. 36
Pteris semipinnata L. Sp. 37
Pteris terminalis Wallich ex J. Agardh 37
Pteris vittata L. 38
Pueraria lobata (Willd.) Ohwi. 145
Punica granatum L. 207
Pyracantha fortuneana (Maxim.) Li 127
Pyritum 394

R

Ranunculus japonicus Thunb. 88
Rhamnus leptophylla Schneid. 187
Rhodiola yunnanensis (Franch.) S. H. Fu 109
Rhododendron simsii Planchon 230
Rhus chinensis Mill. 171
Rhus potaninii Maxim. 173
Robinia pseudoacacia L. 146
Rosa chinensis Jacq. 128
Rosa cymosa Fratt. 128
Rosa laevigata Michx. 129
Rosa roxburghii Tratt. 130
Rosa rugosa Thunb. 131
Rostellularia procumbens (L.) Ness 292
Rubia alata Roxb. 252
Rubia cordifolia Linnaeus 253
Rubia schumanniana E. Pritzel Bot. Jahrb. 253
Rubus ellipticus var. *obcordatus* (Franch.) Focke 131
Rumex acetosa L. 67
Rumex dentatus L. 68

S

Saccharum arundinaceum Retz. 366
Sagina japonica (Sw.) Ohwi 97
Sagittaria trifolia subsp. *leucopetala* (Miquel) Q. F. Wang 337
Salvia miltiorrhiza Bunge 273
Sambucus chinensis Lindl. 300
Sambucus williamsii Hance 301
Sanguisorba officinalis L. 132
Sapium sebiferum (L.) Roxb. 159
Saposhnikovia divaricata (Turczaninow) Schischkin 227
Sarcococca ruscifolia Stapf. 181
Sargentodoxa cuneata (Oliv.) Rehd. et Wils. 95
Saxifraga stolonifera Curt. 113
Scepteridium ternatum (Thunb.) Lyon 24
Schisandra henryi Clarke. 79
Schisandra sphenanthera Rehd. et Wils. 80
Scolopendra subspinipes mutilans L. Koch 388
Scutellaria amoena C. H. Wright 273
Sedum aizoon L. 110
Sedum emarginatum Migo 110
Sedum sarmentosum Bunge 111
Selaginella bodinieri Hieron. ex Christ 16
Selaginella doederleinii Hieron. 16
Selaginella involvens (Sw.) Spring 17
Selaginella moellendorffii Hieron. 18
Selaginella nipponica Franch. et Sav. 19
Selaginella pulvinata (Hook. et grev.) Maxim. 20
Selaginella tamariscina (Beauv.) Spring 21

Selaginella uncinata (Desv.) Spring 21
Senecio scandens Buch.-Ham. ex D. Don 332
Setaria viridis (L.) P. Beauv. 367
Sigesbeckia orientalis L. 333
Silene baccifera (L.) Roth 72
Siphonostegia chinensis Bentham 286
Smilax china L. 348
Smilax corbularia var. *woodii* (Merr.) T. Koyama 349
Smilax riparia A. DC. 350
Solanum cathayanum C. Y. Wu et S. C. Huang 281
Solanum lyratum Thunberg 282
Solanum melongena L. 282
Solanum nigrum L. 283
Solanum pseudocapsicum var. *diflorum* (Vellozo) Bitter 284
Solanum tuberosum L. 284
Solanum violaceum Ortega 285
Solidago decurrens Lour. 333
Sophora flavescens Ait. 147
Sophora japonica L. 148
Spatholirion longifolium (gagnep.) Dunn 361
Sphagnum palustre L. 11
Stachyurus chinensis Franchet 198
Stachyurus himalaicus J. D. Hooker & Thomson ex Bentham 198
Stellera chamaejasme L. 160
Strobilanthes dimorphotricha Hance 293
Swertia bimaculata (Sieb. et Zucc.) Hook. f. et Thoms. ex C. B. Clarke 244

T

Tagetes erecta L. 334
Talcum 396
Taraxacum mongolicum Hand.-Mazz. 335
Taxillus sutchuenensis (Lecomte) Danser 58
Tenodera sinensis Seussure 389
Tetrapanax papyrifer (Hooker) K. Koch 216
Tetrastigma hemsleyanum Diels et Gilg. 190
Teucrium quadrifarium Buch.-Ham. ex D. Don 274
Tinospora sagittata (Oliv.) Gagnep. 96
Toddalia asiatica (L.) Lam. 164
Toona sinensis (A. Juss.) Roem. 167
Toxicodendron vernicfuure (Stokes) F. A. Barkl. 173
Trachelospermum axillare Hook. f. 246
Trichosanthes kirilowii Maxim. 204
Trifolium repens L. 149
Tripterospermum cordatum (Marq.) H. Smith i 245
Typha orientalis C. Presl 374

U

Uncaria rhynchophylla (Miquel) Miquel ex Haviland J. L. 254

V

Vaccinium bracteatum Thunberg 229
Valeriana jatamansi Jones Asiat. 305
Verbena officinalis L. 262
Veronica polita Fries 287
Viburnum foetidum var. *ceanothoides* (C. H. Wright) Hand.-Mazz. 302
Viburnum setigerum Hance 303
Viburnum utile Hemsley J. L. 303
Vicia sepium L. 150
Vigna unguiculata (L.) Walp. 151
Viola philippica Cavanilles 196
Viola yunnanfuensis W. Becker 197
Vitis vinifera L. 191
Vittaria flexuosa Fée 43

W

Wahlenbergia marginata (Thunb.) A. DC. 315
Whitmania pigra Whitman 388

X

Xanthium sibiricum L. 336

Z

Zanthoxylum bungeanum Maxim. 165
Zingiber mioga (Thunb.) Rosc. 377
Zingiber officinale Roscoe 376
Ziziphus jujuba Mill. 188